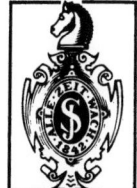

Verkehrsmedizin

Unter Einbeziehung aller Verkehrswissenschaften

Herausgegeben von H.-J. Wagner
unter Mitwirkung der Vorstandsmitglieder der
Deutschen Gesellschaft für Verkehrsmedizin

Mit 140 Abbildungen und 37 Tabellen

Springer-Verlag
Berlin Heidelberg New York Tokyo 1984

Herausgeber:
Prof. Dr. Hans-Joachim Wagner
Direktor des Instituts für Rechtsmedizin der Universität des Saarlandes
D-6650 Homburg/Saar

Deutsche Gesellschaft für Verkehrsmedizin

Geschäftsführender Vorstand:

H.-J. Wagner   G. Dotzauer   H. Lewrenz   M. Staak   F. Petersohn

Erweiterter Vorstand:

H. Appel   W. Dorsch   B. Friedel   W. Fürst   H. Goethe
B. Gramberg-Danielsen   H. Hornbostel   W. Janssen
F. H. Kemper   K. Luff   W. Portius   H. Praxenthaler
Gg. Schmidt   W. Schneider   R. Wirth

ISBN-13: 978-3-642-93244-1   e-ISBN-13: 978-3-642-93243-4
DOI: 10.1007/978-3-642-93243-4

CIP-Kurztitelaufnahme der Deutschen Bibliothek. Verkehrsmedizin: unter Einbeziehung aller Verkehrswiss.
/ hrsg. von H.-J. Wagner unter Mitw. d. Vorstandsmitglieder d. Dt. Ges. für Verkehrsmedizin. -
Berlin; Heidelberg; New York; Tokyo: Springer, 1984.
ISBN-13: 978-3-642-93244-1

NE: Wagner, Hans-Joachim [Hrsg.]

Das Werk ist urheberrechtlich geschützt. Die dadurch begründeten Rechte, insbesondere die der
Übersetzung, des Nachdruckes, der Entnahme von Abbildungen, der Funksendung, der Wiedergabe
auf photomechanischem oder ähnlichem Wege und der Speicherung in Datenverarbeitungsanlagen
bleiben, auch bei nur auszugsweiser Verwertung vorbehalten. Die Vergütungsansprüche des § 54,
Abs. 2 UrhG werden durch die ‚Verwertungsgesellschaft Wort', München, wahrgenommen.

© by Springer-Verlag Berlin Heidelberg 1984.
Softcover reprint of the hardcover 1st edition 1984

Die Wiedergabe von Gebrauchsnamen, Handelsnamen, Warenbezeichnungen usw. in diesem Buch
berechtigt auch ohne besondere Kennzeichnung nicht zu der Annahme, daß solche Namen im Sinne
der Warenzeichen- und Markenschutz-Gesetzgebung als frei zu betrachten wären und daher von
jedermann benutzt werden dürften.
Produkthaftung: Für Angaben über Dosierungsanweisungen und Applikationsformen kann vom
Verlag keine Gewähr übernommen werden. Derartige Angaben müssen vom jeweiligen Anwender
im Einzelfall anhand anderer Literaturstellen auf ihre Richtigkeit überprüft werden.

Vorwort

Auf dem Gebiet der Verkehrsmedizin und aller Verkehrswissenschaften ist in den beiden letzten Jahrzehnten eine solche Fülle neuer Erkenntnisse durch Forschungsarbeiten gewonnen worden, daß 16 Jahre nach Planungsbeginn des 1968 ebenfalls im Springer-Verlag erschienenen Handbuchs der Verkehrsmedizin mit den Vorbereitungen zu einer erneuten zusammenfassenden Darstellung des gegenwärtigen Sach- und Wissensstandes aller Verkehrswissenschaften begonnen wurde.
Abweichend von den Zielsetzungen des 1968 herausgegebenen Handbuchs soll mit der jetzt vorliegenden Kurzfassung eine lehrbuchartige Übersicht über alle Verkehrswissenschaften gegeben werden, in deren Mittelpunkt der Mensch als Verkehrsteilnehmer und damit die Verkehrsmedizin steht.
Unter Einbeziehung der Rechtsgrundlagen, der Rechtsprechung (Strafrecht, Zivilrecht, Verwaltungsrecht), der technischen Erkenntnisse über optimale Straßen- und Fahrzeuggestaltung, wendet sich dieses Buch sowohl an den Mediziner, den Juristen, den Psychologen, als auch an die Mitarbeiter aller auf dem Gebiet der Verkehrswissenschaften tätigen technischen Disziplinen.
Mit der zusammenfassenden Darstellung der gegenwärtigen verkehrswissenschaftlichen Forschungsergebnisse, dem Überblick über die Rechtsprechung, über das in der Praxis zweckmäßige Vorgehen bei Fragen der Eignung zur Führung von Verkehrsmitteln auf Straßen, Schienen, im Wasser und in der Luft soll sowohl ein Ansatz für neue Forschungsarbeiten als auch eine Hilfe für die Alltagspraxis vermittelt werden. Die synoptische Darstellung aller Verkehrswissenschaften ermöglicht den Interessierten auch einen Blick über die Grenzen seines eigenen Fachgebietes hinaus.
Dies gilt in besonderem Maße für das Kernstück des verkehrsmedizinischen Teils, der von H. Lewrenz und B. Friedel - aufbauend auf dem Gutachten des Gemeinsamen Beirats für Verkehrsmedizin beim Bundesminister für Verkehr - bearbeitet wurde. Die Arbeitsgruppen des Beirats setzten sich aus namhaften Vertretern aller klinischen Fächer zusammen. Damit wurde das Erfahrungswissen aller medizinischen Teilbereiche über psychophysische Beeinträchtigung der Leistungsfähigkeit (u. a. Krankheiten, Einflüsse durch Arzneimittel und Gliedmaßenausfall bzw. -verlust) in die zu erarbeitenden Empfehlungen eingebracht. Infolge dieses Zusammengehens aller medizinischen Teilbereiche konnte aus sachlichen und räumlichen Gründen auf die

Darstellung der Auffassung einzelner klinischer Fachgebiete zur Kraftfahreignung - im Gegensatz zum 1968 erschienenen Handbuch der Verkehrsmedizin - weitgehend verzichtet werden. Es wurden nur die Einzelbereiche (u.a. Physiologie, Ophthalmologie, Arbeitsmedizin) zusätzlich aufgenommen, denen im Rahmen der Verkehrsmedizin und auch der Kraftfahreignung eine besondere Bedeutung zukommt. Eingedenk der vornehmsten aller ärztlichen Aufgaben, den Mitmenschen vor geistig-seelischen und körperlichen Schäden zu bewahren, liegt das Schwergewicht dieses Buches auf dem Gebiet der Unfallverhütung und damit auf dem Sektor der Präventivmedizin.

Dennoch erwies es sich als notwendig, Beiträge mit aufzunehmen, die sich mit dem Unfallgeschehen, seiner Aufklärung und der Rettung sowie Erstversorgung von Verletzten befassen. Auch durch diese Arbeitsrichtungen sind wesentliche Erkenntnisse für eine Unfall- bzw. für eine Folgenverhütung gewonnen worden.

Mein Dank gilt allen, die mir beratend bei der Gestaltung dieses Buches zur Seite standen, insbesondere allen Vorstandsmitgliedern der Deutschen Gesellschaft für Verkehrsmedizin e.V. Mein besonderer Dank gilt allen Autoren dafür, daß sie bereitwillig auf die Konzeption im Sinne eines Lehrbuches eingegangen sind, was angesichts der Fülle des zu bewältigenden Stoffes ein außerordentlich mühevolles Unterfangen war. Oft war dabei nur eine skizzenhafte Darstellung möglich, die noch dazu für alle oben genannten, an der Verkehrssicherheit und den Verkehrswissenschaften interessierten Kreise verständlich sein mußte.

Den leitenden Damen und Herren des Springer-Verlages und allen ihren Mitarbeitern möchte ich, zugleich im Namen aller Autoren, herzlich dafür danken, daß sie den Plan zur Drucklegung dieses Buches so rasch aufgegriffen und in die Tat umgesetzt haben.

Für alle Autoren wäre es eine Genugtuung, wenn durch Anwendung der hier zusammengefaßten Erkenntnisse in der Verkehrspraxis Unfälle vermieden und Menschenleben gerettet werden könnten.

Homburg/Saar, im Februar 1984   Hans-Joachim Wagner

Inhaltsverzeichnis

1.	**Verkehrsmedizin in Gegenwart und Zukunft** H. Praxenthaler und H.-J. Wagner	1
1.1	Verkehrsumfang und Unfallentwicklung in neuerer Zeit	1
1.2	Unfallschäden	2
1.3	Vordringliche Verkehrssicherheitsaufgaben	3
1.3.1	Verkehrserziehung und -aufklärung	3
1.3.2	Fortbildung der Verkehrsteilnehmer	4
1.3.3	Reform des geltenden Fahrerlaubnisrechtes	5
1.3.4	Unfallforschung	6
1.4	Bewältigung der verkehrsmedizinischen Arbeit	6
1.5	Internationale Aktivitäten	7
1.5.1	Vereinte Nationen – ECE und WHO	8
1.5.2	Europäische Gemeinschaften, Europäische Verkehrsministerkonferenz, Europarat	8
1.5.3	Organization for Economic Co-operation and Development (OECD)	9
1.5.4	Experimentier-Sicherheitsfahrzeuge (Experimental Safety Vehicles)	9
1.5.5	Nichtstaatliche Organisationen und Veranstaltungen	9
	Literatur	10
2.	**Verkehrsmedizin und Strafrecht** K. Händel	11
2.1	Verkehrsstrafrecht	11
2.2	Gesetzliche Grundlagen	11
2.3	Alkoholbedingte Fahrunsicherheit	12
2.4	Gefahrengrenzwert: 0,8‰	13
2.5	Blutentnahme	14
2.6	Gutachten	17
2.7	Ursächlichkeit	20
2.8	Schuld	20
2.9	Actio libera in causa	21
2.10	Vollrausch	21
2.11	Zusammenwirken von Alkohol und Medikamenten	22
2.12	Fahrunsicherheit allein durch Medikamente	23
2.13	Voraussehbarkeit der Medikamentenwirkung	24

2.14	Ärztliche Aufklärungspflicht	24
2.15	Ärztliche Schweigepflicht	25
2.16	Aufklärungspflicht des Arzneimittelherstellers	25
	Literatur	27

3. Zivilrecht nach Verkehrsunfällen
R. Hartung ... 30

3.1	Aufgaben des Zivilrechts nach Verkehrsunfällen	30
3.2	Haftpflichtrecht	31
3.2.1	Haftungsgrundlagen und Beweislast	31
3.2.1.1	Haftungstatbestände nach dem Bürgerlichen Gesetzbuch (BGB)	31
3.2.1.2	Haftungstatbestände außerhalb des BGB	34
3.2.1.3	Vertragliche Unfallhaftung	35
3.2.1.4	Direktklage gegen den Kfz-Haftpflichtversicherer	36
3.2.2	Mehrheit von Schädigern und sonstigen Verantwortlichen	36
3.2.3	Verantwortungsabwägung	37
3.2.4	Forderungsübergänge	39
3.2.5	Haftungsprivilegien	41
3.2.6	Bemessung des Schadenersatzes	43
3.2.7	Sonderfälle	46
3.2.8	Verkehrsunfälle mit Ausländern und im Ausland	47
3.3	Privatversicherungsrecht nach Verkehrsunfall	48
3.3.1	Grundlagen des Versicherungsverhältnisses	48
3.3.2	Arten der Privatversicherung	49
3.3.3	Versichertes Risiko; Risikoausschlüsse	50
3.3.4	Versicherungsnehmer und Versicherte; versicherungsrechtliche Verpflichtungen und Obliegenheiten	52
3.3.5	Kraftfahrzeug-Haftpflichtversicherung	53
	Literatur	56

4. Fahrerlaubnis im Verkehrsrecht – Erteilung und Entziehung
W. Fürst ... 57

4.1	Thematische Einführung, Ab- und Eingrenzung	57
4.2	Verfassungsrechtliche Verkehrsfreiheit und Zulässigkeit verkehrsrechtlicher Beschränkungen	58
4.3	Eignung in der verkehrsrechtlichen Regelung der Erteilung, Entziehung und Wiedererteilung der Fahrerlaubnis	59
4.3.1	Allgemeine Rechtsgrundlagen	59
4.3.2	Eignung im Verkehrsrecht als juristisches und medizinisches Problemfeld	60
4.3.3	Eignung zum Kraftverkehr aus rechtlicher und ärztlicher Sicht	61

4.4	Aufgabe und rechtliche Stellung des ärztlichen und psychologischen Gutachters im Fahrerlaubnisverfahren – Beweiswert und Beweiswürdigung	62
4.5	Verwaltungsrechtliches Fahrerlaubnisverfahren	64
4.5.1	Erteilung der Fahrerlaubnis	64
4.5.2	Entziehung der Fahrerlaubnis	65
4.5.3	Wiedererteilung der Fahrerlaubnis nach vorausgegangener Entziehung	66
4.6	Bindung der Verwaltungsbehörden sowie der Verwaltungsgerichte an strafgerichtliche Entscheidungen der Entziehung der Fahrerlaubnis, des Fahrverbotes und der Erteilungssperre im Strafverfahren	67
4.7	Zur Reformbedürftigkeit der geltenden verkehrsrechtlichen Regelung der Teilnahme am modernen Straßenverkehr	68
	Literatur	70

5. Physiologische Grundlagen der Anforderungen im Straßenverkehr
W. Ehrenstein und W. Müller-Limmroth 71

5.1	Einleitung	71
5.2	Faktoren der Fahrleistung	71
5.3	Leistungsvorbedingungen	71
5.4	Zentralnervöse Faktoren der Fahrleistung	72
5.5	Angeborene und erlernte Leistungen des ZNS	72
5.6	Beeinflussung angeborener Leistungen durch funktionelle Beanspruchung	73
5.7	Bedeutung der automatisierten und kontrollierten Informationsverarbeitung für Wahrnehmung und Handeln; Lernen als Ergebnis wiederholter kontrollierter Informationsverarbeitung	73
5.8	Praktisches und theoretisches Lernen in der Verkehrserziehung	75
5.9	Vigilanz und Fahrleistung	75
5.10	Gewöhnung und Monotonie	77
5.11	Emotionen und Vigilanz	78
5.12	Biorhythmik und Schlaf	78
5.13	Bewegungsapparat	79
5.14	Herz-Kreislauf-System	80
5.15	Auge	81
5.16	Akkommodation	81
5.17	Refraktionsanomalien	81
5.18	Sehschärfe	82
5.19	Zeitliches Auflösungsvermögen, Kontrast	82
5.20	Adaptation	83
5.21	Blendung	83
5.22	Gesichtsfeld	84

5.23	Farbsinnstörungen	85
5.24	Gehörsinn	85
5.25	Hautsinne und Vestibularapparat	85
	Literatur	86

6. Ärztliche Begutachtung der Kraftfahreignung
H. Lewrenz und B. Friedel 87

6.1	Einleitung	87
6.2	Allgemeiner Teil	88
6.2.1	Situation in Europa	88
6.2.2	Situation in der Bundesrepublik Deutschland	91
6.2.2.1	Allgemein	91
6.2.2.2	Rechtsgrundlagen	92
6.2.2.3	Grundsätzliche Beurteilungshinweise für den ärztlichen Gutachter	99
6.3	Spezieller Teil	101
6.3.1	Erkrankungen des Gehirns, des Rückenmarks und der neuromuskulären Peripherie	101
6.3.1.1	Anfallsleiden	101
6.3.1.2	Zustände nach Hirnverletzungen und Hirnoperationen	105
6.3.1.3	Kreislaufabhängige Störungen der Hirntätigkeit	106
6.3.1.4	Parkinson-Krankheit, Parkinsonismus und andere extrapyramidale Erkrankungen, einschließlich zerebraler Syndrome	107
6.3.1.5	Erkrankungen und Folgen von Verletzungen des Rückenmarks und Erkrankungen der neuromuskulären Peripherie	109
6.3.2	Psychische Erkrankungen	110
6.3.2.1	Endogene Psychosen	110
6.3.2.2	Exogene Psychosen	113
6.3.2.3	Intelligenzstörungen	114
6.3.2.4	Pathologische Alterungsprozesse	115
6.3.2.5	Einstellungs- und Anpassungsmängel	117
6.3.3	Sucht (Abhängigkeit) und Intoxikationszustände	120
6.3.4	Herz-Kreislauferkrankungen	124
6.3.5	Erkrankungen des Stoffwechsels und des Endokriniums	133
6.3.5.1	Diabetes mellitus	133
6.3.5.2	Andere Erkrankungen des Stoffwechsels und des Endokriniums	137
6.3.6	Magen- und Darmerkrankungen (einschließlich Erkrankungen von Leber, Galle und Bauchspeicheldrüse)	139
6.3.7	Erkrankungen der Niere	142
6.3.8	Erkrankungen des Blutes	143
6.3.9	Schwerhörigkeit und Gehörlosigkeit – Störungen des Gleichgewichts	145
6.3.10	Frauenleiden	149
6.3.11	Orthopädischer Bereich	150
	Literatur	150

7.	**Ophthalmologie und Verkehrsmedizin** B. Gramberg-Danielsen	154
7.1	Einleitung	154
7.2	Sehschärfe	155
7.2.1	Photopische Sehschärfe	155
7.2.2	Mesopische Sehschärfe und Blendung	158
7.2.2.1	Mesopische Sehschärfe	158
7.2.2.2	Blendung	160
7.2.3	Skotopische Sehschärfe	160
7.3	Gesichtsfeld	160
7.4	Farbensinn	162
7.5	Augenmotilität	162
7.6	Medikamentöse Beeinflussung des Sehvermögens	162
7.7	Technik und Verkehrsophthalmologie	163
7.8	Bewußtwerden von Ausfällen optischer Funktionen	163
7.9	Gesetze, Verordnungen und Richtlinien zur Mindestanforderung im Straßenverkehr und in der Schiffahrt	164
7.9.1	Straßenverkehr	164
7.9.1.1	Bundesministerium für Verkehr	164
7.9.1.2	Anleitung für die augenärztliche Untersuchung und Beurteilung der Eignung zum Führen von Kraftfahrzeugen	170
7.9.2	Verordnungen im Bereich der Schiffahrt (nur Sehvermögen)	172
7.9.2.1	Verordnungen im Zuständigkeitsbereich der See-Berufsgenossenschaft	172
7.9.2.2	Verordnungen im Zuständigkeitsbereich der Binnenschiffahrts-Berufsgenossenschaft	175
7.9.3	Verordnungen im Bereich der Eisen-, Straßen- und Schwebebahnen	176
7.9.3.1	Bundesbahn	177
7.9.3.2	Nicht-bundeseigene Eisenbahnen (NE)	178
7.9.3.3	Verband der öffentlichen Verkehrsmittel (VÖV)	179
7.9.4	Luftfahrt	180
7.9.5	Grundsatz 25 (G 25) der gewerblichen Berufsgenossenschaften	180
	Literatur	185
8.	**Verhalten des Menschen im Straßenverkehrssystem als Risikofaktor und seine Beeinflussung** W. Schneider	186
8.1	Individualisierende Betrachtung des Risikos, der Unfallursachen und der psychischen Hintergrundbedingungen	186
8.1.1	Risikokennzahlen für personengebundene Merkmale	186
8.1.2	Unfallursachen	189
8.1.3	Psychische Hintergrundbedingungen	193

8.2	Kollektive Betrachtung des vom menschlichen Verhalten bestimmten Risikos	194
8.3	Grenzwerte des Risikos	195
8.4	Individuelle Prognose der Eignung	197
8.5	Kriterien der Eignungsdiagnostik	201
8.6	Driver Improvement und Rehabilitation	203
	Literatur	206
9.	**Arbeitsmedizin und Verkehrsmedizin** D. Szadkowski	208
9.1	Einleitung	208
9.2	Verkehrsmedizinisch bedeutsame Berufsgruppen	208
9.3	Gefährdungsqualitäten	209
9.3.1	Kraftfahrzeugabgase	209
9.3.1.1	Bleibelastung	209
9.3.1.2	Kohlenmonoxidbelastung	211
9.3.1.3	Kohlenwasserstoffbelastung	211
9.3.2	Lärmbelastung	211
9.3.2.1	Gehörschädigender Lärm	212
9.3.2.2	Extraaurale Belastung durch Verkehrslärm	213
9.3.3	Aufmerksamkeitsbelastung und Ermüdung	214
9.3.4	Vibration	215
9.4	Wegeunfälle	216
	Literatur	217
10.	**Schienenverkehr – Verkehrsmedizinische Aspekte** R. Wirth	218
10.1	Einteilung des Schienenverkehrs	218
10.2	Gefährdung	218
10.2.1	Personell	218
10.2.1.1	Selbstgefährdung	218
10.2.1.2	Fremdgefährdung	218
10.2.2	Materiell	218
10.3	Unfallwahrscheinlichkeit	219
10.4	Betriebsdienst – Tauglichkeit – Eignung	219
10.4.1	Definitionen	219
10.4.2	Zuständigkeiten	219
10.4.3	Vorschriften und Verordnungen	219
10.4.4	Nahtstelle zwischen Rechtswissenschaft und Medizin	220
10.5	Fragen der Einsatzfähigkeit	220
10.6	Medizinische Dienste	220
10.6.1	Aufbau	221
10.6.1.1	Deutsche Bundesbahn	221
10.6.1.2	Übrige Bahnen	221
10.6.2	Aufgaben	222

10.6.2.1	Tauglichkeit	222
10.6.2.2	Arbeitsmedizin	224
10.6.2.3	Komfort für Reisende	224
10.6.2.4	Rettungswesen	225
10.7	Verkehrswissenschaftliche Aktivitäten	225
10.7.1	Union Internationale des Services Médicaux des Chemins de fer	225
10.7.2	Deutsche Bundesbahn	225
10.7.2.1	Aktion Kreislauf '73	225
10.7.2.2	Verlaufsbeobachtung mittels EDV	228
10.8	Angebot an Sicherheit	228
10.8.1	Wichtung des Risikos	228
10.8.2	Verkehrsmedizinische Folgerungen	229
	Literatur	230

11. Schiffahrtsmedizin

H. Goethe 232

11.1	Seeschiffahrt	232
11.1.1	Auswahl und Tauglichkeit	232
11.1.2	Medizinische Betreuung an Bord und an Land	233
11.1.3	Schiffshygiene	236
11.1.3.1	Wohn- und Schlafräume	236
11.1.3.2	Wasserversorgung	237
11.1.3.3	Abwasser	237
11.1.3.4	Ernährung	238
11.1.3.5	Beleuchtung	239
11.1.3.6	Klima	239
11.1.3.7	Lärm, Vibration	240
11.1.3.8	Schädlinge und Ungeziefer	240
11.1.4	Arbeit an Bord	241
11.1.5	Schiffbruch und Rettungswesen	242
11.2	Binnenschiffahrt	244
11.2.1	Auswahl und Tauglichkeit	244
11.2.2	Medizinische Betreuung an Bord und an Land	244
11.2.3	Schiffshygiene	244
11.2.3.1	Wohn- und Schlafräume	245
11.2.3.2	Wasserversorgung	245
11.2.3.3	Abwasser	245
11.2.3.4	Ernährung	246
11.2.3.5	Beleuchtung	246
11.2.3.6	Klima	246
11.2.3.7	Lärm, Vibrationen	247
11.2.3.8	Schädlinge und Ungeziefer	248
11.2.4	Arbeit an Bord	248
11.2.5	Havarie grosse und Rettungswesen	248
11.3	Hafen	249
11.3.1	Hafenärztlicher Dienst	249

11.3.1.1	Seuchenabwehr	249
11.3.1.2	Wasserversorgung	249
11.3.1.3	Schädlingsbekämpfung	249
11.3.2	Arbeit im Hafen	250
11.3.2.1	Beladen, Löschen und Stauerei	250
11.3.3	Werftbetriebe	251
11.3.4	Taucherei	251
	Literatur	252

12. Flugmedizin
B. Müller ... 256

12.1	Probleme der Flugmedizin	256
12.2	Höhenflug und Höhenwirkung	256
12.2.1	Die Atmosphäre	256
12.2.2	Physiologische Wirkung des Sauerstoffmangels	257
12.2.3	Der Luftdruck	257
12.2.4	Höhenflug mit und ohne Überdruckkabine	259
12.2.5	Physiologische Wirkung des Luftdruckabfalles	260
12.2.6	Druckfallkrankheit	261
12.2.7	Sauerstoffmangel	262
12.2.8	Höhenkrankheit	264
12.2.9	Höhenwirkung	266
12.3	Beschleunigung und Fliehkraftwirkung	267
12.3.1	Geschwindigkeitswirkung	267
12.3.2	Beschleunigungswirkung	267
12.4	Klinische Luftfahrtmedizin	268
12.4.1	Luftkrankheit	268
12.4.2	Sinnestäuschungen beim Fliegen	271
12.4.3	Fliegertauglichkeit des Luftfahrtpersonals	273
12.4.4	Fliegertauglichkeitsuntersuchung	274
12.4.5	Flugtauglichkeit der Flugpassagiere	275
12.5	Flugunfallkunde	276
	Literatur	277

13. Orthopädie und Verkehrsmedizin
H. Hess und R. Huberty ... 278

13.1	Orthopädische Aufgaben im Verkehrswesen	278
13.2	Wechselwirkungen zwischen behinderten Menschen und dem Straßenverkehr	281
13.3	Orthopädietechnische Gesichtspunkte beim Bau von Fahrzeugen	282
	Literatur	283

14.	**Alkohol und Verkehrstüchtigkeit**	
	J. Gerchow	284
14.1	Einleitung	284
14.2	Alkoholnachweis	285
14.2.1	Vorproben und „Atemalkohol"	285
14.2.2	Blutentnahme	286
14.2.3	Körperliche Untersuchung	286
14.2.4	Alkoholnachweis im Blut und in anderen Körperflüssigkeiten	287
14.3	Alkoholstoffwechsel	288
14.3.1	Verhalten des Alkohols im Körper	288
14.3.2	Ermittlung des Tatzeitwertes	289
14.4	Alkoholwirkungen	289
	Literatur	291

15.	**Wirkung von Arzneimitteln auf die Verkehrstüchtigkeit**	
	M. Staak	292
15.1	Arzneimittel und Verkehrssicherheit	292
15.1.1	Beeinträchtigung der Verkehrstüchtigkeit durch Arzneimittel	292
15.1.2	Epidemiologische Gesichtspunkte	293
15.1.3	Klassifizierung der Arzneimittel aus verkehrsmedizinischer Sicht	294
15.2	Unmittelbar psychotrop wirkende Arzneimittel	295
15.2.1	Hypnotika, Sedativa	295
15.2.2	Antiepileptika	298
15.2.3	Narkotika	298
15.2.4	Betäubungsmittel	299
15.2.5	Psychopharmaka	300
15.2.5.1	Neuroleptika	300
15.2.5.2	Antidepressiva	302
15.2.5.3	Tranquilizer	302
15.2.6	Stimulanzien	304
15.3	Arzneimittel mit psychotropen Nebenwirkungen	305
15.3.1	Antihistaminika	305
15.3.2	Antihypertensiva	305
15.3.3	Analgetika	308
15.3.4	Lokalanästhetika	309
15.4	Arzneimittel mit allgemeinen Nebenwirkungen auf die Verkehrstüchtigkeit	310
15.4.1	Antidiabetika	310
15.4.2	Auf Sinnesorgane wirkende Arzneimittel	310
15.5	Wechselwirkungen zwischen Arzneimitteln	311
15.6	Wechselwirkungen zwischen Arzneimitteln und Alkohol	314
15.7	Arzneimittelmißbrauch	317
	Literatur	318

16.	**Ergonomische Gesichtspunkte beim Entwurf von Kraftfahrzeugen**	
	H. Bubb und H. Schmidtke	321
16.1	Analyse der Wechselwirkung Fahrer – Fahrzeug	321
16.2	Gestaltung physikalischer Wirkungen	322
16.2.1	Lärm	323
16.2.2	Mechanische Schwingungen	325
16.2.3	Klima	331
16.3	Anthropometrische Gestaltung des Fahrzeuginnenraums	333
16.3.1	Sitzhaltung	333
16.3.2	Sichtbedingungen und Greifraum	336
16.3.3	Anzeige- und Bedienelemente	341
16.4	Gestaltung der Fahrer-Fahrzeug-Dynamik	346
16.4.1	Hierarchie der Fahraufgabe	346
16.4.2	Dimensionalität	349
	Literatur	350
17.	**Straßenbau**	
	G. Hartkopf und H. Praxenthaler	352
17.1	Allgemeines	352
17.2	Straßennetz und Straßenentwurf	353
17.2.1	Netzplanung	353
17.2.2	Straßenentwurf [5]	355
17.2.2.1	Linienbestimmung, Trassenwahl	355
17.2.2.2	Entwurfsgeschwindigkeit und Elemente des Entwurfs	355
17.2.2.3	Knotenpunkte	359
17.2.2.4	Räumliche Linienführung, Fahrraumgestaltung	361
17.3	Straßenausstattung und Straßenbetrieb	362
17.3.1	Leiteinrichtungen, Schutzeinrichtungen	362
17.3.2	Verkehrszeichen, Signalanlagen, Wegweisung	363
17.3.3	Verkehrssteuerung, Verkehrsbeeinflussung	364
17.3.4	Winterdienst, Glatteis- und Nebelwarnung	365
17.4	Beeinträchtigung der natürlichen und anthropogenen Umwelt	365
	Literatur	367
18.	**Beleuchtungsverhältnisse im Straßenverkehr**	
	K. Krell und J. Krochmann	369
18.1	Beleuchtungsverhältnisse und Verkehrssicherheit	369
18.2	Lichttechnische und farbmetrische Begriffe	370
18.2.1	Lichttechnische Größen	370
18.2.2	Farbe	370
18.3	Sehleistung des Normalbeobachtens	370
18.3.1	Spektrale Bewertung	371

18.3.2	Unterschiedsempfindlichkeit	372
18.3.3	Sehschärfe	372
18.3.4	Blendung	373
18.3.5	Adaptation	373
18.3.6	Flimmern	373
18.4	Beleuchtungsverhältnisse bei Tage	374
18.4.1	Tageslicht und Sehleistung	374
18.4.2	Die Straße und ihre Ausstattung	374
18.4.2.1	Die Fahrbahn und ihr Umfeld	374
18.4.2.2	Straßenmarkierungen	376
18.4.2.3	Leitpfosten	376
18.4.2.4	Beschilderungen	376
18.5	Beleuchtungsverhältnisse bei Nacht	377
18.5.1	Ortsfeste Verkehrsbeleuchtung	377
18.5.1.1	Verkehrstechnische Kriterien	377
18.5.1.2	Lichttechnische Gütemerkmale	377
18.5.1.3	Richtwerte	377
18.5.1.4	Berechnung und Messung	378
18.5.2	Licht am Kraftfahrzeug	379
18.5.3	Die Straße und ihre Ausstattung	379
18.5.3.1	Die Fahrbahn und ihr Umfeld	379
18.5.3.2	Straßenmarkierungen	379
18.5.3.3	Leitpfosten	380
18.5.3.4	Beschilderungen und selbstleuchtende Zeichen	380
18.6	Beleuchtungsverhältnisse bei Nebel	382
18.7	Lichtsignale	383
18.8	Beleuchtung von Fußgängerüberwegen	384
18.9	Tunnelbeleuchtung	384
	Literatur	386

19. Hilfe am Unfallort und Transporteinsatz
H. Kreuscher ... 388

19.1	Aufgaben des Arztes am Unfallort	388
19.1.1	Allgemeines Verhalten am Unfallort	388
19.1.2	Bergung und Lagerung	389
19.1.2.1	Bergung	389
19.1.2.2	Lagerung	390
19.1.3	Beurteilung der Vitalfunktionen	390
19.1.3.1	Atmung	391
19.1.3.2	Kreislauf	392
19.1.4	Wiederbelebung und Schocktherapie	393
19.1.4.1	Künstliche Beatmung	393
19.1.4.2	Wiederbelebung des Kreislaufs	396
19.1.4.3	Behandlung des Kreislaufschocks	399
19.1.5	Erstbehandlung lebensbedrohender Verletzungen	399
19.1.5.1	Blutungen	399
19.1.5.2	Frakturen	400

19.1.5.3 Verletzungen im Bereich des Brustkorbs 400
19.1.5.4 Schädel-Hirntrauma 403
19.1.5.5 Wirbelverletzungen 403
19.1.5.6 Bauchverletzungen 404
19.1.5.7 Verbrennungsverletzungen 405
19.1.6   Schmerzbekämpfung bei der ärztlichen ersten Hilfe . . 407
19.1.7   Apparative und medikamentöse Ausstattung für die erste
         ärztliche Hilfe 407
19.1.7.1 Medikamente 408
19.1.7.2 Hilfsmittel 408
19.1.7.3 Rettungskette, Transportsystem 408
19.2.2   Notarzt 410
19.2.2.1 Organisation des Notarztdienstes 410
         Literatur 411

20. Rekonstruktion von Verkehrsunfällen aus gerichtsärztlicher Sicht
K. Luff 412

20.1 Einleitung und Problemstellung 412
20.2 Vorbedingungen einer effektiven rechtsmedizinischen
     Begutachtung 413
20.3 Leichenschau und Feststellung der Todeszeit 413
20.4 Leichenöffnung 416
20.5 Spurenuntersuchungen 420
     Literatur 421

21. Unfallaufklärung aus technischer Sicht
H. Appel 423

21.1   Zielsetzungen und Fragestellungen bei der Unfallaufklärung 423
21.2   Unfall, Unfallarten, Unfallablauf 424
21.3   Unfallaufnahme, Unfalldaten, Spuren 425
21.3.1 Unfallaufnehmende Institutionen 425
21.3.2 Unfalldaten, Spuren 426
21.3.3 Klassifizierung und Bewertung von Verletzungen
       und Fahrzeugbeschädigungen 427
21.3.4 Verbesserungsmöglichkeiten der Unfallaufnahme 427
21.4   Grunddaten für die Unfallrekonstruktion 429
21.5   Technische Unfallrekonstruktion 430
21.5.1 Methoden und Verfahren 430
21.5.2 Entwicklung der rechnerischen Rekonstruktionsverfahren 431
21.5.3 Besondere Aspekte bei der Rekonstruktion unterschiedlicher Unfallarten 433
21.6   Aussagekraft von Rekonstruktionsergebnissen –
       Forderungen für eine verbesserte Unfallaufklärung . . 434
       Literatur 434

22.	**Mechanik und Biomechanik des Unfalls** H. Appel, U. Wanderer, S. Meißner, G. Schmidt, J. Barz, D. Kallieris, R. Mattern, F. Schüler	438
22.1	Einleitung und Problemstellung	438
22.2	Unfallforschung	440
22.2.1	Untersuchung einzelner Unfälle	440
22.2.2	Unfallversuche	440
22.2.3	Rechnerische Simulation	443
22.3	Klassifikationen, Definitionen	444
22.3.1	Unfallschwere, Unfallfolgenschwere	444
22.3.2	Verletzungsschwere	446
22.3.3	Beschädigungsschwere	450
22.3.4	Mechanische Belastungsgrößen	450
22.4	Kinematik und Verletzungsbilder	450
22.4.1	Fahrzeuginsassen	451
22.4.2	Fußgänger	457
22.4.3	Zweiradfahrer	461
22.5	Belastungsgrenzen und Schutzkriterien	465
	Literatur	466
23.	**Sachwortverzeichnis**	469

Mitarbeiterverzeichnis

Prof. Dr.-Ing. H. Appel
Institut für Fahrzeugtechnik, Technische Universität Berlin
Straße des 17. Juni 135, D-1000 Berlin 12

Prof. Dr. med. J. Barz
Institut für Rechtsmedizin
Voss-Straße 2, D-6900 Heidelberg

Prof. Dr. rer. nat. H. Bubb
Institut für Ergonomie der Technischen Universität
Barbarastraße 16, D-8000 München 40

Prof. Dr. med. W. Ehrenstein
Berufspädagogische Hochschule
Flandernstraße 103, D-7300 Esslingen

Prof. Dr. med. B. Friedel
Bundesanstalt für Straßenwesen
Brüderstraße 53, D-5060 Bergisch-Gladbach 1

Prof. Dr. jur. W. Fürst
Präsident des BVerw.G a. D.
Kudowastraße 1, D-1000 Berlin 33

Prof. Dr. med. J. Gerchow
Zentrum der Rechtsmedizin, Universität Frankfurt
Kennedyallee 104, D-6000 Frankfurt 70

Prof. Dr. med. H. Goethe
Abt. Schiffahrtsmedizin am Bernhard-Nocht-Institut
Bernhard-Nocht-Straße 74, D-2000 Hamburg 4

Prof. Dr. med. B. Gramberg-Danielsen
Chefarzt der Augenklinik, Allgemeines Krankenhaus Othmarschen
Paul-Ehrlich-Straße 1, D-2000 Hamburg 50

Konrad Händel
Ltd. Oberstaatsanwalt a. D.
Bergstraße 79, D-7890 Waldshut

RDir Dipl.-Ing. G. Hartkopf
Bundesanstalt für Straßenwesen, Abteilung V 2
Brühler Straße 1, D-5000 Köln 51

R. Hartung
Vorsitzender Richter am OLG a. D.
Im Rautenkranz 4, D-3100 Celle

Prof. Dr. med. Hess
Chefarzt der Orthopädischen Abteilung
St. Elisabeth-Klinik Saarlouis, D-6630 Saarlouis

Dr. med. R. Huberty
Chefarzt der Orthopädischen Abteilung, Hopital de la Ville
Esch-SOR-Alzette, L-Luxembourg

Dr. rer. nat. D. Kallieris
Institut für Rechtsmedizin
Voss-Straße 2, D-6900 Heidelberg

Dr. Ing. W. Kockelke
Regierungsdirektor, Bundesanstalt für Straßenwesen
Brüderstraße 53, D-5060 Bergisch-Gladbach 1

Prof. Dr.-Ing. K. Krell
Bundesanstalt für Straßenwesen
Brüderstraße 53, D-5060 Bergisch-Gladbach 1

Prof. Dr. med. H. Kreuscher
Chefarzt des Institutes für Anästhesiologie der Städt. Kliniken
Natruper-Tor-Wall 1, D-4500 Osnabrück

Prof. Dr.-Ing. J. Krochmann
TU Berlin, Institut für Lichttechnik, Sekr. E 6
Einsteinufer 19, D-1000 Berlin 10

Prof. Dr. med. H. Lewrenz
Hamburger Straße 23, Block C II
D-2000 Hamburg 76

Prof. Dr. med. K. Luff
Abt. Rechtsmedizin II im Fachbereich Humanmedizin der
Universität
Kennedyallee 104, D-6000 Frankfurt/Main 70

Priv.-Doz. Dr. med. R. Mattern
Institut für Rechtsmedizin
Voss-Straße 2, D-6900 Heidelberg

Dipl.-Ing. S. Meißner
Institut für Fahrzeugtechnik, Technische Universität Berlin
Straße des 17. Juni 135, D-1000 Berlin 12

Prof. Dr. med. B. H. C. Müller
Berghofer Straße 219, D-4600 Dortmund 30

Prof. Dr. med. W. Müller-Limmroth
Lehrstuhl und Institut für Arbeitsphysiologie der Technischen
Universität München
Barbarastraße 16/1, D-8000 München 40

Prof. Dr.-Ing. H. Praxenthaler
Präsident der Bundesanstalt für Straßenwesen
Brüderstraße 53, D-5060 Bergisch-Gladbach 1

Prof. Dr. Gg. Schmidt
Direktor des Instituts für Rechtsmedizin
Voss-Straße 2, D-6900 Heidelberg

Prof. Dr. H. Schmidtke
Direktor des Instituts für Ergonomie der Technischen Universität
Barbarastraße 16, D-8000 München 40

Prof. Dr. rer. nat. W. Schneider
TÜV Rheinland, Am Grauen Stein
Konstantin-Wille Straße 1, D-5000 Köln 91

Dipl.-Ing. F. Schüler
Institut für Rechtsmedizin
Voss-Straße 2, D-6900 Heidelberg

Prof. Dr. med. M. Staak
Direktor des Instituts für Rechtsmedizin der Universität zu Köln
Melatengürtel 60–62, D-5000 Köln 30

Prof. Dr. med. D. Szadkowski
Ltd. Oberarzt, Universität Hamburg, Ordinariat für Arbeitsmedizin
Adolph-Schönfelder-Straße 5, D-2000 Hamburg 76

Prof. Dr. H.-J. Wagner
Direktor des Instituts für Rechtsmedizin der Universität des
Saarlandes
D-6650 Homburg/Saar

Dipl.-Ing. U. Wanderer
Institut für Fahrzeugtechnik, Technische Universität Berlin
Straße des 17. Juni 135, D-1000 Berlin 12

Dr. med. R. Wirth
Der ltd. Arzt der Deutschen Bundesbahn
Karlstraße 4–6/Friedrich-Ebert-Anlage 43–45
D-6000 Frankfurt/Main 1

1. Verkehrsmedizin in Gegenwart und Zukunft

H. Praxenthaler und H.-J. Wagner

Bis zum Beginn des Eisenbahnzeitalters Anfang des 19. Jahrhunderts erlangte auf dem Gebiet des Verkehrs nur die Schiffahrtsmedizin größere Bedeutung. Als Landverkehrsmittel stand über Jahrhunderte das Pferd im Mittelpunkt, bis 1885/86 Carl-Friedrich Benz und Gottfried Daimler die Konstruktion eines ersten fahrfähigen Motorwagens gelang. Bis dahin galten Tagesreisen von 40 km als übliche Leistung; durch die ersten Motorwagen wurde diese Strecke bald in 1 h bewältigt. Bereits 1894 fand das erste internationale Automobilrennen mit 102 Fahrzeugen in Frankreich statt, und schon 1906 konnten mit Rennwagen Geschwindigkeiten von 120 km/h und 1911 sogar von 211 km/h erreicht werden. Die Dampflokomotive der Eisenbahn brachte es um diese Zeit in Schnellfahrversuchen auf etwa 160 km/h; die planmäßige Geschwindigkeit der Züge lag zwischen 90 und 100 km/h.

Im Jahre 1907 gab es im gesamten Deutschen Reich 27 000 Kraftfahrzeuge. Dieser Bestand hatte sich bis zum 1. Weltkrieg jedoch bereits vervierfacht, überschritt 1929 erstmals die Millionengrenze und lag zu Beginn des 2. Weltkrieges bei fast 4 Millionen.

Nach diesen historischen Anmerkungen (Übersicht zur Geschichte des Verkehrs siehe u.a. bei Schadewaldt 1968, v. Seherr-Thoss 1979, Temming 1978, Wagner, 1982 [1]) und vor der Behandlung der speziellen Arbeitsgebiete, sollen die sich gegenwärtig und künftig in Forschung und Praxis der Verkehrsmedizin stellenden Aufgaben kurz umrissen werden.

Verkehrsmedizin bedeutet Anwendung ärztlichen Wissens und ärztlicher Erfahrung zum Nutzen der Verkehrsteilnehmer und zur Hebung der Verkehrssicherheit. Eine analoge Definition kann für die Psychologie, für die Pädagogik und die Sozialwissenschaften und nicht zuletzt auch für zahlreiche technische Disziplinen formuliert werden. So gehen Bemühungen nahezu aller Verkehrswissenschaften dahin, den Mitmenschen vor körperlichen und geistig-seelischen Schäden zu bewahren. Da das Unfallgeschehen auf der Straße als ein Massenphänomen quantitativ und in der gesellschaftlichen Bedeutung gegenüber den anderen Verkehrsbereichen eine dominierende Stellung einnimmt, wird hier einleitend vor allem der Problemkreis der Straßenverkehrssicherheit herausgestellt.

1.1 Verkehrsumfang und Unfallentwicklung in neuerer Zeit

Nach dem 2. Weltkrieg wuchs die Motorisierung explosionsartig und überholte immer wieder die Prognosen. Der Kraftfahrzeugbestand vergrößerte sich von 1950–1970 um 730%, von 1970–1983 ist er um 75% gewachsen. Gegenwärtig zählt man in der Bundesrepublik Deutschland ca. 29,1 Mill. Fahrzeuge. Die Einwohnerzahl liegt bei rd. 61 Mill., d.h. es kommen etwa 480 Kraftfahrzeuge auf 1000 Einwohner. Die Zahl der Personenkraftwagen betrug 1983 25 Mill.; daraus ergibt sich ein Motorisierungsgrad von 400 Pkw/1000 Einw. (USA: 550 Pkw/1000 Einw.). Die Voraussagen für die weitere Entwicklung differieren; es gilt jedoch als wahrscheinlich, daß die 30-Millionengrenze für die Personenkraftwagen erreicht wird. Ob und in welchem Umfang ein Rückgang der seit Ende der 60er Jahre nur geringfügig veränderten Einwohnerzahl zu erwarten ist, wird unterschiedlich beurteilt. Beachtenswert sind jedoch strukturelle Verschiebungen, wie z. B. in den Altersgruppen oder auch im Verhältnis zwischen Inländern und Ausländern. Aus verkehrsmedizinischer Sicht wird vor allem auch die zu erwartende hohe Zunahme des Anteils der älteren Menschen besondere Bedeutung gewinnen.

Entwicklung und Tendenz in der Unfallbilanz lassen sich wie folgt skizzieren: 1970 drohte die Zahl der Getöteten die wie eine Schallmauer empfundene Grenze von 20 000 zu durchbrechen. Etwa ein Jahrzehnt später wurden auf den Straßen der Bundesrepublik Deutschland rd. 11 600 Menschen getötet (1982), das bedeutet einen Rückgang von angenähert 40%, der zudem in Beziehung zur steil gewachsenen Motorisierung und Mobilität zu setzen ist. So ereigneten sich 1970 bezogen auf 10^8 Fahrzeugkilometer 8 tödliche Unfälle, im Jahre 1982 waren es weniger als 4. Bezieht man dieses Ergebnis auf die Zahl der Einwohner, so beträgt der Rückgang etwa 40%. (Die Tendenz ist allerdings 1983 wieder leicht steigend). Für die Entwicklung gibt es zahlreiche Gründe; hier seien nur die hohe Schutzwirkung des Sicherheitsgurtes, die Verbesserung des Rettungswesens, eine beachtliche Verlagerung der Fahrleistungen auf die richtungsgetrennten kreuzungsfreien Autobahnen genannt, ferner die vielfältigen Bemühungen zur Verkehrserziehung und -aufklärung. Nicht zuletzt haben wohl auch die im letzten Jahrzehnt erzielten großen Fortschritte der Intensivmedizin einen entsprechenden Anteil am Überleben von Schwerverletzten und damit am Rückgang der Zahl der Toten. Im internationalen Vergleich liegt die Bundesrepublik allerdings nach wie vor nicht im oberen günstigen Feld, sondern nimmt — vor allem gegenüber Großbritannien und Japan — nur eine mittlere Position ein. Einige Zahlen der Unfallentwicklung stechen besonders hervor: 1970 wurden 6000 Fußgänger getötet, 1982 waren es weniger als 2600; auch die Zahl der getöteten Radfahrer hat sich trotz stark gestiegenem Bestand erheblich verringert. Hingegen ist bei den motorisierten Zweiradfahrern eine Zunahme von rd. 30% zu verzeichnen; sie ist zwar im Lichte eines mittleren Bestandszuwachses von rd. 100% zu sehen, dennoch aber äußerst besorgniserregend. Die Betrachtung der Getöteten allein stellt allerdings eine Verkürzung dar; bei den Verletzten ist der Rückgang der absoluten Zahlen sehr viel geringer und die Zahl der Verkehrsunfälle insgesamt ist von 1970–1982 um 17% gestiegen.

1.2 Unfallschäden

Seitdem Nutzen-Kosten-Überlegungen als Grundlage für Maßnahmenentscheidungen angesehen und gefordert werden, hat auch die Quantifizierung der gesamtwirtschaftlichen Kosten von Straßenverkehrsunfällen die ihr gemäße Bedeutung erlangt. Die Höhe dieser Kosten liegt weit über jener der anderen Verkehrsarten. Grundsätzlich werden bei der Ermittlung der Kosten von Unfallfolgen nur ökonomisch relevante Merkmale des Unfallgeschehens betrachtet (Reparaturkosten, Ersatz von Sachschäden, Wiederherstellung der Gesundheit, entgangener Produktionsbeitrag Verletzter und Getöteter), während der Wert des Menschenlebens (pretium vivendi) bzw. seiner Unversehrtheit und menschliches Leid als intangible, gleichwohl

aber humanitär schwerwiegende Größe nicht einbezogen ist.
Die jährlichen gesamtwirtschaftlichen Kosten der Straßenverkehrsunfälle betrugen 1982 rd. 37 Mrd. DM. Davon entfallen auf Personenschäden rd. 60%, auf Sachschäden 40%. Eine Zuordnung der Kosten zu Unfallbereichen und Straßenkategorien zeigt den hohen Sicherheitsgrad der Autobahnen, deren Schadensanteil — bei einem Anteil an den Gesamtfahrleistungen von über 30% — in der Größenordnung von 10% liegt. Auf die übrigen Außerortsstraßen entfallen rd. 40%, auf den Innerortsbereich etwa 50% (Tätigkeitsbericht 1978–80 Bundesanstalt Straßenwesen) [2].

1.3 Vordringliche Verkehrssicherheitsaufgaben

Aus dem weiten Aufgabenfeld können hier nur einige besonders wichtige Grundsätze und Aktivitäten herausgestellt werden.

1.3.1 Verkehrserziehung und -aufklärung

Etwa 90% der Unfälle mit Personenschaden sind auf „menschliches Versagen" zurückzuführen. Daher geht es bei dem noch zu leistenden Durchbruch zu einer neuen, weitaus größeren Straßenverkehrssicherheit vorrangig um einen Durchbruch bei den Einstellungen und Verhaltensweisen des Verkehrsteilnehmers. Dabei muß allerdings im Blickfeld bleiben, daß auch durch technische Maßnahmen und Hilfen die Gefahr des Versagens und die Disposition dazu wirksam beeinflußt werden können. Das entscheidende Potential liegt heute jedoch zweifelsfrei beim Menschen selbst.
Durch Verkehrserziehung und -aufklärung soll über Vorschriften und Regeln hinreichend informiert, vor allem aber die Bereitschaft zu verkehrsgerechtem und sicherem Verhalten erhöht und ein Bewußtsein der Eigenverantwortlichkeit gebildet und verstärkt werden. Gefahrenträchtiges Verhalten und gefahrenträchtige Umstände müssen im Sinne einer Gefahrenlehre bewußt gemacht und verkehrsgerechte und verkehrssichere Verhaltensweisen auch in der Verkehrsrealität eingeübt werden. Die wissenschaftliche Grundlagenarbeit schafft dafür wesentliche Voraussetzungen; sie bringt die pädagogischen und psychologischen Erkenntnisse ein, entwickelt Kursmodelle und evaluiert soweit wie möglich die durchgeführten Aktionen und Maßnahmen.
Verkehrserziehung und -aufklärung muß auf längere Zeit angelegt sein und in der Finanzierung gesichert werden; sie muß insbesondere von den Medien wirksame Unterstützung erfahren. Vorrangig gilt dies für das Fernsehen, das bereits bei der allgemeinen Programmgestaltung die Sicherheitsrelevanz der Sendungen reflektieren, vor allem aber für Verkehrssicherheitssendungen attraktive Sendezeiten bereitstellen soll, denn Aufklärungsarbeit zur Verkehrssicherheit gehört zweifelsfrei zum Auftrag der öffentlich-rechtlichen Anstalten (s. auch Bericht der Kommission für Verkehrssicherheit 1982 [3] und Unfallverhütungsbericht 1981 des Bundesministers für Verkehr [4]).
Die Vielfalt der Aktivitäten und die große Zahl der Maßnahmenträger erfordert Koordinierung; wo die Zuständigkeit von Bund und Ländern gegeben ist, sind in der Regel Koordinierungsgremien tätig, wie z. B. Bund/Länder-Fachausschüsse und die Konferenzen der Länderminister. Dennoch erscheint eine weitere Verbesserung der Koordinierung sowohl horizontal als auch vertikal bis zur Gemeindeebene notwendig. Die Aufgabe der Koordinierung liegt primär beim Deutschen Verkehrssicherheitsrat (DVR) als Dachorganisation. Als Mit-

glieder arbeiten hier die freien Träger der Verkehrssicherheitsarbeit zusammen, wie z. B. Versicherungen, Automobilclubs, Berufsgenossenschaften, die Deutsche Verkehrswacht, die Fahrzeugindustrie u. a., häufig auch gemeinsam mit der öffentlichen Hand.

Es gilt als unbestritten, daß die Verkehrssicherheitsarbeit überwiegend zielgruppenspezifisch ausgerichtet werden muß. Demgegenüber erweisen sich Appelle an alle Verkehrsteilnehmer als erheblich weniger wirksam. Immer noch besonders gefährdet sind Kinder bis zum 10. Lebensjahr in erster Linie als Fußgänger, dann vor allem als Radfahrer. Auch hier hat die Bundesrepublik im internationalen Vergleich einen schlechten Stand. In den letzten Jahren war allerdings bei den Kinderunfällen ein erheblicher Rückgang zu verzeichnen, der unsere Position verbessert.

Eine bedeutsame Zielgruppe sind auch ältere Menschen vom 65. Lebensjahr an. Im Jahre 1982 entfielen etwa 50% aller innerorts im Straßenverkehr getöteten Fußgänger auf diese Altersgruppe; daran läßt sich erkennen, daß diese Menschen mit den Gegebenheiten des Straßenverkehrs nicht mehr zurechtkommen, auch deshalb, weil sie nicht schon von Jugend auf Erfahrungen im modernen Verkehr gemacht haben und durch Verkehrserziehung entsprechend eingeführt wurden.

Die höchste Gefährdung besteht für jugendliche Fahrer motorisierter Zweiräder und für junge Pkw-Fahrer. Von 100000 der 15- bis 25jährigen starben 1981 auf der Straße 40; der Straßenverkehrsunfall ist damit für diese Altersgruppen die Haupttodesursache.

Einen Einblick in geleistete und initiierte Aktivitäten auf dem Gebiet der Verkehrserziehung und -aufklärung mag die folgende Aufzählung geben: Für das Vorschulalter wurde ein Leitfaden für Kindergärtnerinnen erarbeitet. Von hoher Bedeutung ist das groß angelegte Programm „Kind und Verkehr" des Deutschen Verkehrssicherheitsrates und seiner Mitglieder, das insbesondere auch ein auf wissenschaftlicher Grundlage erarbeitetes Trainingsprogramm für das Einüben von Verhaltensweisen in der Verkehrswirklichkeit, d. h. im realen Verkehrsgeschehen, enthält. Die Aktivität erschöpft sich nicht in Bereitstellung von Unterlagen, sondern es werden Moderatoren ausgebildet, die wiederum den Eltern und anderen Bezugspersonen die Notwendigkeit und Zielsetzung der Verkehrserziehung der Kinder vermitteln. Für die Einführung in den motorisierten Straßenverkehr sind ebenfalls eigene Programme entwickelt worden, so z. B. „50 Kubik", ein Programm der Deutschen Verkehrswacht für Mofafahrer. Für Senioren und nicht zuletzt auch für die Gruppe der in der Bundesrepublik lebenden Ausländer werden ebenfalls Programme aufgestellt.

1.3.2 Fortbildung der Verkehrsteilnehmer

Es wird immer wieder darauf hingewiesen, daß Wissen und Verhaltensweisen durch Fortbildung des motorisierten Verkehrsteilnehmers laufend aktualisiert und gefestigt werden müssen. In periodischen Kursen wäre dem ausgebildeten motorisierten Verkehrsteilnehmer der neueste Stand der Verkehrsvorschriften sowie der Erkenntnisse über die Fahrtüchtigkeit bzw. deren Beeinträchtigung durch Krankheiten, fortgeschrittenes Lebensalter, Arzneimittel, Alkohol u.a.m. zu vermitteln. In jedem Wirtschaftszweig mit differenzierter Arbeitsleistung ist die Fortbildung eine anerkannte Notwendigkeit. Die Führung eines Kraftfahrzeuges unter den heutigen Belastungen des Straßenverkehrs kommt eindeutig einer differenzierten und nicht nur einfachen Arbeitsleistung gleich (s. hierzu auch

Kap. 5). Die Durchführung von periodischen Kursen für alle Verkehrsteilnehmer stößt jedoch auf naheliegende organisatorische und finanzielle Schwierigkeiten. Um so bedeutsamer sind Programme wie z. B. das seit mehreren Jahren angewendete Medienprogramm für Berufskraftfahrer „Rund um den Lkw", die zahlreichen Initiativen der Berufsgenossenschaften für die Verkehrssicherheitsarbeit im Betrieb, die sicherheitsrelevanten Teile der Aus- und Fortbildung der Überwachungsvereine sowie auch firmenseitige Fortbildung; ergänzt durch Anreize, wie Belohnung für unfallfreies Fahren u. a. Nicht zuletzt dienen viele Aktivitäten der Automobilclubs, der Autoversicherer und einer Reihe weiterer Institutionen der Fortbildung.

1.3.3 Reform des geltenden Fahrerlaubnisrechtes

Aus verkehrsmedizinischer Sicht entspricht das geltende Fahrerlaubnisrecht nicht voll dem hohen Gefährdungsgrad im modernen Straßenverkehr. Forderungen nach dem Führerschein auf Zeit wurden in den letzten Jahren in zunehmenden Maße erhoben. Sie gründen sich vor allem darauf, daß die jungen Pkw-Fahrer insbesondere als Fahranfänger eine unverhältnismäßig hohe Unfallbeteiligung haben. Der Führerschein auf Zeit soll nach etwa 3 Jahren in eine endgültige Fahrerlaubnis umgewandelt werden, wenn der Führerscheinneuling keinen Unfall verschuldet hat und auch anderweitig nicht durch gefährliches Verhalten aufgefallen ist. In der Bewährungsphase muß dann allerdings das jeweilige Verhalten über ein zentrales Register kontrolliert werden. Gegebenenfalls ist der betreffende Kraftfahrer nachzuschulen; nach den Modellen, die sich in Erprobung befinden und günstige Vorergebnisse zeigen, wird in kleineren Gruppen versucht, den Straßenverkehr in seinen Gefahren und seinem sozialen Bezug bewußt zu machen und so Einstellungs- und Verhaltensänderungen zu erzielen (s. hierzu auch Kroj 1977 [5] sowie die Ergebnisse des 15. Deutschen Verkehrsgerichtstages 1977 [6]).

Für die besonders unfallträchtige Gruppe der motorisierten Zweiradfahrer erscheint eine Änderung des Fahrerlaubnisrechts gleichermaßen dringlich. Die Fahrerlaubnis sollte gestaffelt nach Hubraumklassen erteilt werden, um den Zweiradfahrer schrittweise an die jeweils schwierigere Beherrschung der stärkeren Fahrzeuge heranzuführen.

Neben dem generellen Problem der Erteilung der Fahrerlaubnis steht der große Komplex verletzungs- und krankheitsbedingter Beschränkungen; der Arzt ist primär an seine Schweigepflicht gebunden, nicht zuletzt zur Wahrung des Vertrauensverhältnisses gegenüber seinem Patienten, wenngleich ihm die Rechtsprechung ein Offenbarungsrecht zubilligt, sofern ein Patient beispielsweise verletzungsbedingt ungeeignet zur Führung von Kraftfahrzeugen ist. Ohne eine solche ärztliche Offenbarung werden aber der Straßenverkehrszulassungsbehörde in der Regel keine Tatsachen bekannt, die Anlaß zur Überprüfung des Verkehrsteilnehmers geben könnten. Ein besonderes Problem stellen hier die Schädel-Hirn-Verletzten dar, deren Zahl sich Jahr für Jahr jeweils beträchtlich erhöht. Welche Folgen beim Fehlen der periodischen Überprüfung dieser Verletztengruppe auf die Eignung zur Führung eines Kraftfahrzeuges entstehen, wurde bereits 1968 von Portius [7] dargestellt. Hier könnte gegebenenfalls ein von Polizeibeamten nach dem Unfall ausgefüllter und an die Straßenverkehrszulassungsbehörde weitergeleiteter standardisierter Fragebogen behilflich sein, die Verletzungen in ihrer Relevanz weiterzuverfolgen. (Im einzelnen s. zur Frage der Fahrerlaubnis: Kap. 4 und Kap. 6.)

1.3.4 Unfallforschung

Unfallverhütung setzt die Kenntnis der Unfallursachen, ihrer Häufigkeit bzw. ihres Gewichtes voraus. Die Unfallursachenforschung nimmt deshalb im Rahmen der Verkehrswissenschaften einen breiten Raum ein. Zunehmende Bedeutung kann hier auch die sog. Verkehrskonflikttechnik erlangen, bei der versucht wird, alle unfallträchtigen Situationen eines Untersuchungsfeldes („Beinahe-Unfälle") zur Beurteilung heranzuziehen.

Neben der Aufdeckung menschlicher Versagensursachen im Straßenverkehr und deren Ausschaltung befaßt sich die Unfallforschung in verkehrsmedizinischer Hinsicht vor allem auch mit der Mechanik und der Biomechanik des Unfallgeschehens. Art und Umfang der Gewalteinwirkung auf den menschlichen Organismus bei Verletzten und Getöteten werden in Beziehung zum Unfallhergang und zur Konstruktion des Kraftfahrzeuges gesetzt. Damit wird angestrebt, Kraftfahrzeuge so zu konstruieren und insbesondere ihren Innenraum (Lenkrad, Armaturenbrett, Handbremse u. a.) so zu „entschärfen", daß bei einem Unfall die Verletzungen auf das unvermeidbare Maß beschränkt bleiben. (Vgl. auch Kap. 16, 20 und 22.) Weitere wichtige Themen der verkehrsmedizinischen Forschung sind auch die Verbesserung des Rettungswesens in der Kette vom Unfallort bis zu den unfallchirurgischen Maßnahmen und die Rehabilitation Verunglückter.

Der dezentralen Organisation der Forschung in der Bundesrepublik Deutschland entsprechend, wird Unfallforschungsarbeit in zahlreichen Institutionen disziplinär und interdisziplinär geleistet; vor allem an den Universitäten, Technischen Hochschulen und Fachhochschulen, bei den Versicherungen und nicht zuletzt auch in der Kraftfahrzeugindustrie. Noch 1968 wurde von H.-J. Wagner im Handbuch der Verkehrsmedizin (l. c. S. 41) die mangelnde Koordination auf dem Gebiet der Unfallforschung beklagt, und es wurden Vorschläge für eine Zentralisierung gemacht. Die Erweiterung der Bundesanstalt für Straßenwesen (BASt) um einen eigenständigen Bereich Unfallforschung mit dem Auftrag, als Zentralstelle zu wirken, hat hier vor allem durch die Aufstellung und Realisierung zentral betreuter Forschungsprogramme wesentliche Fortschritte gebracht.

Dennoch bleiben noch Koordinationsprobleme und viele Lücken auf dem Gebiet der Erfassung der einzelnen Unfallursachen wie z. B. auch krankheits- bzw. medikamentenbedingter Leistungsminderung. Das gilt selbst für das Versagen durch Alkoholeinfluß, das — obwohl klar erfaßbar und gesetzlich auch klar geregelt — nur mit einem zu geringen Prozentsatz in der amtlichen Statistik als Unfallursache erscheint. Die dort veröffentlichten Zahlen über den Alkoholeinfluß sind unrealistisch. Nach den Untersuchungen und Berechnungen von Möller (1982) [8] über Medikamenten-, Drogen- und Rauschmitteleinfluß als alleinige oder überwiegende Verkehrsunfallursache ist diese 10mal häufiger als dies die amtliche Statistik ausweist (s. hierzu auch Kap. 14).

1.4 Bewältigung der verkehrsmedizinischen Arbeit

Bereits 1967 erstellte der Weltkongreß für Kraftfahrtmedizin ein umfassendes Programm zur Hebung der Verkehrssicherheit und betonte, daß die Untersuchung der tödlichen Verkehrsunfälle mittels exakter wissenschaftlicher Methoden für die Aufklärung ihrer Ursachen und Umstände dringend notwendig ist. In diesem Zusammenhang wurde die Durchführung einer gerichtsmedizinischen Obduktion und einer Blutalkoholbestimmung bei allen Opfern von tödlichen Verkehrsunfällen sowie nach Möglichkeit die Untersuchung von Blut und Urin auf das Vorhandensein von Arzneimitteln als notwendig angesehen. Bis heute ist das nur in einem bescheidenen Prozentsatz aller Fälle realisiert, und es bleibt abzuwarten, ob die Neufassung des § 1559 Abs. 4 der Reichsversicherungsordnung (RVO) eine Ausweitung dieser Untersuchungen und damit z. B. auch eine Aufdeckung des wahren Ausmaßes des Alkohol- bzw. Arzneimitteleinflusses bringen wird. Die Neufassung stellt darauf ab, daß die Ortspolizeibehörde oder der Versicherungsträger zur Feststellung von Tatsachen, die für die Entschädigungspflicht von Bedeutung sind, die Entnahme einer Blutprobe anordnen können, wenn ein Versicherter getötet worden ist. Bisher ist eine solche Maßnahme bei Straßenverkehrsunfällen nur zur Aufdeckung des Verschuldens eines Verkehrsteilnehmers gerechtfertigt, so daß bei tödlichen Alleinunfällen, ohne erkennbares Fremdverschulden, eine solche Beweissicherung unterbleibt.

Für die praktische verkehrsmedizinische Arbeit der Gegenwart stehen in der Bundesrepublik Deutschland im wesentlichen nur die medizinisch-psychologischen Untersuchungsstellen (MPU) bei den Technischen Überwachungsvereinen (TÜV) und die Institute für Rechtsmedizin an den Universitäten zur Verfügung. Die medizinisch-psychologische Eignungsbegutachtung spielt in der Praxis eine gewichtige Rolle; jährlich werden etwa 100 000 MPU-Gutachten erstellt (vgl. auch Kap. 4 und 8). Die wissenschaftlichen Kräfte an den Instituten für Rechtsmedizin haben zunächst an den der Universität gestellten Aufgaben in Forschung und Lehre mitzuarbeiten. Weiterhin haben sie eine umfangreiche Sachverständigentätigkeit vor den Gerichten wahrzunehmen. Im Mittelpunkt der Alltagsarbeit stehen neben den klassischen Aufgaben der Rechtsmedizin die Erstattung von Gutachten zur Fahrtüchtigkeit (u. a. Alkoholeinfluß, arzneimittel- bzw. krankheitsbedingte Beeinträchtigung). Bei Getöteten sind ferner im Verlauf einer Obduktion Fragen der Rekonstruktion des Verkehrsunfalles und der Todesursache zu beantworten. In einigen Bundesländern stehen noch Landgerichtsärzte und an großen Gesundheitsämtern zusätzliche Gerichtsarztstellen für die genannten Aufgaben zur Verfügung.

Neben diesen Ärztegruppen sind Sachverständige aller Disziplinen für die Versicherungsträger und für die Gerichte in Verkehrssachen tätig. Auch die Bundesbahn, die Bundespost, die großen Fluggesellschaften, die Bundeswehr und die Reedereien sowie die Berufsgenossenschaften haben Ärztegruppen, die über eine spezielle verkehrsmedizinische Ausbildung verfügen und die in diesen Institutionen und Organisationen tätigen Menschen verkehrsmedizinisch betreuen. Die Zahl aller dabei mitarbeitenden Ärzte ist jedoch, gemessen am Umfang der gestellten Aufgaben, zu gering. In Zukunft werden auch die niedergelassenen Ärzte bei Feststellung der „Fahrfähigkeit" mitwirken, nachdem jetzt bereits bei Neuerwerb des Führerscheins Klasse II ein ärztliches Attest der Zulassungsbehörde vorgelegt werden muß (§ 9c StVZO, in Anpassung an die EG-Richtlinien, ab 1. 1. 1983).

1.5 Internationale Aktivitäten

Auf allen Gebieten der Wissenschaft initiieren immer mehr Länder eigene Forschung. Soweit dies unmittelbar produktbezogen geschieht, sind vielfach enge Schranken der Konkurrenz gesetzt; im Rahmen allgemeiner gesellschaftlicher Zielsetzungen, wie z. B. der Reduzierung der Unfälle und ihrer Folgen, besteht hingegen weithin Durchlässigkeit im Austausch von Ergebnissen und Erfahrungen. Sie gegenseitig nutzbar zu machen, ist ein Problem der Koordination, denn ein Zusammenführen von Forschern zu unmittelbarer Teamarbeit und das Zusammenwirken von Forschungseinrichtungen in Gemeinschaftsforschung ist nur begrenzt realisierbar; es setzt nicht nur entsprechende Bereitschaft voraus, sondern ist vielfach auch sehr kostenaufwendig, vor allem bei interdisziplinärer Forschung. Auch sind zahlreiche Organisationen an eigenständigen Zielsetzungen und Interessen orientiert. Daher sind auch einer Straffung von Aktivitäten Grenzen gesetzt. Institutionell kann unterschieden werden in internationale, staatliche und in nichtstaatliche Organisationen.

1.5.1 Vereinte Nationen — ECE und WHO

Die Economic Commission for Europe (ECE) der Vereinten Nationen in Genf behandelt in besonderen Expertengruppen sowohl den Problemkreis der Fahrzeugkonstruktion als auch Fragen der Verkehrsregelung (Regeln für den Verkehrsablauf, Verkehrszeichen u. a.), des Verhaltens der Verkehrsteilnehmer, der Fahrzeugbenutzung und der Fahrzeugausrüstung. In der Expertengruppe für die Fahrzeugkonstruktion sind gegenwärtig außer den europäischen Ländern auch die USA und Kanada sowie Japan und Australien vertreten. Als Beispiele des Aufgabenfeldes seien genannt: passive Sicherheit wie Fahrzeugstruktur und -gestaltung, Rückhaltesysteme, Schutzhelme usw., ferner die aktive Sicherheit (Bremsen, Beleuchtung u. a.) sowie auch fahrzeugseitiger Lärmschutz und Luftverschmutzung. Es werden internationale Regelungen – bezeichnet als „Einheitliche Vorschriften für die Genehmigung" — erarbeitet, die auf freiwilliger Basis von den Mitgliedsländern über-

nommen werden können. Die Bundesrepublik Deutschland arbeitet in der ECE seit langem mit und hat eine Reihe von Regelungen zur Anwendung übernommen.

Die Weltgesundheitsorganisation (World Health Organization — WHO) hat sich seit 1955 auf dem Gebiet der Verkehrssicherheit als besonderes Ziel die Förderung der internationalen Zusammenarbeit gesetzt. In Liaison Meetings, die seit 1968 veranstaltet werden, gibt sie allen relevanten internationalen Organisationen Gelegenheit, sich gegenseitig über ihre Aktivitäten und Probleme zu informieren und dadurch auch eigene Forschungsplanungen und Umsetzungsstrategien zu verbessern (WHO 1979) [9]. Dabei stehen medizinische Fragen im Vordergrund. In der zurückliegenden Zeit sind eine Reihe von Veröffentlichungen entstanden — so z. B. über Notfallrettung, Epidemiologie der Verkehrsunfälle, Kraftfahrereignung, Alkohol und Medikamente; gemeinsam mit der ECE wurden Richtlinien für die medizinische Untersuchung von Führerscheinbewerbern erstellt. In jüngerer Zeit hat sich die WHO durch eine weltweite Konferenz (Mexiko 1981) der Problematik der Straßenverkehrsunfälle in den Entwicklungsländern angenommen.

1.5.2 Europäische Gemeinschaften, Europäische Verkehrsministerkonferenz, Europarat

Aufgrund der Römischen Verträge hat der Rat der Europäischen Gemeinschaften (EG) zur Beseitigung von technischen Handelshemmnissen auch für Kraftfahrzeuge eine Reihe von Richtlinien verabschiedet. Sie verpflichten die Mitgliedsstaaten der EG dahingehend, im Regelungsbereich ihr entgegenstehendes Recht in der angegebenen Frist an die Gemeinschaftsregelung anzugleichen. Bei der Aufstellung der EG-Richt-

linien sind in der Regel die erwähnten Vorschriften der ECE von besonderer Bedeutung.
Die EG haben auch die biomechanische Forschung nachhaltig unterstützt. Gefördert wurden Projekte über menschliche Belastungsgrenzen von Fahrzeuginsassen, Verletzungsmechanismen bei Fußgängerunfällen, Dummyentwicklung u. a.
Die Europäische Verkehrsministerkonferenz (CEMT) behandelt Probleme der Verkehrssicherheit im Zusammenhang mit den generellen Bestrebungen, die europäischen Verkehrssysteme und Verkehrsbedingungen — und damit auch die Verkehrssicherheit — zu verbessern. Sie hat Beschlüsse gefaßt zur Blutalkoholkonzentration (0,8‰-Grenze), zu Geschwindigkeitsbeschränkungen, zum Anlegen von Sicherheitsgurten, zur Verkehrserziehung und -aufklärung und zur Fußgängersicherheit sowie zur Ausrüstung und Ausbildung der Verkehrspolizei u. a. m. Die Beschlüsse haben zwar keine unmittelbar national bindende Wirkung, sind jedoch verkehrspolitisch als Leitlinien bedeutsam.
Der Europarat befaßt sich seit 1959 mit Fragen der Verkehrssicherheit; so sprach er beispielsweise schon 1961 die Empfehlung aus, die Verkehrserziehung in den Schulen einzuführen. Auch auf dem Gebiet der Verkehrsmedizin, speziell der Epidemiologie, der Kraftfahreignung sowie des Verkehrsrechts ist der Europarat tätig und gibt Empfehlungen.

1.5.3 Organization for Economic Cooperation and Development (OECD)

Die OECD hat eine ausgedehnte Tätigkeit auf dem Gebiet der Straßenforschung durch Bildung eines zentralen Komitees und entsprechender Forschergruppen sowie durch themenbezogene Veranstaltungen entwickelt. Dabei haben Straße und Mensch gegenüber technischen Problemen des Fahrzeuges die Priorität. Verkehrssicherheit ist einer der Schwerpunkte, und in den Forschergruppen findet weltweiter Austausch von Untersuchungsergebnissen sowie auch von Umsetzungsstrategien statt. Von besonderem Wert ist die Verfügbarkeit von wissenschaftlichen Informationen im System der International Road Research Documentation (IRRD).

1.5.4 Experimentier-Sicherheitsfahrzeuge (Experimental Safety Vehicles)

Durch eine Initiative der NATO ausgelöst, jedoch insbesondere durch bilaterale Abkommen gestützt, wurden bisher 9 internationale Konferenzen über Experimentier-Sicherheitsfahrzeuge veranstaltet. In Expertenbeiträgen wird — bezogen auf spezielle, überwiegend von der Industrie entwickelte Demonstrationsfahrzeuge — jeweils der Stand des Wissens auf dem Gebiet der Fahrzeugsicherheit dargelegt. Durch diese Aktivitäten wurde die passive Sicherheit wesentlich verbessert und gerade auch auf verkehrsmedizinischem Gebiet ein erheblicher Fortschritt bewirkt.
Im Zusammenhang damit sei auch auf das European Experimental Vehicles Committee (EEVC) hingewiesen; dort wird eine einheitliche europäische Meinungsbildung angestrebt, und im Vorfeld der Gesetzgebung werden die Forschungsergebnisse auf den genannten Gebieten diskutiert.

1.5.5 Nichtstaatliche Organisationen und Veranstaltungen

Ohne Anspruch auf Vollständigkeit werden hier genannt:
- International Association for Accident and Traffic Medicine — IAATM;
- International Committee on Alcohol,

Drugs and Traffic Safety — ICADTS;
- International Research Committee on Biokinetics of Impacts — IRCOBI;
- Stapp Car Crash Conference;
- International Driver Behaviour Association — IDBRA;
- International Association for Prevention of Road Accidents — PRI;
- International Organization for Standardization — ISO.

Daneben gibt es noch zahlreiche Einrichtungen und Institutionen mit engerer Themenstellung; andererseits arbeiten nahezu alle Organisationen, die mit dem motorisierten Straßenverkehr unmittelbar oder mittelbar befaßt sind - wie Automobilclubs, Straßentransportverbände, Versicherungen u.a.m. — auch in Problemkreisen der Verkehrssicherheit. Wechselseitiger Verbund, insbesondere bei größeren Veranstaltungen, ist häufig. Trotzdem besteht Koordinierungsbedarf und in verschiedenen Bereichen wäre Beschränkung oder Neuabgrenzung der Aktionsfelder wünschenswert.

Literatur

[1] Schadewaldt H (1968) Zur Geschichte der Verkehrsmedizin unter besonderer Berücksichtigung der Schiffahrtsmedizin. In: Wagner K, Wagner HJ (Hrsg) Handbuch der Verkehrsmedizin. Springer, Berlin Heidelberg New York, S 1-34
Seherr-Thoss HC v (1979) Die Deutsche Automobilindustrie, 2. Aufl. DVA, Stuttgart
Temming RL (1978) Illustrierte Geschichte des Straßenverkehrs. Pawlak, Herrsching
Wagner HJ (1982) 25 Jahre Deutsche Gesellschaft für Verkehrsmedizin eV (1957-1982). In: Unfall- und Sicherheitsforschung Straßenverkehr, Heft 36. Herausgegeben im Auftrag des Bundesministers für Verkehr von der Bundesanstalt für Straßenwesen, Köln, S 8-11
[2] Tätigkeitsbericht 78-80 der Bundesanstalt für Straßenwesen, Köln 1978-1980
[3] Höcherl H, Bantzer G, Buschmann K, Lattmann D, Sohl HG (1982) Bericht der Kommission für Verkehrssicherheit (Hrsg). Bundesanstalt Straßenwesen, Köln
[4] Unfallverhütungsbericht Straßenverkehr 81. Bericht des Bundesministers für Verkehr, Bonn
[5] Kroj G (1977) Projektbetreuung — Typische Fehlverhaltensweisen von Fahranfängern und Möglichkeiten gezielter Nachschulung. In: Unfall- und Sicherheitsforschung Straßenverkehr, Heft 8. Herausgegeben im Auftrag des Bundesministers für Verkehr von der Bundesanstalt für Straßenwesen, Köln
[6] 15. Deutscher Verkehrsgerichtstag (1977) Dtsch Akad Verkehrswiss eV (Hrsg) Hamburg
[7] Portius W (1968) Die Betreuung des Hirnverletzten und seine Wiedereingliederung in das Verkehrsgeschehen. In: Wagner K, Wagner HJ (Hrsg) Handbuch der Verkehrsmedizin. Springer, Berlin Heidelberg New York, S 1048-1066
[8] Möller MR (1982) Arzneimitteleinnahme bei Verkehrsteilnehmern. In: Arnold W, Püschel K (Hrsg) Entwicklung und Fortschritte der Forensischen Chemie. Helm, Heppenheim, S 188-194
[9] World Health Organisation (WHO) (1979) Fourth liaison meeting on the prevention and control of road traffic accidents, Copenhagen

2. Verkehrsmedizin und Strafrecht

K. Händel

2.1 Verkehrsstrafrecht

Ein großer Teil der bei den Gerichten anhängigen Strafsachen betrifft Verkehrsdelikte; Urteile in Verkehrsstrafsachen nehmen in den Fachzeitschriften und in der Tagespresse einen großen Raum ein. Die Öffentlichkeit ist in hohem Maße daran interessiert. Verkehrsteilnehmer ist jedermann, und damit kann — anders als bei der allgemeinen Kriminalität jeder Bürger in die Lage kommen, als Täter oder Opfer an einem Verkehrsunfall beteiligt zu sein. Die Veröffentlichung verkehrsstrafrechtlicher Urteile birgt allerdings die Gefahr in sich, daß sie in Laienkreisen mißverstanden, insbesondere verallgemeinert werden. Das gilt gerade auch für verkehrsmedizinisch relevante Fälle. Die Rechtsprechung auf diesem Gebiet ist fast unübersehbar. Die Einheitlichkeit der Rechtsprechung des Bundesgerichtshofs ist zwar dadurch gewährleistet, daß für Revisionen in Verkehrsstrafsachen der 4. Strafsenat ausschließlich zuständig ist, aber der Bundesgerichtshof ist verhältnismäßig selten zur Entscheidung berufen, nämlich dann, wenn in erster Instanz eine Strafkammer geurteilt hat oder wenn ein Oberlandesgericht gemäß § 121 Abs. 2 GVG den Bundesgerichtshof anruft, weil es von der Entscheidung eines anderen Oberlandesgerichts oder des Bundesgerichtshofs abweichen will. Die ganz überwiegende Zahl der veröffentlichten Entscheidungen rührt daher von den Oberlandesgerichten her.

2.2 Gesetzliche Grundlagen

Grundtatbestand ist § 316 StGB. Danach wird bestraft, wer im Verkehr ein Fahrzeug führt, obwohl er infolge des Genusses alkoholischer Getränke oder anderer berauschender Mittel nicht in der Lage ist, das Fahrzeug sicher zu führen. Die Bezeichnung dieses Delikts als „Trunkenheit im Verkehr" ist irreführend. Im Text des § 316 StGB wird richtig auf die „Fahrunsicherheit" abgehoben. Es sollte deshalb die Überschrift des § 316 StGB entsprechend geändert werden [1]. In Gutachten und Publikationen sollte ebenfalls die Bezeichnung „Trunkenheit" durch „alkoholbedingte Fahrunsicherheit" ersetzt werden.
Gefährdet der Fahrzeugführer infolge seiner alkoholbedingten Fahrunsicherheit oder infolge geistiger oder körperlicher Mängel Leib oder Leben eines anderen oder fremde Sachen von bedeutendem Wert, so findet § 315c Abs. 1 Nr. 1a/1b StGB Anwendung. Dabei differenziert das Gesetz noch zwischen vorsätzlichem und fahrlässigem Handeln und vorsätzlichem oder fahrlässigem Verursachen der Gefahr. Eine entsprechende Strafvorschrift für die Führer von Schienenbahn- oder Schwebebahnfahrzeugen, Schiffen und Luftfahrzeugen enthält § 315a Abs. 1 Nr. 1 StGB.

2.3 Alkoholbedingte Fahrunsicherheit

Die angeführten Strafbestimmungen definieren den Begriff der „Fahrunsicherheit" nicht, sondern überlassen dies der Rechtsprechung. In seinen grundlegenden Urteilen, in denen der Bundesgerichtshof allerdings noch den Ausdruck „fahruntüchtig" — statt „fahrunsicher" — verwendet, heißt es: „Ein Kraftfahrer ist fahruntüchtig, wenn seine Gesamtleistungsfähigkeit, besonders infolge Enthemmung sowie geistig-seelischer und körperlicher (psychophysischer) Leistungsausfälle so weit herabgesetzt ist, daß er nicht mehr fähig ist, sein Fahrzeug im Straßenverkehr eine längere Strecke, und zwar auch bei plötzlichem Auftreten schwieriger Verkehrslagen, sicher zu steuern" [2]. Es liegt auf der Hand, daß die Gerichte für die Masse der Fälle einer eindeutigen Richtlinie bedürfen, von der an Fahrunsicherheit ohne individuelle Erörterungen unwiderlegbar anzunehmen ist. Der Bundesgerichtshof hat einen für alle Kraftfahrer einheitlichen „Beweisgrenzwert" festgelegt, von dem an jeder Kraftfahrer mit Sicherheit fahruntüchtig ist. Vom Vorschlag des Bundesgesundheitsamts, diesen Wert auf 1,2‰ festzusetzen, ist er lediglich deshalb abgewichen, weil er sowohl den Grundwert als auch den Sicherheitszuschlag — diesen zum Ausgleich etwa noch bestehender Unzulänglichkeiten in personeller und sachlicher Hinsicht bei der Untersuchung der Blutprobe — aufgerundet hat. Der Bundesgerichtshof hat daher den Beweisgrenzwert auf 1,3‰ festgesetzt [3]. Entgegen seiner früheren Auffassung [4] hat der Bundesgerichtshof im Hinblick auf die Untersuchungen von Schewe [6] den Beweisgrenzwert von 1,3‰ auch auf Mofa-25-Fahrer ausgedehnt [5], so daß der Beweisgrenzwert nunmehr auf alle Kraftfahrer Anwendung findet. Dem hat sich das Bundessozialgericht angeschlossen [5a].

Für die in § 315a Abs. 1 Nr. 1 StGB genannten Führer von Nicht-Straßenfahrzeugen, für Radfahrer und Fußgänger ist ein Beweisgrenzwert, von dem an unwiderleglich Verkehrsunsicherheit anzunehmen ist, von der Rechtsprechung nicht festgelegt worden. Hier kommt es auf die Umstände des einzelnen Falles an. Wenn es auch noch an einem allgemein gültigen Erfahrungssatz über den eindeutigen Beginn der Fahr- oder Verkehrsunsicherheit dieser Kategorie fehlt, so vertritt der Bundesgerichtshof aufgrund der Untersuchungen von Schewe [6] nunmehr die Ansicht, daß es „nahe liegt", auch für den Radfahrer einen nach dem heutigen Erkenntnisstand zwischen 1,5 und 2,0‰ liegenden Wert der absoluten Fahruntüchtigkeit zu bestimmen [5]. Auf Fußgänger sind die angeführten Straftatbestände nicht anwendbar; sie können sich allenfalls einer Ordnungswidrigkeit (§§ 2 Abs. 1, 69a Abs. 1 Nr. 1 StVZO) schuldig machen, wenn sie sich „infolge körperlicher oder geistiger Mängel nicht sicher im Verkehr bewegen" können und an diesem teilnehmen, ohne in geeigneter Weise Vorsorge zu treffen, daß sie andere nicht gefährden.

Bei der Beurteilung der Fahrunsicherheit verdient das zuverlässig ermittelte Ergebnis der Blutuntersuchung den Vorzug vor persönlichen Eindrücken von Zeugen [7]. Außerdem kommt auch der Blutalkoholbestimmung wesentlich größeres Gewicht zu als den klinischen Befunden anläßlich der Blutprobenentnahme und dem äußeren Erscheinungsbild [8]. Gegenüber der wissenschaftlich gesicherten Erkenntnis, daß bei einem Blutalkoholgehalt von 1,3‰ und darüber ausnahmslos jeder Kraftfahrzeugführer, auch der an Alkohol gewöhnte, fahrunsicher ist, ist eine nachträgliche Fahrprobe, durch die ein Fahrer belegen will, daß er trotz einer solchen Alkoholmenge fahrsicher sei, nicht beweiserheblich [9], zumal bei einem solchen Versuch die Tatsituation niemals völlig gleichartig wiederholt werden kann. Hingegen kann die Fahrunsicherheit im Einzelfall selbst dann festgestellt werden, wenn eine Blutentnahme unterblieben ist [10, 11, 12]. Auch wenn der Beweisgrenzwert von 1,3‰ nicht erreicht und daher „absolute Fahrunsicherheit" nicht feststellbar ist, kann „relative Fahrunsicherheit" vorliegen. Relative Fahrunsicherheit ist gegeben, wenn die Blutalkoholkonzentration des Täters zur Tatzeit zwar unterhalb des Beweisgrenzwerts liegt, aber aufgrund zusätzlicher Tatsachen der Nachweis alkoholbedingter Fahruntüchtigkeit geführt werden kann. *Die „relative" Fahruntüchtigkeit unterscheidet sich dabei von der „absoluten" nicht in dem Grad der Trunkenheit oder der Qualität der alkoholbedingten Leistungsminderung, sondern allein hinsichtlich der Art und Weise, wie der Nachweis der Fahruntüchtigkeit als psychophysischer Zustand herabgesetzter Gesamtleistungsfähigkeit zu führen ist.* Dabei stellt die Blutalkoholkonzentration das wichtigste der Beweisanzeichen dar, doch müssen, weil der Beweisgrenzwert nicht erreicht ist, weitere als Beweisanzeichen geeignete Tatsachen festgestellt werden. Als solche können z. B. Krankheit oder Ermüdung (innere Umstände) und äußere Bedingungen der Fahrt wie Straßen- und Witterungsverhältnisse (äußere Umstände) und schließlich das konkrete äußere Verhalten des Täters (sog. Ausfallserscheinungen), das durch den Alkoholgenuß mindestens mitverursacht sein muß, in Betracht kommen. Bei der Beweisführung kommt diesen Umständen unterschiedliche Bedeutung zu [12a]. Auch bei einer Blutalkoholkonzentration, die nahe an den Beweisgrenzwert von 1,3‰ heranreicht und beim gleichzeitigen Vorliegen besonders ungünstiger objektiver und subjektiver Umstände muß ein erkennbares äußeres Verhalten des Täters festgestellt werden, das auf seine Fahruntüchtigkeit hindeutet. Dabei sind die an eine konkrete Ausfallserscheinung zu stellenden Anforderungen um so geringer, je höher die Blutalkoholkonzentration und je ungünstiger die objektiven und subjektiven Bedingungen der Fahrt des Täters sind. *Als untere Grenze der kritischen Blutalkoholkonzentration hat der Bundesgerichtshof 0,3‰ angenommen* [13]. Als Ausfallserscheinungen kommen insbesondere in Betracht: eine auffällige, sei es regelwidrige, sei es besonders sorglose und leichtsinnige Fahrweise, ein unbesonnenes Benehmen bei Polizeikontrollen, vernunftwidrige Entschlüsse, Mißachtung von Verkehrszeichen, überhöhte Geschwindigkeit, ein sonstiges Verhalten, das alkoholbedingte Enthemmung und Kritiklosigkeit erkennen läßt, Auffälligkeiten wie Stolpern und Schwanken beim Gehen, vor allem aber auch klinisch (in der Regel bei der Blutentnahme) festgestellte Trunkenheitsmerkmale [12a, 14, 15]. Demgegenüber bemühen sich die Betroffenen häufig — und nicht selten mit Erfolg — um den Nachweis, daß das ihnen angelastete Fehlverhalten entweder auch einem nüchternen Fahrer hätte unterlaufen können oder daß es nicht mit Alkoholeinwirkung zusammenhänge. Trunkenheitsmerkmale werden zerpflückt und jedes für sich — aus dem Gesamteindruck herausgerissen — zu bagatellisieren versucht. Die Forderung, derartige Umstände sehr kritisch zu prüfen, wird zuweilen recht großzügig zugunsten des Betroffenen unberücksichtigt gelassen. Sind Beweisanzeichen für die Fahrunsicherheit nicht zuverlässig festzustellen, bleibt doch der Ordnungswidrigkeitentatbestand des § 24a StVG (Gefahrengrenzwert) bestehen (vgl. auch Kap. 14).

2.4 Gefahrengrenzwert: 0,8‰

In einem Gutachten aus dem Jahre 1966 geht das Bundesgesundheitsamt [16] davon aus, daß die Gefährlichkeit eines

Kraftfahrers für andere Verkehrsteilnehmer von einer Blutalkoholkonzentration von 0,6–0,7‰ an stark erhöht ist. Der Ministerrat der Europäischen Konferenz der Verkehrsminister hat 1967 die Mitgliedsstaaten aufgefordert, einen einheitlichen Grenzwert von 0,8‰ einzuführen [17]. Der Bundestagsausschuß für Verkehr ist von einem Gefahrengrenzwert von 0,65‰ ausgegangen, hat diesen jedoch um einen Sicherheitszuschlag für Meßungenauigkeiten von 0,15‰ erhöht und ist so auf einen Endwert von 0,8‰ gekommen. Durch Gesetz vom 20. Juli 1973 ist dieser als Gefahrengrenzwert als § 24a StVG eingeführt worden: „Ordnungswidrig handelt, wer im Straßenverkehr ein Kraftfahrzeug führt, obwohl er 0,8 Promille oder mehr Alkohol im Blut oder eine Alkoholmenge im Körper hat, die zu einer solchen Blutalkoholkonzentration führt." Bei dieser, zu einem guten Teil Heifer [18] zu verdankenden Fassung des Gesetzes wird berücksichtigt, daß die Alkoholwirkung in der Anflutungsphase ungleich stärker als in der Abflutungsphase ist. Bei entsprechenden Einlassungen kundiger Kraftfahrer war es bis dahin oft nicht möglich, rückwirkend festzustellen, wann der Alkohol vom Magen-Darm-Trakt ins Blut übergetreten ist und wann somit der Alkohol die maßgebende Blutalkoholgrenze erreichte. Insbesondere blieben häufig Zweifel darüber übrig, ob dies noch während der Fahrt oder erst nach Fahrtbeendigung der Fall war. Um das Gesetz praktikabel zu machen, wird nunmehr auch auf den Alkoholgehalt im Körper (Magen-Darm-Trakt) abgestellt [19]. Ein Sicherheitsabschlag vom ermittelten 0,8‰-Wert kommt — entgegen anfänglicher Meinungen im Schrifttum — nach einhelliger Rechtsprechung nicht in Betracht, da ein solcher Sicherheitszuschlag bereits in den Tatbestand eingearbeitet ist [20]. Daß das Gesetz verfassungsrechtlich unbedenklich ist, hat das Bundesverfassungsgericht bestätigt [21].

Während §§ 316, 315c StGB sich auf „Fahrzeugführer" schlechthin beziehen, ist die Anwendbarkeit des § 24a StVG auf „Kraftfahrzeugführer" beschränkt, hier allerdings auf Kraftfahrzeuge jeder Art (das sind „Landfahrzeuge, die durch Maschinenkraft bewegt werden, ohne an Bahngleise gebunden zu sein", § 1 Abs. 2 StVG).

2.5 Blutentnahme

Im Verdachtsfalle kann zunächst eine Atemalkoholuntersuchung vorgenommen werden. Durch diese werden unnötige Blutentnahmen, unbegründete vorläufige Entziehungen der Fahrerlaubnis und damit zusammenhängende Entschädigungsansprüche vermieden; der 19. Deutsche Verkehrsgerichtstag hat grundsätzlich die Anwendung entsprechender Geräte empfohlen [22]. Selbst wenn es Geräte gibt, die an Zuverlässigkeit und Genauigkeit der Blutalkoholuntersuchung nicht nachstehen und zudem einfacher, billiger und rationeller sind, dürften diese die Blutalkoholuntersuchung in absehbarer Zeit nicht verdrängen, sondern lediglich der Vorprobe dienen. Die Schwierigkeiten sind vorwiegend rechtlicher Art. Der Betroffene ist nicht verpflichtet, aktiv an einer Atemprobe mitzuwirken; er kann dies ohne Nachteil verweigern. Bei Bewußtlosen, Volltrunkenen, Gesichtsverletzten und manchen anderen Betroffenen kann eine Atemluftprobe nicht erreicht werden; das gilt auch für gewisse Krankheiten, z. B. Asthma. Die Blutprobe wird grundsätzlich geraume Zeit aufbewahrt und kann jederzeit erneut untersucht werden, während dies bei der Atemluftuntersuchung nicht möglich ist. Schon bei den Blutproben kommt es immer wieder vor, daß die Betroffenen Verwechslungen, ungenaue Messungen oder ähnliches behaupten, so daß die aufbewahrte Blutprobe nochmals untersucht werden muß. Da dies bei der Atemluftprobe nicht möglich ist, würden Schutzbehauptungen nicht widerlegt werden können, so daß sie letztlich zugunsten des Betroffenen als wahr hingenommen werden müßten. Darüber hinaus ist die Atemluftuntersuchung trotz genauer Meßergebnisse mit einer Reihe von Fehlermöglichkeiten (z. B. Erbrechen, Atemkapazität, Einfluß anderer Stoffe) belastet, die sich nachträglich nicht feststellen oder ausschließen lassen. Es wird also dabei bleiben müssen, daß die sistierenden Polizeibeamten die Atemluftprobe zur Vorprobe und gegebenenfalls zum Absehen von der Blutentnahme anbieten können, daß aber im übrigen die Blutentnahme nicht zu umgehen sein wird.

Gesetzliche Grundlage ist § 81a StPO: „Eine körperliche Untersuchung des Beschuldigten darf zur Feststellung von Tatsachen angeordnet werden, die für das Verfahren von Bedeutung sind. Zu diesem Zweck sind Entnahmen von Blutproben und andere körperliche Eingriffe, die von einem Arzt nach den Regeln der ärztlichen Kunst zu Untersuchungszwecken vorgenommen werden, ohne Einwilligung des Beschuldigten zulässig, wenn kein Nachteil für seine Gesundheit zu befürchten ist." § 46 Abs. 4 OWiG erklärt die Vorschrift des § 81a Abs. 1 Satz 2 StPO bei Ordnungswidrigkeiten mit der Einschränkung für anwendbar, daß nur die Entnahme von Blutproben und andere geringfügige Eingriffe zulässig sind.

Die Blutprobe darf nur durch einen Arzt entnommen werden, also weder durch ärztliches Hilfspersonal noch gar durch einen Polizeibeamten. Die Verwertbarkeit von Blutproben, die entgegen dieser Bestimmung entnommen worden sind, ist umstritten, aber in der Rechtsprechung bejaht worden [23], wobei jedoch eine besonders gründliche Prüfung der Zuverlässigkeit der Blutentnahme gefordert wird. Eine solche gesetzwidrige Blutentnahme macht die Untersuchung allerdings unverwertbar, wenn die Blutentnahme unter Täuschung über die Befugnis des Blutentnehmenden erfolgt oder gewaltsam erzwungen worden ist [24].

Bei der Auswahl des Arztes, dem der Verdächtige zur Blutnahme zugeführt werden soll, sind die Grundsätze der Notwendigkeit und der Verhältnismäßigkeit zu beachten [25]; das gilt vor allem, wenn der Betroffene zur Blutnahme an einen anderen Ort geschafft werden soll.

Während der Betroffene zu aktivem Tun nicht gezwungen werden kann, ist unmittelbarer Zwang zulässig, wenn anders die Blutprobe nicht genommen werden kann [26]. Bei einem größeren Kollektiv ermittelten Liebhardt et al. [27], daß in 1,96% der Fälle die Anwendung von Gewalt erforderlich war. Art und Ausmaß der anzuwendenden Gewalt sind weitgehend von der Einzelsituation abhängig. Zur Durchsetzung der Blutnahme ist zudem die vorübergehende vorläufige Festnahme zulässig [28]. § 81a StPO findet auch auf Abgeordnete des Bundestags und der Länderparlamente sowie Angehörige der unter das NATO-Truppen-Statut fallenden Mitglieder der verbündeten Streitkräfte Anwendung, nicht aber auf exterritoriale Personen [29, 30]. Die Entnahme einer zweiten Blutprobe, die durch Ländererlasse stark eingeschränkt worden war, wird aus rechtsmedizinischer Sicht insbesondere in Fällen behaupteten oder vermuteten Nachtrunks für angebracht gehalten [31]; der 19. Deutsche Verkehrsgerichtstag 1981 hat daher eine Überprüfung und Änderung der Ländererlasse mit dem Ziel, in geeigneten Fällen die zweite Entnahme einer Blutprobe vorzusehen, empfohlen [32].

Die möglichen Gesundheitsgefahren, die einem Betroffenen im Zusammenhang mit einer (Zwangs-)Blutentnahme drohen können, hat Rittner [33] zusammengestellt. Ob im Einzelfall eine solche Ge-

fahr drohen könnte, muß der Beurteilung des blutentnehmenden Arztes überlassen bleiben. Das Vorliegen einer Spritzenphobie wird nur in seltenen Ausnahmefällen zu bestätigen sein und einer Blutentnahme entgegenstehen [34, 35].
Die Verwertbarkeit ärztlich festgestellter Trunkenheitsmerkmale oder (häufiger) des Fehlens solcher Merkmale ist vielfach angezweifelt worden [36], so daß sogar vorgeschlagen wird, die ärztliche Untersuchung wegfallen zu lassen. Von Bedeutung ist sie im Hinblick auf die Unwiderlegbarkeit des Beweisgrenzwerts einerseits und der Unabhängigkeit des Ordnungswidrigkeitentatbestandes (Gefahrengrenzwert von 0,8‰) von Ausfallerscheinungen oder sonstigen Trunkenheitsmerkmalen andererseits ohnehin nur, wenn bei Blutalkoholwerten unter 1,3‰ relative Fahrunsicherheit festgestellt werden soll. Nach den Erfahrungen der Praxis hängt der Wert dieser ärztlichen Untersuchungen weitgehend von der Person des untersuchenden Arztes ab. Das OLG Hamm [37] meint immerhin, der bei der Blutentnahme erhobene klinische Befund sei nicht ohne Bedeutung für den Nachweis der relativen Fahruntüchtigkeit. Es weist in diesem Zusammenhang darauf hin, daß eine Belehrungspflicht für den blutentnehmenden Arzt, daß keine Rechtspflicht zur aktiven Mitwirkung bei den Testversuchen bestehe, im Gesetz nicht vorgeschrieben sei. Im übrigen postuliert § 81 a StPO lediglich eine Duldungspflicht, nicht aber eine irgendwie geartete Pflicht aktiver Mitwirkung an den Untersuchungen [38].
Die Untersuchung einer Urinprobe ist unter Umständen durchaus wünschenswert, insbesondere wenn es um das behauptete oder vermutete Zusammenwirken von Alkohol und Medikamenten geht. Keine Probleme ergeben sich, wenn der Betroffene in die Abgabe einer Urinprobe einwilligt oder deren Beschaffung auf sonstige Weise, z. B. im Zusammenhang mit Behandlungsmaßnahmen, möglich ist. Die Meinungen, ob eine Urinprobe auch gegen den Willen des Betroffenen durch Katheterisierung entnommen werden darf, gehen auseinander. Wegen der Gefahren, die gerade auch bei einem Angetrunkenen hierbei entstehen können, muß die zwangsweise Entnahme einer Urinprobe als gesundheitsgefährdend und daher unzulässig angesehen werden [39]. Im Gegensatz zur Vorauflage (1981) hält nunmehr auch Kleinknecht-Meyer dies für unzulässig [40].
Die Anordnung der Blutentnahme steht zwar grundsätzlich dem Richter zu, bei Gefährdung des Untersuchungserfolges aber auch der Staatsanwaltschaft und ihren Hilfsbeamten (§ 81a Abs. 2 StPO); welche Beamtengruppen Hilfsbeamte der Staatsanwaltschaft sind, regelt sich nach Landesrecht (§ 152 GVG). In der überwiegenden Zahl der Fälle erfolgt die Anordnung durch einen als Hilfsbeamten der Staatsanwaltschaft bestellten Polizeibeamten.
In der polizeilichen Praxis ergeben sich hin und wieder dadurch Schwierigkeiten, daß ein um die Durchführung einer Blutentnahme gebetener Arzt dies ablehnt. Die Gründe hierfür sind unterschiedlicher Art [41]. Niedergelassenen Ärzten steht es frei, ob sie Blutentnahmen durchführen, allgemein oder im Einzelfall ablehnen wollen. Eine straf-, berufs- oder standesrechtliche Verpflichtung zur Blutentnahme besteht nicht. Das gilt gleichermaßen für Bereitschafts- und Krankenhausärzte, jedoch kann bei letzteren eine Amts- oder Vertragspflicht bestehen, deren Verletzung disziplinarische oder arbeitsrechtliche Konsequenzen nach sich ziehen kann. Es hat sich bewährt, wenn die Polizei mit Ärzten vertraglich oder ohne besonderen Vertrag Vereinbarungen dahingehend trifft, daß sie Blutentnahmen durchführen. Das hat den Vorteil, daß die Polizei sicher sein kann, von diesen Ärzten nicht

abgewiesen zu werden, vor allem auch, daß diese Ärzte allmählich große Erfahrungen sammeln. Inwieweit Amtsärzte dienstrechtlich oder im Wege der Amtshilfe verpflichtet sind, Blutentnahmen durchzuführen, richtet sich nach den landesrechtlichen Bestimmungen.
Rechtsmedizinische Institute kommen aus örtlichen, personellen und räumlichen Gründen nur vereinzelt für die regelmäßige Vornahme von Blutentnahmen in Betracht. Die Ärzteschaft sollte, wie es die Landesärztekammer Baden-Württemberg getan hat [42], darüber aufgeklärt werden, daß die Blutprobe ausschließlich Beweiszwecken dient, sich möglicherweise auch zur Entlastung eines Verdächtigen auswirken, der Bekämpfung des Fahrens unter Alkoholeinwirkung und der daraus resultierenden Unfallgefahren dienen und Verkehrsopfern bei Durchsetzung ihrer Ansprüche helfen kann [41, 43].
Bei gerichtlichen Leichenöffnungen (§ 87 Abs. 2 StPO) gehört die Entnahme einer Blutprobe zu den Routinemaßnahmen. Gerichtliche Leichenöffnungen sollten bei tödlichen Verkehrsunfällen, auch wenn der Unfallhergang geklärt zu sein scheint, nie unterlassen werden. Viele Gerichte und Staatsanwaltschaften sind mit der Anordnung einer Leichenöffnung sehr zurückhaltend. Ihnen sollte, insbesondere von rechtsmedizinischer Seite, die Notwendigkeit einer solchen immer wieder vor Augen geführt werden. Die Blutentnahme bei Leichen auf Veranlassung einer Berufsgenossenschaft war lange Zeit umstritten [44]; durch die Ergänzung in § 1559 Abs. 4 RVO ist dies nunmehr geklärt: „Ist ein Versicherter getötet worden, so können die Ortspolizeibehörde oder ein Versicherungsträger zur Feststellung von Tatsachen, die für die Entschädigungspflicht von Bedeutung sind, die Entnahme einer Blutprobe anordnen" [45].
Da sich die Blutentnahme bei Leichen nicht nach § 81a StPO richtet, gilt für sie die Beschränkung, daß sie nur von einem Arzt vorgenommen werden darf, nicht; es kann also auch ärztliches Hilfspersonal, allerdings unter Verantwortung des tätig werdenden Arztes, damit betraut werden.

2.6 Gutachten

Die Neufassung des § 256 StPO hat für die medizinischen Sachverständigen eine wesentliche Entlastung gebracht. Es können jetzt nicht nur Zeugnisse und Gutachten enthaltende Erklärungen öffentlicher Behörden und der Ärzte eines gerichtsärztlichen Dienstes sowie ärztliche Atteste über Körperverletzungen, die nicht zu den schweren gehören, verlesen werden, sondern auch Gutachten über die Bestimmung der Blutgruppe oder des Blutalkoholgehalts, einschließlich seiner Rückrechnung, und die ärztlichen Berichte zur Entnahme von Blutproben. Der Ladung des Sachverständigen oder des sachverständigen Zeugen bedarf es daher nur noch in Zweifelsfällen, sei es zur Erläuterung eines Gutachtens, sei es in Grenzfällen.
Die Notwendigkeit, in Zweifelsfällen einen Sachverständigen beizuziehen, ist in der Rechtsprechung immer wieder hervorgehoben worden. Dabei kann die Gefahr nicht übersehen werden, daß der Richter sich in zu großem Maße in Abhängigkeit gegenüber dem Sachverständigen begibt und blindlings dessen Gutachten folgt, ohne willens oder in der Lage zu sein, kritisch die Fachausführungen des Sachverständigen zu würdigen [46]. Wenn andererseits der Richter schwierige Beweisfragen ohne Beiziehung eines Sachverständigen entscheiden will, darf er sich zum Nachweis seiner Sachkunde nicht mit dem bloßen Hinweis auf seine lange Erfahrung in Verkehrsstrafsachen begnügen, sondern

er muß im einzelnen darlegen, warum er die Beweisfrage in einer bestimmten Richtung entschieden hat [47]. Gegebenenfalls wird er sich dann selbst mit der Fachliteratur auseinandersetzen müssen. So wird er in der Frage, in welcher Weise Restalkohol mitgewirkt hat, nähere Feststellungen zur Schuld regelmäßig erst unter Hinzuziehung eines rechtsmedizinischen Sachverständigen treffen können [48].

Die Rechtsprechung des Bundesgerichtshofs hat in einigen Fällen, die in der forensischen Praxis besonders häufig vorkommen, dem Richter Hilfen an die Hand gegeben, die es ihm ermöglichen, Regelfälle auch ohne Sachverständigen zu entscheiden. Hierher gehört zunächst der „Sturztrunk-Beschluß" vom 19. 8. 1971 [49]: „Nach einem Schluß-Sturztrunk (hastige Einnahme erheblicher Mengen von Alkohol kurz vor Antritt der Fahrt) ist alkoholbedingte Fahruntüchtigkeit jedenfalls auch dann gegeben, wenn der für die Zeit der Fahrt errechnete Blutalkoholgehalt geringfügig unter dem Grenzwert von 1,3‰ liegt, dieser Wert aber danach nicht unerheblich überschritten wird." Den Anstoß hierzu hatte Heifer mit seinem Grundsatzgutachten [50] gegeben [51]. Nachdem in § 24a StVG nicht allein auf den gefundenen oder (meist) errechneten Blutalkoholgehalt zur Vorfallszeit, sondern alternativ auch auf die Alkoholmenge, die der Betroffene im Blut hatte und die zu einer späteren Blutalkoholkonzentration von 0,8‰ oder mehr führte, abgehoben wurde, schien es geboten, dem auch hinsichtlich des Beweisgrenzwerts zu folgen [52]. Der Bundesgerichtshof hat demgemäß am 11. 12. 1973 entschieden [53]: „Fahruntüchtig im Sinne der §§ 316, 315c Abs. 1 Nr. 1a StGB ist auch der Kraftfahrer, der eine Alkoholmenge im Körper hat, die zu einer Blutalkoholkonzentration von 1,3‰ führt". Damit ist es dem Bundesgerichtshof gelungen, Richtlinien zu finden, die es dem Richter ermöglichen, in vielen Fällen ohne Zuziehung eines Sachverständigen ein sachgerechtes Urteil zu sprechen [54]. Die häufigen Fälle, in denen es darum ging, einen angeblichen Spät- oder Sturztrunk von dem später festgestellten Blutalkoholwert abzuziehen, haben sich damit von selbst erledigt.

Ein zweiter Anlaß, einen Sachverständigen beizuziehen, ergab sich aus der Problematik der Rückrechnung. Auch hierzu hat der Bundesgerichtshof in seinem Beschluß vom 11. 12. 1973 [53] Grundsätze aufgestellt, die zwar weitgehend den Betroffenen begünstigen, aber gerade dadurch seitens der Verteidigung nicht angreifbar sind, so daß es der Beiziehung eines Sachverständigen nur noch in Ausnahmefällen bedarf. Der Bundesgerichtshof geht davon aus, daß der betroffene Kraftfahrer durch Rückrechnung (Hochrechnung) für die ersten 120 min nach Trinkende beschwert sein könnte, weil das Ende der Resorptionsphase zu einem früheren Zeitpunkt nicht mit Sicherheit feststehe. Es bleiben also im Regelfall die ersten 2 h nach Trinkende bei der Rückrechnung unberücksichtigt. Im übrigen ist bei der Rückrechnung ein gleichbleibender Abbauwert von 0,1‰ je Stunde zugrundezulegen. Damit ist — jedenfalls aus forensischer Sicht — der Streit darüber, welcher Abbauwert bei der Rückrechnung zugrundezulegen sei, ausgestanden; der Richter kann, gegebenenfalls gestützt auf das verlesbare Gutachten (§ 256 StPO), die Rückrechnung selbst vornehmen.

Nachdem bereits 1977 das OLG Schleswig [55] ausgeführt hatte, es sei nicht zu beanstanden, wenn der verlesbare Befund der Staatlichen Blutalkoholuntersuchungsstelle nur die Angabe des Analysenmittelwertes enthalte und im übrigen darauf hinweise, daß der Blutalkoholwert nach den Richtlinien des Bundesgesundheitsamtes als Mittelwert der fünf bzw. vier Einzelbestimmungen (drei Widmark- oder zwei gaschromatische und zwei ADH-Untersuchungen) ermittelt worden sei, daß es aber einer routinemäßigen Mitteilung der Einzelanalysenwerte nicht bedürfe, hat auch der Bundesgerichtshof 1978 [56] entschieden, daß es grundsätzlich kein sachlich-rechtlicher Mangel sei, wenn ein Urteil nur die Angabe des Mittelwerts der Blutalkoholkonzentration enthalte, ohne auch Zahl, Art und Ergebnisse der Einzelanalysen mitzuteilen. Da jedoch dem Verteidiger unbenommen bleibt, durch entsprechende Anträge auf Bekanntgabe der Einzelwerte zu bestehen, empfiehlt der Bundesgerichtshof gleichwohl, zur Vermeidung von Verfahrensverzögerungen, daß die Untersuchungsinstitute von vornherein die ermittelten Einzelwerte dem Gericht mitteilen. Das OLG Düsseldorf [57] hat schließlich noch klargestellt, daß bei der Ermittlung des Blutalkoholwertes auf den Mittelwert aller Einzelanalysen abzustellen sei und nicht auf den Mittelwert der jeweiligen Mittelwerte der verschiedenen Untersuchungsmethoden. Werden nach den beiden angewendeten Methoden mehr Einzelanalysen erstellt als notwendig, so ist nicht nur auf die zwei jeweils niedrigsten Werte beider Untersuchungsreihen abzustellen; denn je höher die Zahl der Einzelanalysen ist, desto größer ist die Wahrscheinlichkeit, daß das arithmetische Mittel der Analysen dem wahren Blutalkoholgehalt entspricht [58].

Unzulässig ist nach der Ansicht des Bundesgerichtshofs [59] die Aufrundung des Mittelwerts aus den Einzelanalysen von der dritten zur zweiten Dezimale, z.B. von 0,7975‰ auf 0,80‰. Praktisch hat dies nur Bedeutung, wenn sich erst durch eine solche Aufrundung der Gefahrengrenzwert von 0,8‰ oder der Beweisgrenzwert von 1,3‰ ergeben würde.

Über die Bindung an medizinisch-naturwissenschaftliche Erkenntnisse hat der Bundesgerichtshof [53] erklärt, die Rechtsprechung sei an derartige Erkenntnisse gebunden, wenn sie allgemein und zweifelsfrei als richtig anerkannt sind. Der Richter muß bei seiner Überzeugungsbildung und Urteilsfindung den jeweiligen gesicherten Erfahrungsstand der Wissenschaft zugrunde legen. Naturwissenschaftlich-technische Gedankengänge und Erwägungen eines Sachverständigen können nicht durch Überlegungen des Gerichts beiseitegeschoben werden, die sich lediglich mit der Glaubwürdigkeit des Angeklagten befassen. Sie können nur mit Erwägungen eben dieses Fachgebiets beurteilt werden, es sei denn, es käme auf sie nicht an [60]. Unzulässig ist es daher, ein Sachverständigengutachten, dessen sachgemäßes Zustandekommen nicht in Zweifel gezogen wird, nur deshalb für unrichtig zu halten, weil das Ergebnis der Blutalkoholbestimmung nicht mit der Einlassung des Angeklagten oder mit den Aussagen von Zeugen für vereinbar gehalten wird [61].

Bestehen Zweifel an der Identität des untersuchten Bluts, so muß nötigenfalls eine entsprechende Untersuchung erfolgen. Jedenfalls darf ein Beweisantrag, ein Identitätsgutachten zu erheben, mit welchem der Beweis geführt werden soll, daß das untersuchte Blut nicht vom Angeklagten herrührte, nicht als völlig ungeeignet zurückgewiesen werden [62]. Die Untersuchungsstellen haben dadurch, daß sie die Blutproben geraume Zeit verwahren, die Möglichkeit, solchen Untersuchungsaufträgen zu entsprechen.

Eine verfahrensrechtliche Pflicht zur Einholung eines Zweitgutachtens (vielfach als „Obergutachten" bezeichnet) hat die Rechtsprechung nur ausnahmsweise bei besonders schwierigen Fragen oder bei groben Mängeln der vorhandenen Gutachten angenommen [63]. Sie setzt zudem die Möglichkeit voraus, einen Gutachter heranzuziehen, dem größere Sachkunde oder bessere Erkenntnisquellen zur Verfügung stehen als dem Erstgutachter [64].

2.7 Ursächlichkeit

Während in der Öffentlichkeit vielfach die Meinung herrscht, wer fahrunsicher gewesen sei, werde in jedem Fall für den Unfall und seine Folgen zur Verantwortung gezogen, trennt die Rechtsprechung in Wirklichkeit streng zwischen Fahren in fahrunsicherem Zustand und schuldhafter Herbeiführung eines Unfalls [65]. Das gilt insbesondere, wenn sich der Fahrunsichere in concreto verkehrsgerecht verhalten hat oder wenn der Unfall in einer Verkehrslage und unter Umständen entstanden ist, die auch der nüchterne Fahrer nicht hätte meistern können [66]; denn als ursächlich für einen schädlichen Erfolg darf ein verkehrswidriges Verhalten nur dann angesehen werden, wenn sicher ist, daß es bei verkehrsgerechtem Verhalten nicht zu dem Erfolg gekommen wäre [67]. Hat der Täter trotz seiner Fahrunsicherheit alle im Straßenverkehr gebotene Sorgfalt beobachtet, ist der Tatbestand der fahrlässigen Tötung oder ein entsprechend anderer Tatbestand nicht erfüllt [68]. Allerdings wird die Ursächlichkeit des Verkehrsverstoßes für den Tod des Verletzten nicht schon dadurch ausgeschlossen, daß dem Arzt bei der Behandlung des Verletzten ein Fehler unterläuft, doch kommt es, wie das OLG Stuttgart ausführlich dargelegt hat, weitgehend auf die Umstände des einzelnen Falles an [69].

2.8 Schuld

Der Verkehrsteilnehmer, vor allem der Kraftfahrer, darf nicht so viel Alkohol zu sich nehmen, daß dadurch seine Verkehrstauglichkeit beeinträchtigt wird. Tut er dies dennoch und weiß er oder nimmt er billigend in Kauf, daß er durch den Alkoholgenuß fahrunsicher geworden ist, so handelt er vorsätzlich Der Nachweis vorsätzlichen Handelns stößt in der forensischen Praxis allerdings vielfach auf Schwierigkeiten, so daß die Rechtsprechung in der überwiegenden Zahl der Fälle fahrlässige Begehung annimmt. An den Nachweis der Fahrlässigkeit werden weitaus geringere Anforderungen gestellt. *Ein Kraftfahrer muß wissen, welche Wirkungen der Genuß geistiger Getränke erfahrungsgemäß auf die Fahrsicherheit ausübt; wer als Kraftfahrer Alkohol zu sich nimmt, ist verpflichtet, sich diese Kenntnis zu verschaffen* [70]. Auf Berechnungsautomaten, wie sie in manchen Wirtshäusern aufgestellt sind, darf er sich dabei nicht verlassen; die Unzuverlässigkeit bei der Benutzung solcher Geräte dürfte jedermann bekannt sein. Der Kraftfahrer muß sich stets selbstprüfend vergewissern, ob er den Anforderungen des Straßenverkehrs uneingeschränkt gerecht zu werden vermag; sein Verschulden kann sonst darin liegen, daß er sich überhaupt ans Steuer gesetzt hat, obwohl er bei genügender Sorgfalt hätte erkennen können und müssen, daß er nicht mehr fahrsicher ist [71]. Vor Antritt der Fahrt muß sich der Kraftfahrer selbstkritisch auf seine Fahrsicherheit prüfen [72]. Ein Kraftfahrer, dessen auf Alkoholgenuß zurückzuführende Fahrunsicherheit objektiv feststeht, kann sich in aller Regel nicht darauf berufen, ihm sei die postalkoholische Wirkung des Restalkohols nicht bekannt gewesen, deshalb habe er sich für fahrsicher gehalten [73]. *Die Kenntnis der Auswirkungen des Restalkohols ist heutzutage bei allen Kraftfahrern vorauszusetzen* [74] und selbst Menschen einfacher Denkweise im allgemeinen bekannt [75].
Ausländer, die in der Bundesrepublik am öffentlichen Straßenverkehr teilnehmen, können sich nicht darauf berufen, daß in ihrem Heimatland die Kenntnis der Wirkung des Alkohols auf die Fahrsicherheit wenig verbreitet sei und sie sich daher der Möglichkeit der Verkehrsunsicherheit nicht bewußt gewesen seien [76]. Abgesehen davon, daß dies in aller Regel

unglaubhaft ist, weil die einschlägigen Bestimmungen in den meisten anderen Ländern strenger als hierzulande sind, hat sich jeder Verkehrsteilnehmer über die für ihn maßgebenden verkehrsrechtlichen Bestimmungen zu vergewissern, da ihm sonst der Vorwurf gemacht werden muß, seine Unkenntnis beruhe auf mangelnder Sorgfalt [77].

2.9 Actio libera in causa

Bei höheren Graden der Alkoholbeeinflussung kann die Schuldfähigkeit stark beeinträchtigt oder gänzlich aufgehoben sein. Das kann dazu führen, daß der Täter wegen Schuldunfähigkeit freigesprochen werden muß oder nur wegen Vollrausches (§ 323a StGB) verurteilt werden kann. Das gilt insbesondere, wenn der Täter den Entschluß zu fahren erst gefaßt hat, als er bereits schuldunfähig war. In der überwiegenden Zahl der Fälle fährt jedoch der Täter nüchtern weg, zecht dann und führt nun in fahrunsicherem Zustand sein Fahrzeug. Hier wird auf die Rechtsfigur der „actio libera in causa" zurückgegriffen. Auf Einzelheiten kann hier nicht eingegangen werden. Wesentlich ist, daß eine fahrlässig begangene „actio libera in causa" vorliegt, wenn der Täter den Zustand der Schuldunfähigkeit vorsätzlich oder fahrlässig herbeigeführt hat und vorwerfbarerweise die Verursachung des voraussehbaren strafrechtlich bedeutsamen Erfolges nicht voraussieht. Das liegt vor allem vor, wenn der Kraftfahrer mit seinem Fahrzeug eine Gastwirtschaft aufsucht und dort, obwohl er weiß, daß er anschließend mit dem Fahrzeug fahren will und wird, soviel Alkohol zu sich nimmt, daß er zum Zeitpunkt der Fahrt schuldunfähig ist. Es kommt nicht darauf an, ob er bei Antritt der Fahrt schuldfähig ist, sondern ausschlaggebend ist, daß er die Kausalkette vorwerfbar in schuldfähigem Zustand eingeleitet hat. Er kann, wenn er einen Unfall verursacht, nicht nur wegen Fahrens in fahrunsicherem Zustand verurteilt werden, sondern auch wegen fahrlässiger Tötung oder Körperverletzung; denn er vermag in aller Regel vorauszusehen, daß er beim Fahren in diesem Zustand einen Unfall mit den entsprechenden Folgen verursachen könne.

2.10 Vollrausch

Da die Mehrzahl der in Betracht kommenden Fälle nach den Grundsätzen der „actio libera in causa" zu behandeln ist, kommt eine Bestrafung wegen Vollrausches (§ 323a StGB) im Verkehrsstrafrecht überwiegend nur in Betracht, wenn der Täter erst im Zustand des Vollrausches den Tatentschluß gefaßt oder eine Tat begangen hat, die er bei Beginn des Trinkens nicht vorauszusehen vermochte. § 323a StGB setzt voraus, daß die Schuldunfähigkeit durch „alkoholische Getränke oder andere berauschende Mittel" herbeigeführt worden ist, wobei es unerheblich ist, aus welcher Richtung und mit welchem Gewicht neben dem Rauschmittelgenuß andere Ursachen zur Entstehung des Rausches beigetragen haben [78]. Einen allgemein gültigen Blutalkoholwert zur Begründung der Schuldunfähigkeit bzw. des Vollrausches gibt es nicht. Der Richter wird, wenn es um die Prüfung dieser Frage geht, in der Regel nicht ohne die Hilfe eines Sachverständigen auskommen. Nur mit dessen Unterstützung lassen sich die wesentlich mitwirkenden Faktoren wie Alkoholverträglichkeit, körperliche und seelische Verfassung, Zeit, Art und Menge der vorangegangenen Nahrungsaufnahme, Medikamentensynergismus und anderes mehr beurteilen. Überempfindlichkeit gegen Alkohol (Alkoholintoleranz, pathologischer Rausch) schließt die Anwendbarkeit des § 323a StGB nicht aus, doch ist hier die Schuldfrage besonders sorgfältig zu prüfen.

Besondere Schwierigkeiten bereitet die Frage, inwieweit die Beeinflussung durch Medikamente oder Drogen die Anwendung des § 323a StGB rechtfertigt. Die Rechtsprechung beharrt darauf, daß dies nur der Fall ist, wenn der Zustand des Täters nach seinem ganzen Erscheinungsbild als durch den Genuß von Rauschmitteln anzusehen ist [78], wobei es aber nicht darauf ankommt, ob der Täter beabsichtigt, sich in einen rauschartigen Zustand zu versetzen, die Motive, die zur Einnahme des Mittels führen, vielmehr bedeutungslos sind [79]. Gerade dies ist allerdings nicht unstreitig. Das OLG Karlsruhe [80] will einen Rausch im Sinne des § 323a StGB nur annehmen, wenn der Täter sich durch den „Genuß" von Rauschmitteln in diesen Zustand versetzt hat, wobei der „Genuß" dem Hervorrufen lustbetonter Empfindungen oder Vorstellungen dienen soll. Schewe [81, 82] ist dem mit Recht entgegengetreten; Gerchow hat dies weiter ausgeführt [83]. Daß LSD zu den berauschenden Mitteln gehört, ist anerkannt [84]. Nach Ansicht des OLG Koblenz ist auch Dolviran geeignet, einen rauschähnlichen Zustand herbeizuführen, so daß dieses Medikament als berauschendes Mittel im Sinne des § 316 StGB (und des § 323a StGB) anzusehen ist [85]. Aus diesem Urteil ist hervorzuheben: „Nach einhelliger Auffassung in der Rechtsprechung und im Schrifttum können auch Medikamente zu den berauschenden Mitteln zählen, wenn sie in ähnlicher Weise wie alkoholische Getränke berauschend oder betäubend zu wirken vermögen. Dies gilt zunächst für alle Medikamente, die Alkohol enthalten, und für die Arzneien, die Rauschgifte im Sinne des Betäubungsmittelgesetzes oder der Betäubungsmittelgleichstellungsverordnungen enthalten. Im übrigen ist davon auszugehen, daß es eine Fülle von Schmerz-, Grippe-, Schlaf- und Beruhigungsmitteln gibt, die vor allem bei dauerndem Gebrauch berauschende oder betäubende Zustände mit unter Umständen beträchtlichen Suchtzuständen nach sich ziehen. Für die Beurteilung, ob das von einem Angeklagten eingenommene Medikament als berauschendes Mittel betrachtet werden muß, ist die Zuziehung eines Sachverständigen in der Regel unentbehrlich." Das Gericht hat nicht die Forderung aufgestellt, die Einnahme des Medikaments müsse um des „Genusses" (im Sinne der Karlsruher [80] Entscheidung) willen geschehen sein.

2.11 Zusammenwirken von Alkohol und Medikamenten

Es kann wohl davon ausgegangen werden, daß sich das Wissen um die Möglichkeit, daß zahlreiche Arzneimittel die Wirkung auch geringerer Alkoholmengen wesentlich verstärken können, in den letzten Jahren unter Kraftfahrern zunehmend verbreitet hat. Zudem hat sich der Gebrauch von Medikamenten aller Art wesentlich verstärkt. Waren in früheren Jahren die Gerichte nur wenig mit entsprechenden Fragen befaßt, so ist heute nicht selten damit zu rechnen, daß festgestellte Fahrunsicherheit, auch bei Alkoholwerten unterhalb der Beweisgrenze, ihre Ursache im Zusammenwirken von Alkohol und Medikamenten hat. In manchen Fällen wird auch behauptet, durch den Medikamentengebrauch seien die Hemmungen gegen ausgedehnten Alkoholgenuß beseitigt worden, so daß der übermäßige Alkoholgenuß dem Täter nicht zum Vorwurf gereichen könne. Hinsichtlich der Zweifel, ob die Fahrunsicherheit auf den genossenen Alkohol oder das verwendete Medikament oder den Synergismus beider zurückzuführen sei, hat das OLG Hamburg [86] schon vor langem erklärt, es genüge, wie in anderen strafrechtlichen Zusammenhängen, in denen es auf einen bestimmten Kausalzusammenhang ankommt, die Mitursächlichkeit. Für die Herbeiführung der Fahrunsicherheit kommt es daher nicht darauf an, ob das Medikament für sich allein berauschende Wirkung gehabt hätte. Es genügt, daß der Alkohol im Zusammenwirken mit dem Medikament die Fahrunsicherheit bewirkt hat. Feste Beurteilungsmaßstäbe über die Auswirkung der Kombination von Alkohol und Medikamenten auf die Fahrsicherheit gibt es nicht; unterhalb des Beweisgrenzwertes bedarf es daher in diesen Fällen zusätzlicher Beweisanzeichen [87]. Die Rechtsprechung fordert zudem, daß der Richter in den Urteilsgründen genau darlegt, welche Stoffe dem Körper zugeführt wurden, wie lange sie dort nach gesicherter wissenschaftlicher Erfahrung verbleiben und welche Wirkung sie in Verbindung mit dem weiter genossenen Alkohol hatten [88]. Im allgemeinen bringt das Zusammenwirken von Alkohol und Medikamenten zur Herbeiführung von Fahrunsicherheit jedoch objektiv keine besonderen Schwierigkeiten, da — wie erwähnt — der Alkoholgenuß als Mitursache genügt, wenn im übrigen hinreichende Indizien für die Fahrunsicherheit vorliegen oder der Beweisgrenzwert erreicht ist. Zur subjektiven Seite wird weiter unten Stellung genommen.

2.12 Fahrunsicherheit allein durch Medikamente

Während die Fahrunsicherheit durch Alkohol oder andere berauschende Stoffe zur Anwendung der §§ 316, 315c Abs. 1 Nr. 1a StGB führt, kommt eine Bestrafung wegen Fahrens unter dem Einfluß fahrunsicher machender Medikamente nur unter dem Gesichtspunkt der Herbeiführung einer Gefährdung im Sinne des § 315c Abs. 1 Nr. 1b StGB, gegebenenfalls der fahrlässigen Körperverletzung oder Tötung in Betracht, wenn der Fahrer „infolge geistiger oder körperlicher Mängel" nicht in der Lage war, das Fahrzeug (nicht nur ein Kraftfahrzeug, sondern Fahrzeuge jeglicher Art) sicher zu führen. Ist eine Gefährdung im Sinne des § 315c StGB oder eine Verletzung anderer nicht erfolgt, kommt lediglich die Anwendung des § 2 StVZO in Frage; ein Verstoß wird als Ordnungswidrigkeit nach § 69a Abs. 1 Nr. 1 StVZO geahndet. Der Gebrauch von Medikamenten hat einen großen Umfang angenommen, so daß die praktische Bedeutung der Medikamentenwirkung auf die Fahrsicherheit nicht unterschätzt werden darf. Die Erforschung der Zusammenhänge zwischen Medikamentengebrauch und Fahrsicherheit ist noch nicht abgeschlossen. Die Wirkung der Mittel verläuft vielfach nicht nach festen Regeln und gleichförmig, sondern hängt von mannigfachen, teils noch unerforschten Faktoren ab. Der Richter wird, wenn Fahrunsicherheit durch Medikamente zu erörtern steht, kaum je ohne Sachverständigen auskommen.

Die Bundesärztekammer hat ihr Merkblatt über die Einschränkung der Verkehrstüchtigkeit durch Arzneimittel 1975 neu herausgegeben [89]. Danach kommen insbesondere in Betracht:
1. Narkosemittel,
2. Schlaf- und Beruhigungsmittel, Schmerzlinderungsmittel,
3. Psychopharmaka,
4. Antiepileptika,
5. Antihistaminika, Mittel gegen Reisekrankheiten,
6. Stimulanzien, Appetitzügler,
7. spinale Muskelrelaxanzien,
8. Mittel gegen Bluthochdruck,
9. Arzneimittel, die die Funktion von Sinnesorganen beeinträchtigen können,
10. Abhängigkeit erzeugende Stoffe (Rauschgifte, Suchtmittel),
11. Wechselwirkungen zwischen Arzneimitteln und Alkohol.

Dem ist noch hinzuzufügen, daß eine ganze Reihe von Arzneimitteln Alkohol

— z. T. in erheblicher Menge — enthält. Diese und die unter 11, teilweise auch die unter 10 genannten Mittel gehören in die im vorigen Abschnitt besprochene Gruppe (s. auch Kap. 15).

2.13 Voraussehbarkeit der Medikamentenwirkung

Für den Verkehrsteilnehmer konzentriert sich die Beurteilung seines etwaigen fahrlässigen Verhaltens dahin, ob für ihn die Wirkung des Medikaments — allein oder im Synergismus mit Alkohol — voraussehbar war. Von Ausnahmefällen abgesehen, kann sich die Voraussehbarkeit für ihn ergeben [90, 91, 92, 93, 94, 95, 96] aus
1. der eigenen Erfahrung,
2. einem Hinweis des verschreibenden Arztes,
3. bei rezeptfreien Medikamenten einem Hinweis des Apothekers,
4. einem Warnhinweis des Herstellers.

Eigene Erfahrung des Betroffenen setzt in der Regel den Nachweis voraus, daß der Betroffene schon einmal nach Einnahme eines bestimmten Medikaments in für ihn erkennbarer Weise fahrunsicher war und diesen Zusammenhang auch zu erkennen vermochte. Ob der Betroffene aufgrund eigener Erfahrung die Beeinträchtigung seiner Fahrsicherheit durch Arzneimittel voraussehen konnte oder jedenfalls bei Anwendung der erforderlichen, ihm möglichen und zumutbaren Sorgfalt hätte voraussehen können, läßt sich nur unter Zugrundelegung der jeweiligen Tatumstände und der Täterpersönlichkeit beurteilen. Die Rechtsprechung hat in früheren Fällen vielfach auf Beruf, Sachkunde und ähnliche Umstände abgehoben und von Ärzten, Chemikern, Sportredakteuren und ähnlichen Berufen erwartet, daß ihnen die Gegebenheiten eher geläufig seien als anderen. Diese Einschränkung dürfte den heutigen Verhältnissen nicht mehr entsprechen.

Die Fahrlässigkeit des Betroffenen kann oft schon darin liegen, daß er trotz einer ihm bekannten, seine Fahrsicherheit ständig oder vorübergehend beeinträchtigenden Erkrankung ein Fahrzeug führt. Die Gerichte sind allerdings eher geneigt, in dem Krankheitszustand einen Entschuldigungsgrund für das Fehlverhalten oder wenigstens einen Strafmilderungsgrund zu erblicken.

2.14 Ärztliche Aufklärungspflicht

Die zweite Quelle, aus der der Verkehrsteilnehmer die Kenntnis von der die Verkehrssicherheit beeinträchtigenden Wirkung eines Medikaments erlangen kann, ist der Arzt, der ihm im Zuge einer Behandlung das Medikament verschrieben hat [94]. Eine gesetzlich normierte Pflicht für den Arzt, den Patienten entsprechend aufzuklären und zu warnen, fehlt zwar, sie läßt sich jedoch aus seinen allgemeinen Berufspflichten und dem Behandlungsvertrag ableiten. Der ärztliche Beruf verlangt, daß der Arzt seine Aufgabe nach bestem Wissen und Gewissen erfüllt. Er ist verpflichtet, sich ständig fortzubilden, sich mit allen Heilverfahren, allenfalls unter angemessener Beschränkung auf sein Fachgebiet, vertraut zu machen und die Behandlung gewissenhaft durchzuführen. Man wird demgemäß den Arzt, der ein Medikament verschreibt, für verpflichtet halten müssen, sich mit der Literatur über dieses Mittel wenigstens in dem Maße zu beschäftigen, wie es dem praktizierenden Arzt, der keine besonderen wissenschaftlichen Ambitionen hat, möglich ist. Hinweise und Warnungen des Herstellers darf er nicht unberücksichtigt lassen; dazu hat er das ihm zugängliche Prospektmaterial anzusehen. Weiß der Arzt, daß gewisse Behandlungsmethoden und Arzneimittel die Verkehrssicherheit seines Patienten beeinträchtigen können, so wird die Verpflichtung, den Patienten entsprechend aufzuklären, bejaht werden müssen. Der Patient darf darauf vertrauen, daß der Arzt nicht nur die Zusammensetzung und Wirkung eines verabreichten oder verschriebenen Medikaments im allgemeinen, sondern auch dessen Nebenwirkungen kennt [97]. Dies gilt in besonderem Maße, wenn der Patient ein Medikament erhält, ohne selbst Gelegenheit zur Beachtung einer gedruckten Gebrauchsanweisung zu haben, wie es z. B. bei stationärer oder ambulanter Krankenhausbehandlung häufig der Fall ist [98].

Schwierigkeiten können sich ergeben, wenn der Patient in einem späteren Verfahren bestreitet, entsprechend aufgeklärt worden zu sein. Der Arzt wird sich hiergegen sichern, indem er auf der Karteikarte einen Vermerk über die Aufklärung anbringt oder — vor allem in schwerwiegenden Fällen oder wenn zu vermuten ist, daß sich der Patient um die Mahnungen nicht kümmern wird — vom Patienten eine Erklärung unterschreiben läßt. Hält sich der Patient nicht an die Warnung des Arztes, so wird darin in der Regel ein fahrlässiges Verhalten zu erblicken sein; der Patient kann sich dann nicht mit der Erklärung exkulpieren, er habe die Gefahren nicht voraussehen können, und er kann insbesondere nicht die Verantwortung auf den Arzt abschieben.

2.15 Ärztliche Schweigepflicht

Die ärztliche Schweigepflicht, für das Strafverfahren durch das Zeugnisverweigerungsrecht des Arztes (§ 53 Abs. 1 Nr. 3 StPO) noch besonders hervorgehoben, bezieht sich selbstredend auch auf die mit der Fahrtauglichkeit zusammenhängenden Fragen. Trotz seiner grundsätzlichen Schweigepflicht ist der Arzt jedoch nach den Grundsätzen über die Abwägung widerstreitender Pflichten und Interessen berechtigt (nicht verpflichtet!), die Verkehrsbehörde zu benachrichtigen, wenn sein Patient mit einem Kraftwagen am Straßenverkehr teilnimmt, obwohl er wegen seiner Erkrankung oder der im Zusammenhang damit verwendeten Medikamente nicht in der Lage ist, das Fahrzeug zu führen, ohne sich oder andere zu gefährden. Voraussetzung hierfür ist, daß der Arzt vorher den Patienten auf diese Gefahren nachdrücklich hingewiesen hat oder daß ein Zureden des Arztes wegen der Art der Erkrankung oder wegen der Uneinsichtigkeit des Patienten von vornherein zwecklos ist [99]. Zu einer solchen Meldung ist der Arzt in keinem Falle verpflichtet, aber es kann ihm auch kein Vorwurf daraus gemacht werden, daß er sich bei der Interessenabwägung für den Vorrang der Verkehrssicherheit entscheidet.

2.16 Aufklärungspflicht des Arzneimittelherstellers

Schließlich kann der Verkehrsteilnehmer, der ein Medikament einnimmt, von der Beeinträchtigung der Verkehrssicherheit durch die Packungsbeilage (sog. Beipackzettel) des Herstellers Kenntnis erlangen. Das Gesetz zur Neuordnung des Arzneimittelrechts vom 24. 8. 1976 schreibt die Verwendung von Packungsbeilagen („Gebrauchsinformation") zwingend vor. Zu den gebotenen Angaben gehören auch Angaben über Nebenwirkungen und die Wechselwirkungen mit anderen Mitteln (§ 11 Abs. 1 Nr. 6 und 7 AMG); als „Mittel" sind nicht nur Arzneimittel, sondern auch Lebens- und Genußmittel anzusehen. Die Richtlinien über Packungsinformationen des Bundesverbands der Pharmazeutischen Industrie vom 25. 5. 1973/22. 11. 1974 enthalten in § 7 Abs. 2 Nr. 6 „Unverträglichkeiten und Risiken" den Hinweis, daß Warnungen vor dem gleichzeitigen

Gebrauch anderer Arzneimittel und von Alkohol in diese Rubrik gehören. Verstöße gegen § 11 AMG werden als Ordnungswidrigkeit geahndet (§ 97 Abs. 2 Nr. 5 AMG). Derzeit wird darüber diskutiert, ob Umhüllungen von Arzneimitteln, die allein oder im Zusammenwirken mit Alkohol die Verkehrssicherheit des Benutzers zu beeinträchtigen geeignet sind, noch zusätzlich durch besondere Merkmale gekennzeichnet werden sollen.

Durch die Packungsbeilage ist jeder Arzneimittelbenutzer in der Lage, sich über mögliche Beeinträchtigungen seiner Fahrsicherheit zu orientieren. Die Rechtsprechung hat mit Deutlichkeit erklärt, daß der Verkehrsteilnehmer, der ein Medikament verwendet, die Gebrauchsinformation des Herstellers hierzu lesen und Warnungen beachten muß [100, 101, 102]. Die Nichtbeachtung gereicht ihm zum Vorwurf. Das ist erst recht zu fordern, wenn der Betroffene Medikamente einnimmt, die nicht für ihn, sondern für eine andere Person verschrieben worden sind, wie es im täglichen Leben recht häufig vorkommt. Das OLG Köln [101] hat sogar gefordert, daß der Betroffene, wenn der auf ärztliche Verordnung in einer Apotheke erworbenen Packung die Gebrauchsinformation nicht beilag, dies beanstanden und sich eine ordnungsgemäße Packung geben lassen muß. In früherer Zeit waren die Gerichte geneigt, ein solches Verlangen nur an diejenigen Kraftfahrer zu richten, die mit Rücksicht auf ihren Bildungsstand, ihre Gewohnheiten im Umgang mit Medikamenten und sonstige persönliche Umstände jedenfalls begründete Zweifel an der Verträglichkeit des Medikaments (gegebenenfalls in Verbindung mit Alkohol) haben müssen. Auch das OLG Hamm meinte noch 1974 [102], „mindestens" Kraftfahrer mit entsprechendem Bildungsgrad müßten sich bei Einnahme von Medikamenten über mögliche Gefahren beim Zusammentreffen mit Alkohol unterrichten und die Medikamenten-Gebrauchsanweisung lesen, läßt aber durchblicken, daß — wenn es sich hier nicht um einen einschlägig vorbelasteten Versicherungskaufmann gehandelt hätte — „möglicherweise" die Vorlage an den Bundesgerichtshof geboten gewesen sein würde. Inzwischen ist das Thema „Medikament (bzw. Medikament und Alkohol) und Verkehrstauglichkeit" in den Medien aller Arten so oft und gründlich behandelt worden, daß die Informationspflicht und die Beachtung der Warnhinweise in der Gebrauchsinformation wohl von jedermann gefordert werden kann, von Ausnahmen (z. B. sprachunkundige Ausländer) einmal abgesehen.

Die jüngste *Rechtsprechung* stellt demgemäß heraus: „*Wer Alkohol mit Medikamenten kombiniert, muß grundsätzlich damit rechnen, daß die Wirkung des genossenen Alkohols durch das Medikament erheblich gesteigert werden kann*" [103].

Die Wirkung von Medikamenten allein oder im Zusammenhang mit Alkoholgenuß auf die Verkehrstauglichkeit stellt nicht nur den Richter und den Arzt, sondern nicht zuletzt auch den Patienten vor vielfältige Probleme. In den letzten Jahren ist auf dem Gebiet der medizinischen und pharmakologischen Forschung viel geschehen. Die Rechtsprechung wird hiervon mehr noch als bisher geschehen Kenntnis nehmen müssen. Für sie und für die allgemeine Aufklärung der Verkehrsteilnehmer bietet sich hier unverändert ein weites Feld.

Literatur

Vorbemerkung
Allgemein ist auf die Kommentare zum Strafgesetzbuch und zum Straßenverkehrsrecht, auf Forster u. Joachim (1975) Blutalkohol und Straftat, Beck-Rechtsinformation. dtv 5208 und vor allem auf das Standardwerk von Hentschel u. Born (1980) Trunkenheit im Straßenverkehr, 2. Aufl. Werner, Düsseldorf hinzuweisen. Auf Einzelzitate hieraus ist deshalb verzichtet worden.

1. 19. Deutscher Verkehrsgerichtstag 1981. Hamburg, S 8
2. BGH, U. v. 20. 3. 1959 — 4 StR 306/58 — NJW 1959, 1047
3. BGH, Beschl. v. 9. 12. 1966 — 4 StR 119/66 — NJW 1967, 116
4. BGH, Beschl. v. 29. 8. 1974 — 4 StR 134/74 — Blutalkohol (1974) 11:421-423
5. BGH, Beschl. v. 29. 10. 1981 — 4 StR 262/81 — NJW 1982, 588
5a. BSG, U. v. 30. 3. 1982 — 2 RU 90/80 — MDR 36, 877 (1982)
6. Schewe G (1980) Experimentelle Untersuchungen zur Frage der alkoholbedingten Fahruntüchtigkeit von Fahrrad- und Mofa-Fahrern. Blutalkohol 17:298-328
7. BGH, U. v. 29. 4. 1954 — 3 StR 447/53 VRS 6:449
8. BGH, U. v. 10. 12. 1953 — 3 StR 596/53 VRS 6:48
9. BGH, U. v. 4. 12. 1964 — 4 StR 452/64 VRS 28:190
10. OLG Koblenz, U. v. 20. 11. 1975 — 1 Ss 167/75 VRS 50:288-291
11. OLG Koblenz, U. v. 13. 10. 1977 — 1 Ss 390/77 — VRS 54:282-284
12. OLG Koblenz, U. v. 20. 11. 1975 — 1 Ss 167/75 Blutalkohol 13:284-286
12a. BGH, U. v. 22. 4. 1982 — 4 StR 43/82 — VRS 63: 121-124
13. BGH, U. v. 28. 4. 1961 — 4 StR 55/61 — VRS 21:54
14. BGH, Beschl. v. 9. 12. 1966 — 4 StR 119/66 — NJW 1967, 116
15. BGH, U. v. 10. 11. 1955 — DAR 1956, 78
16. Händel K (1973) Anwendung und Auswirkungen des 0,8 Promille-Gesetzes. Blutalkohol 10:353-366
17. wie 16
18. Heifer U (1972) Anmerkung zum Entwurf eines Gesetzes zur Änderung des Straßenverkehrsgesetzes (§ 24a StVG). Blutalkohol 9:407-411
19. Bundestags-Drucksache 7/692
20. BayObLG, Beschl. v. 27. 8. 1974 — 6 St 605/74 OWi — Blutalkohol 12:72-74
21. BVerfG, Beschl. v. 2. 11. 1977 — 2 BvR 459/77 — Blutalkohol 15:456-458
22. 19. Deutscher Verkehrsgerichtstag 1981. Hamburg, S 8
23. OLG Oldenburg, U. v. 30. 11. 1954 — Ss 386/54 — VRS 8:219
24. OLG Hamm, U. v. 24. 11. 1964 — 3 Ss 1236/64 — NJW 1965, 2019; OLG Hamm, U. v. 31. 1. 1964 — 3 Ss 1388/63, VRS 26:435
25. BayObLG, U. v. 30. 10. 1963 — 1 St 451/63 — NJW 1964, 459
26. Kleinknecht T — Meyer K (1983) Strafprozeßordnung, 36. Aufl. Beck, München, § 81a Rz 17
27. Liebhardt E, Janzen J, Spann W (1971) Blutentnahme mit Gewalt. Blutalkohol 8:266-268
28. OLG Koblenz, U. v. 23. 11. 1977 — 2 Ss 574/77 — VRS 54, 357-360
29. Müller H, Sax W, Paulus R (1980) KMR-Kommentar zur Strafprozeßordnung, 7. Aufl. Stoytscheff, Darmstadt, § 81a Rz 20, 21
30. wie (26) § 81a Rz 20, 21
31. Berghaus, zit. bei Händel K (1978) 57. Jahrestagung der Deutschen Gesellschaft für Rechtsmedizin. Blutalkohol 15:452-454
32. wie (22), p. 8
33. Rittner C (1981) Zur Bedeutung der Gesundheitsnachteile bei Zwangsblutentnahmen nach § 81a StPO. Blutalkohol 18:161-173
34. Händel K (1976) Unzumutbarkeit der Blutprobentnahme. Blutalkohol 13:389-391
35. Gerchow J (1976) Unzumutbarkeit der Blutentnahme. Blutalkohol 13:392-394
36. Teige, zit. in Händel K (1980) Rechtsmediziner behandeln Alkohol- und Drogenprobleme. Blutalkohol 17:74-76
37. OLG Hamm, U. v. 19. 6. 1979 — 5 Ss 867/79 — Blutalkohol 17:171-172
38. wie (29) § 81a Rz 16, 17
39. Händel K (1976) Rechtsregeln für den Straßenverkehr, 2. Aufl. Beck, München, S 115
40. wie (26) § 81a Rz 11
41. Händel K (1977) Verweigerung von Blutentnahmen durch Ärzte. Blutalkohol 14:193-204
42. Erklärung des Vorstandes der Landesärztekammer Baden-Württemberg v. 20. 6. 1979
43. Händel K (1979) Verweigerung der Blutprobenentnahme. Dtsch Arzt 29:62-63
44. Händel K (1978) Blutentnahme bei Leichen auf Veranlassung einer Berufsgenossenschaft. Med Klin 73:175-178
45. Martens H (1981) Leichenblutentnahme in

der gesetzlichen Unfallversicherung. Blutalkohol 18:81-82

46 OLG Hamm, U. v. 27. 11. 1964 — 1 Ss 1319/64 — JMBlNRW 1965, 58

47 BGHSt 12, 18; BGH, U. v. 28. 7. 1977 — 4 StR 180/77. DAR 47:157

48 OLG Karlsruhe, U. v. 24. 9. 1964 — 2 Ss 124/64 — NJW 1965, 361

49 BGH, Beschl. v. 19. 8. 1971 — 4 StR 574/70 — Blutalkohol 8:456-458

50 Heifer U (1970) Sturztrunk und Alkoholanflutungswirkung. Blutalkohol 7:383-396

51 Händel K (1972) Überlegungen zum Sturztrunk-Beschluß des Bundesgerichtshofs. Blutalkohol 9:1-8

52 wie (16)

53 BGH, Beschl. v. 11. 12. 1973 — 4 StR 130/73 — Blutalkohol 11:136-139

54 Schwerd W (1974) Anmerkung zu BGH (53) — Blutalkohol 11:140

55 OLG Schleswig, U. v. 22. 2. 1978 — 1 Ss 772/77 — Blutalkohol 15:212-214

56 BGH, Beschl. v. 20. 12. 1978 — 4 StR 460/78 — Blutalkohol 16:226-228

57 OLG Düsseldorf, U. v. 25. 10. 1979 — 5 Ss 497/79 — Blutalkohol 17:174-175

58 OLG Düsseldorf, Beschl. v. 9. 4. 1979 — 5 Ss OWi 173/79 — VRS 57, 445-447

59 BGH, Beschl. v. 13. 4. 1978 — 4 StR 236/77 — VRS 54:452-454

60 BGH, U. v. 28. 8. 1964 — 4 StR 277/64 — VRS 27, 395

61 OLG Saarbrücken, U. v. 5. 3. 1964 — Ss 57/63 — VRS 27, 395

62 BGH, U. v. 16. 10. 1964 — 4 StR 295/64 — VRS 27, 452

63 BGH, U. v. 26. 11. 1964 — III ZR 5/64 — VersR 1965, 91

64 BGH, U. v. 16. 12. 1963 — III ZR 99/63 — VRS 26:339

65 BGH, U. v. 7. 12. 1962 — VI ZR 86/62 — VRS 24:255

66 BGH, U. v. 20. 12. 1963 — VI ZR 270/62 — VersR 1964, 486

67 BGH, U. v. 6. 3. 1964 — 4 StR 28/64 — VRS 26, 348

68 BGH, U. v. 14. 12. 1962 — 4 StR 430/62 — VRS 24, 189

69 OLG Stuttgart, U. v. 30. 6. 1980 — 3 Ss 886/79 — VRS 59, 251-258

70 OLG Schleswig, U. v. 13. 3. 1957 — Ss 486/56 — SchlHAnz 1958, 52

71 OLG Stuttgart, U. v. 7. 11. 1958 — 1 Ss 677/58 — VkBl. 1959, 23

72 BGH, U. v. 25. 10. 1951 — 4 StR 497/51 — VRS 4:134; BGH, U. v. 13. 12. 1951 — 4 StR 762/51 — VRS 4:118

73 KG, U. v. 26. 5. 1955 — 1 Ss 3/55 — DAR 1955, 227

74 OLG Stuttgart, U. v. 30. 9. 1955 — Ss 381/55 — VerkMitt 1955 Nr. 116

75 OLG Stuttgart, U. v. 11. 5. 1956 — 1 Ss 225/56 — VerkMitt. 1956 Nr. 68

76 OLG Hamm, U. v. 18. 12. 1962 — 3 Ss 1597/62 — VkBl. 1964, 36

77 BGH, U. v. 30. 9. 1958 — VI ZR 193/57 — MDR 1959, 32

78 BGH, U. v. 16. 6. 1976 — 3 StR 155/76 — VRS 53:356-359

79 OLG Frankfurt, U. v. 7. 3. 1979 — 2 Ss 23/79 — Blutalkohol 16:407-408

80 OLG Karlsruhe, Beschl. v. 25. 4. 1978 — 3 Ss 75/78 — Blutalkohol 16:59-61

81 Schewe G (1976) Juristische Probleme des § 330a StGB aus der Sicht des Sachverständigen. Blutalkohol 13:87-99

82 Schewe G (1979) Anm. zu (80). Blutalkohol 16:60-61

83 Gerchow J (1979) Zur Schuldfähigkeit Drogenabhängiger. Blutalkohol 16:97-107

84 OLG Hamm, U. v. 10. 6. 1975 — 5 Ss 407/74 — Blutalkohol 12:406-408

85 OLG Koblenz, U. v. 29. 5. 1980 — 1 Ss 186/80 — VRS 59, 199-203

86 OLG Hamburg, U. v. 1. 3. 1967 — 1 Ss 169/66 — Verkehrsdokumentation 1967 Nr. 4, 43

87 BayObLG, U. v. 24. 2. 1978 — 2 St 517/77 — Blutalkohol 17:220-221 (mit Anm. v. Hentschel P)

88 BayObLG, Beschl. v. 28. 8. 1980 — 1 St 212/80 — zit. bei Rüth K (1981) Die Rechtsprechung des Bayerischen Obersten Landesgerichts in Verkehrsstrafsachen. DAR 50:246

89 Deutsches Aerzteblatt (1975) 72:3373

90 Händel K (1964) Rechtsfragen zum Thema Arzneimittel und Verkehr. Arzneimittel-Forsch 14:915-922

91 Händel K (1967) Arzneimittel und Verkehrssicherheit. Landarzt 43:193-202

92 Händel K (1965) Beeinträchtigung der Verkehrstauglichkeit und Verantwortlichkeit des Arztes. NJW 1965, 1999

93 Händel K (1966) Zum Sachverständigenbeweis in Alkoholverfahren. Blutalkohol 3:405-419

94 Händel K (1969) Verschreibung alkoholunverträglicher Medikamente. Blutalkohol 6:201-210

95 Osterhaus E (1964) Forensische Bedeutung von Medikamenten im Straßenverkehr. Blutalkohol 2:395-414

96 Schneider A (1964) Beurteilung der Fahrtüchtigkeit bei dem Zusammenwirken von Medikament und Alkohol aus der richterlichen Sicht. Blutalkohol 2:415-424

97 LG Köln, U. v. 11. 5. 1962 — 3 O 30/61 — VersR 1963, 296
98 OLG Stuttgart, U. v. 17. 2. 1965 — 1 Ss 51/65 — VRS 29:36
99 BGH, U. v. 8. 10. 1968 — VI ZR 168/67 — NJW 1968, 2288 (dazu Anm. v. Händel K: NJW 1969, S. 555-556)
100 OLG Braunschweig, U. v. 7. 2. 1964 — Ss 21/64 — DAR 1964, 170
101 OLG Köln, U. v. 9. 12. 1966 — 1 Ss 449/66 — Blutalkohol 4:155
102 OLG Hamm, U. v. 12. 2. 1974 — 5 Ss 1585/73 — Blutalkohol 11:214-216.
103 OLG Hamburg, U. v. 17. 11. 1981 — 1 Ss 114/81 — Blutalkohol 19:470 (1982)

3. Zivilrecht nach Verkehrsunfällen

R. Hartung

3.1 Aufgaben des Zivilrechts nach Verkehrsunfällen

Wenn nach Verkehrsunfällen gefragt wird,
(1) wer für die Schäden aufzukommen hat und
(2) in welchem Umfang Schäden eingetreten und zu ersetzen sind,
so sind die Antworten im Rahmen des zivilen Haftpflichtrechts zu suchen. Dabei brauchen die dafür zuständigen Zivilgerichte nicht sofort und oft überhaupt nicht angerufen zu werden. Vielmehr wird bei den weitaus meisten Verkehrsunfällen der Schadensersatz zwar nach den Grundsätzen des Haftpflichtrechts, aber ohne Inanspruchnahme der Gerichte geregelt, so nach Angaben des HUK-Verbandes, der Dachorganisation der Kraftfahrtversicherer, in mehr als 98% der Fälle mit Kraftfahrzeugbeteiligung. Diese außergerichtlichen Schadensregulierungen stellen eine auch volkswirtschaftlich beachtliche Leistung dar; es wird oft übersehen, daß nicht nur die Aufwendungen für den eigentlichen Schadensersatz, sondern größtenteils auch die Kosten der Regulierungsverfahren aus dem Prämienaufkommen der Haftpflichtversicherer bestritten werden. Obwohl die Zivilgerichte nur bei einem geringen Prozentsatz aller Verkehrsunfälle angerufen werden, nehmen diese Verfahren dennoch einen erheblichen Teil der Ziviljustiz in Anspruch; die dort gefällten Entscheidungen haben richtungsweisende Bedeutung für das gesamte Haftpflichtrecht.

Allerdings sind die Geschädigten, um über ihre Schäden hinwegzukommen, häufig nicht nur auf Schadensersatzansprüche angewiesen. In vielen Fällen greifen Dritte ein, um den Unfallgeschädigten zu helfen: z. B. Privatversicherer und Sozialversicherungsträger, Dienstherren und Arbeitgeber, Unterhaltspflichtige und andere, die nach Unfällen den Geschädigten Leistungen zu erbringen haben, und zwar nach anderen als haftungsrechtlichen Gesichtspunkten; sie sollen hier im Unterschied zu „Schädigern" und „Geschädigten" als „Drittleistende" bezeichnet werden. Vielfach gehen — gewissermaßen im Austausch mit den Leistungen der Dritten — die entsprechenden Ersatzansprüche der Geschädigten auf die Drittleistenden über. Auch nach solchem Forderungsübergang geht es — wie überhaupt im zivilen Haftpflichtrecht — darum, die Schadensfolgen möglichst auf diejenigen zu verlagern, die für den Eintritt der Schäden verantwortlich sind. Die volkswirtschaftliche Bedeutung der Schadensverlagerung auf die Verantwortlichen ist ebensowenig zu übersehen wie die dadurch erzielte, freilich durch die Haftpflichtversicherung z.T. entschärfte generalpräventive Wirkung.

Es bleibt nicht aus, daß es manchmal auch zu Streitigkeiten zwischen Geschädigten und Drittleistenden bzw. auf der Schädigerseite zwischen Schädigern und ihren Haftpflichtversicherern kommt. Soweit es sich um Streit mit Haftpflicht- oder anderen Privatversicherern oder auch mit Unterhaltsverpflichteten handelt, ist Zivilrecht (z. B. Versicherungsvertragsrecht) maßgeblich und sind die allgemeinen Zivilgerichte zuständig. Bei Streit mit anderen Drittleistenden kommt Arbeitsrecht, Verwaltungsrecht oder Sozialrecht in Betracht, mit Zuständigkeit der betreffenden Fachgerichte.

3.2 Haftpflichtrecht

3.2.1 Haftungsgrundlagen und Beweislast

Im Gegensatz zu einigen anderen Rechtsordnungen kennt unser *bürgerliches Recht keine Haftpflicht-Generalklausel*, etwa in dem Sinne, daß jeder, der schuldhaft einen Schaden anrichtet, ihn zu ersetzen habe. Nach deutschem Zivilrecht müssen vielmehr — allerdings weitgefaßte — Einzeltatbestände erfüllt sein, wenn gehaftet werden soll.

3.2.1.1 *Haftungstatbestände nach dem Bürgerlichen Gesetzbuch (BGB)*

Für das Verkehrshaftpflichtrecht kommen mehrere der Haftungstatbestände in Betracht, die in den §§ 823 ff. BGB als „*unerlaubte Handlungen*" bezeichnet werden. In erster Linie handelt es sich um *§ 823 Abs. 1 BGB:* „Wer vorsätzlich oder fahrlässig das Leben, den Körper, die Gesundheit, die Freiheit, das Eigentum oder ein sonstiges Recht eines anderen widerrechtlich verletzt, ist dem anderen zum Ersatze des daraus entstehenden Schadens verpflichtet." Zu den damit geschützten Rechtsgütern und Rechten zählt auch der — nicht notwendigerweise mit dem Eigentum verbundene — Besitz; geschützt ist also bei Beschädigung eines Kraftfahrzeugs z. B. auch, wer es nur als Mieter besitzt. Die Ersatzpflicht erstreckt sich auf jegliche Schadensfolgen der Verletzung des Rechtsguts oder Rechts mit Ausnahme ganz außerordentlicher, überhaupt nicht voraussehbarer Schäden (Grundsatz des sog. adäquaten Ursachenzusammenhangs). Der Geschädigte muß dartun und — falls sein Gegner bestreitet — beweisen: (1) seine Schäden, die er ersetzt haben will, (2) daß der als Schädiger in Anspruch Genommene diese Schäden durch Verletzung eines Rechtsguts oder Rechts des Geschädigten verursacht hat, (3) daß dem Schädiger dabei ein *Verschulden* zur Last gefallen ist; allerdings braucht sich das Verschulden nicht auf die Schadensfolgen im einzelnen zu beziehen, sondern *nur auf die Verletzung des Rechtsguts oder Rechts*. Die Verletzung eines Rechtsguts oder Rechts gilt als rechtswidrig, sofern der Schadensverursacher nicht dartun und notfalls beweist, daß er sich verkehrsgerecht (= sozialadäquat) verhalten hat; deshalb haftet z. B. der Autohersteller nicht für Unfälle, die andere mit dem von ihm ordnungsgemäß hergestellten Fahrzeug verursachen, obwohl auch er eine — sogar statistisch voraussehbare — Ursache für solche Unfälle gesetzt hat. Nicht geschützt werden durch § 823 Abs. 1 BGB rein schuldrechtliche Rechtsbeziehungen und bloße Vermögensinteressen, soweit es sich beim Geschädigten nicht um Folgeschäden einer Rechtsguts- oder Rechtsverletzung handelt. § 823 Abs. 1 BGB gibt also z. B. keinen Ersatzanspruch, wenn jemand durch einen Unfall anderer Verkehrsteilnehmer aufgehalten wird und dadurch einen gebuchten Flug verpaßt oder wenn ein Kaufmann zusammen mit einem Techniker eine Firma betreibt und durch den von Dritten verschuldeten Unfall des Technikers geschäftliche Nachteile erleidet oder wenn ein Theater eine Aufführung absetzen und die Eintrittsgelder zurückzahlen muß, weil der Hauptdarsteller plötzlich durch Drittverschulden verunglückt ist; denn der Aufgehaltene, der Kaufmann, das Theater sind nur in ihrem Vermögen und nicht in einem Rechtsgut oder Recht

verletzt worden. — Ein anderer, häufig neben § 823 Abs. 1 BGB in Betracht kommender Haftungstatbestand ist *§ 823 Abs. 2 BGB*. Danach muß, wer *schuldhaft „gegen ein den Schutz eines anderen bezweckendes Gesetz verstößt"*, dem Geschädigten den daraus entstehenden Schaden ersetzen. Hier muß der Geschädigte dem Schädiger den schuldhaften Verstoß gegen ein Schutzgesetz und die darauf beruhende Schadensursächlichkeit nachweisen. Darüber, was ein Schutzgesetz ist, gibt es eine weitverzweigte Rechtsprechung; dazu gehören z. B. die Vorschriften des Strafgesetzbuches, die die Körperverletzung unter Strafe stellen, und viele Vorschriften der Straßenverkehrsordnung; der Gesetzgeber muß mit dem Gesetz — wenn auch nicht ausschließlich, so doch auch — den Schutz von Individualinteressen bezweckt haben. Die Rechtsprechung läßt § 823 Abs. 2 BGB nur eingreifen, wenn der von ihr — im allgemeinen recht eng verstandene — Schutzzweck des Schutzgesetzes berührt wird. *Vom Schutzzweck der bei Verkehrsunfällen in Betracht kommenden Schutzgesetze werden* nach herrschender Ansicht bloße Vermögensinteressen nicht *umfaßt*, sondern *nur Körperverletzungen und Sachbeschädigungen mit ihren Folgen*; deshalb gibt in den drei oben genannten Beispielsfällen auch § 823 Abs. 2 BGB keine Haftungsgrundlage ab.
Als weitere für Verkehrsunfälle bedeutsame Haftungstatbestände seien hier genannt: *§ 832 BGB „Wer* kraft Gesetzes *zur Führung der Aufsicht über eine Person verpflichtet* ist, die wegen Minderjährigkeit oder wegen ihres geistigen oder körperlichen Zustandes der Beaufsichtigung bedarf, *ist zum Ersatze des Schadens verpflichtet, den diese Person einem Dritten widerrechtlich zufügt. ...* Die gleiche Verantwortlichkeit trifft denjenigen, welcher die Führung der Aufsicht durch Vertrag übernimmt." § 831 BGB „Wer einen anderen zu einer Verrichtung bestellt, ist *zum Ersatze des Schadens verpflichtet, den der andere in Ausführung der Verrichtung einem Dritten widerrechtlich zufügt. ...*" Bei dem zu Beaufsichtigenden und bei dem Verrichtungsgehilfen wird — soweit es sich um die Haftung des Aufsichtspflichtigen oder des Geschäftsherren handelt — nur ein objektiv rechtswidriges Verhalten, aber kein Verschulden vorausgesetzt; dagegen geht das Gesetz beim Aufsichtspflichtigen bzw. beim Geschäftsherren von der Vermutung eines Auswahl- oder Leitungsverschuldens aus, solange sich dieser nicht mit einem — in der Praxis oft nicht leicht zu erbringenden — Beweis mangelnden eigenen Verschuldens entlastet. — Schließlich muß hier auch die *Tierhalterhaftung* erwähnt werden. Hierüber sagt *§ 833 BGB*: „Wird durch ein Tier ein Mensch getötet oder der Körper oder die Gesundheit eines Menschen verletzt oder eine Sache beschädigt, so ist derjenige, welcher das Tier hält" — ohne daß es eines Verschuldensnachweises bedarf — „verpflichtet, dem Verletzten den daraus entstehenden Schaden zu ersetzen. Die Ersatzpflicht tritt nicht ein, wenn der Schaden durch ein Haustier verursacht wird, das dem Berufe, der Erwerbstätigkeit oder dem Unterhalte des Tierhalters zu dienen bestimmt ist und entweder der Tierhalter" — was er beweisen muß — „bei der Beaufsichtigung des Tieres die im Verkehr erforderliche Sorgfalt beobachtet oder der Schaden auch bei Anwendung dieser Sorgfalt entstanden sein würde." Eine ähnliche Haftung trifft nach § 834 BGB den Tieraufseher, und zwar auch hier nur mit Entlastungsmöglichkeit.
Nach dem *Staatshaftungsgesetz* vom 26. 6. 1981 sollten Träger öffentlicher Gewalt bei der Teilnahme am Land-, Wasser- und Luftverkehr nach den allgemeinen Vorschriften des Privatrechts haften. Die für die „Träger" tätigen Personen sollten dem Geschädigten nicht haften; für sie sollten die „Träger" einstehen. Das Bundesverfassungsgericht hat indes

das Staatshaftungsgesetz für nichtig erklärt, weil dem Bund insofern die gesetzgeberische Kompetenz gefehlt habe. Es bleibt also vorerst beim bisherigen verhältnismäßig komplizierten Rechtszustand. Danach ist bei der Teilnahme öffentlichrechtlich organisierter Stellen und Einrichtungen am Straßenverkehr zu unterscheiden, ob dies im Rahmen hoheitlicher oder fiskalischer Tätigkeit geschieht. Als hoheitlich gelten nicht nur Einsatzfahrten von Polizei oder Bundeswehr oder dergl., sondern etwa auch Fahrten von Richtern zu Ortsterminen (jedenfalls bei Benutzung von Dienstwagen) und z. B. bei der Post Fahrten im Brief- und Paketzustellungsdienst und sogar Postomnibusfahrten im Linienverkehr. Dagegen gelten z. B. Tätigkeiten der Deutschen Bundesbahn (mit Ausnahme der Bahnpolizei) als fiskalisch, so auch Fahrten mit Bundesbahnomnibussen. Die unterschiedliche Einstufung von Omnibusfahrten bei Post und Bahn zeigt das Fragwürdige der Grenzziehung. Fiskalisch sind z. B. auch Dienstfahrten eines städtischen Krankenhauses zur Beschaffung von medizinischem Gerät. Im hoheitlichen Bereich haftet dem Geschädigten bei schuldhafter Amtspflichtverletzung (§ 839 BGB) an Stelle des Bediensteten (auch wenn er nicht Beamter ist) nach Art. 34 GG sein Dienstherr, allerdings mit der Möglichkeit des Rückgriffs gegen den Bediensteten bei Vorsatz und grober Fahrlässigkeit. Das — ursprünglich zur Wahrung der Entschlußfreudigkeit des Bediensteten gedachte — Privileg des § 839 Abs. 1 Satz 2 BGB, wonach für fahrlässige Amtspflichtverletzung nur gehaftet wird, wenn der Geschädigte nicht auf andere Weise Ersatz erlangen kann, ist in der Rechtsprechung des Bundesgerichtshofs inzwischen weitgehend eingeschränkt und dadurch für Unfälle im normalen Straßenverkehr gegenstandslos geworden. Ist ein mit hoheitlichen Aufgaben betrauter Bediensteter selbst Kraftfahrzeughalter, so bleibt aber auch im hoheitlichen Bereich seine von Verschulden unabhängige Halterhaftung nach § 7 StVG bestehen. Bei hoheitlicher Tätigkeit wird die Beachtung der im Straßenverkehr erforderlichen Sorgfalt als Amtspflicht im Sinne des § 839 BGB und des Art. 34 GG angesehen. Im fiskalischen Bereiche gilt dagegen nach der Rechtsprechung des Bundesgerichtshofs die Beachtung der beim normalen Straßenverkehr erforderlichen Sorgfalt als eine jedem Verkehrsteilnehmer obliegende Pflicht im Sinne des § 823 BGB und damit nicht als besondere, unter 839 BGB fallende Amtspflicht. Im fiskalischen Bereiche kann es bei Fehlverhalten im Straßenverkehr dazu kommen, daß der Beamte nach § 823 BGB und daneben u. U. — z. B. nach § 831 BGB — auch sein Dienstherr als Gesamtschuldner haften. Ereignet sich ein Unfall infolge Versagens einer technischen Einrichtung (z. B. einer Verkehrsampelanlage), so sollte nach dem — inzwischen für nichtig erklärten — Staatshaftungsgesetz dieses Versagen unter gewissen Voraussetzungen dem zuständigen Träger öffentlicher Gewalt wie eine Pflichtverletzung angerechnet werden. Die vorerst weiterhin geltenden bisherigen Rechtsvorschriften kennen keine entsprechende Regelung.

Von der Regel, daß nur der in einem Rechtsgut oder Recht Verletzte oder der durch Verstoß gegen ein ihn schützendes Schutzgesetz Geschädigte Ersatzansprüche hat, gibt es in § 844 BGB eine Ausnahme: Wer für den Tod eines Unfallopfers verantwortlich ist, hat dem die Kosten der Beerdigung zu erstatten, der sie zunächst (als Erbe nach § 1968 BGB oder hilfsweise als Unterhaltsverpflichteter nach § 1615 BGB) zu tragen hat. Ferner hat der Verantwortliche demjenigen, der durch die Tötung einen gesetzlichen Unterhaltsanspruch eingebüßt hat, dafür mit einer entsprechenden Geldrente Ersatz zu leisten.

Soweit im Vorstehenden von Verschulden gegenüber einem anderen die Rede ist, wird damit *neben objektiver Rechtswidrigkeit* zugleich ein *vorwerfbares Verhalten in Gestalt von Vorsatz oder Fahrlässigkeit vorausgesetzt*. § 276 BGB sagt: „Fahrlässig handelt, wer die im Verkehr erforderliche Sorgfalt außer acht läßt." Damit stellt das bürgerliche Recht im Gegensatz zum Strafrecht nicht auf einen täterspezifischen Fahrlässigkeitsbegriff ab, sondern auf den mehr objektiven Maßstab des Verkehrserfordernisses. Wo dagegen „grobe Fahrlässigkeit" vorausgesetzt wird, muß zu einem erheblichen objektiven Verstoß gegen die Verkehrserfordernisse zusätzlich noch eine besondere subjektiv vorwerfbare Komponente treten.

3.2.1.2 Haftungstatbestände außerhalb des BGB

Im Straßenverkehr mit Kraftfahrzeugen gibt es bei Tötung eines Menschen, Körper- oder Gesundheitsverletzung und Sachbeschädigung neben der Verschuldenshaftung nach BGB noch die sog. *Gefährdungshaftung nach dem Straßenverkehrsgesetz (StVG)*. Da genügt es nach § 7 Abs. 1 StVG schon, wenn der Geschädigte nachweist, daß sich der Unfall „bei dem Betrieb eines Kraftfahrzeugs" des in Anspruch genommenen Halters oder Fahrers ereignet hat; das läuft darauf hinaus, daß *der Geschädigte nur die objektive Verursachung durch den Betrieb des gegnerischen Kraftfahrzeugs zu beweisen hat* (wobei zum Betrieb z. B. auch das Halten im Verkehrsraum zählt). Dem in Anspruch genommenen Fahrer bleibt es nach § 18 StVG überlassen, sich von der Haftung durch den Beweis zu befreien, daß er die im Verkehr erforderliche Sorgfalt obwalten ließ; die Beweislast liegt insofern beim Fahrer, d. h. wenn die Frage seines Verschuldens ungeklärt bleibt, so geht das zu seinen Lasten. Für den Halter ist es noch schwieriger, sich zu entlasten. Wenn sich der Unfall beim Betriebe seines Kraftfahrzeugs ereignet hat, so muß er nach § 7 Abs. 2 StVG dartun und notfalls beweisen, daß der Unfall durch ein unabwendbares Ereignis verursacht worden ist, das weder auf einem technischen Mangel oder sonstigen Versagen seines Fahrzeugs noch auf einem — wenn auch unverschuldeten — Kollaps des Fahrers beruhte (es soll ja gerade dafür gehaftet werden, daß ein Kraftfahrzeug eine Gefahrenquelle darstellt). Als unabwendbar gilt im übrigen für den in Anspruch genommenen Halter ein Ereignis dann, wenn er beweist, daß er wie auch — falls er nicht selbst fuhr — der Fahrer *jede,* d. h. *jegliche* in Betracht kommende Sorgfalt (nicht nur „die im Verkehr erforderliche") beobachtet hatte. Dieser Beweis ist sehr schwer zu führen. — Die Frage liegt nahe, warum sich ein durch ein fremdes Kraftfahrzeug Geschädigter nicht stets damit begnügt, sein Schadensersatzverlangen auf das für ihn beweismäßig einfachere StVG zu stützen, sondern warum er sich sehr oft bemüht, ein Verschulden des Gegners zu beweisen. Der Grund dafür liegt einmal darin, daß bei der Abwägung der Verantwortung der Parteien (darüber weiter unten noch mehr) ein Verschulden erschwerend in die Waagschale fällt, zum anderen und vor allem auch darin, daß der Gesetzgeber als Ausgleich für die weitgehende Beweisbelastung von Halter und Fahrer bei der Gefährdungshaftung in § 12 StVG Höchstgrenzen für diese Art der Haftung gesetzt hat und daß es Schmerzensgeld für immaterielle Schäden nur bei BGB-Haftung gibt, nicht aber bei Haftung nach dem StVG. — Die Haftungsvorschriften des StVG gelten nicht für Fahrzeuge, die auf ebener Bahn nicht schneller als 20 km/h fahren können (§ 8 StVG). Sie schützen im Kraftfahrzeug beförderte Personen und Sachen nach § 8a StVG

nur, soweit es sich um eine entgeltliche geschäftsmäßige Personenbeförderung handelt (was bei sog. Fahrgemeinschaften auch bei Kostenteilung nicht der Fall ist) und soweit die beschädigten Sachen von solchermaßen beförderten Personen getragen oder mitgeführt worden sind.
— Hinterbliebene von Getöteten erhalten auch im Rahmen der StVG-Haftung Ersatz für den entfallenen gesetzlichen Unterhaltsanspruch. Nach StVG wird auch für Beerdigungskosten gehaftet.
Eine ähnliche Gefährdungshaftung — mit Haftungshöchstgrenzen und ohne Ersatzpflicht für immaterielle Schäden — trifft nach § 1 Haftpflichtgesetz (HPflG) den Unternehmer einer Schienen- oder Schwebebahn, sofern nicht — was er beweisen muß — der Unfall auf höherer Gewalt beruht, bei einer Schienenbahn innerhalb des Verkehrsraumes einer öffentlichen Straße dagegen mit ähnlicher Entlastungsmöglichkeit wie beim Kraftfahrzeughalter. Die Haftung nach dem HPflG erstreckt sich auch auf beförderte Personen, auf beförderte Sachen dagegen nur, wenn sie von einem Fahrgast getragen oder mitgeführt worden sind. Das HPflG enthält im Gegensatz zum StVG keine den Fahrzeugführer belastende Haftungsvorschrift.
Auch das Luftverkehrsgesetz (LuftVG) kennt in den §§ 33ff., 53 eine entsprechende Gefährdungshaftung des Luftfahrzeughalters für die Schädigung von Personen und Sachen, die nicht im Luftfahrzeug befördert werden, bei Militärluftfahrzeugen sogar ohne Haftungshöchstgrenzen und mit Ersatz immateriellen Schadens; das kommt z. B. bei Flugzeugabstürzen auf Häuser oder Straßen zum Zuge. Für die Schädigung beförderter Personen und Sachen gelten die §§ 44ff., 54 LuftVG.
Auf die besonderen Haftungsvorschriften bei Schwarzfahrten mit Kraftfahrzeugen in § 7 Abs. 3 StVG bzw. bei Schwarzflügen in § 33 Abs. 2 LuftVG sei hier nur hingewiesen.

3.2.1.3 *Vertragliche Unfallhaftung*

Unabhängig von den genannten „gesetzlichen" Haftungstatbeständen, bei denen sich die Rechtsbeziehungen der Parteien erst durch den Unfall ergeben, können Schadensersatzansprüche wegen Verkehrsunfällen auch aus zuvor schon bestehenden einschlägigen Vertragsbeziehungen der Beteiligten hergeleitet werden. In Betracht kommen hier vor allem *Leih- und Mietverträge über Kraftfahrzeuge* einschließlich der als „Leasing-Verträge" bezeichneten Dauermietverhältnisse sowie Beförderungsverträge. Wer ein Kraftfahrzeug entliehen oder gemietet hat, schuldet dem Verleiher oder Vermieter einen sachgemäßen Umgang damit. Wer vertraglich die Beförderung von Personen oder Sachen übernommen hat, schuldet eine ordentliche Durchführung dieser Aufgabe. Wer schuldhaft gegen diese Vertragspflichten verstößt, macht sich einer sog. „positiven Forderungsverletzung" (auch „Schlechterfüllung" genannt) schuldig und muß Schadensersatz leisten. Im BGB steht darüber nichts; die Rechtsprechung hat aber diese Lücke gefüllt und auch einschlägige Beweislastregeln entwickelt. Kommt es im Rahmen eines Beförderungsvertrages zu einem Unfall, bei dem ein Fahrgast verletzt oder eine beförderte Sache beschädigt wird, so wird meist davon ausgegangen werden können, daß die Schadensursache im Bereiche der vom Transportunternehmer zu beherrschenden Gefahren gelegen hat und daß sich deshalb die Vermutung rechtfertigt, er oder sein Gehilfe habe eine ihm obliegende Sorgfaltspflicht vernachlässigt; deshalb überläßt man es ihm, darzutun und notfalls zu beweisen, daß auf seiner Seite kein Sorgfaltspflichtverstoß vorlag. Beim Mietvertrag ist gelegentlich ähnlich verfahren worden unter Hinweis darauf, daß der Vermieter im Gegensatz zum Mieter keinen Einblick in die zum Schaden führenden

Umstände gehabt habe. Andererseits hat, als sich ein Mieter von vornherein gegen Zahlung eines Betrags von der Schadensersatzpflicht für einen Unfall mit dem Mietwagen, ausgenommen bei Vorsatz und grober Fahrlässigkeit, hatte freistellen lassen, der Bundesgerichtshof die Vertragsbestimmung für unwirksam erklärt, die dem Mieter die Beweislast auferlegt hatte, daß weder Vorsatz noch grobe Fahrlässigkeit vorlag; die Begründung dafür hat der Bundesgerichtshof in einer parallelen Beweislastregelung des Versicherungsvertragsgesetzes (§ 61) gesehen, die nicht dem Versicherten, sondern dem Versicherer die entsprechende Beweislast aufbürdet.

Vertragsverhältnisse, die eine Beförderung zum Gegenstand haben, reichen von Gefälligkeitsverträgen (die von bloßen Gefälligkeitsfahrten ohne Vertragsbindungen zu unterscheiden und nur zu bejahen sind, wenn wenigstens in gewissem Umfange feste Zusagen bestehen) über gewöhnliche Werkverträge zu solchen, für die je nach den unterschiedlichen Gegebenheiten und Zielsetzungen spezielle Regelungen — teils in besonderen Gesetzen, teils in allgemeinen Geschäftsbedingungen — vorliegen. In diesen Regelungen wird die Haftung z. T. stark eingeschränkt; auch gibt es andere Verjährungsbestimmungen als bei den oben erwähnten gesetzlichen Haftungstatbeständen. Teilweise, so z. B. bei der kurzen Verjährung beim Mietvertrag nach § 558 BGB, wirkt sich das auf die gesetzlichen Haftungstatbestände aus, aber keineswegs immer; es würde zu weit führen, das hier im einzelnen darzustellen.

Auf jeden Fall unterscheidet sich die vertragliche Haftung von der gesetzlichen in folgendem: Bei Vertragsverletzungen kann auch die Schädigung bloßer Vermögensinteressen oder die Beeinträchtigung Dritter, die in die Schutzwirkung des Vertrages einbezogen sind, zu Ersatzansprüchen führen. Dagegen gibt es aus Vertragsrecht kein Schmerzensgeld als Ersatz immaterieller Schäden. Auch ist die Gehilfenhaftung im Bereiche des Vertragsrechts durch § 278 BGB anders geregelt als im Recht der „unerlaubten Handlungen" (darüber unten mehr).

3.2.1.4 Direktklage gegen den Kfz-Haftpflichtversicherer

Wer durch ein fremdes Kraftfahrzeug einen Unfall erlitten hat und seinen Schadensersatz einklagen will, kann — gestützt auf die gegen den Schädiger gegebenen Haftungstatbestände — auch den Kraftfahrzeug-Haftpflichtversicherer unmittelbar verklagen. Diese Möglichkeit ist durch das Gesetz über die Pflichtversicherung für Kraftfahrzeughalter (PflVG) von 1965 eröffnet worden. Kraftfahrzeughalter, die von der Versicherungspflicht befreit sind, wie die Bundesrepublik und ihre Länder, größere Gemeinden u. a., können in gleicher Weise direkt verklagt werden. Haftpflichtversicherer anderer Art (z. B. bei allg. Privathaftpflichtversicherung oder bei Tierhalter-Haftpflichtversicherung) können dagegen nicht unmittelbar auf Schadensersatz verklagt werden; dort muß erst ein Schuldtitel gegen den Schädiger erwirkt und dann auf Grund dieses Titels in den Freistellungsanspruch des Schädigers gegen seinen Haftpflichtversicherer vollstreckt werden, wenn keine gütliche Regelung zustande kommt.

3.2.2 Mehrheit von Schädigern und sonstigen Verantwortlichen

Es gibt häufig Unfälle, bei denen sich der Geschädigte nicht nur einem, sondern mehreren für den Schaden Verantwortlichen gegenübersieht. Dann hat er gegen jeden von diesen einen selbständigen Anspruch auf Ersatz seines Schadens. Soweit sich diese Ersatzansprüche inhaltlich decken, werden die Verantwortlichen als „Gesamtschuldner" bezeichnet; das bedeutet, daß der Geschädigte zwar nach seinem Belieben von jedem Gesamtschuldner die Ersatzleistung ganz oder auch nur zu einem Teil fordern kann, daß er sie aber im Ergebnis nur einmal erhalten soll. Deshalb befreit

jede Leistung eines Gesamtschuldners auf die Gesamtschuld insoweit zugleich auch die anderen Gesamtschuldner von ihrer Verbindlichkeit gegenüber dem Geschädigten. Ein Gesamtschuldner, der auf die Gesamtschuld leistet, kann in der Regel von den anderen Gesamtschuldnern einen Ausgleich fordern (darüber unten mehr).
Wird z. B. ein nicht von seinem Halter gefahrenes Kraftfahrzeug in einen Unfall verwickelt, so sind häufig sowohl *Fahrer wie Halter* schon *auf Grund des StVG für die Schäden verantwortlich*, wenn sie sich nicht in der oben beschriebenen Weise entlasten können; sie sind dann Gesamtschuldner und können vom Geschädigten einzeln oder zusammen in Anspruch genommen werden. *Gesamtschuldner mit ihnen ist auch ihr Kraftfahrzeug-Haftpflichtversicherer*, weil der Geschädigte gegen ihn auf Grund des PflVG einen Direktanspruch hat. Bei Prozessen pflegt meist dieser Haftpflichtversicherer verklagt zu werden, daneben auch oft der Fahrer (um ihn als Unfallzeugen auszuschalten). — Im Rahmen der BGB-Haftung stehen Halter und Fahrer oft — aber nicht immer — im Verhältnis von Geschäftsherren und Verrichtungsgehilfen nebeneinander, so z. B. der Inhaber einer Firma und der bei ihm angestellte Fahrer eines Firmenlieferwagens. Wenn dann beim Fahrer die Voraussetzungen des § 823 BGB und beim Firmeninhaber und Halter die des § 831 BGB erfüllt sind, haften beide dem Geschädigten auch im BGB-Rahmen (also ohne Höchstgrenzen und auch für Schmerzensgeld) als Gesamtschuldner. Haftet aber in solchem Falle der Geschäftsherr nicht nach § 831 BGB (weil er sich von der Vermutung eines Auswahl- und Leitungsverschuldens entlasten kann), sondern nur nach § 7 StVG (weil das Verschulden des Fahrers ihm die Möglichkeit nimmt, den Unfall als „unabwendbar" zu bezeichnen), so bezieht sich die Gesamtschuld von Fahrer und Halter nur auf den von der StVG-Haftung erfaßten Teil des Schadensersatzes, also z. B. nicht auf einen Schmerzensgeldanspruch (der sich dann nur gegen den Fahrer richtet); der Haftpflichtversicherer, der auch insoweit für den Fahrer eintreten muß, bleibt aber neben dem Fahrer auch für den Schmerzensgeldanspruch Gesamtschuldner. — Ist z. B. in einem Omnibus ein Fahrgast durch Verschulden des Fahrers verletzt worden, so haftet dem Fahrgast neben dem Fahrer auch der Omnibusunternehmer als Gesamtschuldner, und zwar ohne die ihm in § 831 BGB zugebilligte Entlastungsmöglichkeit, weil der Unternehmer schon vor dem Unfall in einem Vertragsverhältnis zu dem Fahrgast stand, sich des Fahrers als Gehilfen bei der Erfüllung seiner Vertragspflicht bediente und deshalb nach § 278 BGB für die vom Fahrer verschuldete Schlechterfüllung seiner Vertragspflicht Ersatz leisten muß.

3.2.3 Verantwortungsabwägung

Wenn ein Unfallgeschädigter von einem Schädiger Ersatz fordert, wird der Schädiger oft darauf hinweisen, daß auch den Geschädigten eine Mitverantwortung an dem Unfall treffe, mit der Folge, daß sich der Ersatzanspruch mindere. *Allerdings muß der Schädiger die Voraussetzungen einer Mitverantwortung des Geschädigten beweisen*. Eine solche Mitverantwortung kommt in Betracht, wenn auch der Geschädigte die im Verkehr erforderliche Sorgfalt nicht gewahrt und dadurch den Unfallschaden schuldhaft mitverursacht hat. Dabei braucht es sich nicht um ein gegen den Schädiger gerichtetes Verschulden zu handeln — etwa wie bei einem Verstoß des Geschädigten gegen Verkehrsregeln; es genügt, wenn der Geschädigte gegen ein Gebot des eigenen Interesses verstoßen, z. B. als Motorradfahrer keinen Schutzhelm getragen oder sich als Beifahrer im Kraftwagen nicht angeschnallt hat. Eine Mitverantwortung des Geschädigten kommt ferner auch dann in Betracht, wenn er sich als Halter oder Fahrer eines Kraftfahrzeugs dessen Betriebsgefahr anrechnen lassen muß, weil der Betrieb dieses Fahrzeugs den Unfall mitverursacht hat; eine solche Mitverursachung muß der daraus für sich Vorteile herleitende Schädiger dartun und notfalls beweisen. Dem Geschädigten bleibt es dann überlassen, sich nach den gleichen Regeln zu entlasten wie ein auf Grund des StVG als Schädiger in Anspruch genommener Fahrer oder Halter.

Steht eine Mitverantwortung des Geschädigten dem Grunde nach fest, so zwingt das zu einer Abwägung der Verantwortung des Schädigers und der des Geschädigten. Das Ergebnis einer solchen Abwägung hängt nach den maßgeblichen Gesetzesvorschriften (§ 17 StVG, § 254 BGB) „von den Umständen, insbesondere davon ab, inwieweit der Schaden vorwiegend von dem einen oder dem anderen Teile verursacht worden ist". Im Vordergrund steht demnach eine Bewertung der Unfallursachen, wobei es auf deren Gefahrenträchtigkeit ankommt, also z. B. auf die Art des Verkehrsvorgangs (Überholen oder Abbiegen ist meist gefährlicher als bloßes Geradeausfahren; hohe Geschwindigkeiten, gelegentlich auf Schnellstraßen aber auch niedrige Geschwindigkeiten sind gefahrenträchtiger als normale), auf die Art des Fahrzeugs, auf die Verfassung des Fahrers (etwa übermüdet oder alkoholisiert) u.a.m. Daneben fallen aber auch noch andere Umstände, insbesondere (nicht nur wegen der Gefahrenträchtigkeit) ein evtl. feststellbares Verschulden und der Grad solchen Verschuldens erschwerend in die Waagschale. — Das Ergebnis der Abwägung wird — um es für die Berechnung des Schadensersatzes nutzbar zu machen — zahlenmäßig ausgedrückt, aber nicht auf Grund einer (praktisch undurchführbaren) Rechenoperation, sondern durch Einordnung in standardisierte Quotenverhältnisse. Üblich sind folgende Quoten: 50:50 (= ½:½), 60:40 (= ⅗:⅖), 66⅔:33⅓ (= ⅔:⅓), 70:30, 80:20 (= ⅘:⅕) und schließlich, wenn die Hauptlast der Verantwortung eindeutig bei einer der beiden Seiten liegt, auch 100:0. Üblich ist es z. B., ein nicht sehr schweres Verschulden einerseits und eine normale Betriebsgefahr andererseits in ein Verhältnis 80:20 einzuordnen (soweit nicht sogar 100:0 in Betracht kommt), d. h. — wenn das Verschulden z. B. auf seiten des Schädigers liegt — in diesem Falle dem Geschädigten den Ersatz von 80% seines Schadens zuzubilligen. Zu einer gleichartigen Abwägung kommt es zwischen Gesamtschuldnern, z. B. wenn einer von ihnen die Gesamtschuld beglichen hat und nun von den anderen Gesamtschuldnern den Ausgleich fordert. Allerdings treten in bestimmten Fällen andere gesetzliche Regeln an die Stelle der Abwägung. So haften zwar der ersatzpflichtige Versicherungsnehmer und der Kraftfahrzeug-Haftpflichtversicherer dem Geschädigten als Gesamtschuldner; aber zwischen den beiden kommt es nicht zum Ausgleich auf Grund einer Abwägung; vielmehr muß bei „gesundem" Versicherungsverhältnis der Versicherer im Endergebnis den ersetzten Schaden allein tragen, bei „krankem" dagegen — jedenfalls in gewissem Umfange — der Versicherungsnehmer (über „kranke" Versicherungsverhältnisse unten mehr).

Für den Fall, daß sich der — für den Unfall mitverantwortliche — Geschädigte mehreren Schädigern gegenübersieht, die nicht — wie Halter und Fahrer oder wie Geschäftsherr und Gehilfe — für ein und dieselbe Unfallursache einzutreten haben, sondern die für selbständige Unfallursachen verantwortlich sind (z. B. für das verkehrswidrige Verhalten mit verschiedenen Fahrzeugen), hat der Bundesgerichtshof in einer Entscheidung vom 16. 6. 1959 (in Bd. 30, S. 203ff. der amtlichen Sammlung von Entscheidungen des Bundesgerichtshofs in Zivilsachen — BHGZ) die Methode einer „Gesamtabwägung"

aus einer — alle Unfallursachen nach ihrem Gewicht bewertenden — „Gesamtschau" entwickelt. Es würde zu weit führen, das hier darzustellen.
Problematisch ist gelegentlich, was sich Unfallbeteiligte bei einer Abwägung anrechnen lassen müssen, z. B. ob einem von einem Kraftwagen angefahrenen 10jährigen Kind bei eigenem Mitverschulden auch noch das Mitverschulden einer begleitenden Großmutter anzulasten sei. Der VI. Zivilsenat des Bundesgerichtshofs hat hierbei seit einiger Zeit den Begriff der „Haftungseinheit" in einem erweiterten Sinne (auch „Zurechnungseinheit" genannt) angewandt und sich damit in Gegensatz zur bisherigen Rechtsprechung gesetzt; er ist dabei auf Widerspruch gestoßen und wird sich noch um weitere Klärung bemühen müssen.

3.2.4 Forderungsübergänge

Hilft ein Unterhaltsverpflichteter einem Unfallgeschädigten, bezahlt z. B. ein Vater für sein Kind die Krankenhauskosten, so wird nach § 843 Abs. 4 BGB die Ersatzpflicht des Schädigers davon nicht berührt. Hier — wie auch in anderen Fällen — sollen Hilfeleistungen Dritter nicht dem Schädiger zugute kommen. Dieses Ziel wird in den meisten Zusammenhängen bei Drittleistungen dadurch erreicht, daß von Gesetzes wegen — gewissermaßen im Austausch mit den Leistungen — die entsprechenden Ersatzansprüche des Geschädigten gegen den Schädiger auf den Drittleistenden übergehen; dieser kann dann seinerseits die Ersatzansprüche geltend machen. Ein solcher gesetzlicher Forderungsübergang hat zugleich die Wirkung, daß es nicht zu einer Bereicherung des Geschädigten kommt. Gesetzliche Forderungsübergänge dieser Art gibt es zugunsten von Sozialversicherungsträgern, von privaten Versicherern, von beamten- und soldatenrechtlichen Dienstherren und von Arbeitgebern von Arbeitern. Merkwürdigerweise gibt es ebenso wie bei Unterhaltsverpflichteten auch zugunsten von Arbeitgebern von Angestellten keinen gesetzlichen Forderungsübergang; das gleiche Ergebnis wird aber auch hier meist auf andere juristische Weise erreicht, bei Angestellten meist durch eine Pflicht zur Forderungsabtretung auf Grund von Tarif- oder Einzeldienstverträgen. Soweit es sich um Forderungsübergänge auf Sozialversicherer handelt, hat sich für Unfälle, die sich nach dem 30. 6. 1983 ereignen, die Rechtslage durch das Gesetz vom 4. 11. 1982 geändert; die bisher vor allem in den §§ 1542ff. der Reichsversicherungsordnung (RVO) enthaltene Regelung wird ersetzt durch die §§ 116ff. des X. Buches des Sozialgesetzbuches (SGB X). Zunächst einmal wird darin den Sozialhilfeträgern bezüglich des Forderungsübergangs die gleiche Stellung eingeräumt wie den Sozialversicherungsträgern; bisher gab es keinen gesetzlichen Forderungsübergang auf Sozialhilfeträger, sondern nur eine Forderungsüberleitung auf Überleitungsanzeige des Sozialhilfeträgers hin. — Bei den Leistungen der Sozialversicherungsträger (nur nach altem Recht: mit Ausnahme der Bundesanstalt für Arbeit), nach neuem Recht auch bei den Leistungen der Sozialhilfeträger sowie bei den Leistungen der beamten- und dienstrechtlichen Dienstherren tritt der Forderungsübergang in der Regel schon unmittelbar nach dem Unfall im Umfange der Leistungspflicht dem Grunde nach ein, obwohl das Ausmaß der Ersatzansprüche und der Drittleistungen noch gar nicht feststeht; insoweit wird der Geschädigte von vornherein verhindert, über die übergegangenen Ersatzansprüche zu verfügen, etwa sich darüber mit dem Schädiger und dessen Haftpflichtversicherer zu vergleichen. In den anderen Fällen, z. B. beim Privatversicherer und beim Arbeitgeber von Arbeitern, kommt es erst im Zeitpunkt und im Umfang der tatsächlich erfolgten Leistungen zum Forderungsübergang. Wenn ein solcher Dritter einem Geschädigten aus Anlaß einer Schädigung durch einen dafür verantwortlichen Schädiger etwas leistet, um damit einen

Schaden zu beheben, so geht *nur* solch ein Ersatzanspruch auf den Drittleistenden über, der den *gleichen* Schaden zum Gegenstand hat. Man spricht von Zweckgleichheit oder Deckungsgleichheit oder *„Kongruenz"* der Drittleistung mit dem Ersatzanspruch. Leistet z. B. ein Krankenversicherer etwas auf die Heilungskosten, so geht insoweit der Anspruch auf Ersatz der Heilungskosten auf ihn über, nicht aber z. B. ein Schmerzensgeldanspruch. Zahlt ein Arbeitgeber nach einem vom Schädiger verschuldeten Unfall eines Arbeiters diesem den Lohn weiter, so geht zwar ein Ersatzanspruch wegen Verdienstausfalls auf den Arbeitgeber über, nicht aber ein Anspruch gegen den Schädiger auf Ersatz der Heilungskosten oder auf Ersatz der Reparaturkosten des beschädigten Wagens. Es ist nicht immer ganz leicht festzustellen, was gleichartig und damit „kongruent" ist.

Probleme ergeben sich, wenn Ersatzansprüche des Geschädigten z. T. auf Drittleistende übergegangen, z. T. aber mit einem Rest beim Geschädigten verblieben sind, und wenn es dann aus *tatsächlichen* Gründen nicht zur vollen Befriedigung aller Ersatzansprüche kommen kann, etwa weil die finanzielle Leistungsfähigkeit des verantwortlichen Schädigers einschließlich der vertraglichen Deckungssumme seiner evtl. vorhandenen Haftpflichtversicherung nicht ausreicht. In solchen Fällen hat der Geschädigte mit *allen* ihm verbliebenen Ersatzansprüchen ein *„Befriedigungsvorrecht"* vor den Drittleistenden (so jetzt auch § 116 Abs. 4 SGB X).

Etwas anders sieht es aus, wenn der Schädiger und damit auch sein Haftpflichtversicherer aus *rechtlichen* Gründen von vornherein nicht vollen Schadensersatz schulden, z. B. weil bei StVG-Haftung die Schäden über die Haftungshöchstgrenzen des § 12 StVG hinausgehen, oder aber — ein häufiger Fall — wegen einer anspruchsmindernden Mitverantwortung des Geschädigten. In einem solchen Falle, in dem nur Ersatz einer *Schadensquote* geschuldet wird, hat im allgemeinen der Geschädigte das Vorrecht auf diese Quote, kurz gesagt: das *„Quotenvorrecht"*. Das bedeutet: Die vom Schädiger geschuldete Entschädigungsquote steht vorrangig dem Geschädigten zur Deckung seines Restschadens zu; nur soweit dann von der Quote noch etwas übrig bleibt, ist Raum für einen Forderungsübergang auf den Drittleistenden. Allerdings hat die Rechtsprechung das Quotenvorrecht des Geschädigten nur für deckungsgleiche (kongruente) Ersatzforderungen anerkannt. Hat z. B. ein privater Krankenversicherer dem Geschädigten vertragsgemäß 70% der Heilungskosten erstattet, so daß der Geschädigte mit den restlichen 30% der Heilungskosten belastet bleibt, und braucht der Schädiger wegen Mitverschuldens des Geschädigten nur 50% des Unfallschadens zu ersetzen, also auch nur 50% der Heilungskosten, so erhält der Geschädigte zwar die vom Krankenversicherer nicht erstatteten 30% der Heilungskosten vom Schädiger voll ersetzt, während auf den Krankenversicherer nur noch ein Anspruch in Höhe von 20% der Heilungskosten übergehen kann; mit dem Rest fällt der Versicherer aus. Der Geschädigte, der wegen der Entschädigungsquote von 50% auch nur die Hälfte seines Verdienstausfalls ersetzt verlangen kann, darf nun nicht etwa wegen der anderen Hälfte des Verdienstausfalls die dem Krankenversicherer zustehenden 20% der Heilungskosten in Anspruch nehmen, denn zwischen Heilungskosten und Verdienstausfall besteht keine Kongruenz; es sind Schäden verschiedener Art. — Anders steht es im Verhältnis zwischen einem Sozialversicherungsträger als Drittleistendem und dem Geschädigten. Bisher gingen die herrschende Rechtsprechung und die Praxis der Haftpflichtversicherer davon aus, daß dem Sozialversicherungsträger für die dem Geschädigten zu erbringenden Sozialleistungen die vom Schädiger geschuldete Quote des zweckgleichen (kongruenten) Schadensersatzes vorrangig vor dem Geschädigten zustehe (Quotenvorrecht des Sozialversicherungsträgers); nur soweit dann von der Quote noch etwas übrig blieb, war Raum für einen Restanspruch des Geschädigten. Das wird durch das Gesetz vom 4. 11. 1982 für Unfälle nach dem 30. 6. 1983 anders geregelt. Soweit der Schädiger nur deshalb aus Rechtsgründen den Ersatz einer bloßen Schadensquote schuldet, weil er nicht über einen gesetzlichen Haftungshöchstbetrag (etwa bei der Kfz.-Betriebsgefahrhaftung nach § 12 StVG) hinaus haftet, hat nach § 116 Abs. 2 SGB X der Geschädigte das Vorrecht auf diese Quote. Soweit aber die Quotenhaftung des Schädigers auf einer Mitverantwortung des Geschädigten beruht, mindert sich nach § 116 Abs. 3 Satz 1 und 2 SGB X im Regelfalle sowohl der Forderungsteil, der auf den Sozialversicherungsträger (ggf. auch auf den Sozialhilfeträger) übergeht, wie auch der beim Geschädigten verbliebene Forderungsteil von der rechnerischen Höhe, die diese Forderungsteile bei Vollhaftung des Schädigers hätten, jeweils entsprechend der vom Schädiger zu tragenden Verantwortungsquote. Hat z. B. die AOK einem Geschädigten, der in einem bestimmten Zeitraum 2500 DM unfallbedingten Verdienstausfall hatte, durch Zahlung von 2000 DM Krankengeld eine kongruente Leistung zu erbringen, so daß dem Geschädigten noch ein ungedeckter Restschaden von 500 DM bleibt, und schuldet in diesem Falle der Schädiger dem Geschädigten wegen dessen Mitverantwortung beispielsweise nur eine Schadensersatzquote von 60% (insgesamt also 60% von 2500 DM = 1500 DM), dann geht auf die AOK nur ein Ersatzanspruch in Höhe von 60% von 2000 DM = 1200 DM über, und beim Geschädigten bleibt eine Restforderung gegen den Schädiger von 60% von 500 DM = 300 DM. — Aber auch bei Mitverantwortung des Geschädigten haben dieser und seine Hinterbliebenen ein Quotenvorrecht, wenn der Sozialleistungsträger auf Grund des Schadensereignisses keine höheren Sozialleistungen zu erbringen hat als zuvor, z. B. nach Unfalltod eines Rentners statt der Altersrente jetzt nur noch 60% davon als Witwenrente (vgl. § 116 Abs. V SGB X).

3.2.5 Haftungsprivilegien

Von einem Haftungsprivileg läßt sich sprechen, wenn jemand trotz Vorliegens eines Haftungstatbestands nicht oder jedenfalls nicht ohne weiteres haftet.
Die Zahl der bei Verkehrsunfällen in Betracht kommenden Haftungsprivilegien hat sich in jüngster Vergangenheit erheblich vermindert. Nach der Rechtsprechung des Bundesgerichtshofs haften Gesellschafter untereinander, Ehegatten gegeneinander und Eltern gegenüber ihren minderjährigen Kindern bei Schädigungen im Straßenverkehr jetzt wie jeder andere Verkehrsteilnehmer. Auch das zum Fiskusprivileg entartete Beamtenprivileg des § 839 Abs. 1 Satz 2 BGB, bei fahrlässiger Amtspflichtverletzung den Geschädigten zunächst auf andere Zahlungspflichtige verweisen zu dürfen, ist — wie oben bereits erwähnt — durch die Rechtsprechung des Bundesgerichtshofs für den normalen Straßenverkehr als unanwendbar angesehen worden.
Es gibt aber bei Schädigungen im Straßenverkehr immer noch eine Reihe von Haftungsprivilegien. Sie können z. B. auf einem vorsorglich geschlossenen Haftungsverzichtsvertrag beruhen (dem bei einem Minderjährigen dessen gesetzliche Vertreter zustimmen müssen). Ferner gibt es eine Haftungsprivilegierung im Rahmen von Arbeitsverträgen: Hat ein Arbeitnehmer bei gefahrträchtiger (sprachlich schlechter: gefahrengeneigter) Arbeit seinem Arbeitgeber einen Schaden zugefügt, braucht er ihn nur bei Vorsatz oder grober Fahrlässigkeit zu ersetzen; bei normaler Fahrlässigkeit braucht nach der neuesten Rechtspre-

chung des Bundesarbeitsgerichts der Arbeitnehmer dem Arbeitgeber nichts zu ersetzen. Begründet wird das damit, daß gefahrenträchtige Arbeiten in erster Linie zum Risikobereich des Unternehmers gehören. Deshalb muß der Arbeitgeber den Arbeitnehmer auch in entsprechender Weise von der Ersatzpflicht freistellen, wenn der Arbeitnehmer bei gefahrenträchtiger Arbeit für das Unternehmen einen Dritten verletzt hat und dadurch ersatzpflichtig geworden ist. Dieses Privileg gilt aber nicht, soweit der Arbeitnehmer ohnehin durch die Pflichthaftpflichtversicherung des Fahrzeugs geschützt ist.

Von großer praktischer Bedeutung ist das *Haftungsprivileg der §§ 636, 637 der Reichsversicherungsordnung* (RVO). Der Unternehmer eines Betriebs versichert durch seine Pflichtbeiträge an die zuständige Berufsgenossenschaft die Betriebsangehörigen für Arbeitsunfälle. Deshalb braucht er seinen Betriebsangehörigen für Personenschäden aus Arbeitsunfällen auch dann nicht aufzukommen, wenn er einen privatrechtlichen Haftungstatbestand erfüllt, und auch die anderen Betriebsangehörigen haften ihren Arbeitskollegen bei betrieblicher Tätigkeit nicht. Gleiches gilt gegenüber den bei tödlichen Arbeitsunfällen durch die soziale Unfallversicherung geschützten Hinterbliebenen von Betriebsangehörigen. Dieses *Haftungsprivileg gilt* ausnahmsweise nur dann *nicht, wenn es sich um eine vorsätzliche Schädigung handelt oder um einen Unfall im „allgemeinen Straßenverkehr".* Letzteres ist z. B. der Fall, wenn der Unternehmer mit seinem Wagen gewissermaßen zufällig im Straßenverkehr einen Angehörigen seines Betriebs überfährt. Kein „allgemeiner Verkehr" ist es dagegen, wenn er auf der Fahrt zu einer geschäftlichen Besprechung die von ihm mitgenommene Sekretärin durch einen von ihm verschuldeten Unfall verletzt. Fahren mehrere Betriebsangehörige vom Betriebssitz zu einer auswärtigen Montagestelle und verunglücken dabei durch Verschulden des Fahrers, so ist das ein Arbeitsunfall bei betrieblicher Tätigkeit, der auch dann nicht dem „allgemeinen Verkehr" zugerechnet wird, wenn etwa wegen Ausfalls des Firmenfahrzeugs der Wagen eines Betriebsangehörigen benutzt wurde. Als Arbeitsunfall (der als solcher von der Berufsgenossenschaft anerkannt wird) gilt zwar auch die gemeinsame Fahrt von Arbeitskollegen vom Wohnort zur Betriebsstätte und zurück; ein Unfall bei solcher Fahrt fällt aber nicht unter das Haftungsprivileg, weil es sich nicht um eine betriebliche Tätigkeit handelt. — Problematisch ist der Fall, wenn ein Betriebsangehöriger von dem Angehörigen eines anderen Betriebs bei einer Hilfeleistung verletzt wird (oder umgekehrt), z. B. wenn ein fremder Kraftfahrer in einem Versandbetrieb beim Auf- oder Abladen mithilft und dabei einen Angehörigen des Versandbetriebs verletzt oder von ihm verletzt wird; hier spielt es eine Rolle, ob man sagen kann, der Kraftfahrer habe sich mit seiner Hilfstätigkeit in den Versandbetrieb eingeordnet. — Die Sicherung durch die soziale Unfallversicherung bringt dem Geschädigten eine Reihe von Vorteilen gegenüber dem privaten Haftpflichtrecht; so muß er sich z. B. in der Regel sein eigenes Mitverschulden nicht anrechnen lassen. Andererseits hat er aber den Nachteil, daß er gegen eine durch die §§ 636, 637 RVO geschützte Person z. B. keinen Schmerzensgeldanspruch geltend machen kann. — Für Sachschäden gilt dieses Privileg nicht. — Nur am Rande sei bemerkt, daß ein durch die §§ 636, 637 RVO privilegierter Schädiger bei Vorsatz oder grober Fahrlässigkeit damit rechnen muß, daß ihn dann der Sozialversicherungsträger nach § 640 RVO auf Ersatz seiner Aufwendungen belangt.

Ein ähnliches, wenn auch rechtlich nicht ganz gleich behandeltes Haftungsprivileg schützt beim Dienstunfall eines Beamten, Richters oder Soldaten mit Rücksicht auf die ihm zuteil werdende Unfallfürsorge darüber hinaus jeden öffentlichen Dienstherrn und alle in dessen Dienst stehenden Personen, die an sich für den Unfall verantwortlich sind, gegen die Inanspruchnahme durch den Geschädigten, es sei denn, es handele sich um eine Vorsatztat oder um eine Schädigung im „allgemeinen Verkehr" (§ 46 BeamtVersG, § 91a SoldVersG). Schließlich muß noch ein weiteres Haftungsprivileg erwähnt werden; Täter, die als Familienangehörige des Unfallopfers — sei es zur Zeit des Unfalls, sei es bei Eheschließung nach dem Unfall auch erst später — mit ihm in häuslicher Gemeinschaft leben, können außer bei Vorsatz von Dritthelfern nicht mit übergegangenen Ersatzansprüchen in Anspruch genommen werden. Dieses Privileg ist zunächst in § 67 Abs. 2 des Versicherungsvertragsgesetzes (VVG) für private Schadensversicherer festgelegt und dann durch die Rechtsprechung auf die anderen Fälle der Drittleistungen erstreckt worden. Das Gesetz vom 4. 11. 1982 hat jetzt dieses Privileg gegenüber Sozialversicherungs- und Sozialhilfeträgern in § 116 Abs. 6 SGB X ausdrücklich bestätigt. Gewisse Probleme entstehen, wenn neben einem privilegierten Schädiger noch ein nichtprivilegierter Schädiger vorhanden ist. Würde in den Fällen der Privilegierung des anderen nach den §§ 636, 637 RVO der Nichtprivilegierte vollen Schadensersatz leisten müssen, so hätte er gegen den durch das Privileg geschützten anderen Schädiger keinen Ausgleichsanspruch, weil dieser überhaupt nicht haftet und deshalb kein Gesamtschuldner ist. Deshalb läßt man in diesen Fällen den nichtprivilegierten Schädiger von vornherein nur mit der Quote haften, die ihn belasten würde, wenn es unter Verantwortungsabwägung zu einem Ausgleich zwischen den Schädigern käme. Gleiches gilt zugunsten eines nichtprivilegierten Zweitschädigers neben einem durch das Angehörigenprivileg nach § 67 VVG bzw. § 116 Abs. 6 SGB X geschützten Schädiger. — Bei anderen Haftungsprivilegien als nach den §§ 636, 637 RVO und § 67 VVG, § 116 Abs. 6 SGB X läßt die Rechtsprechung dagegen die Inanspruchnahme des privilegierten Schädigers durch den nichtprivilegierten mit einer Ausgleichsforderung zu; das kann im Endergebnis das Privileg mehr oder weniger gegenstandslos machen.

3.2.6 Bemessung des Schadensersatzes

Neben die Frage, wer für die Folgen eines Unfalls zu haften hat und in welchem Umfange (voll oder nur teilweise?), tritt die — oft ebenso schwierig zu beantwortende — Frage, welche Schäden entstanden und in welcher Höhe sie zu ersetzen sind. Es gibt sehr verschiedene Arten von Schäden: solche, die sich in Geld bemessen lassen (materielle Schäden, auch Vermögensschäden genannt) und solche, „die nicht Vermögensschäden sind" (also ideelle, auch *immaterielle Schäden* genannt, vgl. § 253 BGB). Das Gesetz kennt — zwar nicht auf Grund einer Haftung für die Betriebsgefahr von Kraftfahrzeugen und Bahnen und auch nicht auf Grund vertraglicher Haftung, wohl aber bei „unerlaubten Handlungen" im Sinne der §§ 823ff. BGB - nach § 847 BGB „wegen des Schadens, der nicht Vermögensschaden ist, eine billige Entschädigung in Geld", allerdings nur „im Falle der Verletzung des Körpers oder der Gesundheit sowie im Falle der Freiheitsentziehung", also nur bei Personenschaden, nicht z. B. bei Sachschaden. Der Anspruch auf eine solche — meist kurz *„Schmerzensgeld"* genannte — Entschädigung „ist nicht übertragbar und geht nicht auf die Erben über, es sei denn, daß er durch Vertrag anerkannt oder daß er rechtsgängig geworden ist". Letzteres führt bei schweren Verletzungen häufig dazu, daß sich die mutmaßlichen Erben bemühen, den Anspruch noch vor dem befürchteten Tode des Verletzten durch Zustellung einer Klageschrift rechtshängig werden zu lassen; ist der Verletzte bewußtlos, bedarf es dazu einer Pflegerbestellung. — In den Leitsätzen zu dem grundsätzlichen Beschluß des Bundesgerichtshofs vom 6. 7. 1955 in BGHZ Band 18, S. 149 heißt es: „Bei der Festsetzung dieser billigen Entschädigung dürfen grundsätzlich alle in Betracht kommenden Umstände des Falles berücksichtigt werden, darunter auch der Grad des Verschuldens des Verpflichteten und die wirtschaftlichen Verhältnisse beider Teile. Dabei hat die Rücksicht auf Höhe und Maß der Lebensbeeinträchtigung (Größe, Heftigkeit und Dauer der Schmerzen, Leiden und Entstellungen) durchaus im Vordergrund zu stehen, während das Rangverhältnis der übrigen Umstände den Besonderheiten des Einzelfalles zu entnehmen ist. Findet der Verpflichtete Ersatz seiner Leistung durch einen Ausgleichsanspruch oder durch eine Haftpflichtversicherung, so ist dies bei der Beurteilung seiner wirtschaftlichen Lage zu berücksichtigen. Mehreren Schädigern gegenüber ist — erforderlichenfalls — die Entschädigung nach § 847 BGB im Verhältnis zu jedem besonders zu bemessen." Auch wenn demgemäß alle maßgeblichen Umstände ermittelt worden sind, so läßt sich daraus nicht errechnen, wie hoch das Schmerzensgeld sein muß; denn da es sich dabei um einen Schaden handelt, der sich als Nichtvermögensschaden begriffsgemäß nicht in Geld bemessen läßt, fehlt es an einem rationalen Maßstab für die Höhe des Schmerzensgeldes. Wenn die Praxis trotzdem beim Schmerzensgeld in der Regel nicht zu reinen Willkürentscheidungen kommt, so nur deshalb, weil sie mit Rücksicht auf den Grundsatz, Gleiches gleich zu behandeln, die bisherige Rechtsprechung der Gerichte (u. a. an Hand der weitverbreiteten Schmerzensgeldtabellen) als Anhalt berücksichtigt und dabei auch die allgemeinen Lebensverhältnisse — z. B. die Auswirkungen der fortschreitenden Geldentwertung und die (volkswirtschaftlichen) Möglichkeiten der Schadensüberwälzung auf die Gesamtheit der Haftpflicht-Versicherungsnehmer — im Auge behält. In letzter Zeit zeichnet sich die Tendenz ab, für Bagatellsachen im Hinblick auf die vom Gesetz verordnete „Billigkeit" kein Schmerzensgeld zuzuerkennen (was bei der großen Zahl solcher Fälle zu Buche schlägt), dafür aber bei den zahlenmäßig selteneren schweren und schwersten Verletzungen die Höhe des Schmerzensgeldes zu steigern.

Materielle Schäden („*Vermögensschäden*") werden — soweit die Haftungsvoraussetzungen gegeben sind — nicht nur ersetzt, wenn es sich um Personenschäden, sondern auch, wenn es sich um Sachschäden handelt. Als zu ersetzende *Personenschäden* kommen in Betracht: Heilungskosten (einschließlich der Krankentransportkosten und der Kosten der Angehörigenbesuche im Krankenhaus), besondere Bedürfnisse (z. B. Dauerpflege, wenn keine Heilung mehr zu erwarten ist, Prothesen, Kosten von Bequemlichkeiten, die der Unfall erforderlich gemacht hat, wie Diätkost, Fahrzeuge, Wohnung mit Aufzug u. dergl.), Verdienstausfall wegen Personenschadens, Wegfall des gesetzlichen Unterhaltsanspruchs bei Tötung des Unterhaltspflichtigen und Beerdigungskosten. Bei den *Sachschäden* (im weiteren Sinne) sind zu unterscheiden die eigentlichen Sachschäden (die durch Reparatur oder Ersatzbeschaffung behoben zu werden pflegen) und die Sachfolgeschäden. Zu den eigentlichen Sachschäden ist bei einem reparierten Kraftfahrzeug auch ein technischer Minderwert zu rechnen, der sich ergibt, wenn die Reparatur den Schaden nicht vollständig hat beheben können, sowie ein sog. merkantiler Minderwert, in dem sich das auf dem Gebrauchtwagenmarkt zu beobachtende Mißtrauen gegen reparierte Unfallwagen ausdrückt und der in der Praxis zur Vermeidung kostspieliger Marktgutachten meist mit Anhaltswerten auf Grund gewisser überschlägiger Berechnungsmethoden angesetzt wird. Zu den *Sachfolgeschäden* gehören die Folgen zeitweiligen Benutzbarkeitsausfalls, bei Kraftfahrzeugen also die Kosten ersatzweise angemieteter Wagen oder — bei Nutzfahrzeugen — der Verdienstausfall wegen des Fahrzeugausfalls. Soweit weder ein solcher Verdienstausfall noch Mietwagenkosten zu ersetzen sind, hat die Rechtsprechung des Bundesgerichtshofs den — vom nicht befriedigten Benutzungsbedürfnis des Geschädigten abhängigen — sog. „Nutzungsausfall" als ersatzfähig anerkannt; dabei handelt es sich um eine juristische Anomalie (was schon daraus zu erkennen ist, daß der Bundesgerichtshof bei Unbrauchbarwerden anderer Gebrauchsgegenstände die Entschädigung von Nutzungsausfall ablehnt); diese Anomalie hat sich wohl nur deshalb durchsetzen können, weil die Haftpflichtassekuranz hoffte, die Geschädigten dadurch von der teureren Inanspruchnahme von Mietwagen abzuhalten.

Sowohl Reparatur wie Ersatzbeschaffung eines gleichwertigen Gebrauchtfahrzeugs sind im Prinzip gleichrangige Möglichkeiten der Schadensbehebung. Der Geschädigte ist frei darin, was er tut: er kann sich z. B. auch sofort einen Neuwagen kaufen oder den beschädigten Wagen — sofern er noch verkehrssicher ist — unrepariert weiter benutzen. Dem verantwortlichen Schädiger kann der Geschädigte aber nur die Kosten der wirtschaftlich sinnvollsten Schadensbehebung in Rechnung stellen; das kann je nach den Umständen entweder die Reparatur oder die Ersatzbeschaffung sein. Läßt der Geschädigte seinen Wagen tatsächlich reparieren, dann billigt ihm die Rechtsprechung den Kostenersatz auch dann noch zu, wenn die Kosten der Reparaturlösung (unter Berücksichtigung der Kosten der Ausfalltage und des merkantilen Minderwerts) die Kosten der Ersatzbeschaffung eines Gebrauchtwagens (unter Berücksichtigung des Erlöses für das Wrack, der Kosten von Ausfalltagen und von Ab- und Neuanmeldung) etwas, allenfalls etwa bis um 30%, übersteigen. — Wird ein neuer Wagen beschädigt, so können als Ersatz die Kosten eines neuen Fahrzeugs gefordert werden, abzüglich des Verkaufserlöses für den beschädigten Wagen und des Wertes seiner bisherigen Benutzung. Viele Gerichte weigern sich mit gutem Grund, Wagen noch als „neu" anzusehen, die mehr als 1000 km gelaufen sind; auch die Zeit zwischen Zulassung und Unfall spielt hier eine Rolle.

Die Höhe eines zu ersetzenden Schadens ergibt sich in der Regel aus dem Vergleich der tatsächlichen Entwicklung der Verhältnisse nach dem haftungsbegründenden Ereignis mit der hypothetischen Entwicklung, die die Dinge ohne dieses Ereignis genommen hätten. In diesem Zusammenhang braucht der Geschädigte beim entgangenen Gewinn nach § 252 BGB nur darzutun und notfalls zu beweisen, welchen Gewinn der Geschädigte ohne das schadensstiftende Ereignis *wahrscheinlich* erzielt hätte. Im übrigen läßt § 287 ZPO dem Richter bei der Ermittlung, ob und in welcher Höhe infolge des haftungsbegründenden Vorgangs ein Schaden entstanden ist, größere Freiheit als sonst.

Es gibt Fälle, in denen die Berechnung von Vermögensschäden nicht mittels Vergleichs der tatsächlichen mit einer hypothetischen Vermögenslage erfolgt, sondern auf Grund sog. normativer Wertungen („normativer Schaden"). Das geschieht dann, wenn der Vergleich der Vermögenslagen zu unpassenden Ergebnissen führen würde, z. B. wenn es dem Geschädigten geglückt war, durch vorbeugende Maßnahmen der Schadensvorsorge oder durch an sich unzumutbare Anstrengungen die Schadensfolgen zu beheben, oder wenn der Geschädigte — aus welchen Gründen auch immer — von der ihm an sich zustehenden Schadensbehebung absieht, z. B. einen zerstörten Gartenzaun nicht wieder errichtet oder aus Geldmangel vom Kauf ärztlich verordneter Stärkungsmittel absieht. Auch wenn ein Geschädigter infolge einer Drittleistung den Schaden nicht mehr spürt, glauben viele Juristen — wohl in Verkennung des Austauschcharakters von Drittleistung und Forderungsübergang — sich hier des Begriffs „normativer Schaden" bedienen zu müssen, damit der Schädiger weiterhin zum Ersatz angehalten werden kann.

3.2.7 Sonderfälle

Wenn ein Vorfahrtverletzer einen alten verbrauchten Wagen anfährt, der deutliche Spuren eines früheren Unfalls aufweist, dann wird er dafür weniger Schadensersatz leisten müssen, als wenn er einen Neuwagen beschädigt. Überfährt dagegen ein unvorsichtiger Fahrer einen älteren Menschen, bei dem die Heilung lange dauert und kostspielig ist, dann wird der Schädiger dafür mehr Heilungskosten ersetzen müssen, als wenn er einen jüngeren Menschen verletzt, der die Unfallfolgen rascher überwindet. Anders als bei einer Sache, die je nach ihrem Zustande mehr oder weniger wert sein kann, muß der Schädiger den verletzten Menschen so nehmen, wie er ist, kann also in der Regel nicht wegen Vorschädigungen des Verletzten den Schadensersatz mindern. Eine Ausnahme ergibt sich freilich bei der sog. *„überholenden Kausalität"*. Wenn z. B. auf Grund einer unfallunabhängigen Erkrankung oder Vorschädigung der vom Unfall ausgelöste Schaden (z. B. Verdienstausfall infolge von Berufsunfähigkeit) auch ohne den Unfall zu einem späteren Zeitpunkt eingetreten wäre oder eintreten würde, dann kann der Verletzte über diesen Zeitpunkt hinaus vom Unfallschädiger keinen Ersatz von Verdienstausfall fordern. Die Beweislast dafür, daß der Geschädigte auch ohne die Unfallschädigung berufsunfähig geworden wäre und zu welchem Zeitpunkt, trägt der Schädiger; kann er insofern nichts beweisen, geht das zu seinen Lasten. Ärzte, die in solchem Zusammenhang um ein Gutachten gebeten werden, stehen dabei vor keiner einfachen Aufgabe, besonders was den Zeitpunkt betrifft; dabei ist allerdings zu bedenken, daß es auch hierbei nach § 252 BGB nur auf die — sich aus ärztlicher Erfahrung ergebende — Wahrscheinlichkeit ankommt. Ausdrücklich sei aber darauf hingewiesen, daß solche späteren Ereignisse nur dann berücksichtigt werden dürfen, wenn es sich um einen Schadensersatz handelt, bei dessen Bemessung die Dauer des Schadens eine Rolle spielt, wie bei Verdienstausfallrenten, ggf. aber auch beim Schmerzensgeld. Der Bundesgerichtshof hat über die Berücksichtigung von späteren Ereignissen bei Sachschäden in einem Urteil vom 22. 1. 1959 — BGHZ Bd. 29, S. 207, 215 — gesagt: „Bei Ersatzansprüchen für die Zerstörung einer Sache sind derartige Umstände regelmäßig unerheblich, weil mit dem Eingriff sogleich der Anspruch auf Schadensersatz entstanden war und das Gesetz den späteren Ereignissen keine schuldtilgende Kraft beigelegt hat. Bei der Ermittlung des durch Zerstörung einer Sache eingetretenen Schadens sind allerdings Umstände von Bedeutung, die bereits bei dem Eingriff vorlagen und notwendig binnen kurzem denselben Schaden verursacht hätten, weil derartige Umstände den Wert der Sache bereits im Augenblick des Eingriffs gemindert haben. Davon abgesehen sind spätere Ereignisse und ihre hypothetische Einwirkung auf den Ablauf der Dinge nur bei der Berechnung entgangenen Gewinns, bei der Ermittlung des Schadens aus fortlaufenden Erwerbsminderungen oder aus dem Ausfall ähnlicher langdauernder Vorteile von Bedeutung; insoweit schreibt teilweise das Gesetz ausdrücklich die Berücksichtigung der mutmaßlichen späteren Entwicklung vor ...." Allerdings darf ein hypothetischer Ursachenverlauf dennoch nicht zugunsten des Schädigers berücksichtigt werden, wenn der gedachte Verlauf — hätte er sich ereignet — einen Ersatzanspruch des Geschädigten gegen Dritte ausgelöst hätte, zu dem es aber mangels Eintritts der hypothetischen Schädigung nicht gekommen ist.

Hypothetische Erwägungen können übrigens auch dann eine Rolle spielen, wenn nach einem Unfall der wegen schuldhaft rechtswidrigen Verhaltens (z. B. wegen zu hoher Geschwindigkeit) auf Schadensersatz in Anspruch genommene Schädiger behauptet, der Unfall hätte sich mit etwa den gleichen oder gar schwereren Folgen auch dann ereignet, wenn er sich verkehrsrecht verhalten hätte (im Beispielsfalle also: mit zulässiger Geschwindigkeit gefahren wäre), d. h. im Falle eines hypothetischen *rechtmäßigen Alternativverhaltens*. Im Falle der Beweisbarkeit wäre das wohl eine wirksame Verteidigung gegen den Vorwurf schuldhaft rechtswidrigen Verhaltens (nicht notwendigerweise auch gegen eine Haftung aus Betriebsgefahr). Die Frage ist, wer hierfür die Beweislast trägt, d. h. wer den Nachteil davon hat, wenn sich das — wie so oft — nicht beweisen läßt: der Geschädigte, der grundsätzlich dem Schädiger dessen schuldhaft rechtswidriges Verhalten nachweisen muß, oder der Schädiger, der tatsächlich gegen eine Vorschrift verstoßen hat, die gerade den Schutz vor entsprechenden Schädigungen bezweckt. Obwohl in dieser Frage die Rechtsprechung — soweit ersichtlich — nicht eindeutig ist, spricht doch viel dafür, hier die Beweislast dem Schädiger als demjenigen aufzuerlegen, der sich nachweislich in schadensträchtiger Weise falsch verhalten hat.

Es wird zwar nur selten vorkommen, daß ein Arzt für die Folgen eines Verkehrsunfalls finanziell (mit)verantwortlich gemacht wird, an dem er weder als Halter oder Fahrer eines Kraftfahrzeugs noch anderweitig als Verkehrsteilnehmer beteiligt war. Immerhin könnte das z. B. im Zusammenhang damit in Betracht kommen, daß ein Bewerber um eine Fahrerlaubnis der Klasse 2 auf Grund des neuen § 9c der Straßenverkehrszulassungsordnung (StVZO) pflichtgemäß seinen Gesundheitszustand durch einen Arzt untersuchen läßt und dann die Bescheinigung des Arztes über das Untersuchungsergebnis der zuständigen Verwaltungsbehörde vorlegt. Der Umfang dieser ärztlichen Untersuchung soll sich nach der Begründung des Verordnungsentwurfs „auf eine lediglich orientierende Begutachtung" beschränken, „die von jedem niedergelassenen Arzt kurzfristig durchgeführt werden kann"; damit soll die Behörde in die Lage versetzt werden, „zutage getretene Zweifel an der gesundheitlichen Eignung durch gezielte fachärztliche Untersuchungen aufklären zu lassen". Es ist immerhin denkbar, daß bei einer solchen „orientierenden Begutachtung" gewisse Tatsachen, die zu Zweifeln an der Eignung Anlaß geben können, schuldhaft übersehen und jedenfalls in der auszustellenden Bescheinigung nicht erwähnt werden und daß daraufhin eine Fahrerlaubnis der Klasse 2 ohne weitere Nachprüfung erteilt wird. Wenn dann der Lkw-Fahrer einen Unfall herbeiführt, der auf dem in der Bescheinigung nicht erwähnten Eignungsmangel beruht, so ist es immerhin denkbar, daß ein durch diesen Unfall Geschädigter auf Grund des § 823 Abs. 1 BGB von dem Arzt, von dem die unzutreffende Bescheinigung stammt, Schadensersatz verlangt. Demgegenüber wird sich der Arzt nicht auf seine Schweigepflicht berufen können, weil der Führerscheinbewerber selbst dem Arzt mit Überreichung des vorgeschriebenen Vordrucks den Auftrag gegeben hat, etwaige Eignungszweifel zur Kenntnisnahme durch die Behörde anzugeben. Fraglich könnte sein, ob die Ursachenkette von der fehlerhaften Bescheinigung bis zum Unfall noch im Rahmen des Schutzzwecks des § 9c StVZO liegt. Das dürfte zu bejahen sein, denn die Vorschrift — die auf einer Richtlinie des Rates der Europäischen Gemeinschaften beruht — soll gerade dazu dienen, im Interesse der anderen Verkehrsteilnehmer ungeeignete Personen daran zu hindern, schwere Lastkraftwagen zu fahren. Gleichwohl wird es voraussichtlich nur in seltenen Fällen zu einer Haftung des untersuchenden Arztes für spätere Unfallschäden kommen. Denn erstens muß es sich um einen Unfall handeln, bei dem der ungeeignete Fahrer ein Fahrzeug gefahren hatte, für das eine Fahrerlaubnis der Klasse 2 erforderlich war. Vor allem aber müßte der Geschädigte beweisen, daß der Unfall gerade auf einem Eignungsmangel des Fahrers beruhte, den der untersuchende Arzt — wäre er sorgfältig genug vorgegangen — auch bei einer bloß „orientierenden" Untersuchung hätte erkennen oder zumindest als möglich in Erwägung ziehen müssen, den er aber in der Bescheinigung auch nicht in Form eines Zweifels an der Eignung erwähnt hatte, und ferner, daß die Erwähnung solchen Eignungszweifels in der Bescheinigung — evtl. nach dadurch angeregter gezielter fachärztlicher Untersuchung — zur Versagung der Fahrerlaubnis der Klasse 2 und damit zur Unterlassung der Unfallfahrt geführt hätte. Diese Beweise werden voraussichtlich nur in seltenen eklatanten Fällen zu erbringen sein.

3.2.8 Verkehrsunfälle mit Ausländern und im Ausland

Solche Unfälle beschäftigen wegen der vielen Fremdarbeiter, aber auch wegen des weiträumigen Touristenverkehrs in steigendem Maße die Schadensregulierer und die Zivilgerichte. — Soweit im folgenden von „Inland" und „deutsch" die Rede ist, bezieht sich das hier nur auf die Bundesrepublik Deutschland einschließlich Westberlins.

Sind im Ausland zugelassene Kraftfahrzeuge an Unfällen im Inland beteiligt, so gilt für und gegen ihre Fahrer und Halter nicht nur das deutsche Straßenverkehrsrecht, sondern auch das deutsche Haftpflichtrecht. Sich daraus ergebende Schadensersatzklagen können vor deutschen Gerichten nicht nur gegen Halter und Fahrer des ausländischen Kraftfahrzeugs und den (meist ausländischen) Haftpflichtversicherer geltend gemacht werden, sondern an Stelle des ausländischen Haftpflichtversicherers auch gegen den „HUK-Verband, Hamburg, Glockengießerwall 1", nicht aber gegen das vom HUK-Verband zunächst mit dem Versuch der Schadensregulierung beauftragte deutsche Versicherungsunternehmen.

Bei Unfällen im Ausland ist das ausländische Straßenverkehrsrecht (z. B. mit seinen Geschwindigkeitsbeschränkungen, Vorfahrtsregeln, Parkverboten und — etwa in England oder Irland — mit dem dortigen Linksfahrgebot) maßgeblich, ferner auch vor deutschen Gerichten in der Regel das am Unfallort geltende Haftpflichtrecht (evtl. mit seinen Weiterverweisungen); das gilt auch für die Frage, ob der Geschädigte einen Direktanspruch gegen den Haftpflichtversicherer des Schädigers hat. Allerdings bestimmt Art. 12 des Einführungsgesetzes zum BGB: „Aus einer im Ausland begangenen unerlaubten Handlung können gegen einen Deutschen nicht weitergehende Ansprüche geltend gemacht werden, als nach den deutschen Gesetzen begründet sind." Ferner gilt nach einer Verordnung vom 7. 12. 1942 für außervertragliche Schadensersatzansprüche aus einem Unfall im Ausland vor deutschen Gerichten allein deutsches Recht, wenn Schädiger und Geschädigter beide deutsche Staatsangehörige sind (vgl. auch Art. 116 Abs. 1 des Grundgesetzes). Ob Entsprechendes auch dann gilt, wenn beide Beteiligte zwar nicht Deutsche sind, wohl aber sich gewöhnlich in der Bundesrepublik Deutschland einschließlich Westberlins aufhalten und dort auch ihre Fahrzeuge zugelassen sind, wird von den Gerichten unterschiedlich beurteilt. Der BGH wendet neuerdings die Verordnung vom 7. 12. 1942 nicht an, wenn sich ein beteiligter Deutscher gewöhnlich in dem ausländischen Tatortbereich aufhält. - Gelegentlich vereinbaren vor deutschen Gerichten streitende ausländische Parteien, auch auf ihren Auslandsunfall deutsches Haftungsrecht anzuwenden; das kann das Verfahren beschleunigen und die Entscheidung erleichtern.

Im Verhältnis zur „DDR" einschließlich Ostberlins gilt ein Regulierungshilfe-Abkommen, das zwischen dem „HUK-Verband" und der „Staatlichen Versicherung der DDR" geschlossen worden ist.

3.3 Privatversicherungsrecht nach Verkehrsunfall

3.3.1 Grundlagen des Versicherungsverhältnisses

Das auf privatrechtliche Zusammenhänge ausgerichtete Thema dieses Beitrags und der dafür zur Verfügung stehende knappe Raum verbieten, hier auf sozialversicherungsrechtliche Probleme oder gar auf einen beschreibenden und wertenden Vergleich des Systems der Sozialversicherung mit dem der Privatversicherung einzugehen. Zwar spielt für die zivilrechtliche Schadensregulierung nach einem Verkehrsunfall die Frage, ob das Unfallopfer Leistungen der Sozialversicherung zu erhalten hat, wegen des entsprechenden Forderungsübergangs auf den Sozialversicherungsträger eine Rolle. Auch bei der Frage, ob das Haftungsprivileg der §§ 636, 637 RVO oder — zu Lasten eines Sozialversicherungsträgers — das an § 67 Abs. 2 VVG ausgerichtete und jetzt in § 116 Abs. 6 SGB X bestätigte Angehörigenprivileg zum Zuge kommt, hängt der Schadensersatz von sozialversicherungsrechtlichen Tatbeständen ab. Das für den Schadensersatz zuständige Zivilgericht ist in diesen Zusammenhängen nach den §§ 638, 1543 RVO bzw. nach § 118 SGB X weithin an Entscheidungen der Sozialversicherungsträger oder der Sozialgerichte gebunden.

Dagegen unterliegen die Beziehungen zwischen Privatversicherern und ihren Versicherungsnehmern und Mitversicherten uneingeschränkt der zivilrechtlichen Beurteilung. Auszugehen ist dabei jeweils von dem im Einzelfall abgeschlossenen Versicherungsvertrag. Er hat in der Regel im „Versicherungsschein" (auch „Police" genannt) als einer Beweisurkunde seinen Niederschlag gefunden; meist kommt der Versicherungsvertrag dadurch zustande, daß der Versicherer den entsprechenden Antrag des Interessenten durch Aushändigung des Versicherungsscheins annimmt. — Maßgeblich für den Inhalt des Versicherungsvertrages ist daneben das *Versicherungsvertragsgesetz* (VVG). Es geht von der Freiheit privatrechtlicher Gestaltung der Vertragsverhältnisse aus und enthält deshalb zahlreiche Bestimmungen, die nur zur Ergänzung und Auslegung vertraglicher Regelungen dienen. Daneben gibt es in diesem Gesetz aber auch eine Anzahl zwingender oder jedenfalls nicht zu Lasten des Versicherungsnehmers abänderbarer Bestimmungen. — Die Vertragsgestaltung wird dadurch beeinflußt, daß es die Privatversicherungswirtschaft weithin mit einem Massengeschäft zu tun hat (was ihrem Zweck der Risikoverlagerung auf breite Kreise ja gerade entgegenkommt). Deshalb spielen „*Allgemeine Versicherungsbedingungen*" eine große Rolle; es gibt sie für alle wesentlichen Versicherungssparten. So interessieren im Zusammenhang mit Verkehrsunfällen insbesondere die „Allgemeinen Bedingungen für die Kraftfahrtversicherung" (AKB), die für die Kraftfahrzeug-Haftpflichtversicherung, die Fahrzeugversicherung und die Kraftfahrt-Unfallversicherung maßgeblich sind, ferner die „Allgemeinen Versicherungsbedingungen für die Haftpflichtversicherung" (AHB), die „Allgemeinen Unfallversicherungs-Bedingungen" (AUB) und andere mehr. Allgemeine Versicherungsbedingungen unterliegen weitgehend der Genehmigungspflicht durch das Bundesaufsichtsamt für das Versicherungswesen in Berlin, sind aber trotzdem im Rahmen des „Gesetzes zur Regelung des Rechts der allgemeinen Geschäftsbedingungen" auch der Prüfung durch die Zivilgerichte unterworfen.

Neben solchen allgemeinen Versicherungsbedingungen, auch neben den eigentlichen Tarifen, spielen sog. „Tarifbestimmungen" eine Rolle, die für die Anwendung der Versicherungstarife und die Berechnung der Beiträge gelten, und ferner die sog. „geschäftsplanmäßigen Erklärungen" der Versicherungsunternehmen gegenüber dem Versicherungsaufsichtsamt, die die Unternehmen zu bestimmten, u. U. auch die Versicherten begünstigenden Verhaltensweisen verpflichten.

3.3.2 Arten der Privatversicherung

Wenn ein Verkehrsunfall Anlaß zu Leistungen aus einer Privatversicherung gibt, so ist zu unterscheiden, ob es sich dabei um eine „*Schadensversicherung*" handelt oder um eine „*Summenversicherung*". In § 1 VVG kommt dieser Gegensatz nicht richtig zum Ausdruck, obwohl das VVG in seinem 2. Abschnitt Vorschriften enthält, die nur für die Schadensversicherung gelten. Bei einer Schadensversicherung richtet sich — wie der

Name sagt — die Höhe der Versicherungsleistung grundsätzlich nach dem entstandenen Schaden (sie kann u. U. auch nur einen Prozentsatz dieses Schadens ausmachen). Bei einer Summenversicherung dagegen bestimmt sich die Versicherungsleistung ohne Rücksicht auf die Schadenshöhe nach der vertraglich vereinbarten Summe; Beispiele dafür sind die im Versicherungsfall bei der Lebensversicherung oder der Unfallversicherung geschuldeten Kapitalbeträge, ferner in der Kranken- und in der Unfallversicherung die vereinbarten Krankenhaustagegelder und Krankentagegelder (auch wenn bei letzteren eine Änderung des Einkommens des Versicherten u. U. zu einer vertraglichen Änderung der Tagegeldvereinbarung zwingt). Ein für die Schadensregulierung besonders wichtiger Unterschied besteht darin, daß § 67 VVG, der den gesetzlichen Forderungsübergang auf den Ersatz leistenden Schadensversicherer anordnet, für Summenversicherungen nicht gilt. Erstattet ein Krankenversicherer dem Unfallopfer z. B. die Arztrechnungen und die Aufwendungen für die verschriebenen Medikamente, also den darin liegenden Schaden, so geht die entsprechende Ersatzforderung auf den Versicherer über; der Geschädigte kann sie dann dem Schädiger gegenüber nicht mehr geltend machen. Erhält das Unfallopfer daneben von seinem Krankenversicherer in der vereinbarten Höhe Krankentagegeld, so berührt das seine Ersatzansprüche gegen den Schädiger nicht: weder solche auf Heilungskostenersatz noch auf Ersatz besonderer Bedürfnisse. Es schlägt sich in der Höhe der Prämie nieder, ob ein Forderungsübergang — wie bei der Schadensversicherung — dem Versicherer zugute kommt und damit eine „Bereicherung" des Geschädigten verhindert oder ob sich — wie in der Summenversicherung — der Geschädigte eine u. U. mögliche „Bereicherung" durch eine entsprechend kalkulierte Prämie im

voraus erkauft hat. Die Gefahr, die darin liegt, daß ein Versicherungsfall zu einer Bereicherung führt und deshalb absichtlich herbeigeführt werden könnte, ist zwar bei der *Personenversicherung* einzugrenzen. Bei einer *Nichtpersonenversicherung,* insbesondere bei einer *Sachversicherung,* könnte aber die Versuchung, einen lohnenden Versicherungsfall herbeizuführen, doch zu groß sein. Deshalb kennt die Versicherungspraxis bei anderen als Personenversicherungen keine Summenversicherung. — Bereits hier sei darauf hingewiesen, daß es sich bei einer Haftpflichtversicherung um eine Schadensversicherung handelt, wobei der Schaden des Versicherten — ein reiner Vermögensschaden — darin besteht, daß er anderen Schadenersatz leisten muß.

3.3.3 Versichertes Risiko; Risikoausschlüsse

Angelpunkt jeden Versicherungsverhältnisses ist das versicherte Risiko. Es pflegt im Versicherungsschein angegeben und in den für die Versicherungsart maßgeblichen allgemeinen Versicherungsbedingungen näher beschrieben zu sein. So heißt es z. B. für die Kraftfahrt-Unfallversicherung in § 18 I und II AKB: „I. Gegenstand der Versicherung. Die Versicherung bezieht sich auf Unfälle in ursächlichem Zusammenhang mit dem Lenken, Benutzen, Behandeln, dem Be- und Entladen sowie Abstellen des Kraftfahrzeugs oder Anhängers. Unfälle beim Ein- und Aussteigen sind mitversichert. II. Unfallbegriff. (1) Ein Unfall liegt vor, wenn der Versicherte durch ein plötzlich von außen auf seinen Körper wirkendes Ereignis unfreiwillig eine Gesundheitsschädigung erleidet. (2) Unter den Versicherungsschutz fallen auch a) durch Kraftanstrengung des Versicherten hervorgerufene Verrenkungen,

Zerrungen und Zerreißungen an Gliedmaßen und Wirbelsäule; b) Wundinfektionen, bei denen der Ansteckungsstoff durch eine Unfallverletzung im Sinne der Ziffer 1 in den Körper gelangt ist. (3) Eine Erkrankung infolge psychischer Einwirkung gilt nicht als Unfall." Oft finden sich daneben ausdrückliche *Risikoausschlüsse*, so z. B. *für die Kraftfahrt-Unfallversicherung in § 18 III AKB:* „Ausgeschlossen von der Versicherung sind (1) Unfälle, die der Versicherte erleidet infolge der vorsätzlichen Ausführung oder des Versuchs von Verbrechen oder Vergehen. (2) Unfälle bei Fahrten, die ohne Wissen und Willen der über die Verwendung des Fahrzeugs Verfügungsberechtigten vorbereitet, ausgeführt oder ausgedehnt werden. (3) Unfälle des Versicherten infolge Geisteskrankheit oder schweren Nervenleidens, infolge von Schlaganfällen, epileptischen Anfällen und anderen Krampfanfällen, die den ganzen Körper ergreifen sowie Unfälle des Fahrers infolge von Bewußtseinsstörungen auch soweit diese durch Trunkenheit verursacht sind. Die Ausschlüsse gelten nicht, wenn diese Anfälle oder Störungen durch ein unter die Versicherung fallendes Unfallereignis hervorgerufen waren oder der Versicherte vor dem Unfall noch nicht von einer solchen Krankheit befallen war." Für die *Kraftfahrzeug-Haftpflichtversicherung* enthält *§ 11 AKB* u.a. folgende *Risikoausschlüsse:* „Ausgeschlossen von der Versicherung sind: 1. Haftpflichtansprüche, soweit sie auf Grund Vertrags oder besonderer Zusage über den Umfang der gesetzlichen Haftpflicht hinausgehen; 2. Haftpflichtansprüche des Versicherungsnehmers, Halters oder Eigentümers gegen mitversicherte Personen wegen Sach- und Vermögensschäden; ..." Zur Verdeutlichung sei darauf hingewiesen, daß der letztgenannte Risikoausschluß sich nicht auf Personenschäden einschließlich der daraus folgenden Vermögensschäden bezieht und daß nach § 10 Abs. 2 AKB mitversichert sind u. a. der Halter, der Eigentümer, der Fahrer (nicht der unberechtigte!) sowie Beifahrer, und daß in dieser Haftpflichtversicherung die mitversicherten Personen ihre Versicherungsansprüche selbständig geltend machen können. Die hier beispielsweise aufgeführten Risikoausschlüsse grenzen das versicherte Risiko nach Gefahrenmerkmalen ein. Daneben gibt es aber auch *Risikoausschlüsse,* die bei bestimmten Verhaltensweisen der Versicherungsnehmer (und der Versicherten) eingreifen; dazu gehört *für die Haftpflichtversicherung § 152 VVG:* „Der Versicherer haftet nicht, wenn der Versicherungsnehmer vorsätzlich den Eintritt der Tatsache, für die er dem Dritten verantwortlich ist, widerrechtlich herbeiführt." Noch weiter geht für andere Schadensversicherungen, also z. B. für die Fahrzeug-(Kasko-)versicherung, der *§ 61 VVG:* „Der Versicherer ist von der Verpflichtung zur Leistung frei, wenn der Versicherungsnehmer den Versicherungsfall vorsätzlich oder durch grobe Fahrlässigkeit herbeiführt." Die Beweislast dafür, daß ein Versicherungsfall vorliegt, hat derjenige, der an der Versicherungsleistung interessiert ist. Dagegen hat der Versicherer die Beweislast für einen Risikoausschluß. Für die Unfallversicherung bestimmt der seit 1967 neu in das Gesetz eingefügte *§ 180a VVG:* „Hängt die Leistungspflicht des Versicherers davon ab, daß der Betroffene unfreiwillig eine Gesundheitsbeschädigung erlitten hat, so wird die Unfreiwilligkeit bis zum Beweise des Gegenteils vermutet", d. h. für das Gegenteil trägt der Versicherer die Beweislast.

3.3.4 Versicherungsnehmer und Versicherte; versicherungsrechtliche Verpflichtungen und Obliegenheiten

Zu unterscheiden ist zwischen dem Vertragspartner des Versicherers, also dem Versicherungsnehmer, und den durch den Versicherungsvertrag begünstigten Personen; den Versicherten oder — falls der Versicherungsnehmer auch selbst begünstigt ist — den Mitversicherten. Hat ein Versicherungsnehmer andere Personen versichert oder mitversichert, so spricht man insoweit von Fremdversicherung. Bei einer Fremdversicherung stehen die geldlichen Ansprüche aus dem Versicherungsverhältnis zwar dem Versicherten zu; er kann aber mangels gegenteiliger Vereinbarung ohne Zustimmung des Versicherungsnehmers darüber nicht verfügen. In § 3 Abs. 2 AKB heißt es hierzu u.a.: „Die Ausübung der Rechte aus dem Versicherungsvertrag steht, wenn nichts anderes vereinbart ist (s. insbesondere §§ 10 Abs. 4 und 17 Abs. 3 Satz 2), ausschließlich dem Versicherungsnehmer zu ...". § 10 Abs. 4 AKB sagt indessen für die Kraftfahrzeug-Haftpflichtversicherung: „Mitversicherte Personen können ihre Versicherungsansprüche selbständig geltend machen", und nach § 17 Abs. 3 Satz 2 gilt in der Kraftfahrt-Unfallversicherung gleiches für „namentlich versicherte Personen" (nicht dagegen für Mitversicherte bei der Insassenunfallversicherung).

Verpflichtungen gegenüber dem Versicherer aus dem Vertragsverhältnis können nur den Versicherungsnehmer belasten, nicht aber bloße Versicherte oder Mitversicherte. Das gilt insbesondere für die Pflicht, *Prämien* zu zahlen. Grundsätzlich kann der Versicherer vom Versicherungsnehmer nichtgezahlte fällige Prämien (mit Verzugszinsen) einklagen. Zahlt der Versicherungsnehmer schon die erste Prämie nicht rechtzeitig, so kann sich der Versicherer aber auch wahlweise rückwirkend vom Versicherungsvertrag lösen, d. h. von ihm zurücktreten. Bis zur Zahlung der Erstprämie braucht der Versicherer das versicherte Risiko nicht zu tragen. Aus technischen Gründen wird der Zeitraum bis dahin — insbesondere in der Kraftfahrzeug-Haftpflichtversicherung — in der Regel durch eine vorläufige befristete „Deckungszusage" des Versicherers überbrückt. — Ist der Versicherungsnehmer mit einer Folgeprämie nach Ablauf einer befristeten Mahnung im Verzuge, so ist der Versicherer für einen dann eintretenden Versicherungsfall von der Verpflichtung zur Leistung frei. Auch kann er sich dann vom Versicherungsverhältnis für die Zukunft durch fristlose Kündigung lösen (vgl. § 39 VVG). Daneben behält er den Anspruch auf die fällige Prämie.

Es gibt eine Reihe von Verhaltensweisen, die während des Laufes des Versicherungsverhältnisses bei einem Versicherungsnehmer und einem Mitversicherten vorausgesetzt werden, die aber keine Verpflichtungen im Rechtssinne sind, weil sie der Versicherer nicht erzwingen kann. Es handelt sich um die sog. Obliegenheiten: ihre Beachtung ist Voraussetzung uneingeschränkten Versicherungsschutzes, ihre Verletzung führt zu versicherungsrechtlichen Nachteilen. Obliegenheiten ergeben sich teils aus dem Gesetz, teils aus dem Vertrag (insbesondere aus allgemeinen Versicherungsbedingungen). Soweit das Gesetz für die Verletzung einer Obliegenheit keine spezielle Sanktion vorsieht (wie z.B. in den § 23ff. VVG bei der Obliegenheit, keine Gefahrerhöhung vorzunehmen oder zu gestatten), bleibt die Festsetzung der Sanktion dem Vertrag (in der Regel durch die allgemeinen Versicherungsbedingungen) überlassen. Den — nicht zu Lasten des Versicherungsnehmers und der Versicherten abänderbaren — Rahmen dafür gibt § 6 VVG. Er erklärt eine Vereinbarung für unwirksam, die dem Versicherer im Falle einer Obliegenheitsverletzung das Recht zum — rückwirkenden — Rücktritt vom Vertrag gibt. Im übrigen unterscheidet § 6 VVG Obliegenheiten, die vor, und solche, die nach dem Versicherungsfall wahrzunehmen sind. In beiden Fällen läßt § 6 zwar als vereinbarte Sanktion die Leistungsfreiheit des Versicherers zu, aber nur unter Einschränkungen, so im ersten Falle u. a. nur, wenn der Versicherer innerhalb eines Monats nach Kenntnis der Verletzung den Vertrag gekündigt hat. Als Beispiele seien genannt: Zu den *vor* einem Versicherungsfall zu wahrenden Obliegenheiten zählt in der Kraftfahrtversicherung nach § 2 AKB z. B., daß das Fahrzeug nicht zu einem anderen als dem im Antrag angegebenen Zweck verwendet werden darf (Verwendungsklausel) und daß der Fahrer auf öffentlichen Wegen und Plätzen die vorgeschriebene Fahrerlaubnis hat (Führerscheinklausel). Beide Obliegenheiten sollen einer Erhöhung der Gefahr entgegenwirken; ihre Verletzung zieht daher nach § 6 Abs. 2 VVG dann nicht die Leistungsfreiheit des Versicherers nach sich, wenn der Versicherungsnehmer oder der Versicherte nachweist, daß die Verletzung keinen Einfluß auf den Eintritt des Versicherungsfalles oder den Umfang der Versicherungsleistung hatte. — *Nach einem Versicherungsfall* hat der Versicherungsnehmer dem Versicherer den Vorgang anzuzeigen (§§ 33, 153 VVG) und jede erforderliche Auskunft zu erteilen (§ 34 VVG). Eine Verletzung dieser Obliegenheiten kann aber nach § 6 Abs. 3 VVG dann nicht zur Leistungsfreiheit des Versicherers führen, wenn der Versicherungsnehmer nachweist, daß die Verletzung weder auf Vorsatz noch auf grober Fahrlässigkeit beruhte oder daß sie — bei grober Fahrlässigkeit — keinen Einfluß auf die Feststellung des Versicherungsfalles oder auf die Versicherungsleistung hatte.

Liegt nur ein Bagatellsachschaden (von voraussichtlich nicht mehr als 500 DM) vor, so kann in der Kraftfahrt-Haftpflichtversicherung und in der Kraftfahrzeugversicherung der Versicherungsnehmer die Anzeige an den Versicherer bis zum Jahresende (bei Dezemberschäden bis Ende Januar) zurückstellen, um zunächst eine eigene Regelung zu versuchen. Gerichtliche Geltendmachung durch den Unfallgegner zwingt aber zu unverzüglicher Anzeige.

Nicht nur ein Versicherungsnehmer oder ein Mitversicherter kann eine Obliegenheit verletzen, sondern auch ein sog. Repräsentant des Versicherungsnehmers. Der Repräsentant — eine Figur, die es speziell im Versicherungsrecht gibt — ist jemand, den der Versicherungsnehmer eingesetzt hat, um statt seiner seine Funktion im Versicherungsverhältnis auszuüben. (Auch zu den Risikoausschlüssen nach den §§ 61, 152 VVG kann es durch das Verhalten eines Repräsentanten kommen.)

Die Nachsicht, mit der das Gesetz im Gegensatz zu den Risikoausschlüssen die Obliegenheitsverletzungen behandelt, kann u. U. Versicherer veranlassen, in den Verträgen Obliegenheitsverletzungen als Risikoausschlüsse zu bezeichnen. Die Rechtsprechung richtet sich aber hierbei nicht nach der Bezeichnung, sondern nach dem Inhalt; wenn es um Verhaltensweisen des Versicherungsnehmers oder des Versicherten geht, neigt die Rechtsprechung dazu, darin eine sog. verhüllte Obliegenheit zu sehen und ihre Verletzung dementsprechend zu beurteilen.

3.3.5 Kraftfahrzeug-Haftpflichtversicherung

Nach Verkehrsunfällen, an denen Kraftfahrzeuge beteiligt waren, spielt die Kraftfahrzeug-Haftpflichtversicherung eine besonders bedeutsame Rolle. Im Gegensatz zu anderen „Drittleistenden", darunter Sozialversicherungsträgern und Privatversicherern, greift der Haftpflichtversicherer nicht auf seiten des Geschädigten ein, sondern auf seiten des Schädigers. Wie bei jeder Haftpflichtversicherung wird hier dem für die Schäden Verantwortlichen die Schadenstragung abgenommen. Damit erfüllt der Haftpflichtversicherer aber gleichzeitig eine wichtige Aufgabe zugunsten des Geschädigten: aus seinem Prämienaufkommen stellt er die Mittel zur Verfügung, die die Befriedigung der Schadensersatzansprüche sicherstellen. Immer wieder kann man erleben, daß dort, wo es keine Haftpflichtversicherung gibt, der Geschädigte gerade bei großen Schäden keinen oder jedenfalls keinen ausreichenden Ersatz erhält, weil der Schädiger finanziell nicht leistungsfähig ist. *Sicherung des Schadensersatzes,* also *Vorsorge für die Verkehrsopfer* hat als Leitgedanke dazu geführt, den Kraftfahrzeughaltern die Pflicht zur Haftpflichtversicherung aufzuerlegen. Nur aus diesem Motiv, nicht um ausländische Fahrzeughalter und Fahrer zu schützen, ist im Gesetz über die Haftpflichtversicherung für ausländische Kraftfahrzeuge und Kraftfahrzeuganhänger die Versicherungspflicht auf solche Fahrzeuge erstreckt worden. — Die bei den Versicherungsunternehmen als Versicherungsnehmer erfaßten Kraftfahrzeughalter bilden auf diesem Wege eine Art Solidargemeinschaft zur gemeinsamen Tragung der mit Kraftfahrzeugen angerichteten Schäden. In diesem Sinne wirkt auch der „Entschädigungsfonds" nach § 12 PflVG. Er wird aus Mitteln aller Kraftfahrzeug-Haftpflichtversicherer und von der Pflichtversicherung befreiten Kraftfahrzeughalter (wie Bund, Länder, Großgemeinden usw.) gespeist und leistet hilfsweise, d. h. soweit der Geschädigte nicht anderwärts Ersatz erlangen kann, in beschränktem Umfang Ersatz von Schäden (vor allem Personenschäden), die verursacht worden sind durch ein nicht ermitteltes Kraftfahrzeug oder durch ein gesetzwidrig nicht haftpflichtversichertes Kraftfahrzeug, oder bei denen dem Schädiger wegen vorsätzlicher widerrechtlicher Schadensverursachung keine Haftpflichtdeckung gewährt wird.

Bei einer normalen Haftpflichtversicherung bestehen zwischen dem Geschädigten und dem Versicherer des Schädigers keine unmittelbaren Rechtsbeziehungen. Der Geschädigte kann sich nur an den verantwortlichen Schädiger halten, notfalls im sog. Haftungsprozeß; der Schädiger kann seinerseits von seinem Haftpflichtversicherer Freistellung bzw. Erstattung fordern, und zwar notfalls im sog. Deckungsprozeß. Der Geschädigte kann gegen den Haftpflichtversicherer des Schädigers normalerweise nur auf dem Wege vorgehen, daß er sich im Haftungsprozeß einen Titel gegen den Schädiger verschafft und auf Grund dieses Titels notfalls die Zwangsvollstreckung in die Ansprüche betreibt, die der Schädiger gegen seinen Haftpflichtversicherer hat. Das Pflichtversicherungsgesetz in der Neufassung von 1965 hat demgegenüber das Verfahren wesentlich vereinfacht. Zwar kann der Geschädigte nach wie vor in der geschilderten Weise vorgehen; aber er kann jetzt auch unmittelbar den Haftpflichtversicherer (ggf. als Gesamtschuldner neben dem Schädiger) verklagen. Dieser sog. Direktanspruch gegen den Versicherer beschleunigt nicht nur die Durchsetzung umstrittener Ersatzansprüche. Er räumt auch Schwierigkeiten aus dem Weg, z. B. wenn nicht feststeht, wer von zwei Insassen eines Wagens diesen bei der Unglücksfahrt gelenkt hat und deshalb als Fahrer verantwortlich ist; jetzt genügt es, den Haftpflichtversicherer zu verklagen, der auf jeden Fall für den Fahrer — wer von beiden das auch war — aufzukommen hat. Der Geschädigte hat ein Ereignis, aus dem er einen Direktanspruch gegen den Haftpflichtversicherer des Gegners herleiten will, dem Versicherer innerhalb von 2 Wochen schriftlich anzuzeigen. Diese Anzeige des Geschädigten hemmt zugleich gegenüber dem Versicherer und dem Schädiger die Verjährung bis zur schriftlichen Entscheidung des Versicherers.

Der Schutz des Geschädigten zeigt sich besonders deutlich, wenn das *Haftpflicht-Versicherungsverhältnis „krank"* ist. Darunter versteht man a) Fälle, in denen das Versicherungsverhältnis zwar dem äußeren Tatbestand nach zustandegekommen zu sein schien, in Wirklichkeit aber — z. B. wegen irgendwelcher

Rechtsmängel oder infolge Anfechtung wegen arglistiger Täuschung — doch nicht besteht oder in denen es durch Rücktritt mit Rückwirkung aufgelöst oder inzwischen — z. B. durch Kündigung, Zeitablauf oder dergl. — wieder aufgehoben worden ist, und vor allem b) Fälle, in denen der Haftpflichtversicherer wegen Obliegenheitsverletzungen dem Versicherungsnehmer oder Versicherten gegenüber ganz oder teilweise von der Verpflichtung zur Leistung frei geworden ist. Dagegen fallen unter den Begriff des „kranken" Versicherungsverhältnisses nicht die Fälle, in denen — etwa wegen Risikoausschlusses, auch wegen vorsätzlicher widerrechtlicher Schadensverursachung — das Ereignis von der Versicherungsdeckung überhaupt nicht erfaßt wurde. — Auch soweit in den Fällen eines „kranken" Versicherungsverhältnisses der Haftpflichtversicherer dem Versicherungsnehmer oder den Mitversicherten gegenüber von seiner Deckungspflicht frei geworden ist, muß er dennoch dem Dritten die Ersatzansprüche erfüllen, die dieser gegen den Versicherungsnehmer und die Mitversicherten hat, allerdings nur im Rahmen der gesetzlichen Mindestversicherungssummen und auch nur dann, wenn der Geschädigte seinen Schaden nicht von einem anderen Schadensversicherer (also z. B. von einem privaten Krankenversicherer oder einem Kaskoversicherer), von einem Sozialversicherungsträger oder einem von der Kraftfahrzeug-Haftpflichtversicherung befreiten „Quasi-Versicherer" erlangen kann. Die Einstandspflicht des Haftpflichtversicherers gegenüber dem geschädigten Dritten endet in den oben unter a) genannten Fällen allerdings 1 Monat, nachdem der Versicherer den betreffenden Umstand der Kraftfahrzeugzulassungsstelle angezeigt hat.
Während normalerweise der Haftpflichtversicherer im Innenverhältnis zum Versicherungsnehmer und zu den Mitversicherten allein leistungspflichtig ist, kehrt sich die Rechtslage bei einem „kranken" Versicherungsverhältnis um. Hat in solchem Falle der Versicherer dem Geschädigten Ersatz geleistet, so kann er den Versicherungsnehmer oder bei Obliegenheitsverletzung durch einen Versicherten diesen in Rückgriff (Regreß) nehmen. Allerdings schränkt § 7 AKB bei Verletzung der dort aufgeführten Obliegenheiten, die *nach* dem Versicherungsfall zu erfüllen gewesen wären, die Leistungsfreiheit (und damit auch die Rückgriffsmöglichkeit) des Haftpflichtversicherers auf 1000,—DM, bei vorsätzlicher „Verletzung der Aufklärungs- und Schadensminderungspflicht (z. B. bei unerlaubtem Entfernen vom Unfallort, unterlassener Hilfeleistung, Abgabe wahrheitswidriger Angaben gegenüber dem Versicherer), wenn diese besonders schwerwiegend ist," auf 5000,— DM ein. Bei Verletzung von Obliegenheiten, die *vor* dem Versicherungsfall zu beachten gewesen wären (einschließlich der Gefahrerhöhung), haben die Kraftfahrzeug-Haftpflichtversicherer durch eine geschäftsplanmäßige Erklärung auf Rückgriff über 5000,— DM hinaus gegen den einzelnen Rückgriffsschuldner verzichtet, es sei denn, er habe das Fahrzeug durch eine strafbare Handlung erlangt.
Der Haftpflichtversicherer ist bei einem „gesunden" Versicherungsverhältnis nicht nur verpflichtet, dem Versicherungsnehmer und den Mitversicherten ihre Leistungspflichten gegenüber dem Unfallopfer abzunehmen; der Versicherer muß auch die gerichtlichen und außergerichtlichen Kosten der Abwehr von Schadensersatzansprüchen tragen, soweit sie den Umständen nach geboten sind. Andererseits ist nach § 7 AKB jedem Versicherungsnehmer (und jedem Versicherten) unter Androhung der Leistungsfreiheit des Versicherers verboten, ohne dessen vorherige Zustimmung Schadensersatzansprüche Dritter ganz

oder auch nur zum Teil anzuerkennen oder zu befriedigen. Allerdings wird dieses Verbot durch § 154 Abs. 2 VVG eingeschränkt; dort heißt es: „Eine Vereinbarung, nach welcher der Versicherer von der Verpflichtung zur Leistung frei sein soll, wenn ohne seine Einwilligung der Versicherungsnehmer den Dritten befriedigt oder dessen Anspruch anerkennt, ist unwirksam, falls nach den Umständen der Versicherungsnehmer die Befriedigung oder die Anerkennung nicht ohne offenbare Unbilligkeit verweigern konnte." — Kommt es zu einem Rechtsstreit, so „hat der Versicherungsnehmer die Führung des Rechtsstreits dem Versicherer zu überlassen, auch dem vom Versicherer bestellten Anwalt Vollmacht und jede verlangte Aufklärung zu geben (§ 7 II Abs. 5 AKB). In § 10 Abs. 5 AKB heißt es für die Kraftfahrzeug-Haftpflichtversicherung überdies: „Der Versicherer gilt als bevollmächtigt, alle ihm zur Befriedigung oder Abwehr der Ansprüche zweckmäßig erscheinenden Erklärungen im Namen der versicherten Personen abzugeben." Die Rechtsprechung billigt dem Versicherungsnehmer und den Mitversicherten keinen Widerruf dieser Vollmacht zu und erstreckt die Vollmacht auch auf Ersatzansprüche, die wegen Überschreitung der vertraglichen Versicherungssumme keinen Deckungsschutz genießen. Die rechtliche Begründung dieser Rechtsprechung ist zweifelhaft, insbesondere wo sie zu Lasten eines Versicherten geht, der nicht einmal Partner des Versicherungsvertrages ist. — Ist in einem Rechtsstreit neben dem Fahrer und Halter eines Kraftwagens auch der Haftpflichtversicherer verklagt und steht letzterer auf dem Standpunkt, der Fahrer und Halter habe im Zusammenwirken mit dem als Geschädigten klagenden Dritten den Unfall zum Zwecke des Versicherungsbetrugs bewußt herbeigeführt (was leider hin und wieder geschieht), so wird es sich wegen des Interessenkonfliktes wohl nicht umgehen lassen, daß das Versicherungsunternehmen dem bei ihm versicherten Fahrer und Halter einen besonderen Rechtsanwalt stellt und diesem für die Prozeßführung keine Weisungen erteilt.

Literatur

Gesetzestexte, Entscheidungen

Mitglieder des Bundesgerichtshofes (seit 1951) Entscheidungen des Bundesgerichtshofes in Zivilsachen
Schönfelder H (1983) Deutsche Gesetze, 61. Aufl. Beck'sche, München.

Kommentare

Full J (1980) Zivilrechtliche Haftung im Straßenverkehr. de Gruyter, Berlin New York
Palandt O (Begr), Bassenge P, Diederichsen U et al. (1983) Bürgerliches Gesetzbuch, 42. Aufl. Beck'sche, München
Prölss E (Begr), Martin A, Prölss J (1980) Versicherungsvertragsgesetz, 22. Aufl. Beck'sche, München
Stiefel E (Begr), Hofmann E (1983) Kraftfahrtversicherung, 12. Aufl. Beck'sche, München

Handbücher, Lehrbücher

Becker H (Begr.), Böhme K (1983) Kraftverkehrs-Haftpflicht-Schäden, 15. Aufl. Müller, Heidelberg
Deutsch E (1976) Haftungsrecht Bd I. Heymanns, Köln Berlin Bonn München
Geigel R (Begr) Schlegelmilch G (Hrsg), Kolb H-V et al. (1982) Der Haftpflichtprozeß, 18. Aufl. Beck'sche, München
Hofmann E (1983) Privatversicherungsrecht, 2. Aufl. Beck'sche, München
Lange H (1979) Schadensersatz, Mohr (Siebeck), Tübingen
Larenz K (1982) Lehrbuch des Schuldrechts, 13. Aufl. Bd I; (1981) 12. Aufl. Bd II. Beck'sche, München
Schloen M, Steinfeltz H (1978) Regulierung von Personenschäden, Heymanns, Köln Berlin Bonn München

4. Fahrerlaubnis im Verkehrsrecht — Erteilung und Entziehung

W. Fürst

4.1 Thematische Einführung, Ab- und Eingrenzung

Die in diesem Kurzbeitrag behandelte Thematik klammert das Verkehrsstrafrecht insgesamt aus. Strenggenommen umfaßt zwar die thematische Vorgabe auch die Entziehung der Fahrerlaubnis, die Sperre für die Erteilung der Fahrerlaubnis und das Fahrverbot im Strafverfahren. Indes ist das Strafrecht, obwohl es systematisch zum öffentlichen Recht gehört, traditionell der ordentlichen Justiz zugeordnet. Die Entziehung der Fahrerlaubnis in der Hand des Strafrichters ist nach den §§ 69, 61 Nr. 6 StGB eine Maßregel der Besserung und Sicherung, keine Nebenstrafe. Sie bezweckt ausschließlich die Sicherung der Allgemeinheit vor weiteren Rechtsverletzungen durch den zum Führen von Kraftfahrzeugen tatbezogen ungeeigneten Täter. Die Ungeeignetheit zum Führen von Kraftfahrzeugen muß sich aus der abgeurteilten Tat ergeben. Das vom Strafrichter verhängte Fahrverbot hingegen ist eine Nebenstrafe. Sie ist neben Freiheitsstrafe oder Geldstrafe zulässig, bei Jugendlichen allerdings auch neben Erziehungsmaßregeln (§ 8 Abs. 3 Jugendgerichtsgesetz). Im übrigen wird auf den Abschnitt „Verkehrsstrafrecht" ... verwiesen.

Die thematische Behandlung beschränkt sich auf das einschlägige Verkehrsordnungsrecht. Das breite Spektrum von Fragestellungen, auch von Meinungsvielfalt in Literatur und Rechtsprechung dazu gestattet hier keine durchgreifende systematische und umfassende Abhandlung. Es geht um die Zulassung zum öffentlichen Verkehr, insbesondere um die Erteilung, Entziehung und Wiedererteilung der Fahrerlaubnis durch die Verwaltungsbehörde und die gerichtliche Überprüfbarkeit dieses Verwaltungshandelns. Dabei wirft die eben gekennzeichnete rechtlich vorhandene und im täglichen Rechtsgeschehen in Grenzfällen nicht einfach abzugrenzende, oft sachverhaltsmäßig ineinanderfließende Doppelzuständigkeit von Strafgericht und Verwaltungsbehörde Zweifelsfragen im Bereich des Rechtsbegriffes Eignung und des jeweils einzubeziehenden Sachverhaltes vor allem bei der Entziehung der Fahrerlaubnis, aber auch bei der Wiedererteilung auf, die abzuklären sind. Dies ist Voraussetzung für eine möglichst einheitliche rechtliche Behandlung der Kraftfahrer. Den Weg hierzu zeichnet die grundsätzliche Bindung der Verwaltungsbehörden und Verwaltungsgerichte an die Entscheidungen des Strafrichters über die Entziehung der Fahrerlaubnis vor. Auch hier gilt es, aus dem weitgespannten Problemfeld die für die Praxis bedeutendsten Fragen zur Erörterung auszusondern, um nicht auszuufern.

4.2 Verfassungsrechtliche Verkehrsfreiheit und Zulässigkeit verkehrsrechtlicher Beschränkungen

Das Grundgesetz gewährt jedermann das Grundrecht der freien Entfaltung der Persönlichkeit. Diese Freiheit erstreckt sich auf alle Lebensbereiche und jede Form menschlichen Verhaltens. So ist auch die Teilnahme am Straßenverkehr mit den Verkehrsmitteln unserer Zeit grundsätzlich verfassungsrechtlich verbürgt. Dazu gehört vor allem das inzwischen zum „Jedermann-Verkehrsmittel" gewordene Kraftfahrzeug, das nicht — wie schon vor einem Jahrzehnt prophezeit — wegen der stetig zunehmenden Verkehrsdichte, wegen des wachsenden Fehlbestandes von Abstellplätzen und der städtischen Parknot seinen überragenden Platz im Verkehrsgeschehen eingebüßt hat. Die allgemeine Handlungsfreiheit, so auch die Verkehrsfreiheit ist verfassungsmäßig indessen nicht uneingeschränkt gewährleistet. Sie wird begrenzt durch die grundgesetzlichen Schranken. Solche Grenzen der Fahrfreiheit sind u. a. insbesondere die Rechte anderer und die verfassungsmäßige Ordnung. Darunter fallen alle verkehrsrechtlichen Regelungen einschränkender Art, soweit sie verfassungskonform sind. Danach hat grundsätzlich jedermann das verfassungsrechtlich verbürgte Recht, am Straßenverkehr mit den zugelassenen Fortbewegungsmitteln teilzunehmen. Er kann von diesem Recht aber nur innerhalb der grundgesetzlichen Grenzen der allgemeinen Handlungsfreiheit Gebrauch machen. Das bedeutet für die Teilnahme am Kraftverkehr, daß er nur nach den grundgesetzkonformen Regelungen der Verkehrsordnung dazu berechtigt ist. Dort, wo diese Regelung z. B. eine behördliche Erlaubnis zur Verkehrsteilnahme vorschreibt, gilt: Ohne Fahrerlaubnis kein Teilnahmerecht; es sei denn, daß dieser Zulassungszwang grundgesetzwidrig wäre. Damit stellt sich die Frage nach der grundgesetzlich möglichen, gebotenen und erforderlichen rechtlichen Beschränkbarkeit der Verkehrsfreiheit. Die Frage der verfassungsrechtlich begrenzten Möglichkeiten von Verkehrsbeschränkungen — welcher Art auch immer — ist bei allen Überlegungen zur Erhöhung der Verkehrssicherheit einzubeziehen.

Der grundgesetzlichen Erstreckung der freien Entfaltung der Persönlichkeit auf alle Lebensbereiche entspricht die umfassende Regelungsbefugnis des einfachen Gesetzgebers zur Eingrenzung der allgemeinen Handlungs- sowie auch der Verkehrsfreiheit in grundgesetzlich vorgezeichnetem Umfang und Rahmen. Diese Regelungsbefugnis verdichtet sich im Verkehrsbereich zu einer verfassungsrechtlich gebotenen Regelungspflicht. Denn das Grundgesetz gebietet den staatlichen Organen nicht nur, die freiheitliche Grundrechtssphäre des einzelnen nicht anzutasten, es verlangt, die Rechte anderer, z. B. auf Leben und körperliche Unversehrtheit, tatsächlich und rechtlich zu schützen. Das entscheidende Kriterium für die gesetzlich möglichen und gebotenen Sicherheitsmaßnahmen ist in jedem Falle der grundgesetzlich zu schützende Lebensbereich. Die unterscheidbaren Sphären persönlicher Entfaltung stehen der staatlichen Regelung in unterschiedlichem Maße offen. Die Grenzen der die Freiheit beschneidenden Regelungen sind mit Hilfe des Verhältnismäßigkeitsgrundsatzes zu differenzieren. Die soziale und Öffentlichkeitssphäre des Individuums sind wegen der Gemeinschaftsgebundenheit im Vergleich zur reinen Privatsphäre in weit größerem Maße regelbar. Unbestritten gehören der Straßenverkehr und die verkehrsrechtlichen Regelungen zu dieser Sphäre. Je gefährdeter oder bedrohter der verfassungsrechtlich garantierte Schutz des Lebens und der körperlichen

Unversehrtheit in der Realität des modernen Straßenverkehrs ist, desto wirksamere präventive Sicherheitsvorschriften sind erforderlich, um so einschneidender in die grundsätzlich im Grundgesetz begründete Verkehrsfreiheit werden die ordnungsrechtlichen Regelungen des Verkehrslebens verfassungsmäßig sein dürfen und sein müssen. Der Gesetzgeber ist also verfassungsmäßig verpflichtet, den modernen Straßenverkehr mit der hohen potentiellen Gefährdung von Leben, Gesundheit und Gut so sicher wie irgend möglich zu machen. Das gebietet, die rechtlichen Bestimmungen über die Voraussetzungen der Zulassung zum Kraftverkehr, der Erteilung und Entziehung und Wiedererteilung der Fahrerlaubnis dem Sicherheitsbedürfnis des modernen Massenverkehrs entsprechend als Sicherheitsvorschriften zu begreifen. Sie sind in sachgerechten Grenzen so zu gestalten, daß die bestmöglichste Sicherung von Leib und Leben im Straßenverkehr in abgewogener Verhältnismäßigkeit zwischen tatsächlicher Gefährdung und den Erfordernissen modernen Verkehrsablaufes erreicht wird. Aus dieser verfassungsrechtlichen Sicht sind alle bekannten Vorschläge zur Erhöhung der Verkehrssicherheit zu überdenken.

Aus alledem folgt, daß nach der Verfassungsrechtslage nur der einen sich aus dem Grundgesetz ergebenden Rechtsanspruch auf Teilnahme am Kraftverkehr hat und haben kann, der die verkehrsrechtlichen Voraussetzungen nach dem geltenden Recht hierzu, also die rechtlich geforderte Verkehrszuverlässigkeit und Fahrtüchtigkeit, wozu Fahrfertigkeit, körperliche, geistige und charakterliche Eignung gehören, erfüllt. Sollte zur Gewährleistung der Verkehrssicherheit eine Verschärfung der Anforderung an die Fahrtüchtigkeit unausweichlich werden, so verböte sich eine in der Folge eintretende Verringerung des Anspruchs-berechtigten nicht aus verfassungsrechtlichen Gründen.

4.3 Eignung in der verkehrsrechtlichen Regelung der Erteilung, Entziehung und Wiedererteilung der Fahrerlaubnis

4.3.1 Allgemeine Rechtsgrundlagen

Nach dem geltenden Verkehrsrecht (§ 2 Abs. 2 StVG; §§ 9, 11 Abs. 3, 12 StVZO) muß bei Bestehen der Führerscheinprüfung, bei Nachweis der Beherrschung der Grundzüge der Versorgung Unfallverletzter im Straßenverkehr und bei Fehlen von nicht offenkundigen oder ermittelten Eignungsmängeln die Fahrerlaubnis erteilt werden. Bei der Fahrerlaubnis der Klasse 2 wird zusätzlich der Nachweis verlangt, daß bei Verkehrsunfällen Erste Hilfe geleistet werden kann (§ 2 Abs. 1 Satz 3 StVG, § 5 Abs. 1 StVZO). Die Fahrerlaubnis darf nur bei Wegfall der Eignung entzogen werden (§ 4 StVG, § 15b StVZO). Bei bedingter Eignung infolge von Eignungsmängeln kann die Verwaltungsbehörde eine uneingeschränkte Fahrerlaubnis unter entsprechenden Auflagen oder eine auf bestimmte Fahrzeuge oder bestimmte Fahrzeugarten beschränkte Fahrerlaubnis erteilen, wenn dadurch Vorsorge getroffen werden kann, daß bei Verkehrsteilnahme andere nicht über das normale Gefährdungsmaß hinaus gefährdet werden (§§ 2, 12, 15b Abs. 1 StVZO). Ist die erteilte Fahrerlaubnis durch eine unanfechtbare Entziehungsverführung erloschen, so kann eine früher abgelegte Fahrerlaubnisprüfung im neuen Erlaubnisverfahren auf Wiedererteilung berücksichtigt werden. Von der Prüfung dagegen, ob keine berechtigten Zweifel gegen die Eignung bestehen, kann die Verwaltungsbehörde nicht absehen (§ 4 Abs. 4 Satz 1, § 15c StVZO i.V.m. § 2 Abs. 1 Satz 2 StVG).

4.3.2 Eignung im Verkehrsrecht als juristisches und medizinisches Problemfeld

Daraus ist klar ersichtlich, daß Mittel-, Dreh- und Angelpunkt im verwaltungsrechtlichen Fahrerlaubnisverfahren die Eignung des Verkehrsteilnehmers zum Kraftverkehr ist. Der Eignungsbegriff ist der zentrale Begriff. Die Hauptfrage ist, wer ist, wer nicht oder nicht mehr oder nur bedingt zum Führen von Kraftfahrzeugen geeignet? Die Frage, ob zum Kraftverkehr geeignet oder ungeeignet, ob die Fahrerlaubnis erteilt werden kann oder entzogen werden muß, ist in der Regel sowohl aus rechtlicher wie auch aus ärztlicher Sicht, auch unter verkehrsmedizinischen und psychologischen Gesichtspunkten, noch verhältnismäßig einfach zu beantworten. Die Hauptproblematik liegt im Grenzbereich zwischen Eignung und Nichteignung, im Entscheidungsfeld der bedingten Eignung. Gilt es hier doch zu ergründen und zu begründen, ob überhaupt und inwiefern und gegebenenfalls unter welchen Auflagen oder mit welchen Beschränkungen noch Eignung zum Kraftverkehr vorliegt. Dabei können die verschiedenen im Versorgungsrecht und Versicherungsrecht gesetzlich verwandten Eignungs-, Gesundheits- und Krankheitsbegriffe nicht hilfreich sein. Mögen sie auch unter Gesichtspunkten definiert sein, die in Gemenge von Recht und Medizin liegen. Die unterschiedlichen gesundheitlichen Anforderungen an Tauglichkeit oder Eignung für bestimmte Berufe könnten nur verwirren. Besonders schwierig ist festzustellen, ob geeignet, ungeeignet oder noch geeignet dann, wenn die Grenze zwischen gesund und krank, vor allem im Bereich seelischer Störungen fließend ist.

Hat nun nach der rechtlichen Regelung der Verwaltungsbeamte im Erlaubnisverfahren und bei gerichtlicher Überprüfung der Verwaltungsentscheidung der Richter sich über Eignung und Nichteignung oder bedingte Eignung zu entscheiden, so liegt auf der Hand, daß er diese Entscheidung in Zweifelsfällen wegen des fehlenden ärztlichen oder psychologischen Sachverstandes nicht sachgerecht zu treffen vermag. Er kann und darf nicht in Zweifelsfällen selbst darüber befinden, ob der Antragsteller krank ist, und welche Auswirkungen aus medizinischer Sicht diese Erkrankung hat. Verwaltungsbeamte und Richter sind auf die Hilfe des sachverständigen Arztes angewiesen, der die medizinisch relevanten Tatsachen feststellt und damit ihnen ermöglicht, die rechtlichen Folgerungen aus dem medizinischen oder psychologischen Sachverhalt zu ziehen. Für die Entscheidungsfindung ist die ärztliche Krankheitsdiagnose weniger wichtig, es sei denn, daß deren Auswirkungen auf Fahrmöglichkeiten und Fahrverhalten evident sind. Die zur Entscheidung verpflichtete Verwaltungsbehörde und das Gericht benötigten die Erkenntnisse der Mediziner und Psychologen über die Auswirkungen der Erkrankung oder der festgestellten körperlichen, geistigen oder charakterlichen Mängel auf die Möglichkeiten der Teilnahme am motorisierten Massenverkehr und das Fahrverhalten. Entscheidend ist also die Auskunft darüber, ob und in welchem Ausmaße der Antragsteller erkrankt und durch die Erkrankung das Fahrvermögen und in welchem Ausmaße betroffen ist. Dazu ein ketzerisches Wort: Vielleicht ist es sogar für die benötigte ärztliche Entscheidungshilfe durch den Sachverständigen besser, wenn er die rechtliche Begriffsbestimmung „Eignung" gar nicht kennt oder aber nicht daran denkt bei der Abfassung des Gutachtens. Denn dann überläßt er in der Tat die verbindliche Entscheidung über die Eignung dem Juristen, den von ihm festgestellten Sachverhalt unter den unbestimmten Rechtsbegriff zu subsumieren, was auch insoweit allein dessen Aufgabe ist.

4.3.3 Eignung zum Kraftverkehr aus rechtlicher und ärztlicher Sicht

Bei dem verkehrsrechtlichen Eignungsbegriff handelt es sich wie auch bei dem Begriff der Ungeeignetheit um einen unbestimmten Rechtsbegriff im Sinne der juristischen Terminologie. Unbestimmt ist er deshalb, weil er inhaltlich noch weitgehend ungewiß, nicht festgelegt ist und noch der Ausfüllung bedarf. Die gesetzgeberische Verwendung unbestimmter Rechtsbegriffe ist sinnvoll und geboten, wenn die Sachverhalte so mannigfaltig sind, daß sie sich begrifflicher Präzisierung entziehen oder eine unübersehbare Zahl, auch eine unübersichtliche Vielzahl von Einzelregelungen erforderten. Immer aber birgt ihre Verwendung die Gefahr der Rechtsunsicherheit und uneinheitlichen Rechtsanwendung in sich. Das ist sicherlich bei der Frage Eignung zum Kraftverkehr bzw. Ausschluß der Eignung wegen körperlicher, geistiger oder charakterlicher Mängel der Fall. So fällt die Konkretisierung des Eignungsbegriffs der Rechtsanwendung zu. Verwaltung und Rechtsprechung haben den komplexen Normgehalt konkretisierend auszufüllen. Sie gleichen das Regelungsdefizit der normativen Ebene aus. Letztlich hat also der Verwaltungsbeamte und bei Inanspruchnahme gerichtlichen Rechtsschutzes wegen der vollen gerichtlichen Überprüfbarkeit der Anwendung des unbestimmten Rechtsbegriffes Eignung der Verwaltungsrichter in jedem Einzelfall bei berechtigten Zweifeln auf Grund bekannt gewordener Tatsachen zu entscheiden, ob vorhandene körperliche, geistige oder charakterliche Mängel die Eignung ausschließen, und zwar ohne konkrete entscheidende normative Hilfe. Einige Anhaltspunkte allerdings bieten beispielhaft die §§ 3, 9, 11, 12 und 15b StZO. Verwaltungsbehörden und Verwaltungsgerichte verbleiben vor allem im medizinischen und medizinisch-psychologischen Bereich auf die sachverständige Hilfe anderer wissenschaftlicher Disziplinen verwiesen. Seit 1973 steht den ärztlichen Sachverständigen, aber auch den Straßenverkehrsbehörden und Gerichten als wertvolle Entscheidungshilfe das 1979 in 2. Auflage erschienene, vom Gemeinsamen Beirat für Verkehrsmedizin beim Bundesminister für Verkehr und beim Bundesminister für Jugend, Familie und Gesundheit herausgegebene Gutachten: Krankheit und Kraftverkehr, bearbeitet von Lewrenz und Friedel (1979) zur Verfügung (Schriftenreihe des Bundesministers des Verkehrs, Heft 57, 1979). (Vgl. auch Kap. 6.) Das Gutachten hat eine zentrale Bedeutung erlangt und ist zu einer allgemein anerkannten Arbeitsgrundlage geworden. Diese beruht auf der durch wissenschaftliche fachärztliche Erfahrung begründeten abgestimmten Meinungsbildung. Das Gutachten läßt offen, was noch nicht durch wissenschaftliche Erkenntnisse gesichert ist, und gibt flexible Lösungshinweise für differenzierte und im Einzelfall schwer bestimmbare Sachverhalte. Das ergibt sich klar aus den Beurteilungshinweisen und den gut begründeten Leitsätzen (vgl. Lewrenz und Friedel 1981).

Die Verkehrsbehörden richten sich auf Anweisung des Bundesverkehrsministers danach. Behördlich erhobene abweichende Gutachten bedürfen besonderer Begründung. Die in diesen Gutachten niedergelegten Beurteilungsgrundsätze von Krankheit und Kraftverkehr und die dort im speziellen Teil zu den einzelnen Krankheitserscheinungen ausgewiesenen, begründeten Leitsätze sind nicht rechtsverbindlich. Sie binden weder den ärztlichen Begutachter noch die Verwaltungsbehörden oder die Verwaltungsrichter. Sie sind aber gerade dazu prädestiniert, als Grundlage sachgerechter legislativer oder administrativer Maßnahmen zu dienen, um nicht nur auf dem Sektor der medizinischen Eignungsbeurteilung, sondern auch auf dem Gesamtgebiet der Beurteilung und Bewertung körperlicher sowie geistiger Mängelzustände im Zusammenhang mit der Entscheidung der Kraftfahreignung eine einheitliche medizinische Gutachter-, Verwaltungs- und Gerichtspraxis zu schaffen. Die Legislative wird sich ohnehin alsbald dieser Aufgabe unterziehen müssen. Die erste am 4. 12. 1980 verabschiedete Richtlinie des Rates der Europäischen Gemeinschaften zur Einführung eines EG-Führerscheins macht die Erteilung des Führerscheins von gesundheitlichen Mindestanforderungen für die körperliche und geistige Eignung von Kraftfahrzeugführern im EG-Bereich abhängig (s. dazu Friedel 1981, S. 9f.).

Die Aussagen des Gutachtens „Krankheit und Kraftverkehr" und der EG-Richtlinie über die dort aufgeführten Krankheiten stimmen weitgehend überein. Soweit bei bestimmten Erkrankungen dies nicht der Fall ist, wären sie alsbald abzustimmen. Bei den verhältnismäßig geringfügigen Unterschieden dürfte dies kurzfristig möglich sein. Da Artikel 12 der Richtlinie vorsieht, daß spätestens am 30. Juli 1982 die zur Durchführung erforderlichen Rechts- und Verwaltungsvorschriften von den einzelnen Ländern erlassen werden, bietet sich geradezu an, alle wissenschaftlich gesicherten Erkenntnisse im Bereich der Kraftfahreignung in einem Wurf zu verrechtlichen. Dabei wären allerdings trotz des verfassungsrechtlich gebotenen Schutzes von Leib und Leben, des hohen Rechtsgutes der Verkehrssicherheit und des unabweisbaren Sicherheitsbedürfnisses im Straßenverkehr gesundheitliche Erfordernisse zur Teilnahme am Kraftverkehr zu Lasten des Bürgers auszuschließen, soweit die Bedeutung einzelner Insuffizienzzustände im Zusammenhang mit der Verkehrsteilnahme wissenschaftlich nicht zweifelsfrei geklärt sind. Bezüglich der besonderen Problematik der Auswirkungen von Erkrankungen und körperlichen Anomalien auf die Eignung zum Führen von Kraftfahrzeugen sei auf Kap. 6 verwiesen. Zu den einzelnen Arten der die Eignung in Frage stellenden und der zur Ungeeignetheit führenden Mängel (im Seh-, Sprech- und Hörvermögen, Beeinträchtigung der Beweglichkeit, des Nervensystems u. a.) liegt eine fast unübersehbare Fülle an Literatur und Rechtsprechung vor, auf die hier nicht näher eingegangen werden kann (s. dazu die umfassende, gründliche und nahezu vollständige Aufarbeitung in: Himmelreich und Hentschel 1980).

4.4 Aufgabe und rechtliche Stellung des ärztlichen und psychologischen Gutachters im Fahrerlaubnisverfahren — Beweiswert und Beweiswürdigung

Zwischen Juristen und Gutachtern anderer wissenschaftlicher Disziplinen, insbesondere zwischen Ärzten (Verkehrs- und Rechtsmedizinern) und Psychologen, hat es in der Vergangenheit viele Mißverständnisse aber auch Unverständnis, teilweise Animosität gegeben. Sie beruhen größtenteils auf der Verkennung der unterschiedlichen Aufgaben und der rechtlichen Stellung des Gutachters im verwaltungsrechtlichen oder verwaltungsgerichtlichen Fahrerlaubnisverfahren. Ein besonderes Verdienst an der Klärung des Aufgabenbereichs und der Rechtsstellung des Gutachters gebührt auch hier dem Gutachten Krankheit und Kraftverkehr. Es geht von der rechtlichen Stellung des ärztlichen Gutachters aus, weist ihm eindeutig seine Kompetenz im Verfahren zu. Allein der Arzt entscheidet im Einzelfall über Krankheit oder Gesundheit und im Krankheitsfall über die Auswirkungen der gesundheitlichen Mängel auf die Fahrtüchtigkeit. Er diagnostiziert und prognostiziert insoweit, aber auch nur soweit. Das schließt andererseits ein, daß die ärztlichen Gutachten aus verkehrsmedizinischer Sicht im Rahmen der prognostizierten Auswirkungen des diagnostischen Befundes auf die Fahrtüchtigkeit die Bedingungen, d. h. die Auflagen oder Beschränkungen der Fahrerlaubnis im Sinne des § 12 StVZO zu nennen haben, die diese gesundheitlichen Auswirkungen im Straßenverkehr und die dadurch bedingte übermäßige Verkehrsgefährdung auszugleichen vermögen. Die gutachtliche Aufgabe besteht darin, daß der Gutachter dem juristischen Laien auf medizinischem Gebiet die gesundheitlichen Verhältnisse so darstellt, daß dieser die rechtlichen Folgerungen daraus ableiten, d. h. den gesundheitlichen Sachverhalt unter die rechtliche Regelung, hier konkret unter den unbestimmten Rechtsbegriff Eignung, subsumieren kann. Der ärztliche oder der psychologische Sachverständige gibt also auf Grund seiner Sachkunde nur den medizinischen oder psychologischen Sachverhalt, folgert selbst daraus rechtlich nichts, die rechtliche Entscheidung trifft der Verwaltungsbeamte im Verwaltungsverfahren, der Richter im verwaltungsgerichtlichen Verfahren.

Eine Sonderstellung im Gutachtenbereich nahmen bislang die psychologischen Begutachtungen ein. Sie maßten sich vielfach Entscheidungskompetenz im Einzelfall über Eignung und Nichteignung an, forderten sogar hin und wieder eine psychologische Alleinkompetenz. Dazu kam die schwelende Methodenkrise in der Psychologie. Fragliche wissenschaftliche Zuverlässigkeit, fragwürdige wissenschaftliche Gültigkeit der angewandten psychologischen Eignungsdiagnostik bei Eignungsuntersuchungen oder (und) fehlender Anlaßbezug hielten den Anforderungen an beweiskräftige Untersuchungsergebnisse nicht immer stand, machten sie für die praktische Rechtsanwendung großenteils nur beschränkt verwertbar, wenn nicht sogar unbrauchbar. Nicht selten waren die Gutachten wegen der mangelnden Nachvollziehbarkeit der apodiktischen und teilweise begründungslosen Eignungsurteile irreführend.

Zur Zeit arbeitet eine Arbeitsgruppe unter Federführung des Bundesverkehrsministers an Anerkennungsrichtlinien für medizinisch-psychologische Untersuchungsstellen, an Fachaufsichtsrichtlinien für diese Stellen, an einem Leitfaden zur Begutachtung der Eignung zum Führen von Kraftfahrzeugen, an sog. Eignungsrichtlinien für die Straßenverkehrsbehörden, an einem Mängelkatalog, der die Zuweisung und Beauftragung einzelner Gutachter regeln soll, einschließlich gutachtlicher Fragestellungen, mit denen die Verkehrsbehörde bei Vorliegen bestimmter Mängel Gutachten in Zukunft anzufordern hat. Mögen diese Arbeitsgruppen ihre schwierige Arbeit alsbald abschließen können und den Ergebnissen in der Praxis Erfolg beschieden sein (vgl. Lewrenz und Friedel 1981, a. a. O., S. 15, sowie die Ausführungen in Kap. 8).

Ist die mangelnde kommunikative Funktion vieler psychologischer Gutachten zu beklagen, sei dabei nicht verkannt, daß Juristen und Psychologen wie auch Mediziner oft verschiedensprachig sind. Die unterschiedlichen termini technici der einzelnen Disziplinen führen zu Verständigungsschwierigkeiten. Zudem sind es aber auch die Juristen, Verwaltungsbeamte und Richter, die durch die Art der Formulierungen der Beweisfragen die außermedizinische Rolle in offenen, von den Richtern und Verwaltungsbehörden zu klärenden Sachfragen den anderen Disziplinen zuschieben. Dadurch drängen sie geradezu Ärzte und Psychologen aus der nur diesen zukommenden fachkundigen Berater- und Helferstellung für den medizinisch und psychologisch sachunkundigen Juristen (vgl. Hennies 1981).

Gemeinsamkeit und Einigkeit bestehen in der Zielsetzung. Psychologen und Juristen erstreben die optimale rechtsrichtige Behandlung des Bürgers, d. h. die richtige Entscheidung in der Eignungsfrage zum Kraftverkehr. Der Weg hierzu ist normativ vorgezeichnet. Er sollte auch von den Psychologen, Ärzten und Juristen, ohne vom Wege abzukommen, begangen werden. Ich fasse mit dem folgenden Zitat aus der Abhandlung „Beweiswert und Beweiswürdigung psychologischer Gutachten im verwaltungsgerichtlichen Verfahren" zusammen: „Der Psychologe soll den Richter überall da, wo es der Einzelfall gebietet, sachverständig machen, damit dieser unter Zugrundelegung des mit Hilfe des Sachverständigen richtig festgestellten Sachverhaltes eigenverantwortlich rechtsrichtig entscheiden kann. Es geht nicht darum, daß der Psychologe oder der Richter im Einzelfall Recht hat oder Recht behält. Es geht überhaupt nicht um Rechthaben. Das Recht ist nicht hier und nicht dort. Es muß unter uns sein. Dazu beizutragen ist die gemeinsame Aufgabe des Arztes, des Psychologen und des Juristen" (vgl. Fürst 1970b; 1979, S. 114f.).

4.5 Verwaltungsrechtliches Fahrerlaubnisverfahren

4.5.1 Erteilung der Fahrerlaubnis

Nach § 2 StVG bedarf jeder, der im Straßenverkehr ein Kraftfahrzeug führen will, der Erlaubnis der zuständigen Behörde. Sachlich zuständig ist die nach § 68 StVZO durch die Landesregierung ausdrücklich dazu bestimmte Behörde und örtlich zuständig die sachlich zuständige Verwaltungsbehörde des tatsächlichen Wohnorts, nicht des Wohnorts im Rechtssinne. Die Behörde darf die beantragte Fahrerlaubnis nicht erteilen, wenn der Bewerber für den Kraftfahrzeugverkehr ungeeignet ist. Ist er nur bedingt geeignet, so kann sie die Fahrerlaubnis unter Auflagen und Beschränkungen erteilen, um dadurch die sonst über das normale Gefährdungsmaß hinaus vorhandene Gefährdung beim Betrieb eines Kraftfahrzeuges auszugleichen. In diesen Fällen kann sie zusätzlich eine Nachuntersuchung nach bestimmten Fristen anordnen (§ 12 Abs. 2 StVZO).

Die Erteilung der Fahrerlaubnis steht nicht im Ermessen der Verwaltungsbehörde. Bei Erfüllung der verkehrsrechtlichen Voraussetzungen hat der Antragsteller darauf einen Rechtsanspruch. Die Erteilung ist ein gebundener begünstigender rechtsgestaltender Verwaltungsakt. Unter den Voraussetzungen des Verwaltungsverfahrensgesetzes ist sie widerrufbar, wenn sie rechtswidrig erteilt worden ist. Auch bei nur bedingter Eignung hat der Bewerber dann einen Rechtsanspruch auf eine uneingeschränkte Fahrerlaubnis unter entsprechenden Auflagen oder mit sachlichen Beschränkungen, und zwar auf bestimmte Fahrzeuge oder Fahrzeugarten, wenn solche Auflagen und Beschränkungen ausgleichende Möglichkeiten darstellen und der Betroffene damit einverstanden ist.

Vor jeder Erteilung hat die Verwaltungsbehörde von Amts wegen zu erforschen, ob Bedenken gegen die Eignung des Antragstellers bestehen. Bedenken i. S. von § 12 Abs. 1 StVZO sind schon leichtere Zweifel. Die amtlich anerkannten Sachverständigen oder Prüfer für den Kraftfahrzeugverkehr haben der Verkehrsbehörde mitzuteilen, wenn bei der Befähigungsprüfung Zweifel an der Eignung des Bewerbers aufgetreten sind. Ergeben sich daraus oder auf Grund von der Behörde selbst ermittelter Tatsachen die Eignung in Frage stellende Bedenken, so kann die Behörde die Beibringung eines Zeugnisses oder Gutachtens über die körperliche, geistige und charakterliche Eignung verlangen.

Im Falle der Versagung der Fahrerlaubnis kann der Betroffene mit der verwaltungsgerichtlichen Verpflichtungsklage den Verwaltungsrechtsweg beschreiten. Die ablehnende Verwaltungsentscheidung ist auch hinsichtlich der verneinten Eignung gerichtlich voll überprüfbar. Bei der Beurteilung der Rechtmäßigkeit der Versagung der Fahrerlaubnis kommt es bei der Verpflichtungsklage auf die Sach- und Rechtslage im Zeitpunkt der Entscheidung an. Die Verpflichtungsklage hat ebenso wie der Widerspruch im Verwaltungsverfahren hier keine aufschiebende Wirkung. Es käme allenfalls auf Antrag des Betroffenen eine nach der gesetzlichen Regelung kaum aussichtsreiche einstweilige Anordnung in Frage.

4.5.2 Entziehung der Fahrerlaubnis

Nach § 4 Abs. 1 StVG, § 15b Abs. 1 Satz 1 StVZO muß die Verwaltungsbehörde die Fahrerlaubnis entziehen, wenn sich jemand zum Führen von Kraftfahrzeugen als ungeeignet erweist. Die Entziehung bezweckt den Schutz der Allgemeinheit, insbesondere der Verkehrsteilnehmer vor der Gefährdung durch ungeeignete Kraftfahrer. Sie dient der im Allgemeininteresse gelegenen Sicherheit des öffentlichen Straßenverkehrs. Bei der Feststellung der Ungeeignetheit ist die Verkehrssicherheit vorrangig. Berufliche und wirtschaftliche Interessen des einzelnen sind insoweit rechtlich bedeutungslos. Die Verwaltungsbehörde hat hier kein Ermessen. Sie kann selbst bei einer Gefährdung der Existenzgrundlage des einzelnen von der Entziehung bei Ungeeignetheit nicht absehen.
Die Entziehungsverfügung ist ein gebundener belastender rechtsgestaltender Verwaltungsakt (BVerwG in Buchholz 442, 10, Nr. 26 zu § 4 StVG). Sie ist im verwaltungsgerichtlichen Verfahren voll überprüfbar. Bei der Ungeeignetheit handelt es sich rechtstechnisch um einen unbestimmten Rechtsbegriff. Die Rechtsprechung hat hier bei der Rechtsanwendung der Behörde keinen sog. Beurteilungsspielraum eingeräumt (statt vieler z. B.: Bettermann 1962, DAR 62, 100 m. w. N.).
Die Verwaltungsbehörde muß die Ungeeignetheit feststellen. Diese Feststellung muß sich auf erwiesene Tatsachen gründen, aus denen sich eine tatsächlich bestehende, d. h. mit überwiegender Wahrscheinlichkeit feststehende Ungeeignetheit ergibt (Bettermann 1962, a. a. O., S. 100 f. — zum Begriff der Erweislichkeit —). Es genügt nicht, daß sich die Möglichkeit der Ungeeignetheit erschließen läßt. Ungeeignet ist nach § 15b StVZO insbesondere, wer wegen körperlicher oder geistiger Mängel ein Kraftfahrzeug nicht sicher führen kann, wer unter starker Wirkung geistiger Getränke oder anderer berauschender Mittel am Verkehr teilgenommen oder sonst gegen verkehrsrechtliche Vorschriften oder Strafgesetze erheblich verstoßen hat. Erweist sich der Inhaber einer Fahrerlaubnis im Entziehungsverfahren noch als bedingt geeignet, so kann die Verwaltungsbehörde die Fahrerlaubnis — soweit notwendig — einschränken oder die erforderlichen Auflagen anordnen. Den Nachweis der Ungeeignetheit hat die Verwaltungsbehörde zu erbringen. Hat die Behörde Anlaß zu der Annahme, daß der Inhaber einer Fahrerlaubnis ungeeignet oder nur noch bedingt geeignet ist, so kann sie zur Vorbereitung ihrer Entscheidung je nach den Umständen die Beibringung eines amts- oder fachärztlichen Zeugnisses oder eines Gutachtens einer amtlich anerkannten medizinisch-psychologischen Untersuchungsstelle oder eines Gutachtens eines amtlich anerkannten Sachverständigen oder Prüfers für den Kraftfahrzeugverkehr anordnen. Eine solche Anordnung ist kein anfechtbarer Verwaltungsakt. Sie ist eine unselbständige Maßnahme der Beweiserhebung und nicht zwangsweise

durchsetzbar (vgl. BVerwGE 34, 248). Weigert sich der Betroffene ohne triftigen Grund, einer solchen Anordnung nachzukommen, so läßt jedoch diese unterlassene Mitwirkung an der im Interesse der Verkehrssicherheit gelegenen Klärung der Eignungsfrage negative Rückschlüsse auf die Eignung zu.

Nach wie vor umstritten ist die Anwendbarkeit des materiellen Verwertungsverbotes der §§ 49 Abs. 1, 61 BZRG bei der Beurteilung der Gesamtpersönlichkeit von bereits im Verkehrszentralregister tilgungsreifer oder bereits getilgter Ordnungswidrigkeiten. Die h. M. und das Bundesverwaltungsgericht verneinen (unter Aufgabe der früheren Auffassung) die Verwertbarkeit, auch wenn diese aus eigenen Unterlagen der Verwaltungsbehörde noch bekannt sind (s. dazu statt vieler: Himmelreich und Hentschel (1980), a.a.O., Nr. 514 m. w. Literatur- und Rechtsprechungsnachweisen; BVerwGE 51, 359).

Mit der Unanfechtbarkeit der Entziehung erlöscht die Fahrerlaubnis (§ 4 Abs. 1 StVG). Sie kann nur in einem neuen Erlaubnisverfahren, und zwar unter den Voraussetzungen der Erteilung wieder erteilt werden (§ 4 Abs. 4 StVG, §§ 15c StVZO i. V. m. § 2 Abs. 1 Satz 2 StVG). Nach erfolglosem Widerspruch gegen die Entziehungsverfügung im Verwaltungsverfahren kann der Betroffene mit der Anfechtungsklage die verwaltungsgerichtliche Überprüfung der Entziehungsentscheidung beantragen. Widerspruch und Anfechtungsklage haben grundsätzlich aufschiebende Wirkung. Sie ist die von Gesetzes wegen eintretende Folge, auch bei rechtsgestaltenden Verwaltungsakten (§ 80 Abs. 1 VwGO). Der dadurch eintretende Schwebezustand endet mit der Unanfechtbarkeit des Widerspruchsbescheids, im Falle des gerichtlichen Rechtsschutzverfahrens mit der Rechtskraft des Urteils. Dem kann die Verwaltungsbehörde dadurch begegnen, daß sie den nach § 80 Abs. 2 VwGO möglichen (z. B. bei konkreter unmittelbar drohender Gefahr für die Verkehrssicherheit) sofortigen Vollzug anordnet. Das Gericht kann in diesen Fällen diese Anordnung wieder aufheben, wenn es die sofortige Vollzugsmaßnahme nicht für begründet hält. Für die Entscheidung über die Rechtmäßigkeit der Entziehung ist die Sach- und Rechtslage im Zeitpunkt der Beschwerdeentscheidung im Verwaltungsverfahren maßgebend (s. dazu Czermak 1976, S. 106). Das die Anfechtungsklage abweisende Urteil wirkt ex tunc. Die Entziehungsverfügung ist also vom Zeitpunkt des Zuganges wirksam, die aufschiebende Wirkung hat nur den Vollzug dieser Verfügung bis zur rechtskräftigen Entscheidung gehindert (BVerwGE 13, 1f.; Daumann 1964). Der Betroffene fährt danach seit der zugegangenen Entziehungsverfügung trotz der aufschiebenden Wirkung des in Anspruch genommenen Rechtsmittels ohne Fahrerlaubnis, macht sich aber in der Regel nicht strafbar. Dieses Ergebnis befriedigt nicht. Eine Änderung ist jedoch nach der eingefahrenen verwaltungsgerichtlichen Rechtsprechung nicht zu erwarten (s. dazu Naumann 1970, S. 72f.).

4.5.3 Wiedererteilung der Fahrerlaubnis nach vorangegangener Entziehung

Zur Wiedererlangung einer erloschenen Fahrerlaubnis bedarf es eines neuen Erlaubnisverfahrens, das sich grundsätzlich nach den Vorschriften der Ersterteilung richtet (§ 15c Abs. 1 StVZO). Die Behörde kann jedoch auf eine nochmalige Fahrerlaubnisprüfung verzichten. Sie sieht auch in aller Regel ganz oder teilweise davon ab, wenn nicht ein Ausnahmefall des § 15c Abs. 2 StVZO (keine ausreichenden Kenntnisse der Verkehrsvorschriften, fehlende Fähigkeit zum Führen von Kraftfahrzeugen, vorangegangene mehrjährige Entziehung u. a.)

vorliegt. Der Eignungsprüfung ist die Verwaltungsbehörde in keinem Falle enthoben (§ 15c Abs. 2 Satz 2 StVZO). Ergeben sich in dem Neuerteilungsverfahren keine berechtigten Zweifel an der Eignung auf Grund von festgestellten Tatsachen (nicht Vermutungen), so hat der Bewerber einen Rechtsanspruch auf Neuerteilung. Anderenfalls hat die Verwaltungsbehörde wie bei der Erteilung nach ihrem pflichtgemäßen Ermessen zu verfahren. Darüber hinaus hat sie in bestimmten Fällen nach § 15c Abs. 3 der StVZO die Beibringung eines Gutachtens einer amtlich anerkannten medizinisch-psychologischen Untersuchungsstelle (MPU) anzuordnen. Im übrigen wird auf die Ausführungen zum Erteilungsverfahren verwiesen.

4.6 Bindung der Verwaltungsbehörden sowie der Verwaltungsgerichte an strafgerichtliche Entscheidungen der Entziehung der Fahrerlaubnis, des Fahrverbotes und der Erteilungssperre im Strafverfahren

Die Doppelzuständigkeit von Exekutive und Rechtsprechung bei der Entziehung der Fahrerlaubnis, die Zweispurigkeit des Entziehungsverfahrens, dieses Nebeneinander von Verfahren birgt die Gefahr des Gegeneinanders. Die behutsame Rechtsanwendung des § 4 StVG, der dies auszuschließen sucht, hat zu einem nahezu reibungslosen Miteinander geführt. Gleichwohl sollte sich der Gesetzgeber wegen der sichtbar gewordenen Nachteile veranlaßt sehen, die Frage der Entziehung der Fahrerlaubnis im Strafverfahren als Maßregel der Sicherung und Besserung nochmals zu überdenken. Die Entziehung wird nämlich vom Betroffenen in der Regel als eine im Vergleich zur verhängten schwerere und härtere Strafe empfunden. Diese Wertung durch die Bevölkerung dürfte — was wohl von keiner Seite bestritten wird — sich auch künftig kaum ändern. Sollte man dem — wohl auch im Interesse der Glaubwürdigkeit der Rechtsprechung — nicht Rechnung tragen, vielleicht sogar durch Beseitigung des sicherlich nicht glücklichen Nebeneinanders strafgerichtlicher und Verwaltungszuständigkeit oder durch eine andere Ausgestaltung der Nebenstrafe, des Fahrverbots? (Lange 1968, S. 47f.). § 4 Abs. 2 und 3 StVG bestimmt, unter welchen Voraussetzungen dem Handeln der Verwaltungsbehörde gerichtliche Maßnahmen entgegenstehen. Zur Verhinderung widersprüchlicher Entscheidungen gehen die gerichtlichen Entscheidungen vor. Die Entscheidungsbefugnis der Verwaltungsbehörde wird bei anhängigen Strafverfahren eingeschränkt. Die Verwaltungsbehörde darf einen Sachverhalt, solange dieser Gegenstand eines Strafverfahrens ist, in einem bei ihr eingeleiteten Entziehungsverfahren nicht verwerten. Sie kann sich aber ungeachtet des anhängigen Strafverfahrens auf andere, im Strafverfahren nicht zu prüfende Tatsachen stützen. An die rechtskräftige Entscheidung des Strafrichters ist die Verwaltungsbehörde gebunden. Nicht unproblematisch ist vor allem die Bindung an die Beurteilung der Eignung (vgl. BVerwGE 11, 272; BVerwG in Buchholz, a. a. O., 442.10 § 4 StVG Nr. 18). Die Verwaltungsbehörden sind andererseits an gerichtliche Entscheidungen nur gebunden, soweit sie sachlich über die Eignung entschieden haben. Fehlt eine solche Entscheidung, ist die Verwaltungsbehörde insoweit frei. Sie darf keinen anderen, für den Betroffenen nachteiligen Sachverhalt feststellen, den Nachweis der Eignung anders als das Gericht würdigen. Dagegen stehen Gerichtsentscheidungen der Verwertung aller Tatsachen, die im Strafverfahren nicht Gegenstand der richterlichen Untersuchung waren, dem behördlichen Entziehungs-

verfahren nicht entgegen. Das gilt auch dann, wenn die Verwaltungsbehörde einen umfassenderen Sachverhalt als der Strafrichter zu würdigen hat. Die Eignungsentscheidung des Strafrichters bindet auch in diesem Falle die Verwaltungsbehörde nicht.
Eine weitere Art der Bindung ist die vom Strafrichter gemäß § 69a StGB festzusetzende Sperrfrist für die Erteilung einer Fahrerlaubnis. Eine solche Sperre hindert die Verwaltungsbehörde in jedem Falle an der Wiedererteilung der Fahrerlaubnis vor Ablauf dieser Frist. Danach ist andererseits die Verwaltungsbehörde auch nicht, selbst bei Abkürzung der ursprünglichen Sperrfrist durch den Strafrichter, verpflichtet, die Fahrerlaubnis ohne erneute Prüfung der Eignung automatisch wieder zu erteilen (BVerwGE 17, 347). Dagegen bestehen auch keine verfassungsrechtlichen Bedenken (BVerfGE 20, 365).

4.7 Zur Reformbedürftigkeit der geltenden verkehrsrechtlichen Regelung der Teilnahme am modernen Straßenverkehr

Die geltende verkehrsrechtliche Regelung der Zulassung zum Kraftverkehr ist in den letzten Jahren zunehmend, vor allem aus verkehrsmedizinischer Sicht ins Schußfeld öffentlicher Kritik geraten. Die geltende Zulassungsregelung entspreche nicht der hohen Gefährdung von Leib und Leben im modernen Straßenverkehr. Das Erlaubnisverfahren müßte der unbestreitbaren Tatsache Rechnung tragen, daß nur der dem heutigen motorisierten Massenverkehr voll gewachsen ist, der aus medizinischer Sicht fahrtüchtig, körperlich, geistig und charakterlich geeignet sowie praktisch perfekt im Fahren ist. Dementsprechend seien die Anforderungen an den Fahrerlaubnisbewerber rechtlich zu gestalten. Sicherlich erfüllt der derzeitige Fahrschüler nach der Fahrprüfung diese Voraussetzungen nicht. Er hat den Nachweis zum Führen, nicht aber der Fertigkeit im Führen eines motorisierten Fahrzeuges erbracht. Gleichwohl erhält er nach der geltenden Regelung mit der bestandenen Prüfung in Gestalt seines Führerscheins auf Lebenszeit das Freizeichen, gewissermaßen den Freibrief, lebenslänglich am motorisierten Straßenverkehr teilzunehmen; ungeachtet der unter Fachleuten unangefochtenen Tatsache, daß der Durchschnittsfahrer erst nach einer Fahrleistung von über 100 000 km zum „perfekten" Autofahrer wird. Von den vielen bekannten Vorschlägen zur Erhöhung der Verkehrssicherheit ist sicherlich der jüngste, zunächst nur eine vorläufige Fahrerlaubnis auf 3 Jahre zu erteilen und erst nach Bewährung im Verkehr auf Lebenszeit zu verlängern, nicht so ohne weiteres von der Hand zu weisen. Bei dieser Regelung wären die kritischen Anfängerjahre ohne die notwendige Fahrpraxis berücksichtigt. Das Damoklesschwert der Nichtverlängerung und deren Folgen u. a. des dann u. U. erforderlich werdenden Neuerwerbs dürfte das Fahrverhalten der „Anfänger" wesentlich beeinflussen. Auch andere Vorschläge sind erwägenswert. Sollte man sich z. B. zu einer allgemeinen ärztlichen Volluntersuchung nicht entschließen können, so wäre auch die rechtliche Verwirklichung des schon lange auf dem Tisch liegenden Vorschlags, den Führerscheinbewerber zu verpflichten, vorhandene verkehrsrelevante Krankheiten oder Leiden anzugeben, erfolgversprechend; allerdings nur, wenn diese Pflicht bei unrichtigen Angaben unter der Sanktion des Verlustes der Fahrerlaubnis stände. Dagegen sind allgemeine oder besondere Überprüfungsmaßnahmen nach endgültiger Erteilung der Fahrerlaubnis für bestimmte Altersgruppen (für Jugendliche oder Ältere ab 50 Jahre und in bestimmten zeitlichen Abständen u. a.) nach dem derzeitigen Stande der Unfallursachenforschung verfassungsrechtlich bedenklich, aber auch nicht aus Gründen der Verkehrssicherheit unbedingt geboten. Die jüngeren Jahrgänge und die älteren Führerscheinneulinge werden bei Einführung der vorläufigen Fahrerlaubnis auf 3 Jahre schon erfaßt. Bei den anderen älteren Jahrgängen wären solche Maßnahmen nur gerechtfertigt, wenn der ärztlich indizierte Leistungsabbau im Vergleich zu jüngeren Jahrgängen zur erhöhten Verkehrsgefährdung führen müßte, wenn die „Konstitutionskrise" sich auf das Fahrverhalten so nachteilig auswirken würde, daß eine Kompensation durch Verkehrserfahrung nicht möglich wäre. Gegen das erstere und für das letztere spricht die statistisch erfaßte verhältnismäßig geringere Unfallbeteiligung dieser Alterskategorien. Ältere Fahrer sind allgemein wesentlich weniger schuldhaft an Unfällen beteiligt als die Mehrzahl der jugendlichen Fahranfänger und älteren Fahrneulinge. Von bewährten Kraftfahrern, die jahrelang unfallfrei und unbeanstandet gefahren sind, weitere Tests zu verlangen, sogar mehr als von Neubewerbern, wäre unter diesen Umständen nicht sachgerecht. Solche Beschränkungen wären mit dem Grundsatz der Verhältnismäßigkeit nicht vereinbar; zumal, wenn man bedenkt, daß von den Millionen Kraftfahrern in der Bundesrepublik nur ein Bruchteil nicht die für die Führung von Kraftfahrzeugen erforderlichen physischen und psychischen Voraussetzungen erfüllt. Zudem wären solche laufenden ärztlichen Untersuchungen der Kraftfahrer — ein Gedanke, der an sich naheliegt — praktisch kaum durchführbar, wenn überhaupt, dann nur mit unangemessenem Verwaltungs- und Zeitaufwand und finanziellen Belastungen der einzelnen Kraftfahrer.

Bei allen Überlegungen und Erwägungen zur Erhöhung der Verkehrssicherheit muß man sich indessen bewußt bleiben, daß es Freiheit, auch die verfassungskonforme Verkehrsfreiheit, ohne Risiko nicht gibt, daß der Mensch in seinem Verhalten das größte Sicherheitsproblem im Kraftverkehr ist und bleiben wird, und daß er für sein Fahrverhalten verantwortlich ist. Selbst die beste Technik vermag dem Menschen diese Verantwortung nicht abzunehmen. Selbst, wenn nur noch der Fahrtüchtige, perfekt ausgebildete und risiko- und entsprechend verantwortungsbewußte Verkehrsteilnehmer mit einem nach dem neuesten Stand der Technik sicherheitsmäßig ausgestatteten Fahrzeug auf straßenbaulich und verkehrstechnisch einwandfreier Straße fährt, ist das Gefahrenrisiko im modernen Massenverkehr nicht auszuschließen. Hier finden sich unüberwindbare Grenzen. Sie liegen in der Natur des Menschen und der Dinge. Moderner Straßenverkehr ohne Tote und Verletzte ist zwar denkbar, aber eine utopische Vorstellung. Ein technisches Wunderwerk an Fahrzeug, das im Betrieb jedes Schadensrisiko ausschließt, gibt es nicht und wird es nicht geben. So bringt jedes Fahrzeug ein gewisses, allerdings weitgehend vom menschlichen Fahrverhalten abhängiges, aber auch jeglicher Voraussicht entzogenes (z. B. Bersten der Windschutzscheibe, Platzen der Reifen, Versagen der Bremsen u. a.) Gefahrenrisiko für Leib und Leben auf die Straße. Gelegentliches Versagen hat der Kraftfahrer mit der Technik gemeinsam, der er sich bedient. Absolute Sicherheit ist weder da noch dort vorhanden. Wollte man dieses Risiko aus dem Verkehrsleben beseitigen, müßte man das motorbewehrte Fahrzeug aus dem Verkehr nehmen. So bleibt den für die Verkehrssicherheit Verantwortlichen nur, immer und immer wieder zu überlegen, zu überdenken, auf welche Weise das Gefahrenrisiko auf den Straßen, wo irgend möglich, vermindert werden kann. Weder der Gesetzgebung noch der Verwaltung ist freigestellt, auch entsprechend ihrer Erkenntnisse zu handeln. Dabei sollte allerdings allgemein nicht mit Zollstock und Apothekerwaage gemessen und gewichtet werden. Die hier erwogenen Vorschläge könnten rechtliche Schritte auf dem Wege sein, größere Verkehrssicherheit — soweit in Menschenhand gelegen — auf den Straßen zu erreichen. Darüber hinaus ist ein Mehr an Reglementierung nur dann erforderlich, wenn die Bemühungen um eine freiwillige vernünftige Verhaltensänderung bei den Kraftfahrern nicht fruchten sollte. Letztlich liegt also das Mehr oder Weniger an staatlicher Reglementierung des Verkehrs in der Hand der Verkehrsteilnehmer selbst (vgl. dazu Fürst 1982).

Literatur

Barucha H (1970) Entziehung der Fahrerlaubnis — eine Maßregel der Sicherung und Besserung? Kraftfahrt und Verkehrsrecht, S 262
Buchholz K Sammel- und Nachschlagewerk der Rechtsprechung des Bundesverwaltungsgerichts. Los BlSlg, Bd IVd 442.10. Heymanns, Köln Berlin Bonn München
Czermak J (1976) Zur gerichtlichen Nachprüfung der Vollziehungsanordnung bei verwaltungsbehördlicher Fahrerlaubnisentziehung. Bayer VBL, S 106
Daumann D (1964) Der Suspensiveffekt des § 80 VwGO als Vollzugs- und Wirksamkeitshemmung. Jur. Dissertation, F. U. Berlin
Deutsche Akademie für Verkehrswissenschaft — Veröffentlichung der auf den 12.–19. Deutschen Verkehrsgerichtstagen in Goslar gehaltenen Referate und erarbeiteten Entschließungen. Dtsch Akad Verkehrswiss, Rautenberg, Leer
Friedel B (1981) Körperlich-geistige Eignung von Kraftfahrzeugführern im EG-Bereich. Kongreßber Dtsch Gesell Verkehrsmed Bundesmin Verkehr Bundesanst Straßenwesen. Unfall- Sicherheitsforsch Straßenverkehr Heft 31
Fürst W (1970a) Die Vorbereitung des Entzugs und der Versagung der Fahrerlaubnis. Kraftverkehr und Verkehrsrecht, Heft 5, S 64
Fürst W (1970b) Beweiswert und Beweiswürdigung psychologischer Gutachten im verwaltungsgerichtlichen Verfahren. Kraftverkehr und Verkehrsrecht Heft 9, S 175
Fürst W (1970c) Die Schweigepflicht des Arztes bei Eignungsmängeln. Kraftverkehr und Verkehrsrecht Heft 12, S 256
Fürst W (1982) Verwaltendes Verkehrsrecht. 20. Deutscher Verkehrsgerichtstag 1982. Veröff Dtsch Akad Verkehrswiss, Rautenberg, Leer
Gutachten des Gemeinsamen Beirats für Verkehrsmedizin beim Bundesminister für Verkehr und beim Bundesminister für Jugend, Familie und Gesundheit (1979) In: Lewrenz H, Friedel B (Hrsg) Schriftenreihe. Bundesmin Verkehr, Heft 57, Bonn
Hans-Neuffer-Stiftung (1981) Dialog zwischen Arzt und Jurist zu Rechtsbegriffen bei der Begutachtung. 5. Symp Kaiserin-Friedrich-Stift Juristen Ärzte. Schriftenreihe, Bd 2. DÄV, Köln-Lövenich
Hebestreit B v, Koch H, Himmelreich K (1977) Reformbedürftigkeit von Fahrerlaubnisentzug und Fahrverbot? 15. Dtsch Verkehrsgerichtstag, S 31f
Hennis G (1981) Abgrenzung zwischen juristischen und medizinischen Kompetenzen. Hans-Neuffer-Stiftung, Schriftenreihe Bd 2. DÄV, Köln-Lövenich, S 19
Himmelreich K, Hentschel H (1980) Fahrverbot/Führerscheinentzug, 3. Aufl. Werner, Düsseldorf, S
Lange R (1968) Verkehrsrecht aus der Sicht der Rechtslehre. In: Wagner K, Wagner HJ (Hrsg) Handbuch der Verkehrsmedizin. Springer, Berlin Heidelberg New York, S 47
Lewrenz H (1964) Die Eignung zum Führen von Kraftfahrzeugen. Enke, Stuttgart
Lewrenz H, Friedel B (1979) Gutachten des Gemeinsamen Beirats für Verkehrsmedizin beim Bundesminister für Verkehr und beim Bundesminister für Jugend, Familie und Gesundheit. Schriftenreihe. Heft 57: Krankheit und Kraftverkehr. Bundesmin Verkehr, Bonn
Lewrenz (1979) Einfluß der psychologischen Leistungsfähigkeit der Verkehrsteilnehmer auf das Unfallgeschehen — Bericht zu Forschungsprojekt 7332. Forschungsber Bundesanst Straßenwes — Bereich Unfallforschung, Köln
Lewrenz H (1981) Das neue Gutachten: Krankheit und Kraftverkehr. Unfall- und Sicherheitsforschung Straßenverkehr. Kongreßber 1981 Dtsch Gesell Verkehrsmed, Bundesmin Verkehr Bundesanst Straßenwes, Heft 31
Naumann R (1970) Die aufschiebende Wirkung von Rechtsmitteln gegen behördliche Entziehung der Fahrerlaubnis. Kraftfahrt und Verkehrsrecht, Heft 5, S 72f
Schendel FA (1974) Doppelkompetenz von Strafgericht und Verwaltungsbehörde zur Entziehung der Fahrerlaubnis. Akademische Verkehrswissenschaft, Hamburg
Unfall- und Sicherheitsforschung Straßenverkehr (1981) Kongreßber 1981 Dtsch Gesell Verkehrsmed. Bundesmin Verkehr Bundesanst Straßenwes, Heft 31

5. Physiologische Grundlagen der Anforderungen im Straßenverkehr

W. Ehrenstein und W. Müller-Limmroth

5.1 Einleitung

Die meisten Erwachsenen benutzen beruflich oder privat tagtäglich einen Pkw, ohne das Steuern ihres Fahrzeugs als eine besonders schwierige Leistung oder unzumutbare Beanspruchung zu empfinden. Das Ausmaß der gestellten Anforderungen wird dem normalen Autofahrer kaum bewußt, obwohl ihn die erschreckenden Zahlen der jährlich infolge des sog. „menschlichen Versagens" verursachten Opfer des Straßenverkehrs eines anderen belehren sollten.

Man kann sich die Komplexität der Aufgaben beim Führen eines Kraftfahrzeugs vergegenwärtigen, wenn man sich vorstellt, diese Aufgabe durch einen Rechner zu ersetzen, wie das in vielen Bereichen unserer Arbeitswelt mit Hilfe der Mikroelektronik in zunehmendem Maße geschieht. Jeder noch so teure und komfortable Rechner wäre überfordert, wenn er die Vielfalt der Aufgaben eines Autofahrers beim Steuern eines Pkw übernehmen sollte.

5.2 Faktoren der Fahrleistung

Eine orientierende Übersicht über die Voraussetzungen der Fahrleistung zeigt Abb. 5.1. Der Begriff „*Fahrleistung*" sei als Ausdruck für die Güte, Präzision, Sicherheit und Angemessenheit der vom Fahrer ergriffenen Maßnahmen zur Erreichung eines Fahrtziels verstanden.
Die Fahrleistung hängt ab von der spezifischen *Leistungsfähigkeit* des Fahrers und von äußeren *Leistungsvorbedingungen*. Der Fahrer erbringt die Fahrleistung normalerweise nur mit einem Bruchteil seiner Leistungsfähigkeit, so daß ihm ein Großteil als *Leistungsreserve* verbleibt. Das Ausmaß der mobilisierten Leistungsfähigkeit, die *Leistungsbereitschaft*, wird bestimmt durch *Leistungsdisposition* und *Psyche*. Je größer die Leistungsbereitschaft ist, desto geringer ist die Leistungsreserve und desto größer ist das Unfallrisiko bei plötzlich auftauchenden Gefahren. Je ungünstiger die Leistungsvorbedingungen sind, desto höher muß die Leistungsbereitschaft sein, um eine optimale Fahrleistung zu erbringen.

Im Schema der Abb. 5.1 sind nur die wichtigsten Teilfaktoren aufgeführt, die Leistungsfähigkeit, Leistungsdisposition, Psyche und Leistungsvorbedingungen bestimmen. Auch von den vorhandenen Wirkungen und Wechselwirkungen sind nur die wichtigsten aufgeführt. In den nachfolgenden Abschnitten werden die in Abb. 5.1 aufgeführten Einzelfaktoren in ihrer Bedeutung für die Fahrleistung näher erläutert.

5.3 Leistungsvorbedingungen

Die Fahrleistung hängt zu einem erheblichen Teil von den *Leistungsvorbedingungen* ab, die Fahrzeug und Umwelt betreffen. Die *Gestaltung der Fahrzeuge und Verkehrseinrichtungen* muß Rücksicht nehmen auf die anatomischen und physiologischen Voraussetzungen und die

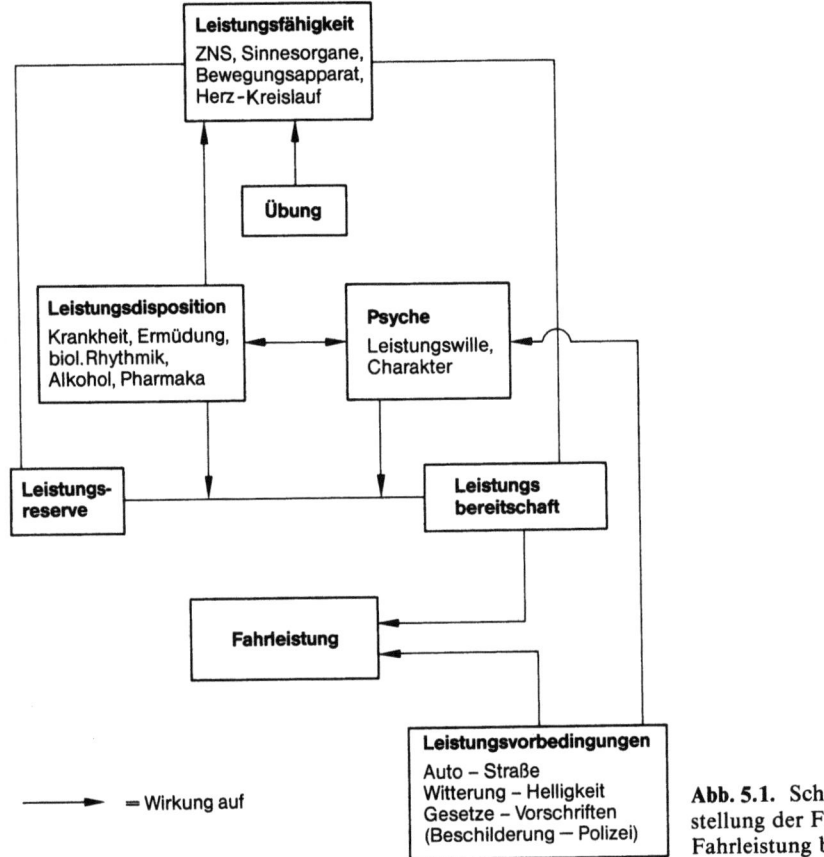

Abb. 5.1. Schematische Darstellung der Faktoren, die die Fahrleistung bestimmen

spezifischen Fähigkeiten des Fahrers, wenn ein Optimum an Sicherheit, Effizienz und Fahrkomfort gewährleistet werden soll. (Nähere Ausführungen zu diesem Themenkreis finden sich in Kap. 16.) Andere *Umweltfaktoren* sind mehr oder minder unbeeinflußbar (*Witterung*, tageszeitliche Schwankungen der *Helligkeit*) und müssen in ihren positiven oder negativen Auswirkungen auf die Fahrleistung vom Fahrer hingenommen werden. *Gesetzliche Regelungen, organisatorische Maßnahmen und staatliche Überwachungen* sollen als äußere Leistungsvorbedingungen das Fahrverhalten und die Fahrsicherheit positiv beeinflussen. Ihre Wirksamkeit hängt u. a. davon ab, daß physiologische Tatsachen angemessen berücksichtigt werden.

5.4 Zentralnervöse Faktoren der Fahrleistung

Nicht nur beim Steuern eines Fahrzeugs, sondern zu jedem Zeitpunkt und bei allen unseren Tätigkeiten laufen im Zentralnervensystem (ZNS) gleichzeitig höchst komplizierte und mannigfache Prozesse der Informationsverarbeitung, Steuerung und Regelung von Körperfunktionen und Handlungen ab, die nur zu einem geringen Prozentsatz in unser Bewußtsein dringen.

5.5 Angeborene und erlernte Leistungen des ZNS

Die Leistungen des ZNS sind von zweierlei Art, entweder angeboren oder

durch Lernen und Üben erworben.
Zu den *angeborenen Leistungen* gehören die *vegetativen Regulationen,* z. B. von Kreislauf, Atmung, und Verdauung, die weitgehend unbewußt ablaufen, aber auch *Reflexe* wie Husten, Niesen und Schlucken, die als solche wahrgenommen werden und in Auslösung und Intensität z. T. willkürlich variiert werden können.
Zu den *erworbenen Leistungen* zählen die differenzierten Analysen der durch optische und akustische Reize in Auge und Ohr erzeugten Erregungsmuster, darunter so komplizierte Leistungen wie Lesen, Sprachverständnis, sowie Sprechen und Willkürmotorik.

5.6 Beeinflussung angeborener Leistungen durch funktionelle Beanspruchung

Die angeborenen Leistungen des ZNS bedürfen zu ihrer Erhaltung und optimalen Entfaltung der ständigen *funktionellen Beanspruchung,* wobei sich das Leistungsniveau der Einzelfunktionen an *regelmäßig wiederkehrenden Spitzenbeanspruchungen* orientiert. Art und Richtung dieser strukturellen und funktionellen Anpassung sind genetisch determiniert und vom Menschen mit seinem Willen nur indirekt über die Auswahl beanspruchender Aktivitäten beeinflußbar.
In dieser Hinsicht verhält sich das ZNS prinzipiell nicht anders als andere Organsysteme, z. B. die Muskulatur, deren Leistungsfähigkeit in Kraft und Ausdauer durch mehr oder minder kurzfristige Spitzenbelastungen, denen ausreichende Pausen folgen, gesteigert wird, während Dauerleistungen ohne zwischengeschaltete Pausen wenig wirksam sind. Auf die Bedeutung dieser Trainingsgesetze für die Leistungsfähigkeit der Herz-Kreislauf-Regulation und des Bewegungsapparates des Kraftfahrers wird weiter unten näher eingegangen.

5.7 Bedeutung der automatisierten und kontrollierten Informationsverarbeitung für Wahrnehmung und Handeln; Lernen als Ergebnis wiederholter kontrollierter Informationsverarbeitung

Ganz anders liegen die Verhältnisse bei den erworbenen Leistungen des ZNS. Diese Leistungsfähigkeit ist zwar an gewisse genetische Voraussetzungen gebunden, wird aber nach Art, Umfang und Präzision auf Grund der individuellen Bedürfnisse und Gegebenheiten durch die daraus resultierenden Lernprozesse festgelegt.
Nach einer Theorie von Shiffrin u. Schneider (1977) existieren im Gehirn des erwachsenen Menschen unzählige dauerhafte Verknüpfungen (Engramme), die durch Lernen erworben, modifiziert und in immer komplizierterer Weise miteinander verbunden werden sowie zueinander in Beziehung treten. Im Ruhezustand stellen diese Engramme den *Langzeitspeicher des Gedächtnisses* dar. Den Ausschnitt der jeweils gerade ablaufenden Prozesse nennen die Autoren den *Kurzzeitspeicher.* In diesem laufen ständig *automatische Prozesse* ab, mit denen die über die Sinneskanäle einlaufenden Informationen aus der Umwelt und dem Körper analysiert werden und Teilkomponenten von Handlungen kontrolliert werden, *ohne* in der Regel die *Aufmerksamkeit* des Individuums zu erregen. Automatische Prozesse können *in großem Umfang, weil parallel,* d. h. gleichzeitig nebeneinander abgewickelt werden.
Der Erwerb dieser Engramme ist ein mühsamer und langwieriger Vorgang, der mit Hilfe wiederholter *kontrollierter Verarbeitung* erfolgt. Diese wird introspektiv als Zuwendung der *Aufmerksamkeit* erlebt und ist durch eine *begrenzte Verarbeitungskapazität* charakterisiert, die das Gehirn dazu zwingt, selbst relativ

einfache Funktionsabläufe *seriell,* d. h. zeitlich nacheinander abzuarbeiten. Das erfordert relativ viel Zeit. Daher laufen z. B. Bewegungen, die neu eingeübt werden, zunächst nicht nur ungenauer, sondern auch wesentlich langsamer ab. So selbstverständliche Tätigkeiten wie z. B. das Spazierengehen sind die Frucht langjähriger intensiver Lernprozesse in der Kindheit und nur deshalb bei gesunden Menschen kein Problem für die Gemeinschaft, weil alle ihre Mitglieder dem gleichen unausweichlichen Zwang zur Erlernung eines Standardrepertoirs an Bewegungsmustern ausgesetzt sind. Auch beim Autofahren benötigen wir eine ganze Anzahl solcher selbstverständlicher, automatischer Leistungen, z. B. das Führen des Lenkrads, die Betätigung der Schalthebel und Pedale, die daher bei Fahrern mit langjähriger intensiver Fahrpraxis hochgradig automatisiert sind.

An Kleinkindern läßt sich sinnfällig beobachten, daß das Erlernen des sicheren Gehens und Laufens nicht nur mühsam, sondern auch gefährlich ist; kaum ein Kind wird diese Lernphase ohne kleinere Unfälle überstehen. Unfälle können beim Erlernen des Autofahrens infolge der wesentlich größeren kinetischen Energien, die dabei ins Spiel kommen, sehr leicht äußerst gefährliche Ausmaße annehmen. Daher muß zur Erhöhung der Sicherheit im Straßenverkehr nicht nur auf eine ausreichende Schulung der Neulinge und eine ergonomisch richtige Gestaltung der Führerstände der Kraftfahrzeuge geachtet werden. Ebenso wichtig sind *Standardisierungen in der Anordnung und Ausführung der Bedienelemente* der Fahrzeuge. Dieser Grundsatz gewinnt um so mehr an Bedeutung, je häufiger ein Bedienelement beim Autofahren betätigt wird, vor allem also für Pedale und Schaltungshebel.

Beim heutigen Stand der Motorisierung kommt es relativ häufig vor, daß ein Fahrer sein Fahrzeug wechselt. Zwar wird man in der Regel in einem neuen Fahrzeug mit veränderter Anordnung der Bedienelemente zunächst vorsichtiger fahren und dadurch das Unfallrisiko mindern, doch treten immer wieder plötzliche, unvorhergesehene Situationen auf, die die gesamte Aufmerksamkeit des Fahrers auf sich lenken. In solchen Situationen kann es leicht passieren, daß der Fahrer infolge mangelnder Aufmerksamkeit für die Bedienung des Schalthebels oder des Hebels für die Lichtanlage falsche Maßnahmen ergreift, weil sein ZNS versehentlich sozusagen in die falsche Schublade greift und die Handlungsprogramme für die anders geartete Betätigung dieser Hebel im vorher gefahrenen Fahrzeug abruft.

Nicht nur die Leistungen der Willkürmotorik sind durch umfangreiche, weitgehend automatisierte und starre Lernprogramme geprägt. Ähnliches gilt für unsere Wahrnehmungen. Die Beachtung von Warn- und Hinweisschildern, von Wegmarken, Leitlinien und sonstigen an und auf dem Verkehrsweg angebrachten Orientierungszeichen beruht nicht nur auf ihrer hinreichenden Sichtbarkeit, sondern entscheidend auch auf der Leistung des ZNS, das gelernt hat, *durch ständige Schulung die Aufmerksamkeit* und damit den Blick *automatisch auf solche* im Blickfeld auftauchenden *Signale zu richten,* die für das Führen des Fahrzeugs von Bedeutung sind.

Wir sind in unserer Wahrnehmung viel weniger frei, als wir gemeinhin annehmen, weil das ZNS mit der kontrollierten, d. h. bewußten Analyse der Fülle ständig einströmender Signale hoffnungslos überfordert wäre. Jeder Erwachsene nimmt daher mit Hilfe erlernter automatisierter Programme *unbewußt eine Voranalyse* der ständig in sein ZNS einströmenden Informationen vor. In diese Analysenprogramme sind erlernte *Reaktionen* eingebaut, *die bei bestimmten Ergebnissen der Voranalyse die Aufmerksamkeit auf das ermittelte Objekt lenken.*

Wir betrachten also unsere Umwelt mit Vor-Urteilen.

Die einheitliche Gestaltung von Verkehrszeichen ist daher nicht nur sinnvoll, um Verwechslungen bei der Interpretation zu reduzieren, sie erhöht gleichzeitig die Chance der Wahrnehmbarkeit, weil sie die Automatisierung der Zuwendungsreaktion verbessert.

Wenn im Ausland Verkehrsschilder in ungewohnten Farben, an ungewohnter Stelle oder in ungewohnter Form und Größe aufgestellt sind, kann uns dieser Sachverhalt gelegentlich bewußt werden. Wir können dann solche Zeichen schlechter entdecken als zu Hause, weil nicht sämtliche ihrer Merkmale in der uns gewohnten Form zusammentreffen und daher die automatischen Aufmerksamkeitszuwendungen schwächer ausfallen. Auf Grund der bisherigen Ausführungen wird deutlich, daß es ein *vorrangiges Ziel konstruktiver, organisatorischer, gesetzlicher und erzieherischer Maßnahmen zur Erhöhung der Fahrsicherheit* sein muß, *durch ein Höchstmaß an Vereinheitlichung ein Maximum an verläßlichen automatisierten Fahrleistungen zu ermöglichen,* so daß dem Fahrer ein möglichst großer Teil seiner Kapazität für bewußt kontrollierte Tätigkeiten zur freien Verfügung für unvorhersehbare Gefahrensituationen in Reserve verbleibt.

5.8 Praktisches und theoretisches Lernen in der Verkehrserziehung

In den bisherigen Ausführungen wurde der Begriff Lernen im Sinne des Übens und Erwerbens von Fähigkeiten und Fertigkeiten benutzt. Lernen wird in unserer Gesellschaft aber vor allem mit verbaler Wissensvermittlung assoziiert und genießt in der Form intellektuellen Wissens und Könnens einen hohen sozialen Stellenwert. Diese Einstellung kann leicht dazu verführen, die Wirksamkeit verbaler Instruktionen für den Erwerb geeigneter Fähigkeiten und Verhaltensweisen der Verkehrsteilnehmer zu überschätzen. Dabei wird zu wenig beachtet, welches Ausmaß das Lernen durch unreflektierte Nachahmung von Vorbildern besitzt und daß unser Verhalten, vor allem das *Spontanverhalten,* wie es die ständig wechselnden Verkehrssituationen erfordert, in viel stärkerem Maße *durch eingeschliffene Muster* als durch kritische Reflektion *geprägt* wird als uns selbst manchmal lieb ist.

Aus diesem Sachverhalt leitet sich die Forderung ab, in den Schulen der *praktischen Verkehrserziehung* Vorrang vor *theoretischer Schulung* zu geben. Es wird verständlich, daß weitverbreitete, unangemessene Verhaltensweisen erwachsener Verkehrsteilnehmer die Bemühungen der schulischen Verkehrserziehung teilweise konterkarieren müssen, daß auch der beste Wille einsichtiger Eltern vielfach nicht ausreicht, ihr eigenes Verkehrsverhalten der eigenen Einsicht entsprechend hinreichend zu bessern und damit die entscheidende Grundlage für eine erfolgreiche Verkehrserziehung ihrer Kinder zu legen.

Diese Erkenntnisse dürfen kein Anlaß sein, vor den Aufgaben der Verkehrserziehung zu resignieren. Schnelle und durchschlagende Erfolge erzieherischer Maßnahmen sind nach dem Gesagten unwahrscheinlich. Sinnvoll und notwendig sind praxisorientierte, energische und kontinuierliche Anstrengungen, wenn die „eingefleischten" Verhaltensweisen der Verkehrsteilnehmer den heutigen Erfordernissen besser angepaßt werden sollen.

5.9 Vigilanz und Fahrleistung

Informationen aus der Umwelt und dem eigenen Körper, werden in den Sinnesorganen in Erregungen umgewandelt, die den sinnesspezifischen Hirnrindenarealen zugeführt und dort verarbeitet werden. Von den spezifischen Leitungsbahnen zweigen im Hirnstamm Kollateralen in ein weitverzweigtes Neuronennetzwerk ab, dem nach neurophysiologischen Erkenntnissen entscheidende Bedeutung für Leistungen zukommt, die mit den psychologischen Begriffen *„Wachsamkeit" (Vigilanz), „Aufmerksamkeit"* und *„Konzentrationsfähigkeit"* umschrieben werden. Diese Hirnstruktur, die *Formatio reticularis,* führt der Hirnrinde über ein unspezifisches, aufsteigendes, aktivierendes System (ARAS) ständig Impulse zu.

Absteigende fördernde Bahnen aus der Retikularformation beeinflussen den Tonus der quergestreiften Muskulatur, vor allem der Extremitätenstrecker (s. Abb. 5.2).

3. endogene zirkadiane Rhythmik,
4. Schlafgenerator.

Nach Laboratoriumsuntersuchungen können psychomentale Leistungen, die mit den Anforderungen beim Führen eines Kraftfahrzeugs vergleichbar sind, am besten bei einem mittleren Vigilanzniveau verrichtet werden, so daß sich zwischen Vigilanz und Leistung eine Beziehung in Form eines auf den Kopf gestellten U ergibt.

Sinkt das Vigilanzniveau, subjektiv erfahrbar als Gefühl der *Schläfrigkeit,* so *leiden vor allem die* oben erwähnten *kontrollierten Prozesse der Informationsverarbeitung und Handlungskontrolle,* während die automatisierten Prozesse weniger betroffen sind. So konnte durch experimentelle Untersuchungen nachgewiesen werden, daß die automatische

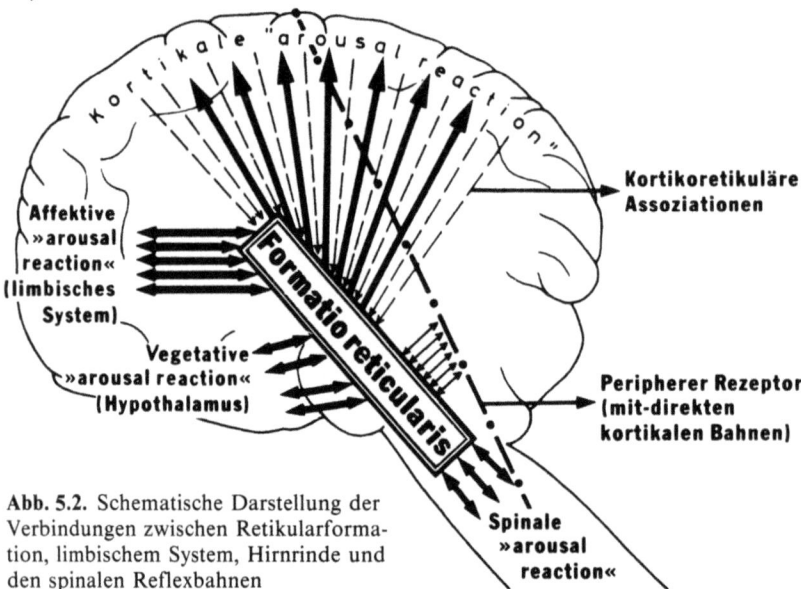

Abb. 5.2. Schematische Darstellung der Verbindungen zwischen Retikularformation, limbischem System, Hirnrinde und den spinalen Reflexbahnen

Die mittlere Impulsrate im ARAS korreliert mit der Vigilanz. Sie hängt vom mittleren Aktivierungsniveau der Formatio reticularis ab, die von zahlreichen Faktoren bestimmt wird:
1. einströmende Impulse aus allen Sinneskanälen,
2. rückläufige Erregungen aus Hirnrinde und limbischem System,

Verarbeitung akustischer Informationen mit Hilfe der im Langzeitgedächtnis gespeicherten Informationen selbst im Tiefschlaf in eingeschränktem Maße funktioniert, während das Speichern von Neuinformationen in diesem Zustand unmöglich ist, da die kontrollierte Informationsverarbeitung abgeschaltet ist.

Die Ursachen für ein *Absinken der Lei-*

stung bei sehr hohem Vigilanzniveau sind weniger klar. Eine plausible Erklärung geht davon aus, daß die automatische Auslösung von Zuwendungsreaktionen (durch die erwähnten automatischen Prozesse der Verarbeitung einlaufender Sinnesinformationen) mit steigendem Vigilanzniveau erleichtert werden. Ein zu hohes Vigilanzniveau müßte dann die Konzentration auf die wesentlichen Informationen für die Fahrleistung erschweren, weil zu viele Faktoren Zuwendungsreaktionen auslösen, was subjektiv als *mangelnde Konzentrationsfähigkeit* erlebt wird (Beispiel: *Lampenfieber*).

Für den Fahrer eines Kraftfahrzeugs kommt es darauf an, durch geeignete Maßnahmen sein eigenes Vigilanzniveau stets im optimalen Bereich zu halten. Der Erfolg seiner Bemühungen hängt vor allem ab von seinem Wissen, d. h. in der Regel von seiner Erfahrung, und von seiner Bereitschaft und Fähigkeit, nach seiner Einsicht zu handeln. Geeignete konstruktive Eigenschaften des Fahrzeugs können dabei hilfreich sein.

Die häufigsten physiologischen Ursachen für ein Absinken der Vigilanz sind Reizarmut, Monotonie, Schläfrigkeit, Ermüdung und Erschöpfung.

5.10 Gewöhnung und Monotonie

Das ZNS verfügt über verschiedene Mechanismen, sich vor einer Überfülle zufließender Information zu schützen. Der einfachste ist die sog. *Gewöhnung oder Habituation*.

Jeder neuartige Sinnesreiz löst grundsätzlich eine von zwei angeborenen Reaktionsschemata aus: entweder eine sog. *Orientierungsreaktion*, d. h. ein Neugierverhalten mit Zuwendung der Aufmerksamkeit zur Reizquelle, oder eine häufig mit Schreck verbundene *Defensivreaktion*, d. h. eine Abwendung von der Reizquelle. Beide Reaktionen sind mit einer passageren Steigerung der Vigilanz verbunden.

Orientierungsreaktionen sind in der Regel wesentlich häufiger als Defensivreaktionen. Der Sinn der Zuwendung der Aufmerksamkeit besteht darin, den Bedeutungsgehalt der neuen Information für das Individuum festzustellen. Wird ein Reiz für das Individuum als unwichtig erkannt, so löst er mit zunehmender Wiederholung immer schwächere Orientierungsreaktionen aus, die schließlich ganz verschwinden können. Diese Reaktion des ZNS bezeichnet man als *Habituation*. Defensivreaktionen sind weniger gewöhnungsfähig als Orientierungsreaktionen.

Den Mangel an Orientierungs- oder Defensivreaktionen als Folge von Sinnesreizen ohne Neuigkeitswert bezeichnet man als *monotone Reizsituation. Monotonie* entsteht, wenn monotone Reizsituationen die Vigilanz über Gebühr vermindern. Monotonie kann von leichten Graden der Langeweile bis zu einer unüberwindlichen Schläfrigkeit reichen, die zum Einschlafen führt.

Auge und Ohr sind die Sinnesorgane, über die dem Menschen die wichtigsten und häufigsten Informationen aus seiner Umwelt zufließen. Für den Autofahrer ist das Auge von wesentlich größerer Bedeutung als das Ohr. Daher tragen die vom Auge ausgelösten Orientierungsreaktionen erheblich zur Steigerung der Vigilanz des Autofahrers bei.

Eine typische Situation, die für den Autofahrer infolge Monotonie gefährlich werden kann, ist die *Nachtfahrt auf einer wenig befahrenen Autobahn*. Über den optischen Sinneskanal werden nur wenige Orientierungsreaktionen ausgelöst; das vertraute, gleichmäßige Brummen des Motors verursacht auch im Gehör eine sehr monotone Reizsituation, nicht nur weil das Brummen selbst kaum Orientierungsreaktionen auslöst, sondern weil es zusätzlich durch Verdeckung andere leisere Geräusche unhörbar macht, die geeignet wären Orientierungsreaktionen auszulösen. In dieser Situation kann ein eingeschaltetes Autoradio sehr hilfreich sein, den Gefahren der Monotonie entgegenzuwirken.

Warmreize wirken einschläfernd, während Kaltreize die Vigilanz anheben. Man denke an die Wirksamkeit eines heruntergekurbelten Seitenfensters in kühler Nacht zur Bekämpfung einer aufkommenden Müdigkeit.

Geruchs- und Geschmacksreize können eine aufkommende Monotonie ebenfalls wirksam bekämpfen, z. B. durch das Lutschen eines Bonbons, bei dem die Muskel- und Sehnenrezeptoren der Kaumuskulatur zusätzliche aktivierende Reize für die Retikularformation darstellen. Auch beim Rauchen einer Zigarette tragen außer den Wirkungen des Nikotins Geruchs- und Geschmacksreize zur aktivierenden Wirkung bei. Schließlich sind Schmerzreize äußerst wirksame aktivierende Reize für die Retikularformation, die zudem nicht gewöhnungsfähig sind.

5.11 Emotionen und Vigilanz

Affekte sind immer mit einem Anstieg der Vigilanz verknüpft, haben aber für den Fahrer eines Kraftfahrzeugs den großen Nachteil, daß sie seine Aufmerksamkeit so stark auf innere, gedanklich-emotionale Vorgänge richten können, daß für die Kontrolle der Außenwelt, d.h. des Verkehrsgeschehens, zu wenig Aufmerksamkeit übrig bleibt. Ein erhöhtes Unfallrisiko ist dann die Folge. Hinzu kommen die Gefahren einer emotionalen Verhaltenskontrolle, die der Kraftfahrer zugunsten einer rationalen Kontrolle soweit als möglich zurückdrängen sollte. Stärkere Emotionen sind daher kein geeignetes Mittel, den Gefahren entgegenzuwirken, die aus dem Absinken der Vigilanz drohen.

Ähnliches gilt in abgeschwächter Form für Unterhaltungen des Fahrers in monotonen Fahrsituationen: Einerseits wirken solche Gespräche einem gefährlichen Absinken der Vigilanz entgegen; andererseits können auch sie die Aufmerksamkeit des Fahrers zu stark vom Verkehrsgeschehen ablenken, vor allem, wenn eine Unterhaltung mit starkem Engagement geführt wird oder eine emotionale Wendung erfährt.

Bei leichtem Geplauder, dem sog. „small talk", kann man immer wieder beobachten, daß der Fahrer eine klare Prioritätensetzung seiner Aufmerksamkeit vornimmt: Erfordert eine Verkehrssituation plötzlich seine gesamte Aufmerksamkeit (z. B. ein riskantes Überholmanöver), unterbricht er mitten im Satz seine Unterhaltung, um die Situation durch volle Zuwendung seiner Aufmerksamkeit zu meistern, und führt erst nach deren Bewältigung den unterbrochenen Satz zu Ende. Ähnliches dürfte für die Zuwendung gelten, die der durchschnittliche Autofahrer dem Inhalt der üblichen Unterhaltungssendungen der 3. Programme der Rundfunkanstalten widmet. Diese sind daher als Maßnahme gegen die Gefahren der Monotonie ebenso nützlich und unbedenklich, wie leichte Unterhaltungen, solange sich die emotionale und intellektuelle Beteiligung des Fahrers in den erforderlichen Grenzen hält.

5.12 Biorhythmik und Schlaf

Monotone Reizsituationen können immer dann besonders bedenklich für den Fahrer werden, wenn biorhythmische Faktoren oder ein Schlafdefizit zusätzliche Ursachen für ein Absinken der Vigilanz darstellen. Nach neueren Ansichten speist sich die tageszeitlich wechselnde Wachsamkeit bzw. Müdigkeit aus zwei Komponenten, läßt man den Einfluß der Monotonie einmal außer acht:

Die eine Komponente beruht auf der sog. *zirkadianen vegetativen Rhythmik,* die nach dem Aufwachen mit einem Anstieg der Wachsamkeit zu einem spätvormittäglichen Maximum, einer Mittagssenke gegen 15 Uhr, einem zweiten Anstieg in den späten Nachmittagsstunden und einem Abfall zum nächtlichen Minimum in den frühen Morgenstunden zwischen 2 und 4 Uhr führt.

Die zweite Komponente beruht auf einem *neuronalen Schlafgenerator,* der mit einem Akkumulator verbunden ist. Wenn auch die Kenntnisse über die anatomischen zentralnervösen Strukturen dieses Generators und die Beschaffenheit des Akkumulators noch unzureichend sind, so spricht doch manches dafür, daß sich der Akkumulator im Schlaf in Form einer Exponentialfunktion fortlaufend entleert, daß er nach einem erquickenden Schlaf weitgehend entladen ist und daß er sich im Wachzustand in Abhängigkeit von der Zeit kontinuierlich und exponentiell wieder auflädt.

Sinkt bei nichtmonotoner äußerer Reizlage die Vigilanz auf bedenkliche Werte ab, erkennbar an dem Gefühl der Müdigkeit, dem Zwang zum Gähnen, einem Brennen der Augen, der Schwierigkeit die Augen offenzuhalten oder gar dem Auftreten von Doppelbildern, so sollte der Fahrer möglichst bald seine Fahrt zu einer angemessenen Rast oder einem Schlaf unterbrechen. Biorhythmische Ursachen oder ein Schlafdefizit, die solche Attacken von Müdigkeit verursachen, sind anders zu bewerten als die *Monotonie, die nach der Beendigung einer monotonen Reizsituation momentan und folgenlos verschwindet.*

Die aus einem Schlafdefizit herrührende Müdigkeit läßt sich durch stimulierende Reize nur vorübergehend mindern oder beseitigen, kehrt aber danach um so stärker zurück: *Ein Schlafdefizit läßt sich nur durch Schlaf beheben.*

Zirkadiane Ursachen der Müdigkeit kommen und gehen entsprechend ihrem Tagesgang unabhängig vom Schlaf und *können* daher *mit den bei der Monotonie erwähnten stimulierenden Maßnahmen, aber auch mit anregenden Getränken* wie Kaffee oder Tee sinnvoll bekämpft werden. Zulässig erscheinen solche Maßnahmen aber nur bei leichteren Graden zirkadian verursachter Müdigkeit. Wann immer möglich, sollte der adäquaten Therapie, einer angemessenen Fahrtunterbrechung zum Einlegen einer Rast, der Vorzug gegeben werden. Es sei erwähnt, daß der typische Gipfel der Müdigkeit am frühen Nachmittag keine Folge des Mittagsmahles ist, sondern auch auftritt, wenn auf ein Mittagessen verzichtet wird, dann allerdings in der Regel in abgeschwächter Form.

5.13 Bewegungsapparat

Ergonomische Grundsätze bei der Gestaltung von Kraftfahrzeugen haben dazu geführt, daß der Kraftaufwand zur Ausführung notwendiger Handlungen wie Lenken, Schalten, Bremsen usw. keine größeren Anstrengungen erfordert. Dennoch entstehen von seiten des Bewegungsapparates vor allem bei längeren Fahrten Probleme, die sich aus einer mangelhaften Durchblutung bei statischer Muskelarbeit herleiten. Auch bei optimaler Sitzgestaltung muß die Rückenmuskulatur während der Fahrt statische oder quasistatische Haltearbeit leisten, die durch das ständige, reflektorische Abfangen von Vertikal- und Horizontalbeschleunigungen entsteht. Im Bereich der Halsmuskulatur kommt erschwerend hinzu, daß der Kopf zur Ermöglichung von Wendebewegungen und einer optimalen Blickrichtung frei gehalten werden muß. Der Schwerpunkt des Kopfes befindet sich dann vor dem Atlantookzipitalgelenk. Also muß eine statische Muskelkontraktion allein deshalb aufgewendet werden, um ein Vornüberfallen des Kopfes zu verhindern. Daher sind Durchblutungsdrosselungen beim Autofahren in der dorsalen Halsmuskulatur besonders häufig und intensiv und

führen bei längeren Fahrten zu der bekannten Empfindung der Nackensteifigkeit.
Ähnliche Probleme entstehen für das rechte Bein durch seine ständige Fesselung an das Gaspedal, während das linke Bein (bei ausreichender Beinfreiheit) und die Arme durch häufigeren Stellungswechsel und die damit verbundene dynamische Arbeit von einer Muskelermüdung durch statische Arbeit weniger betroffen sind. In unübersichtlichen oder gefahrvollen Verkehrssituationen steigt die Aufmerksamkeit und Vigilanz des Fahrers in der Regel erheblich an. Über die absteigenden retikulospinalen Bahnen und die γ-Innervation der Muskelspindeln verursacht die gesteigerte Aktivität der Retikularformation in dieser Situation einen z. T. erheblichen Anstieg des Muskeltonus, der die Ermüdung in der statisch beanspruchten Muskulatur infolge Durchblutungsdrosselung beschleunigen muß.

Die *Empfehlung, bei längeren Autofahrten nach jeweils 2-3 h eine Unterbrechung einzulegen,* beruht nicht nur auf der Überlegung, dadurch die Gefahr zentralnervöser Leistungsminderungen durch Monotonie und Ermüdung zu reduzieren, sondern *hat auch zum Ziel, stärkere schmerzhafte Verspannungen der Muskulatur zu vermeiden.* Dieses Ziel wird durch eine Ausgleichsgymnastik am Rastplatz erheblich gefördert.

Der *Muskeltonus beeinflußt die feinmotorische Koordination.* Hierin dürfte ein weiterer Grund für das Absinken der Fahrleistung bei zu hoher Vigilanz liegen. Über absteigende Bahnen wird in diesem Fall die γ-Innervation der Muskelspindeln so stark erhöht, daß die eigenreflektorische Kontrolle der Bewegungen überschießende Reaktionen verursacht. Diese imponieren beim Lampenfieber als *fahrige, überschießende Bewegungen* und *Muskelzittern;* beim Autofahrer können durch zu starke Anspannung ähnliche Symptome auftreten und die Fahrleistung vermindern. Hierbei kann der Muskeltonus so stark ansteigen, daß *Muskelermüdung infolge statischer Haltearbeit* entsteht; dabei *versteifen die Bewegungen,* die *Schnelligkeit der Bewegungen sinkt.*

In die Feinkoordination der Bewegung sind außer den Muskelspindelrezeptoren Haut-, Sehnen- und Gelenkrezeptoren eingeschaltet. Deren optimales Zusammenspiel mit den zentralnervösen Strukturen ist nur bei einer ausreichenden Betriebstemperatur gewährleistet.

Die *Kaltrezeptoren der Haut erhöhen reflektorisch den Muskeltonus,* der mit zunehmender Abkühlung schließlich in das Kältezittern übergehen kann. Dem Sportler sind die Koordinationsstörungen und Verletzungsgefahren beim „Kaltstart" bekannt; er schaltet daher dem Wettkampf eine Aufwärmphase vor. *Leistungsfähige Heizungen in Kraftfahrzeugen sind* aus diesem Grund *nicht nur eine Frage des Komforts, sondern auch der Fahrsicherheit.* Der Autofahrer sollte an kalten Wintertagen zu Beginn einer Autofahrt durch ausreichend wärmeisolierende Kleidung auch passagere periphere Unterkühlungen im Interesse seiner Fahrsicherheit vermeiden.

5.14 Herz-Kreislauf-System

Das *Autofahren* stellt keine Tätigkeit dar, die mit einem Anstieg der Stoffwechselrate einhergeht, der als hinreichender Trainingsreiz für das Herz-Kreislauf-System dienen könnte, die Tätigkeit wirkt vielmehr infolge ergotroper Streßreaktionen eher als *Risikofaktor* für dieses System, insbesondere *für das Herz.*

Die Herzfrequenz steigt mit der Fahrgeschwindigkeit und den aus der Verkehrssituation erwachsenden Anforderungen an; bei gleicher Geschwindigkeit liegt sie bei der Fahrt über Bundesstraßen in der Regel höher als bei einer Autobahnfahrt; bei risikoreichen Überholmanövern („Kolonnenspringen") steigt die Herz-

frequenz ebenfalls an. Die *Herzfrequenz* kann daher *als Indikator der Beanspruchung des Autofahrers* benutzt werden (vgl. hierzu die weitergehenden Ausführungen in Kap. 6).
Da das Autofahren nicht selten zur körperlichen Inaktivität verleitet, ist zur Aufrechterhaltung einer guten Leistungsfähigkeit des Herz-Kreislauf-Systems ein körperliches Ausgleichstraining wünschenswert.

5.15 Auge

Das Auge ist das wichtigste Sinnesorgan des Kraftfahrers, mit dem er Informationen über die Verkehrswege und -einrichtungen, sowie die übrigen Verkehrsteilnehmer in seiner Umgebung erhält. Die Funktionen des Auges haben deshalb für die Fahrleistung eine überragende Bedeutung, doch haben nicht alle Teilfunktionen des Auges für den Kraftfahrer gleiches Gewicht (vgl. hierzu auch Kap. 7).

5.16 Akkommodation

Da sich die für den Fahrer relevanten Sehobjekte außerhalb des Fahrzeugs meist in Entfernungen über 5 m befinden, spielt die *Akkommodationskraft* des Auges für die Fahrleistung keine entscheidende Rolle. Die auf dem Armaturenbrett befindlichen Anzeigeninstrumente und Bedienungsknöpfe sind in der Regel groß genug und in ihrer räumlichen Anordnung dem Fahrer hinreichend bekannt, so daß er sie ohne Nahakkommodation erkennen und ablesen kann. Die Presbyopie des alternden Kraftfahrers bedarf daher keiner besonderen Korrektur, eine Lesebrille bzw. eine Zweistärkenbrille wird für das Fahren selbst nicht benötigt, sondern sollte nur im Handschuhfach griffbereit liegen, um beispielsweise in einer Autokarte etwas nachlesen zu können.

Dennoch ist die nachlassende Akkommodationskraft für den Kraftfahrer nicht bedeutungslos, da sie mit einer langsameren *Akkommodationsgeschwindigkeit* einhergeht. Beträgt diese beim Jugendlichen noch 0,2–0,3 s, so ist sie beim 60-jährigen auf Werte über 0,5 s angestiegen. Fixiert ein älterer Mensch beim Fahren die Zeiger des Armaturenbretts oder sucht dort den Zigarettenanzünder, so wird er nahakkommodieren. Anschließend dauert es bei ihm doppelt so lange wie beim jungen Menschen, bis er in der Ferne wieder scharf sehen kann.

5.17 Refraktionsanomalien

Anders liegen die Verhältnisse bei den *Refraktionsanomalien,* die ein unscharfes Netzhautbild von der Umwelt entwerfen.
Von den häufigen Achsenametropien bedarf die *Kurzsichtigkeit (Myopie)* in jedem Fall einer Korrektur, damit bei dem besonders wichtigen Blick in die Ferne eine optimale Sehschärfe gewährleistet ist. Selbst geringe Myopien sollten korrigiert werden, da sich ihr nachteiliger Effekt in der Dunkelheit durch die Addition einer *Nachtmyopie* verstärken kann.
Bei einer *Weitsichtigkeit (Hyperopie)* sind die Bulbi zu kurz, so daß bereits beim Sehen in die Ferne eine Akkommodation erforderlich ist, um ein scharfes Bild auf der Netzhaut zu entwerfen. Der jüngere Mensch verfügt zwar noch über eine genügende Akkommodationsbreite, doch werden seine Augen bei längeren Autofahrten infolge der ständigen Kontraktion des M. ciliaris vorzeitig ermüden (Kopfschmerzen!). Dem kann durch das Tragen einer Korrekturbrille begegnet werden. Mit zunehmendem Lebensalter nimmt die Akkommodationsbreite des Auges sehr stark ab, und zwar von etwa 12 dpt im Alter von 10 Jahren auf 6 dpt im Alter von 40 und auf 2 dpt im Alter von 50 Jahren. Diese Leistungseinbuße

beruht auf einem Nachlassen der Elastizität der Linse und zeigt in ihrem Zeitgang eine nicht unbeträchtliche interindividuelle Variationsbreite, doch kommt für jeden Weitsichtigen mit einer mehr als geringfügigen Hyperopie früher oder später der Zeitpunkt (meist zwischen dem 40. und 50. Lebensjahr), an dem er für das Autofahren eine Korrekturbrille benötigt, wenn er beim Sehen in die Ferne die volle Sehschärfe seiner Netzhaut ausnutzen will.

Krümmungsanomalien der Hornhaut beeinträchtigen die Sehschärfe und bedürfen daher bei stärkerer Ausprägung einer Korrektur, beim *Astigmatismus* regularis durch Zylindergläser, beim Astigmatismus irregularis durch Haftschalen.

5.18 Sehschärfe

Die Sehschärfe wird maßgeblich von den Eigenschaften der Netzhaut geprägt. Diese enthält mit den Stäbchen und Zapfen zwei unterschiedliche Rezeptoren, von denen die Zapfen für das photopische Tagessehen, die Stäbchen für das skotopische Dämmerungssehen verantwortlich sind. Nervenzellen innerhalb der Netzhaut sorgen für horizontale Verknüpfungen und für vertikale Verbindungen der 6-7 Mill. Zapfen und 120-130 Mill. Stäbchen mit den etwa 1 Mill. Nervenfasern im Sehnerv. Eine 1:1-Relation zwischen Rezeptoren und Sehnervenfasern besteht nur für den Ort schärfsten Sehens, die Fovea centralis, auf die ein Gegenstand beim Fixieren abgebildet wird. Die Fovea centralis enthält nur Zapfen in besonders dichter räumlicher Anordnung. Zur Peripherie fällt die Dichte der Zapfen stark ab. Die Stäbchen sind parafoveal am dichtesten gepackt. Auch sie sind in der Peripherie weniger zahlreich, insgesamt aber dort wesentlich häufiger als die Zapfen. Die unterschiedliche Anordnung der Rezeptoren zusammen mit ihrer zentral und peripher unterschiedlichen funktionellen Verknüpfung innerhalb der Netzhaut haben weitreichenden Einfluß auf das Sehvermögen.

So ist die *Sehschärfe im fovealen und parafovealen Bereich beim Tagessehen sehr hoch, fällt aber zur Peripherie hin stark ab. Beim skotopischen Dämmerungssehen kann mit der Fovea centralis nicht gesehen werden*, die Sehschärfe in der übrigen Netzhaut ist wegen der gleichmäßigeren Verteilung der Stäbchen weniger unterschiedlich als beim photopischen Tagessehen und *in der Netzhautperipherie sogar größer als beim Tagessehen.*

5.19 Zeitliches Auflösungsvermögen, Kontrast

Außer der Trennschärfe des Auges für Punkte und Linien spielen die Unterscheidungsvermögen für räumliche und zeitliche Schwankungen der Helligkeit beim Autofahren eine entscheidende Rolle. Objekte, von denen Lichtreize ausgehen, die keine der beiden Unterschiedsschwellen überschreiten, sind unsichtbar. Räumliche und zeitliche Unterschiedsschwellen sind abhängig vom Adaptationszustand und vom Reizort auf der Netzhaut.

Zeitliche Schwankungen der Helligkeit werden mit Hilfe der *Flimmerverschmelzungsfrequenz (FVF)* ermittelt. Bei hohen Reizintensitäten liegt die FVF foveal bei 60/s. Bereits 15° parafoveal ist die FVF mit etwa 20/s so niedrig wie in extrem peripher gelegenen Netzhautbereichen. Mit zunehmender Dunkeladaptation sinkt die FVF. In der Dunkelheit werden sehr schwache, flimmernde Lichtreize mit der Fovea beim Fixieren nicht wahrgenommen, wohl aber mit der Netzhautperipherie beim „Vorbeisehen". Unter diesen Bedingungen liegt die FVF für kurzwelliges Blaulicht höher als für langwelliges Rotlicht. Entsprechend wird das rotierende Blaulicht der Polizei bei Nacht intensiver wahrgenommen als das

rotierende Gelblicht der Straßenbaufahrzeuge.
Die räumliche Unterschiedsschwelle ist eine Funktion des *Kontrastes,* d. h. der Farbe und der Helligkeit von Sehobjekt und Umfeld, sowie des Projektionsortes der Abbildung auf der Netzhaut. Das normale Auge kann unter optimalen Bedingungen bei Variation von Farbe und Sättigung etwa 600 000 Farbtöne unterscheiden.

5.20 Adaptation

Die mittlere Leuchtdichte der natürlichen Umwelt des Menschen schwankt zwischen 10^{-6} cd·m^{-2} bei bewölktem Nachthimmel und 10^7 cd·m^{-2} bei hellem Sonnenschein, also um 13 Zehnerpotenzen. Die große Leistungsfähigkeit des visuellen Systems beruht nicht zuletzt darauf, daß die Netzhaut mit zeitlicher Verzögerung ihre Empfindlichkeit der mittleren Leuchtdichte im Gesichtsfeld anpaßt. Diese *Adaptation* beruht auf chemischen und neuronalen Prozessen.
Das Gleichgewicht zwischen den Konzentrationen der Sehfarbstoffe und ihrer Zerfallsprodukte verschiebt sich bei zunehmender Helligkeit in Richtung der Zerfallsprodukte, bei zunehmender Dunkelheit in Richtung der Sehfarbstoffe. Die Einstellung des neuen Gleichgewichts geschieht bei einem plötzlichen Anstieg der Helligkeit schneller als bei plötzlicher Dunkelheit; dementsprechend erfolgt die *Helladaptation schneller (Sekunden bis Minuten) als die Dunkeladaptation, die u. U. erst nach 30–40 min beendet ist.*
Durch neuronale Prozesse wird vom photopischen Tagessehen mit Farbwahrnehmung auf das wesentlich empfindlichere skotopische Dämmerungssehen umgeschaltet. In der Dunkeladaptationskurve ist dieser Zeitpunkt als sog. Kohlrausch-Knick nach einigen Minuten erkennbar.

Die neuronalen Prozesse der lateralen Bahnung und Hemmung bewirken eine funktionelle Umorganisation der intraretinalen Reizverarbeitung dergestalt, daß bei geringen Leuchtdichten die Erregungen über wesentlich größere Areale aufsummiert werden als bei hohen Leuchtdichten. Diese Umorganisation hat zwangsweise zur Folge, daß Sehschärfe und Kontrastwahrnehmung mit steigender Dunkelanpassung geringer werden.
Leuchtdichteunterschiede im Gesichtsfeld führen zum Phänomen der *Lokaladaptation,* d. h. zu lokalen Minderungen der Empfindlichkeit entsprechend der höheren lokalen Leuchtdichte. Dadurch werden starke Leuchtdichteunterschiede im Gesichtsfeld weniger stark empfunden, aber auch Unterschiedsempfindlichkeit, Sehschärfe und Farbensehen beeinflußt.

5.21 Blendung

Die Sehleistungen sind jeweils optimal, wenn die Adaptation an die mittlere Leuchtdichte der Netzhaut abgeschlossen ist und Leuchtdichteunterschiede im Gesichtsfeld einige Zehnerpotenzen nicht überschreiten.
Aus den geschilderten Eigenschaften der Netzhaut läßt sich das Phänomen der *Blendung* deuten. Man unterscheidet die *psychologische Blendung,* unter der die typischen Mißempfindungen verstanden werden, die mit Blendung einhergehen, von der *physiologischen Blendung,* d. h. den nachweisbaren Verschlechterungen von Sehfunktionen (Sehschärfe, Unterschiedsempfindlichkeit, Formenerkennen usw.) infolge Blendung.
Blendung entsteht am häufigsten bei zu großen Leuchtdichteunterschieden im Gesichtsfeld oder zu plötzlichen Änderungen der mittleren Leuchtdichte.
Im einzelnen versteht man unter einer *Adaptationsblendung* die Verschlechterung der Sehfunktionen bei plötzlichen

Änderungen der mittleren Leuchtdichte, z. B. bei der Einfahrt in einen unbeleuchteten Straßentunnel am hellichten Tag. Die Adaptationsblendung kann hier so stark sein, daß momentan eine nahezu vollständige Blindheit herrscht und selbst das Fernlicht des eigenen Wagens kaum zu einer Verbesserung der Wahrnehmbarkeit der Tunnelumrisse beiträgt. Von Adaptationsblendung wird also auch bei einer plötzlichen starken Abnahme der Helligkeit und nicht nur bei einer plötzlichen Zunahme gesprochen, wie sie z. B. in dunkler Nacht beim Blick in das Fernlicht eines entgegenkommenden Fahrzeugs auftritt.

In diesem Fall kommt zur Adaptationsblendung eine *Relativblendung* hinzu, weil die örtlichen Leuchtdichteunterschiede im Gesichtsfeld zu groß sind. Die Blendung tritt nicht nur während des Blicks in die Scheinwerfer als sog. *Simultanblendung* auf, sondern dauert nach der Vorbeifahrt des Wagens als *Sukzessivblendung* noch einige Sekunden an (die berüchtigte Fahrt in das „schwarze Loch"). Die Sukzessivblendung ist eine Folge von Lokaladaptation und Nachbildern, deren Ausmaß um so größer ist, je länger man in die entgegenkommende Lichtquelle geblickt hat.

Von einer *Absolutblendung* spricht man, wenn die Leuchtdichte so hoch ist, daß die Adaptationsfähigkeit des Auges überschritten wird („Schneeblindheit"); diese Blendung ist bei künstlichen Lichtquellen, wie sie im Verkehrsgeschehen vorkommen, nicht zu erwarten.

Als Blendquellen kommen nicht nur echte Lichtquellen in Betracht *(direkte Blendung)*, sondern auch Reflexionsbilder von Lichtquellen (z. B. die Widerspiegelung der Straßenleuchten auf der Karosserie des eigenen Wagens oder der nassen Asphaltdecke der Straße) oder lichtstreuende Flächen im Gesichtsfeld (beim Autofahrer vor allem die verschmutzte oder benetzte eigene Windschutzscheibe; *indirekte Blendung*). Gute Wischerblätter und eine leistungsfähige Scheibenwaschanlage sind daher wichtige Voraussetzungen für die Fahrsicherheit bei Nacht.

Eine *Lichtquelle wirkt als Blendquelle um so störender, je näher sie an der Blicklinie liegt.* Daher empfiehlt es sich, den Weg vor einem entgegenkommenden blendenden Fahrzeug nicht durch starres Blicken in Richtung der blendenden Scheinwerfer zu kontrollieren, sondern nach Möglichkeit zumindest zeitweise an diesen vorbeizublicken.

Fußgänger sind infolge der Blendung des Autofahrers durch entgegenkommende Fahrzeuge in der Nacht auf der Straße stets hochgradig gefährdet und sollten sich daher durch auffällige, helle Kleidung für die Autofahrer möglichst gut erkennbar machen. Links gehen verbessert nicht die Sichtbarkeit des Fußgängers, schützt ihn aber vor unbemerkt von hinten zu nah an den Straßenrand heranfahrenden Autos.

Die *Nebelblendung* entsteht bei der Betrachtung von Sehobjekten durch ausgedehnte Streukörper, wodurch der Kontrast herabgesetzt wird. Bei Nacht kann man die negativen Auswirkungen dieser Blendung dadurch reduzieren, daß man die eigenen Lichtquellen nach Möglichkeit abdunkelt und dadurch die Leuchtdichte des Streukörpers Nebel reduziert.

5.22 Gesichtsfeld

Bewegungen im peripheren Gesichtsfeld sind für den Autofahrer wesentliche Informationen für die Auslösung von Zuwendungsreaktionen, daher ist die Größe des Gesichtsfelds für die Fahrleistung und Fahrsicherheit des Kraftfahrers von großer Bedeutung. Die Grenzen des Gesichtsfelds werden subjektiv kaum bewußt. Sie können mit Hilfe der Perimetrie ermittelt werden. Dabei zeigt sich, daß das *Gesichtsfeld nasal kleiner ist (60°) als temporal (90°) und für die Hell-Dunkel-Wahrnehmung größer als für die*

Farbwahrnehmung. Ausfälle des Gesichtsfelds *(Skotome)* kommen nicht nur *physiologisch* als *„blinder Fleck"* und unter krankhaften Bedingungen vor. Sie werden auch bei Brillenträgern durch den *Brillenrand* oder durch die *starke Brechkraft der Gläser,* z. B. bei der Korrektur einer Aphakie erzeugt. Kraftfahrer sollten nach Möglichkeit Brillen tragen, die nach seitwärts und unten randlos sind oder nur einen schmalen Rand haben.

Bei starker *Ermüdung* werden nicht nur die *Grenzen des Gesichtsfelds eingeengt,* es können auch kurzzeitig *Ermüdungsskotome* innerhalb des Gesichtsfelds auftreten.

5.23 Farbsinnstörungen

Farbsinnstörungen spielen für die Fahrtüchtigkeit nur eine geringe Rolle. Man hat vielfach vermutet, besonders die Rot-Grün-Blindheit führe bei der Orientierung an ampelgesteuerten Kreuzungen zu Schwierigkeiten, doch haben experimentelle praxisnahe Untersuchungen und Auswertungen von Unfallstatistiken keinen Hinweis erbracht auf ein erhöhtes Unfallrisiko durch Farbsinnstörungen. Offenbar stehen den Farbsinngestörten genügend andere optische Informationen zur Verfügung, um die reduzierte bzw. modifizierte Information aus der Farbgestaltung von Verkehrszeichen zu kompensieren.

5.24 Gehörsinn

Das Gehör hat für den Kraftfahrer eine wesentlich geringere Bedeutung als das Auge. Bei geschlossenem Fahrgastraum werden Außengeräusche um etwa 20–25 dB gedämpft. Eigengeräusche des Fahrzeugs (Motor, Fahrgeräusche) schwanken je nach Geschwindigkeit, Straßenbeschaffenheit und Fahrzeugtyp erheblich, liegen aber meist über 60 dB(A) und überschreiten nicht selten 80 dB(A).

Durch beide Effekte werden leisere Außengeräusche völlig verdeckt und nur starke Geräusche können mit hinreichender Sicherheit die Aufmerksamkeit des Fahrers auf sich lenken (z. B. Hupe).

So wird verständlich, daß Schwerhörige und Taube in der Unfallstatistik günstig abschneiden. Das mag auch darauf zurückzuführen sein, daß sie durch akustische Reize weniger abgelenkt werden und zudem über eine bessere optisch-sensorische Leistungsfähigkeit verfügen.

Der Normalhörende nimmt über den akustischen Kanal wichtige Informationen über die Geschwindigkeit und den Funktionszustand seines Fahrzeugs auf; diese sollten ihm nicht entzogen werden, doch ist eine stärkere akustische Isolierung der Fahrgastzelle wünschenswert als sie bis heute bei den meisten Pkw realisiert wurde. Ähnliches gilt auch für die Geräuschminderung der Heizungsgebläse vieler Pkw-Modelle.

Zwar sind die im Wageninnern auftretenden Geräuschpegel infolge zu geringer Intensität nicht in der Lage, eine Lärmschwerhörigkeit auszulösen; eine vorübergehende Hörschwellenabwanderung (TTS) ist bei längeren Autobahnfahrten aber durchaus möglich. Auf jeden Fall reichen die gemessenen Pegel im Wageninnern aus, die Rückbildung einer vorhandenen TTS zu verzögern. Es ist daher nicht auszuschließen, daß die Geräuschpegel im Wageninnern dann einen Beitrag zu der Entstehung von lärmbedingten Hörminderungen leisten können, wenn Autofahrer gehörschädigendem Lärm — z. B. beruflich in Lärmbetrieben — ausgesetzt sind.

5.25 Hautsinne und Vestibularapparat

Die Mechanorezeptoren sind für die Aufnahme von Druck-, Vibrations- und Beschleunigungsreizen von Bedeutung.

Die niedrigsten Schwellen der Deformationsamplituden der Haut für eine Vibrationsempfindung liegen im Bereich der Finger, der Hand und der Fußsohle (deshalb ein Schuhwerk mit weicher Sohle zur Betätigung der Fußpedale!). Die im Kraftfahrzeug vorhandenen Vibrationen werden daher vornehmlich über Fahrzeugboden, Gaspedal und Lenkradsäule wahrgenommen. Demgegenüber sind für die Haut über dem Gesäß die größten Deformationsamplituden erforderlich.

Über die Mechanorezeptoren der Haut und den Vestibularapparat werden Translationsbeschleunigungen des Fahrzeugs in das ZNS signalisiert. Experimentelle Laboratoriumsuntersuchungen zeigten, daß Kollisionen über diese Sinneskanäle wahrgenommen werden können, wenn die Spitzenbeschleunigung am Fahrzeug 0,06 g überschreitet; am Kopf traten unter diesen Bedingungen etwa doppelt so hohe Spitzenbeschleunigungen auf. Ein Kollisionsruck mit einer Spitzenbeschleunigung von 0,08 g am Fahrzeug und 0,2-0,25 g am Kopf dürfte auf Grund dieser Untersuchungen unter Einbeziehung eines Sicherheitszuschlags auch unter normalen Verkehrsbedingungen sicher über nichtakustische Sinneskanäle wahrnehmbar sein.

Über die Thermorezeptoren der Haut werden wichtige Temperaturempfindungen vermittelt, die für die Behaglichkeitsempfindung des Fahrers bedeutungsvoll sind, von ihm aber auch zur Regulation seiner Vigilanz eingesetzt werden können (s. oben).

Eine Heizungsanlage hinreichender Kapazität mit Stellmöglichkeiten für die zahlreichen unterschiedlichen Anforderungen, die ein Kraftfahrer je nach den individuellen Voraussetzungen, Außentemperaturen, Strahlungsbedingungen usw. zur Erzielung optimaler Temperaturverhältnisse im Wageninnern benötigt, sind wichtige Voraussetzungen nicht nur für den Fahrkomfort, sondern auch für die Fahrsicherheit.

Literatur

Diebschlag W, Müller-Limmroth W, Mauderer V (1974) Klima und Auto. Z. Arzt und Auto 50:2-10

Ehrenstein W (1978) Schlafentzug. In: Bundesamt für Wehrtechnik und Beschaffung (Hrsg) Handbuch der Ergonomie, Kap A-5-2-1. Luftfahrt-Verlag W. Zuerl, Steinebach

Ehrenstein W (1980) Nachtarbeit und Biorhythmen. Betriebsaerztl 1:34-45

Ehrenstein W, Müller-Limmroth W (1979) Wirkungen von Lärm auf den Menschen. In: Vogl J, Heigl A, Schäfer K (Hrsg) Handbuch des Umweltschutzes, Kap II, Teil 5.3. Verlag Moderne Industrie, München

Gramberg-Danielsen B (1967) Sehen und Verkehr. Springer, Berlin Heidelberg New York

Grüsser OJ (1980) Gesichtssinn und Okulomotorik. In: Schmidt RF, Thews G (Hrsg) Physiologie des Menschen, 20. Aufl. Springer, Berlin Heidelberg New York, S. 256-299

Hildebrandt G (1976) Biologische Rhythmen und Arbeit. Springer, Wien New York

Müller-Limmroth W (1968) Die physiologischen Grundlagen der Anforderungen im Straßenverkehr. In: Wagner K, Wagner HJ (Hrsg) Handbuch der Verkehrsmedizin. Springer, Berlin Heidelberg New York, S. 122-173

Müller-Limmroth W (1974) Bewegungsablauf — Bewegungskoordination. Mat Med Nordm 26:289-305

Müller-Limmroth W (1976) Anforderungen und physiologische Leistungsgrenzen. Mensch und Motorisierung, ADAC Schriftenreihe Straßenverkehr 19. ADAC München, S 50-59

Müller-Limmroth W, Schneble H (1978) Neue Erkenntnisse zur Leistungsfähigkeit des Kraftfahrers, zu ihren Grenzen und zu ihrer Verminderung durch Medikamente und Alkohol. Blutalkohol 15:226-240

Pape R, Blankenagel A, Kaiser J (1976) Berufswahl und Auge, 4. Aufl. Enke, Stuttgart

Schober H (1964) Das Sehen, 3. Aufl. Bd II. VEB Fachbuchverlag, Leipzig

Shiffrin RM, Schneider W (1977) Controlled and automatic human information processing: II Perceptual learning, automatic attending, and a general theory. Psychol Rev. 84: 127-190

Wachsmuth W (1973) Ärztliche Problematik des Urlaubs. Springer, Berlin Heidelberg New York

Wenzel G, Piekarski C (1980) Klima und Arbeit. Bayer. Staatsministerium für Arbeit und Sozialordnung, München

6. Ärztliche Begutachtung der Kraftfahreignung

H. Lewrenz und B. Friedel

6.1 Einleitung

Die Erleichterung der Lebensbedingungen und die Erweiterung der Lebensmöglichkeiten durch den Einsatz technischer Mittel erfordern Selbstkontrolle und administrative Kontrolle, also freiwilligen und erzwungenen Verzicht auf Freiheitsgrade.

Die Frage, wieviel Ordnung sein muß, wieviel Sicherheit man will, wieviel Risiko hingenommen werden kann und wieviel Freiheiten aufgegeben werden müssen, stellt sich mit der Einführung fast aller Maßnahmen, die der Regelung des Straßenverkehrs dienen sollen. Pratici hat bereits 1902 (zit. in VdTÜV Essen 1962) auf die Notwendigkeit der Überwachung der körperlichen und geistigen Leistungsfähigkeit beim Kraftfahrer hingewiesen. Daß körperliche Schwächen, seien sie konstitutions- oder dispositionsbedingt, die Sicherheit des Straßenverkehrs beeinträchtigen können, ist niemals bezweifelt worden. Die Vorstellung, daß man vom Führer eines Kraftfahrzeugs bestimmte körperliche Mindestvoraussetzungen erwarten muß, hat sich in Vorschriften (3. 10. 1910) schon bald nach der ersten gesetzlichen Regelung zur Ordnung des motorisierten Verkehrs auf den Straßen (Gesetz über den Verkehr mit Kraftfahrzeugen vom 5. 5. 1909, Reichsgesetzblatt, S. 437) niedergeschlagen.

Die Überwachung der körperlich-geistigen Eignung der Kraftfahrer hat also eine lange Geschichte. Aber hinsichtlich des Zusammenhangs von körperlich-geistigen Mängeln und Unfallereignissen oder auch nur konkreten Verkehrsgefährdungen blieben die Forschungsergebnisse bescheiden und die Auffassungen kontrovers. Lediglich die Tatsache, daß Krankheiten oder auch Konstitutionsmängel zu Unfallereignissen führen, ist unbestritten. Es liegen also im Grunde nur kasuistische Erfahrungen vor. Hinsichtlich der Größenordnung des Problems, ja selbst hinsichtlich des Verbreitungsgrades, gibt es immer noch große Kenntnislücken. Erfahrungen, die der subjektiven Meinungsbildung viel Raum lassen, schlagen sich in der Literatur in weitaus größerem Umfang nieder als empirisch gesicherte Erkenntnisse. (Hierzu s. die Monographie von Lewrenz 1979.)

Trotz aller Unsicherheiten hat aber die evidente Erfahrung, daß schwere körperlich-geistige Mängel auch zur Unfallursache werden, schon früh dazu geführt, die Entwicklung von Anforderungsnormen zu versuchen. Diese Entwicklung fand einen vorläufigen Abschluß mit der Vorlage des Gutachtens „Krankheit und Kraftverkehr" durch den Gemeinsamen Beirat für Verkehrsmedizin beim Bundesminister für Verkehr und beim Bundesminister für Jugend, Familie und Gesundheit im Jahre 1973. Eine zweite Auflage dieses Gutachtens erfolgte 1979. Der Beirat ist bei Übernahme des Gutachtens davon ausgegangen, daß es keine gesicherten empirischen Erfahrungen zum Zusammenhang Verkehrsgefährdung und Krankheit gibt. Aber angesichts der Tatsache, daß im Zusammenhang mit Krankheiten unumgänglich jährlich große Zahlen von Kraftfahrern daraufhin untersucht werden müssen, ob sie die Sicherheit des Straßenverkehrs gefährden oder nicht, hat der Beirat die Aufgabe übernommen, ein Grundsatzgutachten unter möglichst umfassender Berücksichtigung klinischer Erfahrungen vorzulegen. Er folgte dem Verlangen, einen praktischen Bedarf zu erfüllen und in der möglichen Klarheit gesichertes medizinisches Wissen einerseits und Kenntnislücken andererseits darzulegen, um gleichzeitig den begutachtenden Ärzten die Möglichkeiten aufzuzeigen, wie sich im Einzelfall gutachtliche Begründungen entwickeln lassen. Das Gutachten vermittelt also den gegenwärtigen Kenntnisstand und verschließt sich nicht dem Fortschritt zur Verbesserung bis hin zur grundsätzlichen Änderung der eingenommenen Standpunkte, wenn weitergehende Erfahrungen oder — besser noch — empirisch gesicherte Erkenntnisse eine solche Möglichkeit eröffnen würden (s. hierzu auch Kap. 4).

6.2 Allgemeiner Teil

6.2.1 Situation in Europa

Im Jahre 1956 hat die Weltgesundheitsorganisation (WHO) nach Vorarbeiten durch eine Beratergruppe die „Richtlinien für medizinische Untersuchung von Bewerbern um eine Kraftfahrerlaubnis" herausgegeben und sie unter den Regierungen der Mitgliedsstaaten in Umlauf gesetzt. Schon 1965 erschienen die Richtlinien nicht mehr in jeder Hinsicht zeitgemäß. Sie wurden überarbeitet und nach Beratung in einer Gruppe zwischenstaatlicher oder nichtstaatlicher Repräsentanten bzw. Beobachter durch den Unterausschuß Straßenverkehr des Binnenverkehrsausschusses der UN-Wirtschaftskommission für Europa (ECE) — in Genf — im Entwurf den Regierungen neu vorgelegt. In diesem „vorläufigen Entwurf für eine Resolution über die Tauglichkeit der Fahrer" (W/TRANSWP 20/180) empfahl die ECE den Regierungen — in ihre nationale Gesetzgebung solche Bestimmungen aufzunehmen, die im wesentlichen nicht weniger zwingend sind, als jene der aufgestellten Tauglichkeitsnormen im vorgelegten Resolutionsentwurf. Eine Stellungnahme der Regierungen im Hinblick auf die Annahme des Entwurfs wurde ebenso erwartet wie eine Mitteilung der gegebenenfalls einschlägigen Teile der Gesetzgebung. Der Entwurf der ECE-Resolution ist auf der Grundlage einer im Jahre 1965 durchgeführten Umfrage, an der sich 17 Staaten beteiligten, entstanden. Mit dem Resolutionsentwurf wurde ein Kompromißvorschlag vorgelegt, der einem mittleren Anforderungsniveau entspricht.

Im Zuge der weiteren Entwicklung ist von der Wirtschaftskommission für Europa im April 1975 ein Übereinkommen über die Mindestanforderungen für die Erteilung und die Gültigkeit von Fahrerlaubnissen (APC: Accord sur les exigences minimales pour la délivrance et la validité des permis de conduire) erarbeitet worden, das derzeit allerdings noch nicht in Kraft ist. Der Inhalt dieses Übereinkommens ist im wesentlichen in eine EG-Richtlinie des Rates zur Einführung eines EG-Führerscheins übernommen, die am 31. 12. 1980 im Amtsblatt der EG, Nr. L 375, veröffentlicht wurde.

Mit diesen Vorschlägen ist international ein Rahmen abgesteckt; es erscheint daher sinnvoll, die wesentlichen Grundsätze zu skizzieren.

Die EG-Richtlinie sieht die Einführung eines EG-einheitlichen Führerscheins vor, wobei in Artikel 3 folgende Fahrzeugklassen unterschieden werden:

Klasse A: Krafträder mit oder ohne Beiwagen.

Klasse B: Kraftfahrzeuge — ausgenommen jene der Klasse A — mit einem höchsten zulässigen Gesamtgewicht von nicht mehr als 3500 kg und mit nicht mehr als 8 Sitzplätzen außer dem Führersitz.

Klasse C: Kraftfahrzeuge zur Güterbeförderung mit einem höchsten zulässigen Gesamtgewicht von mehr als 3500 kg.

Klasse D: Kraftfahrzeuge zur Personenbeförderung mit mehr als 8 Sitzen außer dem Führersitz.

Klasse E: Miteinander verbundene Fahrzeuge, deren Zugfahrzeug in die Klasse B, C oder D fällt, zu dessen Führung der Fahrzeugführer berechtigt ist, die aber selbst nicht in diese Klasse(n) fallen.

In Artikel 6 wird als eine Voraussetzung neben einer praktischen und theoretischen Prüfung zur Erteilung dieses einheitlichen Führerscheins die Erfüllung gesundheitlicher Normen verlangt, die in ihren Mindestanforderungen „nicht wesentlich nach unten" von den im folgenden geschilderten Anforderungen abweichen dürfen:

Fahrer von Krafträdern und Kraftfahrzeugen der Klasse B müssen sich dann einer ärztlichen Untersuchung unterziehen, wenn sich bei der Erfüllung der erforderlichen Formalitäten oder während der Prüfungen, die sie ablegen müssen, um den Führerschein zu erhalten, herausstellt, daß sie die Mindestnormen für körperliche und geistige Eignung nicht erfüllen. Im Gegensatz hierzu müssen die Fahrer der Fahrzeugklassen C, D, E sich vor der erstmaligen Ausstellung eines Führerscheins grundsätzlich einer ärztlichen Untersuchung unterziehen; in der Folgezeit sind periodische Untersuchungen vorgesehen.

Folgende Mindestnormen sind u. a. aufgestellt:

a) *Sehvermögen*
- Für Fahrer der Klassen A und B ist spätestens im Alter von 70 Jahren, möglichst jedoch schon vorher, eine Prüfung ihres Sehvermögens vorgesehen. Bei der Ausstellung oder Erneuerung eines Führerscheins müssen diese Fahrer eine Sehschärfe (gegebenenfalls mit Korrekturgläsern) von mindestens 0,4 aufweisen. Der betreffende Wert soll möglichst für das bessere Auge höher liegen bzw. bei beiden Augen zusammen mindestens 0,5 betragen.
- Fahrer der Klassen C, D, E müssen sich einer Prüfung ihres Sehvermögens unterziehen, wenn sie den Führerschein beantragen. Das Sehvermögen muß mindestens 0,75 für das bessere und mindestens 0,5 für das schlechtere Auge betragen.

b) *Hörvermögen*
- Einem Antragsteller oder Fahrer von Fahrzeugen der Klassen C, D, E darf ein Führerschein weder ausgestellt noch erneuert werden, wenn sein Hörvermögen so gering ist, daß er dadurch bei der Ausführung seiner Aufgaben behindert wird.

c) *Allgemeinzustand und körperliche Gebrechen*
- Körperlich behinderten Antragstellern oder Fahrern von Fahrzeugen der Klassen A und B darf ein Führerschein ohne einschränkende Bedingungen nur dann ausgestellt oder erneuert werden, wenn sie in einer Fahrprüfung nachweisen, daß sie imstande sind, ein Fahrzeug zu führen, das mit Betätigungsgeräten der üblichen Art ausgerüstet ist.
- Führerscheine mit einschränkenden Bedingungen können ausgestellt werden, wenn die Fahrzeuge den Erfor-

dernissen des körperlich behinderten Antragstellers bzw. Fahrers angepaßt sind. In Zweifelsfällen muß sich der Antragsteller nach einer ärztlichen Untersuchung einer praktischen Prüfung unterziehen.

– Der Führerschein für Antragsteller und Fahrer der Klassen C, D, E darf weder ausgestellt noch erneuert werden, wenn sie ein Gebrechen aufweisen, bei dem die Gefahr besteht, daß ein richtiges und gefahrenloses Führen eines Fahrzeugs behindert wird.

d) Herz- und Gefäßerkrankungen

– Der Führerschein darf Antragstellern oder Fahrern, die an einer Herz- und Gefäßerkrankung leiden, weder ausgestellt noch erneuert werden, es sei denn, der Antrag wird durch ein Gutachten einer zuständigen ärztlichen Stelle unterstützt.

e) Diabetes mellitus

– Der Führerschein darf Antragstellern oder Fahrern der Klassen A und B, die an Diabetes leiden und bei denen Komplikationen im Bereich der Augen, der Nerven oder des Herz- und Gefäßsystems oder aber dekompensierte Azidose auftreten, weder ausgestellt noch erneuert werden. Sofern die Antragsteller bzw. Fahrer an Diabetes leiden, ohne daß diese Komplikationen vorliegen, kann der Führerschein für begrenzte Zeit ausgestellt bzw. erneuert werden, sofern sie unter ärztlicher Überwachung stehen.

– Für Antragsteller und Fahrer der Klassen C, D, E ist die Fahreignung nicht gegeben, wenn sie an Diabetes leiden und Insulin benötigen.

f) Epilepsie

– Der Führerschein darf Antragstellern oder Fahrern der Klassen A und B, die an Epilepsie leiden, weder ausgestellt noch erneuert werden.

– Vorbehaltlich eines genehmigten ärztlichen Gutachtens kann der Führerschein ausgestellt werden für Personen, die früher an Epilepsie gelitten haben, aber seit längerer Zeit (z. B. seit mindestens 2 Jahren) anfallfrei sind.

– Antragstellern oder Fahrern der Klassen C, D, E, die an Epilepsie leiden oder früher gelitten haben, darf der Führerschein weder ausgestellt noch erneuert werden.

g) Geistesstörungen

– Der Führerschein darf weder ausgestellt noch erneuert werden bei Personen, die an Geistesstörungen leiden, geistig sehr stark zurückgeblieben sind, an einer Psychose, an neuropsychischen Störungen oder Persönlichkeitsstörungen leiden, es sei denn, daß der Antrag durch ein Gutachten einer zuständigen ärztlichen Stelle unterstützt wird.

h) Alkohol, Drogen und Medikamente

– Der Führerschein darf Antragstellern oder Fahrern weder ausgestellt noch erneuert werden, die chronische Alkoholiker sind oder die von Stoffen abhängig sind, welche auf die Psyche einwirken; ferner nicht denen, die regelmäßig pharmazeutische Drogen oder Medikamente verbrauchen, die ihre Fähigkeit beeinträchtigen können, gefahrlos ein Fahrzeug führen zu können, es sei denn, daß ihr Antrag durch ein Gutachten einer zuständigen ärztlichen Stelle unterstützt wird.

i) Blutkrankheiten

– Antragstellern oder Fahrern, die an schweren Blutkrankheiten leiden, darf der Führerschein nur dann ausgestellt bzw. erneuert werden, wenn der Antrag durch ein Gutachten einer zuständigen ärztlichen Stelle unterstützt wird.

j) Erkrankungen des Urogenitalsystems
– Antragstellern oder Fahrern, die an einer schweren Niereninsuffizienz leiden, kann der Führerschein weder ausgestellt noch erneuert werden.

Diesen Rahmenvorschlägen der EG-Richtlinie entsprechen die nationalen Regelungen im einzelnen noch nicht. Auch in den der Bundesrepublik Deutschland angrenzenden Staaten finden sich z. T. erheblich abweichende gesetzliche Bestimmungen. Neufassungen werden aber die EG-Richtlinie mehr oder weniger berücksichtigen müssen, zumal bei den Verhandlungen zur Erarbeitung dieser Richtlinie unter den Fachberatern der Regierungsvertreter weitgehend Übereinstimmung bestand.

Ein Vergleich der Mindestanforderungen der EG-Richtlinie mit dem o. g. Gutachten „Krankheit und Kraftverkehr" (Friedel 1981) läßt u. a. erkennen, daß die EG-Richtlinie
– spätestens ab dem 70. Lebensjahr dispositiv eine periodische Überprüfung des Sehvermögens für Fahrer der Klassen A und B vorsieht. Dieser regelmäßige Wiederholungssehtest für ältere Fahrerlaubnisinhaber wird gegenwärtig vom Bundesminister für Verkehr nicht für notwendig gehalten
– eine medizinische Eignungsuntersuchung vor der erstmaligen Erteilung der Fahrerlaubnis Klasse C, D und E fordert und
– bei den aufgeführten Krankheiten eher Rahmenbedingungen beschreibt, während die Aussagen des vorgelegten Gutachtens „Krankheit und Kraftverkehr" differenzierter sind.

Im Rahmen dieser ersten Harmonisierungsbemühung sind für die Mitgliedstaaten Abweichungen von der EG-Richtlinie möglich, sofern diese auf dem Führerschein vermerkt sind. Diese Abweichungen können sich z. B. auf die Klasseneinteilung oder auf das Mindestalter beziehen. Die Richtlinie soll zum 1. 1. 1983 in Kraft treten, spätestens ab 1. 1. 1986 darf der Führerschein nur noch nach dem EG-Muster ausgestellt werden.

6.2.2 Situation in der Bundesrepublik Deutschland

6.2.2.1 Allgemein

In Deutschland gab es seit 1911 interne Richtlinien des öffentlichen Gesundheitsdienstes für die Untersuchung und Beurteilung von Fahrzeugführern. Sie wurden 1927 in die „Anweisungen über die Prüfung der Führer von Fahrzeugen" aufgenommen. Bis zum Jahre 1934 galt nämlich der Grundsatz: Als zum Führen von Kraftfahrzeugen geeignet sind nur Personen anzusehen, die im allgemeinen einen gesunden, kräftigen Eindruck machen und eine regelrechte Körperbeschaffenheit, insbesondere ein ausreichendes Seh- und Hörvermögen aufweisen. Körperbeschaffenheit und geistiger Zustand sollen den nicht geringen Anforderungen der Tätigkeit eines Kraftfahrzeugführers entsprechen. Es dürfen keine Anzeichen dafür vorhanden sein, daß sie sich in absehbarer Zeit verschlechtern. Sind hierfür auch nur Verdachtsgründe vorhanden, so ist die betreffende Person zunächst als nicht geeignet anzusehen und wiederholt, nötigenfalls durch Fachärzte, zu untersuchen, bis der Zustand zweifelsfrei klargelegt ist (Pflug u. Babst 1937).

1934 wurden mit der neuen Reichsstraßenverkehrsordnung diese Bestimmungen und auch die „Anweisungen über die Prüfung der Führer von Kraftfahrzeugen" außer Kraft gesetzt. Die Übernahme der obengenannten EG-Richtlinie in die straßenverkehrsrechtlichen Vorschriften der Bundesrepublik Deutschland (s. 6.2.2.2) ist mit einem entsprechenden Referentenentwurf (1982) eingeleitet.

6.2.2.2 Rechtsgrundlagen

Das für die Teilnahme am Straßenverkehr einschlägige Verkehrsordnungsrecht wird in Kap. 4 behandelt.

Im folgenden sollen daher nur die Richtlinien für die Prüfung der körperlichen und geistigen Eignung von Fahrerlaubnisbewerbern und -inhabern entsprechend dem neuesten Entwurf (Stand: 1. 1. 1982) geschildert werden (sog. Eignungsrichtlinien).

Nach den Bestimmungen der §§ 12, 15b und 15c StVZO kann die Verwaltungsbehörde unter den in diesen Vorschriften näher bezeichneten Voraussetzungen anordnen, daß der Inhaber einer Erlaubnis zum Führen von Kraftfahrzeugen oder der Bewerber um eine solche Erlaubnis je nach den Umständen das Gutachten des Amts- oder eines Facharztes, einer amtlich anerkannten medizinisch-psychologischen Untersuchungsstelle (MPU) oder eines amtlich anerkannten Sachverständigen oder Prüfers für den Kraftfahrzeugverkehr über die körperlich-geistige Eignung zum Führen von Kraftfahrzeugen beizubringen hat. Die Verwaltungsbehörde kann auch mehrere solcher Anordnungen treffen. Das gilt beispielsweise dann, wenn der zunächst mit der Untersuchung befaßte Gutachter eine weitere Untersuchung für angezeigt hält oder die Bedenken der Verwaltungsbehörde nicht ausräumen kann.

Die Beurteilung der körperlichen und geistigen Eignung ist ferner von Bedeutung bei der Erteilung und Verlängerung der Fahrerlaubnis zur Fahrgastbeförderung nach den §§ 15e Abs. 1 Nr. 3 und 15f, Abs. 2 StVZO sowie bei der Überwachung der Inhaber dieser Erlaubnis nach den §§ 15i, Abs. 2 StVZO (s. hierzu auch Kap. 4).

Die Verwaltungsbehörde ist nach den geltenden Vorschriften allein verantwortlich für die Feststellung der körperlich-geistigen Eignung eines Kraftfahrers bzw. für die Feststellung seiner Nichteignung, und sie regelt auch in eigener Verantwortung nach entsprechenden Bundes- oder Länderrichtlinien den Verfahrensablauf für solche Feststellungen: Ergeben sich Bedenken gegen die Kraftfahreignung wegen des körperlichen oder geistigen Zustandes oder wegen Fehlverhaltens eines Betroffenen, so bestimmt ein sog. Mängelkatalog die im Regelfall erforderlichen Untersuchungen. Dieser Mängelkatalog des o. g. Entwurfes ist in den Tabellen 6.1–6.4 wiedergegeben. Folgende Vorbemerkungen gelten:

1) für die Tabellen bedeutet

–	= keine Maßnahme, jedoch Einschränkungen und/oder Auflagen zur Fahrerlaubnis möglich;
F	= Arzt (Facharzt) der nach Art des Mangels zuständigen Fachrichtung;
M	= MPU;
F und M	= sowohl F als auch M sind anzuordnen; M baut auf F auf. M kann in diesen Fällen nur entfallen, wenn F bereits die Nichteignung zweifelsfrei festgestellt hat und die Verwaltungsbehörde diese Feststellung akzeptiert;
X	= Nichteignung.

2) Die in den Tabellen 6.1–6.4 für Fahrerlaubnis*inhaber* getroffenen Regelungen gelten nach Maßgabe von Nummer 2.3 der Anlage XVII zur StVZO auch für die dort genannten Personen.

3) Die Sehschärfewerte gelten gegebenenfalls mit Korrektur. Die augenärztliche Untersuchung der Sehschärfe soll einäugig und beidäugig erfolgen. Sind die Ergebnisse beider Prüfungsarten unterschiedlich, so ist bei der Bewertung die beidäugige Sehschärfe als Sehschärfewert des besseren Auges anzusetzen. Einäugigkeit liegt auch vor, wenn die Sehschärfe eines der Augen weniger als 0,2 beträgt (s. hierzu auch Kap. 7).

Tabelle 6.1. Untersuchungsarten und Eignungsgrenzen für das Führen von Kfz der Klassen 1, 3, 4, 5[a]

Art der Mängel, Anlaß	Untersuchungsart		Art der Mängel, Anlaß
Bewerber			Inhaber
1 Auge (zentrale Tagessehschärfe)			
1.1 Beidäugigkeit			
1.1.1 Nach negativem Sehtest: festgestellte Sehschärfe weniger als 0,7 auf einem Auge	F	F	Nach negativem Sehtest: festgestellte Sehschärfe weniger als 0,7 auf einem Auge
1.1.2 Nach F-Gutachten festgestellte Sehschärfe mindestens 0,6/0,2	–	–	Nach F-Gutachten festgestellte Sehschärfe mindestens 0,5/0,2
1.1.3 Nach F-Gutachten festgestellte Sehschärfe auf dem besseren Auge weniger als 0,6, jedoch mindestens 0,5	M	M	Nach F-Gutachten festgestellte Sehschärfe auf dem besseren Auge weniger als 0,5, jedoch mindestens 0,4
1.1.4 Nach F-Gutachten festgestellte Sehschärfe auf dem besseren Auge weniger als 0,5	X	X	Nach F-Gutachten festgestellte Sehschärfe auf dem besseren Auge weniger als 0,4
1.2 Einäugigkeit			
1.2.1 Bei Fehlen oder feststehender Erblindung eines Auges	F	F	Bei Fehlen oder feststehender Erblindung eines Auges
1.2.2 Nach F-Gutachten festgestellte Sehschärfe mindestens 0,7	–	–	Nach F-Gutachten festgestellte Sehschärfe mindestens 0,7
1.2.3 Nach F-Gutachten festgestellte Sehschärfe weniger als 0,7	X	M	Nach F-Gutachten festgestellte Sehschärfe weniger als 0,7, jedoch mindestens 0,6
1.2.4		X	Nach F-Gutachten festgestellte Sehschärfe weniger als 0,6

[a] Bei Krankenfahrstühlen: Sehschärfe von 0,3 ausreichend (außer „F" keine Maßnahme)

Hat die Verwaltungsbehörde wegen besonderer Umstände des Einzelfalls Zweifel, welche Art der Begutachtung zur Ausräumung der Bedenken geeignet ist, so kann zunächst eine amtsärztliche Untersuchung des Betroffenen angeordnet werden. Für den Bereich des Sehvermögens ist aus dem Mängelkatalog auch zu ersehen, unter welchen Voraussetzungen eine weitere Begutachtung nicht in Betracht kommt, weil bereits Nichteignung anzunehmen ist.
Der Entwurf dieser Eignungsrichtlinien enthält unter anderem auch Hinweise für die Gutachter:
Untersuchung und Gutachten des Amts- oder eines Facharztes oder einer medizinisch-psychologischen Untersuchungsstelle oder eines amtlich anerkannten Sachverständigen oder Prüfers für den Kraftfahrzeugverkehr beschränken sich auf die Fragen, die im Einzelfall zur Aufklärung der mitgeteilten Zweifel der Verwaltungsbehörde an der Eignung des Betroffenen oder zur Feststellung besonderer Eignungsvoraussetzungen beantwortet werden müssen. Diese Einschränkung der Aktivitäten der Verwaltungsbehörde oder auch des Gutachters auf die Tatsachen, die im engeren Sinne Zweifel an der Eignung eines Fahrerlaubnisbewerbers oder Fahrerlaubnisinhabers

Tabelle 6.2. Untersuchungsarten und Eignungsgrenzen für das Führen von Kfz der Klasse 2

Art der Mängel, Anlaß	Untersuchungsart		Art der Mängel, Anlaß
Bewerber			Inhaber
1 *Auge (zentrale Tagessehschärfe)*			
1.1 *Beidäugigkeit*			
1.1.1 Nach negativem Sehtest: festgestellte Sehschärfe weniger als 1,0 auf einem Auge	F	F	Nach negativem Sehtest: festgestellte Sehschärfe weniger als 1,0 auf einem Auge
1.1.2 Nach F-Gutachten festgestellte Sehschärfe mindestens 0,7/0,5	–	–	Nach F-Gutachten festgestellte Sehschärfe mindestens 0,7/0,2
1.1.3 Nach F-Gutachten festgestellte Sehschärfe weniger als 0,7 auf dem besseren oder weniger als 0,5 auf dem schlechteren Auge	X	X	Nach F-Gutachten festgestellte Sehschärfe weniger als 0,7 auf dem besseren Auge
1.2 *Einäugigkeit*			
1.2.1 Bei Fehlen oder feststehender Erblindung eines Auges	X	F	Bei Fehlen oder feststehender Erblindung eines Auges
1.2.2		–	Wenn die Einäugigkeit bereits bei Erteilung der Fahrerlaubnis bestand und durch F-Gutachten nachgewiesen ist, daß die Sehschärfe noch mindestens 0,7 beträgt
1.2.3		M	Wenn die Einäugigkeit nach Erteilung der Fahrerlaubnis eintritt und durch F-Gutachten nachgewiesen ist, daß die Sehschärfe noch mindestens 0,7 beträgt
1.2.4		X	Wenn die Sehschärfe geringer als 0,7 ist

rechtfertigen, sollen verhindern, daß eine unbegrenzte Ausforschung sowohl im Hinblick auf seine gesundheitlichen Voraussetzungen als vor allem auch im Hinblick auf seine psychischen Voraussetzungen hin stattfindet. Darum muß eine Verwaltungsbehörde bei ihren Ermittlungen die Fragestellung unter Berücksichtigung der Besonderheiten des Einzelfalls und unter Beachtung des Mängelkatalogs und der Regelungen festlegen, die die oberste zuständige Landesbehörde für die Durchführung der Begutachtung der Eignung zum Führen von Kraftfahrzeugen erläßt. Die Fragestellung der Verwaltungsbehörde ist mit dem Hinweis zu verbinden, daß das Gutachten unter Berücksichtigung des Gutachtens „Krankheit und Kraftverkehr" des Gemeinsamen Beirats für Verkehrsmedizin beim Bundesminister für Verkehr und beim Bundesminister für Jugend, Familie und Gesundheit, 2. Auflage, Dezember 1979 abzugeben ist und daß bei Abweichungen von dem Gutachten die hierfür maßgebenden Gründe darzulegen sind.

Die Verwaltungsbehörde teilt dem Betroffenen unter Darlegung der Gründe für die Zweifel an seiner Eignung und

Situation in der Bundesrepublik Deutschland

Tabelle 6.3. Untersuchungsarten und Eignungsgrenzen für Fahrerlaubnisse nach § 15d StVZO

Art der Mängel, Anlaß		Untersuchungsart		Art der Mängel, Anlaß
Bewerber				Inhaber
1	*Auge (zentrale Tagessehschärfe)*			
1.1	*Beidäugigkeit*			
1.1.1	Bei Untersuchung nach § 15e StVZO festgestellte Sehschärfe weniger als 1,0 auf einem Auge	F	F	Bei Untersuchung nach § 15f StVZO festgestellte Sehschärfe weniger als 1,0 auf einem Auge
1.1.2	Nach F-Gutachten festgestellte Sehschärfe mindestens 1,0/0,7	–	–	Nach F-Gutachten festgestellte Sehschärfe mindestens 0,7/0,5
1.1.3	Nach F-Gutachten festgestellte Sehschärfe weniger als 1,0 auf dem besseren oder weniger als 0,7 auf dem schlechteren Auge	X	X	Nach F-Gutachten festgestellte Sehschärfe weniger als 0,7 auf dem besseren Auge oder weniger als 0,5 auf dem schlechteren Auge
1.2	*Einäugigkeit*			
1.2.1	Bei Fehlen oder feststehender Erblindung eines Auges	X	M	Bei Beschränkung der Fahrerlaubnis auf Kraftdroschken, Krankenkraftwagen oder Mietwagen, wenn durch F-Gutachten nachgewiesen ist, daß die Sehschärfe noch mindestens 0,7 beträgt
1.2.2			X	Für Omnibusse sowie allgemein, wenn die festgestellte Sehschärfe geringer als 0,7 ist

Tabelle 6.4. Untersuchungsarten für das Führen von Kfz der Klassen 1, 2, 3, 4, 5 sowie für Fahrerlaubnisse nach § 15d StVZO

Art der Mängel, Anlaß		Kapitel des Gutachtens Krankheit u. Kraftverkehr bzw. abweichende Bewertungsmaßstäbe	Untersuchungsart
1	*Auge (übrige Sehfunktionen)*		
1.1	Gesichtsfeldausfall		F[a]
1.2	Störung der Augenstellung und -beweglichkeit	Anlage XVII zur StVZO	F[a]
1.3	Störung des Stereosehens		F[a] F[b]
1.4	Farbsinnstörung		F[c] F[d]
1.5	Nachtblindheit, gestörtes Dämmerungssehen, starke Blendungsempfindlichkeit		F[e]
2	*Ohr (Hörvermögen)*		
	Gehörlosigkeit, Schwerhörigkeit und Störungen des Gleichgewichts	9	F

Tabelle 6.4. (Fortsetzung)

Art der Mängel, Anlaß		Kapitel des Gutachtens Krankheit u. Kraftverkehr bzw. abweichende Bewertungsmaßstäbe	Untersuchungsart
3	*Erkrankungen des Gehirns, des Rückenmarks und der neuromuskulären Peripherie*		
3.1	Epileptische Anfälle, Ohnmachtszustände, anhaltende oder sich wiederholende Zustände von Benommenheit, sonstige Bewußtseinsstörungen, Gleichgewichtsstörungen oder häufige Schwindelzustände	1.1	F
3.2	Kreislaufabhängige Störungen der Hirntätigkeit (z. B. Schlaganfall)	1.2	F und M
3.3	Störungen nach Hirnverletzungen und Hirnoperationen	1.3	F und M
3.4	Chronische hirnorganische Psychosyndrome und hirnorganische Wesensänderungen	1.4	F und M
3.5	Parkinson-Krankheit, Parkinsonismus und andere extrapyramidale Erkrankungen einschl. zerebraler Syndrome	1.5	F und M
3.6	Erkrankungen und Folgen von Verletzungen des Rückenmarks, einschl. Multiple Sklerose	1.6	F und M
3.7	Erkrankungen der neuromuskulären Peripherie	1.7	F
4	*Psychische Erkrankungen und Auffälligkeiten*		
4.1	Geisteskrankheiten (Schizophrenie, zirkuläre Psychosen) und exogene Psychosen	2.1 und 2.2	F und M
4.2	Intelligenzstörungen, pathologische Alterungsprozesse sowie Einstellungs- und Anpassungsmängel	2.3 und 2.5	M
5	*Sucht*		
	(Alkohol, Arzneimittel, Rauschgift)	3	F und M, nach durchgeführter Entziehungskur F
6	*Herz- und Kreislauferkrankungen*		
	Schwere Herz- und Gefäßkrankheiten, die ständig ärztliche Behandlung erforderlich machen (wie Herzklappenfehler, Gefäßverkalkungen, Zustand nach Herzinfarkt, Kreislaufstörungen)	4.1 bis 4.7	F
7	*Zuckerkrankheit*	5.1	F

Situation in der Bundesrepublik Deutschland

Tabelle 6.4. (Fortsetzung)

Art der Mängel, Anlaß		Kapitel des Gutachtens Krankheit u. Kraftverkehr bzw. abweichende Bewertungsmaßstäbe	Untersuchungsart
8	*Sonstige innere Erkrankungen mit erheblich verändertem Allgemeinzustand*		
	(insbesondere Erkrankungen des Magens, des Darms, der Nieren oder des Blutes)	5.2, 6.1, 6.2, 7, 8	F
9	*Behinderung des Bewegungsapparates, Körperbehinderungen*		
	Erhebliche Funktionseinbußen im Bereich der Arme und Hände, Beine und Füße sowie der Wirbelsäule, z. B. infolge Amputation, Lähmung oder Versteifung	11	F und M[f]
10	*Wiederholte Verkehrszuwiderhandlungen unter Alkoholeinfluß*		M
11	*Wiederholte erhebliche Verkehrszuwiderhandlungen ohne Alkoholeinfluß wie auch wiederholte oder schwere Verstöße gegen allgemeine Strafbestimmungen, die Zweifel an der Eignung begründen*		M
12	*Befreiung von den Vorschriften über das Mindestalter (§ 7 StVZO)*[g]		M
13	*Erhebliche Auffälligkeiten bei der Fahrerlaubnisprüfung, die nach § 11 Abs. 3 StVZO mitgeteilt worden sind*[h]		
	(sofern nicht einer der vorstehend genannten Fälle der Nr. 1-9 gegeben ist)		M

[a] Bei Inhabern nach negativem F-Gutachten: +M
[b] Bei Klassen 1, 3, 4, 5 sowie sonst bei zulässiger Einäugigkeit: —
[c] Bei Klassen 1, 3, 4, 5: —; bei Klasse 2 Aufklärung des Betroffenen
[d] Bei Fahrerlaubnis nach § 15d StVZO: +M bei Inhabern nach negativem F-Gutachten
[e] Nach Mängelfeststellung: Aufklärung des Betroffenen
[f] Bei Körperbehinderungen, die von Geburt an vorhanden waren (z. B. Contergan-Schädigungen): nur F
[g] Von der Begutachtung kann abgesehen werden, wenn beim Erwerb einer Fahrerlaubnis für landwirtschaftliche Zugmaschinen der Klasse 5 innerhalb eines Jahres, im übrigen, wenn innerhalb von 6 Monaten das Mindestalter erreicht wird, sowie in den Fällen des § 14 Abs. 3 StVZO
[h] Erhebliche Auffälligkeiten sind z. B.: leichtfertig herbeigeführte Gefährdung anderer Verkehrsteilnehmer, die nicht auf mangelnden Fertigkeiten beruht;
Gefährdung anderer Verkehrsteilnehmer durch falsche oder völlig ausbleibende Reaktion im Gefahrenfalle (hilfloses Verhalten);
Gefährdung anderer Verkehrsteilnehmer, wenn ein begründeter Verdacht auf Mängel der optischen Orientierung besteht, während andere Erklärungsmöglichkeiten (z. B. Ablenkung) unwahrscheinlich sind; Beeinträchtigungen der körperlichen Beweglichkeit bzw. der Fahrzeugbedienung, die das sichere Führen des Fahrzeugs erheblich einschränken;
Einschränkungen der Auffassungsgabe, die so ausgeprägt sind, daß eine Aufnahme der im Rahmen der Prüfung gegebenen Anweisungen unmöglich oder stark erschwert wird

unter Angabe der für die Begutachtung in Betracht kommenden Stelle oder Stellen mit, daß er sich innerhalb der von ihr festgesetzten Frist auf seine Kosten der Begutachtung zu unterziehen hat. Die Frist kann in begründeten Fällen auf Antrag verlängert werden. Zugleich fordert sie den Betroffenen auf, die Zustimmung zur Übersendung der für die Begutachtung erforderlichen Verwaltungsvorgänge an den Gutachter zu erteilen.

Nach Zustimmung des Betroffenen unterrichtet die Verwaltungsbehörde entweder den Amtsarzt, den vom Betroffenen benannten Facharzt, die von ihm gewählte Technische Prüfstelle für den Kraftfahrzeugverkehr oder die von ihm gewählte MPU unter Darlegung des Sachverhalts und ihrer Zweifel an der Eignung des Betroffenen und unter Mitteilung der zugrundezulegenden Fragestellung. Dabei übersendet sie dem Gutachter die Vorgänge, die im Hinblick auf die gestellten Fragen Aufschluß über den Betroffenen geben können, soweit die Vorgänge unter Beachtung der Verwertungsverbote für Taten und Verurteilungen sowie Entscheidungen nach dem Recht der Ordnungswidrigkeiten bei der Begutachtung verwertet werden dürfen.

Die Begutachtung erfolgt auf Grund einer Beauftragung durch den Betroffenen. Das Gutachten ist dem Betroffenen zuzuleiten, sofern er nicht zugestimmt hat, daß die begutachtende Stelle das Gutachten der Verwaltungsbehörde zusendet. Weigert sich der Betroffene, sich begutachten zu lassen, oder verweigert er die Zustimmung zur Übersendung der für die Begutachtung erforderlichen Verwaltungsvorgänge an den Gutachter oder legt er der Verwaltungsbehörde das von ihr geforderte Gutachten nicht fristgerecht vor, so kann sie bei ihrer Entscheidung die Nichteignung des Betroffenen als erwiesen ansehen. Der Betroffene ist hierauf bei der Anordnung ausdrücklich hinzuweisen.

Die Verwaltungsbehörde hat darauf hinzuwirken, daß die Gutachten in allgemein verständlicher Sprache abgefaßt sowie nachvollziehbar und nachprüfbar sind. Die Nachvollziehbarkeit betrifft die logische Ordnung (Schlüssigkeit) des Gutachtens. Sie erfordert die Wiedergabe aller wesentlichen Befunde und die Darstellung der zur Beurteilung führenden Schlußfolgerungen.

Die Nachprüfbarkeit betrifft die Wissenschaftlichkeit der Begutachtung. Sie erfordert, daß die Untersuchungsverfahren, die zu den Befunden geführt haben, angegeben und, soweit die Schlußfolgerungen auf Forschungsergebnisse gestützt sind, die Quellen genannt werden. Das Gutachten kann aber nicht im einzelnen die wissenschaftlichen Grundlagen für die Erhebung und Interpretation der Befunde wiedergeben.

Der Umfang eines Gutachtens richtet sich nach der Befundlage. Bei eindeutiger Befundlage wird das Gutachten knapper, bei komplizierter Befundlage ausführlicher erstattet.

Die Gutachten dienen den Verwaltungsbehörden als Hilfsmittel für eine eigene Urteilsbildung. Die Entscheidung trifft die Verwaltungsbehörde in eigener Verantwortung, jedoch unter Berücksichtigung des Gutachtens „Krankheit und Kraftverkehr". Es genügt nicht, daß sich die Verwaltungsbehörde dem Gutachten summarisch anschließt. Sie muß selbst prüfen, welche einzelnen Eigenschaften der Gutachter festgestellt hat und ob diese Feststellungen gegebenenfalls in Verbindung mit anderen Beweismitteln der Beurteilung zugrunde gelegt werden können. Daher kann sie nur solche Gutachten zur Grundlage ihrer Entscheidung machen, die in ihren Voraussetzungen und Schlußfolgerungen verständlich sind. Die Entscheidung der Verwaltungsbehörde muß erkennen lassen, daß eine eigene Prüfung stattgefunden hat. Formelhafte Hinweise und Feststellungen reichen dazu nicht aus. Die Begründung muß vielmehr erkennen lassen, daß die Verwaltungsbehörde das Gutachten den Besonderheiten des Einzelfalls entsprechend verarbeitet hat.

Beabsichtigt der Betroffene, von sich aus ein weiteres Gutachten einzuholen, obwohl die Verwaltungsbehörde in das vorliegende Gutachten keine Zweifel setzt, so ist die Entscheidung in der Regel nicht aufzuschieben.

6.2.2.3 Grundsätzliche Beurteilungshinweise für den ärztlichen Gutachter

Der ärztliche Gutachter hat grundsätzlich keine Entscheidung über die Eignung eines Begutachteten zum Führen von Kraftfahrzeugen zu treffen. Er bereitet vielmehr mit seinem Gutachten die Entscheidung der Behörde vor (s. oben). Sein Gutachten darf sich darum auch nicht apodiktisch und präjudizierend zur Eignungsfrage äußern. Der Gutachter sollte es überhaupt vermeiden, den Eignungsbegriff, der ein sog. unbestimmter Rechtsbegriff ist, zu verwenden. Wenn das Gutachten eindeutige Aussagen zu den Auswirkungen eines Krankheits- oder Defektzustands auf die Leistung beim Führen eines Kraftfahrzeugs enthält (keine vagen Vermutungen, keine entfernten Möglichkeiten), dann fällt es der Behörde auch nicht schwer, hieraus die Schlußfolgerungen im Hinblick auf die Eignung[1] des Betroffenen zu ziehen (s. hierzu auch Kap. 4).

Bei der Entscheidung über die Eignung eines Fahrerlaubnisbewerbers oder Fahrerlaubnisinhabers zum Führen von Kraftfahrzeugen ist das Interesse der Allgemeinheit an der Sicherheit im Straßenverkehr selbstverständlich vorrangig, aber die Bedürfnisse des einzelnen zur Teilnahme am motorisierten Straßenverkehr sind nicht ohne Belang, und sie haben im Verwaltungsverfahren praktisch ein großes Gewicht. Wenn man annehmen will, daß ein Betroffener den Anforderungen in Straßenverkehr nicht mehr gewachsen ist und eine Gefahr für die Allgemeinheit darstellt, dann reichen Vermutungen nicht aus, dann reichen auch Umstände, die Bedenken rechtfertigen, aber noch Zweifel offen lassen, nicht aus, denn Zweifel können nicht zu Lasten des Bürgers ausgelegt werden. Es müssen vielmehr Tatsachen dargestellt werden, die die Annahme rechtfertigen, daß Verkehrsgefährdung zu erwarten ist, und hierbei handelt es sich um die „nahe durch Tatsachen begründete Wahrscheinlichkeit des Eintritts eines Schädigungsereignisses".

Die Möglichkeit — die niemals völlig auszuschließen ist —, daß es trotz sorgfältiger Abwägung aller Umstände einmal zu einem Schädigungsereignis kommen kann, wird für die Fälle der empfohlenen positiven oder bedingt positiven Eignungsbeurteilung hingenommen. Die Grenzen zwischen den Bereichen positiv (auch bedingt positiv) bzw. negativ zu beurteilender Fälle ist im allgemeinen nicht scharf zu ziehen. Gleiche körperliche und geistige Mängel können sich von Mensch zu Mensch unterschiedlich auswirken. Daß Kompensationen durch besondere menschliche Veranlagungen, durch Gewöhnung, durch besondere Einstellung oder durch besondere Verhaltenssteuerungen und -umstellungen möglich sind, kann als erwiesen angesehen werden. Es ist eine psychologische Aufgabe, solche Ausgleichsmöglichkeiten in den Grenzfällen der bedingten Eignung zu prüfen, insbe-

---
[1] Wenn im folgenden entgegen der oben abgegebenen Empfehlung die Begriffe „Eignung zum Führen von Kraftfahrzeugen" oder „Nichteignung zum Führen von Kraftfahrzeugen" verwendet werden, so ergibt sich das lediglich aus dem Zwang zu einer verkürzten Darstellungsweise

sondere wenn Mängel die allgemeine psychophysische Leistungsfähigkeit eines Fahrerlaubnisbewerbers oder Fahrerlaubnisinhabers herabsetzen können. Da die Prognose einer Krankheit wesentlich von der Lebensführung, z. B. der Bereitschaft zur Vermeidung oder zur Übernahme von Risiken abhängt, ergeben sich neben medizinischen auch psychologische Fragen; in diesen Fällen ist darum nicht nur die fachärztliche, sondern die im Straßenverkehrsrecht vorgesehene medizinisch-psychologische Untersuchung begründet, die nach unserer Auffassung allerdings nicht in jedem Falle ein sog. fachpsychologisches Gutachten erfordert, sondern die auch von einem in der Verkehrspsychologie, in der Forensischen Psychologie, insbesondere in der forensisch-psychologischen Begutachtung erfahrenen Arzt geleistet werden kann (s. hierzu auch Kap. 8).

Für die Konkretisierung des Gefährdungssachverhalts wird davon ausgegangen, daß er dann gegeben ist, wenn
a) von einem Kraftfahrer nach dem Grad der festgestellten Beeinträchtigung der körperlichen und/oder geistigen Leistungsfähigkeit zu erwarten ist, daß die Anforderungen beim Führen eines Kraftfahrzeugs, zu denen auch die Beherrschung von Belastungssituationen gehört, nicht mehr bewältigt werden können,
b) von einem Kraftfahrer in einem absehbaren Zeitraum die Gefahr des plötzlichen Versagens der körperlichen und geistigen Leistungsfähigkeit (z. B. hirnorganische Anfälle, apoplektische Insulte, anfallsartige Schwindelzustände und Schockzustände, Bewußtseinstrübungen oder Bewußtseinsverlust u. ä.) zu erwarten ist.

Ergibt die Untersuchung eines Fahrerlaubnisbewerbers oder Fahrerlaubnisinhabers, daß die Eignung nur bedingt gegeben ist, so sind die Bedingungen zu nennen, die im Einzelfall gemäß § 12 StVZO erfüllt werden müssen. Dabei handelt es sich um Auflagen oder Beschränkungen der Fahrerlaubnis.

Die Begriffe „Auflagen" und „Beschränkungen" haben eine unterschiedliche rechtliche Bedeutung:

Auflagen richten sich an den Führer eines Fahrzeugs, z. B. sich in bestimmten zeitlichen Abständen ärztlichen Nachuntersuchungen zu unterziehen oder beim Führen eines Kraftfahrzeugs stets eine Brille zu tragen.

Beschränkungen betreffen das Fahrzeug, sie beschränken den Geltungsbereich einer erteilten Fahrerlaubnis auf bestimmte Fahrzeugarten oder auf bestimmte Fahrzeuge mit besonderen Einrichtungen, z. B. mit automatischer Kraftübertragung, Handgasbetätigung etc.

Werden von einem Gutachter Beschränkungen empfohlen, so sollten optimale technische Bedingungen angestrebt werden, die nach Möglichkeit auch eine Normalbedienung des Kraftfahrzeugs zulassen.

Man muß bei Auflagen und Beschränkungen unterscheiden zwischen Maßnahmen, die unbedingt erforderlich sind, und solchen, die in der Regel unumgänglich sind, jedoch Ausnahmen unter besonderen Umständen zulassen.

Stets müssen klare Vorstellungen über die Zweckmäßigkeit und Durchführbarkeit einer empfohlenen Maßnahme bestehen. Auflagen und Beschränkungen können von erheblich einschneidender Wirkung für einen Fahrerlaubnisinhaber oder Fahrerlaubnisbewerber sein. Die Notwendigkeit für entsprechende Maßnahmen muß darum beweisbar sein wie ein positives oder negatives Eignungsurteil.

Beurteilungshinweise für bestimmte Krankheits- und Defektzustände können immer nur für einen bestimmten, häufiger vorkommenden Fragestellungsbereich abgegeben werden. Es ist nicht möglich, alle die Leistungsfähigkeit ei-

nes Menschen in Mitleidenschaft ziehenden Erkrankungen in Hinblick auf die Kraftfahreignung zu normieren. *Es können auch hier im folgenden nur solche körperlich-geistigen Mängel in Betracht gezogen werden, deren Auswirkungen die Eignung zum Führen von Kraftfahrzeugen längere Zeit beeinträchtigen oder aufheben.* Für Schwächezustände durch akute, vorübergehende, nur kurzzeitig anhaltende Erkrankungen (grippale Infekte, akute infektiöse Magen-Darm-Störungen, aber auch Migräne, Heuschnupfen, Asthma) bleibt es dem Verantwortungsbewußtsein jedes einzelnen Verkehrsteilnehmers überlassen, durch kritische Selbstprüfung festzustellen, ob er unter den jeweils gegebenen Bedingungen noch am Straßenverkehr, insbesondere am motorisierten Straßenverkehr, teilnehmen kann oder nicht. Das gilt prinzipiell auch für schwangere Frauen. *In Zweifelsfällen bleibt stets die Möglichkeit, einen Arzt zu befragen, dessen Rat sich bei eventuellen Komplikationen nach den allgemeinen Beurteilungsgrundsätzen richten wird.*
Auch für jede Auswirkung der im folgenden aufgeführten Leiden hat der einzelne Verkehrsteilnehmer stets die Hauptlast der Verantwortung zu tragen. Nur wenn er selbst die Gefahren nicht sieht oder die erforderlichen Konsequenzen daraus nicht ziehen kann oder ziehen will, müssen die Gutachter den verantwortlichen behördlichen Instanzen für ihre Tätigkeit im Rahmen der vorbeugenden Gefahrenabwehr Entscheidungshilfen geben.
Durch solche Entscheidungshilfen wird für den Arzt als Gutachter im verwaltungsbehördlichen und verwaltungsgerichtlichen Verfahren die Schweigepflicht nicht berührt.
Die Beurteilung des Kranken als Fahrzeuglenker in der Schweiz behandelt das Buch von Hartmann (1980). Eine kurze Übersicht gibt die Arbeit von Maag (1977).

6.3 Spezieller Teil

6.3.1 Erkrankungen des Gehirns, des Rückenmarks und der neuromuskulären Peripherie

6.3.1.1 Anfallsleiden

Das Risiko

Es ist vielfach versucht worden, die Gefährlichkeit der Anfallsleiden durch Hochrechnungen bzw. Schätzungen, vor allem im Zusammenhang mit epileptischen Anfällen, nachzuweisen. So berichtete Holzbach (1957), daß auf 7 Mill. Fahrerlaubnisbesitzer in der Bundesrepublik Deutschland etwa 35 000 epileptische Kraftfahrer kommen. Ähnlich Janz (1958), der von insgesamt 300 000 Anfallskranken ausging; davon wurden 50% als über 18jährig angenommen, 10% sollen schätzungsweise hospitalisiert sein, so daß 30 000–40 000 Fahrerlaubnisbesitzer verbleiben, von denen angeblich jeder 10. in einen Unfall verwickelt wurde. Von den klinisch behandelten Epileptikern, über die Ritter (1973) berichtet, besaßen fast 50% eine Fahrerlaubnis. Angesichts dieser Zahlen fand Hütker (1951) die fehlende Fahndung nach der Unfallursache „anfallsartige Bewußtseinsstörung" erstaunlich.
Im Gegensatz zu solchen Schätzungen ließen empirische Untersuchungen an allerdings kleinen Kollektiven und unter verschiedenen Ansätzen die Problematik nicht so dramatisch erscheinen. Hütker (1951) fand nur einen Unfall, der mit Sicherheit durch einen Anfall verursacht wurde unter 37 628 Unfallakten aus den Jahren 1946–1950. Durst (1957) berichtet, daß 10 (=2,5%) von 388 epileptischen Kraftfahrern, die er untersuchte, die Fahrerlaubnis entzogen werden mußte. Es blieb unbekannt, ob diese Fahrer auch in einen Unfall verwickelt waren oder ob sie lediglich durch einen Anfall bzw. andere Umstände auffielen.

Immerhin fanden sich unter den Anfallskranken mehrere Fahrer schwerer Lastzüge und auch Omnibusfahrer.

Nach allen Untersuchungen ist es sicher, daß Unfälle durch anfallsartige Bewußtseinsstörungen, und zwar nicht nur im Zusammenhang mit epileptischen Erkrankungen, vorkommen. Sie verlaufen, wie sich aus vielen kasuistischen Schilderungen ergibt, oft auch sehr dramatisch. Insofern sind diese Erkrankungen als ein Gefährdungsfaktor im Straßenverkehr anzusehen. Im Einzelfall wird die Gefahr nicht dadurch gemindert, daß gewisse Vorzeichen (Aura) das Nahen eines Anfalls ankündigen, da meistens schon in der Aura die Bewußtseinsstrukturen verändert sind (Lewrenz 1964). Wie hoch allerdings das Gesamtrisiko durch Erkrankungen mit anfallsartigen Bewußtseinsstörungen einzuschätzen ist, d. h. ob das Kollektiv der Anfallskranken mit einer größeren Zahl von Unfällen durch Anfälle belastet ist als Gesunde, die aus anderem Grund Unfälle verursachen, ist bis heute nicht sicher nachgewiesen. Bemerkenswert bleibt aber eine Feststellung von Koschlik (1960), wonach der epileptische Formenkreis unter den Unfallursachen durch Erkrankungen des Nervensystems an erster Stelle steht. Herner (1966) meint sogar, daß jeder dritte Unfall, der durch eine Krankheit eines Kraftfahrers verursacht wurde, auf Epilepsie zurückzuführen ist. Dennoch dürfte die Unfallursache „Epileptischer Anfall" am Steuer eines Kraftfahrzeugs unter allen Unfallursachen mit 1/3‰ (Hess u. Egli 1978) entsprechend der allgemeinen Unfallursache „Krankheit am Steuer" gering sein. Dennoch nimmt offenbar unter den Erkrankungen der epileptische Formenkreis eine Sonderstellung als Unfallursache ein. Das wird auch bei Kenntnis der Symptomatologie dieser Erkrankung wahrscheinlich. Wenngleich die angewandten Methoden in diesem Zusammenhang eine sichere Aussage nicht zulassen, handelt es sich doch mehr oder weniger um Hochrechnungen und Schätzungen aus kleinen Stichproben, wozu noch kritisch anzumerken wäre, daß bei konsequenter Anwendung mathematisch-statistischer Regeln die Aussagen, die gemacht wurden, gar nicht möglich wären. Am besten gesichert ist unter Beachtung der zuletzt angeführten Aspekte noch die Feststellung von Ritter u. Ritzel (1973), wonach die Delinquenz der untersuchten hirnorganischen Anfallskranken über dem statistisch zu erwartenden Wert liegt. Aus versicherungsmedizinischer Sicht behandelt Raestrup (1977) das Thema Krampfleiden und Kraftfahreignung.

Die Problemlage

Es besteht Einigkeit aller Sachkenner darüber, daß die Eignung zum Führen von Kraftfahrzeugen nicht gegeben ist, wenn bei einem Menschen unregelmäßig über den Tag verteilt anfallsartige Bewußtseinsstörungen oder epileptische Anfälle auftreten. Dabei wird in der Regel auch kein Unterschied gemacht, ob es sich um häufig auftretende oder selten auftretende Anfälle handelt. Lediglich Großjohann (1957) hat versucht, aus einem Vergleich des allgemeinen Risikos mit dem Risiko, das Anfallskranke in den Verkehr hineintragen, eine Abhängigkeit zwischen Anfallshäufigkeit und Eignung herzustellen. Er vertrat die Auffassung, daß 4 Anfälle im Jahr bei einem Kraftfahrer toleriert werden könnten. Diese Meinung ist aber von anderen Autoren später nicht mehr geteilt worden. Nicht völlig ausgeräumt ist der Meinungsstreit zur Frage, ob bestimmte Verlaufstypen der Epilepsie trotz Vorkommens anfallsartiger Bewußtseinsstörungen und auch trotz großer Krampfanfälle hingenommen werden könnten, z. B. im Zusammenhang mit der sog. Schlafepilepsie (Krischek 1961). Auch Janz (1958) sah insofern einen Zusammenhang zwischen Verlaufsform und

Unfallrisiko, als nach seinen Feststellungen Kranke mit Aufwach- und diffusen Epilepsien etwa doppelt so oft durch Anfälle in Verkehrsunfälle verwickelt wurden wie Kranke mit Schlafepilepsien und auch Kranke, die nur kleine Anfälle hatten.

Demgegenüber war Nittner (1961) der Meinung, daß weder seltene Anfälle (bis zu 4 im Jahr) noch kleine Anfälle oder besondere Verläufe die Gefahren beim Führen eines Kraftfahrzeugs hinreichend mindern. Heute wird ganz überwiegend die Auffassung vertreten, daß für die Beurteilung der Kraftfahreignung beim Vorliegen eines Anfallsleidens die Natur der Anfälle keine Rolle spielt, weil jede anfallsartig auftretende Veränderung des Wachheitsgrades oder des Bewußtseinszustandes, auch unwillkürliche Bewegungen, Schmerzen und plötzlich ablaufende Sensationen in der Körperfühlsphäre bis hin zu Halluzinationen sich auf das Verhalten am Steuer gefährlich auswirken können (Hess u. Egli 1978).

Unterschiedliches Gewicht wird für die Beurteilung der Kraftfahreignung bei Anfallskranken dem EEG-Befund beigemessen. Im allgemeinen werden die EEG-Kontrollen, insbesondere vor Neuerteilung einer Fahrerlaubnis, nach Entzug oder Verweigerung für erforderlich gehalten. Andererseits weist man aber auch auf die Schwierigkeiten hin, daß selbst bei manifesten epileptischen Anfällen nicht regelmäßig pathologische Krampfpotentiale im EEG zu finden sind. So berichtete schon Holzbach (1957) aus einer amerikanischen Studie, wonach 13% normale EEG-Befunde bei Epileptikern vorkamen. Jung (1958) fand nur 30% spezifische Krampfpotentiale bei Epileptikern. Kompliziert wird das Bild schließlich noch dadurch, daß abnorme hirnelektrische Befunde bei phänotypisch Gesunden aus Epilepsiesippen möglich sind. Es kann also nicht allein aus einem krankhaft veränderten Hirnstrombild auf einen entsprechenden klinischen Befund geschlossen werden; ferner weist Christian (1977) auf die schwierige Begutachtungssituation hin, wenn nach einem geforderten anfallsfreien Intervall ein nicht ganz einwandfreies EEG gefunden wird. Vor allem die Kranken mit Impulsiv-Petit-mal können trotz klinischer Anfallsfreiheit ihre auffälligen Spitzenpotentiale im EEG praktisch ein Leben lang behalten (Broeker 1980). Unter dem Aspekt der Erteilung der Fahrerlaubnis und nicht aus allgemeiner medizinischer Indikation empfiehlt Christian (1977) für bestimmte Fälle mit resistierendem pathologischem EEG-Befund eine Dosiserhöhung der Medikation.

An den Vorschlag Christians knüpft sich allerdings die Frage, ob man zwischen zwei verschiedenen Therapieerfolgen unterscheiden und daraus auch für die Beurteilung der Kraftfahreignung Konsequenzen ziehen muß. So ist es denkbar, daß die Medikation eine gegebene Krampfbereitschaft nur zudeckt und nicht auch tatsächlich beseitigt (Rauch 1965). Diese Beurteilungsunsicherheit muß wohl hingenommen werden. Sie kann jedenfalls nicht zu der Konsequenz führen, daß man zu einem früher praktizierten Verfahren zurückkehrt und vom Anfallskranken eine bestimmte anfallsfreie und gleichzeitig auch arzneimittelfreie Zeit fordert (Jung u. Meyer-Mickeleit 1955). *In diesem Zusammenhang wird heute einstimmig die Auffassung vertreten, daß aus ärztlichen Gründen lediglich zum Nachweis der wiedergewonnenen Kraftfahreignung die Medikation nicht abgesetzt werden darf.* Diese Auffassung läßt sich auch mit der Erfahrung begründen, daß lebenslange Anfallsfreiheit bei zweckentsprechender antikonvulsiver Arzneimittel-Dauertherapie zu erreichen ist und damit auch ein Zustand, der als Voraussetzung für die Erteilung einer neuen Fahrerlaubnis angesehen werden kann.

Begutachtungsgrundsätze

Wer unter epileptischen Anfällen oder anderen anfallsartig auftretenden Bewußtseinsstörungen leidet, ist zum Führen von Kraftfahrzeugen aller Klassen ungeeignet.
Tageszeitliche Bindungen und regelmäßige Prodrome und Auren rechtfertigen keine Ausnahmeregelung, ebensowenig das seltene Auftreten der Anfälle. Auch Jackson-Anfälle mit bisher regelmäßig beobachteten Prodromen schließen im allgemeinen die Kraftfahreignung aus.
Weiter ist die Eignung nicht gegeben bei nichtepileptischen Anfällen mit akuter Beeinträchtigung des Bewußtseins oder der Motorik, wie narkoleptische Reaktion, affektiver Tonusverlust, zerviko-zephales Syndrom, kardiovaskuläre Synkopen u. a.
Nach einem einmaligen Anfall (Gelegenheitskrampf) kann die Eignung zum Führen von Kraftfahrzeugen nur dann angenommen werden, wenn nach eingehender klinischer Untersuchung davon auszugehen ist, daß es sich mit überwiegender Wahrscheinlichkeit um ein einmaliges Ereignis unter besonderen Umständen gehandelt hat.
Die Eignung zum Führen von Kraftfahrzeugen der Klasse 2 und zum Führen von Fahrzeugen, die der Fahrgastbeförderung gemäß § 15d StVZO dienen, bleibt nach mehreren epileptischen Anfällen stets ausgeschlossen.
Im übrigen ist (für die Klassen 1, 3, 4 und 5) die Wiederannahme der Eignung an ein positives fachärztliches bzw. medizinisch-psychologisches Gutachten gebunden. Das Gutachten muß eindeutige Ausführungen dazu enthalten, warum im Einzelfall die Gefährdung wahrscheinlich oder überhaupt nicht mehr gegeben ist.
Grundsätzlich sollte bei Personen mit epileptischen Anfällen eine solche Beurteilung nur unter den folgenden Voraussetzungen erwogen werden:

Der Fahrerlaubnisinhaber und Fahrerlaubnisbewerber muß in der Regel 3 Jahre frei von epileptischen Reaktionen gewesen sein.
Bei Fahrerlaubnisinhabern oder Fahrerlaubnisbewerbern, die dauernd mit Arzneimitteln behandelt werden müssen, dürfen keine Intoxikationen oder andere unerwünschte zentralnervöse Nebenwirkungen erkennbar sein.
EEG-Befunde sollten nur in Einzelfällen als wesentliches Kriterium für die Beurteilung der Fahrtauglichkeit herangezogen werden. Obgleich sie bei der Diagnose und zur Feststellung der Art der Epilepsie sehr nützlich sein können, sind sie im allgemeinen kein brauchbarer Indikator für die bestehende Anfallneigung.
In Fällen, bei denen der Verdacht bestand, daß Anfälle an bestimmte Bedingungen geknüpft waren, muß ferner der Nachweis erbracht werden, daß jene Bedingungen nicht mehr gegeben sind oder daß geeignete Provokationsmethoden weder zu klinischen Manifestationen noch zu epileptischen Phänomenen führten.
Dies gilt z. B. für Anfälle, die nachweislich nur im Zusammenhang mit fieberhaften Erkrankungen, akuten Erkrankungen des Gehirns oder Vergiftungen aufgetreten sind.
Es dürfen keine die Eignung ausschließende hirnorganische Veränderungen vorliegen.
Kontrolluntersuchungen in Abständen von 1, 2 und 4 Jahren sollten zur Auflage gemacht werden (incl. Bestimmung der Blutspiegelwerte der Antiepileptika).
Hirnelektrische Befunde von epileptischem Aspekt ohne klinische Manifestation von Anfällen — also Zufallsbefunde — schränken die Kraftfahreignung nicht ohne weiteres ein.
Eine Sonderstellung unter den hirnorganischen Anfallsleiden nehmen stets die posttraumatischen und postoperativen Anfälle ein. Grob unterscheidend kann

man hierzu die Aussage machen, daß Anfälle als Spätfolgen nach einem Hirntrauma oder einer Hirnoperation eine schlechtere Prognose haben und im allgemeinen dazu führen, daß die Kraftfahreignung ausgeschlossen werden muß, während Anfälle, die sich schon nach wenigen Tagen posttraumatisch oder postoperativ einstellen, eine ungünstige Prognose keineswegs zulassen, sondern häufig abklingen und die Eignung zum Führen von Kraftfahrzeugen nicht ohne weiteres ausschließen (Faust 1956; Großjohann 1957; Tiwisina 1957; Peukert u. Nieschke 1963; Lewrenz 1964, 1973). Es muß bei diesen Anfällen auch nicht unbedingt das sonst geforderte anfallsfreie Intervall von 3 Jahren abgewartet werden; eine individuelle Beurteilung unter Berücksichtigung aller Umstände ist also möglich.

6.3.1.2 Zustände nach Hirnverletzungen und Hirnoperationen

Das Risiko

Soweit sich die Gefahrenlage aus Spätfolgen, wie anfallsartigen Bewußtseinsstörungen, ergibt, entspricht sie im wesentlichen den hierzu durchgeführten Studien (s. 6.3.1.1). Eine systematische Studie der Auswirkungen von Hirnverletzungsfolgen im Hinblick auf das Führen eines Kraftfahrzeugs legte Großjohann (1957) vor. Fazit seiner Untersuchungen ist, daß Hirnverletzte im Straßenverkehr aus verschiedenen Gründen wohl als gefährlicher einzustufen sind als Gesunde. In einer Gegenüberstellung mit dem Durchschnittsfahrer übersteigt jedoch die Zahl der in Zwischenfälle verwickelten Patienten nicht die jener Kraftfahrer, die aus anderer Ursache im Verkehr auffällig wurden. Diese Erfahrungen konnten grundsätzlich auch von anderen bestätigt werden (Peter 1960; Peukert u. Nieschke 1963; Lewrenz 1964; Portius 1978).

Trotz der vielfältigen psychischen Veränderungen, die sich in dieser Geschädigtengruppe finden, wie affektive Entdifferenzierung, Antriebsverlust, Veränderung des Stimmungsgrundes oder auch intellektuelle Defekte, sind Hirnverletzte doch gerade unter den sog. „Mehrfachtätern" im Straßenverkehr nicht häufig anzutreffen. Natürlich verändern im Einzelfall auch Sekundärschäden, wie Gesichtsfeldausfälle oder Lähmungen, die Gefahrenlage, aber auch hierzu gibt es keine umfassenden statistischen Untersuchungen, die es zuließen, das Risiko für diese Gruppe Geschädigter hinreichend zuverlässig einzuschätzen.

Die Problemlage

Sowohl bei Hirngeschädigten als auch bei Zuständen nach Hirnoperationen — wie auch bei anderen Erkrankungen des zentralen oder peripheren Nervensystems — wird im Einzelfall die Gefahr vom Ausprägungsgrad des Mangels abhängig gemacht (Peukert u. Nieschke 1963).
Schwere Behinderungen, insbesondere wenn sie mit hochgradig abnormer Geistesverfassung verbunden sind, werden für unkompensierbar und gefährlich gehalten (Buhtz 1938). Im übrigen konnte Portius (1978) nach einem Überblick über einen 10jährigen Begutachtungszeitraum die Erfahrung vorlegen, daß die Kompensation der verletzungs- bzw. schädigungsbedingten Geistesmängel nicht nur von der Schwere eines Schadens sowie seiner Lokalisation im Gehirn abhängig ist, sondern in auffälliger Weise von den Möglichkeiten der primär persönlichen Voraussetzungen.

Im übrigen gilt:
Wenn ein Schädelhirntrauma nach der Analyse der Initialphase zu Hirnsubstanzschäden geführt haben muß, so kann auch eine mehrwöchige klinische

Behandlung noch nicht zu vollständiger Restitution der gesetzten Schäden führen. Beschwerdefreiheit des Betroffenen darf gegebenenfalls nicht über diese Tatsache hinwegtäuschen. Abgesehen davon, daß sich unter der subjektiv empfundenen Symptomlosigkeit eine Persönlichkeitsnivellierung (Kritikschwäche) verbergen kann, muß abgewartet werden, ob sich nicht noch Komplikationen einstellen. Eine Wartefrist von 3 Monaten dürfte in der Regel nicht zu gering angesetzt sein, und sie sollte für eine positive Beurteilung nur in besonders begründeten Ausnahmefällen unterschritten werden.

Begutachtungsgrundsätze

Wer eine Schädelhirnverletzung erlitt oder eine Hirnoperation durchmachte, ist für die Dauer von 3 Monaten zum Führen von Kraftfahrzeugen aller Klassen ungeeignet.
Hirngeschädigte müssen, wenn sie für geeignet befunden werden sollen, frei von Krampfanfällen sein und dürfen keine erheblichen Lähmungen, Koordinationsstörungen, Gesichtsfeldausfälle, Wesensänderungen oder Hirnleistungsschwächen aufweisen.
Besteht Rezidivgefahr nach Operationen (z. B. bei Tumoren) muß eine Nachuntersuchung und Begutachtung in angemessenen Abständen (z. B. 1, 2 und 4 Jahre) erfolgen.
Sowohl bei Hirnverletzungen nach Schädeltraumata als auch bei Zuständen nach Hirnoperationen kann die Eignung zum Führen von Kraftfahrzeugen der Klasse 2 und zum Führen von Fahrzeugen, die der Fahrgastbeförderung gemäß § 15d StVZO dienen, bei nachgewiesener Heilung wieder angenommen werden. Hierzu ist der Nachweis zu führen, daß neben Beschwerdefreiheit keine hirnorganischen Leistungsschwächen und keine hirnorganische Wesensänderung vorliegen.

6.3.1.3 *Kreislaufabhängige Störungen der Hirntätigkeit*

Das Risiko

Die Gefahr, daß kreislaufabhängige Störungen der Gehirntätigkeit zu plötzlichem Versagen der Leistungsfähigkeit am Steuer führen, ist offenbar gering, aber dennoch zu berücksichtigen. Eine gewisse Abschätzung der Häufigkeit solcher Vorkommnisse ergibt sich aus der Untersuchung von Krauland (1978), die sich wiederum auf frühere Untersuchungen vieler Autoren stützt. Danach scheinen vor allem apoplektische Blutungen und Aneurysmablutungen mit 3,9% unter allen anderen plötzlichen Todesursachen vertreten zu sein. (Hierzu s. auch Stahlkopf 1980.)
Allerdings darf man für die Beurteilung der Risikolage nicht nur den Eintritt des plötzlichen Todes im Blick haben, sondern auch jene Fälle, die zu plötzlichem Leistungsverlust durch Bewußtseinsstörungen oder auch zu isolierten motorischen Störungen führen können (Hirnembolie). Wie häufig solche Zwischenfälle vorkommen, ist unbekannt.

Die Problemlage

Akute Gehirnerkrankungen spielen in der Verkehrsmedizin eine untergeordnete Rolle. Subakute Störungen können Probleme aufwerfen, am häufigsten wird gutachtlicher Rat im Zusammenhang mit kreislaufabhängigen Krankheitserscheinungen gesucht. Mit ihnen ist in der Regel eine erhöhte Gefährdung verbunden; wenn auch bei intermittierendem Verlauf die Leistungsfähigkeit nicht sofort erheblich beeinträchtigt ist, so besteht doch bei diesen Krankheitszuständen immer die Gefahr eines akuten hirnorganischen Zwischenfalls, wie sich aus der Darstellung der Risikolage ergibt. Schließlich muß man auch mit einer unter Umständen schnell fortschreitenden Verschlechterung der Leistungsfähigkeit rechnen.

Für die Beurteilung, d.h. für die Prognose, ist die Feststellung des Grundleidens wichtig. Darum müssen gesicherte, durch klinische Untersuchungen erhobene Befunde vorliegen. Erst wenn sich ergibt, daß im Einzelfall die allgemeine Prognose als günstig anzusehen ist, kann die Untersuchung auf spezifische Leistungsausfälle sinnvoll erscheinen. In der Praxis können sich Schwierigkeiten durch die kaum normierbaren Begriffe „Akut" und „Subakut" ergeben. Für die Annahme, daß ein akutes oder subakutes Stadium überwunden wurde, ist zumindest der Symptomenstillstand bei stabilisiertem Allgemeinzustand für längere Zeit (nicht weniger als 1 Jahr) Voraussetzung. Auch danach bleibt die Gefahr wieder einsetzender und progredienter Verschlechterung erhöht, so daß Nachuntersuchungen in Abständen von 1, 2 und 4 Jahren zu empfehlen sind.

Da es sich in jedem Falle von Hirnblutung und Hirndurchblutungsstörungen um ein mit Leistungsausfällen und/oder Rückfallgefahren verbundenes Leiden handelt, können die Belastungen, wie sie beim Führen eines Kraftfahrzeugs der Klasse 2 entstehen, den Kranken nicht mehr zugemutet werden. Ebensowenig erscheint es möglich, daß bei einer solchen Erkrankung noch die Verantwortung für das Führen von Fahrzeugen, die der Fahrgastbeförderung gemäß § 15d StVZO dienen, übernommen werden kann.

Begutachtungsgrundsätze

Wer infolge einer Hirnblutung oder Durchblutungsstörungen des Gehirns (auch intermittierende Ischämie) unter Anfällen mit Bewußtseinsstörungen, akuten oder subakuten zentralen neurologischen Ausfällen (z.B. Lähmungen, Aphasien, Gesichtsfeldausfällen) leidet, ist zum Führen von Kraftfahrzeugen aller Klassen ungeeignet.
Bei erfolgreicher Therapie und nach Abklingen des akuten Ereignisses ohne Rückfallgefahr, abhängig von den besonderen Umständen des Einzelfalls, kann eine bedingte Eignung zum Führen von Kraftfahrzeugen der Klassen 1, 3, 4 und 5 wiedererlangt werden.
Die Beurteilung setzt in der Regel eine stationäre Durchuntersuchung voraus.
Progressive Hirnleistungsstörungen (auch atrophisierende Prozesse) oder der Verdacht auf solche Krankheiten sowie isolierte zerebrale Leistungsmängel (auch unklarer Ursache) erfordern eine eingehende Untersuchung, damit relevante psychophysische Leistungsschwächen oder psychopathologische Erscheinungen ausgeschlossen werden können.
Ergeben die Untersuchungen eine bedingte Eignung trotz Störung umschriebener Leistung (z.B. Lähmung), so ist nach den Richtlinien für „Sicherheitsmaßnahmen bei körperbehinderten Kraftfahrern" (Vereinigung der Technischen Überwachungsvereine e.V. Essen) zu verfahren, bei Schäden am optischen System gemäß Anlage XVII zu § 9a StVZO v. 1.1.1983.
Nachuntersuchungen bei Annahme der bedingten Eignung für Kraftfahrzeuge der Klassen 1, 3, 4 und 5 sind je nach Lage des Falles, im allgemeinen aber nach 1, 2 und 4 Jahren zur Auflage zu machen.

6.3.1.4 Parkinson-Krankheit, Parkinsonismus und andere extrapyramidale Erkrankungen, einschließlich zerebraler Syndrome

Das Risiko

Beim Parkinsonismus oder der Parkinson-Erkrankung handelt es sich neben der Epilepsie wohl überhaupt um die häufigste neurologische Erkrankung. Dennoch ist die Risikolage bisher offenbar nur von Ritter u. Steinberg (1979) untersucht worden. Sie prüften unter Anwendung moderner statistischer Analyseverfahren 359 Patienten, von denen 43,5% eine Fahrerlaubnis besaßen. Diese Rate entspricht etwa der Zahl der Besitzer einer Fahrerlaubnis in der Gesamtbevölkerung mit 45%. Das Lebensalter lag erwartungsgemäß nur mit 7,5% unter 45 Jahre. Bis auf einen Kranken besaßen alle ihre Fahrerlaubnis schon zwischen 20–40 Jahre lang. Nur 1/3 der Untersuchten benutzte die Fahrerlaubnis ausschließlich zu privaten Zwecken, alle anderen mußten auch beruflich fahren. Nur in 2 Fällen wurde die Fahrerlaubnis behördlich entzogen, und nur in 4 Fällen drängten die Angehörigen der Betroffenen zur Aufgabe der Verkehrsteilnahme. Ohne Abhängigkeit vom Behinderungsgrad wurden nur 23% der Patienten von ihren Ärzten über den Zusammenhang zwischen Parkinsonismus und Kraftfahreignung aufgeklärt.

Beachtlich ist, daß die Eintragungsrate beim Kraftfahrbundesamt bei 10,4% deutlich unter dem Wert für die Durchschnittsbevölkerung (etwa 25%) lag. Dabei wurden von den Kranken ausschließlich Bagatellsachen genannt. Die registrierten Ordnungswidrigkeiten entsprachen den Verhältnissen in der Allgemeinbevölkerung, Trunkenheitsdelikte kamen nicht vor. Es bestand auch keine überdurchschnittlich hohe Unfallquote. Ereignisse, die sich als krankheitstypisch erkennen ließen, wurden nicht ermittelt. Bei der Erklärung ihrer Feststellungen kamen die Autoren zu der Auffassung, daß von den Kranken sich selbst auferlegte Beschränkungen (betreffend Fahrbereich und Fahrzeiten) zu der geringen Zahl von Verkehrsauffälligkeiten beigetragen haben dürfte. Die Untersuchung führte jedenfalls zu dem Resultat, daß die offiziellen Vorstellungen zur Eignung Parkinsonkranker für den motorisierten Straßenverkehr von der Realität weit entfernt sind.

Die Problemlage

Kraftfahrer und Bewerber um eine Fahrerlaubnis mit extrapyramidalen Bewegungsstörungen (nicht nur Parkinson-Kranke) sind relativ oft zu begutachten. Sie fallen im Straßenverkehr, z. B. nach Unfallereignissen leicht auf, ebenso wie bei der Führerscheinprüfung. Bei ihnen stellt sich daher die Eignungsfrage eher als bei anderen mit mehr verdeckten Krankheitszuständen. Sofern sich bei diesen Kranken nicht Zeichen einer hirnorganischen Veränderung (Demenz oder große sensorische Schwächen) finden, und sofern die psychomotorischen Auffälligkeiten nicht so erheblich sind, daß sie überhaupt eine zureichende Beherrschung der technischen Bedienungseinrichtung eines Kraftfahrzeugs ausgeschlossen erscheinen lassen, ist die Kompensation der Bewegungsstörung am Steuer eines Kraftfahrzeugs möglich. Ritter u. Steinberg (1979) empfehlen, die Behinderungen beim Parkinsonismus nach der „Webster-rating-scale" einzuteilen. Diese Anregung ist wertvoll, denn die Klassifikation ist international anerkannt: Der Behinderungsgrad I läßt die Teilnahme ohne weiteres zu, der Behinderungsgrad II bedarf bereits einer individuellen Beurteilung, und der Behinderungsgrad III ist höchstens in Ausnahmefällen noch mit der Teilnahme am motorisierten Straßenverkehr zu vereinbaren.

Stucke u. Müller-Jensen (1962) haben schon darauf hingewiesen, daß es unter dem Prägungsdruck maschineller und apparativer Anforderungen bei extrapyramidalen Bewegungsstörungen auch bei schweren Fällen zu einer Beherrschung des Kraftfahrzeugs kommen kann, die keine Beanstandung zuläßt. In diesem Zusammenhang merken die Autoren allerdings auch an, daß die Entwicklung des prozeßhaften oder degenerativen Krankheitsgeschehens wohl noch einigermaßen vorausberechnet werden kann,

daß die Schwierigkeit der Beurteilung im Einzelfall aber in der Abschätzung der psychophysischen Leistungsreserven liegt, deren allzuweitgehender Schwund in unvorhergesehenen Situationen dann doch während einer Krise unter Umständen zum Funktionszusammenbruch führen kann.
Da es sich (ausgenommen Residualsyndrome) um fortschreitende Krankheiten handelt, kann von Nachuntersuchungen, die zeitlich unterschiedlich lang festgesetzt werden dürfen (abhängig vom Einzelfall), die aber doch regelmäßig erfolgen müssen, nicht abgesehen werden.

Begutachtungsgrundsätze

Wer unter einer extrapyramidalen (oder zerebellaren) Krankheit leidet, ist zum Führen von Kraftfahrzeugen der Klasse 2 und zum Führen von Fahrzeugen, die der Fahrgastbeförderung gemäß § 15d StVZO dienen, ungeeignet.
Die bedingte Eignung zum Führen von Kraftfahrzeugen der Klassen 1, 3, 4 und 5 ist nur bei erfolgreicher Therapie oder in manchen leichteren Fällen der Erkrankung gegeben. Die Beurteilung setzt aber eine sog. funktionspsychologische Überprüfung der Leistungsfähigkeit voraus. Nachuntersuchungen in Abständen von 1, 2 und 4 Jahren sind, je nach Befundlage, die der Einzelfall bietet, zur Auflage zu machen.

6.3.1.5 Erkrankungen und Folgen von Verletzungen des Rückenmarks und Erkrankungen der neuromuskulären Peripherie

Das Risiko

Untersuchungen, die auch nur eine Schätzung darüber zuließen, welches Risiko durch Menschen in den Verkehr hineingetragen wird, die unter einer Erkrankung des Rückenmarks oder der neuromuskulären Peripherie leiden, gibt es nicht. Wenn schon von den Parkinson-Erscheinungen oder anderen extrapyramidalen Störungen keine großen Auswirkungen auf die Sicherheit des Straßenverkehrs zu erwarten sind, so kann man annehmen, daß auch durch diese Erkrankungsgruppe das Risiko für die Allgemeinheit nicht groß sein dürfte.
Psychopathologisch dürfte allenfalls von Bedeutung sein, daß sich gerade Erkrankungen des Rückenmarks, unter Umständen sogar mit schweren Syndromen, mit einer eigentümlich euphorischen Stimmungslage des Betroffenen verbinden, so daß der Einzelfall durch ein Mangel an Selbstkritik gefährlich werden könnte. Bei Erkrankung der neuromuskulären Peripherie, insbesondere bei periodischen Lähmungen, ergibt sich eine Gefahrenlage, die im Hinblick auf die plötzlich auftretende Aktionsunfähigkeit der bei Anfallskranken in gewisser Weise vergleichbar ist.

Die Problemlage

Die Vielfalt der Symptome bei Erkrankung und Verletzung des Rückenmarks läßt eine Normierung für den Einzelfall nicht zu. Entscheidend ist, ob es sich um Erkrankungen handelt, die schwere Ausfallserscheinungen hervorrufen, oder um solche, die in langsam fortschreitendem Verlauf zu schweren Störungen führen. Dabei ist zu berücksichtigen, daß es sich z. B. um abortive Fälle von Multipler Sklerose oder auch um ungewöhnlich gut kompensierte Fälle anderer Krankheits- und Schädigungsfolgen handeln kann. Im Einzelfall ist sogar die Annahme einer Eignung zum Führen von Kraftfahrzeugen der Klasse 2 oder zum Führen von Fahrzeugen, die der Fahrgastbeförderung gemäß § 15d StVZO dienen, denkbar. Damit ein Zustand optimaler Bedienungssicherheit erreicht wird, ist im Zusammenhang mit Lähmungen die Begutachtung nach den

Richtlinien für „Sicherheitsmaßnahmen bei körperbehinderten Kraftfahrern" durchzuführen.
Mehr noch als bei den Erkrankungen der neuromuskulären Peripherie wird man im Einzelfall bei den schon erwähnten periodischen Lähmungen wegen der unterschiedlichen Verlaufsformen und wegen der gerade im Zusammenhang mit diesen Erkrankungen zu erwartenden neuen Erkenntnissen aus der Forschung im allgemeinen eine klinische Untersuchung fordern müssen.
Bei bösartigem neurogenen oder myopathischen Muskelschwund ist die Beurteilung ebenfalls vom Ausprägungsgrad des einzelnen Krankheitsfalles abhängig zu machen. Die Frage, ob die Eignung zum Führen von Kraftfahrzeugen der Klasse 2 oder zum Führen von Fahrzeugen, die der Fahrgastbeförderung gemäß § 15d StVZO dienen, gegeben ist, wird sich im allgemeinen bei diesen Erkrankungen kaum stellen, da es auch für die Betroffenen selbst einleuchtend ist, daß sie den Belastungen, die bei Teilnahme am motorisierten Straßenverkehr mit diesen Fahrzeugklassen auftreten, nicht gewachsen sind.

Begutachtungsgrundsätze

Wer unter fortschreitendem neurogenem oder myopathischem Muskelschwund, an myasthenischem Syndrom, an Myotonie oder periodischen Lähmungen leidet, ist zum Führen von Kraftfahrzeugen der Klasse 2 und zum Führen von Fahrzeugen, die der Fahrgastbeförderung gemäß § 15d StVZO dienen, ungeeignet.
Die Eignung zum Führen von Fahrzeugen der Klassen 1, 3, 4 und 5 kann nur im Einzelfall und abhängig vom Ausprägungsgrad durch eine fachärztliche Untersuchung nachgewiesen werden.
Für periodische Lähmungen muß der Nachweis geführt werden, daß die Lähmungsanfälle nicht mehr bestehen. Bei schweren Formen anderer Erkrankungen der neuromuskulären Peripherie wird im allgemeinen eine erfolgreiche Behandlung Voraussetzung sein, bevor die Eignung zu begründen ist. Wird die Eignung positiv beurteilt, so sind Nachuntersuchungen in Abständen von 1, 2 und 4 Jahren erforderlich.

6.3.2 Psychische Erkrankungen

6.3.2.1 Endogene Psychosen

Das Risiko

Es kann heute nicht bezweifelt werden, daß ein erheblicher Anteil psychotisch kranker Menschen eine Fahrerlaubnis besitzt und sowohl während der Zeit vor einer klinischen Behandlung — schon in seelisch verändertem Zustand — als auch in der Rekonvaleszenz nach Abschluß der klinischen Behandlung in immer noch krankhaft verändertem Zustand ein Kraftfahrzeug fährt. Hoff u. Schindler (1958) untersuchten eine Reihe von Fahrerlaubnisbewerbern, die sich um die Neuerteilung ihrer entzogenen Fahrerlaubnis bemühten. Sie sahen insgesamt 359 Fälle. Unter ihnen fanden sich 12% schizophrene und 6% manisch depressive Fahrer. Bemerkenswert ist dabei, daß die Autoren die Ansicht vertraten, daß ärztlicherseits bei sichergestellter Epilepsie selbst nach langer anfallsfreier Zeit die Verantwortung für die Erteilung einer Fahrerlaubnis seltener übernommen wurde, als nach einer gut geheilten Psychose mit leichtem Defektsyndrom. Peter (1960) berichtete über 232 endogene Psychosen, von denen 64 ungeeignet zum Führen von Kraftfahrzeugen schienen, während 168 als geeignet oder doch als bedingt geeignet beurteilt wurden. 138 Fahrer aus der letztgenannten Gruppe wurden nachuntersucht. Davon blieben 82 unauffällig und bußenfrei (59,4%). In der Rangordnung der Unfallbelastung seines Untersu-

chungskollektivs nehmen nach den Mitteilungen Peters die endogen psychotisch Erkrankten den letzten Platz ein. Diese Erfahrungen sind vielfach bestätigt worden, d. h. man kann eigentlich nur in Einzelfällen im psychotisch erkrankten Menschen eine potentielle Gefahrenquelle sehen (Durst 1957).
Über eine Vergleichsuntersuchung zur Belastung mit Verkehrsübertretung und Unfällen zwischen Schizophrenen einerseits und gesunden Kontrollpersonen andererseits in der Schweiz berichtete Hippius (1979). In beiden Gruppen fand sich eine Belastung mit Übertretung und Unfällen von jeweils nur 5%. Berücksichtigt man, daß sich die Belastungen für die Gruppe der Schizophrenen zu einem Teil schon vor Ausbruch der Erkrankung ergaben, so wird die Schlußfolgerung nahegelegt, daß andere Determinanten als gerade die psychotische Symptomatik das verkehrsmedizinische Risiko repräsentierten. In erster Linie wurde an sog. prämorbide Persönlichkeitsfaktoren gedacht. Auf die Probleme bei der Begutachtung psychiatrischer Patienten auf Fahreignung weist Prange (1979) hin.

Die Problemlage

Erhebliches Gewicht für die Beurteilung psychotisch Erkrankter gewann ein Beschluß des Bundesverwaltungsgerichtes vom 26. 6. 1958 (BVerwGE I CW 91.58):
„Die jederzeitige Möglichkeit des Auftretens neuer Krankheitsschübe bei epileptisch oder geistig Erkrankten schließt die Eignung zum Führen von Kraftfahrzeugen aus ..., aus einem unfallfreien Fahren in der Vergangenheit kann nicht der Schluß auf künftiges unfallfreies Fahren gezogen werden".
Dieser Beschluß gründet sich auf ärztliche Begutachtung eines psychotisch erkrankten Kraftfahrers. Er hat sich als Beurteilungsgrundsatz für die Praxis in der Folgezeit nicht bewährt. Eine Zeitlang folgte man dieser Auffassung, und psychotisch Erkrankte wurden generell für fahruntauglich gehalten (Laves 1956). Aber schon früh setzte daneben eine fallbezogene, individualisierende Beurteilung je nach Lage der Umstände ein (Rauch u. Großjohann 1965). Peter (1960) vertrat sogar die Auffassung, daß in der Psychose die Voraussetzung zum sicheren Führen eines Kraftfahrzeugs meistens erhalten bleibt. Zwischen diesen Gegensatzpolen entwickelten sich jene Auffassungen, die eine mehr oder weniger lange Zeit der Krankheitsfreiheit fordern, bevor eine neue Fahrerlaubnis erteilt wird. Diese Zeit reicht von einer Frist, die 4-6 Wochen umfaßt (Rauch 1965) bis zu einer Frist von 3 oder sogar 5 Jahren (Peukert u. Nieschke 1963).
Allgemein wird unterschieden zwischen der Beurteilung der Kraftfahreignung nach einmaliger psychotischer Episode und mehrfachen psychotischen Krankheitszuständen. Nach einmaliger psychotischer Erkrankung geht man von einer günstigeren Prognose aus, und es bestehen weniger Bedenken eine neue Fahrerlaubnis zu erteilen, wenn Symptomenfreiheit erreicht ist (Ehrhardt 1962). In diesem Zusammenhang ist auch ein Hinweis von Möllhoff (1977) bedeutungsvoll: Aus Richtungsprognosen ergibt sich, daß die Aussichten zu 80-90% besser sind bei 1-5 Krankheitsphasen und schlechter werden nach mehr als 8 Erkrankungsepisoden. Hippius (1979) wies schließlich darauf hin, daß langfristige katamnestische Untersuchungen aus den letzten Jahren beweisen, daß es bei immerhin 20-30% aller schizophrenen Erkrankungen nach der Erstmanifestation im Laufe des Lebens nicht zu einer zweiten Manifestation der Psychose kommt; schließlich ist die Rezidivneigung bei schizophrenen Psychosen durch die Entwicklung der modernen Psychopharmaka noch weiter gesenkt worden. Mit der neuroleptischen Dauertherapie ist für einen weiteren großen Anteil der Schizophrenen (weitere 30-40%) eine

wirksame Rezidivverhütung — zunächst für einen begrenzten, aber Jahre umfassenden Zeitraum — möglich geworden. Hippius meint, daß die Gefahr eines zu jeder Zeit möglichen Wiederauftretens der Psychose für die gesamte Gruppe der schizophrenen Patienten jedenfalls deutlich gesenkt worden ist.

Im Einzelfall ist es heute nicht mehr entscheidend, ob eine schizophrene Psychose oder eine Psychose aus dem manischdepressiven Formenkreis zu begutachten ist. Mit Zurückhaltung sind nach allgemeiner Auffassung allerdings hypomanische Dauerverstimmungen oder auch periodische Manien zu beurteilen, weil sie mit der Neigung zu starker Umtriebigkeit, Egozentrik, dysphorischen Reizzuständen und Enthemmungen verbunden sind (Peter 1960; Peukert u. Nieschke 1963; Möllhoff 1977). Auch bei depressiven Zuständen werden Gefahren gesehen durch Angst, Hemmung und veränderte Entschlußfähigkeit, sobald die Psychosen eine bestimmte Tiefe erreicht haben (Lewrenz 1964).

Die besonderen Schwierigkeiten der Beurteilung im Einzelfall ergeben sich dennoch aus der Rückfallgefahr. Dieser Umstand rechtfertigt aber nach Rauch (1965) nicht, eine besonders lange fahrerlaubnisfreie Zeit zu fordern.

Weitere Schwierigkeiten haben sich in der Vergangenheit gerade bei der Beurteilung von Psychosen immer wieder durch unterschiedliche diagnostische Schulauffassungen ergeben. Prinzipiell geht der Streit darum, ob eine Schizophrenie eine Erkrankung ist, die immer *nur* mit einem erkennbaren Defekt der Persönlichkeit abheilt, oder ob es sich um eine Erkrankung handelt, die auch so gut remittieren kann, daß ein Defekt, wenn er überhaupt vorhanden sein sollte, nicht mehr erkennbar wird. Jene Lehre der klassischen Psychiatrie, die dafür eintritt, daß mit der Schizophrenie nur eine Kerngruppe von Psychosen bezeichnet werden soll, die unter Hinterlassung eines erkennbaren Persönlichkeitsdefektes abklingt, orientiert ihre Diagnostik nur am Verlauf der Erkrankung. Die Vertreter der anderen Auffassung hingegen orientieren sich an der Symptomengestaltung in der akuten Krankheitsphase. Folgt man der zuletzt geschilderten diagnostischen Auffassung, so dürften Schizophrene nicht grundsätzlich ungeeignet zum Führen von Kraftfahrzeugen sein (was früher angenommen wurde), weil sie auch wieder gesund werden können.

Folgt man der ersten Auffassung, so ergibt sich eine ungünstigere Beurteilungslage für Schizophrene, weil die Defektzustände im allgemeinen doch zu einer tiefergreifenden Desintegration der Persönlichkeit führen und nur in Ausnahmefällen eine Struktur haben, aus der sich keine Gefahren für den Straßenverkehr herleiten lassen. Man kann aber von diesem Schulenstreit bei der Beurteilung im Einzelfall auch absehen und mit Gewinn lediglich davon ausgehen, ob es sich um eine voll- oder gut remittierte Psychose handelt oder nicht. Die diagnostische Klassifikation muß dabei keine Rolle spielen (Lewrenz 1964; Redhardt 1978).

Begutachtungsgrundsätze

Die Eignung zum Führen von Kraftfahrzeugen aller Klassen ist ausgeschlossen bei endogenen Psychosen und psychotischen Reaktionen, wenn bezüglich der Teilnahme am motorisierten Straßenverkehr manische Syndrome, paranoid-halluzinatorische Syndrome, katatone Syndrome, hebephrene Syndrome, psychotische Defektsyndrome, Angst-, paranoide und depressive Syndrome das Realitätsurteil erheblich beeinträchtigen oder die allgemeine Leistungsfähigkeit unter das erforderliche Maß herabsetzen.

Diese Sachlage kann z. B. gegeben sein bei:
Selbstmordneigung, Wahnstimmung, schweren Schuldgefühlen, akuten Angst-

symptomen, akuten paranoiden Syndromen, Agitiertheit, starker Hemmung, manischer Kritiklosigkeit, Halluzinationen, Verworrenheit und bei schweren Antriebs- und Konzentrationsstörungen.
Die Eignung zum Führen von Fahrzeugen, die der Fahrgastbeförderung gemäß § 15d StVZO dienen, bleibt auch nach Abklingen schwerer endogen psychotischer Syndrome oder psychotischer Reaktionen ausgeschlossen. In der Regel gilt dies auch für Kraftfahrzeuge der Klasse 2.
Die Eignung zum Führen von Kraftfahrzeugen der Klassen 1, 3, 4 und 5 kann nach einer ersten psychotischen Episode wieder angenommen werden, wenn sich 6 Monate Symptomenfreiheit nachweisen läßt. Die fachärztliche Begutachtung ist erforderlich. Bei Dauerbehandlung mit Psychopharmaka bedarf es einer besonders sorgfältigen Überwachung.
Eine Wiedererkrankung nach 10 oder mehr Jahren ist als Neuerkrankung anzusehen. Die Eignung kann dann, entsprechend den Empfehlungen nach einer ersten Episode, d.h. nach fachärztlicher Begutachtung und 6 Monate nach Abklingen der Symptome positiv beurteilt werden.
Bei Wiedererkrankung innerhalb der 10-Jahres-Frist ist vor einer positiven Beurteilung der Eignung je nach den Umständen ein 3- bis 5jähriges krankheitsfreies Intervall abzuwarten. Diese positive Beurteilung kann auch dann nur nach fachärztlicher Begutachtung erfolgen.
Besonders günstige Umstände rechtfertigen nach fachärztlicher Begutachtung für die Erlaubnisklassen 1, 3, 4 und 5 je nach den Umständen auch schon früher als 6 Monate nach Abklingen der akuten Krankheitserscheinung eine positive Beurteilung. Die Eignung zum Führen von Fahrzeugen, die der Fahrgastbeförderung gemäß § 15d StVZO dienen, bleibt ausgeschlossen. In der Regel gilt dies auch für Kraftfahrzeuge der Klasse 2.

6.3.2.2 *Exogene Psychosen*

Das Risiko

Über das Risiko, das exogene Psychosen für den motorisierten Straßenverkehr bedeuten, gibt es keine zuverlässigen statistischen Angaben, sondern nur kasuistische Darstellungen, die allerdings deutlich zeigen, daß Menschen im exogen psychotischen Zustand am Steuer eines Kraftfahrzeugs sehr gefährlich werden können. Das ist allerdings für Kenner der Symptomatik exogen psychotischer Syndrome auch evident.

Die Problemlage

Bei exogenen Psychosen handelt es sich stets um schwere und in ihrem Verlauf kaum berechenbare Krankheitszustände des Gehirns, die im allgemeinen auch mit Bewußtseinsstörungen einhergehen oder doch dem Bilde schwerer allgemeiner krankhafter psychischer Veränderungen entsprechen (homonome Reaktionen). Sie schließen ebenso wie ihre Prodromalerscheinungen die Eignung zum Führen von Kraftfahrzeugen stets aus. Eine besondere Gefahr nach Abklingen der exogenen Psychosen liegt in der Wiedererkrankung, die vom Grundleiden abhängt. Nach einmaliger, aber vorübergehender Schädigung kommt es für die Beurteilung der Eignung zum Führen von Kraftfahrzeugen darauf an, ob die Schädigung Resterscheinungen, d.h. Beeinträchtigungen der hirnorganischen Leistungsfähigkeit hinterließ.

Begutachtungsgrundsätze

Wer unter einer der folgenden exogenen Psychosen oder deren prodromalen Erscheinungen leidet:
Delir, Korsakow-Psychose, Verwirrtheitszustand, Dämmerzustand, andere psychotische Syndrome (Durchgangssyndrome), ebenso homonome Reaktionen, etwa paranoide, manische oder depressive Syn-

drome, ist zum Führen von Kraftfahrzeugen aller Klassen ungeeignet.
Beim hyperästhetisch-emotionellen Syndrom kann die Eignung eingeschränkt oder auch ausgeschlossen sein. Nach Abklingen einer exogenen Psychose ist für die Beurteilung das Grundleiden ausschlaggebend.
Die Eignung zum Führen von Kraftfahrzeugen der Klassen 1, 2, 3, 4 und 5, und von Fahrzeugen, die der Fahrgastbeförderung gemäß § 15d StVZO dienen, ist frühestens 3 Monate nach Abklingen der akuten Krankheitserscheinungen wieder gegeben, sofern kein chronisch-hirnorganisches Psychosyndrom oder eine hirnorganische Wesensänderung vorliegt und das Grundleiden eine positive Beurteilung zuläßt.
In der Regel sollte eine Nachuntersuchung nach 1, 2 und 4 Jahren erfolgen. Bei Begutachtung von Fahrern der Fahrzeuge, die der Fahrgastbeförderung gemäß § 15 StVZO dienen, ist darüber hinaus die gesetzliche Regelung zu berücksichtigen. Bei erwiesenermaßen einmaliger Schädigung kann unter Umständen von einer Nachuntersuchung abgesehen werden.
Bei exogener Psychose unklarer Ursache, also ohne nachgewiesenes Grundleiden und ohne nachgewiesene einmalige Schädigung, kann die Eignung erst nach 3jähriger Unauffälligkeit und nach eingehender psychiatrischer und neurologischer Diagnostik wieder bedingt positiv beurteilt werden. Für Kraftfahrzeuge der Klasse 2 und für Fahrzeuge, die der Fahrgastbeförderung gemäß § 15d StVZO dienen, bleibt sie ausgeschlossen. Nachuntersuchungen nach 1, 2 und 4 Jahren sind erforderlich.

6.3.2.3 Intelligenzstörungen

Das Risiko
Unter den psychiatrisch-psychologischen Persönlichkeitsaspekten wurde die Frage nach der Bedeutung der Intelligenz beim Führen eines Kraftfahrzeugs im In- und Ausland häufig und eingehend untersucht. Da Untersuchungsverfahren zur Messung der Intelligenz mit zu den am besten standardisierten, validierten und reliabilisierten Verfahren zählen, lag es durch die damit gegebene gute Untersuchungsmöglichkeit stets nahe, nach einem zahlenmäßig ausdrückbaren Risiko bzw. einer Risikoschwelle zu suchen, die sich mit einem Intelligenzquotienten oder einem Intelligenzstrukturindex feststellen läßt.
Das Ergebnis ist bis heute negativ geblieben. Es hat sich gezeigt, daß das technische Verständnis und die Intelligenz wenig belangvoll für das sichere Führen eines Kraftfahrzeugs sind (Heinrich 1977). Interessant ist dennoch, daß Hampel (1962) mit einer systematischen Studie des Intelligenzproblems feststellen konnte, daß das Intelligenzniveau aller zur Untersuchung herangezogenen Personengruppen in einer medizinisch-psychologischen Untersuchungsstelle von Jahr zu Jahr absank. Unter der Annahme eines praktischen Bezugs zwischen Fahrtauglichkeit und Intelligenz kam er zu der Auffassung, daß dieses Absinken auch zu praktischen Konsequenzen führen dürfte. Dennoch muß man auch heute noch feststellen, daß das reine Intelligenzniveau keine entscheidende Rolle für die Sicherheit im Straßenverkehr spielt. Erst wenn deutliche Mängel, in der Regel mit einem Intelligenzquotienten unter 70 (HAWIE) vorliegen, läßt sich im Einzelfall aus den dann auch bestehenden Unfähigkeiten, Eigenschaften, Umstände und Beziehungen in die Denkabläufe zu übernehmen, die Ungeeignetheit zum Führen von Fahrzeugen ableiten. Das Risiko reguliert sich vor allem auch durch die Fahrerlaubnisprüfung, die unter anderem auch eine Intelligenzprüfung ist. Menschen mit deutlichen Mängeln der intellektuellen Leistungsfähigkeit bestehen in der Regel diese Prüfung nicht.

Die Problemlage

Ein Teil der Fahrerlaubnisbewerber mit deutlichen Mängeln der intellektuellen Leistungsfähigkeit kommt mit der sog. Gruppe der Prüfungsauffälligen zur Begutachtung. Dieses Kollektiv ist schon klein, noch seltener sind sog. Tatauffällige, deren Versagen auf intellektuelle Defekte zurückgeführt werden muß. Wenn ein solcher Zusammenhang herzustellen ist, so gelingt das in der Regel nur bei tatsächlich schweren Intelligenzmängeln. Es hat sich gezeigt, daß der Intelligenzquotient innerhalb eines sehr breiten Spielraums keine entscheidende Beziehung zur Leistungsfähigkeit beim Führen eines Kraftfahrzeugs hat. Im allgemeinen muß auch bei niedriger Intelligenz der Gutachter darauf bedacht sein, die Gesamtpersönlichkeit zu beurteilen. Gerade Fahrer mit niedriger intellektueller Leistungsfähigkeit werden leicht falsch eingeschätzt, wenn sie sich z. B. dem theoretischen Prüfungsteil bei der Fahrerlaubnisprüfung nicht gewachsen zeigen. In diesen Fällen kommt es darauf an, das Eignungsurteil nicht nur auf das Intelligenzniveau abzustellen, das sich im Intelligenzquotienten ausdrückt. Man muß besonders auf jene Menschen achten, deren intellektuelle Insuffizienz zum Versagen auf mancherlei Leistungsfeldern führen kann, denen aber dennoch die Beherrschung einzelner praktischer Aufgaben, zu den unter Umständen auch das Führen eines Kraftfahrzeugs zu rechnen ist, deswegen zugemutet werden darf, weil gerade die Bewältigung dieser Aufgabe für sie zu einem bestimmten Lebenszweck wird, mit der Intention, sich auf diesem Felde nicht nur zu behaupten oder rücksichtslos durchzusetzen, sondern sich durch Anpassung zu bewähren. Damit ergeben sich im Einzelfall gelegentlich Einstellungs- und Gesinnungsvoraussetzungen, die kaum mit dem Intelligenztest nachzuweisen sind, sondern die eine differenziertere psychologisch-diagnostische Einsicht vom Untersucher fordern.

Legasthenie und Analphabetismus sind keine Kriterien des Intelligenzmangels, und sie schließen darum auch die Kraftfahreignung nicht grundsätzlich aus. Auch ein Kraftfahrer, der nicht lesen und schreiben kann, der unter Umständen auch im realitätsfernen Experiment nicht das abstrakte Symbolverständnis für verkehrsregelnde Zeichen und Hinweise zu erbringen vermag, kann sich, wenn solche Zeichen und Hinweise mit der Realsituation eng verknüpft sind, im allgemeinen doch verkehrssicher verhalten.

Begutachtungsgrundsätze

Wer unter deutlichen Mängeln der intellektuellen Leistungsfähigkeit leidet, ist zum Führen von Fahrzeugen aller Klassen ungeeignet. In der Regel ist das bei einem Intelligenzquotienten unter 70 (HAWIE) der Fall.

Legasthenie oder Analphabetismus schließen die Kraftfahreignung nicht grundsätzlich aus.

Einschränkungen oder auch mangelnde Eignung können sich je nach den Umständen des Einzelfalles für die Erlaubnis zum Führen von Fahrzeugen, die der Fahrgastbeförderung gemäß § 15d StVZO dienen, ergeben.

6.3.2.4 Pathologische Alterungsprozesse

Das Risiko

Die statistischen Nachweisversuche, daß Menschen im höheren Lebensalter entweder durch gehäuft vorkommende Erkrankungen oder durch Alterungsprozesse, die noch im Rahmen natürlicher Abbauvorgänge liegen, als Kraftfahrer gefährlicher sind als jüngere Menschen, sind umstritten geblieben. Die Ursache hierfür liegt unter anderem in der Tatsache, daß die Parameter, an denen die

Gefahrenlage aus Unfallzahlen gemessen werden soll, vielfältig und nicht immer eindeutig erfaßbar sind. Den bis heute wohl zuverlässigsten statistischen Ansatz fand Ander (1957), in dem er lediglich Zwei-Mann-Unfälle untersuchte. Dabei konnte er davon ausgehen, daß bei gleicher Belastung aller Altersklassen der Schuldanteil in jeder Klasse 50% betragen mußte. Von dieser Erwartung wichen sowohl die jugendlichen als auch die älteren Kraftfahrer ab. Aber sowohl diese als auch andere statistische Erhebungen mit denen sich die erhöhte Unfallgefahr älterer Verkehrsteilnehmer nachweisen läßt, gerieten immer wieder ins Kreuzfeuer der Kritik, wenn sich mit solchen Ergebnissen Forderungen nach schärferer Eignungsüberprüfung älterer Fahrerlaubnisbesitzer und Fahrerlaubnisbewerber verbanden.

Politisch waren solche Forderungen bis heute nicht durchsetzbar, obwohl man davon ausgehen muß, daß das Risiko zunehmen dürfte, wenn man bedenkt, daß der Anteil älterer Kraftfahrer von etwa 2 Mill. Mitte der 70er Jahre auf etwa 8 Mill. im Laufe der 90er Jahre ansteigen wird (Hirschberger u. Donges 1981). Diese Befürchtung könnte sich auch im Unfallverhütungsbericht Straßenverkehr 1981 des Bundesministers für Verkehr widerspiegeln, wonach 1980 im Vergleich zu 1979 ältere Mitbürger um 3% mehr an Unfällen mit Personenschaden beteiligt waren. Als Hauptverursacher nahm ihr Anteil um 1,7% zu. Zwar war die Zahl der tödlich Verunglückten 1980 um 1,3% gesunken, aber die Zahl der schwerverletzten Senioren nahm um 4,4% und die der leichtverletzten um 4,6% zu.

Über die Ursachen der Gefährdung durch ältere Kraftfahrer ist vielfach berichtet worden. Hierzu läßt sich zusammengefaßt feststellen, daß sowohl psychophysische Leistungsschwächen, insbesondere Reduktion des Sehvermögens, vornehmlich auch der Dunkelsehleistung und Schwächen im allgemeinen optisch-sensorischen Bereich, maßgebend sind, vor allem dann, wenn sie sich mit typischen altersbedingten gesamtpersönlichen Veränderungen verbinden. Eine Rolle spielen auch die im höheren Lebensalter häufiger auftretenden Kreislauferkrankungen, die jedoch hier nicht als pathologische Altersveränderungen im engeren Sinne betrachtet werden sollen.

Die Problemlage

Man muß davon ausgehen, daß durch die nachlassende psychophysische Leistungsfähigkeit des Menschen im höheren Lebensalter bei Teilnahme am motorisierten Straßenverkehr zunehmend Anpassungsschwierigkeiten zu erwarten sind. Der durch vielfache Untersuchungen erwiesene Leistungsrückgang im psychophysischen Bereich hat stets eine organische Grundlage, und er ist in schwerer Ausprägung krankhaft (Arteriosklerose, atrophisierende Hirnprozesse).

Die Gefahren ergeben sich dadurch, daß es durch mangelnde sensorische Leistungen oder erhebliche Reaktionsleistungsschwächen zu Situationsverkennungen und Fehlreaktionen kommen kann. Verbinden sich mit solchen Schwächen Persönlichkeitsveränderungen, wie egozentrische Erstarrung oder Selbstgerechtigkeit bei eingeschränkter Kritik, dann entsteht das besonders gefahrenträchtige Kombinationsbild von Leistungsschwäche und falscher Einschätzung des eigenen Leistungsvermögens.

Die Beurteilung eines älteren Fahrerlaubnisinhabers oder Fahrerlaubnisbewerbers muß allerdings berücksichtigen, daß gewisse psychophysische Minderleistungen bei allen Menschen im höheren Lebensalter zu erwarten sind. Es müssen also schwere Leistungsmängel und schwere Persönlichkeitsveränderungen im Einzelfall nachgewiesen werden. Dabei kann die Beurteilung der Befunde in Grenzfällen bei älteren Fahrerlaubnisinhabern anders erfolgen als bei älteren Fahrerlaubnisbewerbern. So kann bei älteren Fahrerlaubnisinhabern — wenn sie die Fahrerlaubnis schon in jüngeren Jahren erworben haben — damit gerechnet werden, daß Erfahrungsbildungen und gewohnheitsmäßig geprägte Bedienungshandlungen zur Beherrschung des Fahrzeugs geringe psychophysische Leistungsminderungen ausgleichen. Fahrerlaubnisbewerber dagegen können, sofern sie eine bestimmte Altersgrenze erreicht haben, auch nach längerer Einübung auf Grund mangelnder oder schon fehlender Umstellfähigkeit keine oder nur ungenügend automatisierte sensomotorische Handlungen und Bewegungskomplexe entwickeln.

Liegt eine senile oder präsenile Hirnerkrankung oder eine altersbedingte schwere Persönlichkeitsveränderung vor, so werden Kompensationserwägungen auch bei einem Fahrerlaubnisinhaber keine Rolle mehr spielen können.

Begutachtungsgrundsätze

Wer unter einer senilen oder präsenilen Hirnerkrankung oder unter einer schweren altersbedingten Persönlichkeitsveränderung leidet, ist zum Führen von Kraftfahrzeugen aller Klassen ungeeignet.

6.3.2.5 Einstellungs- und Anpassungsmängel

Das Risiko

Es ist unbestritten, daß ein beträchtlicher Anteil der Unfälle auf persönlichkeits- und erlebnisabhängige sowie lebensphasisch gebundene Störungen der Einstellungs- und Anpassungsfähigkeit zurückzuführen ist. Die Schwierigkeit, das Risiko abzuschätzen, beginnt aber mit der Definition der Begriffe: Einstellungs- und Anpassungsmängel.

Mit welchen Kriterien sollen solche Mängel gemessen werden? Die sog. Prädiktoren der Eignung oder die Prädiktoren des Risikos wurden seit Jahrzehnten zahlreich untersucht. So ergaben sich mehr oder weniger signifikante oder auch nichtsignifikante Zusammenhänge zwischen Persönlichkeitsbeschreibungen und der Verkehrsbewährung, zwischen allgemein biografischen Merkmalen und der Verkehrsbewährung und schließlich auch zwischen den Verhaltensmerkmalen im Straßenverkehr selbst und dem daraus resultierenden Risiko. Aus allem wird erkennbar, daß vielfältig beschreibbare menschliche Besonderheiten zu Gefahrenquellen werden können.

Man findet die Einstellungs- und Anpassungsmängel gehäuft in der Gruppe der sog. Mehrfachtäter, die im Verkehrszentralregister mit hohen Punktzahlen belegt sind. Geht man von 14 und mehr Punkten aus, so handelt es sich dabei immerhin am Ende des Jahres 1980 um 540 217 bzw. um rund 9% aller mit Punkten belasteten Eintragungen. Dabei spielt seit Jahren ein Delikt die größte Rolle, nämlich das Fahren eines Kraftfahrzeugs nach Alkoholgenuß. Der Anteil dieser Straftat an allen Unfallursachen blieb zwischen 1969 und 1980 fast konstant mit den Extremwerten von 9,3% (1972) und 7,6% (1978, 1979). 1980 wurden schätzungsweise 2480 Personen durch Unfälle getötet, bei denen Alkoholbeeinflussung eine Rolle spielte (Unfallverhütungsbericht Straßenverkehr 1981).

Die Problemlage

Die Begutachtung von Kraftfahrern, die im Straßenverkehr oder auch schon vor Erteilung einer Fahrerlaubnis durch Einstellungs- und Anpassungsmängel auffällig wurden, spielt in der Praxis die größte Rolle. Sie findet darüber hinaus in der Öffentlichkeit großes Interesse. Gerade im Zusammenhang mit der Begutachtung dieser Kategorie von Fahrern oder Fahrerlaubnisbewerbern kann und darf sich der Gutachter nicht expressis verbis zu der Frage Eignung oder Nichteignung äußern. Denn gerade in diesem Zusammenhang hat auch die Forschung keine Grenzen ziehen können zwischen Eignung und Nichteignung. Mathematisch-statistisch festgestellte Zusammenhänge erlauben immer nur die Feststellung, ob ein zu begutachtender Fahrer oder Fahrerlaubnisbewerber zu einer bestimmten Risikogruppe gehört oder nicht, allenfalls läßt sich noch in anschaulichen Prozentsätzen darlegen, wie hoch die Rückfallwahrscheinlichkeit in einer solchen Risikogruppe ist (z. B. für die mehrfach rückfälligen Trunkenheitstäter).

Aber selbst wenn die Gruppenzugehörigkeit eine Rückfallwahrscheinlichkeit von 70% ausweist, bleibt für die entscheidende Instanz immer noch die Frage zu klären, ob der Betroffene selbst tatsächlich zu den besonders Rückfallgefährdeten zu zählen ist oder nicht. Diese Frage ist nun unter Abwägung aller im Einzelfall aus der Vorgeschichte und der Lebenssituation des Betroffenen zu eruierenden Aspekten in Verbindung mit seiner Persönlichkeitsveranlagung keineswegs sicher, sondern allenfalls annäherungsweise zu klären. Damit wagt sich ein Gutachter schon sehr weit vor, weil es in der Rechtsprechung hierzu keineswegs Normen gibt, die sich für die Feststellung der Eignung oder Nichteignung auf Wahrscheinlichkeiten gründen. Für den Entzug oder die Versagung einer Fahrerlaubnis muß die Nichteignung festgestellt werden. Diese Feststellung kann sich allein aus der richterlichen Überzeugung ergeben. Das Recht billigt dem Gutachter in diesem Zusammenhang keinen Ermessensspielraum zu. Er kann sich über Zweifel nicht hinwegsetzen, und Zweifel darüber, ob eine Entscheidung positiv oder negativ ausfallen muß, bleiben für den Gutachter selbstverständlich bestehen, auch wenn ein Betroffener einem Kollektiv mit der z. B. hohen Rückfallgefahr von 75% zuzurechnen ist.

Zweifelsfreiheit kann sich auch für den Sachverständigen nur dann ergeben, wenn ein Mensch infolge seiner Persönlichkeitsveranlagung oder Persönlichkeitsentwicklung in seinen Verhaltensweisen so festgelegt ist, daß ihm Freiheiten zur Entscheidung, d. h. also auch zu der Entscheidung sich angepaßt zu verhalten, sich vom Alkohol fernzuhalten, sich den geltenden Rechtsnormen im Straßenverkehr zu unterwerfen usw., nicht mehr verblieben sind. Der Kreis dieser Menschen mit derart ausgeprägten Mängeln des Anpassungsvermögens ist aber klein.

Eine Einschränkung der Begutachtungsfrage auf diesen kleinen Kreis von Betroffenen wäre aber nur konsequent im Hinblick auf die vielfach getroffene wissenschaftliche Feststellung, daß es keine psychologisch-diagnostische Verfahren gibt, die dem Erfordernis gerecht werden könnten, tatsächlich Geeignete und Nichtgeeignete mit Einstellungs- oder Anpassungsmängeln sicher genug voneinander zu trennen. Zwar sind verkehrsgefährdende Persönlichkeitsanlagen Tatsachen im Sinne von § 2 StVG, wenn sie in einem Gutachten aufgrund wissenschaftlicher Erkenntnisse als gesicherte Ergebnisse festgestellt werden können (BVerwGE 20. 12. 1963). Hiermit ist aber nicht gesagt, daß solche Anlagen bereits festgestellt sind, wenn der Betroffene lediglich allgemein einem Kollektiv Rückfallgefährdeter zugerechnet werden muß. Es ist schließlich auch die Frage, ob in diesem Sinne auch Einstellungen oder Gewohnheitsbildungen zu den Anlagen eines Menschen zu zählen sind und ob nicht vielmehr nur die oben aufgeführten Voraussetzungen im Sinne unwandelbarer charakterlicher Bedingungen und der damit gegebenen unbezweifelbaren schlechten Prognosen in Betracht kommen. Dann wäre es allerdings auch falsch, wenn ein Gutachter sein negatives Eignungsurteil damit begründet, daß ein Betroffener einem gefährdeten Kollektiv angehört, daß von ihm besondere Voraussetzungen im Hinblick auf den Beweis seines Einstellungswandels zu fordern sind und daß solche im gegebenen Fall nicht festgestellt werden konnten. Richtig wäre es in allen diesen Fällen, zu der Feststellung zu kommen, daß es sich um einen Menschen mit bestimmten, sich sozialpsychologisch negativ auswirkenden Einflüssen auch bei einer Teilnahme am motorisierten Straßenverkehr handelt, die aber besonders unter den gegebenen gesellschaftlichen Voraussetzungen dem Spielbreitenbereich der Norm zuzurechnen sind, wobei dem Betroffenen eben grundsätzlich die Fähigkeit sich auch angepaßt zu verhalten, nicht abgesprochen werden kann. Wird ein in dieser Weise Begutachteter nach Erhalt einer neuen Fahrerlaubnis später dennoch rückfällig, so verliert das Gutachten damit keineswegs seine Gültigkeit. Es bedarf auch keiner neuen Begutachtung, sondern der Fall ist dann im Rahmen ordnungsrechtlicher Maßnahmen weiterzubehandeln. Wieviel Sicherheit schließlich unter modernen Verkehrsverhältnissen auf den Straßen gewährleistet werden soll und was an Gefährdungsmomenten hingenommen werden kann, entscheidet in erster Linie die Gesellschaft selbst. Ihre Intentionen drücken sich in der Rechtsprechung aus, und hier endet die Kompetenz des Gutachters. Auch muß er zu der Einsicht kommen, daß das Recht unter Umständen mehr oder anders will als dem Beurteilungsvermögen des ärztlichen oder psychologischen Gutachters zugänglich ist (vgl. hierzu auch Kap. 8).

Begutachtungsgrundsätze

Wer unter persönlichkeits- und erlebnisabhängigen Störungen der Einstellungs- und Anpassungsfähigkeit leidet, die auf persönlichkeitsgebundene Anlagen zurückzuführen sind, oder wer unter persönlichkeits- und erlebnisabhängigen Störungen leidet, die lebensphasisch gebunden sind, ist zum Führen von Kraftfahrzeugen aller Klassen ungeeignet, sofern sich Art und Ausprägung solcher Störungen negativ auf die Leistungen beim Führen eines Kraftfahrzeugs auswirken.

Die Annahme einer negativen Auswirkung kann unter anderem gerechtfertigt sein bei
- wiederholtem Verstoß gegen die Verkehrsvorschriften,
- Verstoß gegen allgemeine Strafvorschriften

oder

beim Nachweis sonstiger dissozialer Verhaltensweisen.

War die Eignung aus oben angegebenen Gründen nicht gegeben, so kann sie nach psychiatrisch-psychologischer Begutachtung nur positiv beurteilt werden, wenn der Nachweis zu führen ist, daß sich diese Voraussetzungen, die zur negativen Beurteilung geführt haben, wesentlich zum Positiven änderten. Als spezielle Hinweise für rückfällige Trunkenheitsdelinquenten seien genannt:

Die praktische Erfahrung lehrt, daß die Prognose bei nachfolgend aufgeführten Voraussetzungen schlecht ist, wenn

1. unbehandelte oder unzureichend behandelte Alkoholabhängigkeit vorliegt (s. 6.3.3);
2. Geisteskrankheit oder Geistesschwäche als entscheidende Ursachen für Trunkenheitsdelikte angesehen werden müssen und keine Tatsachen festgestellt werden können, die die Annahme rechtfertigen, daß sich diese Voraussetzungen seit angemessener Zeit geändert haben (s. 6.3.2);
3. Alkoholmißbrauch (gelegentlicher oder häufiger Alkoholkonsum in großen Mengen) betrieben wird, und mehrere Trunkenheitsdelikte im Zusammenhang damit abgeurteilt werden mußten, ohne daß im Hinblick

auf den Alkoholkonsum Konsequenzen gezogen wurden, insbesondere, wenn es sich dabei um einen Fahrerlaubnisinhaber oder Fahrerlaubnisbewerber handelt, der den extrem haltschwachen, autistisch-egozentrischen oder hyperthymen Persönlichkeiten zugerechnet werden muß;
4. die Voraussetzung zu Ziffer 3 zwar nicht gegeben ist, aber der Betroffene nach Alkoholgenuß zu expansiven Rauschzuständen neigt, die sein Steuerungsvermögen so weit beeinträchtigen, daß er strafbare Handlungen — wie das Führen eines Kraftfahrzeugs nach Alkoholgenuß — nicht vermeiden kann, und wenn er nach dem letzten Trunkenheitsdelikt keinen glaubhaften Abstinenzvorsatz für die Zukunft faßte.

6.3.3 Sucht (Abhängigkeit) und Intoxikationszustände

Das Risiko

Ein wahrscheinlich nicht kleiner Teil der rückfälligen Trunkenheitsdelinquenten ist alkoholabhängig. Wie groß aber das Risiko, das durch diese Fahrer in den Straßenverkehr hineingetragen wird, insgesamt ist, läßt sich bis heute nicht sicher schätzen. Die Befürchtung, daß es sich um eine große Zahl handelt, gründet sich auf die eindeutig festgestellte Tatsache, daß der Alkoholkonsum ständig steigt, daß wir in einer Gesellschaft leben, die auch den Genuß großer Mengen dieses Rauschmittels toleriert, daß große Gewerbezweige von der Produktion des Alkohols abhängen, daß jedermann dem enormen Verführungsdruck der Werbung ausgesetzt ist und daß keine Ansätze für Maßnahmen erkennbar sind, die das Ziel haben, der Progredienz dieser Entwicklung Einhalt zu gebieten. Man muß demnach also auch mit steigenden Zahlen alkoholabhängiger Teilnehmer am motorisierten Straßenverkehr rechnen.

Wer vom Alkohol abhängig ist, kann kein Kraftfahrzeug führen. In dieser Hinsicht besteht zwischen den Kennern der Problemlage Übereinstimmung (Ott 1952; Laves et al. 1956; Durst 1957; Hoff u. Schindler 1958; Großjohann 1959; Klein 1959; Peter 1960; Elbel 1960; Koester 1962; Peukert u. Nieschke 1963). Diese Auffassung fand auch ihren Niederschlag in alten und neuen Richtlinien zur Beurteilung der Kraftfahreignung (körperliche Tauglichkeit vom Bediensteten im äußeren Betriebsdienst: VöV 1968 und 1975, Gutachten „Krankheit und Kraftverkehr" 1979, Grundsatz 25 der gewerblichen Berufsgenossenschaft 1975).

Andere Abhängigkeiten spielen zahlenmäßig gegenüber der Alkoholabhängigkeit eine geringere Rolle.

Im übrigen gehört es zum allgemeinen ärztlichen Erfahrungsgut, daß ein Mensch, der vom Alkohol oder einem der weiter unten aufgeführten Stoffgruppen abhängig ist, entweder vorübergehend für die Zeit der Abhängigkeit oder sogar dauernd schwere körperlich-geistige und die Kraftfahrleistung beeinträchtigenden Schäden erleidet. So treten im Zusammenhang mit der Abhängigkeit krankhafte Persönlichkeitsveränderungen mit abnormer Entwicklung der affektiven und emotionalen Einstellung gegenüber der Umwelt auf, wie Selbstüberschätzung, Gleichgültigkeit, Nachlässigkeit, Erregbarkeit, Reizbarkeit und Vergröberung des Verhaltens. Es kommt schließlich zur Entdifferenzierung und Depravation der gesamten Persönlichkeit.

Neben den mehr im psychischen Bereich auffallenden Veränderungen entwickeln sich durch die langdauernde Zufuhr meist großer Mengen toxischer Stoffe schwere hirnorganische Krankheitsbilder. Insbesondere in der Abhängigkeit vom Alkohol entwickelt sich das bekannte Alkoholdelir (Delirium tremens). Dabei handelt es sich um einen sehr schweren Krankheitszustand. Gefährlich sind im Zusammenhang mit dem Alkoholdelir jene dem akuten Ausbruch unter Umständen lange vorausgehenden Zustände ängstlicher Unruhe und Fahrigkeit. Sie werden von dem Erkrankten selbst mit neuer Alkoholzufuhr bekämpft, d. h. aber, wer sich in diesem Entwicklungsstadium der Alkoholabhängigkeit befindet und außerdem z. B. beruflich noch unter dem Zwang steht, ein Kraftfahrzeug zu führen, lenkt das Fahrzeug auch regelmäßig unter der Wirkung einer mehr oder weniger hohen Blutalkoholkonzentration. Das gilt auch für andere toxische Stoffe, die Abhängigkeiten erzeugen, wenn ihre Wirkung nicht schon primär den Menschen so verändert, daß das Führen eines Kraftfahrzeugs gar nicht mehr in Betracht gezogen werden kann. Ausgeschlossen ist es aber selbst bei der Einnahme von Halluzinogenen nicht, daß im Zustand des Rausches dennoch ein Kraftfahrzeug geführt wird, jedenfalls gibt es hierzu dramatische kasuistische Erfahrungen.

Die Problemlage

Als süchtig, toxikoman oder abhängig muß ein Mensch dann bezeichnet werden, wenn bei ihm alle oder einzelne der nachstehend aufgeführten Bedingungen zutreffen:
1. Er befindet sich infolge häufig wiederholter Einnahme eines natürlichen oder synthetischen toxischen Stoffes in einem Zustand periodischer oder chronischer Vergiftung, die für ihn und seine Umgebung eine Schädigung und eine Gefahr darstellt.
2. Er hat wegen zunehmender Giftfestigkeit (Toleranzsteigerung) die Neigung, die Dosis des Toxikums zu steigern.
3. Er zeigt ein gieriges, zwanghaftes, kaum oder nicht bezwingbares Verlangen nach diesem Toxikum.
4. Er kann auf die fortgesetzte Einnahme des Toxikums nicht verzichten (nicht aufhören können); denn
5. er wird psychisch und oft auch körperlich so stark abhängig vom Toxikum und seinen Wirkungen, daß er bei plötzlichem Verzicht auf das Gift körperlich in eine Zwangslage, psychisch in eine Notlage gerät.

Während man früher der physischen Abhängigkeit eine besondere diagnostische Relevanz bei Feststellung der Toxikomanie beimaß, erkannte man später über diese hinausgehend auch die Bedeutung der psychischen Abhängigkeit, die im Grunde für das vorliegende Problem wesentlich größere Bedeutung hat als die körperliche Abhängigkeit. Psychische Abhängigkeit kann gleichzeitig oder getrennt von der physischen Abhängigkeit bestehen.

Bestimmte Stoffe (z. B. Morphium, Heroin) führen leichter zu süchtiger Abhängigkeit als andere, obgleich im Prinzip fast jede Substanz, die psychotrope Wirkungen hat, Ursache einer Sucht werden kann. Die Wahl des Toxikums hängt von der Persönlichkeit des betreffenden Abhängigen ab, von der erwünschten Wirkung und von den begünstigenden soziologischen Umständen.

Für die Beurteilung der Kraftfahreignung bei Alkoholabhängigkeit durch den begutachteten Arzt kommt es darauf an, die Abhängigkeit im Einzelfall nachzuweisen. Hierfür können bestimmte Kriterien eine wertvolle Hilfe sein. Mit gewissen Vorbehalten im einzelnen und unter Beachtung des Umstandes, daß jedes konkreter umschriebene Merkmal für sich allein gesehen unspezifisch ist, läßt sich aus der ärztlichen Allgemeinerfahrung eine Rangordnung der Kriterien aufstellen, bei deren Nachweis die Annahme einer Alkoholabhängigkeit gerechtfertigt erscheint:
1. Wenn ein oder mehrere Symptome der oben aufgeführten Abhängigkeitsdefinition nachzuweisen ist.

2. Gesundheitliche Kriterien:
Wenn ein Alkoholdelir durchgemacht wurde.
Wenn sich (auch außerhalb des Straßenverkehrsbereiches) Bagatellunfälle wie Stolpern, Stoßverletzungen, Treppenstürze etc. häufen (Ursache hierfür können auch Polyneuritis oder epileptische Anfälle sein).
Wenn bei täglicher reichlicher Alkoholzufuhr die Nahrungsaufnahme reduziert wird.
Wenn im Zusammenhang mit einer Alkoholanamnese über gastrointestinale Störungen geklagt wird (chronische Magenbeschwerden, geringer Appetit, morgendliches Erbrechen, unregelmäßig auftretende Durchfälle und damit in Zusammenhang stehender Gewichtsverlust).
Wenn eine Polyneuritis bei Alkoholanamnese besteht.
Wenn ein Tremor sich nach Alkoholgenuß bessert oder ganz verschwindet.
Wenn hartnäckige Einschlafstörungen im Zusammenhang mit vermehrtem Alkoholgenuß auftreten.
Wenn ein Verlust der Alkoholtoleranz zu bemerken ist.
Wenn eine alkoholbedingte Verfettung der Leber bzw. eine Pankreatitis nachzuweisen ist.

3. Quantitäts- und Qualitätskriterien:
Wenn nachzuweisen ist, daß mit alkoholhaltigen Getränken 160 g Alkohol oder mehr in 24 h regelmäßig seit Monaten zugeführt werden (Abhängigkeit kann aber auch bei geringeren Mengen vorliegen).
Wenn ein Kontrollverlust über den täglichen Alkoholkonsum nachgewiesen werden kann.
Wenn der tatsächliche Alkoholkonsum verschleiert wird und alkoholische Getränke versteckt werden.
Wenn ein Absinken des Qualitätsanspruchs an alkoholische Getränke nachgewiesen werden kann.

Wenn ständig zwanghaft, unter Umständen auch in geringeren Mengen, Alkohol zugeführt wird (über 80 g täglich).
Wenn die Gewohnheit der Alkoholneuzufuhr auf Restalkohol vorliegt.
Wenn der Nachweis geführt wird, daß jemand mehr als 3 Monate stark trinkt, und zwar auch schon in den Morgenstunden.
Wenn überhaupt ständig, unter Umständen selbst in kleineren Mengen, Alkohol zugeführt wird, um einen bestimmten Alkoholpegel beizuhalten.

4. Soziale Konsequenzen:
Wenn ohne Rücksicht auf soziale Konsequenzen getrunken wird bzw. die Kontrolle über das Sozialverhalten verlorengegangen ist.
Wenn innerhalb eines relativ kurzen Zeitraums mehr als 2 Trunkenheitsfälle am Steuer vorkamen bzw. wenn sich mehrfach Straftaten unter Alkoholeinfluß ereigneten.
Wenn jemand mehrfach als „hilflose Person" aufgegriffen wurde bzw. wenn mehrfaches Hilfeersuchen der Umgebung an die Polizei erfolgte.
Wenn Personen aus der Umgebung des Trinkenden mehrfach alkoholbedingte Belästigungen anzeigen.

Der sichere Nachweis einer Abhängigkeit vom Alkohol (aber auch von einem anderen Toxikum) ist mit Schwierigkeiten verbunden, weil der tatsächliche Konsum von dem Alkoholabhängigen fast immer bagatellisiert wird, und oft stellt sich das Lügen für den Alkoholiker als eine Notwendigkeit und als einzige Möglichkeit dar, vor sich selbst und vor der Umgebung existieren zu können.
Es müssen demnach im Einzelfall unter Umständen erhebliche Aufwendungen gemacht werden, um bestimmte wichtige Beurteilungskriterien anamnestisch zu sichern, und erst wenn das gelungen ist, erhalten sie ihr besonderes Gewicht, auch nicht aus sich selbst, sondern aus der Kombination mit anderen und mit

dem während der Untersuchung erhobenen Befund, etwa eines subdeliranten Zustandbildes oder einer schweren Persönlichkeitsdepravation mit Zeichen hirnorganischer Leistungsschwäche, neurologischer Ausfallserscheinungen bzw. auch nachgewiesener Leberfunktionsstörungen.

Andere Abhängigkeiten spielen zahlenmäßig gegenüber der Alkoholabhängigkeit eine geringere Rolle. Es kann zwischen Formen unterschieden werden, die im Zusammenhang mit der Einnahme von Arzneimitteln stehen, für deren Konsum grundsätzlich eine medizinische Indikation gegeben sein kann, zwischen Formen, die sich aus einer Kombination von Arzneimitteln und Alkohol entwickeln und letztlich zwischen solchen, die sich nach Drogengenuß ergeben, für den es keine medizinische Indikation gibt.

Aufgrund der pharmakologischen und klinisch-pharmakologischen Forschung können 6 verschiedene Abhängigkeitstypen unterschieden werden:
1. Abhängigkeit vom Morphintyp
2. Abhängigkeit vom Barbiturat-Alkohol-Typ
3. Abhängigkeit vom Kokaintyp
4. Abhängigkeit vom Amphetamintyp
5. Abhängigkeit vom Cannabistyp
6. Abhängigkeit vom Halluzinogentyp (u. a. LSD, Mescalin).

Für diese Gruppen kann der Nachweis der Abhängigkeit ebenfalls im Sinne der zuvor angegebenen Definition geführt werden.

Die toxikologische Untersuchung erbringt durch den Nachweis der Wirkstoffe im Blut oder im Urin zusätzliche, die klinische Diagnose untermauernde Befunde, die im weiteren auch durch die körperliche Untersuchung auf Einstichstellen, Abszeßbildungen, Ulzerationen und Narben zu ergänzen sind.

Dem mit der Untersuchung beauftragten Labor sollten sowohl eine Urinprobe (mindestens 50 ml) und eine Blutprobe (wenn möglich 20 ml) zur Verfügung gestellt werden. Der Nachweis von LSD und der Wirkstoffe von Haschisch nach Körperpassage kann z. Z. nur in Speziallabors durchgeführt werden, die über radioimmunologische Nachweismethoden verfügen.

Von großer praktischer Bedeutung ist für den Fall der nicht nachgewiesenen oder nicht vorliegenden Abhängigkeit die Wirkung der eingenommenen bzw. applizierten Stoffe. So kann auch ohne Abhängigkeit der regelmäßige Gebrauch bestimmter Arzneimittel, z. B. mild wirkender Analgetika, in Überdosierung oder Schlafmittel mit besonders langer Nachwirkung („hangover") zur erheblichen Einschränkung oder zum Verlust der Fahrtüchtigkeit führen.

Für die Halluzinogene ist zu beachten, daß gefährliche psychische Veränderungen oder Leistungsschwächen nicht nur im akuten Rauschzustand auftreten, sondern auch nach Abklingen der Rauschsymptomatik in der Phase der Nachwirkungen. Sie ziehen sich z. B. für das LSD in der Regel so lange hin, daß diese Droge nur in wenigen Fällen von extremer Abhängigkeit mehr als einmal in der Woche genommen werden kann, d. h. selbst der Nichtabhängige ist nach einmaligem Versuch auch nach Abklingen des akuten Rausches noch lange nicht wieder in der Lage, ein Kraftfahrzeug verkehrssicher zu führen. Haschisch wiederum kann zwar häufiger als das LSD genommen werden, es kann jedoch auch bei einmaliger Zufuhr nach einem symptomfreien Intervall von mehreren Tagen zu einem Wiederaufflammen der Rauschsymptome („flash-back", Echorausch) kommen.

Begutachtungsgrundsätze

Wer vom Alkoholgenuß oder vom Genuß anderer organischer Lösungen oder von Schlafmitteln, Psychopharmaka, Stimulanzia, Analgetika oder von Halluzinogenen bzw. von Kombinationen dieser Stoffe abhängig ist, kann kein Kraftfahrzeug führen.

Wer, ohne abhängig zu sein, regelmäßig Stoffe der oben genannten Art zu sich nimmt, die entweder durch ihre lange Wirkungsdauer oder durch intervallären Wirkungsablauf die körperlich-geistige Leistungsfähigkeit eines Kraftfahrers ständig unter das erforderliche Maß herabsetzen oder durch den besonderen Wirkungsablauf jederzeit unvorhersehbar und plötzlich seine Leistungsfähigkeit vorübergehend beeinträchtigen können, ist ebenfalls zum Führen von Kraftfahrzeugen aller Klassen ungeeignet.

War die Eignung zum Führen von Kraftfahrzeugen wegen Abhängigkeit von einem der oben genannten Stoffe ausgeschlossen, so kann sie aus ärztlicher Sicht nur dann wieder als gegeben angesehen werden, wenn durch Tatsachen der Nachweis geführt wird, daß keine Abhängigkeit mehr besteht. Als Tatsache zu werten ist in der Regel eine erfolgreiche Entziehungsbehandlung und eine einjährige Abstinenz (nachzuweisen durch geeignete ärztliche Untersuchungen in 3monatigem Abstand).

6.3.4 Herz-Kreislauferkrankungen

Das Risiko

Mit der Erkrankung von Herz- und Kreislauf beim Kraftfahrer verbindet sich im allgemeinen die Vorstellung der Möglichkeit des plötzlichen Todes am Steuer. Dem ist aber statistisch im Vergleich zur Zahl der Verkehrsunfälle aus anderen Ursachen eine untergeordnete Bedeutung beizumessen. Mit Recht weist Spann (1979) im übrigen darauf hin, daß eine noch so eingehende ärztliche Untersuchung keine Garantie dafür bietet, daß ein plötzlicher Tod am Steuer verhindert wird. Unter den Ursachen beim plötzlichen Tod aus natürlicher Ursache am Steuer stehen die Herz-Kreislauf-Erkrankungen und darunter wiederum die ischämischen Herzkrankheiten mit 83% an erster Stelle (Krauland 1978). In rund 50% der Fälle ereignet sich der plötzliche Tod im ruhenden Straßenverkehr. Aus einer Literaturzusammenstellung von Krauland (1978) ergibt sich für einen Zeitabschnitt von 1956–1976, daß von 22933 Patienten, die an plötzlichem Herztod sterben, 362, d. h. 1,6%, vom Tod am Steuer überrascht wurden.

Aus einer Zeit noch vor der großen Nachkriegsmotorisierungswelle (1935–1954) stammt das Material von Dotzauer u. Naeve (1956) mit 3892 Obduktionen nach plötzlichem Tod. Davon starben 14 Menschen am Steuer eines Kraftfahrzeugs, das sind 0,36%. Im Verhältnis also doch deutlich weniger als sich aus den später von Krauland veröffentlichten Untersuchungen ergab. Man kann nicht ausschließen, daß mit zunehmender Intensität des Fahrzeugverkehrs, auch unter dem Zwang des einzelnen immer mehr Wege mit einem Kraftfahrzeug bis ins höhere Lebensalter zurückzulegen, das Risiko steigt. Unter den von Dotzauer veröffentlichten Fällen handelte es sich übrigens vornehmlich um Berufskraftfahrer. Nach den festgestellten Herzbefunden waren sie schon längere Zeit krank. Franke u. Walter (1974) wiesen allerdings auf den wichtigen Umstand hin, daß Institute für Rechtsmedizin keine verläßlichen Quellen für die Unfallursachenforschung sein können, da nicht alle Verkehrstoten obduziert werden. Mit Zurückhaltung sind im übrigen auch nach ihrer Meinung pathologische Organbefunde bei Unfalltoten, die sich bis zu 50% finden, zu bewerten, da sie zu einem großen Teil unfallunabhängig sind. In diesem Zusammenhang sei auch auf die Arbeit von Barz u. Mattern (1978) verwiesen.

Die besondere Belastungssituation der Berufskraftfahrer gab Hoffmann (1957) zu einer statistischen Untersuchung Veranlassung. Die Ergebnisse waren überraschend. Unter 586 Berufskraftfahrern oder Anwärtern auf diesen Beruf in der

Altersverteilung von 18–63 Jahren wiesen nicht weniger als 37,4% krankhafte Befunde am Herz-Kreislauf-System auf. Dabei handelte es sich in 14% der Fälle um organische und in 23,3% der Fälle um vegetative Störungen des Herzens und des Kreislaufs. Die Altersgruppenverteilung zeigte eine Zunahme der organischen Befunde mit höherem Lebensalter. Dieser absoluten und relativen Häufigkeitsstatistik wurden leider keine Vergleichsgruppen gegenübergestellt, so daß die Ergebnisse nur die Hypothese rechtfertigen, daß Herz-Kreislauf-Erkrankungen, insbesondere im vorgeschrittenen Lebensalter, bei Berufskraftfahrern häufig sind. Hieraus ließe sich dann u. U. herleiten, daß die Tätigkeit als solche ein beachtenswertes Krankheitsrisiko birgt. Weitergehende telemetrische Untersuchungen, die Hoffmann später zusammen mit Reigers, Strubel, Quednow und Schneider (Hoffmann et al. 1970) durchführte, schien diese Vermutung zu bestätigen. Dem widersprechen aber die neueren Forschungsergebnisse von Bachmann et al. (1978). Hiernach werden die meisten körperlich belastenden Umwelteinflüsse in ihren Rückwirkungen auf Herz und Kreislauf am Frequenz-Blutdruckprofil unterschätzt. Das Führen eines Kraftfahrzeugs gehört jedoch zu jenen Belastungen, deren Blutdruckprofil nicht nur von Laien zu hoch eingeschätzt wird. Die hämodynamischen Rückwirkungen des Fahrens sind demnach als gering zu veranschlagen. Bei Koronarkranken sind die am Blutdruck- und Pulsfrequenzprofil ablesbaren hämodynamischen Reflektionen des Autofahrens im Innenstadtverkehr stärker ausgeprägt als auf der Autobahn (so auch Hoffmann u. a.). Bei eingeschränkter Compliance des linken Ventrikels wird eine pulmonale Hypertonie provoziert. Bei Aneurysmen des linken Ventrikels muß mit Drucksteigerungen bis zu mittelschwerer pulmonaler Hypertonie gerechnet werden. Es werden aber in keiner Verkehrssituation krisenhafte Blutdrucksteigerungen oder Rhythmusstörungen (im Gegensatz zu Hoffmann) des Herzens registriert, die darauf hinweisen, daß der Koronarkranke im Verkehr eine höhere Gefährdung darstellt als die gesundheitlich nicht identifizierte Mehrheit aller Kraftfahrer.

Trotz aller Untersuchungsergebnisse, die dafür sprechen, daß das Risiko, das von Herz-Kreislauf-Kranken in den Verkehr hineingetragen wird, eher gering einzuschätzen ist, ergibt sich doch aus der steigenden Zahl der Herz-Kreislauf-Kranken, aus neuen Behandlungsmethoden (Herzschrittmacher, Herzklappenprothesen), aus zunehmender Belastung durch unzweckmäßige Lebensweise, aus ständig steigenden Kraftfahrzeugzulassungen und aus einer Zunahme der Zahl aktiver Kraftfahrer wie aus der zwangsläufig steigenden Zahl der älteren und für Erkrankungen anfälligeren Fahrerlaubnisinhaber eine unvermeidliche Risikovergrößerung durch diese Gruppe von Erkrankten. Schließlich sind nur jene Unfallereignisse durch Kreislaufzwischenfälle selten, die als solche auch erkannt und geklärt werden können, d. h. das Ereignis muß sich zumindest vor Zeugen abspielen, wenn nicht überhaupt andere Verkehrsteilnehmer erst in Mitleidenschaft gezogen werden müssen. Gerade aus den Hinweisen von Franke u. Walter (1974) zur Sektionsrate ergibt sich, daß die Art des Ablaufs eines Unfalls erst einmal den Verdacht auf das Vorliegen einer Krankheit rechtfertigen muß, bevor überhaupt nach einer solchen Ursache gesucht wird. Bei Allein-Unfällen scheint die Ursache oft nicht besonders klärungsbedürftig, und wenn eine der vordergründigen Unfallursachen (z. B. Abkommen von der Fahrbahn, Auffahren, Vorfahrtverletzung) angenommen werden kann, wird meistens auf weitere Klärung des Sachverhaltes verzichtet. Weil die Unfallursache im allgemeinen unproblematisch zu sein scheint, kommt nur ein Bruchteil aller Verkehrstoten zur Sektion. Unter diesen Voraussetzungen wird man gerade bei Unfällen mit Herz-Kreislauf-Zwischenfällen doch mit einer beträchtlichen Dunkelziffer rechnen können (vgl. hierzu auch Kap. 5).

Die Problemlage

Bei Beurteilung der Herz-Kreislauf-Erkrankungen ist im Einzelfall das Zusammenwirken verschiedener Faktoren zu berücksichtigen (Lebensalter, Arzneimittelwirkung, Lebensführung, vitale Belastbarkeit, Erfahrung, Bereitschaft zur Einstellung auf das Leiden u. a.). Soweit sich überhaupt Grenzwerte festsetzen lassen, z. B. im Zusammenhang mit der Beurteilung der Hypertonie, können sie immer nur Orientierungsmerkmale sein. Sie sind nicht das entscheidende Eignungskriterium. Mit ihnen macht man für praktische Zwecke den Versuch, die äußersten Grenzen des Tolerierbaren aufzuzeigen. Solchen praktischen Zwecken dient auch die Einteilung der Blutdruckkrankheit in 4 Stadien nach ständigen diastolischen Blutdruckwerten. Sie hat sich für die klinische Beurteilung der Hypertonieformen bewährt. Dabei wird nicht verkannt, daß sich mit der Angabe von Grenzwerten unter Umständen schwerwiegende juristische Probleme ergeben (z. B. durch Meßfehler). Zu beachten ist auch, daß es zwischen den 4 Stadien der Hypertonie Übergangsformen gibt und daß dieses Leiden nicht selten mit anderen Erkrankungen (Diabetes, Herzinfarkt, Übergewicht etc.) kombiniert ist, so daß die Beurteilung gegebenenfalls auch nach anderen Grundsätzen erfolgen muß.

Im übrigen ist kaum zu bestreiten, daß man es beim Bluthochdruck mit ständigen diastolischen Werten von mehr als 140 mm Hg stets mit einem sehr schweren Krankheitsbild zu tun hat. Die Gefahren nehmen bereits jenseits 120 mm Hg für den diastolischen Blutdruck schnell zu. Es kommt zu Netzhautblutungen, Überlastungen des Herzmuskels mit der Gefahr des Herzversagens, und es steigt schließlich auch das Risiko für den Eintritt einer Hirnblutung (Apoplexie). Jenseits 140 mm Hg für den diastolischen Blutdruckwert ist diese Gefahr so naheliegend, daß jede Teilnahme am motorisierten Straßenverkehr als ausgeschlossen angesehen werden muß.

Schon bei diastolischen Blutdruckwerten jenseits 100 mm Hg häufen sich Blutungszwischenfälle, Kreislaufversagen, Niereninsuffizienzzeichen und Netzhautschäden, so daß eine regelmäßige ärztliche Überwachung dieser Kranken besonders dann sichergestellt sein muß, wenn sie als Kraftfahrer am Straßenverkehr teilnehmen oder als Fahrerlaubnisbewerber teilnehmen wollen.

Liegt der diastolische Blutdruckwert ständig über 100 mm Hg, ohne daß die oben angeführten sonstigen Befunde erhoben werden können, so handelt es sich bei dem betreffenden Fahrerlaubnisbewerber oder Fahrerlaubnisinhaber um einen Kranken mit Bluthochdruck. Der weitere Verlauf hängt von der Dauer des Leidens und vom Lebensalter ab und läßt sich schwer abschätzen. In solchen Fällen müssen im allgemeinen fachärztliche Nachuntersuchungen in Abständen von längstens 3 Jahren durchgeführt werden, wenn eine Fahrerlaubnis erteilt wurde; in der Regel sollten diese Abstände je nach den Umständen kürzer sein.

Die Problemlage bei der koronaren Herzkrankheit liegt nach einem gesicherten und überstandenen Herzinfarkt darin, daß sich ein solches Ereignis wiederholen kann und dann unter Umständen plötzlich zum Zusammenbruch der Leistungsfähigkeit auch beim Führen eines Kraftfahrzeugs führt, zum anderen darin, daß der Infarkt Schäden am Herzmuskel setzt, die gefährliche Rhythmusstörungen nach sich ziehen oder darin, daß die Leistungsfähigkeit des Herzens überhaupt erheblich beeinträchtigt wird (Herzinsuffizienz). Im allgemeinen sind bestimmte Rhythmusstörungen (vor allem unbehandelte) nach einem Infarktereignis gefährlicher als eine Herzinsuffizienz bei Belastung. Diese Komplikationen sind natürlich nicht nach jedem Infarktereignis zu unterstellen, aber es sind Komplikationen, die ausgeschlossen werden müssen, bevor nach einem durchgemachten Herzinfarkt die Eignung wieder als gegeben angesehen werden kann. In dieser Hinsicht setzt die Beurteilung des jeweiligen Zustandes voraus, daß man das reaktive Folgestadium nach Infarkt bis zur Heilung bzw. Narbenbildung abwartet, wobei durch eingehende internistische Untersuchungen oder durch ein stationäres Rehabilitationsverfahren die Sachlage geklärt werden kann. Dabei muß unter anderem in besonderen Fällen durch Spezialuntersuchungen auch ausgeschlossen werden, daß die Infarzierung und Narbenbildung zu einem Aneurysma des Herzens geführt hat.

Nach dem Überstehen eines Herzinfarktes ist das Risiko, daß es zu einem neuen Ereignis dieser Art kommt, größer als vorher. Es kommt darauf an, daß man die sog. Risikofaktoren erkennt und behandelt. Als solche gelten heute: starkes Zigarettenrauchen, Bluthochdruck, Diabetes, Fettstoffwechselstörungen, Übergewicht und psychische Überlastung.

Die von Hoffmann et al. (1970) festgestellten interindividuellen Belastbarkeitsunterschiede führten zu der Empfehlung, die Beurteilung der Eignung zum Führen eines Kraftfahrzeugs bei Herz-Kreislauf-Geschädigten nur nach Kenntnis der Reaktionsweise in Fahrversuchen vorzunehmen. Diese Empfehlung schien sowohl bei Herzmuskelschwäche, Klappenfehlern als auch bei Hochdruckkranken gerechtfertigt, aber nicht bei der Mitralstenose, da bei ihr schon eine über kurze Zeit erheblich gesteigerte Pulsfrequenz zum Lungenödem führen kann. Die Empfehlungen konnten sich naturgemäß nicht durchsetzen, da sie trotz aller Rechtfertigung mit einem viel zu hohen apparativen und personellen Aufwand verbunden sind. Realistischer ist der Vorschlag von Franke u. Walter (1974) durch moderne ergometrische Untersuchungen die auch heute noch gebräuchlichen, nichtstandardisierten Belastungsprüfungen abzulösen. Der konsequente Einsatz hohen Aufwandes, wie ihn Hoffmann forderte, hätte sicher den eindeutigen Nachweis der überproportionalen Gefährdung des Straßenverkehrs durch Herz-Kreislauf-Kranke erfordert. Dieser Nachweis konnte aber, wie ausgeführt, nicht geführt werden. Demnach ist auch der Meinungsstreit darüber, wieviel und welche Art von Gefährdung durch Herz-Kreislauf-Kranke im Straßenverkehr hingenommen werden kann oder nicht, noch keineswegs entschieden.

Peukert u. Nieschke (1963) stellten den Grundsatz auf, daß Fahruntauglichkeit in der Regel dann gegeben ist, wenn bei Störungen in der Herz-Kreislauf-Tätigkeit mit wiederholten Anfällen von Bewußtseinsverlust gerechnet werden muß oder wenn eine entsprechende Erkrankung durch generalisierte Hypoxämie zu einer mangelhaften zerebralen Sauerstoffversorgung des Gehirns führt. Sie fanden sich im wesentlichen in Übereinstimmung mit Klepzig (1959) und seiner Auffassung zur Beurteilung des Mitralvitiums. An diesen allgemein gültigen Kriterien hat sich bis heute nichts wesentliches geändert (s. auch Moll 1978). So formulierte Schardt (1977) die Eignung beim Vorliegen einer Erkrankung, wenn: „für die Dauer der aktiven Verkehrsteilnahme keine Krise oder akute Verschlechterung der Erkrankung vorauszusehen ist, bzw. wenn die Grenze der Belastbarkeit unter bestimmten Kautelen geklärt ist"; demgegenüber betonte Halhuber (1978) unter dem Rehabilitationsaspekt nach Herzinfarkt, daß dem Erkrankten jedes nur mögliche Diskriminierungserlebnis erspart werden muß (s. auch Halhuber 1979a). Im Hinblick darauf, daß bestimmte Risikofaktoren das Schicksal des an einem koronaren Herzleiden Erkrankten wesentlich mitbestimmen (Hypertonie, Übergewicht, diabetische Stoffwechsellage, Hyperlipidämie und Harnsäurediathese), wird für die Begutachtung der Kraftfahreignung neben der kreislaufanalytischen Untersuchung auch die Stoffwechseluntersuchung empfohlen (Franke u. Walter 1974). Kalmar und andere untersuchten 1979 die Fahrtüchtigkeit von Kunstklappenträgern. Die Beurteilung der Verkehrstüchtigkeit kann nicht allein von der Tatsache einer Kunstklappenimplantation abhängig gemacht werden, vielmehr muß sie sich auf den Schweregrad der kardialen Erkrankung präoperativ und auf die mögliche kardiale Besserung postoperativ stützen. Experimentelle Untersuchungen zur Kreislaufbelastung von Herzinfarktpatienten hat Lutz 1981 durchgeführt.

Einen neuen Akzent für den Straßenverkehr erfuhr die Problematik der Herzrhythmusstörungen durch die Schrittmacherbehandlung. Bis zum Jahre 1967 war bei der Beurteilung große Zurückhaltung geboten. Seitdem sind die Geräte wesentlich weniger störanfällig (Heinz et al., 1970). Die Verfasser halten daher eine übertriebene Zurückhaltung nicht mehr für angebracht, zumal sie selbst bis zum Jahr 1970 27 Patienten im Alter von 60–80 Jahren untersucht hatten, nachdem diese 700000 Kilometer ohne Zwischenfälle zurückgelegt hatten. Demgegenüber rieten Seling u. Sykosch (1970) noch zur Vorsicht unter Vergegenwärtigung des klinischen Bildes beim Schrittmacherausfall, insbesondere weil sich ein solcher Ausfall ohne Vorzeichen vollzieht. Sie sahen die Gefährdung analog anderen Erkrankungen mit Bewußtseinsverlust. Allerdings haben die Verfasser nicht untersucht, wie häufig bei ihren Patienten Zwischenfälle im Straßenverkehr zur Gefahr wurden. Das gilt auch für ähnliche Besorgnisse, die Schmitt (1971) zum Ausdruck brachte. Er sah weniger die Gefährdung anderer im Straßenverkehr durch Schrittmacherpatienten als die Gefährdung der Patienten selbst durch zu hohe Streßbelastung oder auch durch Komplikationen im Schrittmachersystem bei Bagatellunfällen.

Alle dargestellten Gefahren und die auch heute noch nicht völlig eliminierte technische Anfälligkeit der Geräte lassen es angesichts der bisher praktisch nicht bekannt gewordenen Zwischenfälle nicht zu, eine allgemeine Empfehlung gegen Schrittmacherpatienten als Kraftfahrer auszusprechen. Allerdings kann nach erfolgter Implantation eine Wartefrist (Schmidt-Voigt 1972) gerechtfertigt sein, und im übrigen kann natürlich auf die regelmäßige Kontrolle gemäß den Empfehlungen des Zentrums, das den Schrittmacher implantierte, nicht verzichtet werden (Heinz et al. 1970). Auch Franke u. Walter (1974) raten zur Vorsicht und sehen als zur Zeit sicherstes Verfahren die bifokale Herzstimulation an. Das Gutachten „Krankheit und Kraftverkehr" des Gemeinsamen Beirats für Verkehrsmedizin beim Bundesminister für Verkehr und beim Bundesminister für Jugend, Familie und Gesundheit unterteilt die Herzrhythmusstörungen für praktische Begutachtungszwecke in:
– Überleitungsstörungen zweiten und höheren Grades, die dann besonders gefährlich sind, wenn es zum völligen Aussetzen des Herzschlages (Asystolie) kommt (Adams-Stokes-Syndrom); dann tritt innerhalb von Sekunden Bewußtlosigkeit ein. Aber schwere Störungen der Bewußtseinstätigkeit können sich auch zeigen, wenn es zu sog. bradykarden oder tachykarden rhythmisch gestörten Herzfrequenzen kommt.

- Vorhofflattern und Vorhofflimmern (beachte Übergangsformen), wobei das Vorhofflattern oft anfallsweise auftritt und subjektiv erhebliche Beschwerden machen kann, während das Vorhofflimmern häufiger permanent besteht und subjektiv weniger unangenehm registriert wird. (Zu beachten ist das Grundleiden der Rhythmusstörungen wie Herzinfarkt, Mitralstenose, Schilddrüsenüberfunktion.)
- Die Extrasystolie ist meistens harmlos; beachtlicher sind allerdings Auftreten in Salven, polytope Extrasystolen, früh einfallende Extrasystolen und solche, die unter Belastung auftreten. Als Grundleiden kommen postinfektiöse Herzschäden (die wieder abklingen können) in Betracht und koronare Durchblutungsstörungen. Das viel diskutierte „R-auf-T-Phänomen" ist mit dem Risiko plötzlich einsetzenden, lebensbedrohlichen Kammerflimmerns verbunden. Es dürfte aber nur bei schwerem Herzleiden (Infarkt) vorkommen.
- Die paroxysmale Tachykardie kann wie alle anderen Herzanfälle mit unberechenbarer Plötzlichkeit auftreten. Vor allem bei jungen Menschen ist nicht immer ein Grundleiden nachzuweisen. Auch die paroxysmale Tachykardie kann die Hirndurchblutung einschränken und das Bewußtsein unter Umständen stark beeinträchtigen, je nach Frequenz und nach der im Anfall noch erhaltenen Leistungskraft des Herzens.
- Bei einem Teil der Kranken mit Herzjagen findet sich im EKG eine verkürzte Überleitungszeit mit sonstigen spezifischen Zeichen, die als WPW-Syndrom bezeichnet werden. Diese EKG-Konstellation ist eng mit einer Neigung zu tachykarden Anfällen verbunden. Hingewiesen sei auch auf die wenig beachtete „Minor"-Form dieses EKG-Bildes („partielles" WPW-Syndrom), das nur die verkürzte Überleitungszeit bietet, aber ebenso zu tachykarden Anfällen disponiert (neuerdings auch als Lown-Ganong-Levine-Syndrom bezeichnet). Bei beiden WPW-Syndromen können tachykarde Anfälle aber auch zeitlebens ausbleiben.
- Das Carotis-Sinus-Syndrom wird ausgelöst durch bestimmte Kopfbewegungen infolge Reizung des Blutdruckzüglerapparates im Bereich der Halsschlagader bei krankhaft erhöhter Reflexbereitschaft dieses parasympathischen Anteils des vegetativen Nervensystems. Die Halsschlagader ist beim Vorliegen dieses Syndroms meistens arteriosklerotisch verändert, es kann aber auch eine hochgradige Tonussteigerung des Parasympathikus oder tumoröse Veränderung des Glomus-Caroticus bzw. dessen Umgebung die Ursache sein. Die Folge der Reizung ist ein überschießender Kreislaufreflex mit Bewußtlosigkeit. Es ist ein seltenes, in der Verkehrsmedizin aber verhängnisvolles, unfallträchtiges Ereignis (Gretener 1979).

Die Begutachtung der Herz-Kreislauf-Krankheiten muß also berücksichtigen, daß die Komplikationen der Herztätigkeit vielfältig sind, auf unterschiedliche Ursachen zurückgeführt werden müssen und daß sie z.T. gefährlich sind. Eine Reihe dieser Störungen läßt sich durch Arzneimittelbehandlung, durch chemische und elektrische Kardioversion (Defibrillation) und durch die Implantation von elektrischen „Herzschrittmachern" beseitigen.

Abgesehen von den genannten Erkrankungen sind auch in der Verkehrsmedizin reine Gefäßerkrankungen zu begutachten. In diesem Zusammenhang haben die Durchblutungsstörungen der oberen und unteren Extremitäten (Arteriosklerose, sog. Endangiitis obliterans, diabetische Angiopathie, Embolie, Raynaud-Syndrom) eine Bedeutung. Das Leitsymptom dieser Störungen ist der

Schmerz bei Betätigung der Muskulatur, bei den oberen Extremitäten unter Handarbeit – in manchen Fällen verbunden mit Schwindelerscheinungen durch zerebrale Mangeldurchblutung (Subclavian-steal-Syndrom), bei den unteren Extremitäten als intermittierendes Hinken. Im fortgeschrittenen Stadium bestehen Ruheschmerzen. Unbehandelt kommt es zum Gewebsuntergang und eventuell zum Verlust einer oder beider Extremitäten. Die Beurteilung hängt vom Entwicklungsstand des Leidens ab.

Das gilt auch für andere Gefäßerkrankungen. Es gibt gefährliche Gefäßerkrankungen oder Anomalien, wie z. B. Aneurysmen der Brust- und Bauchschlagader oder der Hirngefäßarterien, die durch eine Ruptur zu plötzlichem Leistungsversagen führen können.

Venöse Störungen der Blutzirkulation haben gegenüber den arteriellen nur eine geringe Bedeutung. Starke Krampfaderbildungen, vor allem auch mit chronischer Geschwürsbildung an den Unterschenkeln, können im Einzelfall die Funktion der Beine so behindern, daß davon auch die Kraftfahreignung berührt wird; das gilt auch für hochgradige Störungen der Lymphzirkulation der Beine (Elephantiasis).

Relativ bedeutungslos ist nach Auffassung aller Autoren für die Begutachtung der zu niedrige Blutdruck (Hypotonie). Er hat zum Unterschied von der Hypertonie keinen echten Krankheitswert. Es gibt viele Menschen mit auffallend niedrigem Blutdruck, die in jeder Hinsicht leistungsfähig sind und die auch oder gerade unter Belastungen keine Beschwerden haben. Ein Teil der Hypotoniker ist nach ärztlicher Erfahrung leichter ermüdbar und insgesamt physisch weniger belastungsfähig. Im übrigen sind Hypotonien als sekundäre Krankheitszeichen oder in der Rekonvaleszenz nach Infektionserkrankungen häufig.

Begutachtungsgrundsätze
1. Hypertonie

Wer unter einem Bluthochdruck mit ständig zu messendem diastolischen Wert über 140 mm Hg leidet, ist zum Führen von Kraftfahrzeugen aller Klassen ungeeignet.

Zum Führen von Kraftfahrzeugen der Klasse 2 und zum Führen von Kraftfahrzeugen, die der Fahrgastbeförderung gemäß § 15d StVZO dienen, ist ungeeignet und zum Führen von Kraftfahrzeugen der Klassen 1, 3, 4 und 5 nur noch bedingt geeignet, wer unter einem Bluthochdruck leidet, bei dem der diastolische Wert über 100 mm Hg liegt, wenn gleichzeitig andere prognostisch ernste Symptome, z. B. Zeichen einer gestörten Nierenfunktion, starke Augenhintergrundsveränderungen (Blutungen und Exsudate), neurologische Restsymptome nach Hirndurchblutungsstörungen und deutliche Linkshypertrophie des Herzens nachzuweisen sind.

Beim Vorliegen dieser Befunde (soweit sie von sich aus die Eignung nicht schon aufheben) ist die Eignung zum Führen von Fahrzeugen der Klassen 1, 3, 4 und 5 nur unter der Auflage fachärztlicher Nachuntersuchungen und Begutachtungen in Abständen von 2 Jahren gegeben (im Zweifelsfall neurologisch-psychiatrisches Gutachten).

Die Eignung zum Führen von Kraftfahrzeugen aller Klassen ist nur bedingt gegeben bei einem Bluthochdruck mit ständig über 100 mm Hg liegenden diastolischen Werten, wenn keine krankhaften Urinbefunde, keine Linkshypertrophie des Herzens, keine Veränderungen des Augenhintergrundes vorliegen.

Bei diesen Voraussetzungen ist die Auflage fachärztlicher Nachuntersuchungen und Begutachtungen in Abständen von längstens 3 Jahren erforderlich.

2. Herzinfarkt

Wer einen Herzinfarkt durchgemacht hat, ist in der Regel zum Führen von Kraftfahrzeugen der Klasse 2 und zum Führen von Kraftfahrzeugen, die der Fahrgastbeförderung gemäß § 15d StVZO dienen, nicht geeignet.

Ausnahmen hiervon sind nur begründet nach einer Genesungszeit von mindestens 3-6 Monaten (je nach Größe des Infarktes), wenn sich keine gefährlichen Herzrhythmusstörungen, keine Ruhe-Herzinsuffizienz und kein ausgeprägtes Herzwandaneurysma, gemeint ist nicht jede hämodynamisch wirksame Dyskinesie, nachweisen lassen.

Als wesentliche diagnostische Mittel zur Klärung der Sachlage müssen z.Zt. mindestens EKG-Untersuchungen (12 Ableistungen), Belastungsprüfungen (z.B. Belastungs-EKG, Ergometrie etc.) und die Röntgenuntersuchung eingesetzt werden.

Das EKG muß das „Narbenstadium" (oder wieder einen Normalbefund) oder ein Ruhestadium des Infarktereignisses bei mehreren Kontrollen in mehreren Wochen aufweisen. Es dürfen keine Hinweise für schwere Aneurysmabildungen vorliegen. Auch unter Belastung dürfen keine schwerwiegenden Erregungsbildungs- und Erregungsausbreitungsstörungen auftreten.

Bei Fahrerlaubnisinhabern oder Fahrerlaubnisbewerbern der Klasse 2 ist eine Nachuntersuchung nach Ablauf von einem Jahr, bei Fahrern von Fahrzeugen, die der Fahrgastbeförderung gemäß § 15d StVZO dienen, ist eine Nachuntersuchung nach Ablauf von 6 Monaten erforderlich.

Wer einen Herzinfarkt durchgemacht hat, ist zum Führen von Kraftfahrzeugen der Klassen 1, 3, 4 und 5 bei komplikationslosem Infarkt ohne Herzinsuffizienz und Rhythmusstörungen (z.B. sog. rudimentäre Infarkte) nach 3 Monaten, sonst nach 6 Monaten wieder geeignet, wenn nach dem Ergebnis der fachärztlichen Untersuchung (einschließlich EKG-Untersuchung) keine andere Beurteilung der Sachlage erfolgen muß. Es dürfen vor allem keine gefährlichen Herzrhythmusstörungen vorliegen.

Im übrigen ist die Prognose und damit auch das Eignungsurteil abhängig vom Gesamtzustand, der therapeutischen Beeinflußbarkeit und der Kooperationsbereitschaft des Erkrankten. Nach einem zweiten Herzinfarkt ist die Eignung zum Führen von Kraftfahrzeugen der Klasse 2 und zum Führen von Fahrzeugen, die der Fahrgastbeförderung gemäß § 15d StVZO dienen, in der Regel nicht mehr gegeben.

Auch zum Führen von Kraftfahrzeugen der Klassen 1, 3, 4 und 5 ist sie bei Fahrerlaubnisinhabern nur noch dann gegeben, wenn Herzinsuffizienz oder gefährliche Rhythmusstörungen durch klinische Untersuchungen und Verlaufsbeobachtungen als sicher ausgeschlossen erscheinen.

Bei einem Teil der Patienten mit Herzkranzgefäßerkrankungen stehen anfallsweise auftretende Schmerzen (Angina pectoris) im Vordergrund. Die internistische Beurteilung kann sich im allgemeinen nach den entsprechenden Kriterien, die für den Herzinfarkt aufgestellt wurden, richten. Dabei sollten aber auch die auslösenden Bedingungen beachtet werden. So können z.B. Anfälle von Angina pectoris, die unter psychischer Anspannung beim Führen eines Kraftfahrzeugs auftreten, gefährlicher sein als Anfälle durch andere Ursachen.

3. Herzrhythmusstörungen

Wer unter Herzrhythmusstörungen leidet, die anfallsweise zu wiederholter Unterbrechung der Sauerstoffversorgung des Gehirns führen und damit zur Ursache von Bewußtseinstrübungen oder Bewußtlosigkeit werden können, ist zum Führen von Kraftfahrzeugen aller Klassen ungeeignet (im Zweifelsfall Bandspeicher-EKG-Aufnahme).

Nach erfolgreicher Behandlung der Rhythmusstörungen, entweder durch Arzneimittel oder durch Anwendung eines sog. Herzschrittmachers, kann die Eignung zum Führen von Kraftfahrzeugen der Klassen 1, 3, 4 und 5 bedingt gegeben sein, wenn die Herzfunktion über 3 Monate normalisiert blieb, und die regelmäßige ärztliche Überwachung des Zustandes in Abständen von längstens 6 Monaten nachgewiesen wird.

Die Eignung zum Führen von Kraftfahrzeugen der Klasse 2 oder zum Führen von Fahrzeugen, die der Fahrgastbeförderung gemäß § 15d StVZO dienen, bleibt ausgeschlossen.

4. Herzleistungsschwäche durch angeborene oder erworbene Herzfehler oder sonstige Ursachen

Wer in völliger Ruhe (Bettruhe) unter den Zeichen einer Herzleistungsschwäche leidet, ist zum Führen von Kraftfahrzeugen aller Klassen ungeeignet (im Zweifelsfall Druckmessung in der pulmonalis mit Einschwemmkatheter).

Wer bei gewöhnlichen Alltagsbelastungen unter den Zeichen einer Herzleistungsschwäche leidet, ist zum Führen von Kraftfahrzeugen der Klasse 2 oder zum Führen von Fahrzeugen, die der Fahrgastbeförderung gemäß § 15d StVZO dienen, ungeeignet.

Er kann als Fahrerlaubnisinhaber zum Führen von Kraftfahrzeugen der Klassen 1, 3, 4 und 5 bedingt geeignet sein. Auflagen und Beschränkungen sind vom Gesamtzustand des Erkrankten abhängig zu machen (z. B. regelmäßige ärztliche Überwachung, Nachuntersuchung in bestimmten Fristen, Beschränkung auf einen Fahrzeugtyp, Umkreis- und Tageszeitbeschränkungen etc.).

Wer bei besonderen Belastungen (Treppensteigen, Laufen, Lastentransport etc.) unter den Zeichen einer Herzleistungsschwäche leidet, ist zum Führen von Kraftfahrzeugen der Klasse 2 und zum Führen von Kraftfahrzeugen, die der Fahrgastbeförderung gemäß § 15d StVZO dienen, ungeeignet.

Auch zum Führen von Kraftfahrzeugen der Klassen 1, 3, 4 und 5 liegt nur eine bedingte Eignung vor (Auflagen und Beschränkungen s. oben).

Die Beurteilung lehnt sich an die entsprechenden Kriterien an, wie sie für den Herzinfarkt aufgestellt wurden.

Ein gesicherter Herzfehler, der auch unter stärkeren körperlichen Belastungen kompensiert bleibt, ist ohne Einfluß auf die Beurteilung der Eignung zum Führen von Kraftfahrzeugen, sofern in Abständen von 2-3 Jahren eine fachärztlich-kardiologische Nachuntersuchung die Kompensation bestätigt.

Eine Herzoperation beseitigt insbesondere einen Großteil der angeborenen Herzfehler, so daß der Betroffene als gesund zu bezeichnen ist. Auch bei den erworbenen Herzfehlern mit oder ohne Einsatz von künstlichen Klappen können die Ergebnisse sehr günstig sein, so daß die bedingte Eignung zum Führen von Kraftfahrzeugen gegeben sein kann.

Schließlich gibt es Rückwirkungen auf die Herz-Kreislauf-Dynamik durch schwere Erkrankungen der Bronchien und der Lungen, die in fortgeschrittenen Stadien infolge einer Gasaustauschstörung (respiratorische Globalinsuffizienz) sowie durch plötzliche „Hustensynkopen" die Kraftfahreignung aufheben oder doch erheblich einschränken können. Hierzu gehören vor allem: chronische Bronchitis, Bronchiektasen, Emphysem, Asthma bronchiale, Silikose und Asbestose. Die fachärztliche Beurteilung erfordert Blutgasanalysen sowie die Beachtung der Herzleistung bei dem zumeist vorhandenen chronischen Cor pulmonale. (Eine Sonderstellung nimmt der rezidivierende Spontanpneumothorax ein, dessen Auswirkungen ebenfalls nur nach einer fachärztlichen Untersuchung zuverlässig beurteilt werden können.)

Herz-Kreislauferkrankungen

5. Arterielle Durchblutungsstörungen

> Die Eignung zum Führen von Kraftfahrzeugen aller Klassen ist dann ausgeschlossen, wenn das Leiden so weit fortgeschritten ist, daß es zu Schmerzen nach 20 Armhebungen innerhalb 1-2 min kommt oder wenn ein Subclavian-steal-Syndrom vorliegt oder wenn nach einer Gehstrecke von 20 m Schmerzen auftreten oder wenn das Leiden zu Schmerzen in Ruhe (Stadium III) oder zu Geschwürsbildungen bzw. Gewebsuntergang (Gangrän, Stadium IV) führte.
>
> Die Eignung zum Führen von Kraftfahrzeugen der Klasse 2 und zum Führen von Fahrzeugen, die der Fahrgastbeförderung gemäß 15d StVZO dienen, ist bereits ausgeschlossen beim Vorliegen des Belastungsschmerzes überhaupt (Stadium II), unabhängig von Dauer und Schwere der Belastung (ausgenommen exzessive Belastungen, z. B. Sport).

Im übrigen ist im Stadium II die Eignung zum Führen von Kraftfahrzeugen der Klassen 1, 3, 4 und 5 bedingt gegeben. Nachuntersuchungen in Abständen von längstens einem Jahr sind erforderlich. Eine Durchblutungsstörung der Beine ohne subjektive Beschwerden (z. B. nur fehlende Pulse, Stadium I) beeinträchtigt die Kraftfahreignung nicht.
Nach einer Operation (Ausschälplastik, Gefäßersatz, Sympathektomie) ist die Kraftfahreignung nach Sachlage im Einzelfall gemäß den oben aufgeführten Kriterien der Stadien I-IV zu beurteilen.

6.3.5 Erkrankungen des Stoffwechsels und des Endokriniums

6.3.5.1 *Diabetes mellitus*

Das Risiko

Allgemein geht man davon aus, daß die Gefahren für den Straßenverkehr durch Diabetiker, die Insulin spritzen oder stärker wirkende orale Antidiabetika einnehmen, nicht sehr groß sind. Die empirische Erkenntnisbasis für diese Meinung ist allerdings bei kritischer Durchsicht der Literatur als recht bescheiden zu bezeichnen. Sie geht zurück auf eine Untersuchung des Holländers Gerritzen (1956). Er hat die Unfallakten der holländischen Polizei des Jahres 1951 durchgearbeitet und dabei speziell jene Fälle beachtet, bei denen Alkohol als Ursache angenommen wurde, da im Insulinschock fälschlich der Eindruck der Trunkenheit entstehen konnte (Blutalkoholuntersuchungen wurden nicht durchgeführt). Weiter wurden jene Fälle berücksichtigt, bei denen der Fahrer angegeben hatte, daß Schwindelgefühl eine Rolle spielte und Fälle, bei denen die Fahrer aus anderen unbekannten Ursachen in auffällige Unfallereignisse verwickelt worden waren. So ergaben sich aus der Durchsicht von 73 413 Unfallakten 733 Verdachtsfälle.
Bei der Nachuntersuchung zeigte sich, daß in 202 Fällen Trunkenheit tatsächlich die Ursache des Unfalls war, in 464 Fällen konnte eine andere Ursache festgestellt werden, 7 Fahrer litten tatsächlich unter einem Diabetes mellitus. Von ihnen waren allerdings nur 4 insulinbedürftige Kranke. Gerritzen hat schließlich die Frage zurückgestellt, ob die von diesen Kranken verursachten Unfälle auch noch aus anderen Ursachen zustande gekommen sein konnten. Er ging davon aus, daß die Insulintherapie zum Unfall führte. So errechnete sich aus der Gesamtzahl der Unfälle, daß 1951 in den Niederlanden nur 0,005% Unfälle durch Hypoglykämien verursacht wurden.
Weitergehende Zählungen führten zu der Schätzung, daß in Holland im Jahre 1951 unter 1000 Fahrerlaubnisbesitzern etwa einer ein insulinbedürftiger Diabetiker sein mußte. Bei seinen weiteren Studien hatte Gerritzen nun von der Gesamtzahl der 73 413 Unfälle solche Un-

fälle nicht berücksichtigt, die von Fußgängern oder von Fahrern nicht fahrerlaubnispflichtiger Fahrzeuge verursacht worden waren. So blieben 66 181 Unfälle für die Auswertung. Hierzu brachte er die Schätzung in Beziehung, daß jeder tausendste Fahrerlaubnisbesitzer unter einem insulinbedürftigen Diabetes leidet. Somit waren rund 66 Unfälle von Diabetikern zu erwarten. Tatsächlich fanden sich aber wie ausgeführt nur höchstens 4 hypoglykämiebedingte Unfälle, d. h. die gefundenen Ereignisse lagen beträchtlich unter der statistischen Erwartung.

Mit weniger Aufwand war Pannhorst (1963) zu dem Ergebnis gekommen, daß 0,09% insulinbedürftige Diabetiker an Straßenverkehrsunfällen beteiligt sein können.

Wenngleich die Ergebnisse im Hinblick auf die durchgeführten statistischen Analysen zu wünschen übrig lassen, so weisen sie doch auf die zumindest geringe verkehrspolitische Bedeutung des Problems hin. Leider gibt es keine zuverlässigen Untersuchungen darüber, wie hoch die Gruppe der insulinbedürftigen Diabetiker oder derer, die mit stärker wirkenden oralen Antidiabetika behandelt werden, mit Unfällen belastet ist; ein anderer Aspekt wäre noch interessant, nämlich nicht nur wieviele Diabetiker befanden sich unter den Unfallbelasteten, sondern wieviele Unfälle haben bestimmte Diabetiker. Auf diese Weise würde bei einer Vergleichsgruppenuntersuchung das Gewicht der Gefährdung deutlicher zum Ausdruck kommen können, denn bei allem Optimismus, der in der Literatur gegenüber dem diabetisch erkrankten Kraftfahrer zum Ausdruck gebracht wird, fällt dem in der Begutachtungspraxis tätigen Verkehrsmediziner doch auf, daß neben Anfallskranken aus anderer Ursache hypoglykämische Schockzustände eine nicht gerade verschwindend kleine Rolle spielen (Lewrenz 1964).

Diese Tatsache hat schließlich die Kenner der Gefahren auch immer wieder veranlaßt, den Diabetikern Verhaltensrichtlinien zur Abwendung eines eventuell drohenden hypoglykämischen Schocks zu geben (Schaefer 1958; Oberdisse 1960; Peukert u. Nieschke 1963; Petrides 1977, 1979; Ochmann 1978). Voraussetzungen für die Wirksamkeit solcher Richtlinien wäre allerdings, daß der Diabetiker des Nahen eines hypoglykämischen Schocks überhaupt rechtzeitig registrieren kann. Hinsichtlich dieser Möglichkeit gehen die Meinungen auseinander. Während Hoffmann (1957) die Auffassung vertrat, daß ein Insulinschock immer plötzlich auftritt, waren Bertram u. Pannhorst (1957) der Meinung, daß sich ein Insulinschock durch seine Prodromi für einen Kraftfahrer immer rechtzeitig genug zum Ergreifen sichernder Maßnahmen ankündige. Diese Meinung ist allerdings durch die psychiatrische Psychosenbehandlung mit Altinsulin, aber auch aus der Erfahrung mit der Behandlung insulinbedürftiger Diabetiker oder von Kranken, die mit stärker wirkenden oralen Antidiabetika behandelt wurden, nicht zu bestätigen (Lewrenz 1964). Die Sicherungen müssen dem Eintritt des hypoglykämischen Schocks durch sorgfältige Stoffwechselführung, Überwachungsuntersuchungen, Selbstkontrolle und diszipliniertes Verhalten der Patienten vorgelagert werden. Nur dann können sie, im Gegensatz zu der Auffassung, die Schaefer (1958) noch vertrat, wirksam werden.

Die Gefahr des Diabetes mellitus entsteht also durch die Behandlung, und ein Diabetiker, der bei unausgeglichener Stoffwechsellage zu hypoglykämischen Schocks neigt, ist zum Führen eines Kraftfahrzeugs ungeeignet (Gutachten „Krankheit und Kraftverkehr" 1979).

Bedeutungsvoll ist die Tatsache, daß nur etwa bei der Hälfte der Betroffenen die Krankheit bekannt ist. Es wird geschätzt, daß etwa bei 1,5–2% aller Bewohner der

Bundesrepublik ein manifester Diabetes mellitus vorliegt. Danach gebe es rund 500 000 unbehandelte Diabetiker (bei 60 Mill. Einwohnern), von denen ein Teil als Kraftfahrer mit einigen Gefahren belastet ist, die sich aus dem nichtbehandelten Leiden ergeben. Es stellt sich also mit dem Diabetes mellitus das beachtliche gesundheitspolitische Problem, die große Zahl dieser unerkannten Kranken möglichst frühzeitig einer zweckentsprechenden Behandlung zuzuführen. Nach dem gegenwärtigen Stand der Erkenntnisse kann man davon ausgehen, daß der Diabetiker nur selten ein für die Allgemeinheit unzumutbares Maß von Gefahren in den Straßenverkehr hineinträgt. Es sind nur wenige umschreibbare und bei zweckmäßiger Steuerung erheblich reduzierbare Risikozustände zu beachten.

Die Problemlage

Auf das Erkennen und die Berücksichtigung dieser Risikozustände kommt es an. Die Krankheiten des Stoffwechsels und des Endokriniums bedürfen besonders der individuellen Beurteilung. Sie rechtfertigen nicht die generelle Annahme der mangelnden Eignung zum Führen von Kraftfahrzeugen.
Unter Berücksichtigung verkehrsmedizinischer Aspekte (nicht nach strengen klinischen Kriterien) können die *Diabetiker* entsprechend ihrer Behandlungsart und Kontrollbedürftigkeit *in 3 Gefahrengruppen eingeteilt* werden:

1. Mit Diät behandelte Diabetiker: Geregelte Diät, regelmäßige Stoffwechselkontrollen durch den Arzt im Abstand von höchstens 12 Wochen, möglichst Selbstkontrollen mit Dokumentation der Befunde.
2. Mit Diät und Sulfonamidderivaten behandelte Diabetiker: Regelmäßige Stoffwechselkontrollen durch den Arzt im Abstand von höchstens 6–8 Wochen, möglichst Selbstkontrollen mit Dokumentation der Befunde.
3. Mit Diät und Insulin (und eventuell zusätzlich mit oralen Antidiabetika) behandelte Diabetiker: Regelmäßige Stoffwechselkontrollen durch den Arzt im Abstand von höchstens 4–6 Wochen, möglichst Selbstkontrollen mit Dokumentation der Befunde.

Diabetiker, die mit Diät behandelt werden und die geforderten Bedingungen erfüllen, sind nicht durch verkehrsrelevante Stoffwechselstörungen gefährdet. Auch Diabetiker der Gruppe 2, soweit sie mit schwächer wirkenden Sulfonamidderivaten behandelt werden, sind in der Regel nicht vermehrt durch Hypoglykämien gefährdet. Sie können darum auch jedes Kraftfahrzeug führen, wenn sie die geforderten Bedingungen erfüllen.

Diabetiker der Gruppe 2, soweit sie mit stärker wirkenden Sulfonamidderivaten behandelt werden, stehen unter einer erhöhten Hypoglykämiegefahr. Sie sollten keine Fahrzeuge der Klasse 2 oder keine Fahrzeuge führen, die der Fahrgastbeförderung gemäß § 15d StVZO dienen, weil damit nicht nur besondere Gefahren oder eine besondere Verantwortlichkeitsbelastung, sondern auch allgemein körperliche und psychische Belastungen verbunden sind, die sich ihrerseits wiederum nachteilig auf die Stoffwechsellage auswirken können. Lediglich das Fahren von Kraftdroschken oder Mietwagen ist unter der Voraussetzung, daß die geforderten Bedingungen erfüllt werden, vertretbar.

Diabetiker, die mit Insulin behandelt werden, sind unabhängig von der Höhe der erforderlichen Insulindosis stets hypoglykämiegefährdet, und sie erscheinen darum nicht geeignet, Kraftfahrzeuge der Klasse 2 oder Fahrzeuge, die der Fahrgastbeförderung gemäß § 15d StVZO dienen, zu führen. Kraftfahrzeuge der Klassen 1, 3, 4 und 5 können sie jedoch führen, wenn sie die geforderten Bedingungen der Gruppe 3 erfüllen und wenn bei ihnen davon auszugehen ist, daß sie sich den empfohlenen ärztlichen Behandlungsmaßnahmen gewissenhaft unterziehen.

15–20% aller Diabetiker gehören zum juvenilen Diabetestyp (Wahl 1977). Sie sind insulinbedürftig, und ihre Stoffwechsellage ist unter Umständen schwer zu stabilisieren.

Wahl (1977) schätzt, daß bei etwa 10–20% dieser Diabetikergruppe die Stoffwechseleinstellung zunächst überhaupt nicht möglich erscheint. Bei diesen Kranken kommt es auch im Zusammenhang mit der Begutachtung in besonderem Maße darauf an, ihre Einstellung zur Erkrankung, ihre Lebensgewohnheiten und ihre Kooperationsbereitschaft mit dem behandelnden Arzt besonders zu beachten.

Wenn es bei einem Diabetiker zur schweren Stoffwechselentgleisung, d.h. zur Hypo- oder Hyperglykämie kommt, so handelt es sich dabei stets um einen bedrohlichen Zustand.

Die Hypoglykämie führt, wenn sie nicht rechtzeitig behandelt wird oder behandelt werden kann, zur Benommenheit, Verwirrtheit und Bewußtlosigkeit. Dieser Zustand kann sich allmählich entwickeln und vom Betroffenen rechtzeitig an Warnzeichen erkannt werden, wie Heißhunger, Erbrechen, Schweißausbruch, Augenflimmern, Doppeltsehen, Gliederzittern, Beklemmung, Abgeschlagenheit, Kopf-, Herz- und Wadenschmerzen, Antriebs- und Konzentrationsschwäche, Müdigkeit, Unlust, Launenhaftigkeit, Reizbarkeit, depressive Verstimmung sowie Aggressivität. Es gibt aber wohl auch Fälle, bei denen sich die Bewußtseinsveränderungen so plötzlich und ohne wesentliche Vorzeichen einstellen, daß der Betroffene keine Gegenmaßnahmen mehr ergreifen kann.

Die hyperglykämische Stoffwechselentgleisung, die bis zum Präkoma oder Coma diabeticum führen kann, geht mit vermehrter Erschöpfbarkeit, psychophysischer Verlangsamung und im späteren Stadium mit so schwerem Krankheitsgefühl einher, daß der Betroffene Zeichen einer solchen Krankheitsentwicklung kaum übersehen kann. Präkoma und Coma diabeticum spielen darum verkehrsmedizinisch im Gegensatz zur Hypoglykämie auch keine entscheidende Rolle.

Die Gefahren, die von einem kraftfahrenden Diabetiker ausgehen, sind also dann besonders groß, wenn er zu hypoglykämischen Stoffwechselentgleisungen neigt. Solange eine solche Neigung anhält, ist die Eignung zum Führen von Kraftfahrzeugen aller Klassen ausgeschlossen. Im übrigen wird man für bestimmte klinische Gruppen und Behandlungsformen (Insulin und stärker wirkende Sulfonamidderivate) Gefährdungsmöglichkeiten, die nie ganz auszuschließen sind, nur noch dort vermeiden, wo ein besonderes Betriebsrisiko zu erwarten ist. Von praktischer Bedeutung sind schließlich noch die bei beginnender Insulinbehandlung möglichen Sehstörungen durch Refraktionsanomalien.

Für das Schicksal des Diabetikers und für seine Beurteilung zum Führen von Kraftfahrzeugen ist er selbst weitgehend mitverantwortlich. Wenngleich zuzugeben ist, daß von den zwei Zielen der Therapie das Nahziel, nämlich die Verhütung metabolischer Stoffwechselkomplikationen schon so weit befriedigend erreicht wurde, daß eine geordnete Stoffwechselführung in nahezu allen Fällen möglich ist, wenn die Besonderheiten des Einzelfalles vom behandelnden Arzt beachtet werden und der Patient sich strikt an die ihm gegebenen Verhaltensregeln (nicht nur im Hinblick auf die Diät) hält, so ist das Fernziel, nämlich die Beherrschung vaskulärer Komplikationen leider immer noch unbefriedigend (Wahl 1977) gelöst. Man findet die diabetische Angiopathie bei 25jähriger oder noch längerer Diabetesanamnese bei fast allen Kranken. Sie hat also eine lange Entwicklungszeit und wird nach 5jähriger Erkrankung z. B. nur selten beobachtet. Immerhin ergeben sich aber hieraus die weiteren einschränkenden Beurteilungsaspekte für einen diabetischen Kraftfahrer (Haupt et al. 1974). Sogenannte Erwachsenendiabetiker (Altersdiabetes) sind beim Auftreten der Erkrankung schon zu alt, als daß sich bei ihnen diese Spätkomplikationen noch entwickeln könnten. Es kommt hier allerdings durch andere Einflüsse der Stoffwechselführung und durch Faktoren des Alters zur Häufung kardialer und peripherer Gefäßläsionen, d. h. diese im Alter ohnehin häufiger auftretenden Veränderungen wirken sich beim Diabetiker früher aus und breiten sich diffuser über das Gefäßsystem aus als bei Stoffwechselgesunden. Von Bedeutung ist noch, daß 2% aller Diabetiker blind werden und 5% aller Späterblindungen durch die diabetische Retinopathie verursacht sind (Pannhorst 1963).

Begutachtungsgrundsätze

Wer als Diabetiker zu schweren Stoffwechselentgleisungen mit Hypo- und Hyperglykämien neigt, ist zum Führen von Kraftfahrzeugen aller Klassen ungeeignet.
Wer nach einer Stoffwechselkompensation erstmals oder wer überhaupt neu auf eine Behandlung eingestellt wird, ist zum Führen von Kraftfahrzeugen aller Klassen ungeeignet, bis die Einstellphase durch Erreichen einer ausgeglichenen Stoffwechsellage abgeschlossen ist.
Wer als Diabetiker mit Insulin behandelt wird, ist zum Führen von Kraftfahrzeugen der Klasse 2 und zum Führen von Fahrzeugen, die der Fahrgastbeförderung gemäß § 15d StVZO dienen, ungeeignet.
Wer als Diabetiker mit stärker wirkenden Sulfonamidderivaten behandelt wird, ist zum Führen von Kraftfahrzeugen der Klasse 2 und zum Führen von Fahrzeugen, die der Fahrgastbeförderung gemäß § 15d StVZO dienen — jedoch ausgenommen Taxi- und Mietwagenfahrer mit ausgeglichener Stoffwechsellage —, ungeeignet.

Im übrigen sind Diabetiker bedingt geeignet, wobei folgende Auflagen empfohlen werden:
- Regelmäßige ärztliche Untersuchungen (Stoffwechselkontrolle, Prüfung der Sehfunktion, Überprüfung des Allgemeinzustandes).
- Führen einer Kontrollkarte mit eingetragenen Untersuchungsdaten und Befunden im Diabetikerausweis.
- Vermerk im Führerschein, daß der Betreffende einen Diabetikerausweis (mit Kontrollkarte) bei sich zu führen hat.

6.3.5.2 Andere Erkrankungen des Stoffwechsels und des Endokriniums

In diesem Abschnitt, der verschiedenartige Krankheitsbilder kurz beschreibt, wird auf die Gliederung in Risiko, Problemlage und Begutachtungsgrundsätze verzichtet.
Weitere Stoffwechselerkrankungen, die zu bedrohlichen Veränderungen der Bewußtseinssteuerung oder der körperlichen Leistungsfähigkeit beim Führen eines Kraftfahrzeugs führen können, sind von geringerer Bedeutung. Es handelt sich hierbei z. T. auch um schwere Krankheitszustände (thyreotoxische Krisen, hypophysäre Krisen, Addison-Krisen), deren Auswirkungen die Betroffe-

nen ohnehin davon abhalten, ein Kraftfahrzeug zu führen. Diese Erkrankungen spielen also verkehrsmedizinisch gesehen eine noch viel geringere Rolle als der Diabetes mellitus. Beachtenswert erscheint eventuell noch ein Zustand, der mit der verbreiteten Fehlernährung in der Bundesrepublik Deutschland zusammenhängt und seit 1956 als Pickwick-Syndrom beschrieben wird. Es tritt bei Fettleibigkeit auf und führt zu Schlafanfällen. Überwiegend werden Männer von dieser Erscheinung betroffen, wenn der Fettansatz im Bauchbereich (wie bei der Mastfettsucht in der Regel) die Zwerchfellbeweglichkeit und damit die Lungenventilation und den Gasaustausch in der Lunge beeinträchtigt. Es kommt zum Absinken des O_2-Gehaltes, zum Anstieg des CO_2-Gehaltes im Blut, der Schlaf tritt dann unwiderstehlich ein, wenn nicht besondere Umweltreize den Betroffenen wachhalten. Der Schlaf ist in der Regel oberflächlich leicht. Dennoch sind solche Zustände am Steuer eines Kraftfahrzeugs gefährlich, insbesondere wenn bei Langstreckenfahrten eine Monotoniesituation eintritt.

Pickwickier sind ungeeignet, ein Kraftfahrzeug zu führen (Franke u. Walter 1974; Bahner 1977). Sie müssen behandelt werden. Die Behandlung besteht ausschließlich in einer Abmagerungskur. Schon relativ geringe Gewichtsverluste, z. B. 5 kg, führen zum völligen Verschwinden des Syndroms. Ist die Fahrerlaubnis wegen eines solchen Syndroms tatsächlich entzogen worden, so bleibt abzuwarten, wie sich der Patient nach einer Kur verhält. Bahner (1977) empfiehlt, nachgehende Gewichtskontrollen zur Auflage zu machen. Interessant ist in diesem Zusammenhang auch die Vermutung Bahners, daß Pickwikkier, die stark rauchen, noch mehr zum Einschlafen neigen als Nichtraucher.

Das komplizierte Hypothalamus-Hypophysen-Nebennierenrinden-System kann durch verschiedene Krankheiten beeinflußt werden, die für die Frage der Eignung zum Führen eines Kraftfahrzeugs von Bedeutung sind (z. B. Störungen der Nebennierenrindenfunktion).

Eine *Nebennierenrindenunterfunktion* (Morbus Addison) kann bei einer Hypophyseninsuffizienz nach ausgiebiger Operation von Hypophysentumoren und nach Krankheiten der Nebenniere selbst auftreten. Durch optimale Behandlung ist letztlich nur eine labile Nebennierenrindenkompensation zu erreichen. Dadurch kann gelegentlich, besonders bei zusätzlicher Erkrankung, die Belastungsfähigkeit und Leistungsfähigkeit und damit auch die Eignung zum Führen von Kraftfahrzeugen eingeschränkt sein.

Hypophysentumore (z. B. mit Akromegalie) können neben den endokrinen Störungen zu Gesichtsfeldeinschränkungen führen. Bis auf solche tumorbedingten Gesichtsfeldausfälle können alle Störungen des Hypothalamus-Hypophysen-Nebennierenrinden-Systems durch konsequente Behandlung jedenfalls gemildert und ausgeglichen werden. Wenn insoweit die Krankheit gut beherrscht wird und die Betroffenen unter regelmäßiger ärztlicher Kontrolle stehen, kann die Eignung zum Führen von Kraftfahrzeugen der Klassen 1, 2, 3, 4 und 5 und sogar zum Führen von Fahrzeugen, die der Fahrgastbeförderung gemäß § 15d StVZO dienen, gegeben sein. In Einzelfällen wäre eine Einschränkung für die Erlaubnis zum Führen von Kraftfahrzeugen der Klasse 2 und zur Fahrgastbeförderung zu machen, vor allem in Hinblick auf zu lange Fahrtzeiten.

Bei der *Schilddrüsenüberfunktion* (Hyperthyreose) kann es zu Unruhe, Gereiztheit, Schlafstörungen, starker Erregbarkeit, Herzjagen, Herzrhythmusstörungen, Herzleistungsschwäche, starkem Gewichtsverlust, Abmagerung, Leistungsschwäche und zu Sehstörungen (durch begleitende endokrine Ophthalmopathie) kommen. Auch diese Krankheitserscheinungen sind durch eine konsequente Behandlung heute im allgemeinen zu beherrschen, so daß die aufgehobene oder eingeschränkte Kraftfahreignung wieder voll hergestellt werden kann.

Die unbehandelte *Schilddrüsenunterfunktion* (Hypothyreose, Myxödem) führt zu allgemeiner Verlangsamung mit Müdigkeit, Antriebsarmut, Interesselosigkeit, Gedächtnis- und Merkschwäche. Es kann auch Herzleistungsschwäche auftreten. Wird eine Behandlung rechtzeitig vorgenommen und konsequent durchgehalten, so sind auch diese Störungen noch reversibel.

Es versteht sich, daß sowohl bei Schilddrüsenüber- als auch bei Schilddrüsenunterfunktion im akuten Krankheitsstadium bei schwerer Symptomenausprägung die Eignung zum Führen von Kraftfahrzeugen aller Klassen ausgeschlossen ist. Im übrigen hängt die Beurteilung vom Therapieerfolg ab. Sowohl eine kompensierte Hyperthyreose als auch eine voll kompensierte Hypothyreose können dazu führen, daß die eingeschränkte oder aufgehobene Kraftfahreignung wieder voll gegeben ist, wenn der Kranke sich konsequent einer ständigen fachärztlichen Überwachung unterzieht.

Zahlreiche andere, noch seltenere Störungen des Stoffwechsels und des Endokriniums können gelegentlich einmal zu Versagenserscheinungen führen, die die Kraftfahreignung aufheben oder einschränken. Hier sei nur auf einige Beispiele hingewiesen: Hypoglykämien (durch Inselzelltumor, bei Leberzirrhose, alkoholinduziert oder funktionell bedingt) können zu typischen Bewußtseinsveränderungen führen; Patienten mit Gicht leiden gelegentlich an chronischen Gelenkbeschwerden; ein Tumor des Nebennierenmarkes (Phäochromozytom) führt zu dauerndem Bluthochdruck oder Hochdruckkrisen; im Verlauf einer Nebennierenrindenüberfunktion (Cushing-Syndrom bzw. Morbus Cushing) können Herzschwäche, Bluthochdruck und Diabetes mellitus auftreten; Hyperlipoproteinämien führen zu arteriosklerotischen Gefäßveränderungen; bei akuter intermittierender Porphyrie kommt es oft zu unvermittelt eintretenden, sich wiederholenden heftigen abdominellen Beschwerden und gelegentlich auch zu Lähmungen, psychischen Störungen, Herzjagen und Bluthochdruck. Welche Komplikationen im Einzelfall zu erwarten sind, wird vom Gutachter individuell darzulegen sein, und darauf muß auch die individuelle Entscheidung abgestellt sein.

6.3.6 Magen- und Darmerkrankungen (einschließlich Erkrankungen von Leber, Galle und Bauchspeicheldrüse)

Das Risiko

Für diesen Kreis von Erkrankungen gilt im besonderen Maße, was allgemein mit nur wenigen Einschränkungen für Gefahren durch innere Erkrankungen schon vor Jahrzehnten festgestellt werden konnte und heute noch Gültigkeit hat:

Die Gefährdung ist oft weniger von der Art als vom Ausprägungsgrad der Krankheit abhängig (Buhtz 1938). Wer z. B. unter Gallensteinanfällen leidet oder wer infolge eines Magengeschwürs gelegentlich Schmerzanfälle in der Magengegend hat, wird sich während dieser Zeit von sich aus kaum an das Steuer seines Fahrzeugs setzen. Wird er aber beim Führen eines Fahrzeugs von einem solchen Anfall überrascht, so finden sich auch heute noch Zeit und Gelegenheit, Gefahren zu vermeiden (Mueller 1937). Zum Unterschied zu den anfallsartig auftretenden Bewußtseinsstörungen durch Herz-Kreislauf-Erkrankungen, durch Stoffwechselleiden oder durch Hirnerkrankungen wurden für die Erkrankungen des Magen-Darm-Traktes keine Versuche zu einer statistischen Klärung des Unfallrisikos unternommen. Man ging in diesem Zusammenhang nur von der Symptomatik einzelner Krankheitszustände bei Beurteilung der Gefahrenlage aus. Dabei sollen in den letzten Jahren Erkrankungen des Gastrointestinaltraktes häufiger zu Verkehrszwischenfällen geführt haben (Schardt 1977). Die Gefahren ergeben sich bei diesen Krankheiten in erster Linie durch akute Blutungszwischenfälle. Das gilt für das Magengeschwür ebenso wie für die Ösophagusvarizen bei Leberzirrhose (Franke u. Walter 1974). 50% aller Patienten mit Leberzirrhose bluten aus Ösophagusvarizen, 30% erfahren erst auf Grund einer solchen Blutung von ihrer Erkrankung. Gerade darum ist bei der Beurteilung der Fahreignung von Leberzirrhotikern Vorsicht geboten.

Im übrigen kann es bei Dekompensation der Leberfunktion nach eiweißreicher Nahrung zu plötzlicher Überfüllung des Gehirns mit Ammoniak und dadurch zu einer intoxikativen Eintrübung des Bewußtseins kommen. Kraftfahrer mit einem sog. portokavalen Shunt sind durch Stoffwechselausgleichsstörungen besonders gefährdet und unfallanfällig (Kalk 1960; Franke u. Walter 1974). Für die allgemeine Leistungsfähigkeit im Zusammenhang mit chronischen Lebererkrankungen ist die portokavale Enzephalopathie offenbar von größerer Bedeutung als bisher angenommen wurde. Das ergibt sich jedenfalls aus den Untersuchungen von Hamster u. Schomerus (1977). Sie wiesen auf beträchtliche Senkungen der mentalen Leistungen (nach Prüfung mit entsprechenden Leistungstestverfahren) hin und fanden, daß bei $4/5$ ihrer Patienten erhebliche Zweifel an der Fahreignung bestehen. Dabei mußten Patienten mit alkoholischer Leberzirrhose allerdings häufiger als Patienten mit Leberzirrhose aus anderer Ursache als nicht geeignet eingestuft werden, so daß sich Zweifel ergeben könnten, ob hierbei nicht auch chronisch-alkoholintoxikative direkte zerebrale Schädigungen eine Rolle spielen.

Gefahren durch mehr oder weniger plötzlich einsetzende Bewußtseinsveränderungen ergeben sich auch durch das selten auftretende Dumping-Syndrom nach Magenresektion (Lewrenz 1964).

Die Problemlage

Die Geschwürkrankheit des Magens und Zwölffingerdarms ist meistens ein chronisches Leiden mit Rückfallneigung. Sie schließt die Kraftfahreignung nicht grundsätzlich aus, d. h. auch nicht für Fahrer von Fahrzeugen, die gemäß § 15d StVZO der Fahrgastbeförderung dienen; denn die Entwicklung und die Symptomenausprägung des Leidens hängen oft wesentlich mit von der Lebensweise des Kranken ab, so daß eine vernünftige Einstellung auf die ärztlichen Behandlungsmaßnahmen in der überwiegenden Zahl der Krankheitsfälle eine Beeinträchtigung der Leistung beim Führen eines Kraftfahrzeugs nicht erwarten läßt. Es besteht Einigkeit darüber, daß die Eignung zum Führen von Kraftfahrzeugen der Klassen 1, 3, 4 und 5 bei einem peptischen Geschwür an Magen und Zwölffingerdarm und anderen ulzerösen Schleimhautveränderungen ausgeschlossen ist, wenn besondere Umstände (niedriger Hämoglobingehalt des Blutes, reduzierter Allgemeinzustand) die Leistungsfähigkeit erheblich beeinträchtigen.

Verschärft beurteilt wird die Eignung beim Führen von Kraftfahrzeugen der Klasse 2 und von Fahrzeugen, die der Fahrgastbeförderung gemäß § 15d StVZO dienen, nur insofern, als für diese Gruppe mangelnde Eignung angenommen werden soll, wenn ein Fahrer unter einem akuten peptischen Geschwür an Magen und Zwölffingerdarm und anderen ulzerösen Schleimhautveränderungen leidet und wenn nach massiver lebensbedrohlicher Blutung das Geschwür nicht operativ behandelt wurde oder nicht ausheilte und wenn die Blutungsgefahr weiterhin hoch einzuschätzen ist. Für diese Fahrergruppe kann sich auch eine eignungsausschließende Gefahrenlage ergeben: bei fortdauernder Sickerblutung eines Geschwürs, bei einer Karzinomblutung, bei chronischer Blutung infolge erosiver Gastritis oder bei perforiertem, gedecktem oder übernähtem, nicht ausgeheiltem Geschwür.

Diese Beurteilung ergibt sich dadurch, daß es sich bei der massiven Blutung um eine arterielle Blutung handelt, die stets mit hoher Lebensgefahr verbunden ist, die leicht zu Kreislaufstörungen, Kreislaufversagen und zum Kollaps führen kann. Diese Zustände treten allerdings niemals ohne Vorzeichen und niemals so plötzlich auf, daß ein Fahrer nicht doch noch Maßnahmen zur Gefahrenabwehr ergreifen könnte. Insofern erscheint es auch nicht gerechtfertigt, den Eignungsausschluß in diesen Fällen grundsätzlich für alle Kraftfahrzeugklassen anzunehmen. Lediglich in besonders schweren Fällen nach lebensbedrohlicher Blutung muß die Gefahr für die oben bezeichneten Fahrzeugklassen als nicht mehr tragbar angesehen werden.

Für die Leberzirrhose muß man ferner beachten, daß es sich um eine ausgesprochen chronisch verlaufende Erkrankung handelt. Sie kann jahrelang oder jahrzehntelang ohne nennenswerte Beschwerden (Stadium der Kompensation) bestehen. Zielbewußte Maßnahmen im kompensierten Frühstadium können die Krankheit so günstig beeinflussen, daß die Dekompensation nicht eintritt. Diese Fälle sind darum für die Beurteilung der Kraftfahreignung relativ bedeutungslos.

Treten allerdings im Zusammenhang mit der Erkrankung durch Stauungen im Pfortadergebiet stärkergradige Ösophagusvarizen auf, so ergibt sich damit die Gefahr der Blutung und bei ungünstigem Verlauf die Gefahr der Kreislaufschwäche und der Kollapsneigung.

Begutachtungsgrundsätze

1. Zum Führen von Kraftfahrzeugen der Klasse 2 und zum Führen von Fahrzeugen, die der Fahrgastbeförderung gemäß § 15d StVZO dienen, ist ungeeignet, wer: unter einem akuten peptischen Geschwür an Magen und Zwölffingerdarm oder anderen ulzerösen Schleimhautveränderungen leidet, wenn nach massiver lebensbedrohlicher Blutung die Blutungsgefahr nicht beseitigt ist.

Eine Gefahrenlage, die die Eignung zum Führen von Kraftfahrzeugen der Klasse 2 und zum Führen von Fahrzeugen, die der Fahrgastbeförderung gemäß § 15d StVZO dienen, ausschließt, kann sich auch ergeben bei fortdauernder Sickerblutung eines Geschwürs, bei einer Karzinomblutung, bei Blutung infolge erosiver Gastritis oder bei perforiertem, gedecktem oder übernähtem, nicht ausgeheiltem Geschwür.

Die Eignung zum Führen von Kraftfahrzeugen der Klassen 1, 3, 4 und 5 ist bei einem peptischen Geschwür an Magen und Zwölffingerdarm und anderen ulzerösen Schleimhautveränderungen ausgeschlossen, wenn besondere Umstände (niedriger Hämoglobingehalt des Blutes, reduzierter Allgemeinzustand) die Leistungsfähigkeit erheblich beeinträchtigen. Die Eignung zum Führen von Kraftfahrzeugen aller Klassen ist ausgeschlossen, wenn es bei postoperativen Zuständen unter bestimmten Bedingungen zu plötzlich auftretenden psychophysischen Schwächezuständen, Kollapsneigung, Bewußtseinstrübungen kommt.

2. Wer bei einer Leberzirrhose (aber auch ohne Leberzirrhose) unter hochgradigen Ösophagusvarizen leidet oder schon eine Ösophagusvarizenblutung durchgemacht hat, oder bei wem eine portokavale bzw. portorenale oder portosplenale Anastomose besteht, ist zum Führen von Kraftfahrzeugen der Klasse 2 und zum Führen von Fahrzeugen, die der Fahrgastbeförderung gemäß § 15d StVZO dienen, ungeeignet.

Zum Führen von Kraftfahrzeugen der Klassen 1, 3, 4 und 5 ist bei Leberzirrhose mit einer der obengenannten Komplikationen oder im dekompensierten Stadium nur geeignet, wer durch ein fachärztliches Gutachten nachweist, daß bei ihm durch besondere Umstände die Gefahr eines akuten bedrohlichen Zwischenfalls nicht hoch einzuschätzen ist.
Es müssen entsprechende Kontrolluntersuchungen in mindestens jährlichen Abständen durchgeführt werden. Je nach den Umständen, die sich aus der weiteren Entwicklung des Leidens ergeben, müssen auch fachärztlich internistische Zusatzuntersuchungen vorgenommen werden.
Eine kompensierte Leberzirrhose ohne die oben aufgeführten Komplikationen schließt die Eignung zum Führen von Kraftfahrzeugen nicht aus.

6.3.7 Erkrankungen der Niere

Das Risiko

Auch Nierenerkrankungen dürften im Zusammenhang mit dem Unfallgeschehen keine große Rolle spielen. Dennoch gilt die fortgeschrittene Niereninsuffizienz mit urämischen Symptomen als ein eignungsausschließender Mangel (Peukert u. Nieschke 1963), da man beim Vorliegen gerade dieser Voraussetzungen auch mit erheblichen zerebralen Ausfallerscheinungen rechnen muß.
Die Problematik hat in den letzten Jahren durch die Möglichkeit der Hämodialyse (Thomas 1978) und der Nierentransplantation besondere Akzente erhalten. Die Diskussion wird sich fortsetzen. Im allgemeinen wird man davon ausgehen können, daß die geglückte Transplantation für den Betroffenen auch im Hinblick auf seine Kraftfahreignung eine günstigere Situation schafft als das Erfordernis zur Hämodialyse. Ausschlaggebend für die Beurteilung ist heute das Maß für die Funktionsstörung der Niere. Allerdings ist noch ungeklärt, welche Indikatoren hierfür maßgebend sein sollen. Zur Zeit läßt sie sich am besten durch den Serumkreatininwert kontrollieren.

Die Problemlage

Das Gutachten „Krankheit und Kraftverkehr" ist noch in seiner neuesten Auflage 1979 bei Nierenerkrankungen von einer Einteilung in 3 Stadien ausgegangen, und zwar von Kranken mit einem mittleren Serumkreatininwert bis 7 mg%, zwischen 7 mg% bis 15 mg% und Erkrankten mit mehr als 15 mg%. Hierzu haben sich zwar durch die nephrologische Forschung keine grundsätzlich neuen Aspekte, aber doch gewisse Modifikationen bei der Projektion des Eignungsurteils auf die 3 genannten Stadien ergeben. Dabei war zu beachten, daß der Zustand der Patienten tatsächlich nicht allein von der Höhe des Kreatininwertes abhängt und daß unter Umständen auch ein über 15 mg% liegender Kreatininwert, insbesondere wenn dieser Grenzwert nicht ständig erheblich überschritten wird, im Zusammenhang mit der Kraftfahreignung toleriert werden kann.

Die Erfahrung mit der Begutachtung dieser Fälle hat gezeigt, daß in die Begutachtung unter allen Umständen mit der Dialyse vertraute und erfahrene Fachärzte betraut oder doch zumindest zugezogen werden sollten.

Begutachtungsgrundsätze

1. Wer unter einer Niereninsuffizienz mit einem mittleren Serumkreatininwert von 15 mg% und mehr leidet, ist in der Regel zum Führen von Kraftfahrzeugen aller Klassen ungeeignet. Zur Prüfung der Fahrtüchtigkeit ist eine obligatorische klinische Beurteilung, zweckmäßigerweise durch einen Nephrologen, notwendig.
2. Wer unter einer Niereninsuffizienz mit einem mittleren Serumkreatininwert von mehr als 7 mg%, jedoch unter 15 mg% leidet und in ständiger Hämodialysebehandlung steht, ist zum Führen von Kraftfahrzeugen der Klasse 2 und zum Führen von Fahrzeugen, die der Fahrgastbeförderung gemäß § 15d StVZO dienen, ungeeignet.

Im übrigen kann die Eignung zum Führen von Kraftfahrzeugen aller Klassen auch bei Serumkreatininwerten unter 15 mg% bei komplizierenden Begleiterkrankungen (Hypertonie, schwere Elektrolytwasserstoffwechselstörungen, Polyneuropathie, Perikarditis, Herzrhythmusstörungen, Osteopathie etc.) ausgeschlossen sein. Die Beurteilung ergibt sich aus den Grundsätzen für die entsprechenden Erkrankungen je nach Lage des Einzelfalles.
Ansonsten ist die Eignung zum Führen von Kraftfahrzeugen der Klassen 1, 3, 4 und 5 bei Niereninsuffizienz mit Serumkreatininwerten unter 15 mg% bedingt gegeben. Sie setzt die regelmäßige ärztliche Kontrolle durch einen Facharzt für Innere Medizin oder den Nephrologen eines Dialysezentrums voraus. Sie ist im allgemeinen positiv zu beurteilen, außer wenn sich bei einer medizinisch-psychologischen Untersuchung eine die Verkehrssicherheit beeinträchtigende psychophysische Leistungsschwäche zeigt. Nierenkranke mit Serumkreatininwerten unter 7 mg% können jedes Kraftfahrzeug fahren, sofern nicht besondere Umstände, wie z.B. Schmerzzustände bei obstruktiver Uropathie oder die bereits erwähnten Komplikationen, die Leistungsfähigkeit herabsetzen.

6.3.8 Erkrankungen des Blutes

Das Risiko

Erkrankungen des Blutes werden im Zusammenhang mit der Erörterung der medizinischen Eignungsfrage in der Literatur kaum genannt und im Zusammenhang mit der Erfassung von Unfallursachen überhaupt nicht beschrieben. Dennoch kann als gesichert angesehen werden, daß diese Erkrankungen bei entsprechender Ausprägung zu jenen Mängelzuständen zu rechnen sind, bei denen mit einer Verminderung der Reaktionsfähigkeit, mit schneller Ermüdbarkeit und Erschöpfbarkeit und herabgesetzter Aufmerksamkeit zu rechnen ist. Sie schränken demnach auch die Kraftfahreignung ein und erzwingen — wenn sie bekannt werden — zumindest eine Beschränkung auf bestimmte Fahrzeugtypen oder Fahrzeugklassen (Peukert u. Nieschke 1963).
Es zeigt sich gerade im Zusammenhang mit diesen Erkrankungen, daß die Maßnahmen zur Unfallaufklärung bei weitem nicht ausreichen, um die Dunkelziffer zu erhellen. Vorfahrtverletzung, Abkommen von der Fahrbahn (bei weitergehenden Ermittlungen u.U. zu erklären durch Einschlafen am Steuer) oder Auf-

fahren (durch Unaufmerksamkeit, zu spätes Reagieren) sind amtliche Unfallursachen. Aber durch Erkrankungen des Blutes bedingte vermehrte Erschöpfbarkeit, Konzentrations- und Spannkraftschwäche sowie Reaktionsleistungsverlust sind selbst in der verkehrsmedizinischen Literatur bis heute kaum beschrieben. Unfälle durch Hirnblutungen wurden bekannt, aber es wurde wohl selten geprüft, ob solche Zwischenfälle mit Bluterkrankungen zusammenhängen.

Ohne Aufklärung und ohne Maßnahmen dürften Dunkelziffer und Gefahren zunehmen: Immer mehr Frauen erwerben eine Fahrerlaubnis. Gerade bei ihnen sind aber Eisenmangelanämien häufig. Sie bleiben auch heute noch oft und lange Zeit unerkannt.

Die verbesserte moderne Therapie führte zur Lebensverlängerung bei an sich tödlich verlaufenden Bluterkrankungen. Demgegenüber werden diese Kranken auch ihr Kraftfahrzeug länger, aber in zunehmend leistungsgeschwächtem Zustand benutzen.

Auch die Zahl der Verkehrsteilnehmer, die unter Dauerbehandlung mit blutgerinnungshemmenden Arzneimitteln stehen, nimmt zu. Somit wächst auch das Risiko im motorisierten Straßenverkehr, speziell für diesen Erkrankungskreis.

Bei einer Erkrankung des Blutes oder auch der blutbildenden Systeme ergibt sich die Gefährdung für die Verkehrssicherheit durch Art und Schwere des Leidens; so z.B. entweder aus der Möglichkeit des Auftretens bedrohlicher Thrombosen, Embolien sowie Blutungen, z.B. im Bereich des Gehirns, des Magen-Darm-Traktes oder der Mesenterialgefäße bei der Polyzythämie oder Blutungen in tieferen Gewebsschichten bzw. Gelenkblutungen bei der Hämophilie oder v. Willebrand-Jürgens-Erkrankung oder aus der unter Umständen schweren Beeinträchtigung des körperlich-geistigen Allgemeinzustandes, vor allem durch gesteigerte Ermüdbarkeit, durch Konzentrationsschwäche, Spannkraftverlust und der Einschlafgefahr beim Führen eines Kraftfahrzeugs.

Die Problemlage

Die beiden vorstehend geschilderten Gefahrenmomente hängen stark von der Schwere der Erkrankung ab, bzw. davon, ob es sich bei einem unter Umständen bösartigen Leiden um das Anfangs- oder Endstadium handelt. Die Gefahrenlage ergibt sich also nicht schon ohne weiteres mit der diagnostischen Sicherung der Krankheit. Dieser Hinweis ist bei der Begutachtung natürlich nicht nur im Zusammenhang mit Erkrankungen des Blutes zu beachten. Darum sind aber bei allen Bluterkrankungen, die nicht lediglich der ärztlichen Behandlung bis zur völligen Genesung zugeführt werden können, regelmäßige Kontrolluntersuchungen vorzusehen.

Eine strenge Anforderung für bestimmte Fahrzeugklassen (Klasse 2, Fahrzeug zur Fahrgastbeförderung gemäß § 15d StVZO) ergibt sich dadurch, daß die Belastungen durch den Zwang zum Führen von Kraftfahrzeugen bei Tag und Nacht über längere Fahrtstrecken höher sind und daß damit durch Förderung der Komplikationsmöglichkeiten das Risiko steigt oder auch damit, daß Belastungen mit besonderer Verantwortung (Fahrgästen) einem Menschen nicht mehr zugemutet werden sollten, wenn eine schwere Erkrankung seine Leistungsfähigkeit beeinträchtigt. Mit erheblichen Beeinträchtigungen, zumindest durch Allgemeinschwäche oder unvorhersehbare Kollapsneigungen und Bewußtseinstrübungen, muß man aber in jedem Falle bei all den Krankheitsformen rechnen, die aus ärztlicher Sicht das Führen eines Kraftfahrzeugs der Klasse 2 oder das Führen eines Fahrzeugs, das der Fahrgastbeförderung gemäß § 15d StVZO dient, als ausgeschlossen erscheinen lassen.

Begutachtungsgrundsätze

> Wer an einer Hämophilie oder anderen hämophilie-ähnlichen Erkrankungen (z. B. v. Willebrand-Jürgens-Erkrankung), Thrombozytopenie, Polyzythämie, Leukämie, Lymphogranulomatose oder lymphoretikulären Erkrankungen, Plasmozytom, schweren Anämien (Hb unter 10 g%), z. B. aplastischen Anämien, hämolytischen Anämien und anderen leidet, ist zum Führen von Kraftfahrzeugen der Klasse 2 oder zum Führen von Kraftfahrzeugen, die der Fahrgastbeförderung gemäß § 15d StVZO dienen, ungeeignet. Für die Fahrzeugklassen 1, 3, 4 und 5 liegt bei den genannten Erkrankungen eine bedingte Eignung vor.
> Regelmäßige fachärztliche Kontrollen des Krankheitszustandes sind erforderlich.

Eine zeitlich begrenzte, bedingte Eignung für Kraftfahrzeuge der Klassen 1, 3, 4 und 5 mit der Auflage zur regelmäßigen Nachuntersuchung liegt vor bei Fahrerlaubnisinhabern oder Fahrerlaubnisbewerbern, die an Anämien vom Typ der Eisenmangelanämie, B_{12}-Mangelanämie, familiären Kugelzellenanämie (hämolytischer Ikterus) oder Thalassämie leiden.
Personen, die mit Antikoagulanzien behandelt werden, sind zum Führen von Kraftfahrzeugen der Klasse 2 oder zum Führen von Kraftfahrzeugen, die der Fahrgastbeförderung gemäß § 15d StVZO dienen, bedingt geeignet, wenn regelmäßige Kontrolluntersuchungen (Prothrombinzeitbestimmung einmal im Monat) stattfinden. Für die übrigen Fahrzeugklassen besteht keine Einschränkung.
Lymphogranulomatose oder andere lymphoretikuläre Erkrankungen, Leukämie und Plasmozytom schließen die Eignung zum Führen von Kraftfahrzeugen der Klassen 1, 3, 4 und 5 aus, wenn sich der Allgemeinzustand verschlechtert und dadurch die psychophysische Leistungsfähigkeit unter das erforderliche Maß herabgesetzt wird. Dies trifft sinngemäß auch zu bei Fahrerlaubnisinhabern oder Fahrerlaubnisbewerbern, die unter Thrombozytopenie, Polyzythämie, aplastischer Anämie, sideroachrestischer Anämie und therapieresistenter hämolytischer Anämie leiden. Die Eisenmangelanämie, die B_{12}-Mangelanämie und schwere symptomatische Anämien können die Kraftfahreignung vorübergehend einschränken oder sogar ausschließen. Sie bedürfen der Behandlung bzw. der Beseitigung des Grundleidens. Wenn klinische Heilung eintritt, ist die Kraftfahreignung wieder voll gegeben (zu beachten sind Störungen des Nervensystems im Zusammenhang mit der B_{12}-Mangelanämie).
Die fachärztlichen Kontrolluntersuchungen sollten je nach den Umständen des Einzelfalls in der Regel in folgenden Zeitabständen vorgenommen werden bei:
Leukämie ½–1 Jahr,
Lymphogranulomatose oder anderen lymphoretikulären Erkrankungen ½–1 Jahr,
Plasmozytom ½–1 Jahr,
Hämophilie 1–2 Jahre,
Thrombozytopenie ½–1 Jahr,
sonstigen Blutungsübeln 2–3 Jahre,
Polyzythämie 2 Jahre und bei aplastischen Anämien (und sonstigen Knochenmarksinsuffizienzen), sideroachrestischer Anämie, therapieresistenter hämolytischer Anämie 1 Jahr.

6.3.9 Schwerhörigkeit und Gehörlosigkeit — Störungen des Gleichgewichts

Das Risiko

Schwerhörigkeit und Gehörlosigkeit haben sich im allgemeinen als gut kompensierbare Sinnesdefekte im Rahmen der Leistungen, die das Führen eines Kraftfahrzeugs erfordert, herausgestellt. Die Vorschriften über die körperlichen Mindestanforderungen bei Erteilung einer Fahrerlaubnis vom 3. 10. 1910 verlangten von einem Fahrerlaubnisbewerber, daß bei ihm keine Hörstörungen bestehen.

Unter dem Druck zunehmender empirischer Erkenntnisse kam es zu einem Wandel der Ansichten über die Bedeutung des Hörvermögens für die Straßenverkehrssicherheit. Die Auffassungen über die Anforderungen an das Hörvermögen machten im Vergleich zu den Anforderungen an das Sehvermögen eine wechselhafte und schließlich gegenteilige Entwicklung durch (Birnmeyer 1979). Sie ist zwar noch nicht abgeschlossen, doch führte sie zu derart liberalen Regelungen, daß die noch gegebenen einschränkenden Bedingungen für Gehörlose in der Praxis schon fast keine Rolle mehr spielen.

Ursprünglich schien die Verknüpfung zwischen einem intakten Gehör und dem sicheren Führen eines Kraftfahrzeugs unbezweifelbar. Ein gehörloser oder auch hochgradig schwerhöriger Kraftfahrer kann die akustischen Warnsignale anderer Fahrer oder die Signale der Notfallfahrzeuge nicht wahrnehmen. Er ist auch nicht in der Lage, abnorme Geräusche im oder am eigenen Fahrzeug, die unter Umständen das Nahen einer drohenden Gefahr ankündigen, rechtzeitig zu erfassen. Diese Leistung wurde für unabdingbar gehalten. Die Realerfahrung hat aber die Einschätzung der sich aus dem Mangel ergebenden Gefahren gründlich widerlegt, so daß seit 1953 sogar die Straßenverkehrszulassungsordnung ausdrücklich Bezug nimmt auf die Möglichkeit, daß Gehörlose ein Kraftfahrzeug fahren können. Gehörlosenmotorclubs und alljährlich wiederholte Sportveranstaltungen gehörloser Kraftfahrzeughalter haben unter anderem zu der empirisch gesicherten Erfahrung geführt, daß die Gefahren weit überschätzt wurden. Becker (1953) wies schon darauf hin, daß Gehörlosen in zahlreichen Ländern unbeanstandet eine Fahrerlaubnis erteilt wird. Ausschlaggebend für den liberalisierenden Trend war schließlich eine statistische Studie, die im Staate Pennsylvanien durchgeführt wurde. Dort kamen auf 3 Mill. Kraftfahrer 3000 Gehörlose, von denen nienals einer einen Unfall mit Todesfolge verursachte. Es wird geschätzt, daß der Anteil der Gehörlosen an Verkehrsunfällen nur 0,14% gegenüber 3,9% bei gehörgesunden Kraftfahrern ausmacht. Diese positiven Daten konnten auch nicht erschüttert werden durch die mehr als 25 Jahre später vorgenommenen Untersuchungen von Coppin u. Pick (1965), aus denen sich ergab, daß gehörlose Kraftfahrzeugführer ohne Unterscheidung nach erworbener oder angeborener Taubheit 1,78 mal mehr Unfälle und 1,26mal mehr Verkehrsübertretungen verursacht haben als Normalhörende und daß männliche Gehörlose 1,8mal mehr Unfälle als gehörlose weibliche Verkehrsteilnehmer verzeichneten (Angaben nach Birnmeyer 1979).

Wüthrich (1970) fand schließlich keine statistisch signifikanten Unterschiede zwischen normalhörenden und gehörlosen Fahrern. Es scheint, daß sich die Differenzen der statistischen Erhebungen aus der unterschiedlichen Sorgfalt bei der Erfassung des Datengrundmaterials ergeben. Die besonders gut organisierte Verkehrsüberwachung in Kalifornien könnte die zuverlässigeren Ergebnisse geliefert haben. Dem entsprechen auch die statistischen Untersuchungen im Kanton Zürich. Hier wurden nachweisbar Gehörlosen erstmalig 1948 versuchsweise Bewilligungen zum Führen eines Kraftfahrzeugs erteilt. In der Zeit von 1958-1969 erhielten rund 320 Personen mit Gehörlosigkeit oder hochgradiger Schwerhörigkeit eine Fahrerlaubnis. Am 31. 3. 1969 waren 151 Gehörlose im

Kanton Zürich im Besitz einer gültigen Fahrerlaubnis. Überprüft werden konnte aus formalen Gründen aber lediglich eine Gruppe von 102 Gehörlosen, die einer Vergleichsgruppe Normalhörender gleichen Geschlechts, gleichen Alters, Berufs- und gleicher Fahrpraxis gegenübergestellt wurde. Die Analyse ergab einen Belastungsquotienten bei Männern und Frauen für Übertretungen von 0,77 bei Hörenden und 0,56 bei Gehörlosen. Für Unfälle bei Männern und Frauen einen Quotienten von 0,29 bei Hörenden und 0,38 bei Gehörlosen. Das Ergebnis entspricht also eher dem aus den kalifornischen Untersuchungen als den älteren Analysen aus Pennsylvanien.

Es dürfte sich lohnen, das Problem der Gehörlosigkeit im motorisierten Straßenverkehr noch einmal statistisch genauer zu analysieren, zumal sich mit den Untersuchungen Wüthrichs (1970) andeutet, daß Gehörlose oder Schwerhörige offenbar ihre Fahrzeuge nach den Vorschriften angemessener lenken, so daß sie möglicherweise vorsichtiger und zurückhaltender fahren, dennoch aber häufiger an Unfällen beteiligt sind. Da das Ergebnis der Untersuchungen aber nicht signifikant ist, würde eine solche Interpretation ohne Überprüfung zu weit gehen. Immerhin haben die Untersuchungen aber gezeigt, daß heute nicht ohne weiteres mehr davon gesprochen werden kann, daß Gehörlosigkeit als Ursache eines Unfalls noch niemals festgestellt worden sei (Zangemeister 1960).

Die Problemlage

Es ist richtig, daß die Auswirkungen der Gehörlosigkeit für einen Kraftfahrer sehr unterschiedlich zu beurteilen sind, je nachdem, ob es sich um einen angeborenen, früh oder spät erworbenen Schaden handelt und je nachdem, welches Grundleiden vorliegt und ob die Erkrankung unter Umständen selbständige Auswirkungen neben der Gehörlosigkeit hat. Von Bedeutung ist schließlich in gewisser Weise auch noch der allgemeine Gesundheitszustand des Betroffenen und die Leistungsfähigkeit anderer Sinnesorgane. Damit wird die Untersuchungsforderung begründet (Kunz 1953; Koch 1957; Lewrenz 1960; Zangemeister 1960; Lessing 1963; Lorenz 1968; Jatho 1973).

Lückenhaft ist immer noch die Bearbeitung der Frage, wie vom Gehörlosen tatsächlich der Ausfall des Gehörs auf dem praktischen Lebens- und Leistungsfeld des motorisierten Straßenverkehrs kompensiert wird. So hat man schon früh darauf hingewiesen, daß es sich nicht nur um eine einfache psychologische Ein- und Umstellfunktion handeln kann, sondern um eine „vitale" Leistung. Die Untersuchungen, die Lessing (1957) hierzu an 32 gehörlosen Kraftfahrern durchführte, zeigte eindrucksvoll, daß die Kompensation vor allem über das optische System geleistet wird und daß es sich dabei nicht um eine einfache Änderung der Aufmerksamkeitseinstellung handeln kann. Dieses Ergebnis aus einem Vergleichsgruppentest wurde bestätigt durch die tachistoskopische Untersuchung 60 gehörloser Kraftfahrer (Lewrenz 1960). Es zeigte sich eindeutig, daß die Leistung Gehörloser im optisch sensorischen Bereich erheblich über einer Vergleichsgruppe Gehörgesunder lag. Die Gehörlosen erfaßten auch randständige Bildinhalte besser als Gehörgesunde, und zwar selbst bei sehr kurzen Projektionszeiten (1/30 Sekunde), die einen sukzessiven Orientierungsablauf nicht mehr zuließen. Diese bessere Leistung ist auch nicht durch eine erhöhte sensorische Wachheit des Gehörlosen im optischen Bereich erklärbar, sondern durch seine Sprachferne und besonders gegenstandsnahe Orientierungs- und Erlebnisweise.

Schäden am Hörorgan äußern sich aber nicht nur in Gehörlosigkeit und sind darum auch nicht in jedem Falle als relativ gefahrlos anzusehen. Es besteht Einigkeit darüber, daß bestimmte Erkrankungen des Organs, die mit anfallsweise auftretenden Schwindelzuständen einhergehen, auch praktisch wie hirnorganische Anfälle zu beurteilen sind (Becker 1953; Ganter 1959; Zangemeister 1960; Wüthrich 1970; Jatho 1973).

Im Zusammenhang mit der Beurteilung labyrinthärer Erkrankungen hat die Praxis eine Zeitlang dazu geführt, daß man bei kalorischer Untererregbarkeit des Labyrinths insbesondere die Eignung zum Führen von einspurigen Fahrzeugen für ausgeschlossen hielt. Auch hier zeigte sich, daß logische Ableitungen aus pathophysiologischen Gegebenheiten mit empirisch gesicherten Erfahrungen nicht zur Deckung zu bringen waren und daß man sich in diesem Zusammenhang zur Kompensationsfrage Gedanken machen mußte. Man hat auch übersehen, daß sich selbst bei komplizierten Gleichgewichtsexperimenten ergeben hatte, daß die Auswirkungen der vestibulären Untererregbarkeit auf die Gleichgewichtsanforderungen tatsächlich gering sind. Hieraus war zu schließen, daß die Gleichgewichtsfunktion eine komplexe Leistung ist, bei der die Tiefensensibilität fast entscheidender mitspielt als der N.vestibularis. Das vestibulo-optokinetische System ist die Grundlage des Körpergleichgewichts. Der Verlust der Gleichgewichtsfunktionen wird dadurch völlig kompensiert, so daß Abweichungen nur unter wirklichkeitsfremden, künstlichen Bedingungen aufzudecken sind (z.B. auf dem Wackelbrett). Die Leistung von solchen kompensierenden Funktionssystemen lassen sich nicht nach physikalischen oder physiologischen Kausalbeziehungen allein beurteilen, sondern die Emotionalität und Intentionalität der gesamten tätigen Persönlichkeit fließt wie in andere auch in diese psychophysische Leistung ein (Lewrenz 1960).

Dennoch gilt, daß eine besondere Gefahrenlage entsteht bei Störungen des Gleichgewichts, die spontan oder unter besonderen Belastungen (Provokationen) auftreten. Sie führen mit oder ohne Schwindelsymptome zu Störungen der Orientierung über die Körperstellung bzw. Körperlage im Raum oder zu groben Störungen der Richtungskontrolle für Fremd- und Eigenbewegungen. Solche Orientierungsschwächen können bei bestimmten Leiden, die häufig oder gelegentlich mit Schwindelerscheinungen verbunden sind (Menière-Krankheit, chronische Otitiden mit Labyrinthfisteln, Labyrinthlues etc.), jederzeit und für den Kranken unvorhersehbar auftreten. Es entstehen also Gefahren, die denen entsprechen, wie sie bei Erkrankungen mit plötzlich auftretenden Bewußtseinsstörungen vorkommen.

Fehlen bei Störungen des Gleichgewichtssinnes subjektive Erscheinungen oder Provokationssymptome, so verringert sich allerdings die Gefahr ganz erheblich. Die Beurteilung wird unter Berücksichtigung der gesamten Sachlage nur im Einzelfall erfolgen können.

Bei Bewerbern um die Fahrerlaubnis der Klasse 2 sollte die vollständige Beherrschung von Fahrzeugen der Erlaubnisklasse 3 und Verkehrserfahrung vorausgesetzt werden. Man muß davon ausgehen, daß Bewerber um die Fahrerlaubnisklasse 2 Berufskraftfahrer werden wollen, daß sie sich durch Tages- und Nachtfahrten vielen Gefahren aussetzen, daß die Kontrolle über einen störungsfreien Lauf der Maschine zumindest eingeschränkt ist und daß wegen all dieser Gründe die speziellen Kompensationsleistungen zur sicheren Teilnahme am motorisierten Straßenverkehr über die Einstellung des optischen Systems voll entwickelt sein sollte, bevor die Bewerber diese Belastungen übernehmen.

Im übrigen ergeben sich bei der Gehörlosigkeit oder hochgradigen Schwerhörigkeit für die Fahrerlaubnisklassen 1, 3, 4 und 5 keine besonderen Gefahrenlagen, wenn nicht weitere erhebliche Einschränkungen der Sinnestätigkeit oder grobe intellektuelle Schwächen die gesamte Leistungs- und Belastungsfähigkeit eines Fahrerlaubnisinhabers oder Fahrerlaubnisbewerbers unter das erforderliche Maß herabsetzen.

Begutachtungsgrundsätze
Wer unter ständigen oder anfallsweise auftretenden Störungen des Gleichgewichts leidet, ist zum Führen von Kraftfahrzeugen aller Klassen ungeeignet.
Fehlen subjektive Erscheinungen oder spontane bzw. Provokationssymptome, die auf das Vorliegen solcher Erscheinungen schließen lassen, so bedeuten positive Befunde bei der experimentellen Prüfung (rotatorische und kalorische Vestibularisprüfungen) zumindest eine Störung des Gleichgewichts unter erschwerten Bedingungen (Fahren einspuriger Kraftfahrzeuge!).
Wer unter beidseitiger Gehörlosigkeit oder hochgradiger Schwerhörigkeit leidet, ist zum Führen von Kraftfahrzeugen, die der Fahrgastbeförderung gemäß § 15d StVZO dienen, ungeeignet.
Zum Führen von Kraftfahrzeugen der Klasse 2 ist bei beidseitiger Gehörlosigkeit oder hochgradiger Schwerhörigkeit nur geeignet, wer eine Bewährung in 3jähriger Fahrpraxis mit einem Kraftfahrzeug der Erlaubnisklasse 3 nachgewiesen hat.
Gehörlosigkeit einseitig oder beidseitig und ebenso hochgradige Schwerhörigkeit einseitig oder beidseitig ergeben eine Beeinträchtigung der Leistung beim Führen eines Kraftfahrzeugs, wenn gleichzeitig schwerwiegende Mängel, insbesondere Sehstörungen, Störungen des Gleichgewichts oder intellektueller Minderbegabung vorliegen.
Darum müssen bei Verdacht auf zusätzliche und komplizierende Mängel HNO-fachärztliche und medizinisch-psychologische Untersuchungen durchgeführt werden.

Hochgradige Schwerhörigkeit liegt dann vor, wenn Umgangssprache nur in einer Entfernung von weniger als 1 m gehört wird.

6.3.10 Frauenleiden

In diesem und im folgenden Kapitel wird auf die Gliederung in Risiko, Problemlage und Begutachtungsgrundsätze verzichtet.
Über den Zusammenhang spezifischer Frauenerkrankungen mit Straßenverkehrsunfällen wurden keine statistischen Untersuchungen angestellt. Es gibt, wie für andere Bereiche, auch hier nur allgemeine Ableitungen aus Krankheitssymptomen, die zur Unfallursache werden können (Humke). In diesem Zusammenhang spielen Anämie und hypertone Reaktionslagen eine Rolle. Für den Zustand der *Schwangerschaft* wird auf bestimmte Stoffwechselkomplikationen hingewiesen (*Eklampsie*), die zu Bewußtseinsstörungen führen können. Wichtig erscheint auch der Hinweis, daß *Sehstörungen* im Zusammenhang mit diesen Schwangerschaftszwischenfällen auftreten können. Rechtlich umstritten sein dürften Empfehlungen, die eine Einschränkung der Kraftfahreignung in natürlichen Veränderungen der Körpermaße etwa vom 6. Schwangerschaftsmonat ab erkennen wollen (Dieke 1955, Heilmann 1971).
Heller hat 1978 auf die zyklisch bedingten Leistungsschwankungen gesunder Kraftfahrerinnen hingewiesen. Frauen mit pathologischem Schwangerschaftsverlauf sollten kein Kraftfahrzeug führen. Experimentell wurden von Schuster und anderen (1978) deutliche Leistungseinbußen bei gesunden Schwangeren im Vergleich zu nichtschwangeren Frauen nachgewiesen. Zumindest in den letzten 4–6 Wochen vor der Entbindung sollte ihnen vom Autofahren abgeraten werden.

6.3.11 Orthopädischer Bereich

Die Erkenntnisse der Orthopädie und ihre Forderungen zur Körperhaltung und Sitzgestaltung des Kraftfahrzeugführers werden in Kap. 13 behandelt. Bei dem Einfluß der Orthopädie auf die Einführung von Richtlinien zur Beurteilung körperbehinderter Kraftfahrer wurde von dem Grundsatz ausgegangen, daß man bei der Beurteilung körperbehinderter Kraftfahrer großzügig sein kann. Denn Körperbehinderte sind in der Regel zuverlässige Fahrer; nur wenige Körperbehinderungen schließen die Eignung zum Führen von Kraftfahrzeugen überhaupt aus. Pabei sind bei der Beurteilung allerdings Geschicklichkeit, Gewandtheit, Lebensalter, Intelligenz, Beruf und unter Umständen auch Fahrpraxis von Bedeutung (Jentschura 1958). An diesen Feststellungen hat sich auch in den folgenden Jahren kaum etwas geändert. Die Entwicklung der Richtlinien zur Beurteilung körperbehinderter Kraftfahrer wurden den modernen kraftfahrzeugtechnischen Gegebenheiten angepaßt (VdTÜV 1969). Es gibt bis heute keine Erkenntnisse, die dafür sprechen, daß Körperbehinderte, insbesondere bei Beachtung der genannten Richtlinien, überproportional an Straßenverkehrsunfällen beteiligt sind. Insofern haben die Untersuchungen von Witt (1960) auch heute noch ihre Gültigkeit. Seine statistische Analyse wies nach, daß Körperbehinderte mit nur 0,07% schuldhaft an Straßenverkehrsunfällen beteiligt sind. In diesem Zusammenhang wurde allerdings der Stellenwert der verschiedenen Körperbehinderungen nicht überzeugend geklärt. Auch Störig (1978) weist wie Hartmann (1978) darauf hin, daß Körperbehinderte keineswegs überdurchschnittlich häufig an Straßenverkehrsunfällen beteiligt sind. Detaillierte Beurteilungen der Körperbehinderungen finden sich in Kap. 11: „Extremitäten und Wirbelsäule" des Gutachtens „Krankheit und Kraftverkehr" (Lewrenz u. Friedel 1979) sowie in Kap. 13 in diesem Buch.

Literatur

Ander A (1957) Statistische Ursachen, Forschung und individuelle Ursachenfeststellung bei Straßenverkehrsunfällen. Zentralbl Verkehrssich 3

Bachmann K, Zerzawy R, Schebelle K (1978) Die kardiale Belastung des Kraftfahrers. Unfall Sicherheitsforsch Straßenverk, Heft 16

Bahner F (1977) Das Fahrvermögen Fettsüchtiger. Unfall Sicherheitsforsch Straßenverk, Heft 10

Barz J, Mattern R (1978) Der krankheitsbedingte Verkehrsunfall. Morphologische Befunde — Begutachtung. Unfall Sicherheitsforsch Straßenverk, Heft 16

Becker A (1953) Dürfen Schwerhörige einen Führerschein erhalten? Dtsch Med Wochenschr 48

Bertram F, Pannhorst R (1957) Mahnung an alle Insulin spritzenden Autofahrer. Diabetiker 7

Birnmeyer G (1979) Hören und Straßenverkehr. OEFF Gesundheitswes 41 (2)

Bohnenkamp H (1960) Die Frage der Fahrtauglichkeit bei Herz- und Kreislaufkranken. Hefte Unfallheilk 62

Broeker H (1980) Der Beitrag der Bestimmung von Antikonvulsiva im Serum zur Kraftfahrtauglichkeitsbeurteilung von Epileptikern. Z Aerztl Fortbild (Jena) 74 (23)

Buhtz G (1938) Der Verkehrsunfall. Enke, Stuttg.

Bundesgesundheitsamt (1971) Gutachten Sehvermögen und Kraftverkehr, Schriftenr Bundesmin Verkehr, Heft 48. Kirschbaum, Bonn-Bad Godesberg

Christian W (1977) EEG-Befund und Fahrtauglichkeit. Unfall Sicherheitsforsch Straßenverk, Heft 10

Dieke W (1955) Schwangerschaft, Frauenleiden und Fahrtauglichkeit. MMW 13

Dotzauer G, Naeve W (1979) Der Panoramawandel des akuten Koronartodes. Lebensversicherungsmedizin 8: 61–66

Dritte Verordnung zur Änderung straßenverkehrsrechtlicher Vorschriften Nr. 231, Vk Bl Heft 23, 1982

Durst W (1957) Über Probleme der Straßenverkehrssicherheit aus psychiatrischer und neurologischer Sicht. Med Klin 52

Ebel HA (1960) Physicians approach to traffic problems. Ciba-Symp 7

Ehrhardt H (1962) Neuropsychiatrische Probleme der Kraftfahreignung. Zentralbl Verkehrs Med, Verkehrs Psychol Angrenz Geb 8

Erste Richtlinie des Rates zur Einführung eines EG-Führerscheins. Amtsbl Europ Gemeinsch 31. 12. 1980, Nr. L 375/1
Faust C (1956) Fahrtauglichkeit bei Anfallsleiden (das klinische Bild der Dauerfolgen nach Hirnverletzung). Thieme, Stuttgart
Franke H, Walter J (1974) Interne Erkrankungen als Gefahrenquelle im Straßenverkehr. Arzt Auto 1
Friedel B (1981) Körperlich-geistige Eignung von Kraftfahrzeugführern im EG-Bereich. Unfall Sicherheitsforsch Straßenverk, Heft 31
Ganter H (1950) Mindestanforderung an das Hörvermögen der Kraftfahrer. Zentralbl Verkehrs Med Verkehrs Psychol Angrenz Geb 5
Gerritzen F (1956) Zuckerkrankheit und Verkehrsunfall. Zentralbl Verkehrs Med Verkehrs Psychol Angrenz Geb 3
Gretener A (1979) Das Karotissinus-Syndrom, eine seltene, in der Verkehrsmedizin verhängnisvolle Ursache von Synkopen. Praxis 68 (12)
Großjohann A (1957) Körperliche und geistige Eignung zum Führen von Kraftfahrzeugen bei Hirnverletzten. Thieme, Stuttgart
Großjohann A (1959) Der Süchtige in verkehrsmedizinischer Sicht. Aerztl Praxis 16/17
Halhuber MJ (1970) Einzelfragen zur Lebensordnung von Infarktpatienten. Ther Ggw 109
Halhuber MJ (1978) Der herz- und kreislaufkranke Kraftfahrer. Unfall Sicherheitsforsch Straßenverk, Heft 16
Halhuber MJ (1979a) Der Herz- und Kreislaufkranke als Kraftfahrer. Die Beurteilung des Risikos für Ihn und Andere. Arzt Auto 55 (4)
Halhuber MJ (1979b) Der Herz- und Kreislaufkranke als Kraftfahrer. Ther Ggw 118 (2)
Hampel B (1962) Änderungen des Intelligenzniveaus bei Führerscheinbewerbern und Fahrlehreranwärtern innerhalb der letzten 5 Jahre. Zentralbl Verkehrs Med Verkehrs Psychol Angrenz Geb 1
Hamster W, Schomerus H (1977) Latente portocavale Enzephalopathie und Fahreignung. Unfall Sicherheitsforsch Straßenverk, Heft 10
Hartmann H (1977) Der kranke Mensch am Steuer: Erfahrungen des GMI, Zürich, bei der Beurteilung der Fahrtauglichkeit. Unfall Sicherheitsforsch Straßenverk, Heft 10
Hartmann HP (1978) Der Invalide im Straßenverkehr. Unfall Sicherheitsforsch Straßenverk, Heft 16
Hartmann HP (1980) Der Kranke als Fahrzeuglenker. Springer, Berlin Heidelberg New York
Haupt E, Petzoldt R, Schöffling K (1974) Verkehrsmedizinische Aspekte des diabetischen Spätsyndroms. Präventive und therapeutische Möglichkeiten. Arzt Auto 5
Hauptverband der gewerblichen Berufsgenossenschaften (1971/75) Berufsgenossenschaftliche Grundsätze für arbeitsmedizinische Vorsorgeuntersuchungen, Bonn
Heilmann L (1971) Verkehrsunfall und Schwangerschaft. Dtsch Gesundheitswes 26
Heinrich Ch (1977) Möglichkeiten und Grenzen der Fahreignungsdiagnostik aus psychologischer Sicht. Unfall Sicherheitsforsch Straßenverk, Heft 10
Heinz N, Scheppokat KD, Kalmar P (1970) Schrittmacherpatienten im Straßenverkehr. Hefte Unfallheilk 102
Heller L (1978) Leistungsschwankungen und Belastbarkeitsgrenzen bei Kraftfahrerinnen aus gynäkologischer Sicht. Unfall Sicherheitsforsch Straßenverk, Heft 16
Herner B (1966) Klinisch-psychologische Methodik zur Beurteilung der Eignung zum Führen von Kraftfahrzeugen. Zentralbl Verkehrs Med Verkehrs Psychol Angrenz Geb 11
Hess R, Egli M (1978) Die Fahrtauglichkeit Epilepsiekranker. Prax Schweiz Rundsch Med 67 (23)
Hippius H (1979) Psychiatrische Krankheiten und Fahrtauglichkeit. MMW 121 (41)
Hirschberger H, Donges E (1981) Sicherung des älteren und behinderten Kraftfahrers im Straßenverkehr. Verkehrsunfall 19:13-16, 31-35
Hoff H, Schindler R (1958) Prinzipien zur psychologischen und psychiatrischen Beurteilung der Verkehrsteilnehmer. Wien Klin Wochenschr 3
Hoffmann H (1957) Hoher Anteil der Herzkrankheiten unter den Berufskraftfahrern. Dtsch Med Wochenschr 52
Hoffmann H, Reigers W, Strubel H, Quednow H, Schneider H-J (1970) Kreislaufuntersuchungen bei Kraftfahrzeugführern unter variierten Fahrbedingungen. Zentralbl Verkehrs Med Verkehrs Psychol 3/4
Hoffmann H, Mayer H, Grandel M, Meier W (1971/72) Verkehrsmedizinische Untersuchungen zur Frage des Kreislaufverhaltens, der körperlichen und seelischen Belastungen von Kraftfahrzeugführern in verschiedenen Fahrzeugtypen auf Fernfahrt. Zentralbl Verkehrs Med Verkehrs Psychol Angrenz Geb 2 (1971), 1 (1972)
Holzbach R (1957) Die Bedeutung und Beurteilung epileptischer Kraftfahrer. Zentralbl Verkehrs Med Verkehrs Psychol Angrenz Geb 3
Hütker H (1951) Verkehrsunfälle als Folge epileptischer Zustände und ihre Bedeutung für den amtsärztlichen Gutachter. Amtsarztarbeit, Hamburg
Humke W (1968) Gynäkologie und Verkehrsmedizin. In: Wagner K, Wagner HJ (Hrsg) Handbuch der Verkehrsmedizin Springer, Berlin Heidelberg New York
Janz D (1958) Die Beurteilung der Kraftfahrfähigkeit vom nervenärztlichen Standpunkt aus. Oeff Gesundhetsd 5

Jatho K (1973) Hals-Nasen-Ohrenheilkunde und Straßenverkehrsmedizin. Zentralbl Verkehrs Med Verkehrs Psychol Luft Raumfahrt Med 1

Jentschura G (1958) Zur Beurteilung der Kraftfahrfähigkeit von Körperbehinderten. Oeff Gesundheitsd 5

Jung CG (1958) Nationalcharakter und Verkehrsverhalten. Zentralbl Verkehrs Med Verkehrs Psychol Angrenz Geb 4

Jung CG, Meyer-Mickeleit RW (1955) Das ärztliche Gutachten-Versicherungswesen, Bd 2. Barth München

Kalk K (1960) Gesundheitliche Störungen bei Kraftfahrern. Mitteilungsbl Inst Verkehrs Betriebssicherh TÜV Stuttgart eV 9

Kalmar P, Darup J, Wisotzky-Niedworok G (1979) Untersuchungen über die Fahrtüchtigkeit von Kunstklappenträgern im motorisierten Straßenverkehr. Unfall Sicherheitsforsch Straßenverk, Heft 21

Klein R (1959) Verkehrstüchtigkeit und Narkotika. Dtsch Z Gesamte Gerichtl Med 49

Klepzig H (1959) Mitralvitium und Führerschein. Dtsch Med Wochenschr 38

Koch J (1957) Können Schwerhörige und Gehörlose Kraftfahrzeuge führen? Bahnarzt 7

Koester H (1956) Süchtige und Delirante im Straßenverkehr. Zentralbl Verkehrs Med Verkehrs Psychol Angrenz Geb 5

Koester H (1962) Suchterkrankung und Verkehrsgefährdung. Aerztl Mitt 15

Koschlik G (1960) Epilepsie und Verkehrssicherheit. Bahnarzt 7

Krauland W (1978) Der plötzliche, natürliche Tod im Straßenverkehr. Z Rechtsmed 81 (1)

Krischek J (1961) Epilepsie und Kraftfahrtauglichkeit. Fortsch Med 79

Kunz W (1953) Der gehörlose Motorfahrzeugführer. Neue Taubstummenbl 7

Laves W, Bitzel F, Berger E (1956) Der Straßenverkehrsunfall. Enke, Stuttgart

Lessing G (1957) Versuche über das Reaktionsvermögen gehörloser Kraftfahrzeugführer im Straßenverkehr. Dtsch Gesundheitswes 28

Lessing G (1963) Erfahrungen mit gehörlosen Kraftfahrern aus verkehrsmedizinischer Sicht. Zentralbl Verkehrs Med Verkehrs Psychol 10

Lewrenz H (1969) Die Tauglichkeit zum Führen von Kraftfahrzeugen aus psychiatrisch-psychologischem Blickwinkel. Fortschr Med 5

Lewrenz H (1964) Die Eignung zum Führen von Kraftfahrzeugen. Enke, Stuttgart

Lewrenz H (1966) Der Mensch und sein Kraftfahrzeug als Problem für Ingenieur, Arzt und Psychologe. Mitteilungsbl Inst Verkehrs Betriebssicherh TÜV Stuttgart e V 16

Lewrenz H (1973) Krankheit und Kraftverkehr. Gutachten des Gemeinsamen Beirates für Verkehrsmedizin beim Bundesminister für Verkehr und beim Bundesminister für Jugend, Familie und Gesundheit. Kirschbaum, Bonn-Bad Godesberg

Lewrenz H (1979) Einfluß der psychologischen Leistungsfähigkeit der Verkehrsteilnehmer auf das Unfallgeschehen. Forschungsber Bundesanst Straßenwes Bereich Unfallforsch, Köln

Lewrenz H, Friedel B (1979) Krankheit und Kraftverkehr. Schriftenr Bundesmin Verkehr, Heft 57

Lorenz W (1968) Der gehörlose Kraftfahrer. Zentralbl Verkehrs Med Verkehrs Psychol 15

Lutz FU (1981) Experimentelle Untersuchung zu Fragen der Fahrtauglichkeit und Belastung Herzkreislaufkranker als Führer von Kraftfahrzeugen. Habilitationsschrift, Universität Frankfurt

Maag F (1977) Die Zulassungspraxis bei kranken Motorfahrzeuglenkern. Unfall Sicherheitsforsch Straßenverk Heft 10

Möllhoff G (1977) Zur verkehrsmedizinischen Begutachtung von Psychosen im Intervall. Unfall Sicherheitsforsch Straßenverk, Heft 10

Moll A (1978) Herzrhythmusstörungen und Verkehrstüchtigkeit. Arzt Auto 6

Mueller B (1937) Die Gefährdung der Verkehrsteilnehmer durch gesundheitlich ungeeignete Kraftfahrer im Rahmen der gegenwärtig gültigen Bestimmungen. MMW 8

Nittner K (1961) Bedeutung und Beurteilung cerebraler Krankheitsprozesse für das Verkehrsproblem. Zentralbl Verkehrs Med Verkehrs Psychol Angrenz Geb 1

Oberdisse K (1960) Fahrtauglichkeit bei Diabetikern, die Insulin verwenden. Zentralbl Verkehrs Med Verkehrs Psychol Angrenz Geb 2

Oberdisse K (1960) Fahrtauglichkeit bei Diabetikern, die Insulin verwenden. Hefte Unfallheilk 62

Ochmann A (1978) Fahrtauglichkeit und Diabetes. OEFF Gesundheitswes 40 (10)

Ott K (1952) Welche körperlichen und geistigen Mängel machen zum Führen von Kraftfahrzeugen untauglich? Med Klin 47

Pannhorst R (1963) Der Insulin-Diabetiker und seine Fahrtauglichkeit im Kraftverkehr. Dtsch Med J 14

Peter H (1960) Die psychiatrische Beurteilung von Motorfahrzeugführern. Haber, Bern Stuttgart

Petrides P (1977) Sozialmedizinische Probleme: Diabetes mellitus. In: Schwiegk H (Hrsg) Handbuch der inneren Medizin, Bd 7. Springer, Berlin Heidelberg New York

Petrides P (1979) Diskriminierung des Diabetikers in der Wohlstandsgesellschaft. Schweiz Rundsch Med Prax 68 (50)

Peukert E, Nieschke W (1963) Die Beurteilung der körperlichen und geistigen Eignung des Kraftfahrers. Enke, Stuttgart

Portius W (1978) Möglichkeiten und Grenzen der Kompensation von Leistungsmängeln und Schädel-Hirntraumen. Unfall Sicherheitsforsch Straßenverk, Heft 16

Prange H (1979) Probleme bei der Begutachtung psychiatrischer Patienten auf Fahreignung. Unfall Sicherheitsforsch Straßenverk, Heft 21

Preuschen G, Dupuis H (1969) Körperhaltung und Sitzgestaltung des Kraftfahrzeugführers. Ergonomics 12

Raestrup O (1977) Krampfleiden und Kraftfahreignung aus versicherungsmedizinischer Sicht. Unfall Sicherheitsforsch Straßenverk, Heft 10

Rauch HJ, Großjohann A (1965) Die verkehrsmedizinischen Belange der Fachärzte für Neurologie und Psychiatrie. Med Sachverständ 60

Redhardt R (1978) Psychiatrische Aspekte zur Fahrtauglichkeit bei endogenen Psychosen. Unfall Sicherheitsforsch Straßenverk, Heft 16

Pflug F, Babst R (1937) Kraftfahrzeugverkehr, 3. Aufl. Klasing, Berlin

Richtlinien für die Prüfung der körperlichen und geistigen Eignung von Fahrerlaubnisbewerbern und -inhabern (1982)

Ritter G, Ritzel G (1973) Untersuchungen zur Verkehrsdelinquenz von Epileptikern. Hefte Unfallheilk 114

Ritter G, Steinberg H (1979) Parkinsonismus und Fahrtauglichkeit. MMW 121 (41)

Schaefer HF (1958) Führerscheinerlaubnis bei Diabetikern. Aerztl Mitt 11

Schardt F (1977) Probleme der Verkehrstüchtigkeit aus internistischer Sicht und Kombinationswirkungen von Alkohol mit Medikamenten. Arzt Auto 2

Schmitt HP (1971) Die verkehrsmedizinische Bedeutung der Schrittmachertherapie. Z Allgemeinmed 47

Schmidt-Voigt J (1972) Herztod am Steuer. Arzt Auto 1

Schuster R, Ludwig O, Neubüser D, Schewe G, Tammi C (1978) Schwangerschaft und Verkehrstauglichkeit. Unfall Sicherheitsforsch Straßenverk, Heft 16

Seling A, Sykosch HJ (1970) Kritische Bemerkungen zur Fahrtüchtigkeit des Schrittmacherpatienten. Hefte Unfallheilk 102

Spann W (1979) Erkrankungen — Risikofaktor im Straßenverkehr. MMW 121 (41)

Stahlkopf A (1980) Apoplexie im Straßenverkehr. Arzt Auto 9

Straßenverkehrs-Zulassungs-Ordnung (StVZO) i. d. F. vom 15. 11. 1974 mit den Änderungen der VOen bis 3. 12. 1980

Störig E (1978) Über die Eignung von Körperbehinderten zum Führen von Kraftfahrzeugen aus orthopädischer Sicht. Unfall Sicherheitsforsch Straßenverk, Heft 16

Stucke F, Müller-Jensen W (1962) Dyskinetische Störungen und Kraftfahrtauglichkeit. Randzonen menschlichen Verhaltens. Enke, Stuttgart

Thomas C (1978) Zum Problem verkehrspsychologischer Kraftfahrtauglichkeitsuntersuchungen von Dialysepatienten. Dtsch Gesundheitswes 33

Tiwisina Th (1957) Zur Fahrtauglichkeit Hirnoperierter im modernen Straßenverkehr. Zentralbl Verkehrs Med Verkehrs Psychol Angrenz Geb 4

Unfallverhütungsbericht Straßenverkehr 1981. Deutscher Bundestag, 9. Wahlperiode. Drucksache 9/1246 vom 4. 1. 1982

UN-Wirtschaftskommission für Europa (ECE) (1965) Resolution über die Tauglichkeit der Fahrer. W/Trans-WP 20/180

VdTÜV Essen (1962) Die amtlich anerkannten medizinisch-psychologischen Untersuchungsstellen bei den Technischen Überwachungsvereinen. Werdegang und Arbeitsweise.

Vereinigung der Technischen Überwachungsvereine e V (1969) Sicherheitsmaßnahmen bei körperbehinderten Kraftfahrern. Essen

Verband öffentlicher Verkehrsbetriebe (1975) Richtlinien für die Feststellung der körperlichen Tauglichkeit von Bediensteten im Betriebsdienst. Einkaufs- und Wirtschaftsgesellschaft für Verkehrsbetriebe mbH (Beka), Hamburg, Zweigniederlassung Köln

Wahl P (1977) Juveniler Diabetes, Schwierigkeiten bei der Einstellung, Prognose. Unfall Sicherheitsforsch Straßenverk, Heft 10

Weltgesundheitsorganisation (WHO) (1956) Richtlinien für medizinische Untersuchung von Bewerbern um eine Kraftfahrerlaubnis. Genf

Witt AN (1960) Die Fahrerlaubnis Körpersehrter in orthopädischer Sicht. Hefte Unfallheilk 62

Wüthrich U (1970) Die Bewährung von gehörlosen Motorfahrzeuglenkern im Kanton Zürich. Zentralbl Verkehrs Med Verkehrs Psychol Angrenz Geb 1

Zangemeister HE (1960) Verkehrsmedizinische Fragen aus der Sicht des Otologen. Fortschr Med 13/14

7. Ophthalmologie und Verkehrsmedizin

B. Gramberg-Danielsen

7.1 Einleitung

Die Verkehrsophthalmologie ist bestrebt, die Sicherheit des Verkehrs zu Wasser, zu Lande und in der Luft durch eine Synopsis medizinisch-ophthalmologischer, lichttechnischer und rechtlicher Probleme zu erhöhen. Sie hat es sich zum Ziel gesetzt, möglichst vielen, wenn schon nicht allen Fahrerlaubnisbewerbern durch Optimierung ihrer optischen Funktionen die Zulassung zum bzw. den Fahrerlaubnisinhabern die weitere Teilnahme am motorisierten Verkehr zu ermöglichen. Dabei steht außer Frage, daß die Anforderungen an das Sehvermögen eines einzelnen Fahrers — in Grenzen — um so mehr gesenkt werden können, je höher das Niveau des durchschnittlichen Sehvermögens aller Verkehrsteilnehmer ist. Bei den Bemühungen, dieses Ziel zu erreichen, sind zwei Negativvarianten streng zu trennen:
a) besserungsfähige und
b) nicht-besserungsfähige.
Die besserungsfähigen (Refraktionsanomalien) sollten korrigiert werden. Sofern nicht-besserungsfähige in verkehrsrelevantem Umfang vorkommen (z. B. Farbenuntüchtigkeit, mangelhafte Dämmerungssehschärfe), sollte ihre Bedeutung durch Anpassung der Technik an den Menschen gemindert werden. Auf dem Gesetzes- oder Verordnungswege eingeführte Mindestanforderungen (Tauglichkeitsvorschriften) müssen stets den Unterschied zwischen beiden Varianten insoweit berücksichtigen, als zwar die Eigeninitiative zur möglichen Besserung verlangt werden kann, daß aber die nicht-besserungsfähigen Minderleistungen nur dann ein Ausschließungsgrund sein können, wenn deren konkrete Verkehrsgefährdung nachgewiesen ist; analog beispielsweise dem 0,8-Promille-Gesetz. Keinesfalls darf auf dem Wege über den „Durchschnitt des Dämmerungssehvermögens aller Kraftfahrer" unversehens eine Altersbeschränkung eingeführt werden, nimmt doch mit zunehmendem Alter, besonders ab 70 Jahren (Bittermann und Gramberg-Danielsen 1981), die Dämmerungssehschärfe ab, die Blendempfindlichkeit erheblich zu. Es hat sich aber dennoch bis heute nicht der Nachweis führen lassen, daß die Unfallhäufigkeit älterer Personen hierdurch höher wäre als die der jüngeren Verkehrsteilnehmer.

Rechtsophthalmologisch sind zwei Aspekte zu trennen, nämlich ob
a) einem Fahrerlaubnisbewerber die Fahrerlaubnis zu erteilen ist oder ob eine erteilte Fahrerlaubnis belassen werden kann und
b) ob ein Verkehrsunfall oder ein anderer objektiver Verstoß gegen die Vorschriften der Verkehrsordnungen durch nicht ausreichendes Sehvermögen eines Verkehrsteilnehmers verursacht oder verschuldet worden ist.

Der eine Aspekt (a) ist verwaltungsrechtlicher, der andere (b) zivil- oder strafrechtlicher Natur.

Die folgenden Ausführungen wenden sich in erster Linie an den Nicht-Ophthalmologen. Umfassendere Abhandlungen auch für Ophthalmologen finden sich bei Gramberg-Danielsen (1976) und Piper (1968), beide mit umfassenden Literaturzusammenstellungen, auf die hier verwiesen werden kann.

Die ausreichende oder unzureichende Leistung einer Einzelfunktion des Sehorgans kann nur im Rahmen aller Sehfunktionen beurteilt werden. Das Sehorgan, von der Hornhaut bis zur Area striata, liefert als Werkzeug des Gehirns die optischen Informationen, die dieses für zielgerichtetes Handeln benötigt. Ohne die Verwertung der Informationen durch das Gehirn bleibt das Auge ein isoliertes, bedeutungsarmes Organ (vgl. hierzu auch Kap. 5).

7.2 Sehschärfe

Noch vor wenigen Jahren wurde unter „Sehschärfe" allein die „Möglichkeit der Unterscheidungsfähigkeit für den seitlichen Abstand zweier Punkte" verstanden. Dieser — photopischen — Sehschärfe gegenübergestellt wurde der Lichtsinn, die Fähigkeit zur Wahrnehmung von Leuchtdichteunterschieden bei sehr niedrigem Leuchtdichteniveau (skotopische Sehschärfe). In dem einen Fall (Sehschärfe) war — und ist — der Sehwinkel das entscheidende Kriterium, im anderen die Lichtempfindlichkeit, gemessen über die Zeit (Dunkeladaptation, Adaptometrie). Vor allem die grundlegenden Arbeiten aus der Tübinger Universitätsaugenklinik (Aulhorn u. Harms) haben nachgewiesen, daß Lichtunterschiedsempfindlichkeit (Wahrnehmung eines Objekts) und Sehschärfe (Erkennen eines Objekts) sinnesphysiologisch eng miteinander verbunden sind. Darüber hinaus erwies es sich als erforderlich und zweckmäßig, zwischen photopischer und skotopischer Sehschärfe den Bereich der mesopischen Sehschärfe als eigene Sehqualität zu betrachten. Ihr Maß ist die Lichtunterschiedsempfindlichkeit, der Kontrast (Nyktometrie).

Der Begriff Sehschärfe ist mithin dreigeteilt:
Photopische Sehschärfe bei Leuchtdichten oberhalb 3 cdm^{-2}.*
Mesopische Sehschärfe bei Leuchtdichten von 0,003 bis 3 cdm^{-2}.**
Skotopische Sehschärfe bei Leuchtdichten unterhalb 0,003 cdm^{-2}.**

7.2.1 Photopische Sehschärfe

Die Sehschärfe (Maß: Sehwinkel) ist abhängig von einer ganzen Reihe extra- und intraokularer Komponenten und üblicherweise der wesentlichste Maßstab für die Bewertung des Sehorgans. Es ist offensichtlich, daß dieser Maßstab nur sehr beschränkt physiologisch ist, weil es alleinige Aufgabe und Leistung des Auges ist, Leuchtdichteunterschiede (und Farben) wahrzunehmen, nicht aber Sehwinkel. Für die Bewertung der eigentlichen Aufgabe des Auges leistet der Begriff der Sehschärfe wenig.

Die Sehschärfe wird als Bruch dokumentiert:

$$S = \frac{E}{N}$$

S = Sehschärfe,
E = Entfernung, aus der der Prüfling das Sehzeichen erkennt,
N = Entfernung, aus der der Normalsehende das Sehzeichen erkennt.

Als „Normalsehender" wird laut Definition derjenige bezeichnet, der ein Sehzeichen, z. B. Landoltring, dessen Außen-

---

* 1 cdm^{-2} = 3,14 asb

1 asb = $\dfrac{\text{cdm}^{-2}}{\pi}$

** Anmerkung: Wie jede biologische Grenze sind auch diese keine absoluten, der Übergang vom mesopischen zum skotopischen Sehen ist etwa zwischen 0,03 und 0,003 abgeschlossen.

durchmesser 5' und dessen Strichdicke 1' beträgt, aus 5 m erkennt.

Begrüßenswerte Vorschriften für die Darbietungsart, das Abbruchkriterium und die Nomenklatur gibt die DIN-Vorschrift 58 220, deren Anwendung eine annähernd gleiche — reproduzierbare — Bewertung der optischen Leistung von verschiedenen Menschen zu verschiedenen Zeiten an verschiedenen Orten gewährleistet, während andernfalls das Ergebnis der Sehschärfeprüfung stark manipulierbar ist, Schwankungen von bis 1:3 zwischen noch gebräuchlichen Methoden kommen vor.

Wer 5/5 bzw. 1,0 sieht (zumindest Personen unter 30 Jahren sehen in der Regel wesentlich „besser"), erkennt ein Objekt aus der doppelten Entfernung wie derjenige, der 5/10 bzw. 0,5 sieht usw. Die Sehschärfe ist der Maßstab dafür, wann — bei freiem Sichtraum — ein Gegenstand frühestens erkannt* werden kann, nachdem er bereits zuvor wahrgenommen wurde**. Die direkte Übertragung der in der augenärztlichen Praxis mit meist überschwelligen Kontrasten bei hohen Leuchtdichten gewonnenen Meßwerte auf die Verhältnisse des Straßenverkehrs wäre jedoch nur möglich, wenn die Kontraste auch dort überschwellig wären, was in der Regel kaum am Tage, sicher aber nicht in der Dämmerung und bei künstlicher Beleuchtung der Fall ist.

Die „auf der Straße" vorhandene Sehschärfe ist in aller Regel schlechter, oft erheblich schlechter, als nach dem in der augenärztlichen Praxis erhobenen Wert zu vermuten.

Empirische Daten (z. B. die Unfallhäufigkeit in Abhängigkeit von der Sehschärfe) für die erforderliche Mindestsehschärfe fehlen. Sie läßt sich jedoch errechnen, wenn man einige Voraussetzungen als gegeben ansieht; wenn z. B. als kleinstes unbedingt zu erkennendes Sehobjekt ein 1½–2jähriges Kind angenommen wird und wenn man weiter den vorhandenen Kontrast als ausreichend unterstellt. Zur letzteren Annahme ist man gezwungen, weil Gegenstände mit fehlendem oder unzureichendem Kontrast, völlig unabhängig von ihrer Größenausdehnung, kaum oder auch überhaupt nicht wahrgenommen werden können.

Zwischen Sehschärfe, Bremsverzögerung und Geschwindigkeit einerseits und erforderlichem Brems- bzw. Anhalteweg in Metern und Zeit andererseits bestehen mathematisch errechenbare Beziehungen oder anders ausgedrückt: *Wer besser sieht, sieht das, worauf er reagieren muß, früher und kann deshalb schneller fahren und gegebenenfalls dann noch vor dem Sehding zum Halten kommen.*

Die Frage, ob im photopischen Sehen etwas erkannt werden kann, ist in erster Linie eine Frage nach dem Sehwinkel, unter dem es erscheint, freien Sichtraum und ausreichenden Kontrast vorausgesetzt. Hierfür gilt die Formel

$$r_{[m]} = \operatorname{ctg}\alpha \, h_{[cm]}$$

wobei

r der Abstand zwischen dem Beobachter und dem Sehding in m und
h die größte Ausdehnung des Sehdings in cm ist.

Wie bereits ausgeführt, beträgt definitionsgemäß der Winkel, unter dem das Sehzeichen bei einer Sehschärfe von 1,0 gesehen wird, $5' = 0{,}833°$, und somit ergibt sich für ctgα die Zahl 6,87 als Konstante. Umgewandelt lautet die Formel nun

$$r_{[m]} = 6{,}87 \, h_{[cm]} \quad \text{oder} \quad \frac{r_{[m]}}{6{,}87} = h_{[cm]}$$

Beispiel: Angenommen r = 125 m, dann muß das Sehding 18,2 cm Ausdehnung haben und in dieser Ausdehnung in jeder Richtung erscheinen (z. B. als Viereck), um bei einer Sehschärfe von 1,0 gesehen (erkannt) zu werden. Zur Wahrnehmung genügt eine geringere Ausdehnung.

Die Beziehungen zwischen Bremsverzögerung, Geschwindigkeit und Bremsstrecke zeigt Abb. 7.1, die Beziehung

---

* Erkennung: Identifizierung eines Leuchtdichteunterschiedes mit einem optischen Erinnerungsbild.
** Wahrnehmung: Bewußtwerden eines Leuchtdichteunterschiedes.

zwischen Sehschärfe, Geschwindigkeit, Bremsverzögerung und Bremsweg Abb. 7.2 und 7.3.

Die Faustregel: Bremsweg

$$s = \left(\frac{\text{Geschwindigkeit in kmh}^{-1}}{10}\right)^2$$

gilt nur für den Spezialfall einer Bremsverzögerung $b = 3{,}9\ \text{ms}^{-2}$.

Wie bereits ausgeführt, muß der, der schlechter sieht, langsamer fahren, um am gleichen Haltepunkt zum Stehen zu kommen. Geht man davon aus, daß der sog. Normalsehende 180 kmh^{-1} fährt (fahren darf), ergeben sich bei Visusmin-

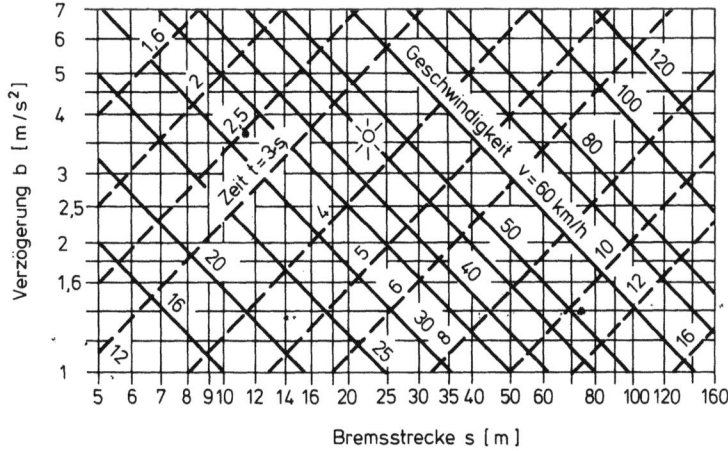

Abb. 7.1. Diagramm zum Ablesen der Bremszeit bei gleichförmig verzögerter Bewegung. Beispiel: $v = 45$ kmh^{-1}; Bremsweg $s = 22$ m, Bremsverzögerung $b = 3{,}6$; ermittelte Bremszeit $= 3{,}6$ s

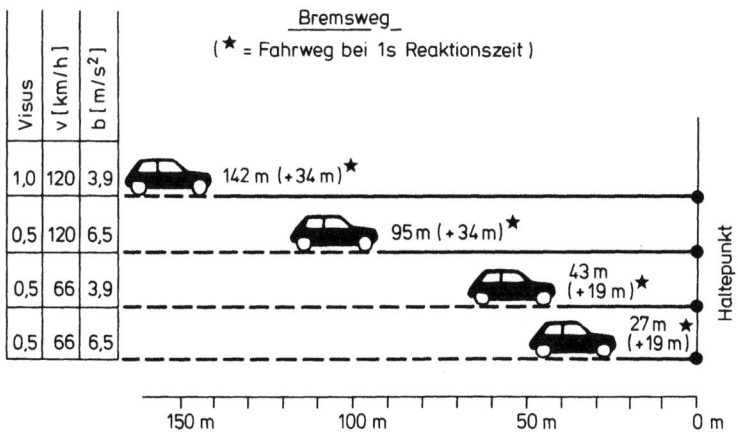

Abb. 7.2. Beziehungen zwischen Sehschärfe, Geschwindigkeit, Bremsverzögerung und Bremsweg. Beispiel: Bei einer Geschwindigkeit von 120 kmh^{-1} und einer Bremsverzögerung von 3,9 ms^{-2} beträgt der Bremsweg 142 m, der Anhalteweg (Bremsweg zuzüglich dem während der Reaktionszeit durchfahrenen Weg, hier bei angenommener Reaktionszeit von 1 s) 176 m. Bei einer Sehschärfe von 0,5 darf die Geschwindigkeit nur 66 kmh^{-1} bei gleicher Bremsverzögerung betragen, damit der Fahrer mit der herabgesetzten Sehschärfe am gleichen Haltepunkt zum Stehen kommt wie der andere Fahrer (Bremsweg 43 m, Anhalteweg 62 m)

158   7. Ophthalmologie und Verkehrsmedizin

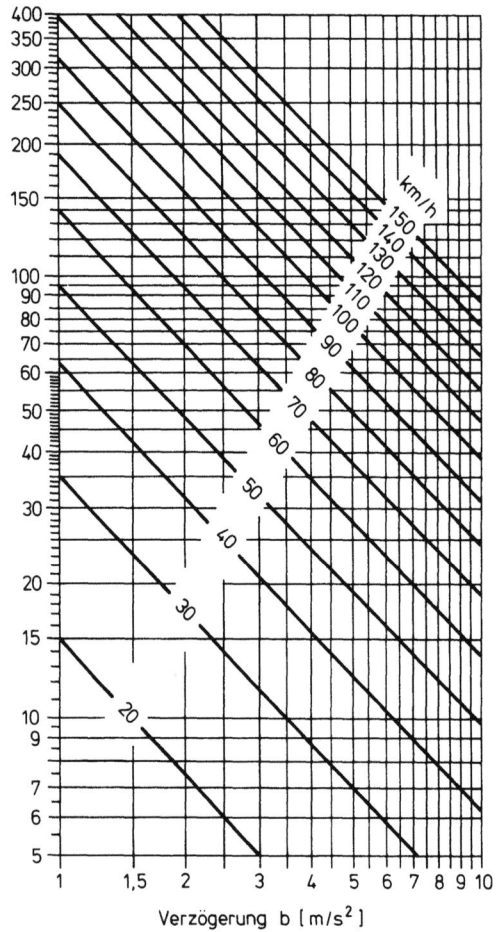

Abb. 7.3. Beziehung zwischen Bremsverzögerung, Geschwindigkeit und Bremsweg. Beispiel: Bei einer Geschwindigkeit von 80 kmh^{-1} beträgt der Bremsweg bei einer Bremsverzögerung von 4 ms^{-2} 60 m, bei einer Bremsverzögerung von 6 ms^{-2} dagegen nur 41 m

derungen folgende Höchstgeschwindigkeiten (Tabelle 7.1):

Tabelle 7.1. Höchstgeschwindigkeiten bei Visusminderungen

Visus des besseren Auges	Höchstgeschwindigkeit in kmh^{-1}
1,0 und mehr	180 km (und mehr)
0,75 bis weniger als 1,0	150 km
0,5 bis weniger als 0,75	120 km
0,2 bis weniger als 0,5	80 km

In der Praxis ist es aber unzweckmäßig und von den Verwaltungsbehörden nicht gewünscht, verschiedene Geschwindigkeitsauflagen einzuführen, und es besteht Übereinkommen darin, nur die Geschwindigkeitsbeschränkung auf 80 kmh^{-1} als Auflage zu verwenden***. Insoweit kommt eine Geschwindigkeitsauflage nur bei Personen in Frage, die mit dem besseren Auge weniger als 0,5 sehen, d. h. überhaupt nur bei Fahrerlaubnisinhabern, da Bewerber mit einer Sehschärfe von weniger als 0,5 auf dem besseren Auge nicht zuzulassen sind. (s. a. 7.9.1.1)

Es wäre unzweckmäßig, niedrigere Höchstgeschwindigkeiten vorzuschreiben bzw. Personen mit noch schlechterer Sehschärfe und der daraus resultierenden noch niedrigeren Höchstgeschwindigkeit zuzulassen, weil dann die Turbulenz auf der Straße und damit die Unfallhäufigkeit zunehmen würde. Fahrzeuge der Fahrerlaubnisklasse 2, die außerhalb geschlossener Ortschaften 80 kmh^{-1} fahren dürfen, würden dann Fahrer mit niedrigerer Höchstgeschwindigkeit überholen (müssen).

7.2.2 Mesopische Sehschärfe und Blendung

7.2.2.1 Mesopische Sehschärfe

Die mesopische Sehschärfe ist die für den Kraftfahrer und ganz allgemein für das Fahr-, Steuer- und Überwachungspersonal, soweit sich die Tätigkeit im Leuchtdichtebereich zwischen 0,003 und 3 cdm^{-2} abspielt, wesentlichste optische Leistung. Gerade in diesem Bereich sind die informationswichtigen Kontraste oft im Schwellenbereich, selten über-, oft unterschwellig. Vom Standpunkt des Ver-

---
*** Anmerkung bei der Korrektur: s. a. VkBl 1982, S. 503 zu III, 1e

kehrsophthalmologen sollte, wenn überhaupt eine Sehqualität, dann vor allem diese, beim Bewerber und später beim Inhaber überprüft werden. Es ist kein Zufall, daß der Verkehrsophthalmologe viel häufiger von Fahrern hört, daß sie ungern abends oder in der Nacht fahren, als daß sie sagen, sie könnten am Tage auf der Straße unzureichend sehen.

Das mesopische Sehen nimmt mit zunehmendem Alter ab, ohne daß es dagegen wie bei der photopischen Sehschärfe (Brille) ein wirksames Gegenmittel gibt. Wie stark die — in Winkeln gemessene — photopische Sehschärfe von der Leuchtdichte bis hin zum mesopischen Bereich abhängig ist, zeigt Abb. 7.4.

Aus der Abb. 7.4 geht hervor, daß die Sehschärfe mit abnehmender Leuchtdichte rasch absinkt.

Generell kann man sagen, daß die Dämmerungssehschärfe um so besser ist, je besser die photopische Sehschärfe ist, dies gilt jedoch nur für das statistische Mittel größerer Kollektive, aber nicht für Einzelpersonen.

Zur Frage der Sehschärfe am Rande der eigenen Scheinwerferkegel s. Tabelle 7.2, aus der sich ergibt, daß der Kontrast hier bereits eine erheblich größere Rolle spielt als der Sehwinkel. Der informationswichtige Gegenstand kann vom Sehwinkel her überschwellig sein, aber vom Kontrast her unterschwellig und insoweit unbemerkbar.

Tabelle 7.2. Beziehungen zwischen Sehschärfe, Leuchtdichte und Kontrast

	Sehschärfe bei Tagessehschärfe 1,0 bei Kontrast	
	1:1,1	1:3
Leuchtdichte 0,031 cdm^{-2}	0,08	0,55
Leuchtdichte 0,01 cdm^{-2}	0,01	0,2

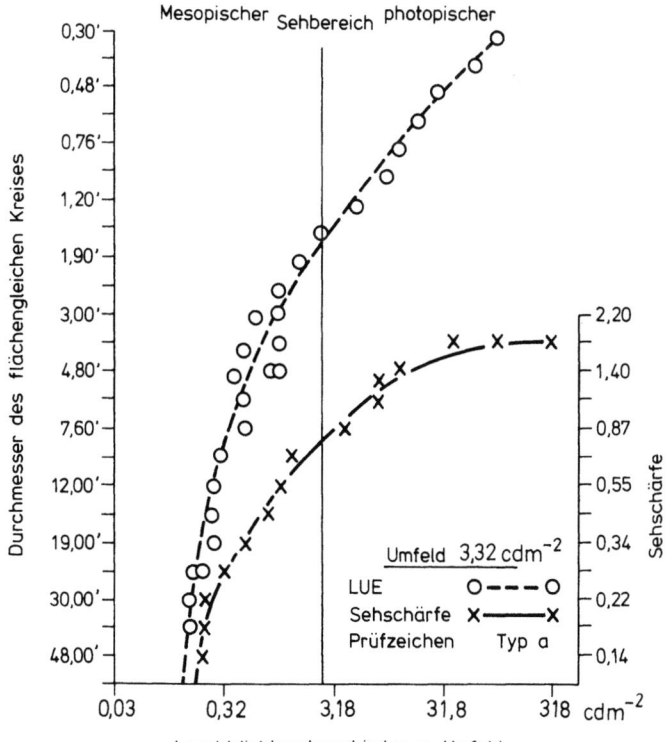

Abb. 7.4. Leuchtdichteschwellen für Wahrnehmen (Lichtunterschiedsempfindlichkeit) und Erkennen (Sehschärfe) (modif. nach Aulhorn 1970)

Ganz allgemein kann auf der nächtlichen Straße ein Sehding durch drei — eventuell kombinierte — Maßnahmen erkennbar gemacht werden:
a) Vergrößerung des Sehwinkels,
b) höherer Kontrast zu seiner Umgebung oder seinem Hintergrund,
c) Erhöhung der Gesichtsfeldleuchtdichte.

Die Variante (a) bedeutet zugleich, daß die Erkennbarkeitsentfernung geringer und damit der Bremsweg kürzer oder auch zu kurz wird. Die Erhöhung des Kontrastes (b) ist Aufgabe beispielsweise des Fußgängers oder desjenigen, der ein Hindernis am Straßenrand anbringt.

Die Möglichkeit (c) kommt im Regelfall der öffentlichen Straßenbeleuchtung zu, nur in Grenzen können die eigenen Scheinwerfer hier ausreichend wirksam werden.

7.2.2.2 Blendung

Gerade im Bereich der Dämmerungssehschärfe spielt die Blendung eine erhebliche Rolle. Ebenso wie die Dämmerungssehschärfe mit zunehmendem Alter abnimmt, nimmt die Blendempfindlichkeit mit zunehmendem Alter zu. Dies beruht auf der — physiologischen — Vermehrung von Trübungsherden im Bereich der brechenden Medien (Hornhaut, Linse, Glaskörper), wodurch einfallendes Licht vermehrt gestreut wird. Dadurch werden Blendquellen nicht mehr punktförmig auf der Netzhaut abgebildet, sondern es kommt zu Schleierleuchtdichten, Kontrastverwischungen, die um so stärker sind, je näher an der Netzhaut die Lichtstreuung erfolgt (s. hierzu auch Kap. 18).

Blendschutzbrillen können nur dann eine zulässige, dann aber wirksame Hilfe gegen Blendung sein, wenn die Gesichtsfeldleuchtdichte insgesamt zu hoch ist (z. B. Fahrt im Schnee bei Sonnenlicht), während das Tragen von Blendschutzbrillen gegen Relativblendung ein gefährlicher Unfug ist, wie sich mathematisch leicht nachweisen läßt. Informationswichtiges wird durch Blendschutzbrillen unterdrückt. Am Rande sei bemerkt, daß *phototrope Gläser, die sich den jeweiligen Leuchtdichtebedingungen anpassen, für den Kraftfahrer im Regelfall ungeeignet* sind, weil sie nur auf Ultraviolettlicht ansprechen, das allenfalls bei Fahrten im Kabriolett oder bei offenem Verdeck überhaupt in ausreichendem Maße die Brille erreicht. Aus diesem Grunde können phototrope Brillen auch nie gegen Blendung anderer Scheinwerfer, die ja kein ultraviolettes Licht ausstrahlen, helfen. Sie sind insoweit dem Kraftfahrer nicht zu empfehlen.

Zu Fragen der Unfallaufklärung bei Dunkelheitsunfällen s. bei Giehring et al. (im Druck), ebenso zu Fragen der Untersuchungsmethodik und der rechtlichen Beurteilung.

7.2.3 Skotopische Sehschärfe

Die skotopische Sehschärfe spielt erst unterhalb 0,003 cdm^{-2} eine Rolle und ist daher im Straßenverkehr ohne jede Bedeutung, die Straße wird zumindest durch die eigenen Scheinwerfer aufgehellt. Auch im Schiffsverkehr spielt die skotopische Sehschärfe kaum noch eine Rolle, weil hier — ebenso wie im Luftverkehr — technische Hilfsmittel (z. B. Radar) das Anforderungsniveau mindestens in den Bereich der mesopischen Sehschärfe verschieben. Insoweit ist es unglücklich, daß die noch geltenden Verordnungen in der Seeschiffahrt und für die Lotsen immer noch von „Nachtblindheit" sprechen.

7.3 Gesichtsfeld

Wesentliche Aufgabe der peripheren Netzhautabschnitte im Verkehr ist es, die

Aufmerksamkeit auf die in der Peripherie befindlichen Objekte zu lenken. *Während die Sehschärfe von der Fovea zur Peripherie hin abnimmt, nimmt die Bewegungsempfindung zur Peripherie hin zu.* Die Netzhautperipherie macht im indirekten Sehen auf relativ zum Betrachter bewegte Objekte aufmerksam (Warnfunktion).

Während die Gesichtsfeldeinengung bei hohen Geschwindigkeiten (Tunneleffekt) in erster Linie psychologisch bedingt ist, besteht „nach vorn" ein physiologischer Ausfall. Dieses Distanzskotom (Anisochronie von optischer Wahrnehmung und Umweltrealität) ist abhängig von der Überleitzeit, die in erster Linie vom Kontrast und vom Leuchtdichteniveau bestimmt wird. Viele informationswichtige Dinge tauchen zunächst in der Gesichtsfeldperipherie auf. Bevor hierauf reagiert wird, muß der Fahrer das Wahrgenommene fixieren. Die erforderlichen Blickbewegungen und die Überleitzeit zusammen spielen im Verkehr eine Rolle, die nicht unterschätzt werden sollte. Allein bereits das Distanzskotom beträgt bei einer Eigengeschwindigkeit von 160 kmh^{-1} bei hohem Leuchtdichteniveau rund 4,5 m, bei niedrigerem Leuchtdichteniveau rund 7 m.

Ein weiterer, als physiologisch zu bezeichnender Gesichtsfeldausfall besteht darin, daß das Gesichtsfeld bei niedrigerem Leuchtdichteniveau enger ist als bei höherem.

Tote Winkel im Gesichtsfeld treten nicht nur durch Karosserieteile und mangelnde Überdeckung der Rückspiegel auf, sondern in nicht geringem Umfange auch durch Brillengläser. Sammelgläser (Plusgläser) engen das Gesichtsfeld ein, Zerstreuungsgläser (Minusgläser) erweitern es. Plusgläser, wie sie etwa der Starglasbrillenträger benötigt, führen zu einem sog. Ringdefekt, der jedoch in der Praxis weniger bedeutungsvoll ist, als es in der Theorie erscheinen mag, weil der Fahrer und die sehwichtigen Dinge stets in Bewegung zueinander sind.

Zur Zone des ebenfalls wohl nur theoretisch bedeutsamen Doppeltsehens infolge starker Minusgläser s. Tabelle 7.3.

Tabelle 7.3. Fassungsrandbreite, die die Zone des Doppeltsehens bei Konvexgläsern verschiedener Stärke aufhebt (nach Hager)

Glasstärke in dptr	Breite der Zone des Doppeltsehens in 5 m Entfernung, angegeben in cm	Die Zone des Doppeltsehens wird aufgehoben durch einen Fassungsrand von der Breite, angegeben in mm
−21,0	200	6,6
−18,0	172	5,8
−15,0	145	4,9
−12,0	115	4,1
− 9,0	86	3,2
− 6,0	58	2,2
− 3,0	29	1,2

> Das Brillengestell und die Glasfassungen sollten möglichst schmal sein, im einzelnen s. hierzu auch DIN 58216, darüber hinaus sollten sie entspiegelt sein, um nicht durch Reflektion — neben der Absorption — die Hornhautbeleuchtungsstärke unnütz stark herabzusetzen.

Zerebral bedingte Gesichtsfeldausfälle haben im Verkehr nur eine geringe Bedeutung, weil das Grundleiden in der Regel die Fahreignung aufhebt. Okularbedingte Gesichtsfeldausfälle, die noch dazu dem Betroffenen — oft glaubhaft — unbemerkt bleiben, sind besonders dann von Bedeutung, wenn weniger als das Gesichtsfeld eines Auges beidäugig erhalten bleibt und sich die Ausfälle in beiden Gesichtsfeldern stellenweise decken.

7.4 Farbensinn

Während Farbsinnstörungen bei Frauen außerordentlich selten vorkommen (0,4%), sind 8–10% der Männer keine normalen Trichromaten. Von diesen sind rund 75% deuterogestört (sog. Grünschwache oder Grünblinde) und 25% protogestört (sog. Rotschwache oder Rotblinde); aufgeschlüsselt nach Kilometerleistung werden etwa 1,5–2% der Gesamtfahrleistung von Protogestörten erbracht.

> Die Differenzierung der einzelnen Farbsinnstörungen ist wegen der vermuteten differenten Gefährdung erforderlich und nur mit dem Anomaloskop, nicht mit Farbtafeln, möglich.

Die Gefährdung besteht nach allgemeiner Auffassung darin, daß für Protogestörte, besonders Protanope, das Spektrum am roten Ende verkürzt ist. Das Übersehen dunkelroter Warnlichter oder roter Blinklichter auf roter Karosserie ist zumindest in der Theorie nicht auszuschließen, wenn auch in der Praxis kaum nachgewiesen. Verriest et al. (1979) wiesen kürzlich darauf hin, daß die Erkennungsdistanzen für rote Rücklichter und Reflektoren bei den Protogestörten signifikant, aber auch bei den Deuterogestörten leicht reduziert sind. Die gleichen Autoren weisen weiter darauf hin, daß sich Grünsinngestörte in ihrem Verkehrsverhalten nicht wesentlich von den Rotsinngestörten unterscheiden. Sie wollen Protanopen, Deuteranopen und total Farbblinden das Lenken eines Kraftfahrzeugs im professionellen Personentransport verbieten und fordern im übrigen, den genannten Personenkreis einer obligaten verkehrspsychologischen Untersuchung zuzuführen, um die Probanden über ihre Minderleistung aufzuklären. Die Ergebnisse der drei Autoren sind untereinander nicht widerspruchslos.

> In der Praxis sollte sich die Technik möglichst weitgehend den Minderleistungen eines nicht ganz geringen Teiles der Verkehrsteilnehmer anpassen, was z. B. durch eine Verschiebung der roten Ampelfarbe nach Orange und der grünen nach Grün-blau geschieht.

Eine Formgebung der Signalfarben hat nur dann Sinn, wenn hierdurch die Leuchtflächen nicht verkleinert werden.

7.5 Augenmotilität

Die Motorik erhält die Konstanz der räumlichen Orientierung, erweitert den Überblick im Raum und tastet die Details ab (Piper 1968). Von besonderer Bedeutung ist das binokulare statisch-motorische Gleichgewicht; nur wenn beide Augen auf den gleichen Punkt gerichtet sind, ist beidäugiges Einfachsehen und genaues Tiefensehen möglich.

In der Dämmerung verlieren die „Fixierpunktregionen des Gesichtsfeldes" (Piper 1968) ihre Dominanz, die Augenbewegungen werden gröber und die räumliche Orientierung, insbesondere auch die Abstandsschätzung zum Vordermann ungenauer, gleichzeitig kommt es zu einer Summation der binokularen Gesichtssinnleistungen, sofern die statische Korrespondenz der Augen erhalten ist (Piper 1968). Das Blickfeld der Augen ist, besonders in Verbindung mit dem Umblickfeld, bei älteren Menschen eingeengt (Halswirbelsäule!).

7.6 Medikamentöse Beeinflussung des Sehvermögens

Einen Überblick gibt Tabelle 7.4 (vgl. hierzu auch Kap. 15).

Tabelle 7.4. Zusammenstellung verschiedener Medikamentengruppen und ihre Bedeutung für die optischen Funktionen. Es bedeutet: − Verengung, Verschlechterung, Verzögerung, Erniedrigung; + Erweiterung, Verbesserung, Beschleunigung, Erhöhung; ± widerspruchsvolle Angaben; 0 keine Beeinträchtigung. Einzelheiten s. Text

Reihenfolge	Medikament oder Medikamentengruppe	Sehschärfe, Refraktion, Akkommodation	Stat. Pupillenreaktion	Dyn. Pupillenreaktion	Gesichtsfeld	Farbentüchtigkeit	Dunkeladaptation	Readaptationszeit	Blendempfindlichkeit	Äußere Motilität	Überleitzeit	Tension
A	Anästhetika	±	−						+	−		
B	Anthelmintika	−	+	−				−	+			
C	Antibiotika	−			−				+			
D	Antikonvulsiva	−	+	−				−	+	−		
E	Antipyretika	−	±	−	−				−			
F	Diuretika	−										−
G	Genußmittel	±	±	−	±	0	±	+	+	−		
H	Halogene	−	+	−	−							
I	Hormone	−							+	−		+
K	Insektizide	−										
L	Kontrazeptiva	−										
M	Kreislaufmittel	−								−		+
N	Malariamittel	−	+	−	−				+	−		
O	Metalloide	−			−				+	−		
P	Miotika	−	−	−					−	−		
Q	Mydriatika	−	+	−					+	−		
R	Psychopharmaka	±	+	−	−		−		+	−	−	+
S	Rauschgifte	±			−				+	−		
T	Schlafmittel	−							−			
U	Sulfonamide	−			−	0			−			
V	Tuberkulostatika	−			−				−			
W	Vitamine								+	−		
X	Umweltverschmutzung	−			−							

7.7 Technik und Verkehrsophthalmologie

Fragen der hier zu besprechenden Art werden in erster Linie vom Techniker zu lösen sein, der Verkehrsophthalmologe kann nur Hinweise geben, wo und wie die Technik sich der — beschränkten — Leistungsbreite des optischen Organs anpassen kann. Es kann daher hier auf die entsprechenden Arbeiten technisch eingestellter Autoren verwiesen werden; eine Zusammenstellung findet sich bei Gramberg-Danielsen (1976).

7.8 Bewußtwerden von Ausfällen optischer Funktionen

Im Zusammenhang mit der Frage, ob ein Beschuldigter fahrlässig gehandelt hat, wird dem Sachverständigen oft die Frage gestellt, ob der Beschuldigte seinen Mangel kannte oder bei genügender Anspannung seiner Fähigkeiten hätte erkennen können (bewußte oder unbewußte Fahrlässigkeit). Die Erfahrungen in der augenärztlichen Praxis zeigen, daß tatsächlich viele Patienten ihre Minderleistung nicht bemerkt haben, obwohl der Funktionsmangel bereits weit fortgeschritten ist. Selbst praktische Einäugigkeit wird gelegentlich erst anläßlich einer augenärztlichen Untersuchung entdeckt, z. B. im Zusammenhang mit einer Fremdkörperverletzung des anderen Auges. Besonders für den grünen Star (Glaukom) gilt, daß er so schleichend — und oft schmerzlos — fortschreitet, daß er unbemerkt, wenn auch bei darauf gerichteter Aufmerksamkeit, nicht unbemerkbar abläuft.

Rechtlich beweisbar dürfte die Fahrlässigkeit dann sein, wenn der Beschuldigte im Besitz eines ärztlichen Attestes über den Ausfall ist oder eine Rente hierfür erhält. Auch wenn eine augenärztliche Untersuchung durch Auskunft der Krankenkasse nachgewiesen werden kann oder wenn der Beschuldigte trotz Auflagen im Führerschein ohne Brille gefahren ist und ohne Brille eine mangelhafte Sehschärfe im Sinne der Richtlinien hat, wird man Fahrlässigkeit als bewiesen ansehen können. Ebenso können Zeugenaussagen darüber, daß der Beschuldigte über seine mangelhafte Sehleistung aufgeklärt wurde, die Fahrlässigkeit beweisen. Zu vermuten und in der Regel auch unterstellbar, ist die Fahrlässigkeit, wenn der Sehmangel plötzlich eingetreten ist, etwa durch eine Embolie, vor allem aber auch durch ein Trauma.

Rechtlich kaum beweisbar ist Fahrlässigkeit bei schleichenden Erkrankungen (z. B. grauer oder grüner Star), es sei denn, die Voraussetzungen für die Beweisbarkeit lägen vor. Auch Refraktionsanomalien bleiben dem Betroffenen oft lange verborgen, weil er sich an seine schlechte Sehschärfe gewöhnt hat, und er es nicht anders kannte. Dies gilt für Myopie mehr als für Hyperopie (Übersichtigkeit), die in jungen Jahren noch ganz oder teilweise kompensierbar ist.

7.9 Gesetze, Verordnungen und Richtlinien zur Mindestanforderung im Straßenverkehr und in der Schiffahrt

7.9.1 Straßenverkehr

7.9.1.1 Bundesministerium für Verkehr

Der Bundesminister für Verkehr hat in den §§ 9a und b StVZO die Mindestanforderungen an das Sehvermögen der motorisierten Teilnehmer im Straßenverkehr aufgeführt. Diese Paragraphen traten am 1. 1. 1983 in Kraft. Die EC-Kommission hat formell mit Note vom 27. 7. 1982 die Konformität des § 9a StVZO mit den EC-Führerscheinrichtlinien bestätigt.

Von ophthalmologischer Seite sind Bedenken vor allem in folgender Hinsicht erhoben worden:
1. Für die im Verkehr zweifelsfrei und unstrittig wesentlichste Funktion des Sehvermögens, die Dämmerungssehschärfe, werden — in Analogie zu den EC-Richtlinien — im § 9a StVZO keine Grenzwerte formuliert.
2. Der § 9a StVZO zielt darauf ab, auf lange Sicht die Einäugigen der Fahrerlaubnisklasse II auszusondern, indem einäugigen *Bewerbern* ein Führerschein der Fahrerlaubnisklasse II nicht mehr erteilt wird. Weiterhin zugelassen bleiben indessen einäugige *Inhaber*, die
  a) bereits bei der vor dem 1. 1. 1983 erfolgten Zulassung einäugig waren oder
  b) als Inhaber einäugig werden.

Diese Regelung kann ihr Ziel nicht erreichen, weil die Zahl derer, die als Inhaber einäugig werden, etwa ebenso groß ist wie die Zahl der nicht mehr zuzulassenden einäugigen Bewerber. Es kann also allenfalls eine Halbierung der Zahl der Einäugigen erwartet werden. Dies bedeutet, daß einäugige Lkw-Fahrer im Gegensatz zu den EC-Richtlinien als tragbar angesehen werden. Dabei ist aber darauf hinzuweisen, daß es sich gerade bei der Gruppe der einäugig gewordenen Inhaber um einen Personenkreis handelt, der sehr viel schwerer mit den optischen Problemen der neu erworbenen Einäugigkeit fertig werden kann als die Gruppe der von Geburt oder seit Kindheit Einäugigen.

Opponiert wurde von seiten der Augenärzte insbesondere auch dagegen, daß einäugige Fahrer Kl. II auf dem einzigen Auge nur 0,7 zu sehen brauchen; im üblichen Alter der Lkw-Fahrer — die Masse der Berufs-Lkw-Fahrer ist jünger als 40 Jahre — ist diese herabgesetzte Sehschärfe als pathologisch anzusehen und erweckt den Verdacht, daß das einzige Auge nicht gesund ist.

Es liegt auf der Hand, daß nicht ophthalmologische, sondern sozialpolitische Gesichtspunkte (Besitzstanderhaltung) zu dieser Regelung geführt haben dürften.
Probleme bei der Begutachtung nach § 9a StVZO (Anlage XVII) tauchen besonders dann auf, wenn zweiäugige Fahrer der Klasse 2, die über kein stereoskopisches Sehen verfügen, nachuntersucht werden müssen, etwa nach Fahrerlaubnisentziehung. Bei Exclusion des Bildes eines Auges, aus welchen Gründen auch immer, haben sie kein stereoskopisches Sehen. Als Beidäugige müssen sie es haben, nur für „zulässig Einäugige" entfällt diese Forderung. Die Tatsache, daß dieser nicht ganz kleine Personenkreis durch Entfernung eines Auges wieder „geeignet" würde, muß den Ophthalmologen befremden.
Im einzelnen wird auch auf die Eignungsrichtlinien und den Mängelkatalog im Bundesverkehrsblatt 1982, S. 496ff. verwiesen.
Die §§ 9a und b StVZO haben im Auszug folgenden Wortlaut:

§ 9a StVZO
Sehtest, Mindestanforderungen an das Sehvermögen

1)*Der Antragsteller hat sich einem Sehtest zu unterziehen. Der Sehtest wird von einer amtlich anerkannten Sehstelle durchgeführt. Der Sehtest ist bestanden, wenn die zentrale Tagessehschärfe mit oder ohne Sehhilfen mindestens den in Anlage XVII unter Nummer 1 genannten Wert erreicht. Ergibt der Sehtest eine geringere Sehleistung, so darf der Antragsteller den Sehtest mit Sehhilfen oder mit verbesserten Sehhilfen wiederholen.
2) Die Sehteststelle stellt dem Antragsteller eine Sehtestbescheinigung aus. In ihr ist anzugeben, ob der Sehtest bestanden und ob er mit Sehhilfen durchgeführt worden ist. Sind bei der Durchführung des Sehtests sonst Zweifel an ausreichendem Sehvermögen für das Führen von Kraftfahrzeugen aufgetreten, so hat die Sehteststelle sie auf der Sehtestbescheinigung zu vermerken.
3) Ein Sehtest ist nicht erforderlich, wenn über das Sehvermögen ein Zeugnis oder ein Gutachten
  1. eines Augenarztes,
  2. eines Amtsarztes oder eines anderen Arztes der öffentlichen Verwaltung,
  3. eines Arztes mit der Gebietsbezeichnung „Arbeitsmedizin" oder der Zusatzbezeichnung „Betriebsmedizin" oder eines von der Berufsgenossenschaft zur Durchführung arbeitsmedizinischer Vorsorgeuntersuchungen von Fahr-, Steuer- und Überwachungspersonal ermächtigten Arztes oder
  4. einer amtlich anerkannten medizinisch-psychologischen Untersuchungsstelle
vorgelegt wird und sich aus dem Zeugnis oder dem Gutachten ergibt, daß der Antragsteller die Anforderungen nach Absatz 1 Satz 3 erfüllt. Im übrigen gilt Absatz 2 Satz 2 und 3 entsprechend.
4) Sehtestbescheinigung, Zeugnis oder Gutachten dürfen bei Antragstellung (§ 8) nicht älter als 2 Jahre sein.
5) Besteht ein Antragsteller den Sehtest nicht oder bestehen aus anderen Gründen Zweifel an seinem Sehvermögen, so darf die Fahrerlaubnis nur erteilt werden, wenn die in Anlage XVII unter Nummer 2 genannten Mindestanforderungen an das Sehvermögen erfüllt sind.

§ 9b StVZO
Sehteststelle

1) Für die Anerkennung der Sehteststelle ist die oberste Landesbehörde oder die nach Landesrecht bestimmte Behörde zuständig. ...

Zum § 9a StVZO, Anlage XVII hat das Verkehrsministerium einen Katalog von Mängeln und Untersuchungsanlässen herausgegeben, der im Verkehrsblatt S. 496, 1982 veröffentlicht worden ist. Dieser Katalog ist für die Begutachtung von erheblicher Bedeutung und hat folgenden Wortlaut (im Auszug):

Katalog von Mängeln und Untersuchungsanlässen mit den Untersuchungsarten (Mängelkatalog)

Vorbemerkungen:

1) In den folgenden Tabellen bedeutet:
  — = keine Maßnahme, jedoch Einschränkungen und/oder Auflagen zur Fahrerlaubnis möglich
  F = Arzt (Facharzt) der nach Art des Mangels zuständigen Fachrichtung
  M = MPU
  F und M = Sowohl F als auch M sind anzuordnen; M baut auf F auf. M kann in diesen Fällen nur entfallen, wenn F bereits die Nichteig-

---
* Numerierung gem. Verk. Bl. 1982, S. 477ff.

nung zweifelsfrei festgestellt hat und die Verwaltungsbehörde diese Feststellung akzeptiert.

X = Nichteignung.

2) Die in den folgenden Tabellen für Fahrerlaubnis*inhaber* getroffenen Regelungen gelten nach Maßgabe von Nummer 2.1.4 der Anlage XVII zur StVZO auch für die dort genannten Personen.

3) Die Sehschärfewerte gelten ggf. mit Korrektur. Die augenärztliche Untersuchung der Sehschärfe soll einäugig und beidäugig erfolgen. Sind die Ergebnisse beider Prüfungsarten unterschiedlich, so ist bei der Bewertung die beidäugige Sehschärfe als Sehschärfewert des besseren Auges anzusetzen. Einäugigkeit liegt auch vor, wenn die Sehschärfe eines der Augen weniger als 0,2 beträgt.

> Beispiel (v. Verfasser):
> Visus rechts 0,5, links 0,1; beidäugig 0,6. Weitere Zulassung Kl. 1, 3, 4, 5 **nur** durch diesen Passus möglich.

Anlage XVII (im Auszug)
Anforderungen an das Sehvermögen der Kraftfahrer

1 Sehtest

Der Sehtest (§ 9a Abs. 1) ist bestanden, wenn die zentrale Tagessehschärfe mit oder ohne Sehhilfen mindestens beträgt:

Bei Klassen 1, 3, 4, 5	Bei Klasse 2
0,7/0,7	1,0/1,0

2 *Mindestanforderungen an die zentrale Tagessehschärfe und die übrigen Sehfunktionen (§ 9a Abs. 5)*

2.1 *Mindestanforderungen an die zentrale Tagessehschärfe*

2.1.1 Liegt die zentrale Tagessehschärfe unterhalb der Grenze, bei der der Sehtest noch bestanden ist, so muß sie durch Sehhilfen soweit wie möglich dem Sehvermögen des Normalsichtigen angenähert werden.

2.1.2 Bei *Bewerbern* um eine Fahrerlaubnis dürfen jedenfalls folgende Werte nicht unterschritten werden:

Bei Bewerbern um die	Klassen 1, 3, 4, 5[2]	Klasse 2	Fahrerlaubnis zur Fahrgastbeförderung
Bei Beidäugigkeit	0,5/0,2[3]	0,7/0,5	1,0/0,7
Bei Einäugigkeit[1]	0,7	ungeeignet	ungeeignet

[1] Als einäugig gilt auch, wer auf einem Auge eine Sehschärfe von weniger als 0,2 besitzt.
[2] Bei Bewerbern um eine Fahrerlaubnis der Klasse 5 genügt auf dem besseren Auge eine Sehschärfe von 0,3, wenn die Fahrerlaubnis auf Krankenfahrstühle beschränkt wird; Fußnote 3 gilt entsprechend.
[3] Eine Sehschärfe von 0,5 auf dem besseren Auge genügt nur dann, wenn feststeht, daß das Wahrnehmungsvermögen des Bewerbers trotz vermindertem Sehvermögens zum sicheren Führen eines Kraftfahrzeugs der beantragten Klasse noch ausreicht.

2.1.3 Für *Inhaber* einer Fahrerlaubnis reichen abweichend von der Tabelle nach 2.1.2 folgende Mindestwerte für die zentrale Tagessehschärfe aus, wenn feststeht, daß das Wahrnehmungsvermögen des Betroffenen trotz verminderten Sehvermögens zum sicheren Führen eines Kraftfahrzeugs der Klasse/Art noch ausreicht:

Bei Inhabern der	Klassen 1, 3, 4, 5	Klasse 2	Fahrerlaubnis zur Fahrgastbeförderung
Bei Beidäugigkeit	0,4/0,2	0,7/0,2[2]	0,7/0,5[3]
Bei Einäugigkeit[1]	0,6	0,7	0,7[3]

[1] S. Fußnote 1 bei 2.1.2.
[2] Nachweis ausreichenden Wahrnehmungsvermögens bereits bei Sehschärfe unter 0,5 auf dem schlechteren Auge erforderlich.
[3] Sehschärfe unter 0,5 auf dem schlechteren Auge oder Einäugigkeit nur zulässig bei Beschränkung der Fahrerlaubnis zur Fahrgastbeförderung auf Kraftdroschken und Mietwagen.

2.1.4 Die Mindestwerte für die zentrale Tagessehschärfe in der Tabelle nach 2.1.3 reichen auch aus für

2.1.4.1 Bewerber um eine Fahrerlaubnis der Klassen 1, 3 oder 4, wenn sie bereits Inhaber einer Fahrerlaubnis sind,

2.1.4.2 Inhaber einer Fahrerlaubnis der Deutschen Demokratischen Republik, die nach § 14a die Erteilung einer Fahrerlaubnis beantragen,

2.1.4.3 Inhaber ausländischer Fahrerlaubnisse, die nach § 15 die Erteilung einer Fahrerlaubnis beantragen,

2.1.4.4 Bewerber um eine neue Fahrerlaubnis nach vorangegangener Entziehung (§ 15c), wenn seit der Entziehung, der vorläufigen Entziehung oder der Beschlagnahme des Führerscheins oder einer sonstigen Maßnahme nach § 94 der Strafprozeßordnung nicht mehr als 2 Jahre verstrichen sind.

2.2 *Mindestanforderungen an die übrigen Sehfunktionen*

2.2.1	Bei Bewerbern und Inhabern der	Klasse 1, 3, 4, 5	Klasse 2, Fahrerlaubnis zur Fahrgastbeförderung
	Gesichtsfeld	Normales Gesichtsfeld eines Auges oder gleichwertiges beidäugiges Gesichtsfeld	Normale Gesichtsfelder beider Augen[1]
	Beweglichkeit	Bei Beidäugigkeit: Augenzittern sowie Begleit- und Lähmungsschielen ohne Doppeltsehen im zentralen Blickfeld bei Kopfgeradehaltung zulässig. Bei Augenzittern darf die Erkennungszeit für die einzelnen Sehzeiten nicht mehr als 1 s betragen	Normale Beweglichkeit beider Augen[1]; zeitweises Schielen unzulässig
		Bei Einäugigkeit: normale Augenbeweglichkeit, kein Augenzittern	

Stereosehen	Keine Anforderungen	Normales Stereosehen[2]
Farbensehen	Keine Anforderungen	Rotblindheit oder Rotschwäche mit einem Anomalquotienten unter 0,5 – bei Fahrerlaubnis zur Fahrgastbeförderung: unzulässig – bei Klasse 2: Aufklärung des Betroffenen über die durch die Störung des Farbensehens mögliche Gefährdung ausreichend

[1] Bei zulässiger Einäugigkeit gelten die Mindestanforderungen für die Klassen 1, 3, 4, 5.
[2] Bei zulässiger Einäugigkeit: keine Anforderungen.

2.2.2 Wenn wegen Zweifeln an ausreichendem Sehvermögen eine augenärztliche Begutachtung stattfindet, sollte die Untersuchung auch die Dämmerungssehschärfe und die Blendungsempfindlichkeit umfassen. Werden dabei Mängel festgestellt, so ist der Betroffene auf die Gefahren durch geminderte Dämmerungssehschärfe und erhöhte Blendungsempfindlichkeit beim Fahren in der Dämmerung und in der Nacht hinzuweisen."

Untersuchungsarten und Eignungsgrenzen für das Führen von Kfz der Klassen 1, 3, 4, 5

Art der Mängel, Anlaß		Untersuchungsart		Art der Mängel, Anlaß
Bewerber				Inhaber
1	*Auge (zentrale Tagessehschärfe)*			
1.1	*Beidäugigkeit*			
1.1.1	Nach negativem Sehtest: festgestellte Sehschärfe weniger als 0,7 auf einem Auge	F	F	Nach negativem Sehtest: festgestellte Sehschärfe weniger als 0,7 auf einem Auge
1.1.2	Nach F-Gutachten festgestellte Sehschärfe mindestens 0,6/0,2	–	–	Nach F-Gutachten festgestellte Sehschärfe mindestens 0,5/0,2
1.1.3	Nach F-Gutachten festgestellte Sehschärfe auf dem besseren Auge weniger als 0,6, jedoch mindestens 0,5	M	M	Nach F-Gutachten festgestellte Sehschärfe auf dem besseren Auge weniger als 0,5, jedoch mindestens 0,4
1.1.4	Nach F-Gutachten festgestellte Sehschärfe auf dem besseren Auge weniger als 0,5	X[x]	X[x]	Nach F-Gutachten festgestellte Sehschärfe auf dem besseren Auge weniger als 0,4
1.2	*Einäugigkeit*			
1.2.1	Bei Fehlen oder feststehender Erblindung eines Auges	F	F	Bei Fehlen oder feststehender Erblindung eines Auges
1.2.2	Nach F-Gutachten festgestellte Sehschärfe mindestens 0,7	–	–	Nach F-Gutachten festgestellte Sehschärfe mindestens 0,7
1.2.3	Nach F-Gutachten festgestellte Sehschärfe weniger als 0,7	X[x]	M	Nach F-Gutachten festgestellte Sehschärfe weniger als 0,7, jedoch mindestens 0,6
1.2.4			X[x]	Nach F-Gutachten festgestellte Sehschärfe weniger als 0,6

[x] Bei Krankenfahrstühlen: Sehschärfe von 0,3 nach F und M ausreichend

Straßenverkehr 169

Untersuchungsarten und Eignungsgrenzen für das Führen von Kfz der Klasse 2

Art der Mängel, Anlaß		Untersuchungsart		Art der Mängel, Anlaß
Bewerber				Inhaber
1	*Auge (zentrale Tagessehschärfe)*			
1.1	*Beidäugigkeit*			
1.1.1	Nach negativem Sehtest: festgestellte Sehschärfe weniger als 1,0 auf einem Auge	F	F	Nach negativem Sehtest: festgestellte Sehschärfe weniger als 1,0 auf einem Auge
1.1.2	Nach F-Gutachten festgestellte Sehschärfe mindestens 0,7/0,5	–	–	Nach F-Gutachten festgestellte Sehschärfe mindestens 0,7/0,5
1.1.3			M	Nach F-Gutachten festgestellte Sehschärfe weniger als 0,5 auf dem schlechteren Auge
1.1.4	Nach F-Gutachten festgestellte Sehschärfe weniger als 0,7 auf dem besseren oder weniger als 0,5 auf dem schlechteren Auge	X	X	Nach F-Gutachten festgestellte Sehschärfe weniger als 0,7 auf dem besseren Auge
1.2	*Einäugigkeit*			
1.2.1	Bei Fehlen oder feststehender Erblindung eines Auges	X	F	Bei Fehlen oder feststehender Erblindung eines Auges
1.2.2			M	Nach F-Gutachten festgestellte Sehschärfe mindestens 0,7
1.2.3			X	Nach F-Gutachten festgestellte Sehschärfe weniger als 0,7

Untersuchungsarten und Eignungsgrenzen für Fahrerlaubnisse nach § 15d StVZO

Art der Mängel, Anlaß		Untersuchungsart		Art der Mängel, Anlaß
Bewerber				Inhaber
1	*Auge (zentrale Tagessehschärfe)*			
1.1	*Beidäugigkeit*			
1.1.1	Bei Untersuchung nach § 15e StVZO festgestellte Sehschärfe weniger als 1,0 auf einem Auge	F	F	Bei Untersuchung nach § 15f StVZO festgestellte Sehschärfe weniger als 1,0 auf einem Auge
1.1.2	Nach F-Gutachten festgestellte Sehschärfe mindestens 1,0/0,7	–	–	Nach F-Gutachten festgestellte Sehschärfe mindestens 1,0/0,7
1.1.3			M	Nach F-Gutachten festgestellte Sehschärfe mindestens 0,7/0,5; bei Beschränkung der Fahrerlaubnis auf Kraftdroschken und/oder Mietwagen mindestens 0,7/0,2
1.1.4	Nach F-Gutachten festgestellte Sehschärfe weniger als 1,0 auf dem besseren oder weniger als 0,7 auf dem schlechteren Auge	X	X	Nach F-Gutachten festgestellte Sehschärfe weniger als 0,7 auf dem besseren Auge oder — bei Fahrerlaubnis für Omnibusse und Krankenkraftwagen — weniger als 0,5 auf dem schlechteren Auge

1.2 *Einäugigkeit*

1.2.1	Bei Fehlen oder feststehender Erblindung eines Auges	X	F	Bei Fehlen oder feststehender Erblindung eines Auges, wenn die Fahrerlaubnis auf Kraftdroschken und/oder Mietwagen beschränkt ist (für Omnibusse und Krankenkraftwagen: X)
			M	Bei Beschränkung der Fahrerlaubnis auf Kraftdroschken und/oder Mietwagen: nach F-Gutachten feststehende Sehschärfe mindestens 0,7
			X	Für Omnibusse und Krankenkraftwagen sowie allgemein, wenn die festgestellte Sehschärfe geringer als 0,7 ist

Untersuchungsarten für das Führen von Kfz der Klassen 1, 2, 3, 4, 5 sowie für Fahrerlaubnisse nach § 15d StVZO

Art der Mängel, Anlaß	Kapitel des Gutachtens Krankheit und Kraftverkehr bzw. abweichende Bewertungsmaßstäbe	Untersuchungsart
1 *Auge (übrige Sehfunktionen)*		
1.2 Gesichtsfeldausfall		F
1.2 Störung der Augenstellung und -beweglichkeit		F
1.3 Störung des Stereosehens	Anlage XVII zur StVZO	F[1]
1.4 Farbsinnstörung		F[2]
1.5 Nachtblindheit, gestörtes Dämmerungssehen, starke Blendungsempfindlichkeit		F[3]

[1] Bei Klassen 1, 3, 4, 5 sowie sonst bei zulässiger Einäugigkeit
[2] Bei Klassen 1, 3, 4, 5: – ; bei Klasse 2 Aufklärung des Betroffenen
[3] Nach Mängelfeststellung: Aufklärung des Betroffenen

Für die Gutachtenerstattung ist nach Form und Umfang ein augenärztliches Gutachten/Zeugnis zur Vorlage bei der Fahrerlaubnisbehörde gemäß Anlage 2 dieser Verordnung vorgeschrieben.

7.9.1.2 *Anleitung für die augenärztliche Untersuchung und Beurteilung der Eignung zum Führen von Kraftfahrzeugen*

Die Erfahrung zeigt, und eine Fülle von wissenschaftlichen Untersuchungen dokumentiert, daß das Untersuchungsergebnis bei der Prüfung der Sehschärfe entscheidend von den Untersuchungsbedingungen abhängt. Schwankungen von 1:3 sind durchaus möglich, etwa bei Verwendung kontrastarmer Projektionsverfahren einerseits und Transparenttafeln mit optimaler Leuchtdichte und hohen Kontrasten andererseits. Auch das Sehzeichen (Buchstabe, Zahl, Landolt-Ring usw.) ist für das Prüfungsergebnis von Bedeutung. Aus diesem Grunde ist es unerläßlich, daß die Untersuchung ausschließlich nach den Richtlinien der Deutschen Ophthalmologischen Gesellschaft oder, soweit möglich, nach den Vorschriften DIN 58220 durchgeführt wird. Auch das Abbruchkriterium muß gemäß DIN 58220 beachtet werden.

Ähnliches gilt für die Untersuchung des Gesichtsfeldes, die Untersuchung des Stereosehens und die des Farbsinnes.

Ein besonderes Problem bietet die Untersuchung des Dämmerungssehens und der Blendempfindlichkeit. Hier soll nur mit Geräten untersucht werden, die von der zuständigen Kommission der Deutschen Ophthalmologischen Gesellschaft für geeignet erklärt worden sind.

Soweit Fahrerlaubnisinhaber oder Bewerber nur mit Brille die vorgeschriebenen Mindestsehschärfen erbringen können, ist darauf zu achten, daß eine derartige Brille auch tatsächlich vorhanden ist. Eine Begutachtung, die von der utopischen Vorstellung ausgeht, der Proband werde sich schon später die anläßlich der Begutachtung festgestellte individuell-optimale Brille anschaffen, muß als unzulässig angesehen werden. Der Prüfling muß mit der Brille später wieder erscheinen.

Im übrigen kann insoweit auf die augenärztliche Literatur verwiesen werden.

Die nachfolgende Tabelle gibt einen Überblick über die Beurteilung und notwendige Auflagen bei krankhaften Veränderungen der Augen (Quelle: Anleitung für die augenärztliche Untersuchung und Beurteilung der Eignung zum Führen von Kraftfahrzeugen des Berufsverbandes der Augenärzte (BVA)).

	Beurteilungen/Auflagen	
Krankhafte Veränderungen	Kl. 2, § 15 e, Fahrlehrer	Kl. 1, 3, 4, 5
Einseitige sehbehindernde Ptosis:	Nicht geeignet	Geeignet
Beidseitige sehbehindernde Ptosis:	Nicht geeignet	Nicht geeignet
Krankhaftes Augenzittern: Kopfzwangshaltung:	Nicht geeignet	Wenn Mindestsehschärfe bei Kopfgeradehaltung und Drehung von 10° nach den Seiten erreicht wird und die Kopfzwangshaltung 10° nicht übersteigt: geeignet. Med.-psych. Eignungsuntersuchung erforderlich
Schielen:	Nicht geeignet	Bei Doppelbildfreiheit im Hauptblickbereich geeignet
Ständige Pupillenverengung unter 3 mm	Nachtfahrverbot, sofern nicht ein ausreichendes Dämmerungssehvermögen nachgewiesen ist	
Trübung der brechenden Medien und krankhafte Veränderungen des Augenhintergrundes, die ein Nachlassen der Sehfunktionen erwarten lassen, Glaukom, Zustand nach Glaukomoperation:	Nachuntersuchung erforderlich	

Linsenlosigkeit, hoher Brechungsfehler, ungleiche Brechungsfehler:	Wenn mit Kontaktlinsen *jeder* Stärke oder Brillengläsern der *zulässigen* Stärke die für die beantragte Fahrerlaubnisklasse erforderlichen Mindestanforderungen erreicht werden: geeignet; für Kontaktlinsenträger: Nachuntersuchung in einjährigem Abstand erforderlich	
Geringe Brechungsfehler, die eine Zunahme in absehbarer Zeit erwarten lassen (z. B. jugendliche Myopie, Keratokonus):	Nachuntersuchung erforderlich	
Sehschärfe auf dem besseren Auge unter 0,6:	Nicht geeignet	Höchstgeschwindigkeit 80 km/h, med.-psych. Eignungsuntersuchung, Nachuntersuchung erforderlich

Nachuntersuchungen sind in der Regel erst nach Ablauf eines Jahres erforderlich. Es sollen diejenigen Befunde überprüft werden, bei denen eine Verschlechterung zu erwarten ist: z. B. Myopie bei Jugendlichen, Medientrübung, Glaukom, Augenmuskelstörung mit Doppeltsehen, ferner alle Kontaktlinsenträger.
Hat der Untersucher nach dem erhobenen Befund Zweifel an der Kraftfahreignung, so ist eine zusätzliche augenärztliche und/oder medizinisch-psychologische Eignungsbegutachtung vorzuschlagen.
Ferner kommt eine weitere Begutachtung durch einen augenärztlichen Obergutachter gem. den „Richtlinien" (VkBl 1982 S. 498) in Frage.

7.9.2 Verordnungen im Bereich der Schiffahrt (nur Sehvermögen)

7.9.2.1 Verordnungen im Zuständigkeitsbereich der See-Berufsgenossenschaft

Die drei in Frage kommenden Verordnungen — Seediensttauglichkeit, Seelotsenverordnung, Sportbootführerscheinverordnung — sind vom Bundesverkehrsministerium in Zusammenarbeit mit der See-Berufsgenossenschaft und zugezogenen Sachverständigen der einzelnen Richtungen erarbeitet worden und haben folgenden Wortlaut:

*Seediensttauglichkeit**
Die Verordnung über die Seediensttauglichkeit vom 19. 8. 1970 (BGBl. I, Seite 1241) schreibt vor (im Auszug):

§ 1 Voraussetzungen der Seediensttauglichkeit

Seediensttauglich ist, wer nach seinem Gesundheitszustand geeignet und hinreichend widerstandsfähig ist, um an Bord von Kauffahrteischiffen als Kapitän oder Besatzungsmitglied beschäftigt zu werden oder als Schiffseigentümer eine solche Tätigkeit auszuüben und zur Erhaltung der Schiffssicherheit gestellten besonderen Anforderungen seines Dienstzweiges zu genügen.

§ 4 Sehvermögen und Farbtüchtigkeit

(1) Die Augen sind einzeln auf ihre Sehschärfe für die Ferne mit Sehproben in einem Abstand von 5 Metern, bei Kapitänen und Besatzungsmitgliedern des Decksdienstes auch auf die Sehschärfe für die Nähe mit Leseproben zu prüfen.
(2) Kapitäne und Besatzungsmitglieder des Decksdienstes müssen die notwendige Sehschärfe und Farbtüchtigkeit nach Maßgabe der Nummern 1 und 2 besitzen. Es darf keine Nachtblindheit vorliegen. Das Gesichtsfeld darf nur unerheblich eingeschränkt sein.
1. Die Sehschärfe muß ohne Korrektionsglas mindestens auf dem einen Auge 1,0 und auf dem anderen Auge 0,5 oder auf jedem Auge 0,7 betragen. Eine Übersichtigkeit darf weder plus 5,0 Dioptrien sphärisch noch plus 3,0 Dioptrien zylindrisch übersteigen.

---

* Anmerkung: Die oft recht eigenwillige, z. T. falsche Nomenklatur in dieser und den folgenden Verordnungen stammt vom Verordnungsgeber, nicht vom Verfasser.

Bei Nachuntersuchungen muß die Sehschärfe ohne oder mit Brille noch mindestens auf dem einen Auge 0,7 und auf dem anderen Auge 0,5 betragen; die addierte Sehschärfe beider Augen muß jedoch ohne Korrektionsglas 0,25 betragen; dabei muß auf dem schlechteren Auge ausreichendes Orientierungsvermögen vorliegen.

2. Farbtüchtigkeit ist gegeben, wenn die Farbtafeln zweier anerkannter Systeme (z. B. Farbtafeln nach Stilling/Velhagen, Ishihara oder Boström) richtig und schnell erkannt werden. In Zweifelsfällen muß eine augenfachärztliche Untersuchung mit Farbtafeln und dem Anomaloskope eine normale Trichromasie mit einem Anomalquotienten zwischen 0,7 und 1,4 ergeben.

Schiffsleute, die bei einer Nachuntersuchung den Anforderungen der Nummern 1 und 2 nicht mehr genügen, jedoch die in Absatz 3 vorgeschriebene Sehschärfe besitzen, sind weiterhin für den Decksdienst tauglich, mit der Einschränkung, daß sie nicht als Rudergänger oder auf dem Ausguck verwendet werden dürfen.

(3) Besatzungsmitglieder anderer Dienstzweige müssen mit Brille über eine Sehschärfe auf dem einen Auge von 0,5 und auf dem anderen von 0,3 und ohne Korrektionsglas über ausreichendes Orientierungsvermögen auf jedem Auge verfügen. Bleibt die Sehschärfe des schwächeren Auges bei ausreichendem Orientierungsvermögen unter 0,3 und läßt sie sich durch eine Brille nicht bessern, so muß das andere Auge eine Sehschärfe von 0,7 ohne Korrektionsglas besitzen.

(4) Kapitäne oder Besatzungsmitglieder, deren Sehvermögen oder Farbtüchtigkeit vor dem Inkrafttreten dieser Verordnung untersucht und als ausreichend befunden wurde, aber nicht mehr den Anforderungen dieser Verordnung entspricht, sind weiterhin seediensttauglich, wenn ihr Sehvermögen und ihre Farbtüchtigkeit noch den Anforderungen der ersten Untersuchung entspricht.

(5) Wird die vorgeschriebene Sehschärfe nur mit Brille erreicht, so ist dem Untersuchten die Auflage zu erteilen, die Brille während des Dienstes ständig zu tragen und eine Ersatzbrille mitzuführen.

Nach Anlage 1 zu dieser Verordnung wird die Seediensttauglichkeit ausgeschlossen durch „Erkrankungen oder Veränderungen der Augen, welche ihre Funktion stärker beeinträchtigen oder zu Rückfällen oder zu Komplikationen neigen; Einäugigkeit, auch funktionelle Einäugigkeit". Werden solche Erkrankungen oder Veränderungen bei Kapitänen oder befahrenen Besatzungsmitgliedern bei Nachuntersuchungen festgestellt, so soll der Arzt „gleichwohl die Seediensttauglichkeit feststellen, wenn unter Berücksichtigung des Lebensalters, der Berufserfahrung und der Tätigkeit des Untersuchten nicht zu befürchten ist, daß er oder andere Personen an Bord oder die Schiffssicherheit gefährdet werden" (§ 2, Abs. 2 der Seediensttauglichkeits-VO vom 19. 8. 1970). Dieser der Besitzstandwahrung geltende Paragraph darf nicht zu einer Unterschreitung der § 4 genannten Werte herangezogen werden.

Verordnung über die vertrauensärztliche Untersuchung der Seelotsen (Seelotsen-Untersuchungsordnung vom 12. 5. 1970, BGBl. 1970 I, Seite 619)

Die geistige und körperliche Eignung für den Seelotsenberuf wird durch ein Zeugnis der See-Berufsgenossenschaft nachgewiesen (§ 1). Weiter bestimmen §§ 5 und 6 obiger Verordnung:

§ 5

(1) Die Augen sind einzeln auf ihre Sehschärfe für die Ferne mit Sehproben in einem Abstand von fünf Metern und auf ihre Sehschärfe für die Nähe mit Leseproben zu prüfen.

(2) Bei Seelotsenbewerbern und Lotsenanwärtern bis zur Vollendung des fünfundvierzigsten Lebensjahres muß die Sehschärfe für die Ferne ohne Korrektionsglas mindestens auf dem einen Auge 1,0 und auf dem anderen Auge 0,7 betragen. Es darf keine Übersichtigkeit von mehr als plus 2,0 Dioptrien vorhanden sein. Die Sehschärfe für die Nähe ist ausreichend, wenn ohne oder mit Brille Nieden 1 erkannt wird. Es darf keine Nachtblindheit vorliegen. Das Gesichtsfeld darf nur unerheblich eingeschränkt sein.

(3) Bei Seelotsenbewerbern und Lotsenanwärtern nach Vollendung des fünfundvierzigsten Lebensjahres sowie bei Seelotsen muß die Sehschärfe für die Ferne ohne oder mit Brille mindestens auf dem einen Auge 0,7 und auf dem anderen Auge 0,5 betragen. Die addierte Sehschärfe beider Augen muß jedoch ohne Korrektionsglas 0,25 betragen. Dabei muß auf dem schlechteren Auge ausreichendes Orientierungsvermögen vorliegen. Die Sehschärfe für die Nähe ist ausreichend, wenn ohne oder mit Brille Nieden 1 erkannt wird. Es dürfen keine Hinweise auf Nachtblindheit vorliegen. Das Gesichtsfeld darf nur unerheblich eingeschränkt sein. Wird die vorgeschriebene Sehschärfe nur mit Brille erreicht, so ist dem Untersuchten aufzuerlegen, die Brille während des Dienstes ständig zu tragen und eine Ersatzbrille mitzuführen.

§ 6

(1) Die Farbtüchtigkeit ist mit dem Anomaloskop und bei natürlichem Licht nach den Farbtafeln von Stilling/Velhagen sowie nach einem weiteren Farbtafelverfahren (z. B. Ishihara oder Boström) zu prüfen.

(2) Bei Seelotsenbewerbern ist die erforderliche Farbtüchtigkeit vorhanden, wenn bei der Untersuchung mit dem Anomaloskop ein Anomalquotient von 0,7 bis 1,4 erreicht wird und die gezeigten Farbtafeln schnell und richtig erkannt werden.

(3) Abweichend von Absatz 1 ist bei Lotsenanwärtern und Seelotsen die erforderliche Farbtüchtigkeit vorhanden, wenn die gezeigten Farbtafeln schnell und richtig erkannt werden. Seelotsen, die vor dem 1. Juli 1942 nur nach dem Holmgrenschen Verfahren auf Farbtüchtigkeit untersucht wurden, sind weiter nur nach diesem Verfahren zu untersuchen.

Nachdem die Hamburger Hafenlotsen nicht mehr wie früher Beamte bzw. Angestellte der Freien und Hansestadt Hamburg sind, sondern eine Brüderschaft gebildet haben, gehören sie nicht mehr der Binnenschiffahrtsberufsgenossenschaft an, sondern der See-BG und es gelten für sie die gleichen Bestimmungen wie für die Seelotsen.

Sportbootführerscheinverordnung

Die Verordnung über die Eignung und die Befähigung zum Führen von Motorbootfahrzeugen auf den Seeschiffahrtsstraßen und Küstengewässern vom 17. 1. 1967 (BGBl. II, Seite 731, 1967) ist mit Erlaß des Bundesministers für Verkehr vom 7. 9. 1972 — See 1/48.57.01-1/35 VV 72 und mit Erlaß vom 3. 3. 1975 See 1/48.57.01-1/3 G 75[II] sowie See 15/48.57.01-1/81 vom 18. 5. 1981 geändert.

1. Körperliche und geistige Eignung:

Der Antragsteller hat seinem Antrag die Erklärung beizufügen, daß er körperlich und geistig zum Führen eines Motorsportfahrzeuges geeignet ist, insbesondere über ein ausreichendes Hör-, Seh- und Farbunterscheidungsvermögen verfügt.
Wird anstelle der Erklärung ein ärztliches Zeugnis vorgelegt, ist das Formular nach Anlage 1 zu verwenden. Der Vorsitzende des Prüfungsausschusses kann die Vorlage eines amts- oder fachärztlichen Zeugnisses verlangen. Die Entscheidung darüber liegt im Ermessen des Prüfungsvorsitzenden. Einäugige Bewerber haben ein augenärztliches Zeugnis nach Maßgabe der Anlage 2 vorzulegen.
Folgende Anforderungen sind an ein ausreichendes Hör-, Seh- und Farbunterscheidungsvermögen zu stellen:

1.1 Hörvermögen: ...

1.2 Farbunterscheidungsvermögen:

Das Farbunterscheidungsvermögen ist ausreichend, wenn die Farbtafeln zweier anerkannter Systeme (Farbtafeln nach Stilling, Ishihara oder Boström) oder die Farbentestscheibe Nr. 173 richtig und schnell erkannt werden. In Zweifelsfällen muß eine augenfachärztliche Untersuchung mit dem Anomaloskop eine normale Trichromasie oder eine Deuteranomalie mit einem Anomalquotienten von 6,0 und weniger ergeben.

1.3 Sehvermögen:

Die Sehschärfe muß mit oder ohne Sehhilfe mindestens noch auf dem einen Auge 0,7 und auf dem anderen Auge 0,5 betragen; die addierte Sehschärfe beider Augen muß jedoch ohne Sehhilfe mindestens 0,15 ergeben. Dabei muß das schlechtere Auge noch ein ausreichendes Orientierungsvermögen besitzen. Wird die vorgeschriebene Sehschärfe nur mit Sehhilfe erreicht, so ist dem/der Untersuchten die Auflage zu erteilen, die Sehhilfe bei der Führung des Motorsportfahrzeuges ständig zu tragen und eine Ersatzsehhilfe mitzuführen.

1.4 Anforderungen an das Sehvermögen von einäugigen Motorbootführerscheinbewerbern,

die nach dem Inkrafttreten der Verordnung am 1. März 1967 ein Motorsportfahrzeug erworben haben oder nach dem Erwerb eines Motorbootführerscheines einäugig geworden sind.
Einäugigkeit liegt vor, wenn
a) ein Auge fehlt oder blind ist,
b) die Sehschärfe eines Auges 0,15 oder weniger beträgt oder
c) die Gesamtausdehnung des beidäugigen Gesichtsfeldes bei Gewährleistung einer ständigen Fusion nur der eines normalen einäugigen Gesichtsfeldes entspricht.

Das Sehvermögen von einäugigen Motorbootführerscheinbewerbern muß folgenden Anforderungen entsprechen:
1. Einäugige Motorbootführerscheinbewerber müssen ein *augenärztliches* Zeugnis beim Deutschen Motorjachtverband vorlegen.
2. Die Sehschärfe auf dem einzigen Auge muß mit oder ohne Brillenglas mindestens 1,0, ohne Brillenglas mindestens 0,5 ergeben.
3. Das Farbunterscheidungsvermögen muß den vorstehenden Anforderungen an Motorbootführerscheinbewerbern nach Nr. 1.2 entsprechen.

4. Das Auge darf keine fortschreitenden Augenerkrankungen haben.
5. Die kampimetrische Untersuchung muß freie Gesichtsfeldaußengrenzen und darf keine Skotome ergeben.
6. Einäugige Führerscheininhaber müssen alle 2 Jahre ein augenärztliches Zeugnis darüber vorlegen, daß dieses Auge noch den vorstehenden Voraussetzungen entspricht. Die Frist kann auf Vorschlag des Augenarztes bis auf 4 Jahre verlängert oder auf 1 Jahr verkürzt werden.
7. Einäugige Führerscheininhaber dürfen beim Fahren mit Motorsportfahrzeugen eine Höchstgeschwindigkeit von 10 sm in der Stunde nicht überschreiten.

7.9.2.2 Verordnungen im Zuständigkeitsbereich der Binnenschiffahrts-Berufsgenossenschaft

Verordnung über Befähigungszeugnisse in der Binnenschiffahrt [BSchPatentVO vom 15. 6. 1956 in der Fassung vom 21. 2. 1968 (BGBl. II, S. 110)]. Westdeutscher Schiffahrts- und Hafenkalender (WESKA) 1971, S. 291

Wer im Geltungsbereich dieser Verordnung ein See- oder Binnenschiff oder eine Fähre führen will, muß nach § 5 seine Eignung nachweisen. In der Anlage 6 zu dieser Verordnung heißt es:
„Als ausreichend ist das Sehvermögen anzusehen, wenn die Sehschärfe auf dem besseren Auge mit oder ohne Brille mindestens 0,8 beträgt. Beträgt die Sehkraft auf dem anderen Auge 0,1 oder weniger oder fehlt dieses ganz, muß der/die Untersuchte trotzdem ein plastisches Sehvermögen (Fähigkeit zum Schätzen der Entfernungen) besitzen; das Blickfeld des besseren Auges muß regelrecht sein. Liegt die Minderung der Sehkraft (bis auf 0,1 oder weniger) oder der Verlust des Auges noch kein volles Jahr zurück und ist das plastische Sehvermögen des/der Untersuchten unzureichend, so ist die Untersuchung nach Ablauf des Jahres zu wiederholen.
Bei Brillenträgern darf auf dem besseren Auge die Kurzsichtigkeit 10,0, die Übersichtigkeit 6,0, die einfache Stabsichtigkeit 4,0 dptr nicht überschreiten. In Zweifelsfällen ist eine Zusatzuntersuchung durch einen vom Amtsarzt zu benennenden Facharzt herbeizuführen. Ein ausreichendes Sehvermögen darf nicht bescheinigt werden, wenn der/die Untersuchte an einer voraussichtlich fortschreitenden Krankheit der für die Sehkraft wesentlichen Teile des Auges leidet, die mit Wahrscheinlichkeit in kurzer Zeit eine erhebliche Verminderung der Sehkraft erwarten läßt.
Das Farbenunterscheidungsvermögen ist als ausreichend anzusehen, wenn die Tafeln Nr. 1, 10 bis 16 und 22 bis 25 von Ishihara (7., 9., 10. und 11. Auflage) oder die Stillingschen Tafeln (20. Auflage) mit Ausnahme der Tafel 7 mit genügender Sicherheit gelesen werden können. In Zweifelsfällen ist der/die Bewerber(in) durch einen vom Amtsarzt zu benennenden Facharzt unter Verwendung des Anomaloskops zu untersuchen."
Nach § 7 (3) dieser Verordnung *kann* die Wasser- und Schiffahrtsdirektion die Erneuerung des ärztlichen Zeugnisses nach § 5, Abs. 1, verlangen, wenn Tatsachen bekannt werden, die Bedenken gegen die körperliche Eignung des Inhabers des Befähigungszeugnisses als Schiffsführer begründen. Ferner sind nach Vollendung des 65. Lebensjahres Nachuntersuchungen im Abstand von 2 Jahren erforderlich.
Diese Verordnung ist den folgenden neben-, nicht übergeordnet.

Verordnung über die Erteilung von Rheinschiffer-Patenten [v. 26. 3. 1976 (BGBl. 1, S. 757 v. 31. 3. 1976)]

Wer im Geltungsbereich dieser Verordnung ein Fahrzeug führen will, muß ein Rheinschiffer-Patent besitzen und über ausreichendes Hör-, Seh- und Farbenunterscheidungsvermögen verfügen.

1 Sehvermögen

Als ausreichend ist das Sehvermögen anzusehen, wenn die Sehschärfe auf dem besseren Auge *mit oder ohne Brille mindestens 0,8 beträgt*. Beträgt die Sehschärfe auf dem anderen Auge 0,1 oder weniger oder fehlt sie, muß der Bewerber trotzdem ein plastisches Sehvermögen (Fähigkeit zum Schätzen von Entfernungen) besitzen; das Blickfeld des besseren Auges muß regelrecht sein.
Anmerkung: Liegt die Minderung der Sehkraft (bis auf 0,1 oder weniger) oder der Verlust des Auges noch kein volles Jahr zurück und ist das plastische Sehvermögen des Bewerbers unzureichend, so ist die Untersuchung nach Ablauf des Jahres zu wiederholen.

1.1 Bei Brillenträgern darf auf dem besseren Auge
a) die Kurzsichtigkeit 10,0 Dioptrien,
b) die Weitsichtigkeit 6,0 Dioptrien,*
c) die einfache Stabsichtigkeit (Astigmatismus) 4,0 Dioptrien
nicht überschreiten.

---
* Anmerkung des Verfassers: Gemeint ist wohl Übersichtigkeit (?)!

1.2 Augenleiden

Ein ausreichendes Sehvermögen darf nicht bescheinigt werden, wenn der Bewerber an einer voraussichtlich fortschreitenden Krankheit der für die Sehschärfe wesentlichen Teile des Auges leidet, die mit Wahrscheinlichkeit in kurzer Zeit eine erhebliche Verminderung der Sehkraft erwarten läßt.

2 Farbenunterscheidungsvermögen

Das Farbenunterscheidungsvermögen ist als ausreichend anzusehen, wenn der Bewerber den Ishihara-Test oder statt dessen den Hardy-Rand-Rittler-Test (H.R.R.-Test) nach den Tafeln 12 bis 20 besteht oder mit dem Anomaloskop einen Quotienten zwischen 0,7 und 3 erreicht.
Anmerkung: Es wird empfohlen, für den Ishihara-Test Tafeln der 7., 9., 10. oder 11. Auflage, für den Hardy-Rand-Rittler-Test Tafeln der jeweils jüngsten Auflage zu verwenden.

Verordnung über Flößerpatente für das Stromgebiet der Weser [v. 1. 3. 1958 (VK-Bl. 1958, S. 222f.)]
Es gelten die gleichen Bestimmungen wie für die Binnenschiffer (s. oben).

Verordnung über Befähigungszeugnisse in der Donauschiffahrt (Donau-Sch.-Patent-VO vom 22. 7. 1960, VK-Blatt 1960, S. 292ff.)
Es gelten die gleichen Bestimmungen wie für die Binnenschiffer (s. oben).

Verordnung über Elbschifferzeugnisse vom 2. 7. 1926 unter Berücksichtigung der Änderung durch § 38 (3) der Verordnung über Befähigungszeugnisse in der Binnenschiffahrt vom 15. 6. 1956 (BGBl. II, S. 722) (WESKA 1962, S. 355)
Diese Verordnung enthält keine Angaben zum Sehvermögen. Nach § 5, Abs. 2 BSchPatVO und nach § 2, Abs. 2 der Seediensttauglichkeits-VO und § 7, Abs. 1 der BSchPatVO wird in der Regel so verfahren, „daß bei nachträglicher Beeinträchtigung der gesundheitlichen Eignung nicht generell das Patent entzogen wird, sondern befahrenen Nautikern u. U. gleichwohl belassen werden kann" (Behörde für Wirtschaft, Verkehr und Landwirtschaft Hamburg — AV 20 vom 20. 6. 1975).

7.9.3 Verordnungen im Bereich der Eisen-, Straßen- und Schwebebahnen

In der Regel werden derartige Untersuchungen von den jeweiligen Betriebsärzten durchgeführt (s. hierzu auch Kap. 10), doch kommt häufig auch eine Beratung durch andere Augenärzte in Frage, die rechtlichen Voraussetzungen seien daher hier kurz aufgeführt:
Die nach dem Grundgesetz erforderliche Ermächtigung zur Verordnung entsprechender Gesetze durch den Bundesminister für Verkehr findet sich einmal im allgemeinen Eisenbahngesetz, zum anderen im Personenbeförderungsgesetz, nach Artikel 74 Grundgesetz erstreckt sich die konkurrierende Gesetzgebung des Bundes u. a. auch auf die nicht bundesbahneigenen Eisenbahnen (NE), ausgenommen Bergbahnen.
Die verschiedenen Betriebsordnungen stützen sich auf das Allgemeine Eisenbahngesetz bzw. das Personenbeförderungsgesetz.

Übersicht über die Beziehungen zwischen Betriebsordnungen und Gesetzen

Eisenbahnen Allgemeines Eisenbahngesetz		*Straßenbahnen* Personenbeförderungsgesetz	
nicht öffentlich	öffentlich	öffentlich	
- Eisenbahn-Bau- und -Betriebsordnung (EBO) für Regelspurbahnen - Eisenbahn-Bau- und -Betriebsordnung für Schmalspurbahnen (BOS) Oberbauvorschriften für Regelspurbahnen (Obv) mit besonderen Bestimmungen für Schmalspurbahnen		Fahrzeuge nehmen am öffentlichen Straßenverkehr	
		nicht teil	teil
	Eisenbahn-Signalordnung (ESO) Eisenbahn-Verkehrsordnung (EVO)		- Straßenbahn-Bau- und -Betriebsordnung (BOStrab) - Oberbau-Richtlinien (OR) des VÖV

Verordnungen im Bereich der Eisen-, Straßen- und Schwebebahnen

Nichtbundeseigene Eisenbahnen (NE)			
Werk- u. Hafenbahnen	alle anderen Bahnen		
– Fahrdienstvorschrift (FV), sofern von Landesbehörden bestimmt – Oberbau-Richtlinien für NE-Bahnen			
	Deutsche Bundesbahn -Bundesbahngesetz Haupt- u. Nebenbahnen		
	S-Bahnen -Fahrdienstvorschrift (FV)	Stadtschnellbahnen Hoch- u. Untergrundbahnen Schwebebahnen	Straßenbahnen
			U-Straßenbahnen

Diese Gegenüberstellung ist hier mit aufgenommen, weil sie das scheinbare Durcheinander und Gegeneinander von Gesetzen, Verordnungen und Richtlinien aufhellt. Prinzipiell sind die Eisenbahn- usw. Verwaltungen aber berechtigt, ihre Mindestanforderungen höher zu setzen, als die verschiedenen Betriebsordnungen usw. vorsehen.

7.9.3.1 Bundesbahn

Die Eisenbahnbau- und -Betriebsordnung (EBO vom 8. 5. 1967, gültig vom 28. 5. 1967 an, veröffentlicht in BGBl. 1967, II, Seite 1563) hat in der Ausgabe von 1973 folgenden Wortlaut:

§ 50 Sehvermögen

(1) Bei der Einstellung muß die Sehschärfe nach dem von Snellen als Einheit angenommenen Maß bei folgenden Betriebsbeamten auf jedem Auge mindestens 0,5 betragen:
1. Vorsteher von Bahnhöfen, Fahrdienstleiter, Zugleiter und Aufsichtsbeamte,
2. Rangierleiter,
3. Zugbegleiter,
4. Triebfahrzeugführer, Heizer, Beimänner und Bediener von Kleinlokomotiven, ferner Führer von Nebenfahrzeugen, deren zulässige Geschwindigkeit mehr als 50 km/h beträgt.

(2) Andere Betriebsbeamte sollen mindestens eine Sehschärfe auf dem einen Auge von 0,5 und auf dem anderen von 0,3 haben.
(3) Es genügt, wenn die geforderte Sehschärfe mit Brille erreicht wird.
(4) Betriebsbeamte, die das vorgeschriebene Maß der Sehschärfe nur mit Brille erreichen, haben die Brille im Dienst stets zu tragen.

(5) Betriebsbeamte, deren Sehschärfe unter das vorgeschriebene Maß sinkt, können im Betriebsdienst belassen werden, wenn ihre Sehschärfe ohne oder mit Brille auf dem einen Auge noch mindestens 0,3 und auf dem anderen Auge noch mindestens 0,2 beträgt. Für Triebfahrzeugführer, Heizer und Beimänner darf die Minderung der Sehschärfe nicht auf eine Erkrankung des inneren Auges oder ein fortschreitendes Augenleiden zurückzuführen sein.
(6) Die Eisenbahnverwaltungen haben zu überwachen, daß die geforderte Sehschärfe vorhanden ist.

§ 51 Farbentüchtigkeit

(1) Die Betriebsbeamten, deren Dienst das Erkennen farbiger Signale erfordert, müssen farbentüchtig sein.
(2) Die Eisenbahnverwaltungen haben zu überwachen, daß die geforderte Farbentüchtigkeit vorhanden ist.

§ 53 Ausnahmen

Ausnahmen von den Anforderungen in den §§ 49, 50 und 52 sind bei besonderen Verhältnissen oder bei einfacher Betriebslage zulässig (§ 3, Abs. 1, Nr. 2).
Die Eignungsbeurteilung wird jedoch nicht nach dieser DV 300, sondern nach der DV 107 vom 1. 7. 1964 mit Änderungen durchgeführt.
In dieser 120 Seiten umfassenden Tauglichkeitsvorschrift wird zunächst einmal unterschieden nach Tauglichkeitsgruppen mit fallenden Anforderungen, in die Tauglichkeitsgruppe 1 fallen beispielsweise Bahnpolizisten, Triebfahrzeugbedienstete auf Dampflokomotiven im schnellen

Streckendienst, Deckpersonal, in Gruppe 3 Omnibusfahrer, in Gruppe 8 gehören Bahnagenten unter bestimmten Voraussetzungen und Aushilfsarbeiter für vorübergehende Dienste. Die Aufteilung ist im einzelnen in der Tätigkeitenliste nachzuschlagen. Die Anforderungen in den verschiedenen Tauglichkeitsgruppen zeigt die Tauglichkeitsgruppenliste.

Tauglichkeitsgruppenliste bei der Deutschen Bundesbahn. Von Anwendung dieser Tauglichkeitsgruppenliste ist festzustellen, in welche Tauglichkeitsgruppe der Betreffende fällt.

Tauglichkeitsgruppenliste

Tauglichkeitsgruppe	Mindestforderungen und Untersuchungsergebnisse			
	Einstellungstauglichkeit		Beschäftigungstauglichkeit	
	Sehvermögen		Sehvermögen	
	Farbensinn	Sehschärfe auf dem einen und dem anderen Auge	Farbensinn	Sehschärfe auf dem einen und dem anderen Auge
1	farbentüchtig	ohne Brille 1,0 und 0,5 oder 0,7 und 0,7	farbentüchtig	ohne Brille 0,5 und 0,3
2				mit Brille 0,5 und 0,3
3		mit Brille 0,7 und 0,5		mit Brille 0,3 und 0,2
4		mit Brille 0,5 und 0,3	–	wie bei Tauglichkeitsgruppe 6
5	–	mit Brille 0,5 und 0,1		
6	Der Bewerber oder der Bedienstete muß mit seinem Sehvermögen die für ihn jeweils in Betracht kommenden Arbeiten verrichten können, jedoch mindestens auf einem Auge mit Brille die Sehschärfe 0,3 haben und, falls er nicht mindestens auf einem Auge mit Brille die Sehschärfe 0,5 hat, für Beschäftigung mit Naharbeit Nieden-Tafel Nr. 3 in 25 bis 30 cm Entfernung lesen können			
7	Sonderforderungen hinsichtlich des Sehvermögens nach der Tauglichkeitsbesonderheitenliste			
8	Keine Forderungen und keine Untersuchung			
9	Untersuchungsergebnis, wenn der Untersuchte hinsichtlich des Sehvermögens für keine der Tauglichkeitsgruppen 1 bis 7 in Betracht kommt, d. h. für die entsprechenden Tätigkeiten untauglich ist			

Bewährte Kraftfahrer können in ihrer Tätigkeit belassen werden, sofern der Bahnarzt bzw. der Bahnaugenarzt wegen des Augenbefundes keine Bedenken hat und die Mindestsehschärfe bei der Wiederholungsuntersuchung — mit Brille — wenigstens 0,3/0,2 beträgt.

Die Prüfung der Mindestsehschärfe erfolgt mit einer im Verhältnis zu den üblichen Sehproben relativ schwierigen Methode, wobei gefordert wird, daß die der bestimmten Sehschärfe entsprechende Reihe ohne Ausnahme vollständig gelesen wird, ebenso die vorgehenden Reihen mit geringerer Anforderung.

7.9.3.2 Nicht-bundeseigene Eisenbahnen (NE)

Der Bundesverband Deutscher Eisenbahnen teilt mit, daß im Bereich seines Verbandes „leider keine Richtlinien über die Anforderungen an das Sehvermögen bestehen", einige Bahnen wenden die DB-Richtlinien DV 300 an; keinesfalls können sie in ihren Mindestforderungen unter die der Betriebsordnungen gehen, die sich auf das Allgemeine Eisenbahngesetz stützen.

7.9.3.3 Verband der öffentlichen Verkehrsmittel (VÖV)

In der Verordnung über den Bau und Betrieb der Straßenbahnen (BOStrab. vom 31. 8. 1965, BGBl. I, Seite 1513) heißt es im § 56, Abs. 3 lediglich recht allgemein, daß die körperliche und geistige Eignung durch einen vom Unternehmer zu bestimmenden Arzt festzustellen ist, ferner sind Nachuntersuchungen erforderlich nach schweren Krankheiten und beim Zweifel an der Diensttauglichkeit. Betriebsbedienstete, die als Fahrzeugführer oder im Zugsicherungsdienst eingesetzt sind, müssen alle drei Jahre untersucht werden; bei allen übrigen über 40 Jahre alten Betriebsbediensteten sind alle fünf Jahre das Hör- und Sehvermögen und, soweit dienstlich erforderlich, die Farbtüchtigkeit nachzuprüfen.

Im Bereich des öffentlichen Nahverkehrs werden von den zu diesem Verband gehörenden Unternehmen nahezu ausschließlich die Richtlinien des VÖV zur Beurteilung der Augen zugrunde gelegt; diese Richtlinien haben geringere Anforderungen als die Deutsche Ophthalmologische Gesellschaft, sie liegen auch unter den Empfehlungen des Bundesgesundheitsamtes, hieraus sind an einigen Orten Streitigkeiten besonders im Bereiche Nordrhein-Westfalen entstanden; maßgeblich ist in jedem Fall die auf das Personenbeförderungsgesetz gestützte BOStrab.

In den 1975 von VÖV beschlossenen Richtlinien wird zwischen Einstellungstauglichkeit und Beschäftigungstauglichkeit unterschieden, die Tauglichkeitstabelle hat folgenden Wortlaut (Numerierung im Originaltext):

Tauglichkeitsgruppenliste

1	2	3		4		5
		Einstellungstauglichkeit		Beschäftigungstauglichkeit		Abstand der Untersuchungen
Pos.	Beschäftigung	Sehschärfe	Farbsinn	Sehschärfe	Farbsinn höchstens	
1.1	U-Bahnfahrer[a] einschl. fahrberechtigte Aufsichtspersonen	S 1	F 1	S 2	F 1	3 Jahre
1.2	Sicherungsposten	S 1	F 1	S 2	F 1	3 Jahre
1.3	Streckenläufer	S 1	F 1	S 2	F 1	3 Jahre
1.4	Aufsichtspersonen (gem. § 56 BOStrab, Abs. 1 Ziff. 3) mit Sicherungsaufgaben im Gleisbereich	S 1	F 1	S 2	F 1	3 Jahre
2.1	Straßenbahnfahrer einschl. fahrberechtigte Aufsichtspersonen	S 1	F 2	S 2	F 2	3 Jahre
2.2	Busfahrer, einschl. fahrberechtigte Aufsichtspersonen	S 1	F 2	S 2	F 2	3 Jahre
3.1	Stellwerker	S 3	F 1	S 4	F 1	3 Jahre
3.2	Zugabfertiger	S 3	F 1	S 4	F 1	3 Jahre
3.3	Werkstättenfahrer (U-Bahn)	S 3	F 1	S 4	F 1	5 Jahre
3.4	Rangierfahrer (U-Bahn)	S 3	F 1	S 4	F 1	5 Jahre
4.1	Werkstättenfahrer (Bus, Strab)	S 3	F 2	S 4	F 2	5 Jahre
4.2	Rangierfahrer (Bus, Strab)	S 3	F 2	S 4	F 2	5 Jahre
4.3	Aufsichtspersonen (gem. § 56 BOStrab, Abs. 1 Ziff. 2) ohne Fahrberechtigung	S 3	F 2	S 4	F 2	5 Jahre
4.4	Aufsichtspersonen wie 1.4 ohne Sicherungsaufgaben	S 3	F 2	S 4	F 2	5 Jahre
4.5	Sonstige Personen im Betriebsdienst gem. § 56 BOStrab, soweit im Gleisbereich tätig	S 3	F 2	S 4	F 2	5 Jahre
5.1	Sonstige Personen im Betriebsdienst gem. § 56 BOStrab	S 3	–	S 4	–	5 Jahre

[a] einschließlich Straßenbahnfahrer, die auf Strecken mit U-bahnmäßigen Zugsicherungsanlagen eingesetzt sind

Anforderungsschlüssel

Wahrnehmungsart	Kurzzeichen	Anforderung	
Sehschärfe*	S 1	1,0–0,8	auch mit Glas
	S 2	0,7–0,7	Kurzsichtigkeit max. −8 Dioptrien Übersichtigkeit max. +6 Dioptrien Feine Druckschrift (Nieden 2) muß mit oder ohne Brille klar gesehen werden
	S 3	0,5–0,5	sonst wie S 1 und S 2
	S 4	0,5–0,5 oder 0,8–0,2	sonst wie S 1 und S 2
Farbsinn	F 1	einwandfreier Farbensinn	
	F 2	eingeschränkter Farbensinn, alle Störungen im Rotbereich bei einem Anomal-Quotienten von weniger als 0,5 sind jedoch nicht zulässig	

* von innen beleuchtete transparente Prüftafel

7.9.4 Luftfahrt

Begutachtung im Rahmen der Luftfahrt nach den Bestimmungen über die gesundheitlichen Anforderungen an das Luftfahrtpersonal erfolgen in der Regel durch hierfür in der Regel besonders eingesetzte Ärzte, denen die Tauglichkeitsbestimmungen vorliegen, auf eine Wiederholung kann daher hier verzichtet werden (vgl. hierzu auch Kap. 12).

7.9.5 Grundsatz 25 (G 25) der gewerblichen Berufsgenossenschaften

Der Grundsatz G 25, der die Mindestforderungen bei Fahr-, Steuer- und Überwachungstätigkeiten angibt, hat im Auszug folgenden Wortlaut (mit der Originalnumerierung des Grundsatzes):

In den Anwendungsbereich dieses Grundsatzes fallen die unten beispielhaft aufgeführten — und die mit ihnen vergleichbaren — Tätigkeiten. Der zur Durchführung der Untersuchungen ermächtigte Arzt soll den Unternehmer beraten, ob arbeitsmedizinische Vorsorgeuntersuchungen im Sinne dieses Grundsatzes erforderlich sind. Dabei ist von den Tätigkeitsmerkmalen und den betrieblichen Gegebenheiten, unter Beachtung der einschlägigen Vorschriften, auszugehen.

1.1. Fahrtätigkeiten — das Führen von
1.1.1. Personenkraftwagen
1.1.2. Motorrädern
1.1.3. Lastkraftwagen
1.1.4. Omnibussen und Taxen
1.1.5. Schienentriebfahrzeugen
1.1.6. Straßenbahnen
1.1.7. U-Bahnen
1.1.8. Binnenschiffen (auch als Lotse)
1.1.9. Flurförderzeugen mit Hubeinrichtung
1.1.10. Flurförderzeugen ohne Hubeinrichtung
1.1.11. Hebezeugen mit hohen Anforderungen (z. B. Fahrzeugkrane, Gießkrane)
1.1.12. Hebezeugen mit niedrigen Anforderungen (z. B. flurbediente Krane)
1.1.13. Chargiermaschinen und Pfannenwagen
1.1.14. Manipulatoren
1.1.15. Baggern, Gradern, Dumpern, Planierraupen
1.1.16. Schaufelladern
1.1.17. Muldenkippern
1.1.18. Straßenwalzen
1.2. Steuertätigkeiten
1.2.1. Bedienen von Förder- und Seilbahnmaschinen
1.2.2. Steuertätigkeiten mit hohen Anforderungen (z. B. Bedienen von Walzstraßen)
1.2.3. Steuertätigkeiten mit niedrigen Anforderungen (z. B. Bedienen von Transferstraßen, Mischmaschinen)
1.3. Überwachungstätigkeiten
1.3.1. Überwachungstätigkeiten mit hohen Anforderungen (z. B. Bedienen von Stellwerken)
1.3.2. Überwachungstätigkeiten mit niedrigen Anforderungen (z. B. Bedienen von Apparaten, Schalttafeln, Meßwarten)

Nicht in den Anwendungsbereich dieses Grundsatzes fallen Fahr-, Steuer- und Überwachungstätigkeiten, für die hinsichtlich der Eignungs-

Grundsatz 25 (G 25) der gewerblichen Berufsgenossenschaften

Anforderungsstufe für zu prüfende Merkmale bei Erstuntersuchungen
Stand: Mai 1981

Tätigkeiten → / Merkmale ↓	PKW-Fahrer	Motorrad-Fahrer	LKW-Fahrer	Busfahrer/Taxifahrer/Fahrlehrer	Schienentriebfahrzeugführer	Straßenbahnwagenführer	U-Bahnwagenführer	Binnenschiffahrt (Schiffsführer und Lotse)	Binnenschiffahrt (Deckpersonal)	Fahrer v. Flurförderzeugen (mit Hubeinrichtung)	Fahrer v. Flurförderzeugen (ohne Hubeinrichtung)	Hebezeugführer (hohe Anforderungen)	Hebezeugführer (niedrige Anforderungen)	Chargiermaschinen- und Pfannenwagenfahrer	Manipulatorfahrer	Dumperfahrer, Ladefahrer, Graderfahrer, Baggerführer, Planierraupenfahrer	Schaufelladerfahrer	Muldenkipperfahrer	Straßenwalzenfahrer	Förder- u. Seilbahnfahrer	Steuerbühnenmaschinist	einfache Steuertätigkeiten (z. B. Transferstraße)	Schalttafelwärter/Meßwart/Apparatewärter	Fahrdienstleiter	Stellwerkbediener
SZ Sehschärfe Ferne	2	–	2	2	2	2	2	2	2	2	3	2	2	2	2	3	3	3	3	2	2	3	2	2	2
SN Sehschärfe Nähe	–	3	–	–	–	–	–	–	–	–	–	–	–	–	–	–	–	–	–	–	–	–	–	–	–
SR Raumsinn	1	–	1	1	–	2	–	2	2	2	–	1	2	–	–	–	–	–	–	–	1	1	1	1	–
SF Farbensinn	3	3	3	3	3	3	3	2	2	2	–	–	–	–	–	–	–	–	–	–	–	–	–	–	–
SG Gesichtsfeld	2	1	2	2	1	2	–	2	2	2	2	2	2	2	–	–	–	–	–	–	2	2	2	2	2
SL Lichtsinn	1	2	2	1	–	2	–	–	–	–	–	2	–	–	–	–	–	–	–	–	2	2	–	2	2

1 Anforderungsstufe 1 = Anforderung hoch
2 Anforderungsstufe 2 = Anforderung mittel
3 Anforderungsstufe 3 = Anforderung niedrig
– Prüfung nicht erforderlich

Anforderungsstufen für zu prüfende Merkmale bei Nachuntersuchungen   Stand: Mai 1981

Tätigkeiten → Merkmale ↓	Fahrtätigkeiten																			Steuertätigkeiten			Überwachungstätigkeiten		
	PKW-Fahrer	Motorrad-Fahrer	LKW-Fahrer	Busfahrer/Taxifahrer/Fahrlehrer	Schienentriebfahrzeugführer	Straßenbahnwagenführer	U-Bahnwagenführer	Binnenschiffahrt (Schiffsführer und Lotse)	Binnenschiffahrt (Deckpersonal)	Fahrer v. Flurförderzeugen (mit Hubeinrichtung)	Fahrer v. Flurförderzeugen (ohne Hubeinrichtung)	Hebezeugführer (hohe Anforderungen)	Hebezeugführer (niedrige Anforderungen)	Chargiermaschinen- und Pfannenwagenfahrer	Manipulatorfahrer	Dumperfahrer, Ladefahrer, Graderfahrer, Baggerführer, Planierraupenfahrer	Schaufelladefahrer	Muldenkipperfahrer	Straßenwalzenfahrer	Förder- u. Seilbahnfahrer	Steuerbühnenmaschinist	einfache Steuertätigkeiten (z. B. Transferstraße)	Schalttafelwärter/Meßwart/Apparatewärter	Fahrdienstleiter	Stellwerkbediener
SZ Sehschärfe Ferne	2	3	2	2	2	2	2	2	2	2	3	2	2	2	2	3	3	3	3	2	2	3	2	2	2
SN Sehschärfe Nähe	–	–	–	–	2	–	–	0	0	–	–	1	–	–	–	–	–	–	–	–	–	–	–	–	–
SR Raumsinn	0	3	0	1	–	2	–	2	2	2	–	–	2	–	–	–	–	–	–	–	–	–	–	–	–
SF Farbensinn	3	3	3	3	2	3	2	–	2	–	–	–	–	–	–	–	–	–	–	–	–	–	–	–	–
SG Gesichtsfeld	2	–	2	1	–	2	–	2	2	2	2	2	2	2	–	–	–	–	–	–	2	2	2	2	2
SL Lichtsinn	2	2	2	–	–	–	–	–	–	–	–	–	–	–	–	–	–	–	–	–	–	–	–	–	–

1 Anforderungsstufe 1 = Anforderung hoch
2 Anforderungsstufe 2 = Anforderung mittel
3 Anforderungsstufe 3 = Anforderung niedrig
– Prüfung nicht erforderlich
0 Merkmal wird bei der Nachuntersuchung nicht nachgeprüft, weil
1. eine Verschlechterung des Merkmals nicht zu erwarten ist oder
2. davon ausgegangen werden kann, daß die Testperson in der Lage ist, eine u. U. eingetretene Verschlechterung des Merkmals durch inzwischen erworbene Erfahrungen zu kompensieren.

Grundsatz 25 (G 25) der gewerblichen Berufsgenossenschaften

und Überwachungsuntersuchungen bereits anderweitige Vorschriften bestehen.
2. Untersuchungsarten
2.1. Eignungsuntersuchung
vor Aufnahme der unter 1. aufgeführten
— oder mit ihnen vergleichbaren Fahr-, Steuer- und Überwachungstätigkeiten
2.2. Überwachungsuntersuchungen während dieser Tätigkeiten
3. Eignungsuntersuchung
3.1. Allgemeine Untersuchung
3.1.1. Feststellung der Vorgeschichte (allgemeine Anamnese, Arbeitsanamnese, Beschwerden)
3.1.2. Untersuchung im Hinblick auf die Tätigkeit
3.1.3. Urinstatus (Eiweiß, Zucker)
3.2. Spezielle Untersuchung
Sehvermögen ohne oder mit Korrektur
(Wird die geforderte Sehschärfe nur mit Brille oder Haftschalen erreicht, so ist dieses in der Bescheinigung zu vermerken.)

Sehschärfe	Ferne	(SZ)
Sehschärfe	Nähe	(SN)
Raumsinn		(SR)
Farbensinn		(SF)
Gesichtsfeld		(SG)
Lichtsinn		(SL)

Nicht geeignet sind Personen, bei denen die in den nachfolgenden Tabellen angegebenen Mindestforderungen nicht erfüllt sind.

Nachuntersuchungen sind bei Personen bis zum 50. Lebensjahr nach 5 Jahren, oberhalb des 50. Lebensjahres nach 3 Jahren vorgesehen, vorzeitige Überwachungsuntersuchungen, falls vom Arzt kürzere Fristen für erforderlich gehalten werden.

Übersicht über Untersuchungsverfahren

Merkmal		Geräte- bzw. Test-Beispiele
Sehschärfe Ferne	(SZ)	Methoden nach DIN 58220 oder Testgeräte, deren Ergebnisse den Anforderungsstufen der Tabellen 5a und 5b entsprechen
Sehschärfe Nähe	(SN)	Sehprobentafeln oder -geräte
räumliches Sehen	(SR)	Sehtestgeräte, z. B. der Firma Rodenstock oder Taschenstereoskop der Firma Zeiss oder „Fliegentafel" nach Titmus
Farbensinn	(SF)	Farbentafeln nach Velhagen und nach Ishihara. Siebtestgerät (z. B. Rodenstock). Anomaloskop
Gesichtsfeld	(SG)	Perimeter
Lichtsinn	(SL)	Nyktometer, Mesoptometer

Tabelle 7.5a. Mindestanforderungen an zu prüfende Merkmale bei Erstuntersuchungen

Merkmale	Anforderungsstufe 1	Anforderungsstufe 2	Anforderungsstufe 3
SZ	1,0–1,0 mit oder ohne Sehhilfe	0,5–1,0 0,7–0,7 mit oder ohne Sehhilfe	0,3–0,5 mit oder ohne Sehhilfe
SN	Nieden 1/30 cm mit oder ohne Sehhilfe	Nieden 2/30 cm mit oder ohne Sehhilfe	–
SR	Einwandfreies Stereosehen (Stereogerät bzw. Tafel)	Ausreichendes räumliches Sehen (Fingerzeigeversuch)	

SF	Einwandfreier Farbensinn (Farbtafeln bzw. Testgerät). Bei Mängeln Nachprüfung am Anomaloskop. AQ = 0,7–1,4	Ausreichender Farbensinn (Farbtafeln bzw. Testgerät). Bei Mängeln Nachprüfung am Anomaloskop; keine Störung im Rotbereich mit einem AQ kleiner als 0,7	Ausreichender Farbensinn (Farbtafeln bzw. Testgerät). Bei Mängeln Nachprüfung am Anomaloskop; keine Störung im Rotbereich mit einem AQ kleiner als 0,5
SG	Keine Einschränkung des normalen Gesichtsfeldes beiderseits (Perimeter)	Keine Einschränkung des normalen Gesichtsfeldes beiderseits bei orientierender Prüfung ohne Gerät	–
SL	Einwandfreier Lichtsinn (strenge Anforderung). Es muß erkannt werden: Kontrast 1:2,7 bei Umfeldleuchtdichte 0,032 cd/m^2	Ausreichender Lichtsinn (geringe Anforderung). Es muß erkannt werden: Kontrast 1:5 bei Umfeldleuchtdichte 0,032 cd/m^2	–

Tabelle 7.5b. Mindestanforderungen an zu prüfende Merkmale bei Nachuntersuchungen

Merkmale	Anforderungsstufe 1	Anforderungsstufe 2	Anforderungsstufe 3
SZ	0,7–1,0 mit oder ohne Sehhilfe	0,5–0,7 mit oder ohne Sehhilfe	0,3–0,5 mit oder ohne Sehhilfe
SN	Nieden 1/30 cm mit oder ohne Sehhilfe	Nieden 2/30 cm mit oder ohne Sehhilfe	–
SR	Einwandfreies Stereosehen (Stereogerät bzw. Tafel)	Ausreichendes räumliches Sehen (Fingerzeigeversuch)	–
SF	Einwandfreier Farbensinn (Farbtafeln bzw. Testgerät). Bei Mängeln Nachprüfung am Anomaloskop: AQ = 0,7–1,4	Ausreichender Farbensinn (Farbtafeln bzw. Testgerät). Bei Mängeln Nachprüfung am Anomaloskop: keine Störung im Rotbereich mit einem AQ kleiner als 0,7	Ausreichender Farbensinn (Farbtafeln bzw. Testgerät). Bei Mängeln Nachprüfung am Anomaloskop: keine Störung im Rotbereich mit einem AQ kleiner als 0,5
SG	Keine Einschränkung des normalen Gesichtsfeldes beiderseits (Perimeter)	Keine Einschränkung des normalen Gesichtsfeldes beiderseits bei orientierender Prüfung ohne Gerät	–
SL	Einwandfreier Lichtsinn (strenge Anforderung). Es muß erkannt werden: Kontrast 1:2,7 bei Umfeldleuchtdichte 0,032 cd/m^2	Ausreichender Lichtsinn (geringe Anforderung). Es muß erkannt werden: Kontrast 1:5 bei Umfeldleuchtdichte 0,032 cd/m^2	–

Literatur

Arbeiten mit umfangreichem Literaturverzeichnis

Gramberg-Danielsen B (1967) Sehen und Verkehr. Springer, Berlin Heidelberg New York

Gramberg-Danielsen B (1976) Verkehrsophthalmologie. In: Velhagen H (Hrsg) Der Augenarzt IV. VEB Thieme, Leipzig

Piper H-F (1968) Ophthalmologie und Verkehrsmedizin. In: Wagner K, Wagner HJ (Hrsg) Handbuch der Verkehrsmedizin. Springer, Berlin Heidelberg New York

Einzelarbeiten

Aulhorn E, Harms H (1970) Über die Untersuchung der Nachtfahreignung von Kraftfahrern mit dem Mesoptometer. Klin Monatsbl Augenheilkd 157: 843

Bittermann K, Gramberg-Danielsen B (1981) Grenzwertbestimmung im Bereich der mesopischen Sehschärfe. Z Verkehrssich 27: 106

Giehring H, Gramberg-Danielsen B, Hartmann E (im Druck) Der Dunkelheitsunfall. Enke, Stuttgart

Lundt PV (1972) Sehvermögen und Kraftverkehr. Schriftenreihe Bundesminister Verkehr, Heft 38, Kirschbaum, Bonn

Verriest G, Marré M, Neubauer O (1979) Kompensationsmöglichkeiten der Rotblinden als Lenker von Kraftfahrzeugen im Straßenverkehr. Hrsg.: Bundesministerium Gesundheit Umweltschutz, Wien

8. Verhalten des Menschen im Straßenverkehrssystem als Risikofaktor und seine Beeinflussung

W. Schneider

8.1 Individualisierende Betrachtung des Risikos, der Unfallursachen und der psychischen Hintergrundbedingungen

Die Unfallgefährdung im Straßenverkehr wird heute in der Regel operationalisiert durch die Bestimmung von Unfallraten oder „relativen Unfallhäufigkeiten". Diese können sowohl auf in einer Raumzeiteinheit geleisteten Verkehr als auch auf Bestände an Personen oder Kraftfahrzeugen bezogen werden. Soweit Schätzungen über Verkehrsmengen vorliegen, wird als geeignetes Maß für die Bewertung des Risikos die Unfallrate bevorzugt. Ist ein solches Risikomaß auf ein Personenkollektiv in der Zeiteinheit, gegebenenfalls auch unter Berücksichtigung der von diesen Personen geleisteten Verkehrsmengen, bezogen, so läßt sich ein auf diese Weise ermitteltes Risikomaß unschwer auch als individuelles formulieren.

8.1.1 Risikokennzahlen für persongebundene Merkmale

Für die prognostische Bewertung des Risikos einzelner Verkehrsteilnehmer sind Differenzierungen des über Personenbestände ermittelten in der Vergangenheit realisierten Risikos von besonderem Interesse. Die in früheren Studien (Schneider 1973) in drei Bundesländern nachgewiesenen Beteiligungen von Personen unterschiedlichen Führerscheinalters an der Verursachung von Unfällen mit Personenschaden (Daten von 1970) machten deutlich, daß unter den Verursachern mehr als die Hälfte aus der Klasse der Personen stammen, deren Führerscheinbesitzdauer geringer als 3 Jahre lang war (Tabelle 8.1).
Unabhängig vom Anfängerrisiko gibt es wahrscheinlich ein spezifisches Jugendlichkeitsrisiko. Denn nach Berechnungen, die auf Schätzwerten für Bestand und Ausnutzungsgrad der Fahrerlaubnisse der Klasse 3 beruhen, ergibt sich

Tabelle 8.1. Verursacher von Unfällen mit Personenschaden 1970, gegliedert nach dem Führerscheinalter. (Quelle: Schneider 1973)

Führerscheinalter in Jahren	Hamburg	Hessen	Bayern
unter 3 Jahre	2678 = 54,1%	9578 = 57,2%	16525 = 55,1%
3 bis unter 7 Jahre	1919 = 38,8%	6232 = 37,2%	11644 = 38,9%
7 oder mehr Jahre	353 = 7,1%	926 = 5,6%	1809 = 6,0%
Führerscheininhaber zusammen = Prozent	4950 = 100,0%	16736 = 100,0%	29978 = 100,0%

für diejenigen jungen Kraftfahrer der Fahrerlaubnisklasse 3, die ihren Führerschein schon länger als 4 Jahre besitzen, eine erheblich höhere Unfallwahrscheinlichkeit als für die älteren Kraftfahrer mit über 4 Jahre alten Führerscheinen. Wie die Abb. 8.1 zeigt, liegt dieses Risiko 1970 beim nahezu 4fachen des Durchschnitts. Weiterhin wird aus der Darstellung deutlich, daß das Jugendlichkeitsrisiko in den letzten Jahren angestiegen ist (s. hierzu auch Kap. 1).

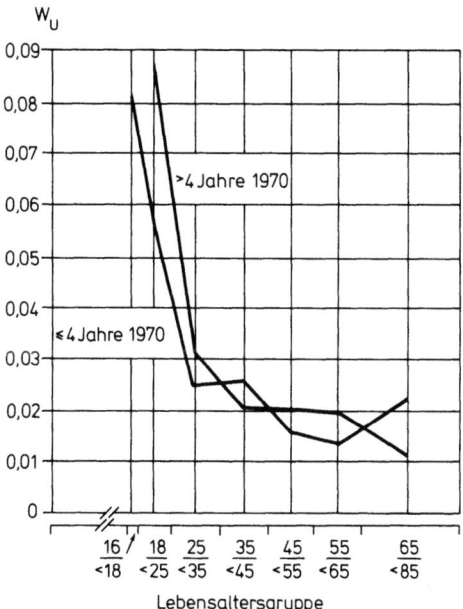

Abb. 8.2. Differenzen zwischen den Unfallwahrscheinlichkeiten der Inhaber des Führerscheins der Klasse 3 mit Führerscheinbesitzdauer gleich oder weniger als 4 Jahre oder größer als 4 Jahre nach Lebensaltersgruppen

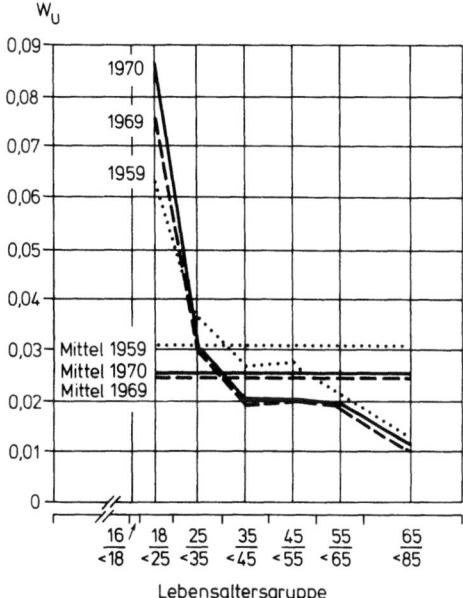

Abb. 8.1. Unfallwahrscheinlichkeit der Inhaber des Führerscheins der Klasse 3 nach Lebensaltersgruppen sowie Führerscheinbesitzdauer

Das Jugendlichkeitsrisiko wirkt sich danach sogar so stark aus, daß die Anfänger, das sind hier solche, die ihren Führerschein 4 Jahre oder weniger lang besitzen, in den Jahren 1969 und 1970 ein niedrigeres Risiko erzeugten als die „erfahreneren" gleich jungen Erwachsenen. Dies dokumentiert Abb. 8.2. Neuere Studien weisen unter Ausnutzung von Relativierungen auf die Zeiten der Beteiligung am Straßenverkehr in verschiedenen Teilnahmekategorien, als Fußgänger, als Zweiradfahrer, als Pkw-Fahrer etc., für 1980 ähnliche Relationen nach. Für die vergleichende Betrachtung der Unfallzeitraten, d. h. der Zahl der verunglückten Personen je 1 Mill. Stunden Verkehrsbeteiligung in einer bestimmten Beteiligungsklasse, ist neben dem Lebensalter als differenzierendem Merkmal die Geschlechtszugehörigkeit von besonderem Interesse (Abb. 8.3).

Besonders niedrige Risikowerte ergeben sich für die männlichen Personen als Fahrer oder Beifahrer von Pkw in der Altersgruppe zwischen 45 und 55 Jahren mit einer Unfallzeitrate von 16 Unfällen je 1 Mill. Stunden Verkehrsbeteiligung. Dagegen ist die Unfallzeitrate bei den 18- bis 21jährigen mit 179,5 Unfällen je 1 Mill. Stunden Verkehrsbeteiligung 11,2mal so hoch.

Grenzwerte zwischen im Rahmen der Zulassung von Personen zum Straßen-

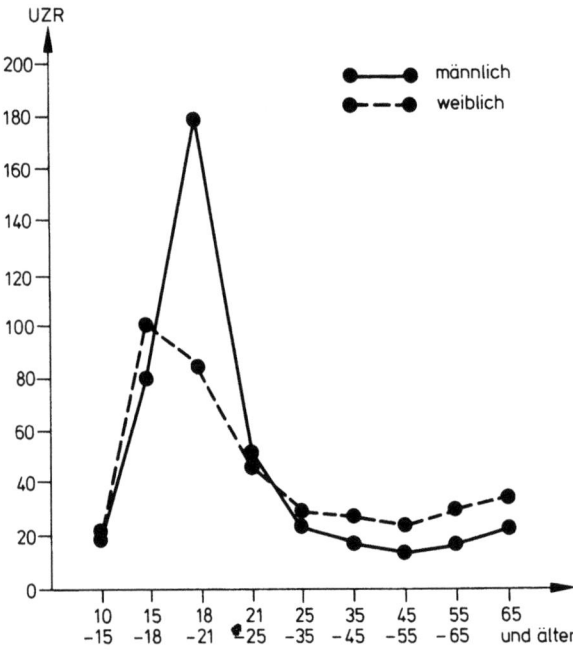

Abb. 8.3. Unfallzeitraten für Fahrer und Mitfahrer von Personenkraftwagen (Sozialdata, Abbildung nach Kullik 1981)

verkehr verträglichem und nicht mehr akzeptablem personengebundenen Risiko festzulegen, ist nicht Aufgabe der Wissenschaft, sondern der Gesetzgebung und des Rechts. Bei Schöpfung des Verkehrszulassungsrechts waren jedoch die für eine Festlegung in Maß und Zahl notwendigen Informationen nicht verfügbar. Die rechtlichen Formulierungen liegen daher in unbestimmten Rechtsbegriffen vor. Diese wurden durch die Rechtsprechung — zunächst durch Relativierung — ausgefüllt. Festlegungen in Maß und Zahl ergaben sich aus Verwaltungsrechtsprozessen, in denen Kläger, die nach einem oder mehreren unter Alkoholeinfluß begangenen Verkehrsdelikten die Wiedererlangung der Fahrerlaubnis zu erstreiten suchten. So entschied der Verwaltungsgerichtshof Baden-Württemberg in Mannheim (X 1665/75) am 17. 8. 1976 unter Zugrundelegung der Sachverständigenaussage, „daß beim Kläger die Wahrscheinlichkeit der Wiederholung einer Trunkenheitsfahrt bei 30% liegt und damit um das 6fache gegenüber dem Durchschnitt erhöht ist":

... „Selbst wenn man dabei mit dem Sachverständigen davon ausgeht, daß das vom Kläger ausgehende Unfallrisiko nur um das 3fache erhöht ist, weil nicht jede Trunkenheitsfahrt zu einem Unfall führen muß, so genügt bereits diese Feststellung zur Annahme der Ungeeignetheit. Denn es ist ein Gebot der Fürsorge für die anderen Verkehrsteilnehmer, sie bereits vor solchen, immerhin beträchtlichen Risiken zu bewahren." Die angegebenen Rückfallwahrscheinlichkeiten beziehen sich auf einen Zeitraum von 10 Jahren Verkehrsbeteiligung, wie es in der Kriminologie seit Bjerver üblich ist. Die mit diesem Urteil des Verwaltungsgerichtshofs Baden-Württemberg begonnene Rechtsprechung zur Eignung zum Führen von Kraftfahrzeugen unter Verwendung quantifizierter Risikokenngrößen, in diesem Fall der Rückfallwahrscheinlichkeit, wurde auch von anderen Verwaltungsgerichten aufgegriffen und kann heute als Ausdruck ständiger Rechtsprechung angesehen werden, durch die der unbestimmte Rechtsbegriff der Ungeeignetheit zum Führen von

Kraftfahrzeugen ausgefüllt würde. So führt das Verwaltungsgericht Düsseldorf am 28. 10. 1977 (6 K 921/77) aus, es „kann offenbleiben, wie groß das von einem Bewerber um die Fahrerlaubnis ausgehende Risiko für andere Verkehrsteilnehmer sein darf, oder wie gering die Rückfallwahrscheinlichkeit in ein erneutes Trunkenheitsdelikt sein muß, damit wieder die Teilnahme am Straßenverkehr gestattet werden kann. Die Kammer hat bereits früher mehrfach entschieden, daß sie jedenfalls geringer sein muß als diejenige eines Verkehrsteilnehmers, der bereits einmal wegen Trunkenheit im Straßenverkehr verurteilt worden ist, und bei dem die Rückfallgefahr mit 36% bis 40% anzusetzen ist. Die Eignung dürfte wieder zu bejahen sein, wenn die Rückfallgefahr im Schnittpunkt zwischen der allgemeinen Auffallwahrscheinlichkeit und der Rückfallwahrscheinlichkeit des Ersttäters, also bei etwa 20% bis 25% liegt". (Vgl. hierzu auch Kap. 4.)

Die durch die Rechtsprechung nahegelegte Begrenzung des vom einzelnen auf das Straßenverkehrssystem ausgehenden Risikos kann und muß in Zukunft das Verwaltungshandeln in der Folge der StVZO bestimmen. Danach kann auch nicht ohne besondere Prüfung nach Ablauf einer vom Strafgericht festgelegten Sperrfrist für einen Ersttäter eines Verkehrsdeliktes unter Alkoholeinfluß davon ausgegangen werden, er sei nunmehr wieder zum Führen von Kraftfahrzeugen geeignet. Bei generalisierender Betrachtung der eben noch erträglichen, vom einzelnen Verkehrsteilnehmer ausgehenden Risiken, muß konsequenterweise auch in Zweifel gezogen werden, ob es überhaupt verwaltungsrechtlich vertretbar ist, einem jungen männlichen Bewerber um eine Fahrerlaubnis beim heute üblichen Standard der Kraftfahrerausbildung und trotz Bestehens der Führerscheinprüfung (§ 11 StVZO) eine Fahrerlaubnis zu erteilen, denn das für ihn prognostizierte individuelle Risiko, Verkehrsunfälle zu verursachen, liegt deutlich über dem in der Rechtsprechung als noch vertretbar angesehenen Grenzwert. Da diese Konsequenz verkehrssicherheitspolitisch nicht durchsetzbar sein dürfte, ergibt sich für das verantwortliche Verwaltungshandeln in der Folge der StVZO nur die Konsequenz, die Ausbildungs- und Prüfungsvoraussetzungen für die Erstbewerber so zu verändern, daß deren individuelle Risikoerwartung in verkehrspolitisch erträglichen Grenzen liegt und für die durch Verkehrsdelikte, insbesondere solche unter Alkoholeinfluß — auch wenn dies erstmalig der Fall ist — aufgefallenen Kraftfahrer Forderungen zur erfolgreichen Beteiligung an Nachschulungsmaßnahmen zu stellen. Diese Nachschulungsmaßnahmen haben rechtssystematisch den Charakter der Rehabilitation, da sie die nicht mehr oder noch nicht wiedererlangte Eignung zum Führen von Kraftfahrzeugen erreichen sollen. Auf bereits realisierte Ansätze wird in Kap. 8.5 eingegangen.

8.1.2 Unfallursachen

Mit der Bekanntgabe quantitativ definierter individueller Risikokennzahlen und der Definition von Grenzwerten ist nur dann ein Beitrag zur Hebung der Verkehrssicherheit zu leisten, wenn eine restriktive Zulassungspraxis verkehrssicherheitspolitisch durchsetzbar ist und die verwaltungsrechtlich notwendigen Möglichkeiten der individuellen Beurteilung von Kraftfahrern vorliegen. Die Grenzen selektiven Vorgehens werden um so enger, je mehr sich verkehrspolitisch der Grundsatz durchsetzt, die Beteiligung am motorisierten Straßenverkehr sei ein Recht für alle Bürger. Will man die Verkehrsteilnahme möglichst wenig personengebunden einschränken, so bleibt als Alternative für die Verkehrssicherheitsarbeit der Weg, sich den Unfallursachen zuzuwenden, die das Gros des Risikos erzeugen. Diese sind zwar nach dem Stand der Wissenschaft zu sehr hohen Anteilen dem menschlichen Fehlverhalten zuzuordnen, gleichwohl ist über sie wenig wissenschaftlich gesicherte Erkenntnis vorhanden. Dies liegt in der Tatsache begründet, daß der Begriff „Verkehrsunfallursache" bei der Anwendung durch die Hilfsorgane der Staatsanwaltschaft mit rechtlich wertenden Kategorien ausgefüllt wurde, die zur Aufklärung der Entstehung von Unfällen wenig beitragen können. Charakteristisch hierfür sind Begriffe der amtlichen Verkehrsunfallstatistik wie „Abkommen von der Fahrbahn" und „Vorfahrtverletzung". Die quantitativen Abschätzungen des Gewichtes solcher dem menschlichen Fehlverhalten zuzuordnenden Unfallursachen liegt in ihrer Summe für die meisten Auswertungen von Unfallstatistiken bei mindestens 90% aller Ursachen. Als Beispiel für derartige Angaben dienen hier die vergleichende Darstellung von Unfallursachen der U.S.-amerikanischen Verkehrsunfälle 1978 und derjenigen aus der Bundesrepublik Deutschland und aus Westberlin (Abb. 8.4). Für letztere ist damit jedoch nicht viel gesagt, denn trotz dieser Übereinstimmung in der Bewertung der Bedeutung menschlichen Fehlverhaltens für das Entstehen von Unfällen kann leider bei Verwendung von primär der rechtlichen Bewertung dienenden Ursachenbegriffen nicht gesagt werden, was im Menschen und an ihm ablesbar abläuft, wenn ein Unfall entsteht, für den er unter strafrechtlichen oder ordnungsrechtlichen Gesichtspunkten einstehen muß oder für dessen Folgen er unter haftungsrechtlichen Gesichtspunkten in Anspruch genommen werden kann. Zur Beschreibung der psychischen Abläufe vor und bei Unfällen sowie für die psychischen Hintergrundbedingungen dieses seelischen Geschehens bot erstmals Undeutsch (1962) unter Rückgriff auf explorative Analysen psychischer Abläufe von Unfallbeteiligten Kategorien an, die auch die Möglichkeit zum risikomindernden Eingreifen von außen eröffneten.

Unter den von ihm ermittelten psychischen Unfallursachen steht die „falsche Abschätzung" an erster Stelle. Bei 22% der von ihm untersuchten Unfälle konnte diese Unfallursache ermittelt werden. Falsche Abschätzung bezieht sich auf die Geschwindigkeit eines anderen Fahrzeugs oder den Weg, den man selber in einer bestimmten Zeit, bei einer bestimmten Geschwindigkeit zurücklegt, auf den zur Verfügung stehenden Ver-

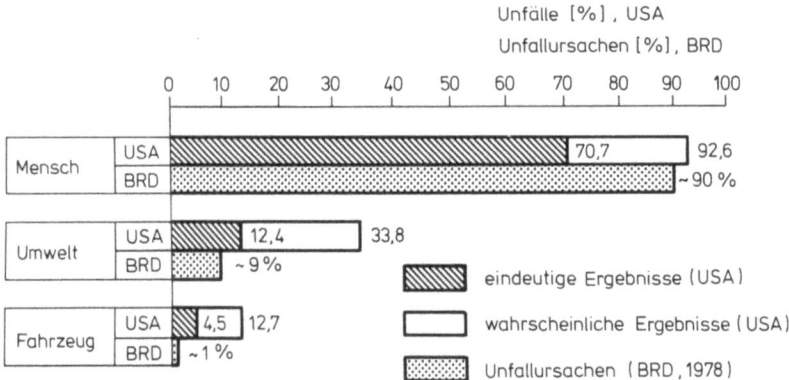

Abb. 8.4. Prozentuale Aufteilung der Unfälle nach Ursachen aus den Bereichen Mensch, Umwelt und Fahrzeug

kehrsraum oder die physikalischen Bedingungen der Verkehrsumwelt. Schätzungen dieser Art, die das Verhalten von Kraftfahrern insbesondere in aus ihrer eigenen Sicht kritischen Situationen bestimmen, werden in ihrer Treffsicherheit durch Erfahrung verbessert, durch ungünstige Bedingungen, wie Dunkelheit, Regen oder Sonnenblendung, beeinträchtigt.

Die in der Bedeutung an zweiter Stelle rangierende psychische Unfallursache ist nach Undeutsch die „indirekte Situationsbeurteilung". Unter diesem Begriff sind diejenigen psychischen Vorgänge zusammengefaßt, in denen der Fahrer sich keinen erschöpfenden Überblick über die Situation verschafft, sondern sich mit Anhaltspunkten begnügt, von denen aus er die nicht eingesehene übrige Situation erschließt, was sich bei näherem Zusehen dann als bloße, im Unglücksfall unzutreffende Vermutung erweist. Solche die Situationsbeurteilung bestimmenden Anhaltspunkte können im Verhalten anderer Verkehrsteilnehmer oder in bestimmten sachlichen Gegebenheiten vorliegen. 18% der von Undeutsch untersuchten Unfälle wurden dieser Unfallursachenkategorie zugeordnet.

Auf Rang 3 der von ihm ermittelten psychischen Unfallursachen steht das „Abgelenktsein". Hierunter wird einerseits das Abgelenktsein durch gedankliche Zuwendung zu anderen Gegenständen als dem Fahren verstanden — kaum jemand wendet je seine ungeteilte Aufmerksamkeit den Fahraufgaben zu, wenn er ein Fahrzeug lenkt —, andererseits werden unter dem Begriff „Abgelenktsein" aber auch Zuwendungen zu äußeren Gegebenheiten innerhalb oder außerhalb des Wagens gerechnet, bei denen, wenn auch nur für kurze Zeit, eine derartige Aufmerksamkeitsverlagerung resultiert, daß für das unfallfreie Fahren wichtige Veränderungen der Verkehrssituation nicht mehr wahrgenommen werden. Hierbei spielt das falsche Vertrauen auf das Unverändertbleiben des Verkehrsgeschehens vielfach eine entscheidende Rolle. 16,5% der Unfälle wurden von Undeutsch dieser Unfallkategorie zugeordnet.

Mit 15% Zuordnungen folgt an 4. Stelle der psychischen Unfallursachen die „eingeschliffene Verhaltensgewohnheit", die, obwohl risikoreich, durch erlebte Vorteile oder vermiedene Nachteile verstärkt wurde. Als besonders typisch für risikoreiche, eingeschliffene Gewohnheiten kann das dichte Auffahren im Kolonnenverkehr angesehen werden, das vermehrt bei Kraftfahrern mit längerer Fahrpraxis auftritt.

An 5. Stelle in der Rangreihe der Unfallursachen findet sich — bei 14,5% der Unfälle — die „falsche Erwartung" bezüglich anderer Verkehrsteilnehmer. Das damit zusammenhängende Fehlverhalten ergibt sich, wenn ein Kraftfahrer aus der Mehrzahl der an sich möglichen verkehrsgerechten Verhaltensweisen eines anderen Verkehrsteilnehmers nur eine bestimmte erwartet und das eigene Verhalten schon im voraus auf diese einstellt. Tritt das erwartete Verhalten dann nicht ein, so ist eine Reaktion auf das nicht erwartete Verhalten nur verspätet möglich, so daß hieraus das Risiko entsteht, bzw. der Unfall nicht mehr abzuwenden ist.

An 6. Stelle — bezogen auf 10% aller Unfälle — ergibt sich die Ursache „Verkehrsuntüchtigkeit" in den Studien von Undeutsch.

An 7. und letzter Stelle — bezogen auf 4% der Unfälle — war der „Durchbruch natürlicher Verhaltenstendenzen" Unfallursache. Mit dieser Kategorie ist eine Unfallursache angesprochen, die in erster Linie durch Veränderung des Verkehrsumfeldes bekämpft werden kann, insbesondere durch die Vermeidung von Verkehrsregelungen, die wahrnehmungspsychologischen Gesichtspunkten Rechnung tragen.

In späteren psychologischen Unfallursachenstudien in Deutschland wurden — bei anderer Stichprobenwahl — ähnliche Kategorien, wie die hier angesprochenen, entwickelt, wobei sich stichprobenbezogen andere Rangreihungen ergaben (Tabelle 8.2). U.S.-amerikanische Spezialauswertungen ergaben bei Verwendung des Kategorienschemas „Wahrnehmen — Entscheiden — Handeln" Verteilungen der menschlichen Ursachen auf diese 3 Kategorien, wie in Abb. 8.5 wiedergegeben. Leider sind weder diese Unfallanalyseergebnisse mit denselben direkt vergleichbar noch die aus der gleichen Studie stammende Verteilung der „direkt" dem Menschen zuzurechnenden Fehler (Abb. 8.6).

Die Kenntnis psychischer Prozesse im Vorfeld von Unfällen und die aus ihnen resultierenden Verhaltensketten eröffnet neben der verhaltensregelnden Vorschrift neue, möglicherweise wirksamere Ansätze zur Bekämpfung des Risikos. Insoweit kann sich die Nutzung der ethologischen Kenntnisse der ethischen Einwirkung überlegen erweisen.

Die hier wiedergegebenen deutschen Analyseergebnisse basieren auf Stichproben, die die — erkannte — Ursache

Tabelle 8.2. Psychische Unfallursachen und ihr Gewicht. (Nach Spoerer 1965)

	Ermittelt bei ...% der Unfälle	Rangplatz
Abgelenktsein	36,4%	1
Falsche Abschätzung	30,2%	2
Eingeschliffene Verhaltensweisen und Gewohnheiten	25,3%	3
Falsche Erwartung bezüglich anderer Verkehrsteilnehmer	17,9%	4
Indirekte Situationsbeurteilung	12,3%	5
Korrektur eines eigenen Fehlverhaltens	11,1%	6
Durchbruch natürlicher Verhaltenstendenzen	8,0%	7
Bewußt verkehrswidriges Verhalten	3,7%	8
Überzeugungen aufgrund falscher Interpretation von Verkehrsregeln und -einrichtungen	3,1%	9
Wahrnehmungs- oder/und Reaktionsstörungen	1,9%	10

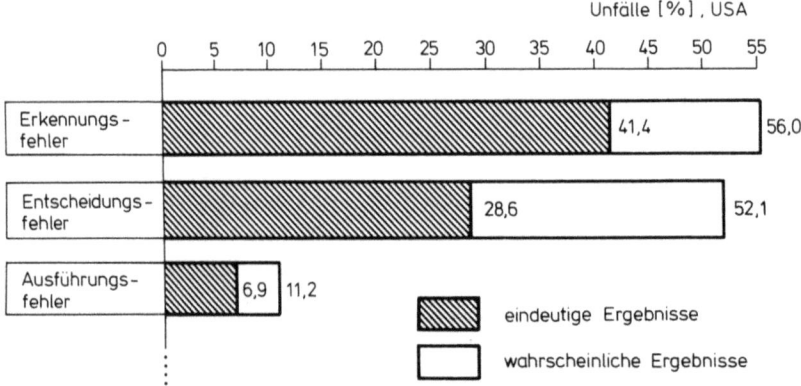

Abb. 8.5. Prozentuale Aufteilung der Unfälle nach größeren, vom Menschen direkt verursachten Fehlergruppen

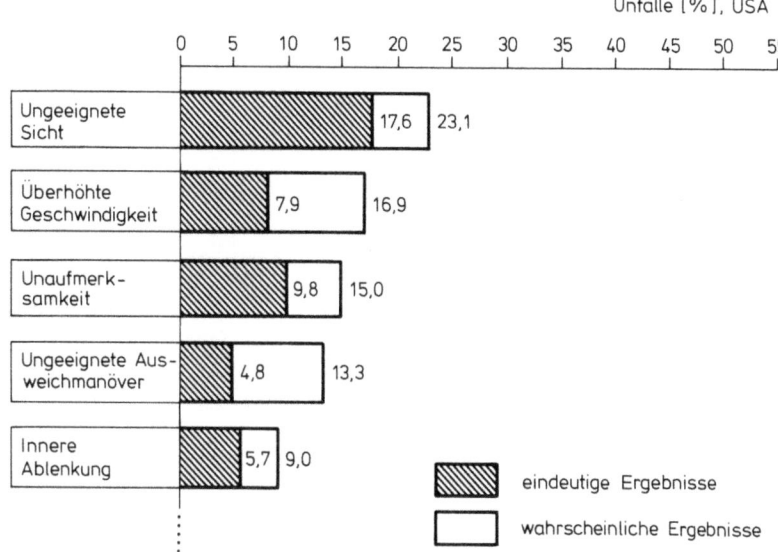

Abb. 8.6. Prozentuale Aufteilung der Unfälle nach spezifischen, vom Menschen direkt verursachten Fehlern

Alkoholeinfluß ausschloß. Daher sei auf diese Hintergrundbedingung des Versagens exemplarisch durch Wiedergabe von amtlichen U.S.-amerikanischen Daten verwiesen (Abb. 8.7).
Es kann kein Zweifel daran bestehen, daß der Bekämpfung der Unfallbedingung „Alkohol am Steuer" neben der Minderung des Anfängerrisikos die zweithöchste Priorität einzuräumen ist.

8.1.3 Psychische Hintergrundbedingungen

Da in der Genese von Unfällen, soweit sie auf menschliches Fehlverhalten zurückzuführen sind, häufig neben den durch die bisher beschriebenen Kategorien der Unfallursache, die die psychischen Abläufe direkt charakterisieren sollen, psychische Bedingungen im Hintergrund mitwirken, ergab sich aus der Sicht deutscher Forscher die Notwendigkeit, eine zweite Dimension zur Beschreibung der Verursachungsbedingungen von Unfällen einzuführen. Diese zweite Dimension der psychischen Hin-

Tabelle 8.3. Psychische Hintergrundbedingungen und ihr Gewicht. (Nach Spoerer 1965)

	Ermittelt bei ... % der Unfälle	Rangplatz
Mangelnde Vertrautheit mit den Erfordernissen des Verkehrs	37,0%	1
Eile	34,6%	2
Stimmung	16,7%	3
Mangelnde Beherrschung des Unfallfahrzeugs	16,0%	4,5
Vorübergehende Beeinträchtigung in Zusammenhang mit physiologischen Vorgängen	16,0%	4,5
Geltungsbedürfnis	4,9%	6
Mangelnde Beachtung des Zustandes des Fahrzeuges	4,3%	7,5
Mangelnde Kenntnisse der Verkehrsregeln und -einrichtungen	4,3%	7,5
Aggressivität	0,6%	9,5
Dauernde Beeinträchtigung	0,6%	9,5

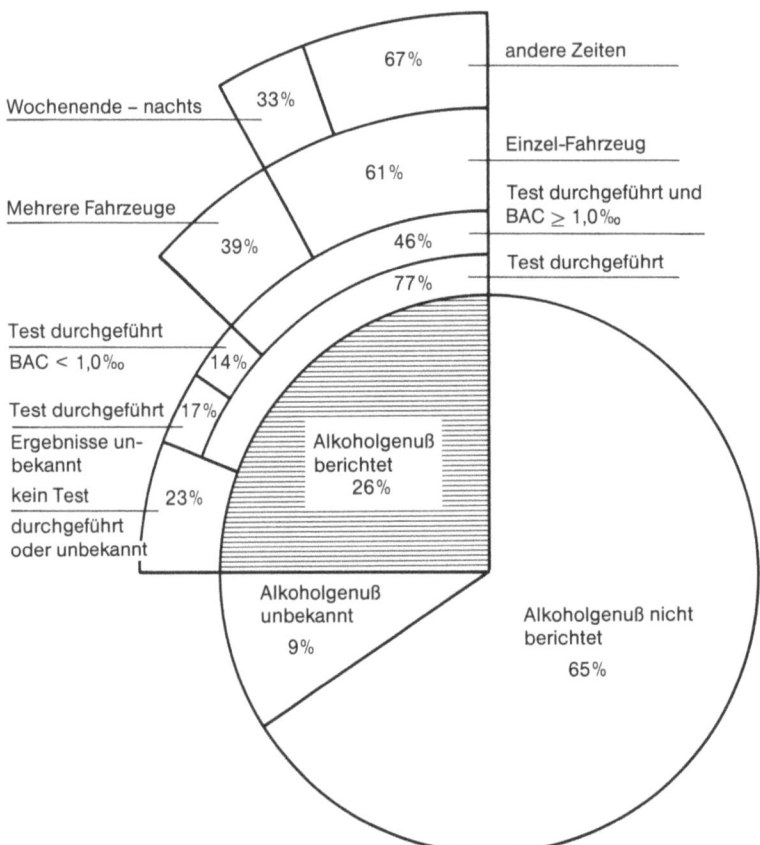

Abb. 8.7. Blutalkoholergebnisse bei Fahrern, die 1978 in tödliche Unfälle verwickelt waren (USA)

tergrundbedingungen ist auf der Basis einer Studie von Spoerer, 1965 exemplarisch darzustellen (Tabelle 8.3). Erst bei Betrachtung dieser psychischen Hintergrundbedingungen wird die Bedeutung mangelnder Vertrautheit mit den Erfordernissen des Verkehrs deutlich, die bereits durch die Zuordnung von Unfällen zum Führerscheinalter angesprochen war.

8.2 Kollektive Betrachtung des vom menschlichen Verhalten bestimmten Risikos

Agieren und Reagieren im Straßenverkehr sind nahezu ausschließlich durch gelernte Verhaltensweisen bestimmt. Auch das Fehlverhalten im Straßenverkehr ist häufiger gelerntes, bzw. noch nicht hinreichend sicher gelerntes Verhalten, seltener Folge einer Krankheit. Dies gilt auch für die Bedingung „Fahren unter Alkoholeinfluß". Da das Fehlverhalten eines Kraftfahrers ausschnittweise in den Unfällen erfaßt ist, können Unfallraten, wenn sie vergleichend über längere Zeit betrachtet werden, als Reflektierung des in den dahinterstehenden Personenkollektiven vorhandenen Lernstandes sowie als Ergebnis organisatorischer und technischer Fortschritte des Verkehrswesens angesehen werden. Die allmähliche Degression der relativen Unfallhäufigkeiten mit und trotz zunehmendem Kraftfahrzeugbestand ist aber eine national wie international nachweisbare Erscheinung (Abb. 8.8). Besondere Aufmerksamkeit erheischen bei der Annahme der Gültigkeit dieses Trends gegenläufige Entwicklungen, wie sie in der Bundesrepublik Deutschland für junge Kraftfahrer registriert wurden. Wie Abb. 8.1 zeigt, lag die Unfallwahrscheinlichkeit der 18- bis 24jährigen Inhaber des Führerscheins der Klasse 3 1969 und 1970 höher als 1959, obwohl auch diese über Lebensalter differentiell

im Straßenverkehr beitragen, so sind bei individueller Betrachtung die verwaltungsrechtlich quantitativ ausgefüllten Risikokennwerte der Ungeeignetheit zum Führen von Kraftfahrzeugen ein Hinweis für die Weiterentwicklung dieses Maßstabes. Selbst wenn man sich der Erwartung anschließt, daß gegenüber Gruppen von Personen, die als ganze mit Risikokennwerten vergleichbarer Größenordnung wie denen der durch Trunkenheit am Steuer aufgefallenen Täter zu

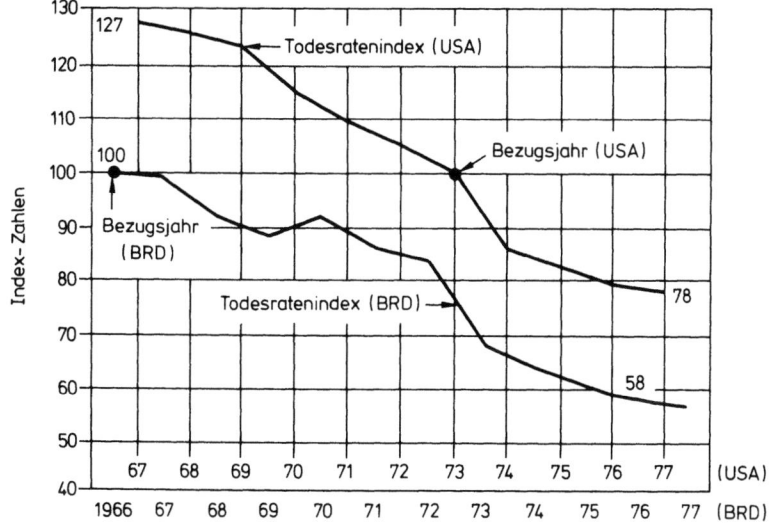

Abb. 8.8. Verhältniswerte der Unfallraten (Getötete je 100 Mill. Fahrzeugkilometer oder Meilen). BRD: Bezugsjahr 1966 Index 100. USA: Bezugsjahr 1973 Index 100

angelegte Analyse den Rückgang der mittleren Risiken für die Inhaber der Führerscheinklasse 3 nachwies. So findet die nicht geglückte Jugendentwicklung Ende der 60er Jahre auch ihre Parallele in der Unfallentwicklung. Diese Interpretation ist hermeneutisch und möge nicht als ex-post eingeführte Kausalattribuierung überinterpretiert werden.

8.3 Grenzwerte des Risikos

Will man gegen Entwicklungen einschreiten, die zur Erhöhung des Risikos

kennzeichnen sind, ein Ausschluß vom motorisierten Straßenverkehr politisch nicht durchsetzen läßt, so sollte doch nicht unausgesprochen bleiben, daß insoweit eine Ungleichheit vor Recht und Gesetz besteht. Vorrangig für die Verkehrssicherheitsarbeit ist, so kann man aus den Daten jedenfalls ableiten, eine Konzentration der Bemühungen auf die Reduzierung der Risiken der jungen, unerfahrenen Kraftfahrer, insbesondere der männlichen; nach den Trendentwicklungen der jüngeren Verkehrsunfallstatistik daneben der Verminderung des Risikos der motorisierten Zweiradfahrer

(Abb. 8.9 gibt die Unfallzeitrate verschiedener Arten der Verkehrsteilnahme wieder) und nach wie vor der Bekämpfung des durch Alkohol am Steuer entstehenden Risikos sowie der Veränderung des Kraftfahrerverhaltens in Stadtstraßen, da bei vergleichender Analyse der fahrleistungsbezogenen Risiken zwischen verschiedenen Straßenklassen ein relativ überhöhtes Risiko des Innerortsverkehrs nachgewiesen werden konnte (Abb. 8.10).

Maßnahmen der Straßenverkehrssicherung sollten mit Zielen ausgestattet werden, die sich vorab als Unfallraten bestimmen lassen. Hat man ein Ziel der Verkehrssicherheit, das sich auf Veränderung des Verhaltens der Verkehrsteilnehmer bezieht, durch ein direktes Risikomaß operationalisiert, so schließt sich nach der Durchführung einer Maßnahme die Frage an, ob zum angegebenen Schlußtermin und mit welchen Mitteln und für welchen Zeitraum dieses Ziel erreicht wurde. Nur auf diese Weise kann der heute noch weit verbreitete, aber unbefriedigende Zustand überwunden werden, nachdem eine Verkehrssicherheitsaktion bereits dann als erfolgreich angesehen wird, wenn die absoluten Unfallzahlen gegenüber einem Vergleichszeitraum der Vergangenheit gesunken sind. Dieser Trend ist generell zu erwarten und kann nicht als Erfolgskriterium für eine Verkehrssicherheitsmaßnahme verwendet werden.

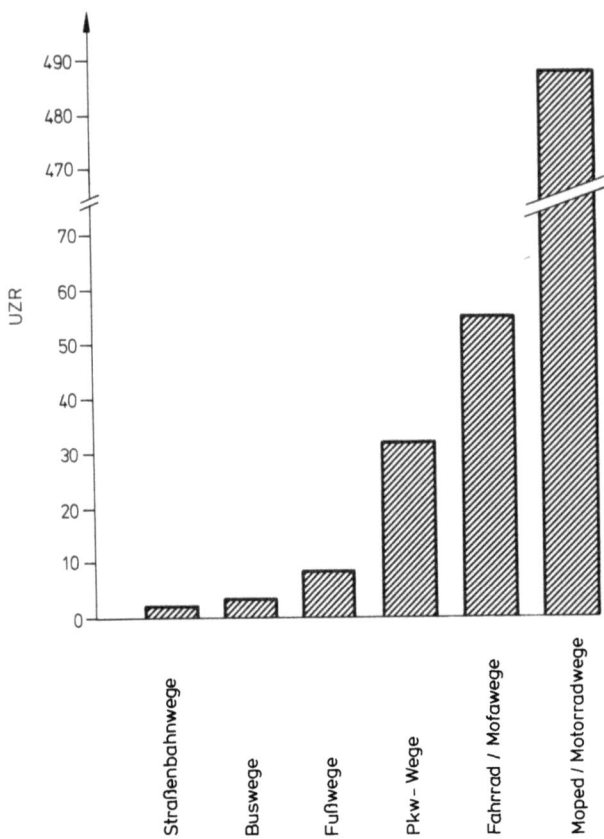

Abb. 8.9. Unfallzeitraten für verschiedene Arten der Verkehrsbeteiligung

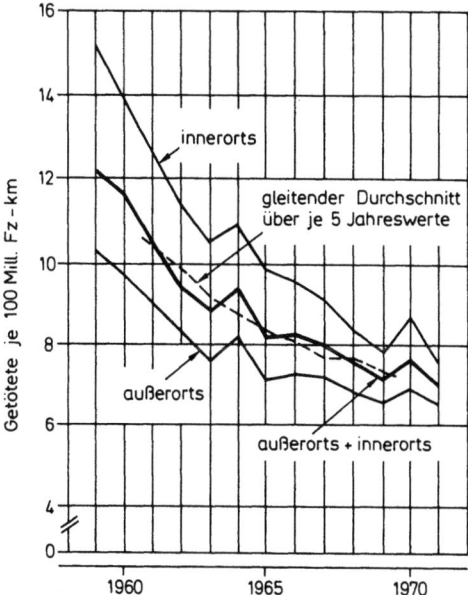

Abb. 8.10. Zahl der Getöteten je 100 Mill. Fahrzeugkilometer innerorts, außerorts und bei Straßenverkehrsunfällen insgesamt

Zielfestlegungen, die generell politisch zu verantworten sind, können bei Verwendung von angestrebten minimalen Unfallraten die Rationalität politischen Handelns begründen. Dabei muß allerdings vorausgesetzt werden, daß ein politischer Konsens über die Akzeptanz eines bestimmten Risikomaßes vorliegt. Die Forderung nach einem absoluten Nullrisiko bleibt dabei eine Utopie, die rationalem Handeln den Boden entziehen würde. Das Verlangen nach dem Nullrisiko wird nicht zuletzt von Artikel 2 des Grundgesetzes der Bundesrepublik Deutschland abgeleitet. Er erkennt jedem das Recht auf Leben und körperliche Unversehrtheit zu. Da aber der Tod Bestandteil des natürlichen Lebens ist, wird man mit der Forderung nach dem Nullrisiko der Realität des Lebens nicht gerecht. Lange Zeit wurde daher in der Diskussion über das akzeptable Risiko die geringste „natürliche" Todeswahrscheinlichkeit als Maßstab verwendet (Kuhlmann 1969). Selbst wenn man einmal unterstellt, daß die ethisch-politische Diskussion im Laufe der Jahrzehnte zu Forderungen an technische Systeme führt, ein noch geringeres Risiko zu enthalten, so kann doch für das straßenverkehrstechnische Transportsystem gesagt werden, daß die in ihm enthaltenen Risiken bei nur Zugrundelegung des geringen „natürlichen" Todesrisikos der jungen Menschen im psychologisch definierten Lebensabschnitt der „Kindheit" auf ein Drittel des z. Zt. realisierten Risikos reduziert werden kann. Mit einer politischen Zielfestsetzung eines zu erreichenden reduzierten Gesamtrisikos bestimmter Größenordnung würden für das Verwaltungshandeln und für die Verkehrssicherheitsforschung Aktivitäten freigesetzt, die auch eine rationale Abwägung von Alternativen der Zielerreichung ermöglichten. Für die lange Zeit in der Diskussion gehaltene Maßnahme der Beschränkung der Fahrerlaubnisse auf ein bestimmtes Lebensalter, nachdem sie nur bei Vorliegen eines ärztlichen Gesundheitszeugnisses verlängert werden solle, muß nach dem Stande der Erkenntnis festgestellt werden, daß davon nur marginale Veränderungen auf die Kenngrößen des Gesamtrisikos des Straßenverkehrssystems ausgingen (vgl. Abb. 8.3). Daher ist diese Maßnahme verkehrspolitisch nicht durchsetzbar. Sie scheitert rechtlich an den geschützten Ansprüchen jeden Bürgers.

8.4 Individuelle Prognose der Eignung

Rechtlich vertretbar sind Beschränkungen der Teilnahme am motorisierten Straßenverkehr nur, wenn ein Bewerber um eine Fahrerlaubnis oder ein Kraftfahrer — in der Regel durch sein Verhalten — Anlaß für eine Verwaltungsbehörde oder ein Strafgericht zu der Vermutung gibt, er werde zukünftig in unvertretbar hohem Maße ein Verkehrssicherheitsrisiko darstellen. Der Verwaltungsgerichtshof Baden-Württemberg hat in seiner Entscheidung vom 13. 10. 1980 (10 S 1778/80) unter Bestätigung der bisherigen ständigen Rechtsprechung zum Fahrerlaubnisrecht, wie sie oben auszugsweise wiedergegeben wurde, festgestellt, eine Fahrerlaubnis könne jetzt „nur dann (wieder-) erteilt bzw. dem Inhaber gelassen werden, wenn Anhaltspunkte dafür vorhanden sind, daß besondere persönliche Lebensumstände oder die derzeitigen Lebensverhältnisse eine so starke Stabilisierung der Persönlichkeit bewirkt haben, daß gewährleistet ist, der Betroffene werde als Trunkenheitstäter im Verkehr nicht wieder auffällig werden." Zur Vorbereitung einer Verwaltungsentscheidung über die Wiedererteilung einer Fahrerlaubnis ist daher — ob es sich nun um krankheitsbedingte Ungeeignetheit oder um Verhaltensmängel von eignungsausschließendem Gewicht handelt — die gutachterliche Prognose nur dann regelgerecht, wenn die Veränderungen gegenüber dem Zeitpunkt, zu dem die Ungeeignetheitsfeststellung erstmals getroffen wurde, berücksichtigt werden. Ebenso ist es konsequent, Maßnahmen der Verhaltensbeeinflussung, die auf die spezifischen Defizite im Verkehrsverhalten abgestellt sind, abzubieten, da Verhaltensänderungen ohne fachmännische Unterstützung kaum in dem Maße zu erwarten sind, wie sie gefordert werden, und die Ergebnisse der unter der Zielsetzung Wiedererlangung der Fahrerlaubnis angesetzten Rehabilitation in der gutachterlichen Beurteilung zu verarbeiten.

Die spezielle Frage der Risikoprognose bei Kraftfahrern, die im Verlauf der Teilnahme am Straßenverkehr mehrfach Unfälle verursachten oder durch erhebliche Verkehrsdelikte die Sicherheit im Straßenverkehr beeinträchtigten, stellt in diesem Zusammenhang eine besondere Problematik dar, da Aussagen im einzelnen in der Regel durch Erfahrungssätze über die bekannten und wissenschaftlich erforschten Risiken vergleichbarer Personen gestützt werden. Der Nachweis der personabhängigen Unfallgefährdung ist vor allem durch zwei Umstände erheblich erschwert. Einmal muß berücksichtigt werden, daß der Versuch, diesen Nachweis zu führen, immer an Fahrergruppen vorgenommen wird, die bereits einem Auslesesystem durch die Verkehrsbehörden unterworfen waren. Dieses ist gerade dazu eingesetzt, die Auswirkungen der personabhängigen Unfallgefährdung zu reduzieren. Zum anderen muß bei der Abschätzung des Risikos auf der Basis von der Behörde bekanntgewordenen Verkehrsunfällen eine erhebliche Dunkelziffer einkalkuliert werden.

Verteilungen von Unfällen auf Personen wurden unter Gesichtspunkten der Sicherheitsforschung häufig daraufhin analysiert, ob sich aus bestimmten Häufungen der Unfälle bei bestimmten Personen Konsequenzen für die Verbesserung der Sicherheit ziehen lassen. In diesem Zusammenhang ist der Begriff „Unfäller" geprägt worden, der bestimmte Erwartungen genährt hat: Durch Negativauslese solcher Personen, die zu Recht mit dem Begriff Unfäller charakterisiert werden können, die Sicherheit fördern zu können. Die Frage, die in diesem Zusammenhang zu beantworten war, lautete: Unfäller — Vorurteil oder Wirklichkeit? Im Vorfeld der Beantwortung dieser Frage muß darauf hingewiesen werden, daß der Begriff Unfäller offensichtlich nicht im deutschen Sprachgebrauch gängig ist, denn selbst der Duden (Ausgabe von 1980) kennt dieses Wort nicht. Man muß schon ein Spezialexikon der Fachsprache der Psychologen (Dorsch 1982) aufschlagen, um zu erfahren, was der Begriff bedeutet: „Eine von Marbe eingeführte Bezeichnung für Menschen, die eine Disposition zu Verhaltensweisen haben, die leicht zu Unfällen führen".

1923 erfand der Würzburger Psychologieprofessor Karl Marbe den Begriff „Unfäller", als er über Prämien der Versicherungsgesellschaften nachdachte. Damals kannte man unterschiedliche Gefahrenklassen von Arbeitsplätzen und berechnete die Versicherungsprämien danach. Solche Gefahrenklassen spielen in der Kraftfahrzeugversicherung eine Rolle, wenn z. B. die Bewohner kleinerer Orte — mit geringerem Risiko — eine niedrigere Versicherungsprämie zahlen als die Großstädter. An der hinreichenden Gerechtigkeit derartiger Praktiken hatte Marbe Zweifel. Er fand nämlich, und zwar beim Studium von 3000 Versicherungsakten aktiver Offiziere und Unteroffiziere, daß eine unterschiedliche „Wahrscheinlichkeit späterer Unfälle nach früheren zu bemessen sei" (S. 259). Er sprach daher von „Persönlichkeitsgefahrenklassen" (S. 262), unter denen eine die der Unfäller ist. Und außerdem stellte er fest, daß die von ihm gefundenen „Persönlichkeitsgefahrenklassen" zu krasseren Unterschieden des Risikos führten als die Gefahrenklassen, die die unterschiedlichen Risiken der verschiedenen Arbeitsplätze kalkulierten. Marbe schlug den Versicherungsträgern daher vor, „die von den Versicherungsnehmern zu zahlenden Prämien auch nach der Häufigkeit ihrer früheren Unfälle abzustufen" (S. 263). Das Ergebnis ist jedem Kraftfahrer geläufig: Bonus und Malus der Kraftfahrzeugversicherung.

Daß bei der Prämienfestlegung der Blick in die Zukunft gerichtet wird, bedenkt man wahrscheinlich weniger. Höhere Prämie heißt aber: Die Versicherung befürchtet, der Versicherungsnehmer stelle ein höheres Risiko dar. Man erwartet also bei jemandem, der einen Unfall verursacht hat, er werde in Zukunft mehr Schaden anrichten als andere, die bisher „unfallfrei" fuhren. So sagte es bereits Karl Marbe (1923). Auch der Staat scheint ähnlich zu denken: Er richtete das Verkehrszentralregister (VZR) beim Kraftfahrtbundesamt (KBA) in Flensburg ein, dessen Zweck nach dem § 30 des Straßenverkehrsgesetzes (StVG) in erster Linie darin liegt, Rückschlüsse auf die Ungeeignetheit zum Führen von Kraftfahrzeugen zu ermöglichen. Auch hier also Unfällertheorie. Auf die Eintragungen in Flensburg reagiert mancher jedoch weniger gelassen als auf die Prämienerhöhungen.

Man sträubt sich gegen die Eintragung im VZR, das — schließlich irgendwann — wegen inzwischen z. T. weit zurückliegender Eintragungen bei der Verkehrsbehörde, den Zweifel an der Eignung zum Führen von Kraftfahrzeugen auslöst. Und man wirft vielleicht ein: „Es war ein böser Zufall, daß ich in mehrere Unfälle verwickelt wurde." Dem so Argumentierenden kommt eine mathematische Erkenntnis zu Hilfe, die älter ist als Marbes Unfällertheorie: Das Wahrscheinlichkeitsgesetz der Verteilung seltener Ereignisse von Poisson aus dem Jahre 1837. Die Wissenschaft verwendet im Hinblick auf die Verteilungsfunktion von Poisson den Begriff „Gesetz". Die „Poisson-Verteilung" durchschaut man schnell, wenn man an die Lotterie denkt: „Wenn jede von 100 Personen aus einer Urne mit einer sehr großen Zahl von Losen, unter denen sich 100 Treffer befinden, die gleiche Zahl von Losen zieht, so wird dennoch nicht jede einen Treffer abbekommen; ... ein großer Prozentsatz wird vielmehr leer ausgehen, während andere 3 oder 4 Treffer haben können. Das geschieht, obwohl jede die gleiche Chance hat, einen Treffer zu ziehen."
Die Zufallsverteilung der Häufigkeiten für 0, 1, 2, 3 ... Unfälle berechnet sich nach der Formel

$$P(k) = \frac{a^k e^{-a}}{k!}$$

wobei p für die Wahrscheinlichkeit (Anteil von 1) steht, k für die Unfallhäufigkeiten einer Person (0, 1, 2, 3, ...), a für das arithmetische Mittel der Unfallhäufigkeit (alle Unfälle/alle Personen) und e für die Basis der natürlichen Logarithmen (2,718). Die Frage, ob die vorgefundene Verteilung der Personen mit k-Unfällen von der Erwartensverteilung der Personen mit k-Unfällen voneinander statistisch bedeutsam unterschieden sind, wird unter Verwendung der Chi^2-Tests als Anpassungstest bestimmt.

Die Frage, ob sich Verkehrsunfälle nach reinen Zufallsgesetzmäßigkeiten bei Verkehrsteilnehmern häufen, ist allerdings nicht so leicht zu klären: Die Poisson-Verteilung geht von gleichen Chancen, auf Unfälle angewandt, von gleichen Risiken aus. Diese kann man beim Vergleich vieler Kraftfahrer miteinander jedoch kaum unterstellen. Ein Kraftfahrer z.B. fährt die jährlich durchschnittlichen 16500 km zu 80% in der Stadt, ein anderer von seinen 16500 km 80% auf der Autobahn. Letzterer hat ein geringeres Risiko, einen Unfall zu erleiden, weil die Autobahn „sicherer" ist.

Dennoch hat man Verteilungen von Verkehrsunfällen auf bestimmte Personengruppen daraufhin überprüft, ob sich Häufungen ergäben, die rein zufällig entstanden sein könnten. Denn man kann sich auf den Standpunkt stellen: Ist eine Verteilung von Verkehrsunfällen so, wie das Poisson-Gesetz es vorhersagt, dann braucht man auch für Häufungen von Verkehrsunfällen keine Unfällertheorie mehr! Von diesem Gedanken ausgehend prüfte z.B. Undeutsch das Unfallmaterial von 2039 Kraftfahrern, deren Verkehrsbewährung über 12 Jahre verfolgt worden war (Tabelle 8.4).

Die durch Vergleich der vorgefundenen von der erwarteten Verteilung aufgewiesenen Unterschiede treten nach Zufallsgesetzmäßigkeiten seltener als in 1 von 1000 Stichprobenvergleichen auf (Chi^2 = 114, p für 3 Freiheitsgrade < 0,001). In der beobachteten Verteilung treten die Personen mit null Unfällen häufiger auf als nach der zufälligen Verteilung zu erwarten wäre und ebenfalls die Personen mit drei oder mehr Unfällen. Die Varianz der empirischen Verteilung ist größer als die der zufälligen Verteilung. Danach müssen wir annehmen, daß mindestens ein zusätzlicher, an die Personen gebundener Faktor für die auftretenden Unfallhäufigkeiten von Bedeutung ist. Die Anzahl von Personen mit drei oder mehr Unfällen, die über das zufällig zu

Tabelle 8.4. 2039 Kraftfahrer aus den Staaten Connecticut und Virginia. Beobachtungszeit: 12 Jahre (1945-1957). (Zit. nach Undeutsch 1977)

Unfälle je Person	Unfallverteilung							
	a) beobachtete				b) zufällige			
	Personen		Unfälle		Personen		Unfälle	
	n	%	n	%	n	%	n	%
0	1356	66,400	–	–	1262	61,1	–	–
1	472	23,100	472	48,0	606	29,7	606	63,0
2	147	7,200	294	30,0	145	7,1	290	29,6
3	49	2,400	147	15,0	23	1,1	69	7,0
4	10	0,400	40	4,0	3	0,1	12	1,2
5	4	0,010	20	2,0	–	–	–	–
6	1	0,004	6	0,6	–	–	–	–
	2039	100,0	979	100,0	2039	100,0	979	100,0

erwartende Maß hinausgeht, ist jedoch mit 38 hoch unfallbelasteten Personen von 2039 relativ gering, sie liegt unter 2%. Damit ist, selbst wenn die Unfällertheorie in Grenzen zutrifft, zugleich darauf hingewiesen, daß die praktische Bedeutung der Unfällertheorie für die Bekämpfung des gesamten Unfallgeschehens nur wenig Bedeutung gewinnen kann. Denn es käme in der Praxis darauf an, unter den 64 mit drei oder mehr Unfällen Belasteten diejenigen herauszusuchen, für die das so häufige Auftreten von Unfällen nicht zufällig bestimmt, sondern von Personenmerkmalen abhängig gemacht werden kann.

Unabhängig von diesem Vergleich von Unfallhäufigkeitsverteilungen mit Zufallsverteilungen kann die Frage geprüft werden, ob zwischen einem ersten und einem zweiten Zeitraum in dem Sinne ein Zusammenhang hergestellt werden kann, daß im ersten Zeitraum mit überdurchschnittlich vielen Unfällen belastete Personen auch im zweiten Zeitabschnitt durch eine ähnliche Belastung auffallen. Der Vergleich über den zweidimensionalen Datensatz (Personen mit k-Unfällen im ersten und n-Unfällen im zweiten Zeitraum) kann mit Hilfe der Korrelationsstatistik bestimmt werden. Da die Unfallhäufigkeiten in den beiden Zeiträumen sich jedoch nicht entsprechend der Normalverteilung nach Gauß ergeben, muß die Korrelation mit einem parameterunabhängigen Korrelationsmaß bestimmt werden. Unter Verwendung des Korrelationsmaßes rho nach Spearman ergibt sich ein angemessener Wert für die Dichte des Zusammenhangs der unterschiedlichen Unfallbelastung von Personen in zwei Zeiträumen. In früher durchgeführten Untersuchungen, die von Schneider u. Schubert (1967) ausführlich dokumentiert sind, wurde in der Regel die Dichte des Zusammenhangs wegen Verwendung parametrischer Korrelationskoeffizienten überschätzt. Berücksichtigt man diesen methodischen Fehler und interpretiert die Ergebnisse vorsichtig, so kann gleichwohl gesagt werden, daß sich bei methodisch hinreichendem Ansatz, der insbesondere die Ähnlichkeit des Risikos der Personen über die Zeit berücksichtigt, und bei hinreichend großen Betrachtungszeiträumen, etwa von 4 Jahren zweier Vergleichszeiträume, zur Unterstützung der Hypothese der personenabhängigen Unfallbelastung statistisch hinreichende Belege ergaben. Wenn sich bei neueren Untersuchungen, insbesondere aus dem Bereich der Arbeitssicherheitsforschung, diese frühen Belege nicht reproduzieren lassen, so liegt dies möglicherweise an veränderten Kollektiven: Mit zunehmender Erfahrung über die Kriterien verkehrsbewährten und unfallfreien Verhaltens werden Ausleseprozesse immer stärker unter diesem Gesichtspunkt durchgeführt. Wenn sich also bei heute zusammengestellten Kollektiven der Unfäller nicht mehr zeigt, so liegt dies möglicherweise bereits in der Zusammenstellung der Stichproben begründet, aus denen die potentiellen Unfäller ausgegliedert worden sind. Für das nahezu auslesefreie Straßenverkehrssystem bleibt das Problem jedoch erhalten.

8.5 Kriterien der Eignungsdiagnostik

Diese Annahme wird gut gestützt durch die Ermittlung der persönlichkeitsbezogenen Variablen, die eine differenzierende Kraft in bezug auf die Unfallbelastungsvariable haben. Ergebnisse von Validierungsstudien, die in großer Zahl vorliegen und ebenfalls von Schneider u. Schubert (1967) ausführlich dokumentiert sind, lassen sich ohne Verfälschung kurz zusammenfassen: Es handelt sich bei den differenzierenden Variablen um solche, mit denen das Hineinwachsen eines Menschen in seine Kultur charakterisiert werden kann. Je stärker bei diesen Variablen nach sozialer Übereinkunft negativ bewertete Einzelheiten auftauchen, um so wahrscheinlicher wird auch eine erhöhte Unfallbelastung. Für die Unfallbelastung dagegen von nur marginaler Bedeutung sind Variable der Leistungsfähigkeit der Person. Wenn aber Schulschwierigkeiten, berufliche Eingliederungsschwierigkeiten, Eheprobleme, häufiger Berufs- und Stellenwechsel aufgrund von Kündigungen durch den Arbeitgeber als Prädiktoren der Verkehrsbewährung eingesetzt werden können, so wird deutlich, daß bei nach Kriterien der soziokulturellen Reife eines Menschen in der Varianz eingeschränkten Stichproben die personenabhängige Unfallhäufung seltener auftritt, gegebenenfalls für statistische Analysen unauffindbar wird.

Die hier herausgestellten Prädiktoren der Bewährung im Straßenverkehr sind allerdings nicht als Prädiktoren statistisch herausgearbeitet worden, sondern retrospektiv. Das heißt, es wurden bei Personengruppen mit unterschiedlicher Unfallbelastung rückblickend die Persönlichkeitsmerkmale und die Persönlichkeitsausstattung untersucht. Diese Vorgehensweise schränkt die Aussagefähigkeit der statistischen Analysen für die Eignungsauslese ein. Wünschenswert wären prospektive Analysen. Die Prognose der Verkehrsbewährung unterstützende statistische Analysen, die von einem Anfangszeitpunkt mit bekannten Daten über Persönlichkeitsausprägungen arbeiten, fehlen. Die Anwendung von aus der Retrospektive gewonnenen Erkenntnissen über Zusammenhänge zwischen Persönlichkeitsvariablen und Verkehrsbewährung sind für die Prognose daher nur als hermeneutisch gesicherte Erkenntnisse anzusehen. Die naturwissenschaftlich, d. h. mit A-priori-Hypothesen ausgestattete Überprüfung, muß noch geleistet werden.

Lediglich für die Rückfälligkeit in das Delikt „Trunkenheit am Steuer" liegt eine Studie von Buikhuisen u. Jongmann (1971) vor, die die persönliche Entwicklung der Stichprobe begleitend angelegt war. Aus ihr stammt das für die Unfallprognose immer wieder verwendete Ergebnis der Rückfälligkeitswahrscheinlichkeit von 36% für die Täter eines ersten Alkoholdeliktes innerhalb von darauffolgenden 10 Jahren. Die Verteilungsfunktion der Rückfälligkeit über die 10 Jahre gibt Abb. 8.11 wieder. In dieser Verteilungskurve ist die Wiedererteilung der Fahrerlaubnis als Nullpunkt der Zeitachse eingetragen, woraus sich auch negative Zeitwerte für die Wiederholung des Trunkenheitsdeliktes ergeben, da einzelne Personen aus der beobachteten Stichprobe bereits ohne neuerteilte Fahrerlaubnis erneut durch Trunkenheit am Steuer auffielen.

Trotz der von Buikhuisen nachgewiesenen Tatsache, daß der Zuwachs an Rückfällen im Verlauf des Beobachtungszeitraumes nachließ, was mit einiger Wahrscheinlichkeit auch auf andere Bewährungsbereiche übertragen werden kann, sollte eine Eignungsprognose in ihrer zeitlichen Geltung vorsichtshalber eingeschränkt werden. Insoweit ergibt sich für eine Personalpflege im Bereich der Fahrtätigkeiten auch die Notwendigkeit zur wiederholten Beurteilung, gegebenenfalls auch, um erkennbaren auf die zukünftige Verkehrssicherheit ungünstig wirkenden Entwicklungen der Person rechtzeitig mit Maßnahmen der Verhaltensbeeinflussung zu begegnen.

Da bei professionellem Einsatz von Kraftfahrern generell ein Interesse besteht, einen individuellen Risikobereich zu meiden, der den gesetzlichen Normen nicht mehr entspricht, ergeben sich hier besondere Begründungen für eine generelle Anwendung der Eignungsdiagnostik, die für den Bereich der privaten Teilnahme am öffentlichen Straßenverkehr verkehrssicherheitspolitisch kaum

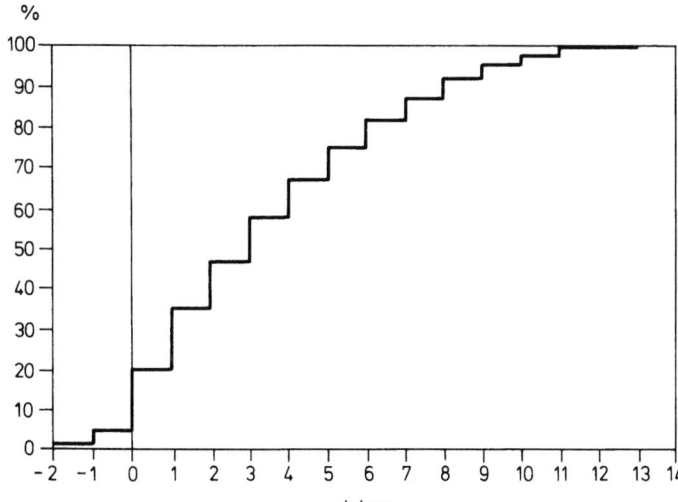

Abb. 8.11. Zeitliche Verteilung von Rückfällen bei Alkoholersttätern. (Nach Buikhuisen u. Jongmann 1971)

durchzusetzen sein wird. Die dabei anzusetzenden Mindestanforderungen gewinnen ihre empirische Begründung aus einem Grenzwert für die Deliktbelastung, der sich aus Rechtsvorschriften ableiten läßt. Da die Verwaltungsvorschriften zur Bewertung von Verkehrsdelikten und -unfällen, die im Verkehrszentralregister eingetragen sind, nicht auf die individuelle Verkehrsleistung abstellen, andererseits aber ein Zusammenhang zwischen Delikt- und Unfallhäufigkeiten und Verkehrsbeteiligung nachgewiesen ist, können berufliche Vielfahrer nur nach dem Gesichtspunkt einer Positivauslese im Bereich sozial akzeptabler Belastungen mit Delikten und Unfällen gehalten werden können. Unter Bezugnahme auf die gewonnenen Erkenntnisse über den Zusammenhang zwischen Prädiktoren und Verkehrsbewährung muß allerdings gesagt werden, daß die arbeitsmedizinische Betreuung der Berufskraftfahrer zur Minderung des Unfallrisikos nicht ausreicht. Psychologische Ansätze müssen ergänzend hinzutreten.

8.6 Driver Improvement und Rehabilitation

Unter dem verkehrspolitischen Ziel der Reduzierung des Risikos im Straßenverkehr bei Erhaltung der Offenheit der Verkehrsteilnahme für möglichst viele Bürger gewinnen Maßnahmen der Verhaltensbeeinflussung derjenigen Bedeutung, die als Risikogruppen gelten. Zwei Risikogruppen lassen sich nach ihrem rechtlichen Status abgrenzen: Einerseits handelt es sich um Personen, die durch Verkehrsunfälle und/oder Verkehrsdelikte in einem Maße auffällig geworden sind, das die Verkehrsbehörden veranlaßt, Maßnahmen der Besserung dieser Kraftfahrer zu fordern, ohne daß jedoch eine Entziehung der Fahrerlaubnis wegen Ungeeignetheit zum Führen von Kraftfahrzeugen bereits in Betracht käme. Bei dieser Gruppe handelt es sich also um Kraftfahrer, die wegen des Grades ihrer Verkehrsauffälligkeit besserungsbedürftig erscheinen. Andererseits kommen für Maßnahmen der Verhaltensänderung auch Personen in Frage, die aufgrund ihrer Belastung mit Verkehrsunfällen und/oder Verkehrsdelikten z. Z. als ungeeignet zum Führen von Kraftfahrzeugen bezeichnet werden müssen, die aber bestrebt sind, wieder als Kraftfahrer am Straßenverkehr teilzunehmen. Bei dieser Gruppe handelt es sich also um Bewerber um eine erneute Fahrerlaubnis nach vorhergegangener Entziehung.

Das generelle Ziel von Maßnahmen für Kraftfahrer, die durch Unfälle und Delikte im Verkehr auffällig wurden und noch im Besitz der Fahrerlaubnis sind, ist spezialpräventiver Art: Es soll verhindert werden, daß sie erneut auffallen. Eine erneute Auffälligkeit könnte früher oder später beim einzelnen Fahrer zur Feststellung seiner Ungeeignetheit zum Führen von Kraftfahrzeugen gemäß juristischer Normen oder im Sinne empirisch belegter Prognosemodelle führen. Hierfür werden die Begriffe „Driver Improvement" und „Nachschulung" verwendet.

Das generelle Ziel von Behandlungsmaßnahmen für Personen, die nach einer Entziehung der Fahrerlaubnis erneut den Erwerb einer Fahrerlaubnis anstreben, ist die Rehabilitation: Die Bedingungen in der Person, die z.Zt. das Urteil der Ungeeignetheit tragen, sollen beseitigt werden.

Das konkrete Konzept der Beeinflussung von Personen aus diesen beiden Zielgruppen ist es daher, das Verhalten so zu korrigieren, daß zukünftig Auffälligkeiten im Straßenverkehr, die die Annahme eines erheblich überhöhten und damit aus verkehrspolitischer Sicht nicht mehr erträglichen Risikos begründen, vermieden werden. Eine solche intendierte Verringerung des von der Person ausgehenden Risikos ist jedoch bei einem großen Teil der Personen dieser Zielgruppen nicht durch die Vermittlung bestimmter Fertigkeiten oder eines bestimmten Wissens erreichbar. Vielmehr sind hier Methoden der Verhaltensmodifikation und der Einstellungsänderung angezeigt. Das operationalisierte Ziel von Maßnahmen der Besserung und Rehabilitation kann daher als eine Verhaltensänderung definiert werden, die sich so auswirkt, daß der Betroffene zukünftig Auffälligkeiten durch Delikte und Unfälle vermeiden kann, die Zweifel an der Geeignetheit zum Führen von Kraftfahrzeugen erzeugen würden.

Da es unter den durch Delikte und/oder Unfälle auffällig gewordenen Fahrern unterscheidbare Zielgruppen mit spezifischen Defiziten gibt, die verschiedene spezifische Beeinflussungsmethoden erfordern, ist das Konzept der Nachschulung und der Rehabilitation zielgruppenorientiert. Derzeit liegen Konzepte für folgende Zielgruppen auffällig gewordener Kraftfahrer vor:
Für Personen, die noch im Besitz der Fahrerlaubnis sind, Kurse für auffällige jugendliche Fahranfänger und Kurse für mehrfach auffällig gewordene Kraftfahrer („Mehrfachtäter"). Für Bewerber um die erneute Erteilung einer Fahrerlaubnis: Kurse für erstmals durch Alkohol am Steuer auffällig gewordene Kraftfahrer und Kurse für 2mal oder häufiger durch Alkohol am Steuer auffällig gewordene Kraftfahrer.

Das spezifische Defizit der verkehrsauffälligen jungen Fahranfänger bestimmt den Ansatz für ihre Nachschulung: Verantwortlich für die Entstehung von Unfällen junger Fahranfänger ist vor allem die jugendspezifische Risikobereitschaft, die den Erfordernissen sicherer Verkehrsteilnahme häufig zuwiderläuft. Verstärkend wirkt sich die Tendenz aus, die wegen fehlender Fahrpraxis mangelnde Fahrfertigkeit im konkreten Fahrverhalten zu berücksichtigen. Das Nachschulungsprogramm ist daher auf diese spezifische Einstellungs-„Defizite" des jungen Fahranfängers ausgerichtet. Der Aufbau sicherheitsbetonender Einstellungen soll die viel zu hohe Unfallgefährdung dieser Gruppe von Verkehrsteilnehmern vermindern. Das Programm verfolgt deshalb als konkrete Ziele, den jungen Fahranfängern ihre erhöhte Gefährdung bewußt zu machen, ihre verkehrsspezifische Wahrnehmung zu verbessern, ihre Risikobereitschaft zu mindern, ihr technisches und juristisches Wissen zu mehren, eine soziale Einstellung zum Verkehr zu stärken und die Auseinandersetzung mit den eigenen

und gruppenspezifischen Fehlverhaltensweisen zu fördern.
Methodisch steht in 6 Doppelstunden das Gruppengespräch im Vordergrund. Es ist begleitet von gezieltem Einsatz verschiedenartiger Medien, die dazu dienen sollen, das Gespräch der Gruppe in Gang zu setzen, oder Einsichten zu vermitteln und abzurunden, die sich verbal nur unzureichend darstellen lassen.
Das besondere Problem der Behandlung von Mehrfachtätern in der Gruppe liegt darin, daß die einzelnen Personen heterogene Delikte aufweisen, also z. B. Geschwindigkeitsüberschreitungen, Überholdelikte, Parkdelikte etc. Das bedeutet, daß bei dieser Gruppe der Mehrfachtäter in der Regel verschiedene spezifische Delikte vorliegen werden, die auf eine begrenzte Zahl von „begründeten Defiziten" noch zu reduzieren sind. Derartige hinter konkreten Delikten verborgene Defizite können z. B. in der Überschätzung der eigenen Leistungsfähigkeit durch diese Fahrer, in unangemessenen, die Sicherheit des Fahrens beeinträchtigenden Wahrnehmungs- und Interaktionsgewohnheiten bei der Verkehrsteilnahme, in besonders stark ausgeprägtem Vergnügen am Autofahren oder in starken Autonomietendenzen des Fahrers liegen. Auf höherem Abstraktionsniveau könnte man sagen, daß bei den Mehrfachtätern die Differenz zwischen objektivem Risiko und dem subjektiv wahrgenommenen bzw. tolerierten Risiko bei der Verkehrsteilnahme — gemessen an den notwendigen Sicherheitsanforderungen — zu groß ist.
Das Ziel der Behandlung ist also generell, die Differenz zwischen subjektivem und objektivem Risiko zu vermindern. Dazu gehören der Abbau der Selbstschutztendenzen und eine Veränderung der Selbsteinschätzung. Die wesentlichen Bedingungen für Fehlverhalten werden erarbeitet. Dies sind: Fahren ohne Konzept (mangelnde Konzentration auf die Fahraufgabe), mangelnde Fahrtvorbereitung, übersteigertes Autonomiebedürfnis, mangelnde Selbstbehauptung gegenüber (sozialem) Druck, Überlegenheitsstreben (Konkurrenzfahren) und riskantes Fahren, um Angst-Lust-Erlebnisse (Thrill) zu erzeugen.
Die Behandlung erstmals alkoholauffälliger Kraftfahrer basiert auf der mangelnden Information der betroffenen Bewerber um die Wiedererteilung der Fahrerlaubnis über die Gefahren des Alkohols im Straßenverkehr oder auf fehlenden Verhaltenstechniken, die es erlauben würden, den Konflikt „Alkohol oder Fahren" in angemessener Weise zu lösen. Alkoholersttäter können insoweit mit relativ großer Erfolgsaussicht behandelt werden, als man davon ausgehen kann, daß sie sich noch in einem relativ frühen Stadium einer möglicherweise negativen Entwicklung befinden.
Als Ziele der Beeinflussung ergeben sich die Verbesserung des Wissens um die Gefahren, die mit dem Fahren unter Alkoholeinfluß verbunden sind, die Auflösung der „Pechvogelargumente", also Vermittlung der Einsicht, daß es nicht Zufall war, daß gerade sie aufgefallen sind, und Aufbau und Einübung von Verhaltenstechniken zur Bewältigung des Konflikts „Alkohol und/oder Fahren".
Die erste und wahrscheinlich beste Möglichkeit zur Behandlung liegt in der Zeit zwischen Auffälligkeit und Gerichtsverhandlung. Die rechtliche Grundlage dafür ist dadurch gegeben, daß das Gericht bei der Urteilsfällung nach dem Nachweis der Durchführung einer Behandlungsmaßnahme auf den Führerscheinentzug verzichten kann, wenn diese Maßnahme als Anzeichen dafür gewertet wird, daß die Nichteignung nicht mehr vorliegt. Für die Beurteilung der Eignung eines Straftäters zum Führen von Kraftfahrzeugen ist nämlich nicht die Tatzeit maßgebend, sondern der Zeitpunkt der Urteilsfällung (BGH, Beschluß vom 28. 6. 1973/4 StR 288/73;

VRS 45, 177). Da der Grundsatz gilt: „Wenn der Tatrichter zu der Auffassung kommt, der Täter sei durch die Wirkung der vorläufigen Fahrerlaubnisentziehung bereits so beeindruckt, daß der bei der Tat in Erscheinung getretene Eignungsmangel jetzt nicht mehr besteht, ist die Fahrerlaubnis auch dann nicht zu entziehen, wenn die vorläufige Entziehung noch nicht die Dauer der sich aus § 42 Abs. 1 oder Abs. 3 StGB ergebenden Mindestsperrfrist erreicht hat" (Bayer. ObLG Urteil v. 30. 9. 70, 1 St 79/70; DAR 1971, 21), kann auf den Entzug der Fahrerlaubnis auch verzichtet werden, wenn der Trunkenheitstäter sich zwischen Tat und Verurteilung, bzw. Formulierung des Strafbefehls, einer Behandlung unterzogen hat.

Alternativ ergibt sich folgender Zugang zu Rehabilitationsmaßnahmen: Gemäß § 69a StGB, Abs. 7, Satz 1 („Ergibt sich Grund zu der Annahme, daß der Täter zum Führen von Kraftfahrzeugen nicht mehr ungeeignet ist, so kann das Gericht die Sperre vorzeitig aufheben") ist es möglich, solchen verurteilten Alkoholersttätern, die durch die Behandlung ihre Geeignetheit nach der Verurteilung wieder hergestellt haben, die Sperrfrist abzukürzen.

Rehabilitationsprogramme für mehrfach alkoholauffällige Fahrer orientieren sich an der Tatsache, daß hinter den Auffälligkeiten eine sehr hohe Anzahl von nicht aufgefallenen Fahrten unter Alkoholeinfluß stehen. Daraus wiederum ist ableitbar, daß ein großer Teil dieser Gruppe von Alkoholwiederholungstätern ein Alkoholproblem haben. Dieses liegt entweder darin begründet, daß diese Personen Lebensprobleme oder persönliche Konflikte durch hohen, z. T. exzessiven Alkoholgebrauch zu bewältigen versuchen, oder darin, daß bei ihnen eine mehr oder weniger weit entwickelte Alkoholsucht vorliegt.

Ziele der verhaltensmodifikatorialen Beeinflussung sind die Entwicklung der Fähigkeit, das eigene Verhalten zu analysieren und Verhaltensziele zu formulieren, der Aufbau von Möglichkeiten, Selbstkontrollmaßnahmen selbständig anzuwenden, der Aufbau von Verhaltensalternativen zu Alkoholkonsum und Fahren und der Zuwachs an Information über Alkohol und Fahren.

In die Behandlung mit dieser Zielsetzung werden solche Kraftfahrer einbezogen, die 2mal wegen Alkohol am Steuer aufgefallen sind und nach einer medizinisch-psychologischen Untersuchung als ungeeignet zum Führen von Kraftfahrzeugen gelten. Aus diesem Personenkreis werden diejenigen durch Gutachten ausgewählt, von denen angenommen werden kann, daß sie durch eine der vorgesehenen Behandlungsmaßnahmen rehabilitiert werden könnten. Das schließt u.a. solche Personen aus, die aus (auch) medizinischen Gründen als ungeeignet gelten müssen, oder solche Personen, die sich bereits in einem fortgeschrittenen Stadium der Alkoholsucht befinden und daher einer klinischen Behandlung bedürfen (vgl. hierzu auch Kap. 6).

Literatur

Böcher W (1968) Verkehrsmedizin und Psychologie. In: Wagner K und Wagner HJ (Hrsg) Handbuch der Verkehrsmedizin. Springer, Berlin Heidelberg New York, S 218

Böhm H, Schneider W (1965) Verkehrsteilnehmergruppen und Verkehrserziehungsmittel. Ministerium Wirtschaft, Mittelstand Verkehr Land NRW, Forschungsgemeinschaft: Der Mensch im Verkehr, Köln

Buikhuisen W, Jongmann RW (1971) Der Einfluß des Alkohols auf das Wahrnehmen von Verkehrssituationen. In: Reihe Faktor Mensch im Verkehr, Heft 8. Tetzlaff, Frankfurt/Main

Dorsch F (1982) Psychologisches Wörterbuch, 10. Aufl. Huber, Bern Stuttgart Wien

Klebelsberg D (1982) Verkehrspsychologie, Springer, Berlin Heidelberg New York

Kuhlmann A (1969) Prognose der Gefahr. TÜV Rheinland, Köln

Kullik W (1981) Fahrerlaubnis auf Zeit für ältere Fahrzeugführer? Polizei Technik Verkehr, Heft 3, S 117

Marbe K (1923) Über Unfallversicherung und Psychotechnik. Prakt Psychol 4:257–264

Poisson SD (1854–59) Euvres complites. Paris

Schneider W (1973) Entwicklung der Straßenverkehrsunfälle bis 1970 und daraus abgeleitete Empfehlungen für Sicherheitsmaßnahmen. Z Verkehrssicherh, Heft 2. Tetzlaff, Frankfurt/Main, S

Schneider W, Schubert G (1967) Die Begutachtung der Fahreignung. In: Undeutsch U (Hrsg) Forensische Psychologie. Göttingen, (Handbuch der Psychologie, Bd 11, S 671–739)

Spoerer E (1965) Analyse von Explorationen zum Verkehrs- und Unfallgeschehen. In: Böhm H, Schneider W (Hrsg) Forschungsgemeinschaft: Mensch im Verkehr. Köln, S 35–85

Undeutsch U (1977) Psychologische Impulse für die Verkehrssicherheit. Schriftenreihe Mensch-Fahrzeug-Umwelt, Heft 5. TÜV Rheinland, S 107–142

Undeutsch U (1962) Ergebnisse psychologischer Untersuchungen am Unfallort. Westdeutscher Verlag, Köln-Opladen

9. Arbeitsmedizin und Verkehrsmedizin

D. Szadkowski

9.1 Einleitung

Arbeitsmedizin und Verkehrsmedizin haben eine Reihe von Berührungspunkten. So sind einmal zahlreiche Berufe bekannt, die mehr oder weniger unmittelbar mit dem Verkehr verknüpft sind. Zum anderen sind die bei der Ausübung dieser Berufe zu berücksichtigenden Gefährdungsqualitäten häufig nicht verkehrsspezifisch, sie sind also wegen ihres Vorkommens auch in anderen Berufssparten arbeitsmedizinisch meist intensiv untersucht. Schließlich muß das Problem der Wegeunfälle das gemeinsame Interesse von Arbeitsmedizin und Verkehrsmedizin finden.

9.2 Verkehrsmedizinisch bedeutsame Berufsgruppen

In erster Linie sind hier selbstverständlich *Berufskraftfahrer* zu nennen, wobei die Belastung in Abhängigkeit von der Art des Fahrzeuges und der eventuell zusätzlich obliegenden Aufgaben durchaus unterschiedlich sein kann. Während der Taxifahrer zumindest in Großstadtstraßen häufig auch auf seinem Standplatz gegenüber den Kraftfahrzeugabgasen exponiert ist, unterliegen die Fahrer von Lastkraftwagen und Omnibussen zusätzlich dem Einfluß einer Vibration, sie sind eventuell auch lärmbelastet. Lkw-Fahrer im Lieferdienst müssen darüber hinaus meist auch die Ware be- und entladen, womit in Abhängigkeit von der Art der Ladung unter Umständen eine erhebliche körperliche Belastung verbunden ist.

Teilnehmer des innerbetrieblichen Verkehrs sind zwar häufig nicht der Gruppe der Berufskraftfahrer zuzurechnen. Dabei gelten Gabelstapler als die häufigsten Flurförderzeuge des innerbetrieblichen Transportes. Eine Belastung ist hier häufig durch eine unzureichende ergonomische Gestaltung der Geräte gegeben. Besondere Anforderungen werden auch an das räumliche Sehvermögen, insbesondere beim Einsatz an Hochregalen gestellt. Da Gabelstapler häufig wegen der schwierigen räumlichen Verhältnisse des Fahrerstandes mit keiner Kabine versehen werden können, wirken sich die besonders im Winter krassen Unterschiede in Temperatur und Luftfeuchtigkeit beim Wechsel von Betriebshalle zu Betriebsgelände und umgekehrt ungünstig aus (Rohmert et al. 1974).

Eine Reihe anderer Berufe hat mehr oder weniger indirekt einen Bezug zu Teilaspekten des Verkehrs. Hier wäre etwa das *Personal von Tankstellen und Reparaturwerkstätten* zu nennen, bei dem neben einer eventuellen Einwirkung des Treibstoffs unter ungünstigen Bedingungen auch eine Abgasexposition zu unterstellen ist. Dieses gilt auch für Angehörige der *Verkehrspolizei*, für *Grenzkontrollbeamte, Straßenwärter* und *Straßenbauarbeiter*, aber auch für *Müllfahrer*.

In besonderer Weise unterliegen Flug- und Seelotsen, aber auch Beamte in Stellwerken der Bundesbahn einer hohen Aufmerksamkeitsbelastung. Hinsichtlich der verkehrsmedizinischen Aspekte der Eisenbahn, der Schiffahrt und des Flugverkehrs wird auf die Kap. 10, 11 und 12 verwiesen.

9.3 Gefährdungsqualitäten

Für verkehrsmedizinische Probleme, die unter beruflichen Bedingungen zum Tragen kommen, lassen sich wegen ihrer weiten Verbreitung einige Gefährdungsqualitäten herausarbeiten. Dies sind insbesondere
- eine Belastung mit Kraftfahrzeugabgasen
- eine Lärmbelastung
- Vibrationseinwirkungen
- Aufmerksamkeitsbelastungen und Ermüdung.

In Einzelfällen zusätzlich gegebene spezielle Gefährdungsmöglichkeiten können in diesem Rahmen nicht angesprochen werden.

9.3.1 Kraftfahrzeugabgase

Otto- und Dieselmotoren emittieren konstruktionsbedingt, aber auch in Abhängigkeit von dem unterschiedlichen Kraftstoff nicht vergleichbare Schadstoffmengen. So finden sich in den Abgasen von Ottomotoren Kohlenmonoxidkonzentrationen, die unter allen Betriebsbedingungen um 1-2 Zehnerpotenzen über denen in den Abgasen von Dieselmotoren liegen. Ähnliches gilt, wenn auch noch ausgeprägter, hinsichtlich einer Emission von Stickoxiden, wobei allerdings unter Leerlaufbedingungen die Konzentrationen vergleichbar sind. Auch die Emission von Aldehyden und Kohlenwasserstoffen ist in den Abgasen von Dieselmotoren erheblich niedriger als in denen von Ottomotoren. Blei ist bekanntlich nur im Benzin enthalten.

Unter Berücksichtigung ihrer gesundheitlichen Bedeutung sollen folgende Kraftfahrzeugabgaskomponenten gesondert besprochen werden:
- Blei
- Kohlenmonoxid
- Kohlenwasserstoffe.

9.3.1.1 Bleibelastung

Die heutigen hochverdichtenden Otto-Motoren benötigen einen besonders klopffesten Treibstoff. Reines Benzin verfügt über diese Eigenschaft nur unzureichend, weswegen ein Zusatz der Bleialkyle Tetramethylblei und Tetraethylblei erfolgt. Während des Verbrennungsvorganges im Motor zerfallen diese in Wasser, Kohlendioxid und Bleioxid. Der Schmelzpunkt von Bleioxid liegt bei ca. 900°C, weswegen man dem Benzin weiterhin Ethylendichlorid und Ethylendibromid zufügt, um ein Zusetzen der Zylinderräume zu vermeiden. Durch diese Halogenverbindungen werden leichter flüchtiges Bleichlorid und Bleibromid erzeugt, die mit den Auspuffgasen emittiert werden können. Der Zusatz organischer Bleiverbindungen zum Benzin führt also zu einer Emission anorganischer Bleiverbindungen, wobei Größe und Menge der mit den Abgasen frei werdenden Bleipartikel hauptsächlich durch die Betriebsbedingungen des Kraftfahrzeugs modifiziert werden. Eine entscheidende Rolle spielt hier selbstverständlich auch die Bleikonzentration des Treibstoffs (Normalbenzin, Superbenzin). Daher hatte unter der Perspektive des Umweltschutzes in der Bundesrepublik Deutschland das Benzinbleigesetz vom 5. 8. 1971 eine stufenweise Reduzierung des Bleigehalts von Vergaserkraftstoffen auf maximal 0,15 g Blei/l festgelegt.

Vergiftungen durch die hochtoxischen Bleialkyle im Benzin sind, offenbar wegen der relativ geringen Konzentration im Otto-Treibstoff, kaum beobachtet worden. Für die Handhabung der reinen Bleialkyle in den Raffinerien existieren sehr strenge Auflagen, so daß in der Bundesrepublik seit Jahren keine Intoxikationen mehr bekannt geworden sind. Der gesundheitlichen Bedeutung einer Bleiemission mit Kraftfahrzeugabgasen wurden inzwischen zahlreiche Untersuchungen gewidmet. Epidemiologische Studien haben als Untersuchungskollektive vorzugsweise solche Personengruppen herangezogen, die beruflich derartigen Belastungen ausgesetzt waren (Verkehrspolizisten, Taxifahrer, Straßenfeger, Müllader). Obwohl diese Personengruppen durch die während der Ausübung ihres Berufs gegebene unmittelbare Nähe zu Sekundärverwirbelungen von bleihaltigem Straßenstaub besonders intensiv exponiert sind, zeigen die im Weltschrifttum niedergelegten Untersuchungsergebnisse (Lit. bei Lehnert u. Szadkowski 1983), daß bei ihnen nur eine leichte Erhöhung der Bleilast nachweisbar ist. Dabei mögen gewisse Unterschiede in den Resultaten der einzelnen Autoren schon allein durch verschiedene regional-klimatische Gegebenheiten, differente städtebauliche Situationen, aber auch nichtvergleichbare Kraftfahrzeugdichten erklärt werden.

Versucht man, die Bleibelastung durch eine berufliche Tätigkeit in Großstadtstraßen abzutrennen von der regional wirksamen Grundbelastung, so bietet es sich an, den Werten von Verkehrspolizisten solche von im Innendienst tätigen Polizeibeamten gegenüberzustellen. Für die in Tabelle 9.1 zusammengestellten Meßergebnisse bei 94 Hamburger Polizeibeamten (Szadkowski u. Lehnert 1973) ergeben sich für die Blutbleikonzentrationen (PbB) bei der statistischen Analyse keine Unterschiede. Gleiches gilt im übrigen auch für die Beanspruchungsparameter δ-Aminolävulinsäure im Urin (ALAU) und δ-Aminolävulinsäure-Dehydratase (ALA-D).

Insgesamt scheint aus der Bleiemission mit Autoabgasen eine gewisse Belastung allenfalls für kleinere Personengruppen unter besonderen regionalen und klimatischen Bedingungen zu resultieren. Dabei ist für die Bundesrepublik Deutschland noch nicht berücksichtigt, daß mit Inkrafttreten des Benzinbleigesetzes die Bleiemission mit Kraftfahrzeugabgasen erheblich vermindert wurde. Die wenigen nach Reduktion des Benzinbleigehaltes zu diesem Fragenkomplex durchgeführten epidemiologischen Untersuchungen lassen allerdings einen deutlichen Effekt dieser gesetzlichen Maßnahme nicht erkennen (Lit. bei Lehnert u. Szadkowski 1983). Klinisch manifeste Blei-Intoxikationen mit dem bekannten Krankheitsbild sind allerdings ohnehin in diesem Zusammenhang nicht zu erwarten. Hinsichtlich subklinischer Erscheinungen, etwa Beeinträchtigungen der Nervenleitgeschwindigkeit, muß auf die Speziallitteratur verwiesen werden (z. B. Lehnert u. Szadkowski 1983).

Tabelle 9.1. Untersuchungsergebnisse bei 94 Hamburger Polizeibeamten (nach Szadkowski u. Lehnert 1973)

	Innendienst			Außendienst			
	n	x̄	s	n	x̄	s	t
PbB (µg/dl)	15	18,80	5,60	79	20,40	5,00	1,155
ALAU (mg/l)	15	3,65	1,69	78	3,68	1,39	0,059
ALA-D (mol/h/lEry)	15	1302,30	232,00	79	1183,80	341,60	1,286

9.3.1.2 Kohlenmonoxidbelastung

Kohlenmonoxid gehört zu den wichtigsten luftverunreinigenden Verbindungen, die von benzinbetriebenen Kraftfahrzeugen ausgestoßen werden. Sein Anteil an den Auspuffgasen beträgt unter den im Stadtverkehr üblichen Betriebsbedingungen ca. 4 Vol.-% (Brunner 1966, Lahmann 1969, May u. Plassmann 1973). Während normalerweise in der Erdatmosphäre 0 Vol.-% bis Spuren Kohlenmonoxid gefunden werden, führt die CO-Emission durch Autoabgase in den Zentren einiger Großstädte zu wesentlich höheren Konzentrationen. So ermittelte Lahmann (1969) in umfangreichen Messungen mittlere Kohlenmonoxidkonzentrationen von 13 ppm = 0,0013 Vol.-% in Frankfurt a. M. und 16 ppm = 0,0016 Vol.-% in Berlin-Steglitz; vereinzelte Spitzenwerte lagen unter ungünstigen Bedingungen bei 200 ppm. Wenngleich bei diesen mittleren Kohlenmonoxidkonzentrationen das klassische Bild der CO-Vergiftung (Zorn 1965) nicht zu erwarten ist, lag es nahe, auch in diesem Zusammenhang beruflich entsprechend exponierte Kollektive hinsichtlich des Kohlenmonoxid-Hämoglobingehaltes zu untersuchen. Herangezogen wurden hierzu Verkehrspolizisten (Göthe et al. 1969), Verkehrspolizisten und Taxifahrer (Backman et al. 1969), Straßenwärter und Müllader (Szadkowski et al. 1970) sowie Grenzbeamte (Szadkowski et al. 1977). Im wesentlichen übereinstimmend fanden sich bei allen untersuchten Kollektiven Kohlenmonoxid-Hämoglobin-Konzentrationen <5%. Nach Zorn (1965) sowie Wirth et al. (1967) ist bei einer chronischen Einwirkung von Kohlenmonoxid mit Vergiftungserscheinungen aber erst bei einer CO-Hb-Konzentration von über 15-20% zu rechnen. Bei Werten unter 10% CO-Hb treten offenbar keinerlei Beschwerden auf. Insgesamt muß die zu dieser Thematik vorliegende Literatur dahingehend interpretiert werden, daß auch bei verkehrstechnisch außergewöhnlichen Arbeitsplatzsituationen eine objektivierbare gesundheitliche Gefährdung durch Kohlenmonoxid nicht gegeben zu sein scheint. Akzidentelle oder suizidale Intoxikationen mit Kohlenmonoxid aus Autoabgasen stehen selbstverständlich außerhalb dieser Beurteilung.

9.3.1.3 Kohlenwasserstoffbelastung

Kohlenwasserstoffe in Kraftfahrzeugabgasen lassen sich grundsätzlich in unverbrannte und verbrannte Komponenten unterteilen. Beide stellen ein breites und teilweise noch unbekanntes Spektrum von Einzelkomponenten dar, die hinsichtlich ihrer Menge und Wirkung noch wenig erforscht sind. Polyzyklische, kondensierte Aromaten haben wegen der karzinogenen Wirkung einzelner ihrer Vertreter eine besondere Bedeutung. Zu nennen ist in diesem Zusammenhang z. B. das Benzpyren. Aber auch Benzol wirkt bekanntlich kanzerogen. Der Benzolgehalt des Benzins hat sich nach Angaben von Dulson (1978) nach Inkrafttreten der zweiten Stufe des Benzinbleigesetzes praktisch verdoppelt. Darüber hinaus ist im Kraftfahrzeugabgas Benzol als Crackprodukt von Toluol und Xylol überproportional angestiegen. Die gesundheitliche Relevanz der heutigen Kraftfahrzeugemissionen dürfte somit besonders in deren hohem Anteil an Benzol und anderen krebserzeugenden Kohlenwasserstoffen zu sehen sein. Naturgemäß lassen sich epidemiologische Untersuchungen zur gesundheitlichen Bedeutung einer derartigen Kohlenwasserstoffemission mit Kraftfahrzeugabgasen kaum durchführen, da einmal eine eventuelle kanzerogene Potenz sich erst nach jahre- bzw. jahrzehntelanger Exposition auswirken dürfte, zum anderen aber eine kausale Zuordnung nur schwer möglich ist. Immerhin konnte in eigenen, nichtveröffentlichten Untersuchungen gezeigt werden, daß die renale Ausscheidung von Phenolen als Stoffwechselprodukt von Benzol bei Tankstellen- und Reparaturwerkstättenpersonal im Vergleich zur Allgemeinbevölkerung nicht erhöht ist.

Andere Vertreter der Kohlenwasserstoffgruppe, die Aldehyde, können als Reizstoffe auftreten, ohne daß bisher Gesundheitsschäden hierdurch bekannt geworden wären. Allerdings sind einige dieser Aldehyde sehr geruchsintensiv und können insofern, besonders bei Abgasen von Dieselmotoren, belästigend wirken.

9.3.2 Lärmbelastung

Unter dem Begriff Lärm versteht man im allgemeinen unerwünschte, belästigende oder schließlich gehörschädigende Schallereignisse. Gerade Verkehrslärm hat eine große Bedeutung für die Anlieger intensiv befahrener Straßen oder von Bahnstrecken sowie für Bewohner von Gebieten, die in der Einflugschneise von Flughäfen liegen. Diese Probleme können hier, wie in 9.1 erwähnt, nicht angesprochen werden; damit fallen z.B. Beeinträchtigungen des Schlafs durch Verkehrslärm außer Betracht. Erörtert werden lediglich Lärmeinwirkungen auf solche Personen, die berufsbedingt Verkehrseinflüssen unterliegen.

Lärmeinwirkungen auf den Menschen kann man grob dergestalt einteilen, daß man Lärmwirkungen, die mit gesicherter kausaler Zuordnung eine Gesundheitsschädigung hervorrufen können, von solchen abtrennt, die zwar zu meßbaren Reaktionen führen, deren Krankheitswert aber auch heute zumindest umstritten ist. Letztere Schalleinwirkungen kann man pauschal als extraaurale Lärmeinwirkungen bezeichnen, während nach heutigen Kenntnissen gesicherte Gesundheitsschäden nur im Bereich des Gehörorgans anzunehmen sind.

9.3.2.1 Gehörschädigender Lärm

Eine Lärmschwerhörigkeit kann sich nach chronischen Lärmeinwirkungen entwickeln. Pathogenetisch sind dafür offenbar Stoffwechselvorgänge in den Sinneszellen wesentlich. Pathologisch-anatomisch kommt es letztlich zu einer degenerativen Schädigung der Haarzellen im Corti-Organ. Von sehr hohen Schallintensitäten abgesehen, ist es allerdings keineswegs so, daß sich eine Lärmschwerhörigkeit bei allen Personen in der gleichen Ausprägung entwickelt. Vielmehr ist eine große interindividuelle Variabilität zu beobachten. Bei einer Exposition mit einem Schallpegel von 90 dB (A) entwickeln nach 10 Jahren nur etwa 5% der Betroffenen eine beginnende Lärmschwerhörigkeit. Dabei folgt die Entstehung dieses Leidens in etwa einer Dosis-Wirkungsbeziehung. Das bedeutet, daß eine Verdoppelung der Schallintensität [z.B. von 90 auf 93 dB (A)] bereits nach einer halbierten Einwirkungszeit zu einer Lärmschwerhörigkeit führen kann. Klinisch manifestiert sich die beginnende Lärmschwerhörigkeit in einem isolierten Hochtonverlust im Frequenzbereich um 4000 Hz. Erst bei einer Ausdehnung auf niedrigere Frequenzen wird das Sprachverständnis gestört. Hinsichtlich weiterer pathogenetischer, klinischer und diagnostischer Gesichtspunkte der Lärmschwerhörigkeit muß auf einschlägige Monographien oder auch Lehrbuchkapitel verwiesen werden (z.B. Szadkowski 1983).

Mit dem Auftreten einer Lärmschwerhörigkeit ist bei Berufskraftfahrern im allgemeinen nicht zu rechnen, da die Fahrerkabinen in aller Regel einen Schallpegel deutlich unterhalb 90 dB (A) aufweisen. An Motorenprüfständen, etwa in Kfz-Reparaturwerkstätten, auf Werften oder Luftwerften sowie in den Maschinenräumen von Schiffen sind jedoch z.T. erheblich über 90 dB liegende Schallpegel zu erwarten. Hier ist das Tragen von persönlichem Gehörschutz, meist von Schallschutzkapseln vorgeschrieben. Diese dämmen den Schallpegel durchschnittlich um etwa 40 dB, so daß dadurch in aller Regel der auf das Gehörorgan treffende Lärm auf gesundheitlich unbedenkliche Intensitäten gesenkt werden kann.

9.3.2.2 Extraaurale Belastung durch Verkehrslärm

Lärmeinwirkungen auf den Menschen, die nicht das Gehörorgan betreffen, können unterschiedlicher Art sein. Als solche extraaurale Lärmwirkungen sind zu nennen:
- Behinderungen der Kommunikation und der akustischen Umweltorientierung
- Beeinträchtigungen der geistigen Leistung bzw. der Aufmerksamkeit
- physiologische Reaktionen der unterschiedlichsten Art.

Die grundsätzlich zu extraauralen Lärmwirkungen zu rechnenden Schlafstörungen können hier nicht angesprochen werden (s. oben).

Behinderungen der Kommunikation und der akustischen Umweltorientierung können durch Lärm der unterschiedlichsten Qualitäten gerade im Bereich des Verkehrs hervorgerufen werden. Von unmittelbarer Bedeutung sind hier etwa Maskierungen von Warnsignalen sowohl im Straßenverkehr als auch insbesondere bei Gleisbauarbeiten. Sie können also die Arbeitssicherheit beeinträchtigen und damit als mittelbare Unfallursache gewertet werden. In extremen Situationen muß die Kommunikation des Bedienungspersonals durch technische Hilfsmittel gewährleistet werden, wie es z.B. für die Besatzungen von Hubschraubern üblich ist. Man muß davon ausgehen, daß eine gute Sprachverständlichkeit nur dann gegeben ist, wenn der Sprachpegel um mindestens 10 dB über dem Hintergrundgeräuschpegel liegt.

Beeinträchtigungen der konzentrativen Leistung, also der Aufmerksamkeit, durch Lärm sind sehr schwer zu beurteilen. Hier spielen offenbar Aspekte der Lärmverarbeitung eine besondere Rolle. Die z.T. sehr ambivalente Wirkung von Lärm auf die Aufmerksamkeit läßt sich wohl dahingehend interpretieren, daß Geräusche durch Ablenkung die Aufmerksamkeit vermindern können. Kompensationsmechanismen vermögen aber einem Leistungsabfall entgegenzuwirken und als Überkompensation eventuell sogar einen Leistungszuwachs zu erzielen (Schönpflug 1978). Für diese im Einzelfall sehr unterschiedliche Beeinflussung des Aufmerksamkeitsniveaus durch Lärm ist jedoch nicht nur die zentrale Lärmverarbeitung, die durch zahlreiche Moderatoren beeinflußt werden kann, verantwortlich. Bedeutsam ist in diesem Zusammenhang auch der Lärmcharakter. Während Lärm grundsätzlich einen Weckeffekt auslöst, können bestimmte, insbesondere monotone Geräusche vorwiegend niedrigen Frequenzumfangs eine durchaus ermüdende und sogar einschläfernde Wirkung haben. Diese Geräuschsituation ist nun gerade im Straßenverkehr, insbesondere bei Langstreckenfahrten auf der Autobahn gegeben. Die Informationsarmut dieses Geräuschpegels mag ein übriges zu dem Ermüdungseffekt beitragen. Im Einzelfall wird es jedoch schwer sein, das Einschlafen eines Fahrers auf den Lärmpegel ursächlich zurückzuführen.

Eine Beeinflussung sog. physiologischer Reaktionen durch Lärm umfaßt eine sehr bunte Palette. In der Literatur finden sich Angaben über Änderungen des Energieumsatzes, Steigerungen des Muskeltonus, periphere Vasokonstriktionen, Veränderungen des kardialen Schlagvolumens, Veränderungen der Herzfrequenz und der Atemfrequenz, Beeinflussung des Hautwiderstandes, der Pupillenweite und der Akkommodation, Beeinflussungen der Magenperistaltik und Speichelsekretion sowie Veränderungen der elektrischen Hirnaktivität. Auch hier ist offenbar die außerordentlich große interindividuelle Varianz dieser Lärmwirkungen nur zu 10–35% durch die physikalischen Charakteristika einer Schallbelastung determiniert. Die ausschlaggebende Rolle spielt eine unterschiedliche Lärmverarbeitung.

Insgesamt ist jedoch trotz einer sehr umfangreichen Literatur zu dieser Thematik bisher kein eindeutiger und überzeugender Anhalt dafür gegeben, daß diese physiologischen Veränderungen letztlich im Laufe der Jahre in eine Risikoerhöhung für chronische Erkrankungen einmünden würden. Näheres hierzu s. bei Szadkowski (1983) und in Kap. 5.

9.3.3 Aufmerksamkeitsbelastung und Ermüdung

Die aktive Teilnahme am Verkehr erfordert im allgemeinen ein sehr hohes Maß an Aufmerksamkeit und gerade unter beruflichen Bedingungen über relativ lange Zeit. Nun kann jede Beanspruchung des Menschen, also auch eine solche durch Aufmerksamkeitsbelastung, eine mehr oder minder stark ausgeprägte Ermüdung zur Folge haben. Trotz des großen Aufwandes, der in den letzten Jahrzehnten auf eine Messung der Ermüdung ausgerichtet wurde, muß aber festgestellt werden, daß es bis jetzt keine brauchbare Methode zur Ermüdungsmessung gibt (Rutenfranz 1979).

Neben den Allgemeinerscheinungen einer Ermüdung nimmt, wie Grüner et al. (1965) experimentell nachgewiesen haben, insbesondere die Reaktionszeit deutlich zu. Bereits dieser Faktor kann unter Umständen unfallauslösend sein, es braucht nicht unbedingt zu einem direkten Einschlafen am Steuer zu kommen.

Das Problem der Aufmerksamkeitsbelastung bzw. einer Ermüdung kann noch durch Einflüsse der zirkadianen Rhythmik verschärft werden. Bekanntlich haben die ergotropen Körperfunktionen ein Leistungshoch während der Vormittagsstunden und in geringerem Maße auch während der späten Nachmittagsstunden, während gegen Mittag und insbesondere während der Nachtzeit der Organismus einer trophotropen Phase unterliegt. Gerade auch hinsichtlich einer Aufmerksamkeitsbelastung muß in entsprechenden Situationen zu diesen Zeiten Leistung erbracht werden, obwohl der Organismus nicht auf Leistung eingestellt ist. Berücksichtigt man zusätzlich die in 9.3.2.2 angesprochene einschläfernde Wirkung monotoner Geräusche und stellt eine unter Umständen durch Schlafmangel gegebene Übermüdung in Rechnung, so ist es nicht verwunderlich, daß das Unfallrisiko in den frühen Morgenstunden (etwa zwischen 2 und 4 Uhr) besonders hoch ist. Selbst wenn jedoch diese Belastungen kompensiert werden können, bedeutet dies eine zusätzliche Beanspruchung des menschlichen Organismus.

Diese Belastungssituationen spielen etwa in der Seefahrt mit der dort gegebenen Notwendigkeit, die Brücke rund um die Uhr besetzt zu haben, eine große Rolle, sie können in besonderen, etwa wetterbedingten Situationen zu meßbaren Veränderungen des Reaktionsverhaltens von Seeleuten führen (Wegner et al. 1980; vgl. hierzu auch Kap. 11). Für den beruflichen Straßenverkehr mit Lkw und Omnibus hat der Gesetzgeber auf der Grundlage einer EG-Verordnung [Grundverordnung über die Harmonisierung bestimmter Sozialvorschriften im Straßenverkehr vom 25. 3. 1969; VO (EWG) 543/69] die Lenk-Zeit und die Pausenzeiten bzw. Ruhezeiten geregelt. Danach darf die ununterbrochene Lenkzeit nicht mehr als 4 h betragen, an die eine Pausenzeit von 1 h (die durch Ladearbeiten o. ä. genutzt werden kann) anzuschließen ist. Die tägliche Lenkzeit darf nicht mehr als 8 h betragen. Die Ruhezeit zwischen zwei täglichen Lenkzeiten muß mindestens 11 h umfassen. Zu Kontrollzwekken müssen derartige Fahrzeuge mit einem Fahrtenschreiber ausgestattet sein. Bei entsprechenden Überprüfungen, die in der Regel gemeinsam von Polizei und Gewerbeaufsicht durchgeführt werden, ergaben sich in einem Viertel bis einem Drittel der Fälle Beanstandungen.

Die Langzeitauswirkungen einer gesteigerten Aufmerksamkeitsbelastung, häufig kombiniert mit einem Schlafdefizit und Tätigkeiten während einer tagesrhythmisch ungünstigen Zeit sind insbesondere bei Lotsen überprüft worden. In eigenen Untersuchungen (Baumann et al. 1980) konnte ein gegenüber der Allgemeinbevölkerung und anderen Berufsgruppen erhöhtes kardiales Gesundheitsrisiko nicht abgeleitet werden. Auch Kwie (1975) konnte für Humber-Lotsen ebenso wie Kilbom (1969) für schwedische Lotsen eine kardiale Übersterblichkeit nicht nachweisen. Harrington (1971) fand bei britischen Kanallotsen eine gegenüber der britischen Allgemeinbevölkerung verringerte Gesamtmortalität.

9.3.4 Vibration

Physikalisch sind unter mechanischen Schwingungen Bewegungen eines Körpers um seine Ruhelage bzw. Relativbewegung der einzelnen Massen gegeneinander zu verstehen. Physiologisch erfolgt die Wahrnehmung von mechanischen Schwingungen im menschlichen Organismus nicht über spezielle Rezeptoren, die kutane Vibrationsempfindung wird offenbar über besondere Erregungsmuster wechselnd gereizter Mechanorezeptoren erreicht.

Bei einer Übereinstimmung der Frequenz des Schwingungserregers mit den Eigenfrequenzen einzelner Organe oder Organsysteme kann die Schwingungsintensität am Resonanzorgan die Intensität der erregenden Schwingung übersteigen. In diesem Fall sind Wahrnehmung, Stärke und eventuelles Erkrankungsrisiko besonders hoch. Die Hauptresonanzfrequenz des sitzenden und stehenden Menschen bei vertikaler Schwingungsbelastung liegt zwischen 4 und 6 Hz. Für horizontale Schwingungen, die über die Sitzfläche auf den Menschen eingeleitet werden, liegt die Resonanzfrequenz zwischen 2 und 3 Hz.

Hinsichtlich der Schwingungseinleitung in den Organismus wird man bei Ganzkörperschwingungen eine Einleitung über die Beine (z. B. Maschinenpersonal von Schiffen), über das Gesäß (z. B. Traktoren- oder Lkw-Fahrer) oder über den Rücken (z. B. Fernfahrer in ihrer Schlafkabine) unterscheiden müssen.

Bei der Einwirkung von Ganzkörperschwingungen hat der stehende Mensch leichter die Möglichkeit, mit Hilfe der Beinmuskulatur die Schwingungsbeschleunigungen zu kompensieren als der sitzende. Dies gelingt im Vergleich zu ungeordneten Erschütterungen besser bei sinusförmigen oder sich periodisch wiederholenden Schwingungen (z. B. Seegang). Es wird dabei allerdings eine erhöhte statische und dynamische Muskelarbeit geleistet. Die Pulsfrequenz und andere Kreislaufgrößen werden im allgemeinen unter dem Einfluß mechanischer Schwingungen kaum verändert. Häufiger sieht man dagegen nervöse oder neurovegetative Erscheinungen. Vibrationen in einem Frequenzbereich von etwa 1–3 Hz verursachen eine z. T. deutliche Störung der motorischen Koordination. Die visuelle Informationsaufnahme kann über eine Verminderung der Sehschärfe infolge eines Mitschwingens des

Augapfels erheblich beeinträchtigt werden.
Bei einer Einwirkung von mechanischen Ganzkörperschwingungen auf den sitzenden Menschen lassen sich nach längerer Exposition bei einem hohen Prozentsatz Magenerkrankungen, z. B. bei Traktor-, Schlepper- oder Lkw-Fahrern nachweisen. Röntgenologisch kann bei solchen Ganzkörpervibrationen ein Mitschwingen des Mageninhalts objektiviert werden. Darüber hinaus findet man bei einem so exponierten Personenkreis wesentlich häufiger als bei der übrigen Bevölkerung pathologische Veränderungen der Wirbelsäule. Diese weisen in ihrer Inzidenz eine gute Korrelation zu der jährlichen Fahrzeit auf.
In diesem Zusammenhang sei auch auf das Auftreten von Kinetosen verwiesen, die am längsten als Seekrankheit bekannt sind, aber auch in Flugzeugen, Omnibussen oder weich gefederten Pkw auftreten können. Einzelheiten hierzu sind in den Kap. 11 und 12 nachzulesen.
Bei Teilkörperschwingungen hat die Einleitung über das Hand-Arm-System eine gewisse Bedeutung. Sie werden in geringerem Maße durch Lenkräder von Omnibussen und Lkw übertragen.
Durch Resonanzerscheinungen kann es bei Frequenzen zwischen 10 und 20 Hz im Hand- und Ellenbogengelenk zu Schwingungsüberhöhungen kommen. Experimentell lassen sich unter einem derartigen Vibrationseinfluß im Bereich der betroffenen Extremitäten vasokonstriktionsbedingte Durchblutungsstörungen nachweisen. Klinisch finden sich Beschwerden und Symptome, die als Raynaud-Syndrom zu interpretieren sind. Derartige Erkrankungen werden bei Berufskraftfahrern jedoch in einem wesentlich geringeren Umfang gefunden als etwa nach Tätigkeiten mit druckluftbetriebenen Werkzeugen (Preßlufthämmer) oder Kettensägen. Die bei derartigen Berufsgruppen gelegentlich auch beobachteten Gelenkveränderungen im Hand-Arm-System sind bei Berufskraftfahrern wohl nicht zu erwarten.

9.4 Wegeunfälle

Wie in 9.1 bereits erwähnt, haben Arbeitsmedizin und Verkehrsmedizin unter anderem auch durch die sog. Wegeunfälle Berührungspunkte. Wegeunfälle sind nach § 550 RVO Unfälle auf einem mit einer versicherten Tätigkeit zusammenhängenden Weg nach und von dem Ort der Arbeit. Sie unterliegen wie Betriebsunfälle der Entschädigungspflicht durch den Unfallversicherungsträger, also den Berufsgenossenschaften bzw. Eigenunfallversicherungen, wenn die ursächliche Verknüpfung zwischen der Zurücklegung des Weges und der versicherten Tätigkeit wesentlich ist. Die besondere Bedeutung dieses Komplexes wird unter anderem dadurch unterstrichen, daß 1980 195 595 Wegeunfälle angezeigt und 12 253 Wegeunfälle erstmals entschädigt wurden, von denen 1 197 tödlich verliefen. Inwieweit für Wegeunfälle auf dem Heimweg Ermüdungserscheinungen durch den Arbeitstag unter Umständen mitursächlich von Bedeutung sind, ist bisher nicht untersucht worden. Auch ist der Frage einer unfallauslösenden Wirkung, ebenfalls auf dem Heimweg von der Arbeit, durch spezielle Arbeitsplatzbelastungen bisher zuwenig Aufmerksamkeit gewidmet worden. Zu denken ist hier insbesondere an stärkere Lösungsmittelexpositionen. Es ist bekannt, daß zahlreiche organische Lösungsmittel eine mit der Alkoholwirkung vergleichbare Beeinträchtigung des zentralen Nervensystems verursachen können. Hinzu kommt eine stoffwechselbedingte Interaktion mit Alkohol, so daß Alkoholmengen, die für sich toleriert werden könnten, bei gleichzeitiger Anwesenheit organischer Lösungsmittel im

Organismus über Wechselwirkungen auf das enzymatische System des Intermediärstoffwechsels zu einem verlangsamten Alkoholabbau und damit zu einem länger erhöhten Blutalkoholspiegel führen können.

Literatur

Backman A-L, Christiansen V, Laamanen A (1969) Blood carboxyhemoglobin levels of police-men and taxi drivers in Helsinki. Arch Environ Health 6:1

Baumann K, Grewe C, Behling K, Szadkowski D (1980) Psychomentale Belastung von Seelotsen an Bord von Containerschiffen. Arbeitsmed Sozialmed Präventivmed 15:86

Brunner M (1966) Die Zusammensetzung der Auspuffgase bei Benzinmotoren. Z Präventivmed 11:77

Dulson W (1978) Die Zusammensetzung von Vergaserkraftstoffen und ihrer Verbrennungsprodukte. In: Aurand K, Hässelbarth H, Lahmann E, Müller G, Niemitz W (Hrsg) Organische Verunreinigungen in der Umwelt. Schmidt Berlin, S 350-355

Göthe D-J, Fristedt B, Sundell L, Kolmodin B, Ehrner-Samuel H, Göthe K (1969) Carbon monoxide hazard in city traffic. Arch Environ Health 19:312

Grüner O, Ludwig O, Domer H (1965) Übermügung und Aufmerksamkeit. Blutalkohol 3:53

Harrington JM (1971) Mortality study of English Channel pilots 1956-1968. Dissertation, Universität London

Kilbom A (1969) Marine pilots and piloting. Dissertation, Universität Stockholm

Kwie K (1973) A mortality and morbidity study of Humber maritime pilots (1956-1972). Dissertation, Universität London

Lahmann R (1969) Untersuchungen über Luftverunreinigungen durch den Kraftverkehr. Schriftreihe Verein Wasser Boden Lufthygiene Heft 28:4

Lehnert G, Szadkowski D (1983) Die Bleibelastung des Menschen. Verlag Chemie, Weinheim

May H, Plassmann E (1973) Abgasemissionen von Kraftfahrzeugen in Großstädten und industriellen Ballungsgebieten. TÜV Rheinland, Köln, S 87-100

Rohmert W, Jenik P, Elbracht D (1974) Leitregeln zur ergonomischen Gestaltung von Frontsitz-Gabelstaplern. In: Lehnert G, Szadkowski D, Weber HJ (Hrsg) Arbeitsmedizinische Probleme des Transport- und Verkehrswesens. Verh Dtsch Ges Arbeitsmed Gentner, Stuttgart, S 153-159

Rutenfranz J (1979) Ermüdung und Erholung. In: Valentin H, Klosterkötter W, Lehnert G et al. (Hrsg) Arbeitsmedizin. Thieme, Stuttgart, S 50-65

Schönpflug W (1978) Zur Psychologie der Lärmwirkungen. In: Ising H (Hrsg) Lärm: Wirkung und Bekämpfung. Schmidt, Berlin S 64-78

Szadkowski D (1983) Lärm. In: Rohmert W, Rutenfranz J (Hrsg) Praktische Arbeitsphysiologie. Thieme, Stuttgart, S 266-285

Szadkowski D, Lehnert G (1973) Zur gesundheitlichen Relevanz der Bleiemission mit Autoabgasen. In: Commission of the European Communities CEC (Hrsg) Tagungsber Int Symp: Die gesundheitlichen Aspekte der Umweltverschmutzung durch Blei. Amsterdam, 2-6 October 1972. CEC, Luxembourg

Szadkowski D, Mastall V, Schaller KH, Lehnert G (1970) Pilot-study zur beruflichen CO-Gefährdung in Großstadtstraßen. Int Arch Arbeitsmed 26:224

Szadkowski D, Angermann B, Angerer J, Lehnert G (1977) Verkehrsbedingte Kohlenmonoxidbelastung an einem Grenzübergang. Inn Med 4:303

Wegner R, Turhan U, Szadkowski D (1980) Reaktionsverhalten von Seeleuten bei schwerem Wetter. Arbeitsmed Sozialmed Präventivmed 15:92

Wirth W, Hecht G, Gloxhuber C (1967) Toxikologie-Fibel. Thieme, Stuttgart

Zorn H (1965) Empfehlungen für die Klassifikation der CO-Vergiftung. Arbeitsmed Sozialmed Arbeitshyg 1:11

10. Schienenverkehr — Verkehrsmedizinische Aspekte

R. Wirth

Im Rahmen des vorgegebenen Umfanges, können bei der Bearbeitung des Kapitels über den Schienenverkehr, als wesentlicher Träger der Öffentlichen Landverkehrsmittel, nur grundsätzliche Fragen kurz behandelt werden.
Einzelheiten sind aus den Veröffentlichungen zu entnehmen, auf das Verzeichnis wird verwiesen.

10.1 Einteilung des Schienenverkehrs

Der Schienenverkehr gehört zu den sog. Öffentlichen Landverkehrsmitteln. Es ist zu unterscheiden zwischen:
- Eisenbahnen
  - Deutsche Bundesbahn (DB)
  - Nichtbundeseigene Eisenbahnen (NE)
- S- und U-Bahnen
- Straßenbahnen.

10.2 Gefährdung

Gefährdet können Mensch und Material sein, der Umfang ist jeweils verschieden.

10.2.1 Personell

Priorität hat der Mensch; die Aufwendungen für seine Sicherheit sind erheblich. Während im Straßenverkehr je Unfall im allgemeinen mit einer einstelligen Zahl von Unfallopfern gerechnet werden muß, ist dies bei den schienengebundenen Fahrzeugen grundsätzlich anders.

10.2.1.1 Selbstgefährdung

Bei der Ausübung der beruflichen Tätigkeit des im Schienenverkehr tätigen Mitarbeiters kann es zu einer Eigengefährdung kommen, die Unfallverhütung hat in erster Linie für ihn selbst Interesse.

10.2.1.2 Fremdgefährdung

Bei der Durchführung der Aufgaben von Mitarbeitern im Betriebsdienst kann es jedoch auch zu einer Fremdgefährdung kommen. Ein IC-Zug mit 10 Wagen befördert ca. 720 Fahrgäste, ein Versagen von Mensch oder Technik kann katastrophale Ausmaße annehmen.

10.2.2 Materiell

Nicht nur der Mensch allein kann gefährdet, auch Material kann beschädigt und die Umwelt geschädigt werden. Die Kosten dafür können erheblich sein. Wenngleich der eventuell entstehende materielle Aufwand erst an zweiter Stelle — nach dem Menschen — steht, kann er betriebswirtschaftlich nicht vernachlässigt werden.

10.3 Unfallwahrscheinlichkeit

Die Unfallwahrscheinlichkeit hängt von verschiedenen Faktoren ab, die wiederum ein unterschiedliches Gewicht haben können. Als Beispiele seien genannt:
- Sicherheitseinrichtungen
- Spursicherung
- Kilometerleistung
- Geschwindigkeit
- Beschleunigung
- Bremsweg.

Technische Einrichtungen und Hilfsmittel versetzen uns darüber hinaus in die Lage, Einsatzbehinderte in verantwortungsvollen Positionen einzusetzen und ein vorzeitiges Ausscheiden aus dem Berufsleben zu vermeiden. Die Technik bietet somit Arbeitshilfen mit sozialpolitischer Komponente an.

10.4 Betriebsdienst — Tauglichkeit — Eignung

Um fehlerhaften Interpretationen, Mißverständnissen und dgl. vorzubeugen, müssen einige grundsätzliche Informationen vermittelt werden.

10.4.1 Definitionen

- Betriebsdienst
Ablauf des Schienenverkehrs, d.h. Betriebsabwicklung. Betriebsbeamte sind Beamte, Angestellte und Arbeiter, die für die sichere und pünktliche Durchführung des Eisenbahnbetriebes verantwortlich sind.
  - „Allgemeiner" Betriebsdienst:
  Tätigkeit des Mitarbeiters in Zusammenhang mit anderen, sowohl zeitlich als auch örtlich (z.B. Fahrdienstleiter, Aufsichtsbeamte).
  - Alleindienst besonderer Art:
  Tätigkeit des Mitarbeiters ohne Zusammenhang mit anderen, sowohl zeitlich als auch örtlich (z.B. Fahrzeugführer, Sicherheitsposten).
- Tauglichkeit
Feststellungen über den körperlichen, geistigen und seelischen Zustand des Mitarbeiters
- Eignung
Feststellungen über die differenzierte geistige Leistungsfähigkeit und ihre seelischen Voraussetzungen

10.4.2 Zuständigkeiten

Für Tauglichkeitsfragen zeichnet der Arzt verantwortlich, der Psychologe dagegen befindet über die Eignung. Eine enge Zusammenarbeit zwischen diesen beiden Disziplinen muß gewährleistet sein.

10.4.3 Vorschriften und Verordnungen

Die folgende Aufstellung bringt wichtige Bestimmungen:

AEG	PBefG
DS 300	BOStrab
DS 132	VBG
DS 107	VÖV 070.101.1

- AEG — Allgemeines Eisenbahngesetz für alle Eisenbahnen
- PBefG — Personenbeförderungsgesetz
- DS 300 (DB) — Eisenbahn-Bau- und Betriebsordnung (EBO)
- BOStrab — Straßenbahn-Bau- und Betriebsordnung
- DS 132 (DB) — Unfallverhütungsvorschrift
- VBG — Sammlung der Unfallverhütungsvorschriften der gewerblichen Berufsgenossenschaften
- DS 107 (DB) — Tauglichkeitsvorschrift

- VÖV 070.101.1　Richtlinien für die Feststellung der körperlichen Tauglichkeit von Bediensteten im Betriebsdienst
- DS 433 (DB)　Rettungsvorschrift
- DS 423 (DB)　Bahnbetriebsunfallvorschrift
- ASiG　Gesetz über Betriebsärzte, Sicherheitsingenieure und andere Fachkräfte für Arbeitssicherheit (Arbeitssicherheitsgesetz).

10.4.4 Nahtstelle zwischen Rechtswissenschaft und Medizin

Der Arzt hat aus seiner Tätigkeit Folgerungen zu ziehen, dabei haben rechtliche Gesichtspunkte zunehmend an Bedeutung gewonnen.

Die Rechtswissenschaft ist gewohnt von Rechtsbegriffen und abstrakten Rechtskonstruktionen her zu denken. Man geht häufig davon aus, daß sich das Leben angeblich in Normen abspielt, der Einzelfall wird subsumiert.

In einem rechtskräftigen Urteil des Verkehrssenats des Bundesgerichtshofes (BGH 4 StR 518/77) ist darauf hingewiesen worden, daß „jedes erkennbare Risiko" vermieden werden muß. Mit welchem Grad der Wahrscheinlichkeit ist ein Risiko erkennbar und wo ist die Grenze zwischen zulässig und unzulässig zu ziehen? Es drängt sich die Frage auf, ob das jeweilige Risiko, insbesondere das des Einzelfalles kalkulierbar ist. Was beinhaltet das „erlaubte Risiko"? Man geht auf Nummer Sicher, wenigstens in forensischer Hinsicht, wenn nur ganz Gesunde beschäftigt werden. Aber gibt es die überhaupt — wenn ja — in ausreichender Zahl? Exakte Definitionen sind bei biologischen Geschehen nicht so ohne weiteres möglich. Vieles läßt sich nicht rechnerisch erfassen. Aufgabe des Arztes ist es — den Juristen gegenüber — die Grenzen der medizinischen Erkenntnisse und Möglichkeiten aufzuzeigen.

10.5 Fragen der Einsatzfähigkeit

Der Mensch ist dann als voll einsatzfähig zu bezeichnen, wenn sich keine Abweichungen von der Norm finden. Aus ärztlicher Sicht muß deshalb gefordert werden:
- Gesundheit
- Bedingte Gesundheit,
  d. h., wenn normale Untersuchungsbefunde festgestellt werden, die aber nur durch eine exogene Beeinflussung (z. B. Arzneimittel) erreicht werden.

Folgende Noxen haben einen negativen Einfluß auf die Einsatzfähigkeit:
- Alkohol
- Arzneimittel mit Nebenwirkungen/ Arzneimittelmißbrauch
- Rauschgift.

Bei der DB z. B. besteht ein absolutes Alkoholverbot für Mitarbeiter im Betriebsdienst.

Es gibt selbstverständlich weitere Kriterien bezüglich der Einsatzfähigkeit, u.a. die Eignung und die Befähigung.

10.6 Medizinische Dienste

Die Medizinischen Dienste, mit speziell ausgebildeten Ärzten, sind für alle verkehrsmedizinischen Fragen zuständig. Die Ärzte müssen unabhängig und ärztlich an keine Weisung gebunden sein. Bei der DB üben die Bahnärzte eine amtliche Tätigkeit aus, obwohl sie keine Beamte sind. Das Verhältnis DB zum Arzt ist durch besondere Verträge geregelt. Durch das Inkrafttreten des ASiG ist der Arzt nicht nur mehr Berater des Arbeitgebers, sondern auch der Personalvertretung (Betriebsrat). Er hat somit die Funktion einer Schiedsstelle inne.

10.6.1 Aufbau

Der Aufbau der Medizinischen Dienste der einzelnen Schienenverkehrsunternehmen ist unterschiedlich. Es ist zwischen einem hauptamtlichen und einem nebenamtlichen System zu unterscheiden.

10.6.1.1 Deutsche Bundesbahn

Die S-Bahnen werden von der DB betrieben.
1860 wurde bei den königlich privilegierten bayerischen Ostbahnen der erste bahnärztliche Dienst eingerichtet. Es wurden hauptamtliche Oberbahnärzte (Direktionsärzte) und eine große Anzahl nebenamtlicher Bahnärzte beschäftigt. Seit 1952 sind alle Bahnärzte hauptberuflich tätig, die Genehmigung zur Ausübung einer Privatpraxis soll sicherstellen, daß der Gutachter jeweils auch über aktuelle therapeutische Erfahrungen verfügt.

Bahnärzte sind Ärzte für Innere Medizin oder für Allgemeinmedizin und Arbeitsmedizin. Alle fachärztlichen Untersuchungen aus den Gebieten der Inneren Medizin und der Röntgenologie werden in den sog. Ärztlichen Untersuchungsstellen (Medizinisch-Technische Untersuchungsstellen) durchgeführt. Für spezielle Fragen stehen nebenamtliche Bahnaugen- und Bahnohrenärzte zur Verfügung, ferner kann jeder Bahnarzt von sich aus Fachärzte aller Sparten beteiligen und Untersuchungen veranlassen. Dazu stehen ihm auch die Fachkliniken der Bundesbahn-Versicherungsträger und der Krankenversorgung der Bundesbahnbeamten zur Verfügung.
Die Abb. 10.1. zeigt das Organigramm des Medizinischen Dienstes der DB.

10.6.1.2 Übrige Bahnen

Zu den übrigen Bahnen gehören die Nichtbundeseigenen Eisenbahnen, die U-Bahnen und die Straßenbahnen. Die

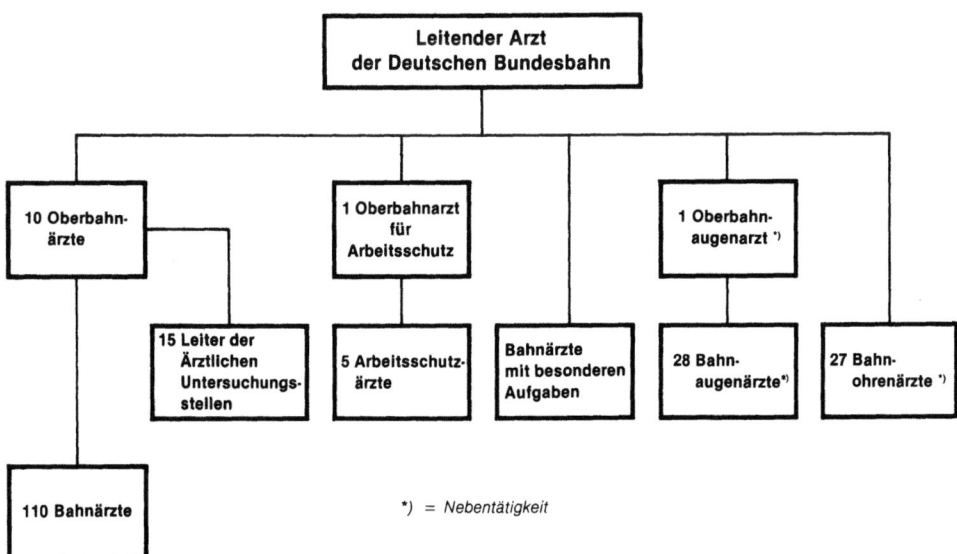

Abb. 10.1. Organigramm des Medizinischen Dienstes der Deutschen Bundesbahn. Die Bahnärzte nehmen alle verkehrsmedizinischen und arbeitsmedizinischen Aufgaben für über 300 000 Mitarbeiter wahr

Verwaltungen dieser Bahnen können haupt- oder nebenamtliche Betriebsärzte berufen.
- Vertragsärzte
  • hauptamlich
  • nebenamtlich.
- Überregionale Dienste
  • Technischer Überwachungsverein
  • Arbeitsmedizinische Zentren.

10.6.2 Aufgaben

Die Aufgaben der Verkehrsmediziner sind gleichartig, dabei werden jeweils selbstverständlich die besonderen Bedürfnisse und Erfordernisse der einzelnen Verkehrsträger berücksichtigt. Zwischen den Ärzten der einzelnen Unternehmen besteht ein enger Kontakt und Erfahrungsaustausch, besonders durch die Deutsche Gesellschaft für Verkehrsmedizin, dem Verband Öffentlicher Verkehrsbetriebe, dem Verband Deutscher Bahnärzte, die Arbeitsgemeinschaft der Bahnärzte in der Gewerkschaft der Eisenbahner Deutschlands und dem Verband Deutscher Betriebs- und Werksärzte. Zentrale Fragen werden behandelt beim Gemeinsamen Beirat für Verkehrsmedizin bei den Bundesministern für Verkehr und für Jugend, Familie und Gesundheit.
Am Beispiel des Medizinischen Dienstes der DB sollen die Aufgaben des Verkehrsmediziners allgemein skizziert werden.

10.6.2.1 Tauglichkeit

Es wird zwischen Einstellungs- und Beschäftigungstauglichkeit unterschieden, wobei für die erstere besonders strenge Bedingungen gefordert werden.
Einstellungstauglich ist, wer die gesundheitlichen Voraussetzungen in körperlicher, seelischer und geistiger Hinsicht für die vorgesehene Tätigkeit erfüllt und wahrscheinlich für die übrige Dauer des Berufslebens den Anforderungen des Dienstes ohne häufigere Unterbrechung wegen Krankheit gewachsen ist.
Beschäftigungstauglich ist, wer in der Lage ist, Dienst bei der DB zu leisten, soweit er nicht nach ausdrücklichen Bestimmungen der Tauglichkeitsvorschrift besondere Forderungen erfüllen muß.
Auf eine Bestauslese kann bei den Mitarbeitern nicht verzichtet werden, denen das Leben vieler Menschen anvertraut wird. Es werden Wiederholungsuntersuchungen in regelmäßigen Zeiträumen durchgeführt, ebenso ein Check-up bei besonderen Anlässen und Fragestellungen. Der Arzt hat eine sog. Ausschlußdiagnostik durchzuführen, die qualitativ und quantitativ aufwendig ist, aber die Sicherheit hat eben ihren Preis.
Die Tauglichkeitsvorschrift ist u.a. unterteilt in
- Tätigkeitenliste
- Tauglichkeitsbesonderheitenliste
- Tauglichkeitsgruppenliste
- Tauglichkeitsstufenliste
- Wiederholungsuntersuchungsliste
- Tauglichkeitsarztanweisung
- Regeln
- Fehlertafel.

In der Fehlertafel sind die gesundheitlichen Mängel aufgeführt, die für eine Einstellung relevant sind, sie unterrichtet über die verschiedenen Tauglichkeitsstufen:
- Tauglichkeitsstufe 1 = ohne Einschränkungen tauglich bezüglich der Leistungsfähigkeit und eines etwaigen Ausfalls
- Tauglichkeitsstufe 2 = mit Einschränkungen tauglich
- Tauglichkeitsstufe 3 = nicht tauglich.

Neben dem üblichen Untersuchungs-

Aufgaben

gang müssen nach ärztlicher Ansicht bei Einstellungs- und Wiederholungsuntersuchungen folgende spezielle Untersuchungen durchgeführt werden:
- Einstellungs- und Wiederholungsuntersuchungen für Mitarbeiter im „allgemeinen" Betriebsdienst:
  • Ekg-Status ohne Belastung
  • Blutzuckerbestimmungen 2 Stunden pc
  • Triglyzeride und Harnsäure ab dem 40. Lebensjahr.
- Einstellungs- und Wiederholungsuntersuchungen für Mitarbeiter im Alleindienst besonderer Art:

• Ekg-Status mit Belastung
• Glukosebelastung
• Triglyzeride und Harnsäure.

Die Tauglichkeitsgruppenliste informiert über Mindestforderungen und Untersuchungsergebnisse bezüglich des Seh-, des Hörvermögens sowie über Sonderforderungen (Tabelle 10.1.).
Vorschriften müssen ein praktikables Arbeitsmittel für die Anwender sein. Der Aufbau einer modernen Tauglichkeitsvorschrift hat deshalb auch insbesondere die Kriterien der Medizinischen Informatik zu berücksichtigen:
In einer Zahlenreihe werden Informationen vermittelt, die die gesundheitlichen

Tabelle 10.1. Tauglichkeitsgruppenliste nach Kriterien des Medizinischen Dienstes der DB. Die Tabelle unterrichtet über die Mindestanforderungen und Untersuchungsergebnisse des Seh- und des Hörvermögens bei Einstellung und Weiterbeschäftigung

Farbensinn	Sehschärfe	Hörvermögen	Sonderforderungen A	Sonderforderungen B	Wiederholungsuntersuchungsart
⓪ keine Forderung	⓪ keine Forderung	⓪ keine Forderung	⓪ keine Sonderforderung	⓪ keine Sonderforderung	Jeweils in Betracht kommende *Kennziffer* nach der Wiederholungsuntersuchungsliste
① farbentüchtig mit Feststellung am Anomaloskop	① ohne Brille 1,0 und 0,7	① Verstehen von Flüstersprache auf 5 m mit jedem Ohr einzeln	① erweitertes Untersuchungsprogramm 1	① Ausreichende Dämmerungssehschärfe	
② farbentüchtig	② mit Brille 1,0 und 0,5 oder 0,7 und 0,7	② Verstehen von Flüstersprache auf 2 m mit jedem Ohr einzeln	② erweitertes Untersuchungsprogramm 2	② Audiometrische Untersuchung	
③ farbenuntüchtig	③ mit Brille 0,7 und 0,5	③ Verstehen von Umgangssprache auf 5 m mit jedem Ohr einzeln			
	④ ohne Brille 0,5 und 0,3	④ Verstehen von Umgangssprache auf 5 m mit dem einen Ohr und auf 3 m mit dem anderen Ohr			
	⑤ mit Brille 0,5 und 0,3	⑤ Hörvermögen entsprechend den für den Bewerber oder Mitarbeiter in Betracht kommenden Arbeiten			

Forderungen für einen Dienstposten auf einen Blick zeigen. Der Gesundheitszustand des Mitarbeiters wird ebenfalls in einer Zahlenreihe ausgedrückt, die nach den gleichen Kriterien aufgebaut ist.

Diese Zahlenreihen werden „Medizinische Schlüsselzahl" (MSZ) genannt und unterteilt in MSZ-I (Ist-Zustand) und MSZ-S (Soll-Wert).

Bei der MSZ geben die ersten Ziffern Auskunft über Sehschärfe, Farbensinn und Hörvermögen, die weiteren Ziffern über Herz- und Kreislauforgane, Atmungsorgane, Verdauungsorgane, Stoffwechsel, Skelettsystem, Nerven- und Sinnesorgane, Haut und Geschlechtsorgane, über den Allgemeinzustand und über Besonderheiten.

Beim Vergleich der MSZ ist sofort „Soll und Haben" erkennbar. Wie ist der Gesundheitszustand des Untersuchten überhaupt und ist er damit den Anforderungen des Dienstpostens in gesundheitlicher Hinsicht gewachsen?

Die MSZ hat darüber hinaus eine erhebliche praktische Bedeutung für die Personaldisposition. Es können, falls die Daten EDV-mäßig gespeichert sind, in kürzester Zeit Fragen über die Einsatzmöglichkeiten beantwortet werden. Die Schweigepflicht des Einzelfalles bleibt voll gewahrt, dies braucht nicht betont zu werden und ist ohne Schwierigkeiten zu realisieren.

10.6.2.2 Arbeitsmedizin

Der Verkehrsmediziner hat auch wesentliche Aufgaben aus dem Gebiet der Arbeitsmedizin wahrzunehmen. Der Einfluß moderner Techniken auf den Menschen bzw. seine Tätigkeit rufen ihn auf den Plan. Ergonomische Fragen stehen im Vordergrund. Als Beispiel sei die Tätigkeit an Bildschirmen genannt. Über den Einfluß gibt es unterschiedliche Meinungen. Deshalb lief über mehrere Jahre beim Medizinischen Dienst der DB die Studie „Bildschirmarbeitsplatz". Mitarbeiter, die für Arbeiten an Datensichtgeräten eingesetzt wurden, sind ärztlich und augenärztlich in Abständen von 6 Monaten auf ihre Tauglichkeit untersucht worden. Ihnen wurde eine Vergleichsgruppe gegenübergestellt.

Als weiteres Beispiel sei die Gestaltung der Führerstände der Triebfahrzeuge genannt.

10.6.2.3 Komfort für Reisende

Der Komfort für Reisende hat sicher nicht nur eine werbewirksame Bedeutung. Maßnahmen sind erforderlich, die auch in punkto Sicherheit bedeutungsvoll sein können. So kann es z. B. bei den immer schneller fahrenden Zügen, insbesondere bei Begegnungen in Tunnels, zu erheblichen Druckschwankungen kommen, die spezielle Maßnahmen erfordern. Es soll bzw. muß sichergestellt sein, daß Beeinträchtigungen und evtl. Schädigungen vermieden werden.

Im Auftrag des Office de Recherches et d'Essais (ORE) de l' Union Internationale des Chemins de fer (UIC) führt der Medizinische Dienst der DB, unterstützt durch die Medizinischen Dienste der Schweizerischen Bundesbahnen, der Britischen Eisenbahnen und der Italienischen Staatsbahnen, gemeinsam mit dem Technischen Dienst der DB über Jahre laufende physiologische und physikalische Untersuchungen auf der Direttissima (Rom–Florenz) durch sowie Druckkammerversuche in Derby und Paris. Hieraus sind Folgerungen für die Gestaltung von Tunnels zu erwarten, auch für die U-Bahnen.

Nicht nur im Jahr der Behinderten (1981) haben sich die Ärzte mit der Gestaltung von Wagen und Hilfsmitteln zu befassen, damit auch Behinderte im Rahmen des Möglichen Reisezugwagen benutzen können (z. B. mit Hilfe eines eisenbahngerechten Rollstuhls — Modell Offenburg —).

10.6.2.4 Rettungswesen

Unfälle im Schienenverkehr können sich zu Katastrophen entwickeln. Die Rettung von Menschen steht an erster Stelle. Auch der Transport gefährlicher Ladegüter erfordert Maßnahmen, nicht nur der Vorsorge. Auf eine Zusammenarbeit mit externen Stellen (Arbeiter-Samariter-Bund, Feuerwehr, Johanniter, Malteser, Rotes Kreuz, Technisches Hilfswerk) kann nicht verzichtet werden. Diverse interne Maßnahmen sind erforderlich, so z. B. Vorhaltung von Rettungsgeräten, Aus- und Fortbildung einer genügenden Anzahl von Ersthelfern.

10.7 Verkehrswissenschaftliche Aktivitäten

Um den Gegebenheiten des Schienenverkehrs auch ärztlich Rechnung tragen zu können, sind wissenschaftliche Untersuchungen der Medizinischen Dienste durchzuführen, und zwar sowohl auf internationaler als auch auf nationaler Ebene.

10.7.1 Union Internationale des Services Médicaux des Chemins de fer

In der Union Internationale des Services Médicaux des Chemins de fer (UIMC) sind die Medizinischen Dienste von 35 Verwaltungen zusammengeschlossen, es sind alle Erdteile vertreten.
Es werden Fragen bearbeitet, die mit allen öffentlichen Landverkehrsmitteln in Zusammenhang stehen. Ergebnisse werden in eigenen Zeitschriften veröffentlicht. Alle 4 Jahre findet im Rahmen eines Kongresses eine internationale Bestandsaufnahme statt (1983 München).
Hauptgebiete der Forschung sind:
- Einsatz neuer Untersuchungsmethoden zur Feststellung der Tauglichkeit der Mitarbeiter
- Einfluß von Arzneimitteln auf die Leistungsfähigkeit der Mitarbeiter
- Einfluß von Hilfsmitteln auf die Mitarbeiter
- Einwirkung moderner Techniken auf Mitarbeiter und Reisende.

10.7.2 Deutsche Bundesbahn

Der Medizinische Dienst der DB wird fortlaufend mit Fragen konfrontiert, die nicht nur für die schienengebundenen Verkehrsmittel von Bedeutung sind. Die Ergebnisse haben auch einen ganz allgemeinen Aussagewert: Die Untersuchungen beziehen sich auf ein enorm großes Kollektiv. Ferner ist zu berücksichtigen, daß die Bahnen über eine bunte Palette von Berufen verfügen, die als repräsentativ für die gesamte Bevölkerung anzusehen ist.

10.7.2.1 Aktion Kreislauf '73

Aus Gründen der Für- und Vorsorge wurde in den 70er Jahren vom Medizinischen Dienst der DB die Aktion „Kreislauf '73" durchgeführt, an der sich rund 20000 Mitarbeiter auf freiwilliger Basis beteiligten.
Das Untersuchungsprogramm umfaßte:
- Fragen (37 Fragestellungen)
- Untersuchungen unterteilt in
  • klinischer Befund (z. B. 14 Einzelbefunde)
  • fachärztliche Befunde (Ekg, Röntgen-Thorax, Glukosebelastung, Cholesterin, Urinstatus u. a.)
  • bahnärztliche Beurteilung (mit Risikofaktoren, Diagnose mit epikritischer Wertung)
  • Empfehlungen (z. B. Notwendigkeit weiterer Klärung, Behandlung, Hinweise bezüglich Lebensführung, Arbeitsplatz, Gesundheitsmaßnahmen).

Sämtliche Daten wurden elektronisch verarbeitet. Die an die Datenbank gestellten Fragen und Verknüpfungen betrafen verkehrsmedizinische, arbeitsmedizinische, sozialmedizinische, allgemeinärztliche und fachärztliche Sparten. 107 Korrelationen wurden durchgeführt:

- Anamnese/Befund (z. B. Beschwerden/Blutdruck)
- Beurteilung (z. B. Anzahl und Bedeutung der Risikofaktoren)
- Befunde (z. B. Übergewicht/Zuckerstoffwechsel/Cholesterin/EKg/Blutdruck/Röntgen)
- Empfehlungen (z. B. Verlaufsbeobachtung, Arbeitsfähigkeit).

Grundsätzlich wurde unterteilt nach:
- Arbeiter, Angestellte, Beamte
- Männer, Frauen
- Altersgruppen
- Tätigkeiten
- Nachtdienst
- Risikofaktoren (Kombinationen)
- Diagnosen
- Empfehlungen.

Die Auswertung wurde unterteilt in:
- Schnellinformation
- Gesamte wissenschaftliche Auswertung.

Die Schnellinformation informiert über die Ergebnisse der einzelnen Bundesbahndirektionen sowie über die gesamte DB. Die Tabelle 10.2. bringt die Aufstellung über die gesamte DB, die Zahlen sind unterteilt in Anzahl und Prozent.
Die gesamte wissenschaftliche Auswertung ist in 14 Bänden ausgedruckt, die Diagnosen sind im einzelnen aufgeschlüsselt unter Berücksichtigung aller Korrelationen. Gegliedert wurde nach
- Alle Untersuchte
- Männer
- Frauen
- Arbeiter
- Angestellte
- Beamte
- Mitarbeiter im Triebfahrzeugdienst

Tabelle 10.2. Aktion „Kreislauf '73" — Schnellinformation. Daten der Untersuchungsergebnisse (in Anzahl und Prozent) bei 17 752 Mitarbeiterinnen und Mitarbeitern der Deutschen Bundesbahn — Bundesbahn-Sozialamt

	Gesamt		davon ohne Herz-Kreislaufstörung		davon mit Herz-Kreislaufstörung		Untersuchte Männer		davon ohne Herz-Kreislaufstörung		davon mit Herz-Kreislaufstörung		Frauen		davon ohne Herz-Kreislaufstörung		davon mit Herz-Kreislaufstörung	
	Anzahl	%	Anzahl	%	Anzahl	%	Anzahl	%	Anzahl	%	Anzahl	%	Anzahl	%	Anzahl	%	Anzahl	%
Gesamtzahl der Untersuchten	17752	100	12346	69	5406	30	17546	99	12220	70	5326	30	206	1	126	61	80	39
davon Arbeiter	2468	14	1684	68	784	32	2338	95	1608	69	730	31	130	5	76	58	54	41
davon Angestellte	126	1	87	69	39	31	75	59	54	72	21	28	51	40	33	65	18	35
davon Beamte	15158	85	10575	70	4583	30	15133	100	10558	70	4575	30	25	0	17	68	8	32

Verkehrswissenschaftliche Aktivitäten

Altersschichtung																	
40–44 Jahre	4818	27	3775	78	1043	22	4783	99	3757	78	1026	21	35	1	18	51	17	48
45–49 Jahre	5667	32	4162	73	1505	26	5514	99	4128	73	1486	26	53	1	34	64	19	36
50–54 Jahre	3929	22	2607	66	1322	34	3849	98	2557	66	1292	33	80	2	50	62	30	37
55–59 Jahre	2285	13	1294	57	991	43	2250	98	1271	56	979	43	35	1	23	66	12	34
60–65 Jahre	1053	6	508	48	545	52	1050	100	507	48	543	52	3	0	1	33	2	67
Tätigkeiten																	
Triebfahrzeugdienst	3611	20	2582	71	1029	28	3610	100	2581	71	1029	28	1	0	1	100	0	0
Zugbegleitdienst	1808	10	1230	68	578	32	1772	98	1210	68	562	32	36	2	20	55	16	44
FDL-Dienst	4834	27	3332	69	1502	31	4817	100	3319	69	1498	31	17	0	13	76	4	23
Rangierdienst	1528	9	1097	72	431	28	1528	100	1097	72	431	28	0	0	0	0	0	0
Schrankendienst	1112	6	754	68	358	32	1082	97	736	68	346	32	30	3	18	60	12	40
Kraftfahrdienst	208	1	149	72	59	28	208	100	149	72	59	28	0	0	0	0	0	0
Schiffsdienst	7	0	6	86	1	14	7	100	6	86	1	14	0	0	0	0	0	0
Verkehrsdienst	1748	10	1192	68	556	32	1734	99	1186	68	548	32	14	1	6	43	8	57
Sonstiges	2896	16	2004	69	892	31	2788	96	1936	69	852	30	108	4	68	63	40	37
Nachtdienst																	
über 40 Std. monatl.	13348	75	9352	70	3996	30	13244	99	9290	70	3954	30	104	1	62	60	42	40
länger als 10 Jahre	15188	85	10529	69	4659	31	15060	99	10448	69	4612	31	128	1	81	63	47	37
ü. 40 Std. u. läng. als 10 J.	12514	70	8745	70	3769	30	12429	99	8693	70	3736	30	85	1	52	61	33	39
Risikofaktoren																	
Übergewicht	10618	60	7019	66	3599	34	10481	99	6939	66	3542	34	137	1	80	58	57	42
Hochdruck	2089	12	0	0	2089	100	2062	99	0	0	2062	100	27	1	0	0	27	100
Diabetes	610	3	364	60	246	40	604	99	361	60	243	40	6	1	3	50	3	50
Blutfettstörung	1783	10	1170	66	613	34	1762	99	1156	66	606	34	21	1	14	67	7	33
Nikotinabusus	4632	26	3143	68	1489	32	4597	99	3120	68	1477	32	35	1	23	66	12	34
Streß	1108	6	566	51	542	49	1095	99	560	51	535	49	13	1	6	46	7	54
Empfehlungen																	
Klärung notwendig	2584	14	1040	40	1544	60	2556	99	1029	40	1527	60	28	1	11	39	17	61
Behandlung ambulant	7520	42	2918	39	4602	61	7418	99	2883	39	4535	61	102	1	35	34	67	66
Behandlung stationär	67	0	21	11	46	69	67	100	21	31	46	69	0	0	0	0	0	0
Lebensführung	11490	65	7129	62	4361	38	11361	99	7063	62	4298	38	129	1	66	51	63	49
Arbeitsplatz	195	1	35	18	160	82	193	99	34	18	159	82	2	1	1	50	1	50
Gesundheitsmaßnahmen	1370	8	325	24	1045	76	1347	98	319	24	1028	76	23	2	6	26	17	74
Dienst-/Arbeitsunfähig	210	1	33	16	177	84	210	100	33	16	177	84	0	0	0	0	0	0
Verlaufsbeobachtung	6580	37	2581	39	3999	61	6491	99	2548	39	3943	61	89	1	33	37	56	63

- Mitarbeiter im Zugbegleitdienst
- Mitarbeiter im Fahrdienstleiter-, Aufsichts- und Stellwerksdienst
- Mitarbeiter im Rangierdienst
- Mitarbeiter im Schrankendienst
- Mitarbeiter im Kraftfahrdienst
- Mitarbeiter im Verkehrsdienst
- Mitarbeiter in sonstigen Diensten.

10.7.2.2 Verlaufsbeobachtung mittels EDV

Auf eine Verlaufsbeobachtung kann in der Medizin nicht verzichtet werden, die Längsschnittuntersuchung mittels EDV bietet sich an und der Medizinische Dienst der DB hat ein System erstellt, mit dem derartig große Datenmengen (Größenordnung 500 000 Mitarbeiter) erfaßt und verarbeitet werden können. Die Methodik MEDAT DB (Medizinische Datenverarbeitung bei der Deutschen Bundesbahn) hat auch extern, sowie im Bereich der UIMC, internationale Anerkennung und Anwender gefunden.
Das System ist nach einem Stufenplan aufgebaut:
- Erfassung der Stammdaten (persönliche und medizinische Daten)
- Datenbank 1
- Erfassung spezieller Daten (medizinische Daten) aus der Datenbank 1
- Datenbank 2.

Der Unzulänglichkeit kleiner Zahlen andernorts steht hier die Problematik der Größe und der Vielfalt der Daten gegenüber. Außerdem, und dies war eine primäre Forderung, muß das System so aufgebaut sein, daß es jederzeit erweitert werden kann. Es muß entwicklungsfähig sein, um auch allen Aufgaben der Zukunft gerecht zu werden. Mit dem entwickelten flexiblen System ist dies in vollem Umfange gewährleistet.
Zur Erprobung des Verfahrens wurde ein Versuchslauf unter dem Arbeitstitel „MEDALA", d. h. Medizinisches Datenlabor gestartet. Es beinhaltet die Stufe 1 und Stufe 2 des MEDAT-Systems. Dabei ist ein direkter Dialog mittels Terminal gewährleistet. Das Verfahren dient zum Speichern und Wiedergewinnen von Daten mit folgenden Merkmalen:
- Verarbeitung von formatierten Daten/Freitextverarbeitung
- Automatischer Aufbau von Verweisdaten
- Aspektierung und Gruppenbildung
- Festlegung der Datenformate mittels Datenbeschreibungen
- Verwendung verbaler Suchbegriffe
- Einfache, flexible Suchkorrespondenz
- Folgeverknüpfungen von Suchfragen
- Flexible Ausgabemöglichkeiten
- Eingabe von Suchfragen über Terminal, Lochkarten oder Dateien
- Ausgabe von Zielinformationen auf Terminal, Drucker oder Dateien
- Direktänderungsdienst
- Mehrstufiger Zugriffsschutz
- Multi-User-Betrieb.

Die persönlichen und medizinischen Daten stammten aus dem Medizinischen Dienst der DB.

10.8 Angebot an Sicherheit

Das Angebot an Sicherheit ist durch verschiedene Faktoren bestimmt, welche die Technik, die Medizin, die Betriebswirtschaft und die Rechtswissenschaft tangieren. Wirtschaftliche Gesichtspunkte sind gerade heute besonders aktuell. Politische Entscheidungen spielen aber ebenso eine Rolle wie die Public Relation, welche ebenfalls Einfluß auf die zu ergreifenden Maßnahmen haben.

10.8.1 Wichtung des Risikos

Risikofaktoren sind meist nicht gleichwertig, eine Wichtung muß versucht, über Kompromisse verhandelt werden. Dabei ergibt sich immer die Frage, ob gewünschte Maßnahmen machbar sind oder nicht.

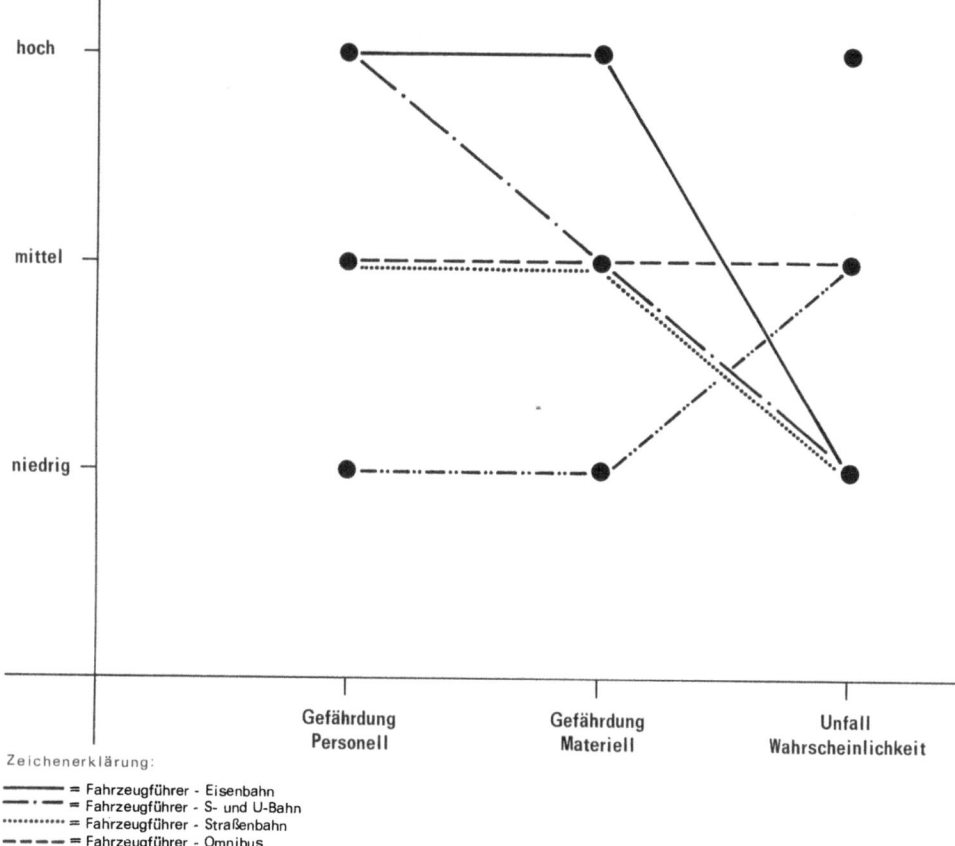

Abb. 10.2. Kennlinien zur Gewichtung des Risikos bei den öffentlichen Landverkehrsmitteln aufgrund sicherheitsrelevanter Parameter (vereinfachte Darstellung). Gegenüberstellung der Kennlinien der Fahrzeugführer Eisenbahn, S-Bahn und U-Bahn, Straßenbahn, Omnibus, Pkw

In Abb. 10.2. ist versucht worden — schematisch —, zur Wichtung des Risikos aufgrund sicherheitsrelevanter Parameter Aussagen zu machen, und zwar mittels Kennlinien. Aus der Darstellung ist u. a. ersichtlich, daß der Fahrzeugführer — Eisenbahn (Lokführer) — gegenüber dem Fahrzeugführer — Omnibus (Omnibusfahrer) — unterschiedlich zu bewerten ist: Bezüglich der Gefährdung personell steht der Lokführer an erster Stelle, der Omnibusfahrer jedoch an zweiter Stelle. Bei der Unfallwahrscheinlichkeit ist dies umgekehrt.

Aufgabe der beteiligten Disziplinen muß sein, die jeweilige Resultante zu erarbeiten, zu definieren und daraus die entsprechenden Folgerungen zu ziehen. Für das hier nur skizzierte „System zur Wichtung von Risiken in der Verkehrsmedizin" bekunden Juristen und Ingenieure gleichermaßen Interesse.

10.8.2 Verkehrsmedizinische Folgerungen

Folgerungen aus verkehrsmedizinischer Sicht können zu einem anderen Ergebnis führen als aus technischer und juristischer Sicht. Der Geldgeber wird wiederum eventuell zu einer anderen Ansicht kommen. Prioritäten müssen gesetzt werden. Nach medizinischer Auffassung muß derjenige, der für das Leben anderer verantwortlich ist, mit allen zur Verfügung stehenden ärztlichen Möglichkeiten untersucht werden. Soll oder muß vielleicht der Personenkreis oder der Untersuchungsumfang verringert werden aus Gründen, die der Arzt nicht zu vertreten und deshalb nicht zu verantworten hat (z. B. fehlende Mittel, Mangel an Ärzten) so muß dies klar erkennbar sein. Der mit der Praxis vertraute Verkehrsmediziner wird selbstverständlich keine überspitzten Forderungen stellen.

„Das Angebot ist eine an den Kunden gerichtete persönliche Willenserklärung, durch die sich der Anbietende bereiterklärt, unter bestimmten Bedingungen eine Ware zu liefern oder eine Leistung zu vollbringen."

Für die Öffentlichen Landverkehrsmittel, dabei insbesondere für den Schienenverkehr, heißt dies in erster Linie Sicherheit!

Literatur

Bilar Y (1979) Die gefährlichen Konsequenzen des Schicht- und Wechseldienstes bei den Eisenbahnern. Kongreßber UIMC Dublin

Bouckart J, Thys A (1979) Medizinische Ursachen der Untauglichkeit. Kongreßber UIMC Dublin

Dellian F (1983) Risikofaktoren bei der „Aktion Kreislauf 73" der DB und Ruhestandsversetzung mit Herz-Kreislauf-Erkrankungen. Kongreßber UIMC München, S 3

Dufaux J (1979) Physiologische Wirkungen des Schichtdienstes auf den Eisenbahner. Kongreßber UIMC Dublin

Gäbler H (1981) Psychische Beanspruchung und Arbeitsbedingungen im Fahrbereich eines Nahverkehrsbetriebes. Verkehrsmed 71:68

Hildebrandt S (1980) Tauglichkeitsvorschriften für Jugendliche im Verkehrswesen. Verkehrsmed 2:57

Jakubiak L (1979) Häufigkeit des Vorkommens von Hypertension und der Ulcus-Krankheit bei Lokführern und Handwerkern. Kongreßber UIMC Dublin, S8 A-1

Jeske E-A, Böek G, Pötzsch H, Wolff H (1981) Über Probleme der Güte bei Tauglichkeits- und Überwachungsuntersuchungen aus verkehrsmedizinischer Sicht. Verkehrsmed 3:89

Lagrue G, Kazandjian M (1981) Les traitements non médicamenteux de l'hypertension artérielle. Inf Méd SNCF 12:5

Messerer H (1979) Bericht über eine Untersuchung an 20000 Eisenbahnern. Kongreßber UIMC Dublin, S 7 A-1

Pohle F (1961) Hypertonie und Betriebsdienst. Ärztl Dienst DB 22:253

Pohle F (1961) Weiterbeschäftigung von Bediensteten im Betriebsdienst, die wegen arterieller Hypertension in Behandlung sind. UIMC Kongreß Istanbul

Pohle F, Henkel E (1962) Menschliches Versagen in ärztlicher und psychologischer Sicht. Protokoll Forum-Gespräch GdED

Skowronska P (1979) Persönlichkeitsmerkmale und deren Einflüsse auf die Zuverlässigkeit bei Lokführern. Kongreßber UIMC Dublin S 5 D-1

Struglia A (1979) Eine medizinische und statistische Untersuchung über weibliches Personal der italienischen Eisenbahnen. Kongreßber UIMC Dublin S 3 A-1

Tuddenham M (1979) Betrachtung des Problems einer medizinischen Bewertung der Auswirkung des Schichtdienstes. Kongreßber UIMC Dublin, S 6 A-1

UIMC-Kongreßber München

Vasileva M, Varbanov J (1980) Charakter und relativer Anteil der Faktoren, die die Arbeitsbeanspruchung von Lokführern bestimmen. Verkehrsmed 5:205

Wagner E (1979) Kontaktlinsen bei der Deutschen Bundesbahn. Kongreßber UIMC Dublin, S 1 B-1

Wirth R (1962) Betrachtungen zu einer medizinischen Statistik aus den Jahren 1804–1806. Inf Werksarzt, S 146

Wirth R (1963) Vorschläge zur Dokumentation und systematischen Auswertung vektorieller Befunde. Z Kreislaufforsch 52:874

Wirth R (1965) Statistik – Dichtung und Wahrheit. Aerztl Dienst 5:62

Wirth R (1969) Die vektorielle Information. Barth, München

Wirth R (1970) Ist-Zustand und Soll-Wert des Krankenstandes. Aerztl Dienst 10:132

Wirth R (1971) Zur Statistik in der Medizin. Inf Werksarzt 1:9

Wirth R (1972) Unterlassene Hilfeleistung – fahrlässige Körperverletzung. Aerztl Dienst 5/6:88

Wirth R (1973) Medizin und Technik. DB Intern 1:8

Wirth R (1973) Erhebung von Anamnese und Befund, Datenerfassung und Datenverarbeitung. Kongreßheft UIMC London, S 175

Wirth R (1973) MEDAT DB. Aerztl Dienst 7/8:117

Wirth R (1974) Verkehrsmedizinische Bedeutung der Aktion Kreislauf 73. Signal 2:57
Wirth R (1974) Medizinische Datenverarbeitung bei der DB. Kongreßber Dtsch Gesell Med Dokument Statist, S 35
Wirth R (1977) Tauglichkeit und Eignung, wichtige Parameter für die Verkehrssicherheit. Kongreßber Dtsch Gesell Verkehrsmed 10:264
Wirth R (1977) Aufgaben der UIMC aus dem Blickwinkel des ärztlichen Dienstes der DB. Med Komun UIMC 39:13
Wirth R (1977) Die Bedeutung der Verkehrsmedizin für die DB. Bundesbahn 10:745
Wirth R (1978) Verkehrsmedizinische Verlaufsbeobachtung mit Hilfe der EDV. Kongreßber Dtsch Gesell Verkehrsmed 16:183
Wirth R (1979) Statistische Ergebnisse und Analyse einer Umfrage bei den ärztlichen Diensten der UIMC. Kongreßber UIMC Dublin, 4 A-1
Wirth R (1979) Der bahnärztliche Dienst bei der DB. Bundesbahn 7:507
Wirth R (1980) Der bahnärztliche Dienst der Zukunft aus verkehrsmedizinischer Sicht. Inf Méd UIMC 9:3
Wirth R (1981) Tauglichkeit des Betriebspersonals der DB und die sich daraus ergebenden Konsequenzen. In: Luft K, Schray A (Hrsg) Arzneimittel und Verkehrssicherheit. Wolf u. Sohn, München, S 79
Wirth R, Messerer H (1982) Arbeitsmedizinische Gesichtspunkte zur Arbeit am Bildschirm. Verkehrsmedizin 1/2:1
Wirth R (1982) Die Arbeitsmedizin — Ein Bindeglied zwischen Mensch und technischen Einrichtungen. Eisenbahntechnische Rundschau 3:165
Wirth R (1982) Medikamente und Betriebssicherheit VASUTEGESCSEGÜGY 2/3:89
Wirth R (1983) System zur Wichtung von Risiken in der Verkehrsmedizin. Kongreßber UIMC München 1.2.

Auf Verordnungen, Bestimmungen und Verfügungen wurde im Text hingewiesen.

11. Schiffahrtsmedizin

H. Goethe

Die Schiffahrtsmedizin ist eine sehr alte Disziplin, die wie die allgemeine Medizin eine wechselvolle Geschichte aufweist. Historische Einzelheiten sind im Beitrag von Schadewaldt (1968) im Handbuch der Verkehrsmedizin zu finden. In Deutschland ist die Schiffahrtsmedizin der neueren Zeit eng verbunden mit dem Namen Bernhard Nocht, dem ersten Hafenarzt Hamburgs und Gründer des nach ihm benannten Instituts für Schiffs- und Tropenkrankheiten.

In der Bundesrepublik Deutschland sind mit Teilaspekten der Schiffahrtsmedizin — vorwiegend in praktischer Hinsicht — folgende Institutionen bzw. Behörden und Organisationen befaßt:
- Die hafenärztlichen Dienststellen der deutschen Ost- und Nordseehäfen.
- Die See-Berufsgenossenschaft (SBG) im Rahmen ihres see- und vertrauensärztlichen Dienstes.
- Das Amt für Arbeitsschutz mit seinen Außenstellen zur Überwachung der Einhaltung von Arbeitsschutzbestimmungen.
- Die Binnenschiffahrts-Berufsgenossenschaft (BSBG) für den Bereich der Binnenschiffahrt.
- Die Abteilung für Schiffahrtsmedizin am Bernhard-Nocht-Institut für Schiffs- und Tropenkrankheiten in Hamburg. Sie befaßt sich mit angewandter Forschung auf dem Gebiet der See- und Binnenschiffahrt.

11.1 Seeschiffahrt

11.1.1 Auswahl und Tauglichkeit

Die Auswahl des neu in die Seefahrt eintretenden „unbefahrenen Mannes" wie auch die des bereits „fahrenden Seemannes" bzw. Offiziers wird grundsätzlich von der Reederei durchgeführt. Der Personalwechsel in der Seeschiffahrt ist erheblich. Nur ein Teil der Seeleute bleibt längere Zeit in der Seefahrt.

In der deutschen Seeschiffahrt wird die *Seediensttauglichkeit* aufgrund der Ermächtigung des Bundesministeriums für Verkehr durch den seeärztlichen Dienst der SBG festgestellt. Voraussetzung für den Eintritt in die Seefahrt ist die Erlangung der *Gesundheitskarte, in der die Seediensttauglichkeit für den vorgesehenen Dienstzweig an Bord bescheinigt werden muß.* Die *Untersuchung* wird in einer der Dienststellen des *seeärztlichen Dienstes,* der in den meisten Hafenplätzen vertreten ist, durchgeführt. Sie ist alle 2 Jahre zu wiederholen. Die „Richtlinien zur Untersuchung auf Seediensttauglichkeit" der SBG basieren auf der „Verordnung über Seediensttauglichkeit" des Bundesministeriums für Verkehr. Sie fordern, daß der Bewerber für einen seemännischen Beruf geeignet und frei von Krankheiten ist. Es werden eine Mindestgröße von 150 cm und ein Mindestgewicht von 45 kg verlangt. Akute und chronische Erkrankungen des Herzens, des Herz-Kreislauf-Systems, der Lungen und des Magens sowie der Nieren bedingen Seediensttauglichkeit. Das gleiche gilt für Körperdeformierungen, Gliedmaßenverluste oder ernstere Verletzungsfolgen, Schäden des Gehirns und des Zentralnervensystems, Psychosen, Anfallsleiden und eine Reihe weiterer Störungen. An die psychische Stabilität werden beträchtliche Anforderungen gestellt. Labile Personen und Abenteurernaturen werden rasch Schwierigkeiten an Bord bekommen. Psychopathen sind eo ipso untauglich. Hinsichtlich des Seh- und Farbunterscheidungsvermögens werden differenzierte Anforderungen gestellt. Das Sehvermögen muß z.Zt. im Decksdienst (Kapitän, nautische Offiziere, Matrosen) auf jedem der beiden Augen mindestens 0,5 Dioptrien betragen. Dabei ist jedes Auge für sich ohne Glas (auch ohne Haftglas) zu prüfen. Das Farbunterscheidungsvermögen muß im Rot-Grün-Bereich einwandfrei sein. Es wird mittels Ishihara- bzw. Stilling-Tafeln geprüft. In Zweifelsfällen wird eine anomaloskopische Untersuchung von einem Augenarzt durchgeführt. Die Bewerber für den Maschinendienst und die Ingenieurslaufbahn müssen ohne Glas und ohne Haftschalen auf einem Auge mindestens 0,5, auf dem anderen mindestens 0,33 Dioptrien Sehvermögen besitzen. Die übrigen Bewerber (Funkoffiziere, Köche, Stewards, Zahlmeister und sonstiges Personal) sollen ohne Brille beiderseits mindestens 0,25 Dioptrien oder volle Sehkraft auf einem Auge und zumindest Orientierungsvermögen auf dem anderen besitzen. Eine spezielle Untersuchung auf Nyktalopie erfolgt nicht, doch wird bei verdächtigen Symptomen bzw. subjektiven Beschwerden eine fachärztliche Untersuchung vorgenommen (s. hierzu auch Kap. 7).

Die Anforderungen an das Hörvermögen sind ebenfalls differenziert. Die Bewerber für den Decksdienst müssen Flüstersprache auf jedem Ohr aus mindestens 5 m Entfernung einwandfrei hören können. Dabei ist jedes Ohr abgewandt einzeln zu prüfen. Der Hörbereich für Flüstersprache bei Bewerbern für die übrigen Dienstbereiche sollte mindestens 3 m betragen. Das gesamte seemännische Personal muß die Umgangssprache gut verstehen.

11.1.2 Medizinische Betreuung an Bord und an Land

Entgegen der landläufigen Meinung sind Schiffsärzte nur noch in geringer Zahl an Bord zu finden. Nach der „Verordnung über die Krankenfürsorge auf Kauffahrteischiffen" sind Schiffe *mit mehr als 75 Personen an Bord bei Reisen in der Mittleren und Großen Fahrt mit einem Schiffsarzt zu besetzen.* Dieser ist verpflichtet, die Schiffsbesatzung unentgeltlich zu behandeln. Der Schiffsarzt muß im Geltungsbereich dieser VO approbiert sein und über ausreichende Kenntnisse in der Chirurgie sowie je nach Fahrtgebiet in der Tropenmedizin verfügen. Nur wenige der in der Bundesrepublik Deutschland registrierten Schiffe haben mehr als 75 Personen an Bord (Passagier- und Forschungsschiffe).

Auf Schiffen ohne Arzt — und dieses sind 99% der deutschen Seeschiffe — ist laut der oben erwähnten VO die Kranken- und Verletztenbetreuung vom Kapitän bzw. von dem durch diesen mit der medizinischen Behandlung an Bord beauftragten Schiffsoffizier — gegebenenfalls unter Hinzuziehung funkärztlicher Beratung — durchzuführen. Die medizinische Tätigkeit beschränkt sich keineswegs nur auf Erste-Hilfe-Maßnahmen, sondern beinhaltet volle medizinische Betreuung, die häufig mehrere Wochen lang dauert. Das hierfür notwendige Wissen sollen die Schiffsoffiziere während ihrer Ausbildung an den Seefahrtsschulen bzw. in 4wöchigen theoretisch-

praktischen Kursen, wie z.B. am medizinischen Ausbildungszentrum für Schiffsoffiziere in Hamburg, erhalten.
Für die Ausrüstung der Schiffe und Boote gemäß den Verzeichnissen der Verordnung über die Krankenfürsorge auf Kauffahrteischiffen hat der Reeder bzw. die Schiffsleitung zu sorgen. Die Arzneimittel sind in Apotheken innerhalb des Geltungsbereichs der VO, d.h. in der Bundesrepublik Deutschland zu beschaffen. Nur in Not- und Ausnahmefällen ist es gestattet, Arzneimittel auch im Ausland zu kaufen.
Die VO sieht weiter vor, daß die Bordapotheke jeweils vor Auslaufen des Schiffes zu einer Reise von mehr als 4 Wochen, mindestens aber in Zeitabständen von 3 Monaten, auf Vollständigkeit, ordnungsgemäße Beschriftung und Verschluß der Behälter sowie auf den einwandfreien Zustand der Instrumente zu überprüfen ist. Dies geschieht durch den Schiffsarzt bzw. den mit der medizinischen Behandlung beauftragten Schiffsoffizier. Die VO enthält ebenfalls Vorschriften über Konstruktion und Einrichtung der Arznei- und Betäubungsmittelschränke sowie Anweisungen zur Beschriftung der einzelnen Behältnisse. Sehr wesentlich ist die Vorschrift, daß die *Apothekenausrüstung alle 12 Monate von einem Arzt* – zumeist dem Hafenarzt – *überprüft werden muß*. Nach erfolgter Prüfung wird das „Apothekenattest" ausgestellt. Dieses Attest gehört zu den wichtigen Papieren des Schiffes, ohne dessen Vorhandensein und Gültigkeit bei der Abfertigung in einem deutschen Hafen Schwierigkeiten entstehen.
Die VO enthält auch Vorschriften über Einrichtung und Ausstattung der Krankenräume, der Hospitaltoiletten und der -bäder. Danach muß auf Schiffen in der Großen Fahrt ein ruhig gelegener, luftiger, heller und heizbarer Krankenraum vorhanden sein.
Hinsichtlich der Klimatisierung für die Tropenfahrt wird vorgeschrieben, daß bei Vorhandensein einer Klimaanlage an Bord auch Krankenbehandlungs- und Operationsräume an die Anlage anzuschließen sind. Der *Krankenraum muß bei Schiffen bis zu 30 Personen an Bord mindestens ein Krankenbett, bei mehr als 30 Personen mindestens zwei Betten enthalten.* Für jedes Bett muß ein Mindestluftraum von 6 m^3 vorhanden sein. Auf Schiffen mit mehr als 75 Personen erhöht sich die Zahl der Krankenbetten und -räume nach einem in der VO enthaltenen Schlüssel. Schiffe, die mit einem Arzt zu besetzen sind, müssen einen besonderen Operationsraum von mindestens 8,5 m^2 Bodenfläche haben.
Das deutsche Ausrüstungsverzeichnis ist im Verhältnis zu den Vorschriften vieler anderer Nationen recht umfangreich und gewährleistet bei einigen fachlichen Kenntnissen eine durchaus zweckmäßige Kranken- und Verletztenbehandlung bzw. -fürsorge an Bord. Die Vorschriften der einzelnen Länder sind auffällig different. Die entwickelten Länder haben in der Regel eigene Verzeichnisse bzw. Behandlungsanleitungen, weniger entwickelte Länder bedienen sich zumeist des von der WHO/ILO/IMCO herausgegebenen „International Medical Guide for Ships".
Seeleute auf Schiffen der Bundesrepublik Deutschland müssen bei der SBG unfall-, invaliden- und krankenversichert sein. Im Erkrankungs- bzw. Unglücksfall wird die Behandlung im Bereich der Bundesrepublik Deutschland im Rahmen der kassenärztlichen Versorgung von niedergelassenen Ärzten bzw. Krankenhäusern vorgenommen. Seemannsambulatorien oder ähnliche Einrichtungen bestehen nicht. Als Kostenträger fungiert in Erkrankungsfällen die Seekrankenkasse, bei Berufs- und Wegeunfällen die Seekasse als berufsgenossenschaftlicher Versicherungsträger. Für die Kosten der Krankenbetreuung an Bord und im Ausland muß nach deutschem Recht der Reeder aufkommen. Ambu-

lante und stationäre Behandlungskosten sind einschließlich der Repatriierung von der Reederei zu tragen.

Von besonderen „Schiffskrankheiten" kann man heute — im Gegensatz zu früheren Jahrhunderten, in denen Skorbut, Beri-Beri und bestimmte tropische Infektionskrankheiten teilweise ganze Flotten entvölkerten — nicht mehr sprechen. Eine wirklich *schiffstypische Krankheit* ist die Seekrankheit, die maritime Form der *Kinetose*. Diese Erkrankung kann sowohl für den Seemann als auch besonders für den Passagier höchst unangenehm sein, selbst wenn sie nach Beendigung der Exposition meist rasch ohne Folgen verschwindet. In der Regel tritt bei Seeleuten nach einem gewissen Zeitraum eine Adaptation an die Beschleunigungsreize ein. Es gibt jedoch Seeleute, die nach Reizruhepausen bei erneuter Beschleunigungseinwirkung wieder erkranken. Auf Passagierschiffen stellt die Kinetose bei starkem Seegang nicht selten ein beträchtliches medizinisches Problem dar.

Unter den *tropischen Infektionskrankheiten* spielt die *Malaria* in der Schiffahrtsmedizin nach wie vor eine nicht zu unterschätzende Rolle. Immer wieder kommt es trotz der für die entsprechenden Fahrtgebiete vorgeschriebenen Prophylaxe, die aber nicht immer lege artis durchgeführt wird, zu Infektionen, welche häufig weder bei der medizinischen Behandlung an Bord noch von einem Arzt an Land erkannt werden. Auch die Amöbenruhr, besonders der von ihr un-

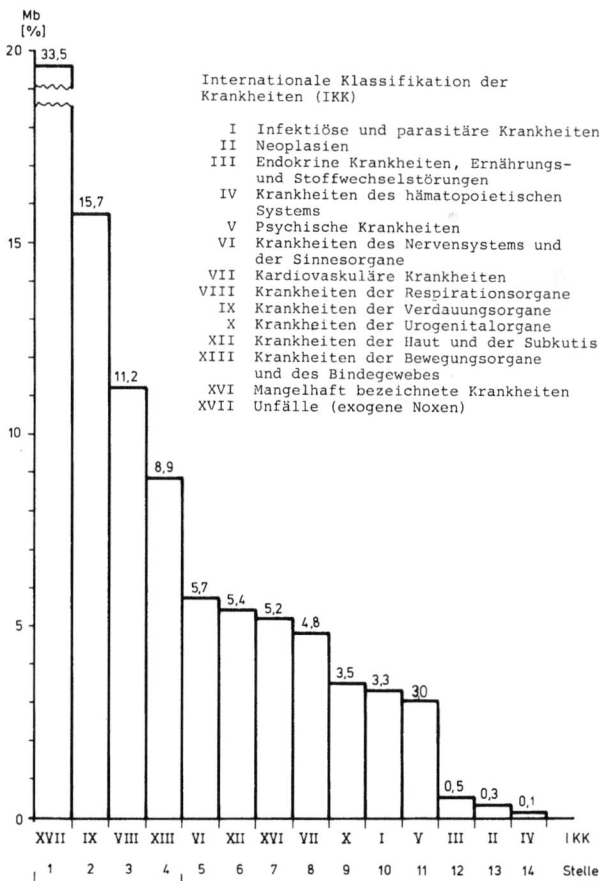

Abb. 11.1. Reihenfolge der Erkrankungen von 1 998 075 Seeleuten aus 7 Ländern 1954–1979. (Nach Vuksanović u. Goethe 1981)

Internationale Klassifikation der Krankheiten (IKK)

  I Infektiöse und parasitäre Krankheiten
 II Neoplasien
III Endokrine Krankheiten, Ernährungs- und Stoffwechselstörungen
 IV Krankheiten des hämatopoietischen Systems
  V Psychische Krankheiten
 VI Krankheiten des Nervensystems und der Sinnesorgane
VII Kardiovaskuläre Krankheiten
VIII Krankheiten der Respirationsorgane
 IX Krankheiten der Verdauungsorgane
  X Krankheiten der Urogenitalorgane
XII Krankheiten der Haut und der Subkutis
XIII Krankheiten der Bewegungsorgane und des Bindegewebes
XVI Mangelhaft bezeichnete Krankheiten
XVII Unfälle (exogene Noxen)

ter Umständen verursachte Leberabszeß, stellt eine in der Seeschiffahrt relevante Gefahr dar.

Die Diagnosenverteilungsstatistik der Unfälle und Erkrankungen der Seeleute zeigt naturgemäß gewisse Unterschiede. Sie sind davon abhängig, ob man als Ausgangsbasis Bordkrankenbücher oder Aufzeichnungen über ärztliche Behandlungen an Land benutzt. Leider steht weltweit nur wenig statistisches Material zur Verfügung. Die Abb. 11.1, die auf den veröffentlichten Statistiken basiert, zeigt, daß Unfälle und Verletzungen eindeutig an der Spitze der Morbidität liegen, gefolgt von Krankheiten der Verdauungsorgane (insbesondere Gastritis/Ulkus) und Krankheiten der Bewegungsorgane (insbesondere Myalgien, Lumbalgien, rheumatische Beschwerden etc.). *Sowohl in der Hochseeschiffahrt als auch in der Fischerei verursachen Zahnerkrankungen beträchtliche Schwierigkeiten.* Eine Behandlung an Bord ist auf Schiffen ohne Arzt praktisch unmöglich. Ebenso kann eine gründliche konservierende Behandlung während der kurzen Liegezeiten in den Häfen kaum durchgeführt werden. Die Folge ist, daß viele Seeleute bereits in jungen Jahren ein sehr lückenhaftes Gebiß haben bzw. eine Prothese tragen müssen. Während des Aufenthalts im Heimathafen bzw. während des Urlaubs nimmt sich der Seemann auch nicht immer die Zeit, die notwendige zahnärztliche Kontrolle bzw. Behandlung durchführen zu lassen. Die SBG stellt seit einigen Jahren die Gesundheitskarte nur dann aus, wenn das Gebiß des Anwärters in Ordnung ist.

11.1.3 Schiffshygiene

11.1.3.1 *Wohn- und Schlafräume*

Die frühere Unterbringung im Logis, das 10–20 oder auch mehr Personen beherbergte, ist weitgehend zugunsten von Kammern aufgegeben worden. Allgemein ist heute auf deutschen Schiffen *Unterbringung in 1- bis 2-Mann-Kammern üblich.* Es gibt schon viele Schiffe, auf denen jedes Besatzungsmitglied eine eigene, wenn auch nur kleine Kammer hat. Die Kammer bzw. das Logis ist für den Seemann zugleich Wohn- und Schlafraum. Im allgemeinen sind die Kammern heute recht persönlich eingerichtet. Sie enthalten in der Regel eine Koje, die längs- oder teilweise auch querschiffs angeordnet ist, einen Kleiderschrank, Sitzgelegenheit, Kommodenfächer — teilweise unter den Kojen — und nicht selten auch ein Sofa. Sofern die Kammer keine Sanitärzelle besitzt, ist ein Waschbecken vorhanden. Die Offiziere und Ingenieure sind meistens raummäßig großzügiger untergebracht. Auf größeren, räumlich nicht so begrenzten Fahrzeugen — wie Massengutschiffen und Tankern — haben schon häufiger der I. Offizier und der I. und II. Ingenieur ein Appartement, bestehend aus kombiniertem Schlaf-Wohnraum, Arbeitsraum und Duschbad mit WC. Auf jedem modernen größeren Schiff verfügen zumindest der Kapitän und der leitende Ingenieur über ein Appartement. Die Einrichtung der Räumlichkeiten entspricht auf den meisten Neubauten durchaus den an Land gewohnten Verhältnissen. Nur auf kleinen Küstenschiffen, Fischereifahrzeugen und älteren Fahrzeugen gibt es noch enge und schlecht ausgerüstete Wohn- und Logisräume. *Auf den meisten Handelsschiffen* oberhalb einer Minimalgröße sind jeweils *Tagesräume für die Mannschaft und für die Offiziere* vorhanden. Diese Räume sind im allgemeinen wohnlich und zweckentsprechend eingerichtet, da sie dem Seemann das Zuhause ersetzen müssen. Es ist jedoch häufig zu beobachten, daß der Pflegezustand dieser gut eingerichteten Mannschaftskammern und Tagesräume zu wünschen übrig läßt.

Selbst kostspielige Einrichtungen werden nicht selten durch Vandalismus, Unverstand und Gleichgültigkeit beschädigt oder gar mutwillig zerstört. Aufgrund des raschen Personalwechsels scheinen die Zeiten, in denen der Seemann sein Schiff liebevoll pflegte, der Vergangenheit anzugehören.

Die „Verordnung über die Unterbringung von Besatzungsmitgliedern an Bord von Kauffahrteischiffen" unter deutscher Flagge (Wohnraum-VO) regelt den Bau und die Einrichtung der Wohnräume, Messen, Kombüsen, Pantries etc. in Form von Mindestanforderungen an Größe, Bauart, Lüftung, Klimatisierung, Beleuchtung etc. Die der VO beigegebenen technischen Regeln enthalten die entsprechenden Einzelheiten.

11.1.3.2 Wasserversorgung

Es gibt an Bord Versorgungsanlagen für
1. Trinkwasser
2. Brauchwasser (auch sog. Frisch- bzw. Waschwasser)
3. Seewasser.

Während früher auf größeren Schiffen häufig diese drei Wassersysteme unabhängig voneinander zu finden waren, werden Neubauten heute im allgemeinen nur mit einem Trink- und einem Seewasserversorgungssystem ausgerüstet. Aus Gründen der technologischen Vereinfachung ist man z.T. bestrebt, ein einheitliches System einschließlich der WC-Spülung zu schaffen. Der *Gesamtwasserverbrauch* (Trink- und Wasch- bzw. Brauchwasser) ist erheblich und beträgt z.B. in der *Tropenfahrt bis zu 300 l pro Kopf und Tag*. Die Wohnraum-VO besagt, daß sämtliche Zapfstellen für die Entnahme von Wasser zur Körperpflege sowie Zapfstellen in Küchen, Pantries, Krankenräumen und in den Vorratsräumen nur an Trinkwasserleitungen angeschlossen sein dürfen. Das Trinkwasser wird in der Regel in besonders dafür bestimmte Tanks, die auszementiert oder anderweitig konserviert sein müssen, von Land übernommen. Die Tanks werden jeweils in den Anlaufhäfen aufgefüllt. Auf vielen Schiffen wird heute das Trinkwasser über Niederdruckverdampferanlagen aus Seewasser destilliert. Brauchwasser hat keine Trinkwasserqualität und darf nur zu Reinigungszwecken bzw. zum Wäschewaschen, aber nicht zur Körperpflege benutzt werden. Das Seewasser dient im allgemeinen nur der Decksreinigung, der Toilettenspülung und der Speisung der Feuerlöschhydranten.

Die Wasserversorgung an Bord stellt ein ernstes hygienisches Problem dar. Häufig finden sich starke bakteriologische Verunreinigungen, teilweise auch durch Abwasserkeime. Die Wohnraum-VO regelt für Schiffe unter deutscher Flagge u.a. die Aufbereitung von Trinkwasser in Tanks, die Destillation von Trinkwasser aus Seewasser und die Trinkwasserübernahmeeinrichtungen. Nach der VO muß das Trinkwasser jährlich einmal bakteriell untersucht werden. Dies wird in der Regel von den hafenärztlichen Dienststellen durchgeführt.

11.1.3.3 Abwasser

Es ist allgemein in der Schiffahrt üblich, Abwasser aus Wasch- und Baderäumen, Kombüsen, Pantries und Toiletten auf See, im Revier und auch im Hafen direkt über Bord abzulassen. In den letzten Jahren haben die Bestrebungen zugenommen, der weiteren Verschmutzung des Hafenwassers, besonders auf Fluß- und Seerevieren, Einhalt zu gebieten. In den USA, Kanada, der UdSSR und einigen anderen Staaten sind bereits recht einschneidende Vorschriften in Kraft, die das Ablassen von Abwasser, insbesondere Fäkalien, einschränken. Im Trinkwassereinzugsgebiet und in Hafengebieten wird eine Abwasserentkeimung und -vorreinigung bzw. der Einbau von

Fäkaltanks an Bord gefordert. Diese Fäkalsammeltanks können dann über Schlauchleitungen an Land entleert bzw. später auf See abgelassen werden. Technologisch bereitet die Abwasserentkeimung und -vorreinigung noch erhebliche Probleme. Weitgehend gibt man hier bisher der Chlorung den Vorzug. Es ist zu erwarten, daß weitere schiffahrtstreibende Länder der Abwasserbehandlung der Schiffahrt mehr und mehr Aufmerksamkeit widmen werden, sobald hygienische Probleme des Hafenwassers und der Binnenwasserstraßen auftauchen.
Es wird bereits heute *vielfach darüber Klage geführt, daß die Hafenbecken,* insbesondere der abgeschleusten Häfen, *und weitgehend auch die Binnenwasserstraßen und -seen „Jauchegruben" ähnlich seien.*

11.1.3.4 Ernährung

Im Gegensatz zur Segel- und frühen Dampfschiffahrtszeit wird körperliche Schwerarbeit an Bord kaum noch gefordert. Abgesehen von der Fischerei und einigen wenigen Schiffen, auf denen erhebliche Ladungsarbeit von Hand zu verrichten ist, kommt Schwerarbeit in der Schiffahrt nur in Notfällen oder bei Reparaturen vor. Die Maschine und darüber hinaus die Automation hat die menschliche Kraft ersetzt. Dagegen ist die Ernährung aufgrund der heutigen Konservierungsmöglichkeiten (Kühl- und Tiefgefriertechnik) sowie der allgemein besseren wirtschaftlichen Möglichkeiten umfangreich und vielseitig wie nie zuvor. Es herrscht ein Überangebot an Eiweiß, Kohlenhydraten und ganz besonders Fett. Der Mindestgehalt der Verpflegung richtet sich in der Bundesrepublik Deutschland nach der Speiserolle (Seemannsgesetz). Meist wird die in der Speiserolle angegebene Ernährungsquantität und -qualität jedoch weit überschritten. Fast jede Reederei in der Bundesrepublik Deutschland ist bemüht, die Stimmung der Besatzung durch gutes Essen zu heben und eine Abwechslung im monotonen Leben zu schaffen. Durch die Eintönigkeit der häufig langen Seereisen gewinnt das Essen an Bord eine überragende, oft geradezu ungebührliche Bedeutung. Nicht selten ist der Koch die Zentralfigur des Bordgesprächs und des psychologischen Klimas. Die Ansprüche der Seeleute an die Ernährung erscheinen teilweise übersteigert. Während in früheren Jahrzehnten und Jahrhunderten vielfach Ernährungsstörungen und Untergewicht unter den Seeleuten an Bord zu finden waren, haben sie heute Normalgewicht und nicht selten Übergewicht. Das Ernährungsregime an Bord entbehrt häufig der Abwechslung und der Einstellung auf die klimatischen Gegebenheiten. Die allgemeine Ausbildung der Schiffsköche ist in hygienischer, ernährungsphysiologischer und besonders tropenhygienischer Hinsicht oft mangelhaft bzw. fehlt vollständig. Eine spezielle Ausbildung für Schiffsköche ist in der Bundesrepublik Deutschland bisher nicht vorgeschrieben. Die meisten Schiffsköche rekrutieren sich aus dem Bäcker- bzw. Schlachterberuf. Nach einigen Jahren Seefahrtszeit in ihrem ursprünglichen Beruf werden sie dann als angelernte Schiffsköche beschäftigt. Durch die Einführung der konservierten Lebensmittel, des gekühlten Frischproviants oder der Tiefkühlkost ist eine beträchtliche Abwechslungsmöglichkeit für den Speisezettel gegeben.
Getränke sind in der Regel an Bord reichlich vorhanden. Es wird meist Tee, Kaffee und verschiedentlich auch Frischmilch (H-Milch) gereicht. Die amtliche Speiserolle sieht zwar Kaffee-Ersatz vor, doch es ist allgemein nicht nur nach den Mahlzeiten, sondern auch während der Wachen üblich, mehr oder weniger starken Bohnenkaffee aufzubrühen. Kujambelwasser oder andere in der Kombüse hergestellte offene Fruchtsaft-

getränke werden auf den meisten Schiffen ebenfalls kostenlos abgegeben. Dagegen sind Bier, Limonaden, Coca Cola etc. normalerweise von den Besatzungsmitgliedern selbst zu kaufen. Der reichliche Genuß von eisgekühltem Mineralwasser, Bier etc. ebenso wie des Wassers aus den gekühlten Trinkwasserfontänen ist während der Tropenfahrt nicht unbedenklich. Häufig treten Magen-Darm-Störungen und lokale Unterkühlungssyndrome auf.

11.1.3.5 Beleuchtung

Die Tageslichtbeleuchtung an Bord ist unter Deck durch die relativ kleinen Bullaugen meist schwach. Tiefergelegene Decks besitzen überhaupt kein Tageslicht. Seit der Einführung des elektrischen Lichts ist die Schiffsbeleuchtung an sich kein Problem mehr. Die Wohnraum-VO gibt in ihren technischen Regeln Anweisungen für die Beleuchtung durch Tageslicht und künstliches Licht. Trotzdem ist die *Beleuchtung vielfach ungenügend*.

Ein besonderes Problem ist die Beleuchtung auf Schiffsbrücken in bezug auf die Sicherheit der Navigation während der Nachtfahrt, da die Beleuchtung (Kartentisch, Instrumente etc.) die Wahrnehmungsfähigkeit des Brückenpersonals nicht einschränken darf.

11.1.3.6 Klima

Die mikroklimatische Situation an Bord eines Schiffes ist sehr unterschiedlich. In den gemäßigten Zonen herrschen an Bord Temperaturen und Feuchtigkeitsverhältnisse, die innerhalb des Behaglichkeitsbereiches des Menschen liegen. Heizung bzw. Kühlung und Entfeuchtung bzw. Befeuchtung der Luft sind hier nicht notwendig. In den feucht-warmen und trocken-heißen Gebieten der Tropen — Schiffe verkehren zumeist in feuchtwarmen Gebieten — werden hohe Temperaturen unter besonders hoher Luftfeuchtigkeit zu einem Problem. Aus diesem Grunde sind Schiffe für die Tropenfahrt entsprechend der Wohnraum-VO mit Klimaanlagen, die vorwiegend der Lufttrocknung und sekundär der Temperaturherabsetzung dienen, ausgestattet. In den kälteren Regionen der südlichen und nördlichen Meere ist Heizung notwendig, die zumeist als Luftheizungssystem ausgelegt ist. Moderne Schiffe besitzen zentralgesteuerte Klimaanlagen, bei denen wahlweise in den Tropen entfeuchtete und gekühlte bzw. in kälteren Gewässern beheizte oder unbehandelte Frischluft mit oder ohne Umluftanteil in die einzelnen Kammern eingeblasen werden kann. Das Hauptproblem des Wohn-, Schlaf- und Arbeitsraumes an Bord stellt die Ventilation dar. Aufgrund der nur kleinen Bullaugen sind die natürlichen Lüftungsverhältnisse an Bord der meisten Schiffe außerordentlich dürftig. *Fast alle Fahrzeuge besitzen daher künstliche Belüftungssysteme*, die meistens mit Druckluft — seltener mit Saugluft — arbeiten. Die Luftwechselraten bzw. die Luftgeschwindigkeiten sind ebenfalls in der Wohnraum-VO geregelt. Nach dem Flugzeug ist das *Seeschiff* das Transportmittel, auf dem der Mensch innerhalb kürzester Zeit sehr *rasche Klimaänderungen* auszuhalten hat. Es ist nicht selten, daß *erhebliche Temperaturschwankungen* von 20–30 °C unter gleichzeitigen Veränderungen der relativen Luftfeuchtigkeit von 40–50% innerhalb weniger Tage oder gar Stunden an Bord ertragen werden müssen. Dies bedeutet eine starke Belastung für die Besatzung. Auch auf den Schiffen mit zentralen, alle Räume versorgenden Klimaanlagen sind in der Regel der Maschinenraum und die Kombüse nicht klimatisiert. Aufgrund der starken thermischen Belastung dieser Räume (Strahlungswärme) ist nur eine Frischluftventilation möglich. Die thermische und Feuchtigkeitsbelastung ist insbesondere in den Maschinenräumen der Dampfturbinenschiffe sehr hoch. Temperaturen zwischen 40 und 60 °C bei relativ hohen Luftfeuchtigkeiten sind nicht selten.

11.1.3.7 Lärm, Vibration

Mit der Einführung der Kolbendampfmaschine begann an Bord die Belastung durch Lärm und Vibration. Diese Tatsache wurde jedoch erst zu einem medizinisch-technischen Problem, als Getriebeturbinen und Motoren großer Leistung, insbesondere Schnelläufer mit Aufladeturbinen, Eingang in die Schiffahrt fanden. Man kann drei Areale in bezug auf das Lärmproblem an Bord unterscheiden:
1. Das *Navigationsareal* mit Brücke, Brückennock, Peildeck und evtl. Ausguckstation. Dieser Bereich soll möglichst von jedem Lärmeinfluß freigehalten werden, da hier leise akustische Signale anderer Fahrzeuge bei Tag und bei Nacht und insbesondere bei unsichtigem Wetter bzw. Nebel gehört werden müssen.
2. Das *Wohn- und Aufenthaltsareal*. Hier soll sich die Besatzung erholen und einem möglichst geringen Lärmeinfluß während der Freiwachen ausgesetzt sein.
3. Das *Maschinenraumareal* mit den eigentlichen Hauptlärmerzeugern.

Befindet sich das navigatorische Areal mittschiffs und die Maschine achtern, so ist in der Regel die Lärmbelästigung auf der Brücke relativ gering. Liegt auch die Maschine mittschiffs bzw. die Brücke achtern, so meistens die Lärmbelästigung im Navigationsareal stärker. Hierzu tragen insbesondere die vielfach ungünstig angebrachten Lufteintritts- und -austrittsöffnungen der Klimaanlage bei. Das Wohnareal ist häufig um den Maschinenraum herum angeordnet und schalltechnisch nicht immer gut isoliert. In stark belärmten und vibrationsexponierten Kammern ist die Schlaf- und Erholungsmöglichkeit erheblich herabgesetzt. Auf Motorschiffen werden Lärm und Vibrationen im Maschinenraum größtenteils durch die Hauptmaschine, aber zusätzlich auch durch Hilfsmaschinen wie Diesel und Kompressoren sowie durch die Schraube ausgelöst. Auf Getriebeturbinenschiffen sind meist die Getriebe der Haupt- und Hilfsmaschinen sowie die Dampfdruckregler die wesentlichen Lärm- und Vibrationserzeuger. Eine erhebliche Lärmquelle für alle Räume mit Ausnahme des Maschinenraums stellt der Propeller dar. Die *„Unfallverhütungsvorschrift Lärm"* der SBG gibt für alle drei Areale *Höchstwerte in dB(A) an*, die bei Schiffsneubauten nicht überschritten werden dürfen. *Für die Vibrationsbelastung sind Grenzwerte noch nicht festgelegt worden.*

11.1.3.8 Schädlinge und Ungeziefer

In früheren Jahrhunderten war die *Ratte* als Träger des Pestflohes als Ursache der Pest sehr gefürchtet. Seit der international eingeführten und zwangsweise vorgeschriebenen Bekämpfung der Ratten an Bord ist die Pestgefahr stark vermindert worden. Trotz größter Anstrengungen in der Rattenbekämpfung mittels der althergebrachten Blausäurebegasung sowie der Cumarinabkömmlinge und des Natriumfluoracetats ist der *Rattenbefall von Schiff und Hafen* nach wie vor groß. Die administrativen und freiwilligen Maßnahmen haben bisher nicht ausgereicht, die Ratten in den Seehäfen auszurotten. Schiffe sind relativ leicht rattenfrei zu machen, jedoch sie auch rattenfrei zu halten, ist angesichts des immer neuen Befalls in den meisten Häfen der

Welt ein sehr schwieriges Unterfangen.
Im Gegensatz zu früheren Zeiten kommen heute unter den Insekten Flöhe, Wanzen und Läuse auf Schiffen der Bundesrepublik Deutschland kaum noch vor. Gelegentlich findet man an Bord aus den Häfen eingeschleppten Filzlausbefall.
In Ländern und an Küsten der Tropen spielt die Mückenplage eine beträchtliche Rolle. Der Malariaübertragung durch Anophelen sucht man an Bord durch Mückenschutz der Ansaugstutzen der Lüftungen, der Türen und der Bullaugen zu entgehen. Da es konstruktiv sehr schwierig ist, auch die kleinsten Ritzen abzudichten, wird manches Schiff während der Fahrt in endemischen Gebieten stärker von *Mücken* befallen. Die *Fliegenplage* ist *in bestimmten Häfen und Küstenstrichen* ebenfalls *beträchtlich*. Da Fliegen Überträger der pathogenen Darmkeime sein können, ist die Abdichtung des Schiffes gegen diese Insekten erforderlich. Die Fliegen- und Mückenbekämpfung erfolgt heute zumeist durch Insektizide aus Drucksprühdosen. Eine für den Seemann unangenehme Plage sind die Schaben (Kakerlaken). Diese Insekten sind auf manchen Schiffen — besonders den hygienisch nicht einwandfreien — in unvorstellbaren Scharen zu finden. Bei Eintritt der Dunkelheit kommen sie aus Ritzen und Verstecken hervor und verzehren Speisereste und Krümel, wobei sie als Allesfresser hintereinander oftmals Mülleimer, Aborte, Nahrungsmittel etc. aufsuchen. Sie sind vielfach restistent gegen Insektizide. Die Bekämpfung erfolgt heute im allgemeinen durch spezielle Schädlingsbekämpfungsfirmen in den Häfen.

11.1.4 Arbeit an Bord

Mit Ausnahme sehr kleiner Fahrzeuge der Küstenschiffahrt und der Fischerei kann man in fast allen Bereichen der Seeschiffahrt zwischen dem Decks- und Maschinendienst unterscheiden. Zum Decksdienst gehören der Kapitän, die nautischen Offiziere, der Funker, der Bootsmann und die Matrosen, evtl. auch Maler, Zimmerleute, Taucher und Netzmacher. Zum Maschinendienst zählen Ingenieure, Elektriker, Lagerhalter, Schmierer, Motorenwarte, Heizer, Reiniger sowie auf Tankern Pumpenleute. In zunehmendem Maße haben Seeleute des Decks- und des Maschinendienstes die gleiche Ausbildung, d. h. sie können sowohl im nautischen Bereich an Deck als auch in der Maschine Dienst tun (Multi Purpose Crew). Eine weitere Gruppe an Bord bildet das Verpflegungs- und Bedienungspersonal. Hierzu gehören Stewards, Köche, Kochsmaaten, Bäcker und Schlachter und auf den Passagierschiffen Zahlmeister.
Die Arbeitshygiene in der Schiffahrt hat für die verschiedenen Schiffstypen — wie Frachtschiffe, Passagierschiffe, Massengutfrachter, Tankschiffe sowie Fischereifahrzeuge — in den einzelnen Dienstzweigen durchaus unterschiedliche Aspekte. Im Verhältnis zu früheren Jahrhunderten ist das Deckspersonal nur noch in geringem Umfang direkten körperlichen Gefahren durch die See selbst — also schweren Unfällen bzw. Überbordgespültwerden — ausgesetzt. Bei starkem Seegang, insbesondere auf kleineren und auf Fischereifahrzeugen, kann es aber bei Sturm im Verlaufe von Sicherungsarbeiten an Deck zu Mannschaftsverlusten durch Überbordspülen kommen. Im normalen Schiffahrtsbetrieb eines Hochseeschiffes stehen heute der wachhabende Offizier und der Matrose (Decksmann) im geschützten Brückenhaus bzw. in der halbgeschützten Nock, wodurch die gesundheitlichen Gefahren durch Nässe und Unterkühlung, die in früheren Jahrhunderten auf dem Seeschiff vorherrschten, weitgehend ausgeschaltet sind. Im nautischen Dienst wer-

den Wachen gegangen. Während in früheren Zeiten nur das 2-Wachensystem mit zwei kompletten Bedienungsmannschaften, die gewöhnlich 6 h Wache gingen und anschließend 6 h Freiwache hatten, üblich war, ist heute *auf größeren Schiffen das 3-Wachen-System die Regel, in der Reihenfolge von 4 h Wache, 8 h Freiwache* (Seemannsgesetz). Der Schiffsbetrieb erfordert Wachsysteme, da ständig ein wachhabender Offizier und mindestens ein weiterer Mann zur Verfügung stehen müssen. Die übrigen Dienstgrade des Decksdienstes sind meist zu Konservierungsarbeiten eingeteilt. Hier sind vorwiegend Instandhaltungsarbeiten wie Malerei, Tauwerksreparaturen und evtl. Ladungsarbeiten bzw. Tankreinigungen vorzunehmen. Im Gegensatz zum Deckspersonal tut das Maschinenpersonal mit Ausnahme des Pumpenmannes auf Tankern ständig in geschützten Räumen Dienst. Bei starkem Seegang und beträchtlichen Beschleunigungseinflüssen kann es aber — insbesondere bei Reparaturen — zu Unfällen kommen. Ebenso wie im Decksdienst ist auch in der Maschine körperliche Schwerarbeit nur noch gelegentlich bei Reparaturen zu verrichten. In diesen Fällen werden jedoch vom Maschinenpersonal große körperliche Leistungen beim Kolbenziehen, Abmontieren schwerer Maschinenteile etc. häufig unter sehr ungünstigen thermischen Bedingungen verlangt. Die Entwicklung tendiert zum Einsatz wartungsunempfindlicher, von der Brücke gesteuerter Hauptmaschinen, wodurch das ständige Maschinenwachpersonal eingespart wird (wachfreier Betrieb).

Gegenüber vergleichbaren Tätigkeiten des Bedienungspersonals an Land ist der Aufgabenbereich von Stewards und Stewardessen an Bord umfangreicher. Er umfaßt neben den eigentlichen Säuberungs- und Reinigungsarbeiten der Messe, der Aufenthaltsräume und der Kammern auch das Anrichten und Servieren von Speisen. *Durch den Umgang mit Nahrungsmitteln sowie mit Wäsche und mit den sanitär-hygienischen Einrichtungen der Kammerbewohner trägt das Bedienungspersonal eine erhebliche Verantwortung in allgemeiner schiffshygienischer Hinsicht.* Aufgrund der relativ schlechten sozialen Einstufung dieser Personengruppe an Bord sowie der mangelnden Vor- und Ausbildung (auch ungelerntes Personal kann sofort als Steward fahren), ist das Niveau im allgemeinen recht niedrig. Die Sauberkeit läßt häufig zu wünschen übrig. Nach dem Bundesseuchengesetz muß das gesamte Kombüsen- und Bedienungspersonal regelmäßig ärztlich untersucht werden.

Die allgemeine Arbeitszeitregelung an Bord erfolgt nach dem Seemannsgesetz. Weitere Verordnungen und Regelungen, die die Arbeitssicherheit an Bord betreffen, finden sich in den „Unfallverhütungsvorschriften für Unternehmen der Seefahrt (UVV See)" der SBG.

Die durchschnittliche Besatzungszahl ist in den letzten Jahren stark zurückgegangen. Sie beträgt heute auf großen Frachtschiffen 20–30 Mann.

11.1.5 Schiffbruch und Rettungswesen

Die medizinisch-technischen Probleme des Schiffbruchs sind vielfältig. Bereits während des Katastrophenvorgangs (Kollision, Brand, Übergehen der Ladung, Leckspringen, Kentern des Schiffes etc.) treten medizinische Probleme durch Verletzungen und psychologische durch die zur Panik führende Situation auf. Wie die Erfahrungen der Vergangenheit, insbesondere der großen Passagierschiffskatastrophen, gezeigt haben, kommt es in dieser Phase nicht selten zu beträchtlichen Menschenverlusten. *Unter den Rettungsmitteln, die ein Überleben beim Schiffbruch ermöglichen sollen, lassen sich zwei Systeme unterscheiden:*

1. das individuelle Rettungsmittel, das allgemein als Schwimmweste, Rettungsgürtel oder Rettungsweste bekannt ist;
2. das kollektive Rettungsmittel in Form von Rettungsboot, Rettungsfloß oder aufblasbarer Rettungsinsel.

Die Schwimmwesten sind aufgrund gewonnener Erkenntnisse in den letzten Jahren erheblich verbessert worden. Sie müssen gewährleisten, daß die Atemöffnungen einer ohnmächtigen bzw. erschöpften Person sicher über Wasser gehalten werden, wobei eine Überflutung der Atemöffnungen durch Seegang möglichst vermieden werden muß. Nach den Forderungen des „Internationalen Übereinkommens zum Schutz des menschlichen Lebens auf See", dem sich auch die Bundesrepublik Deutschland angeschlossen hat, muß für jede Person an Bord eines Schiffes eine Schwimmweste eines zugelassenen Typs mitgeführt werden. Bei den kollektiven Rettungsmitteln zeigte sich in den letzten Jahren eine Tendenz zu wesentlichen Veränderungen. Während es ursprünglich nur starre Rettungsboote gab, deren Aussetzen im Katastrophenfall oft sehr schwierig war, sind die meisten Schiffahrtsländer jetzt dazu übergegangen, aufblasbare Rettungsflöße bzw. Rettungsinseln zuzulassen. Rettungsinseln können selbst bei schwerem Seegang zu Wasser gelassen werden, auch sind sie unempfindlich gegen die Einwirkung grober See und sehr widerstandsfähig bei Strandungen. Allerdings sind sie sehr windempfindlich und darüber hinaus ungeeignet für den Einsatz bei Ölbränden auf dem Wasser. Die Ausrüstung der Seeschiffe mit Rettungsbooten bzw. Rettungsinseln ist ebenfalls im internationalen Schiffssicherheitsvertrag festgelegt.

Das Überleben von Schiffbrüchigen im Wasser bzw. im Boot hängt primär von der Umgebungstemperatur, sekundär von der Wasserversorgung und tertiär von der Ernährung ab. Die günstigsten Verhältnisse hinsichtlich einer Unterkühlungsgefahr finden sich in den Rettungsinseln, die meist gedeckt sind und in denen die Schiffbrüchigen somit auch in sehr kalten Gewässern große Überlebenschancen haben. Mit den Fragen der Unterkühlungsprävention und der Wiedererwärmung unterkühlter Schiffbrüchiger hat sich während des letzten Weltkrieges und im Laufe der letzten Jahrzehnte eine beträchtliche Anzahl von Autoren befaßt, ohne daß bis heute eine einheitliche Meinung erzielt worden ist. Die Versuche, eine Unterkühlung mittels bekleidungsphysiologischer Maßnahmen — wie z. B. speziellen „Seenotrettungsanzügen" — zu verhindern, stecken trotz langjähriger Bemühungen auf diesem Gebiet noch in den Anfängen. Keine der bislang entwickelten Konstruktionen konnte sich durchsetzen.

Schiffbrüchige sollten ausschließlich Süßwasser bzw. Regenwasser trinken — unter keinen Umständen Seewasser. Für die Seeschiffe der Bundesrepublik Deutschland hat die SBG zusammen mit dem Bundesgesundheitsamt eine Broschüre über „Verhalten in Seenot" und eine kartonierte, wasserfeste Aushangtafel über „Verhalten beim Verlassen des Schiffes im Seenotfall" herausgegeben. Hier werden die Maßnahmen vor dem Verlassen des Schiffes, das Verhalten im Wasser sowie im Rettungsboot, einfache Maßnahmen der Wiedererwärmung und Wiederbelebung sowie das Verhalten bei der Rettung beschrieben. Erfahrungsgemäß ist das Wissen der Besatzungsangehörigen um diese Dinge unzureichend. Das Bundesministerium für Verkehr hat zur Verwendung in Rettungsbooten und -flößen eine Broschüre über „Überleben auf See — Anweisungen für den Seenotfall" herausgegeben. Dieses auf wasserfestem Papier gedruckte, für den direkten Katastrophenfall gedachte Heftchen enthält ebenfalls Ratschläge für das Verhalten im Boot, für Wiederbelebung und für den Umgang mit Rettungsmitteln (Hubschrauber-Bergungseinrichtungen etc.).

11.2 Binnenschiffahrt

11.2.1 Auswahl und Tauglichkeit

Besondere gesetzliche Vorschriften über die Tauglichkeit im Binnenschifferberuf bestehen nicht. Die Binnenschiffahrt ist ein Lehrberuf, wobei die Lehre an Bord absolviert wird. Die Berufsschulzeiten werden in bestimmten Binnenschifferberufsschulen als Lehrgänge absolviert. Vor Beginn der Lehre soll sich der angehende Binnenschiffer einer ärztlichen Untersuchung bei einem von der BSBG oder den Binnenschiffahrtsverbänden für die einzelnen Stromgebiete benannten Arzt unterziehen, die in den folgenden Jahren zu wiederholen ist. Der Lehrling soll den körperlichen Anforderungen des Binnenschifferberufes genügen. Über Sehschärfe und Farbunterscheidungsvermögen, Hörvermögen sowie über den allgemeinen körperlichen Zustand gibt es keine Tauglichkeitsverordnung. *Im allgemeinen wird von den Ärzten des Stromgebietes jedoch so verfahren, daß bei Eintritt in die Binnenschiffahrt derjenige Anforderungsmaßstab angelegt wird, der später bei der Schiffsführerpatenterteilung vorgeschrieben ist.* Bei dieser hat der Bewerber seine Tauglichkeit vor dem Amtsarzt nach gesetzlich festgelegten Mindestanforderungen an das Seh- und Hörvermögen darzulegen. Danach muß außer einer nicht näher definierten körperlichen Tauglichkeit das Seh- und Hörvermögen geprüft werden. Die Sehschärfe muß auf dem besseren Auge mindestens 0,8 Dioptrien betragen, der Bewerber muß farbsehtüchtig sein. Als Hörvermögen wird das Verstehen von Flüstersprache aus mindestens 2 m Abstand gefordert. Eine Kontrolle des Seh-, Hör- und Farbunterscheidungsvermögens sowie des allgemeinen gesundheitlichen Zustandes ist für das weitere Berufsleben des Binnenschiffers nicht vorgeschrieben.

11.2.2 Medizinische Betreuung an Bord und an Land

In der Binnenschiffahrt kann im allgemeinen in relativ kurzer Zeit die nächste Ortschaft bzw. der nächste Hafen und somit ein Arzt oder ein Krankenhaus erreicht werden. Die Notfallbehandlung an Bord erfolgt in der Regel unter Zuhilfenahme des „Erste-Hilfe-Kastens", dessen Mitnahme von der BSBG vorgeschrieben ist. Eine Ausbildung in medizinischer Versorgung bzw. in Erster Hilfe haben nur wenige Binnenschiffer und Schiffsführer. Transportfähige Verletzte oder Erkrankte werden durch einen Arzt an Land bzw. im Krankenhaus versorgt. Im Gegensatz zur Seeschiffahrt sind die Binnenschiffer nicht einheitlich krankenversichert. Die Arbeitnehmer der Binnenschiffahrt sind Mitglieder einer ganzen Reihe verschiedener Binnenschiffahrtskrankenkassen, z.T. auch der Ortskrankenkassen.
Bei chronischen oder über längere Zeit behandlungsbedürftigen Erkrankungen treten für den Binnenschiffer durch den raschen Ortswechsel und die heute im allgemeinen sehr hastige Fahrt beträchtliche Schwierigkeiten auf, da die Besatzungsmitglieder ein Vonbordgehen wegen Erkrankung nach Möglichkeit vermeiden wollen. Untersuchungen über die Morbidität bzw. die Diagnosenverteilung sind bisher nicht bekannt geworden.

11.2.3 Schiffshygiene

Während der letzten Jahrzehnte haben sich die allgemeinen hygienischen Verhältnisse der Binnenschiffahrt wesentlich verbessert.

11.2.3.1 Wohn- und Schlafräume

In der Binnenschiffahrt war und ist es auch heute noch z. T. üblich, daß der Schiffer und auch der Matrose bzw. Bootsmann seine Familie an Bord hat. Die Ehefrau und Kinder im noch nicht schulpflichtigen Alter fahren mit. Die Motorgüterschiffe sind heute fast alle mit Wohnungen für Verheiratete ausgestattet. Der Schiffsführer besitzt im Achterschiff eine kleine behagliche Wohnung, die Wohnraum, Schlafraum, Küche, WC einschließlich Dusche und evtl. noch einen Nebenraum enthält. Die beiden Mannschaftsmitglieder sind im Vorschiff auf den neueren Fahrzeugen gewöhnlich in Ein- bzw. 2-Mann-Kammern, die Kojen, Schränke und auch Waschgelegenheiten enthalten, untergebracht. Bei mangelndem Sinn für Sauberkeit und Ordnung herrschen hier nicht selten katastrophale Verhältnisse. Für Neu- bzw. Umbauten galten seitens der BSBG Mindestabmessungen für Bau und Einrichtung von Unterkunftsräumen. Diese „Richtlinien für den Neu- und Umbau von Binnenschiffen" von 1955 werden jetzt in die neuen Unfallverhütungsvorschriften (UVV) aufgenommen, die ca. Ende 1984 erscheinen werden.

11.2.3.2 Wasserversorgung

Die neueren Binnenschiffe, insbesondere die Motorfahrzeuge, besitzen häufig im Vor- und Achterschiff getrennte Tanksysteme. In der Regel wird das Wasser an Bord durch Pumpen entnommen. Viele Fahrzeuge verfügen über eigene Drucktanks mit zentraler Verteilung. Häufig ist der Zustand der Tanks unbefriedigend. Infolge mangelnder Reinigung, versäumten Durchspülens oder unsachgemäßer Behandlung kann es zur Verunreinigung mit organischen Substraten und Bakterienanreicherungen im Trinkwasser kommen. Auch sind bakterielle Infektionen durch Flußwasser beobachtet worden. Nach den Richtlinien der BSBG müssen alle Fahrzeuge mit Trinkwasserbehältern versehen sein. Diese sind unter Deck einzubauen, wobei die Größe der Behälter so bemessen sein soll, daß pro an Bord unterzubringender Person mindestens 100 l zur Verfügung stehen. Weitere Bestimmungen für die Unterbringung und Beschaffenheit der Behälter sind der „Rheinschiffs-Untersuchungsordnung" zu entnehmen. Für Fahrgastschiffe bestehen besondere Vorschriften. Der Betriebsunternehmer bzw. der Schiffsführer ist dafür verantwortlich, daß sich das Trinkwasser an Bord in „einwandfreiem" Zustand befindet. Das früher übliche Aufpützen von Außenbordwasser und Filtrieren über Tropfsteine etc. ist heute nicht mehr üblich. Doch ist immer wieder zu bemerken, daß Wasser zu Waschzwecken dem befahrenen Strom bzw. Kanal entnommen wird. Dieses bei der Verunreinigung der bundesdeutschen Gewässer im höchsten Grade bedenkliche Verfahren wird damit begründet, daß auf älteren Schiffen die Trinkwasserbevorratung nicht ausreicht. Die Trinkwasserübernahme erfolgt in der Regel an behördlich kontrollierten Trinkwasseranschlüssen bzw. Zapfstellen in Schleusen, Kaianlagen etc. Vielfach wird Trinkwasser auch als „Kundendienst" von den Brennstoffbunkerbooten abgegeben.

11.2.3.3 Abwasser

Die neueren Fahrzeuge sind fast alle mit Spül- bzw. Trockenklosetts ausgerüstet und entsprechen den neuzeitlichen hygienischen Anforderungen. Die auf einigen Fahrzeugen zu findenden, unter der

Wasserlinie liegenden Pumpklosetts bereiten hygienisch häufig Probleme, da sie nach einiger Zeit nicht mehr sicher funktionieren und zu Rückfluß von Abwasser bzw. Flußwasser führen. Auf größeren Fahrzeugen mit getrennten Wohnräumen auf Vor- und Achterschiff besitzt jede dieser Wohngruppen einen Abort mit Spülvorrichtung. Die Abwässer aus Toilettenanlagen, Badeeinrichtungen und Geschirrspülanlagen werden in der Binnenschiffahrt generell über Bord gegeben. Abwasseraufbereitungsanlagen bzw. Abwassertanks finden sich in der Binnenschiffahrt der Bundesrepublik Deutschland und des europäischen Auslands nicht.

11.2.3.4 Ernährung

Das Ernährungsproblem bei den alleinstehenden Matrosen, Bootsleuten und insbesondere bei den Binnenschifferlehrlingen ist im allgemeinen recht gravierend. Im Gegensatz zu den Gebräuchen der Seeschiffahrt wird in der Regel an Bord keine gemeinsame Küche geführt. Jeder Schiffsführer, Matrose etc. bzw. jede Familie beköstigt sich selbst. So ist auch der in diesen Dingen häufig noch sehr unerfahrene Schiffsjunge gezwungen, sich selbst zu verpflegen. Er verfügt nur selten über die Kenntnisse und auch über den Willen, einen Ernährungsplan aufzubauen oder gar für sich selbst zu kochen, obgleich man bemüht ist, durch entsprechenden Kochunterricht in den Binnenschiffahrtsschulen Abhilfe zu schaffen. Manche Schiffsführer bzw. Schiffsführerfamilien lassen den Jungen oder auch den Matrosen an ihrer Verpflegung teilhaben.

Einige Binnenschiffe, insbesondere die Schubschiffe, sind in der Continue- (ständige Tag- und Nachtfahrt) bzw. Semicontinuefahrt (halbständige, verlängerte Tagfahrt) eingesetzt. Auf diesen wird gewöhnlich die Warmverpflegung von einem hiermit besonders beauftragten Mann der Besatzung zubereitet und dann gemeinsam eingenommen. Die Kaltverpflegung besorgt auch auf diesen Fahrzeugen meistens jedermann für sich. Wenn auch die Verpflegung in der Binnenschiffahrt im allgemeinen nicht so überreichlich ist wie in der Seeschiffahrt, so spielt Übergewicht doch eine erhebliche Rolle. Nach den Erfahrungen des arbeitsmedizinischen Dienstes der BSBG steigt die Zahl der übergewichtigen Binnenschiffer mit dem Lebensalter stark an.

11.2.3.5 Beleuchtung

Die achtern gelegenen Wohnräume an Bord der meisten Kähne bzw. Motorgüterschiffe sind zumeist so hoch gelegen, daß sie durch regelrechte Fenster oder zumindest durch große Bullaugen erhellt werden. Die im Vorschiff liegenden Wohnräume der Besatzung erhalten durch ein mehr oder weniger großes Oberlicht Tageslicht. Auf Motorgüterschiffen ist elektrische Beleuchtung in den Wohnräumen heute allgemein üblich. Da die Lichtmaschinen über die Motoren betrieben werden, verlöscht das elektrische Licht vor Anker oder im Hafen bei Abschalten der Hauptmaschine. Man ist dann gezwungen, sich einer Petroleum- bzw. Acetylenlampe zu bedienen. Batteriebetriebene Notstromanlagen oder sog. Hafendiesel gibt es nur auf wenigen Schiffen. Für die Beleuchtungsstärke in den Wohn- und Aufenthalts- sowie Maschinenräumen bzw. Steuerhäusern liegen für die Binnenschiffahrt keine Vorschriften vor.

11.2.3.6 Klima

Für den Binnenschiffer stellt das Klima eine erheblich geringere Belastung dar als für den Seeschiffer. Das Wärme- und Feuchtigkeitsproblem, welches in der Seeschiffahrt im Maschinenraum besonders in der Tropenschiffahrt so gravierend ist, spielt in der Binnenschiffahrt keine wesentliche Rolle. Kühlung und Entfeuchtung von Wohn-, Schlaf- oder Arbeitsräumen sind in der Binnenschiffahrt der Bundesrepublik Deutschland nicht notwendig. In der kalten Jahreszeit ist allerdings die Heizungsfrage von größerer Bedeutung. Während die neueren Motorgüterschiffe im allgemeinen über ölgefeuerte Zentralheizungssysteme, deren Kessel in der Maschine oder der Küche untergebracht sind, verfügen, gibt es auf älteren Fahrzeugen zumeist noch Beheizung durch einzelne Öfen. In den Kochnischen bzw. Küchen standen früher Kohleherde, die neuerdings durch Öl- bzw. Gasherde ersetzt werden. Die Lüftung der achteren Wohn- und Aufenthaltsräume erfolgt zumeist durch Öffnen der Fenster bzw. Bullaugen. Die Wohnräume im Vorschiff sind häufig ungenügend belüftet, da die kleinen Bullaugen bzw. Oberlichter nicht immer genügend Luft einlassen. Die in der Seeschiffahrt durchaus üblichen ventilatorbetriebenen Drucklüftungsanlagen sind in der Binnenschiffahrt kaum zu finden. Die BSBG schreibt vor, daß für die Arbeits- und Wohnräume ausreichende, unmittelbar ins Freie führende Lüftungseinrichtungen vorhanden sein müssen. Diese sind jedoch — wenn vorhanden — in ihrer Leistung häufig ungenügend bzw. ungünstig angebracht. In der warmen Jahreszeit kommt es nicht selten bei mangelnder oder ungenügender Isolierung zwischen Oberdeck und Wohnraum bzw. Maschinenraum und vor allem bei dem allgemein üblichen dunklen Anstrich des Oberdecks zu stärkerer Erhitzung in den Wohnräumen, die bei schlechter Ventilation Erholung und Schlaf sehr beeinträchtigen kann.

11.2.3.7 Lärm, Vibrationen

Ebenso wie in der Seeschiffahrt kann man auch in der Binnenschiffahrt *vom Lärmstandpunkt aus drei Areale unterscheiden:*

1. Das *Navigationsareal,* welches das Steuerhaus und Teile des Decks umfaßt.
2. Das *Wohnareal* mit den Wohnräumen achtern, die in der Regel um oder über der Maschine liegen, sowie die Wohnräume im Vorschiff.
3. Der *Maschinenraum* mit den angrenzenden Nebenräumen.

Die meisten Motorgüterschiffe fahren nur tagsüber und liegen nachts vor Anker, wobei die Maschine abgestellt wird. Eine konstante Belärmung und teilweise erhebliche Vibrationen sind dagegen auf den tag- und nachtfahrenden Motorgüter- und Schubschiffen zu finden. Das navigatorische Areal wird auf den Motorgüterschiffen durch die heute üblichen Hochleistungsmotoren akustisch deutlich beeinträchtigt. Allerdings ist hier die Belärmung im Verhältnis zu den meisten Brücken auf Seeschiffen geringer. Lärm und Vibrationen sind dagegen in den Wohn- und Aufenthaltsräumen beträchtlich. Dieses trifft besonders auf die in der Continuefahrt beschäftigten Schiffe zu. Die Lärm- und Vibrationsintensität ist auf diesen Schiffen teilweise so hoch, daß Schlaf und Erholung stark gestört sind.

Der Lärm im Maschinenraum der Motor- und Schubschiffe erreicht Ausmaße, die an den in der Seeschiffahrt durchaus heranreichen. Im allgemeinen ist jedoch der Maschinenraum in der Binnenschiffahrt nicht ständig besetzt, da die meisten Schiffe von der Brücke aus gefahren werden. Es sind nur noch gelegentlich Kontrollgänge notwendig. Eine Ausnahme machen die in der Tag- und Nachtfahrt eingesetzten Schubschiffe, die über eine eigene Maschinenbesatzung verfügen, ebenso wie die auf dem Rhein verkehrenden großen Passagierschiffe, deren Motoren bzw. Fahrstände ständig besetzt sind.

Richtlinien über die Höhe des zulässigen Lärms und der Vibrationen auf Binnenschiffen sind bisher nicht herausgegeben worden.

11.2.3.8 Schädlinge und Ungeziefer

Die *Ratte* ist *auch in der Binnenschiffahrt weit verbreitet*. Selbst rattenfrei gemachte Schiffe werden in den Häfen rasch wieder befallen. Häufig kommen die Ratten auch direkt mit der Ladung an Bord. Eine zwangsweise Rattenbekämpfung gibt es in der Binnenschiffahrt nicht. In der europäischen Binnenschiffahrt ist mit einer Pestgefahr jedoch nicht zu rechnen. Der Befall mit ladungsschädigenden Insekten ist in der Binnenschiffahrt und insbesondere in der Hafenschiffahrt ziemlich stark. Häufig werden Binnenschiffe und Schuten total mit Insektiziden bzw. Gasen wie Methylbromid, Phosphorwasserstoff und Blausäure behandelt. Es treten bei Vernachlässigung der „Verordnung über gefährliche Arbeitsstoffe" entsprechende toxische Gefährdungen auf.

11.2.4 Arbeit an Bord

Die Besatzung des Binnenschiffes besteht allgemein aus dem Schiffsführer und zwei weiteren Leuten, entweder aus einem Bootsmann und einem Matrosen bzw. einem Matrosen-Motorwart und einem weiteren Matrosen bzw. einem Jungen. Maschinisten sind mit Ausnahme auf den Schubschiffen und den Passagierschiffen nicht mehr zu finden. *Die Unfallgefahr für den Binnenschiffer ist sehr groß*. Durch den offenen Bau des Schiffes besteht insbesondere die Gefahr des Überbordfallens. Man ist in der allgemein sehr konservativ eingestellten Binnenschiffahrt auch heute noch weitgehend der Meinung, daß die an sich vorgeschriebenen Schutzeinrichtungen wie Reling oder Schanzkleid das Fest- und Losmachen des Schiffes stark behindern. Da bei voll abgeladenem Schiff das auf allen Binnenschiffen seitlich direkt an der Bordwand angeordnete Gangbord nur unerheblich über der Wasserlinie liegt, ist die Gefahr tödlicher Unfälle durch Überbordfallen stets gegeben. Es ist bei etwas bewegter Wasseroberfläche, insbesondere in größeren Häfen, Seen oder Flußläufen, häufig zu sehen, daß das Steuerbord- sowie Backbordgangbord entweder vollständig unter Wasser liegen oder von überkommenden Wellen überspült werden. Die Mannschaftsmitglieder gelangen dann vielfach von achtern nach vorn, indem sie die abgedeckten oder offenen Luken zu überklettern suchen, wodurch naturgemäß die Unfallgefahr erhöht wird. Der Umgang mit Ladung jeglicher Art kann ebenfalls zu Unfällen führen. Das Löschen und Beladen erfolgt z. T. durch Landpersonal, z. T. aber auch durch die Besatzung selbst. Eine zusätzliche Gefahr liegt häufig in den ungenügend gesicherten, einfachen schwankenden Planken, über die der Binnenschiffer in Häfen und an Ufern von Bord an Land gelangen kann.

11.2.5 Havarie grosse und Rettungswesen

Naturgemäß ist das Schiffbruchproblem (Havarie grosse) in der Binnenschiffahrt nicht so gravierend wie in der Seeschiffahrt, da das rettende Ufer im allgemeinen nicht fern ist oder andere Fahrzeuge in der Nähe sind. *Das Tragen von individuellen, beim Sturz ins Wasser sich automatisch aufblasenden Rettungsmitteln* (Schwimmwesten bzw. Rettungskragen) *wird von der BSBG im Rahmen der Unfallverhütungsvorschriften vorgeschrieben*. Der neu entwickelte, selbstaufblasende Rettungskragen ist nicht nur für den Fall des Schiffbruchs gedacht, sondern soll als Sicherheitsvorrichtung bei der Arbeit ständig getragen werden. *Beiboote bzw. Anhängekähne sind allgemein vorgeschrieben, und Rettungsringe müssen in bestimmter Form und Anzahl vorhanden sein.* Die früher große Zahl der Ertrinkungstoten (14,6 pro 1000 Arbeitsunfälle) ist in den letzten Jahren erheblich zurückgegangen, was im wesentlichen auf das Tragen des Rettungskragens zurückzuführen ist.

11.3 Hafen

11.3.1 Hafenärztlicher Dienst

Fast jeder Hafen der Welt unterhält einen hafenärztlichen Dienst, der allerdings nicht immer mit einem ausschließlich hierfür tätigen Arzt besetzt ist. In vielen kleinen Häfen ist er mit Ärzten aus der Allgemeinpraxis bzw. mit Gesundheitsinspektoren besetzt. Der hafenärztliche Dienst ist für die gesamte Hafengesundheit, Seuchenabwehr (Quarantäne), Hygieneüberwachung etc. verantwortlich. Nach dem internationalen Übereinkommen (WHO: International Health Regulations) obliegt ihm auch die Durchführung und Kontrolle der Rattenbekämpfung an Bord der Seeschiffe bzw. im Hafengebiet. Nach den Vorschriften der Bundesrepublik Deutschland gehören zu den Tätigkeiten des Hafenarztes auch die Kontrolle der Wasserqualität an Bord sowie die regelmäßige Überwachung der Schiffsapotheken und Ausgabe der entsprechenden Atteste. In der Bundesrepublik Deutschland haben die hafenmedizinischen Einrichtungen im allgemeinen den Status eines hafenärztlichen Dienstes (Hamburg) bzw. eines Hafengesundheitsamtes (Bremen, Bremerhaven). In den übrigen kleineren Häfen der Bundesrepublik werden diese Aufgaben von haupt- bzw. nebenamtlichen Hafenärzten bzw. von damit beauftragten Ärzten des örtlichen Gesundheitsamtes wahrgenommen. Die Krankenbetreuung an Bord der See- und Binnenschiffe bzw. die ambulante Betreuung an Land wird in der Bundesrepublik Deutschland im allgemeinen nicht von den Hafenärzten, sondern von niedergelassenen Ärzten durchgeführt.

11.3.1.1 Seuchenabwehr

Im Zeitalter des schnellen Reiseverkehrs zu Luft und zu Wasser sind die ursprünglich sehr verschiedenen Seuchenabwehr- und Quarantäneverordnungen der verschiedenen Länder und Häfen international vereinheitlicht worden (WHO: International Health Regulations). Für den Bereich der Häfen der Bundesrepublik muß jedes einkommende Schiff eine Schiffsgesundheitserklärung (Maritime Declaration of Health) ausfüllen, in der sämtliche Fälle oder Todesfälle von quarantänepflichtigen Erkrankungen bzw. sonstigen Infektionskrankheiten aufgeführt werden müssen. Weiter muß der Schiffsarzt bzw. der Kapitän sechs Fragen über das Vorkommen von Erkrankungen, Rattensterblichkeit, Unfällen und über die allgemeine medizinische Situation an Bord beantworten. Können diese Fragen sämtlich mit „nein" beantwortet werden, so wird das Schiff für den freien Verkehr mit dem Lande nach entsprechender Überprüfung zugelassen. Sind Verdachts- oder Krankheitsfälle an Bord vorgekommen, so wird eine spezielle Abfertigung angeordnet, bei der entschieden wird, ob der freie Verkehr mit dem Land zugelassen wird oder nicht.

11.3.1.2 Wasserversorgung

Die Wasserversorgung der See- und Binnenschiffe geschieht in der Regel durch Hydrantenanlagen und Wasserboote. Die Hydrantenanlagen weisen verschiedene Konstruktionsprinzipien auf. In weiten Teilen der Welt und auch in der Bundesrepublik Deutschland handelt es sich zumeist um Unterflurhydranten, bei denen der Hydrant in eine Bodenöffnung eingelassen und bei Nichtbenutzung durch eine Klappe verschlossen ist. Im Bedarfsfall wird ein Hydrantenrohr aufgesetzt, an das der Schiffswasserversorgungsschlauch angeschlossen wird. Die Kontrolle der Schiffswasserversorgungsanlagen obliegt in der Bundesrepublik Deutschland den auch sonst für die Hygiene der Wasserversorgung zuständigen Gesundheitsbehörden. Sofern die See- und Binnenschiffe nicht durch Kaihydranten oder ähnliche Wasserzapfstellen versorgt werden können, treten in den Häfen Wasser- bzw. Bunkerboote in Tätigkeit, die Wasser als „Kundendienst" abgeben. Diese übernehmen ihr Wasser selbst an besonderen Kaihydranten unter speziellen hygienischen Kautelen. Die wasserhygienische Kontrolle der Wasser- und Bunkerboote obliegt in den Seehäfen den hafenärztlichen Diensten und auf den Binnenwasserstraßen den zuständigen Gesundheitsämtern.

11.3.1.3 Schädlingsbekämpfung

Für den Bereich seines Hafens hat der Hafenarzt dafür zu sorgen, daß der Hafen möglichst ungezieferfrei gehalten wird. Dies gilt insbesondere für die Rattenplage in den Landanlagen und an Bord der Seeschiffe. Während die Rattenbekämpfung an Bord im Rahmen der „International Health Regulations" (WHO) erfolgt, ist die Rattenvernichtung in den Landanlagen, Industrierevieren, Schuppen etc. des Hafens eine Angelegenheit, die von den lokalen Behörden angeordnet und betrieben werden muß. Es erfordert beträchtliche Anstrengungen, den Hafen rattenfrei zu halten. Laufende Bekämpfungsmaßnahmen durch Auslegen von Ködern und ständige Inspektion des gesamten Hafen- und Stadtgebietes einschließlich der Kanalisation sind erforderlich. Die bei der Schiffsentrattung in großen Teilen der Welt und auch in der Bundesrepublik Deutschland übliche Blausäurebegasungsmethode wird im deutschen Bereich vom hafenärztlichen Dienst überwacht.

Im Hafen sind Schädlingsbekämpfungsaktionen an Bord und in den Hafenanlagen gegen Schaben und diverse Ladungsschädlinge durchzuführen. Die hygienische Seite dieser Maßnahme wird ebenfalls von den hafenärztlichen Diensten kontrolliert. Zur Anwendung kommen in der Regel Spritz-, Lackier- sowie Begasungsverfahren mit folgenden Stoffen: Insektizide, insbesondere Diazinonpräparate, Blausäure, Calcid, Äthylenoxid (Gasung in besonderen Kammern), Methylbromid, Phosphorwasserstoff.

11.3.2 Arbeit im Hafen

Die medizinische Versorgung der Hafenarbeiter erfolgt in der Bundesrepublik Deutschland in der Regel durch den Kassenarzt bzw. den Unfalldurchgangsarzt. Einige größere Stauereifirmen verfügen im Hafen über kleine Verbandsstellen, wo durch ausgebildete Leute Erste Hilfe geleistet wird. Bei Unglücksfällen werden die Verletzten durch Unfall- bzw. Krankenwagen in die nächstgelegenen Krankenhäuser transportiert. Einige größere Firmen unterhalten eigene arbeitsmedizinische Dienste.

11.3.2.1 Beladen, Löschen und Stauerei

Heute wird das Be- und Entladen größtenteils maschinell abgewickelt. Körperliche Schwerarbeit dabei gehört heute zu den Seltenheiten. Kohle, Erz, Getreide und ähnliche Massenfrachtgüter stellen hinsichtlich des Be- und Entladevorganges in den technisierten Häfen keinerlei Probleme dar, da die Ladung vom Greifer bzw. über Pumpe und Sauger an Bord gebracht oder gelöscht wird. Der Einsatz von Menschenkraft ist jedoch nach wie vor beim Laden und Löschen von Stückgut erforderlich. Die Stückgutfrachtschiffe transportieren in ihren Luken und Decks eine Vielzahl unterschiedlicher Frachtstücke für viele Bestimmungshäfen. Die seefeste Stauung dieser Einzelstücke ist ein technisch diffiziles Problem, welches geübte und geschickte Leute erfordert. Die Arbeiten werden in der Regel durch speziell in diesem Bereich tätige Hafenarbeiter bzw. Stauer verrichtet. Durch Herabstürzen von Ladungsstücken aus den „Hieven", d.h. Ladungspartien, die zusammengeschnürt oder auf Holzböden ruhend vom Kran bewegt werden, bzw. durch Quetschungen beim Ladevorgang oder Fall in den Laderaum selbst, ist eine beträchtliche Unfallgefahr gegeben. Eine wesentliche Rolle spielt heute der Containerverkehr, bei dem Großraumbehälter mit Einheitsmaßen von Schiff zu Land bzw. vice versa mittels besonderer Krananlagen umgeschlagen werden.

Eine besondere Berufsform des Hafenarbeiters ist der Festmacher, welcher die Leinenverbindung zwischen dem einlaufenden Hochseeschiff und der Kaianlage bzw. dem Ufer herzustellen oder beim Auslaufen zu lösen hat. Die Festmacher bedienen sich kleiner ungedeckter Motorboote und arbeiten in der Regel zu zweit. Unfälle durch das Schlagen oder Reißen der schweren Draht-, Manilahanf- oder Perlonleinen bzw. Quetschungen beim Überlegen der Leinen über den Poller sind nicht selten. Die Festmacher sind den Witterungseinflüssen besonders ausgesetzt. Unterkühlungen und rheumatische Erkrankungen etc. sind in dieser Berufssparte verbreitet.

11.3.3 Werftbetriebe

Eine Schiffswerft stellt einen Industriebetrieb dar, der zahlreiche verschiedene einzelne Industrie- und Gewerbezweige in sich vereinigt. Auf einer Werft wird ein See- oder Binnenschiff von der schiffbautechnischen Konstruktion über die maschinentechnische Einrichtung bis zur vollständigen Ausrüstung der Wohn- und Aufenthaltsräume, Kombüsen, Brücken, Navigationseinrichtungen etc. fertiggestellt. Dies bedingt eine Vielzahl von verschiedenen „Gewerken", d.h. beruflichen Fachrichtungen wie Schiffbauer, Maschinenbauer, Zimmerleute, Klempner, Schlosser, Tischler, Maler etc. Sie unterliegen sehr verschiedenen berufsspezifischen Gefährdungen und weisen arbeitsmedizinische Besonderheiten auf.

Naturgemäß ist die Unfallgefahr der Werftarbeiter beim Umgang mit den schweren Eisenteilen am noch ungesicherten und im Bau befindlichen Schiff besonders groß. *In der Bundesrepublik Deutschland werden die Werften medizinisch im allgemeinen von einem Werksarzt versorgt.* Die Unfallstationen der Werften sind in der Regel ständig mit einem Sanitäter bzw. einer Schwester und zeitweilig mit einem Arzt besetzt. Leichte Unfälle werden hier versorgt und behandelt. Schwere Unfälle werden nach der Erstversorgung mit einem werkseigenen oder öffentlichen Unfallwagen in stationäre Behandlung weitergeleitet. Die Betreuung der Verunglückten bzw. der Erkrankten erfolgt im Rahmen der allgemeinen berufsgenossenschaftlichen bzw. kassenärztlichen Versorgung.

11.3.4 Taucherei

Auf den küstennahen Seewasserstraßen sowie auf den Binnenwasserstraßen wie Seen, Flüssen und Kanälen, inbesondere im Hafengebiet, ist häufig der Einsatz von Tauchern notwendig. Der Taucher führt Untersuchungen und Unterwasserarbeiten an beschädigten oder gesunkenen Schiffen, Unterwasserbaulichkeiten wie Kaianlagen, Brücken, Docks, Pontons etc. aus. Die Zahl der Unterwasserarbeiten durch Taucher ist ganz beträchtlich. Es werden Trossen angebracht, Ketten gelegt, Material aufgesammelt, Schraubenverbindungen gesetzt, Unterwasserbrenn- und -schneidarbeiten durchgeführt, Löcher gebohrt etc. Die vom Taucher ausgeführten Arbeiten bedingen eine besondere Bekleidung, den Taucheranzug. In der Regel wird diese berufsmäßige technische Taucherei als Schlauch- bzw. Helmtaucherei mit Oberflächenverbindung ausgeführt. Die Tauchtiefen betragen im allgemeinen bis zu 45 m, wenn auch mit dem Anzug bis über 100 m erreicht werden können. In der Regel wird entweder vom Ufer oder von besonderen Taucherkähnen bzw. -schiffen aus getaucht. Zur Tauchmannschaft gehören ein Signalmann, der die Sprech- und Signalleinenverbindung zum Taucher hält und seinen Einsatz kontrolliert, sowie ein Pumpenmann, der für die Luftzufuhr über den Kompressor verantwortlich ist. Mittels Preßluftgerät tauchende Freitaucher finden auch im Tauchergewerbe in Nordeuropa zunehmend Eingang. Sport- bzw. Expeditionstaucher benutzen Preßluft, während sich die Kampfschwimmer (Froschmänner) in der Regel des Sauerstoffkreislaufsystems bedienen.

Eine der Taucherei ähnliche Arbeitsform stellt die Caissonarbeit dar. Der Caisson war ursprünglich ein Senkkasten, eine Art Taucherglocke, zumeist aus Eisenbeton oder Stahl ohne Boden, der für Unterwasserbauten bzw. Reparaturarbeiten unter Wasser benutzt wurde. Er stellt einen schweren, unten offenen Hohlkörper dar, der mit Luft gefüllt in das Wasser hinabgelassen wird. Die Luftblase komprimiert sich innerhalb dieses Caissons, abhängig von der Wassertiefe (10,3 m = 1 atü). Den neueren Caissons liegt die oben erwähnte Konstruktion der Taucherglocke mit einem durch eine Schleuse erreichbaren Ausstiegsschacht zugrunde. Der Caisson auf dem Grunde des Gewässers dient als Arbeitsraum. Vom Caisson aus werden Unterwasserarbeiten wie Fundamentieren von Brückenpfeilern, Hafenanlagen, Kraftwerken, Spundwänden, Tunnelbauten etc. ausgeführt.

Sowohl die Taucher als auch die Caissonarbeiter sind speziellen Erkrankungen bzw. Schädigungen ausgesetzt. Diese als Druckfallkrankheit oder Dekompressionserscheinungen bekannten Störungen gehören zur Gruppe der Erkrankungen durch äußere physikalische Ursachen. Die Schwere der Druckfallerkrankung ist abhängig von der Höhe des Drucks, dem der Taucher oder Caissonarbeiter ausgesetzt war, weiter von der Dauer der Exposition und der Dekompression. Das Wesen der Druckfallerkrankung beruht auf einem Freiwerden des im Blut und im Gewebe gelösten Stickstoffs, wodurch vielfältige Störungen wie Osteoarthralgien, Menière-Syndrome, zentralnervöse Fehlleistungen, die bis zur Bewußtlosigkeit gehen können, abdominelle Erscheinungen und nicht näher bestimmbare Symptome wie Atemnot, schlechtes Allgemeinbefinden etc. ausgelöst werden können. Zur Vermeidung der Druckfallkrankheit ist die Einhaltung der Auftauch- bzw. Ausschleusungszeit aus dem Caisson wesentlich. Die SBG hat ebenso wie die BSBG in ihren Unfallverhütungsvorschriften allgemeine Hinweise für die Arbeitssicherheit der Taucher gegeben.

Literatur

Anleitung zur Gesundheitspflege (1972) Verordnung über die Krankenfürsorge auf Kauffahrteischiffen, Bd I, Anleitung zur Gesundheitspflege auf Kauffahrteischiffen, Bd II, Dingwort, Hamburg

Azzuqa AS (1979) Die funkärztliche Beratung in der Seefahrt, ihre Probleme und die Möglichkeiten ihrer Verbesserung. Med Dissertation, Universität Hamburg

Bäter H-H (1979) Untersuchungen des Gebißzustandes bei deutschen und bei ausländischen Seeleuten und daraus abzuleitende Empfehlungen. Med Dissertation, Universität Hamburg

Baumann K, Grewe C, Behling K et al. (1980) Psychomentale Belastung von Seelotsen an Bord von Containerschiffen. ASP 15:86-92

Binnenschiffahrts-Berufsgenossenschaft Duisburg (1955) Richtlinien für den Neu- und Umbau von Binnenschiffen. BSBG Duisburg

Binnenschiffahrts-Berufsgenossenschaft Duisburg (1979) Taucherarbeiten (VBG 39). Heymanns, Köln Berlin Bonn München

Böttger M, Herrmann R (1972) Gutachten über die Ergonomie von Ein-Mann-Steuerständen auf Binnenschiffen. BSBG Duisburg

Büchner E (1976) Hauterkrankungen bei Seeleuten. Med Dissertation, Universität Hamburg

Bundesgesundheitsamt (1981) Verhalten in Seenot. See-Berufsgenossenschaft Hamburg

Bundesminister für Verkehr (1965) Überleben auf See — Anweisungen für den Seenotfall. Eckard & Messtorff, Hamburg

Christiansen H (1975) Neue Gesichtspunkte für die Unterbringung der Besatzung. In: Referate und Diskussionsbeiträge der Sitzung des Fachausschusses „Schiffsentwurf und Schiffssicherheit" der STG vom 15.-17. Okt. 1975 Hamburg, S 415-430

Ebert H, Warncke J, Fischer K-D et al. (1980) Gesundheitsschutz an Bord. Leitfaden für Kapitäne und Schiffsoffiziere. VEB Volk Gesundheit, Berlin

Forschungsstelle für Schiffsbetriebstechnik (1974) Flensburger Studie. Untersuchungen über die psychischen und physischen Belastungen von Schiffsbesatzungen, Bd 5 und Anh., Sozialpsychologische Untersuchungen an Bord deutscher Seeschiffe, Bd 6, FSBT, Flensburg

Gesetz zur Verhütung und Bekämpfung übertragbarer Krankheiten beim Menschen (Bundesseuchengesetz) (1979) BGBl Teil I, 2262

Goethe H (1963) Arbeitshygiene in der Schiffahrt. In: Symanski H (Hrsg) Handbuch der gesamten Arbeitsmedizin, Bd IV/2. Teil: Arbeitshygiene. Urban & Schwarzenberg, Berlin München Wien, S 597-648

Goethe H (1968) Schiffahrtsmedizin. In: Wagner K, Wagner HJ (Hrsg) Handbuch der Verkehrsmedizin. Springer, Berlin Heidelberg New York, S 634-680

Goethe H (1973) Die Seekinetose. Unveröffentlichte Habil.-Schrift, Hamburg

Goethe H, Herrmann R (1972) Schiffshygiene — Arbeitsphysiologie — Ergonomie. In: Illies K (Hrsg) Handbuch der Schiffsbetriebstechnik. Vieweg, Braunschweig, S 999-1022

Goethe H, Vuksanović P, Backhaus A (1975) Die medizinische Betreuung der deutschen Hochseefischerei in den Jahren 1948 bis 1975. In: BM für Ernährung, Landwirtschaft und Forsten, Bonn Hamburg (Hrsg) Fischereischutzboote und Fischereiforschungsschiffe der Bundesrepublik Deutschland. Aufgaben und Tätigkeiten von 1948 bis 1975. Moehlke, Hamburg, S 53-68

Goethe H, Zorn E, Herrmann R et al. (1978) Die psycho-physische Belastung des Personals moderner Seeschiffe als aktuelles Problem der Schiffahrtsmedizin. Zentralbl Bakteriol Parasitenkd Infektionskr Hyg Erste Abt Orig Reihe B 166:1-36

Goethe H, Schmidt E-G, Zorn E et al. (1979) Lärmbelastung auf See- und Binnenschiffen — Untersuchung zur effektiven Lärmbelastung der Besatzungen. Bundesanst Arbeitsschutz Unfallforsch Dortmund, Forschungsber 201. Wirtschaftsverl NW, Bremerhaven

Goethe H, Schmidt E-G, Bode H-D et al. (1981) Schwingungen an Bord von Seeschiffen — Belastung der Besatzungen. Bundesanst Arbeitsschutz Unfallforsch Dortmund, Forschungsber 262. Wirtschaftsverl NW, Bremerhaven

Human factors in the design and operation of ships (1978) Proc First Int Conf Human Fact Design Operat Ships, Gothenburg, February 1977. Garmat, Stockholm

International health regulations 1969 (1974) 2. annotated edn. WHO, Geneva

International medical guide for ships (1967) WHO, Geneva

Internationale Symposien über Schiffahrtsmedizin 1970 Varna, 1972 Rostock, 1974 Gdansk, 1976 Odessa, 1978 Varna

Internationales Übereinkommen 1974 zum Schutz des menschlichen Lebens auf See (SOLAS 74) (1979) BGBl. Teil II, 141-153 und Anlageband, ergänzt durch das Protokoll v. 1978 zu diesem Übereinkommen BGBl. Teil II, 525-561

Ivergaard T, Ekelin A, Lundberg M et al. (1978) Arbetsmiljö inom sjöfarten. Haglund & Ericson, Stockholm (in schwedisch)

Jensen H-J, Studt H (1976) Der Mensch im Sozialsystem eines zukünftigen Schiffes. In: (Hrsg) Das zukünftige Schiff und seine Besatzung Materialien, 4. Soziol Aspekte. Selbstverlag, Hamburg, S 13-194

Lamoureux VB (1967) Guide to ship sanitation. WHO, Geneva

Low A, Goethe H (1978) Medical problems in search and rescue (SAR). Hansa, Hamburg

Low A (1981) Medizinische Probleme des modernen Taucherwesens, besonders im Offshore-Bereich. In: Bundesanst Straßenwes (Hrsg) Unfall Sicherheitsforsch Straßenverk. Kongreßber Jahrestag 1981 Dtsch Ges Verkehrsmed Dtsch Verkehrswacht, Hamburg 7. 5.–9. 5. 1981. Waisenhaus, Braunschweig, S 52–56

Matschke RG (1977) Überleben auf See aus medizinischer Sicht. Triltsch, Düsseldorf

Mindestanforderungen an das Seh- und Hörvermögen der Bewerber um das Patent. Anhang 3 zu der Verordnung zur Einführung der Verordnung über die Erteilung von Rheinschifferpatenten (Einführungsverordnung zur Rheinschifferpatentverordnung EVRheinSchPatentV) vom 26. 3. 1976. BGBl Teil I, S 757–772

Mirra G (1961) Medicina navale. Piccin, Padova

Onnen M (1975) Untersuchungen über die Versorgung der Schiffahrt mit Medikamenten, Verbandstoffen und Hilfsmitteln zur Krankenpflege (Ein kritischer internationaler Vergleich). Med Dissertation, Universität Hamburg

Proceedings of the European nautical medical officers' meeting. 1978 Hamburg, 1979 Arundel (Chichester), 1980 Oslo

Raab G (1981) Die gesundheitliche Situation in der Binnenschiffahrt — Erfahrungen der letzten Jahre. In: Bundesanst Straßenwes (Hrsg) Unfall Sicherheitsforsch Straßenverk. Kongreßber Jahrestag 1981 Dtsch Ges Verkehrsmed Dtsch Verkehrswacht. Hamburg 7. 5.–9. 5. 1981. Waisenhaus, Braunschweig, S 46–51

Rheinschiffs-Untersuchungsordnung vom 1. 4. 1976. BGBl Teil I, S 776

Rodahl K (1980) Arbeidsstress til sjøs. Nor Tek Naturvitensk Forskningsraad, Oslo. Syst Sikk Skip Rapp 80/2 (in norwegisch)

Schadewaldt H (1968) Zur Geschichte der Verkehrsmedizin, unter besonderer Berücksichtigung der Schiffahrtsmedizin. In: Wagner K, Wagner HJ (Hrsg) Handbuch der Verkehrsmedizin. Springer, Berlin Heidelberg New York, S 1–34

Schepers B-F (1981) Auswirkung der Besatzungsreduktion auf die Belastungssituation des Seemannes, Aspekte auf das Schiff der Zukunft und seine Besatzung. In: Bundesanst Straßenwes (Hrsg) Unfall Sicherheitsforsch Straßenverk. Kongreßber Jahrestag 1981 Dtsch Ges Verkehrsmed Dtsch Verkehrswacht, Hamburg 7. 5.–9. 5. 1981. Waisenhaus, Braunschweig, S 37–41

Schepers B-F (1978) Gesundheitsgefährdung durch Chemikalien an Bord deutscher Seeschiffe unter besonderer Berücksichtigung gefährlicher Ladung. Med Dissertation, Universität Hamburg

See-Berufsgenossenschaft Hamburg (1970) Richtlinien zur Untersuchung auf Seediensttauglichkeit vom 1. Sept. 1970. Hamburg (unveröffentlicht)

See-Berufsgenossenschaft Hamburg (1981) Taucherarbeiten (VBG 39) mit Durchführungsanweisungen. Selbstverlag, Hamburg

See-Berufsgenossenschaft Hamburg (1979) Unfallverhütungsvorschrift Lärm für Seeschiffe. Vom 4. Sept. 1979. Selbstverlag, Hamburg

See-Berufsgenossenschaft Hamburg (1980) Unfallverhütungsvorschriften für Unternehmen der Seefahrt (UVV See) Stand 1. Jan. 1981. Lange, Hamburg

See-Berufsgenossenschaft Hamburg Verhalten beim Verlassen des Schiffes im Seenotfall. Selbstverlag, Hamburg

Seemannsgesetz vom 26. 7. 1957. BGBl Teil I, S 713, in der Fassung des III. Gesetzes zur Änderung des Seemannsgesetzes vom 1. 3. 1983. BGBl Teil I, S 215–218

Sergeev EP (1974) Rukovodstvo po gigiene vodnogo transporta. Meditsina, Moskva (in russisch)

Speiserolle für die deutsche Seeschiffahrt einschl. Seefischerei (1951) Gültig ab 1. Juli 1951. Wochenration pro Besatzungsmitglied. GVBl HH 25

Strothmann H, Richthofen R von, Zorn E et al. (1978) Ernährung und Proviant an Bord von Seeschiffen. Sozialwerk f. Seeleute e. V. (Hrsg). LN, Lübeck up to date, Weiterbildung an Bord 14

Technische Regeln für Bau und Ausrüstung von Unterkunftsräumen auf Seeschiffen (1976) Bundesarbeitsbl. Fachbeilage Arbeitsschutz 1:33–40

Unterkühlung im Seenotfall (1981) Bericht über das Symposium vom 25. bis 27. 4. 1980 in Cuxhaven. Aesopus, Basel München

Verordnung über gefährliche Arbeitsstoffe (Arbeitsstoffverordnung-ArbStoffV) vom 17. Sept. 1971. BGBl Teil I, S 1609, Neufassung der Verordnung vom 8. Sept. 1975. BGBl Teil I, S 2493

Verordnung über die Krankenfürsorge auf Kauffahrteischiffen vom 25. April 1972. BGBl Teil I, S 734–740 und Anlagenband

Verordnung über die Seediensttauglichkeit vom 19. August 1970. BGBl Teil I, S 1241–1251

Verordnung über Trinkwasser und über Brauchwasser für Lebensmittelbetriebe (Trinkwasser-Verordnung) vom 31. Jan. 1975. BGBl Teil I, S 453–461

Verordnung über die Unterbringung der Besatzungsmitglieder an Bord von Kauffahrteischiffen vom 8. Febr. 1973. BGBl Teil I, S 66–79

Vuksanović P, Goethe H (1981) Die Morbiditätsstruktur der Seeleute — ein internationaler

Vergleich. In: Bundesanst Straßenwes (Hrsg) Unfall Sicherheitsforsch Straßenverk. Kongreßber Jahrestag 1981 Dtsch Ges Verkehrsmed Dtsch Verkehrswacht. Hamburg 7. 5.–9. 5. 1981. Waisenhaus, Braunschweig, S 57–66

Wodarg W (1977) Psychische Krankheiten der Seeleute. Med Dissertation Universität Hamburg

Zorn E (1957) Pomorska higijena. Komanda Jugoslovenske Ratne Mornarice, Split (in serbokroatisch)

Weitere Literatur kann in der Literaturdokumentation der Abteilung für Schiffahrtsmedizin am Bernhard-Nocht-Institut für Schiffs- und Tropenkrankheiten in Hamburg eingesehen werden.

12. Flugmedizin

B. Müller

12.1 Probleme der Flugmedizin

Das Streben und die Sehnsucht des Menschen, fliegen zu können und die Gesetze zu erforschen, die die Geschehnisse im Weltraum beherrschen, ist wohl so alt, wie die Menschheit selbst. Die medizinischen Aspekte der Luftfahrt werfen Probleme auf, die durch die explosionsartige Entwicklung der modernen Wissenschaft und Technik in einem ungewöhnlichen Tempo gelöst worden sind. Während der Mensch noch vor nicht allzulanger Zeit nur den biologischen Bedingungen dieser Welt angepaßt war, sprengte seine Intelligenz die Fesseln der Schwerkraft und ermöglichte ein Überschreiten der physiologischen Lebensbereichsgrenzen mit technischen Mitteln, die für diesen Zweck von der Flugmedizin gefordert und mit ihrer Hilfe geschaffen worden sind. Ebenso wurden auch die Probleme der Fluggeschwindigkeit und des Sauerstoffmangels mit Hilfe flugmedizinischer Forschung technisch gelöst.

Die Probleme der Flugmedizin ergeben sich aus den besonderen Umständen und Vorgängen, denen der Mensch im Luftfahrzeug unterworfen ist. Die menschlichen Funktionen, die in dieser Beziehung eine wesentliche Rolle spielen, betreffen in erster Linie die körperlichen und psychischen Leistungen beim Fliegen. Die ersteren verlangen, über einen guten Gesundheitszustand hinaus, bestimmte physiologische Voraussetzungen, bei denen diejenigen im Vordergrund stehen, die für den Aufenthalt in großen Höhen, für das Ertragen hoher Beschleunigungen und stärkerer Belastungen, für die Resistenz bestimmter schädlicher Arten von Strahlung, für die Wahrnehmung und Erhaltung des Flugzustandes und für das sichere Steuern des Luftfahrzeuges notwendig sind. Die beiden letzten Punkte leiten bereits auf die psychologische Seite dieses Problems über. Es bestehen heute keine ernsthaften Zweifel darüber, daß auch ganz bestimmte psychische Voraussetzungen erfüllt sein müssen, wenn die Beurteilung „fliegertauglich" exakt und zu Recht bestehen soll. Abgesehen von Sonderleistungen, die im allgemeinen auch eine Sonderbegabung erfordern, verlangt das sichere Führen eines Flugzeuges den ungestörten Ablauf seelischer und intellektueller Reaktionen, den Vollzug bestimmter Handlungen und die Lösung von Aufgaben, deren Bedeutung für die Flugsicherheit sehr groß ist. Interessant ist das Studium der *Flugunfallstatistik, die beweist, daß nicht technische Fehler, sondern menschliche Faktoren den weitaus größeren Prozentsatz der Flugunfälle verursachen.*

12.2 Höhenflug und Höhenwirkung

12.2.1 Die Atmosphäre

Die gesamte Lufthülle, die die Erde umgibt, besitzt eine Masse von $5,13 \times 10^{18}$ kg, d.h. sie bildet somit knapp ein Millionstel der Erdmasse.

Man unterscheidet beim Aufbau der Atmosphäre fünf verschiedene Schichten, die nach der Höhe gestaffelt sind:
1. *Troposphäre:* 0–11 000 m Höhe. Temperatur bis −55 °C. In dieser Schicht findet das Wettergeschehen statt.
2. *Stratosphäre:* 11 000–45 000 m Höhe. In dieser Schicht Temperaturanstieg bis auf 0 °C. Hier befindet sich kein Wasserdampf mehr. Durch die hier vorhandene Ozonschicht (O_3) werden die langwelligen ultravioletten Sonnenstrahlen absorbiert.
3. *Mesosphäre:* 45 000–80 000 m Höhe. Temperaturabfall bis −70 °C, hochgradig verdünnte Luft, starke Sonnenstrahlung.
4. *Ionosphäre:* 80–1000 km Höhe. Freie Ionen und Elektronen.
5. *Exosphäre:* 1000–3000 km Höhe. Die Teilchendichte von 10^6 Partikelchen/cm^3 auf 10^2 Partikelchen/cm^3 sinkend. Über 3000 km beginnt der Weltraum.

Beim Durchgang durch die Atmosphäre erfährt die Sonnenstrahlung verschiedene qualitative und quantitative Veränderungen. Durch Wasserdampf, Kohlendioxid und Sauerstoff werden Teile des Sonnenspektrums absorbiert, wodurch die Eigenschaften der Atmosphäre stark beeinflußt werden. Die Luft der Atmosphäre ist ein Gemisch von Gasen, das sich volumenmäßig zusammensetzt aus:
   Stickstoff – N_2 –: 78,09%
   Sauerstoff – O_2 –: 20,95%
   Argon – A –: 0,93%
   Kohlensäure – CO_2 –: 0,03%,
ferner aus Spuren von Edelgasen: Neon, Krypton, Helium, Xenon, ferner Wasserstoff, Ozon und Radon.
Außerdem findet man noch Wasserdampf in der Größenordnung von 0,01–4,0 Vol.-%. Wegen der ständigen Durchmischung der Gase in der Troposphäre ist die Zusammensetzung der Luft hier konstant. Das Gewicht der Lufthülle beträgt pro cm^2 Körperoberfläche 1,033 kg. Ein enorm hohes Gewicht, das wir nur infolge eines gleich hohen Körperinnendruckes nicht spüren.

Der ewige Kreislauf von Verbrauch und Erneuerung des atmosphärischen Gasgemisches zeugt von einem gesetzmäßigen Gleichgewicht, das von Menschen, Tieren und Pflanzen gleichermaßen gehalten wird. Wie die Pflanzen den freien Sauerstoff, so erneuern die Menschen und Tiere beim Ausatmen ständig die freie Kohlensäure.

12.2.2 Physiologische Wirkung des Sauerstoffmangels

Die Atmung vermittelt die Zuführung des Sauerstoffs, der für die Lebensvorgänge im Organismus notwendig ist. Gleichzeitig werden durch die Atmung die im Körper gebildete Kohlensäure und gewisse Wasserdampfmengen eliminiert. Eine ähnliche Aufgabe kann auch die äußere Haut im beschränkten Maß übernehmen. Man bezeichnet als *„äußere Atmung"* den Vorgang des Gesamtgasaustausches zwischen äußerer Luft und Blut, der in den Lungen erfolgt; den Gasaustausch zwischen dem Körpergewebe und dem Blut nennt man *„innere Atmung"*. Die Lungen haben die Aufgabe und die Fähigkeit, in ihren Endverästelungen — den Alveolen — den direkten Gasaustausch zwischen dem Blut und der Einatmungsluft zu ermöglichen. Die Alveolen ergeben in ihrer Gesamtheit eine Atemfläche von 100 m^2, wenn diese Gesamtatemfläche voll ausgenützt würde. Der Atmungsvorgang vollzieht sich normalerweise beim Menschen unter den Bedingungen des gewöhnlichen normalen atmosphärischen Luftdruckes von 760 mm Hg. Die normale Atemfrequenz beträgt etwa 16 Atemzüge pro Minute. Hieraus und aus der Respirationsluft von 500 cm^3 errechnet sich das Atemminutenvolumen von 8 l pro Minute. Die Höhenwirkung durch Sauerstoffmangel beim Menschen wird ganz allein dadurch zu einem Höhenproblem, daß wir im menschlichen Körper keinen Sauerstoff speichern können, wie es bei Fett und Eiweiß der Fall ist. Der Sauerstoffmangel kommt durch die Abnahme des Sauerstoffteildruckes in der Atmosphäre zustande.

Der Teildruck (Partialdruck) eines Gases ist sein Anteil am Gesamtdruck der beteiligten Gase. Er ist also bei atmosphärischer Luft für Sauerstoff gleich ⅕ des Gesamtluftdruckes, d.h.: ⅕ von 760 mm Hg = 152 mm Hg. Er besteht nicht in einer prozentuellen Abnahme des Sauerstoffs in der Luft, denn noch in 20 000 m Höhe findet man 21% Sauerstoff, wie auch in Meereshöhe. Mit zunehmender Höhe, also auch mit ansteigender Luftverdünnung wird die absolute Zahl der Moleküle in der Raumeinheit geringer. Durch die Anzahl der Gasmoleküle im Raum wird aber der Gasdruck bestimmt.

Bei einem Gasgemisch summieren sich die Molekülstöße der einzelnen Gase zum Gesamtdruck. Der Partialdruck ist dann der Druckanteil des einzelnen Gases.

Er beträgt bei Sauerstoff stets 21% des Gesamtdruckes, d.h.

in Meereshöhe = 21% von 760 mm Hg Gesamtluftdruck = ca. 160 mm Hg;
in 5500 m Höhe = ½ Atm. (380 mm Hg) Gesamtluftdruck = $^{160}/_2$ = 80 mm Hg;
in 10 500 m Höhe = ¼ Atm. = 40 mm Hg (Abb. 12.1).

Die physikalische Wirkung eines Gasgemisches ist stets vom Gesamtdruck abhängig. Die chemische Wirkung und das chemisch-physikalische Bindungsvermögen eines einzelnen Gases des Gasgemisches sind lediglich vom Teildruck abhängig, wie auch beim Sauerstoff der Einatmungsluft.

12.2.3 Der Luftdruck

Betrachtet man physikalisch die Druckverhältnisse im Schwerefeld, so kann man feststellen, daß der Luftdruck am Erdboden fast konstant ist und 1 Atm. = 760 mm Hg beträgt. Der Luftdruck verändert sich laufend mit zunehmender Höhe (Tabelle 12.1).

Während bei Flüssigkeiten der Druck vom Boden zur Oberfläche hin linear abnimmt, da Flüssigkeiten, insbesondere Wasser, nicht kompressibel sind, findet man bei Gasen ganz andere physikalische Verhältnisse.

Die Gase sind im Gegensatz zum Wasser stark kompressibel. Die untersten

Tabelle 12.1. Richtzahlen für die Beziehungen zwischen Luftdruck und Höhe bei Annahme einer Bodentemperatur von 15°C und einem Temperaturgradienten von 0,65°C für 100 m nach den Werten der internationalen Normatmosphäre. (Nach Strughold 1944)

Höhe (in m)	Temperatur	Luftdruck (mm Hg)	Luftdruck (in Atm.)
0	15,0	760,0	1,00
500	11,8	716,0	0,94
1 000	8,5	673,8	0,89
1 500	5,3	634,0	0,83
2 000	2,0	596,0	0,78
2 500	− 1,2	560,0	0,74
3 000	− 4,5	525,8	0,69
3 500	− 7,8	493,0	0,65
4 000	−11,0	462,0	0,61
4 500	−14,3	432,6	0,57
5 000	−17,5	404,8	0,53
5 500	−20,7	378,6	0,50
6 000	−24,0	353,6	0,47
6 500	−27,3	330,0	0,43
7 000	−30,5	307,8	0,41
7 500	−33,7	286,8	0,38
8 000	−37,0	266,6	0,35
8 500	−40,3	247,8	0,33
9 000	−43,5	230,0	0,30
9 500	−46,8	213,6	0,28
10 000	−50,0	197,8	0,26
10 500	−53,3	183,0	0,24
11 000	−56,5	169,2	0,22
11 500	−56,5	156,5	0,21
12 000	−56,5	144,6	0,19
12 500	−56,5	133,6	0,18
13 000	−56,5	123,4	0,16
13 500	−56,5	114,2	0,15
14 000	−56,5	105,4	0,14
14 500	−56,5	97,4	0,13
15 000	−56,5	90,0	0,12

Schichten werden durch das Gewicht der darüberliegenden zusammengedrückt. Man erhält daher auch eine ganz andere graphische Darstellung der Druckverteilung in der Luft (Abb. 12.2).
Tabelle 12.2 zeigt diese interessanten Verhältnisse bis auf 100 km Höhe:

Tabelle 12.2. Druckverteilung in der Luft

Höhe km	Luftdruck mm Hg
0	760
10	200
20	40
30	10
40	1,25
50	1,1
100	0,001

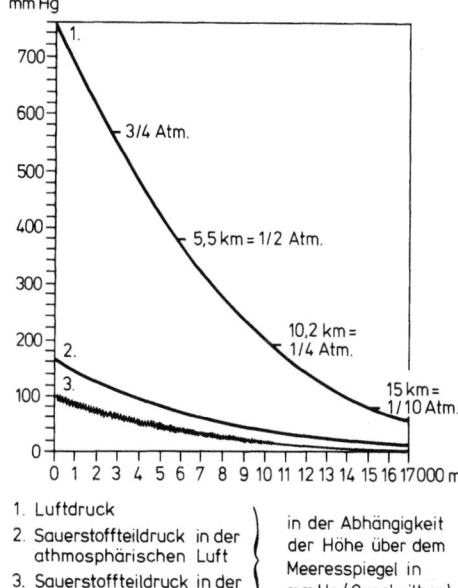

1. Luftdruck
2. Sauerstoffteildruck in der athmosphärischen Luft
3. Sauerstoffteildruck in der Lungenluft

in der Abhängigkeit der Höhe über dem Meeresspiegel in mm Hg (Quecksilber)

Abb. 12.1. Luftdruckveränderungen bei zunehmender Höhe. (Nach v. Dirlingshofen 1939)

12.2.4 Höhenflug mit und ohne Überdruckkabine

Mit der zunehmenden Fortentwicklung des Fluges in großen Höhen wird der Aufenthalt in einer Druckkabine zwingende Notwendigkeit. Der menschliche Organismus ist in Höhen über 9000 m trotz reiner Sauerstoffatmung nicht mehr leistungsfähig und weist nach kurzer Zeit schwere Höhenkrankheitserscheinungen auf, die nur mit einer Überdruckkabine verhindert werden können. Man beherrscht beim Höhenflug mit einer Druckkabine die drohende Sauerstoffmangelwirkung dadurch, daß in der Druckkabine ein relativ hoher Druck gegenüber dem atmosphärischen Luftdruck gehalten wird. Es kann daher ohne Sauerstoffatemgerät geflogen werden, da die Druckkabine hermetisch gegen die Außenluft abgeschlossen ist und einen vollkommenen Schutz gegen die gefahrbringende Höhenwirkung darstellt. Der *Sauerstoffdruck in der Kabine*

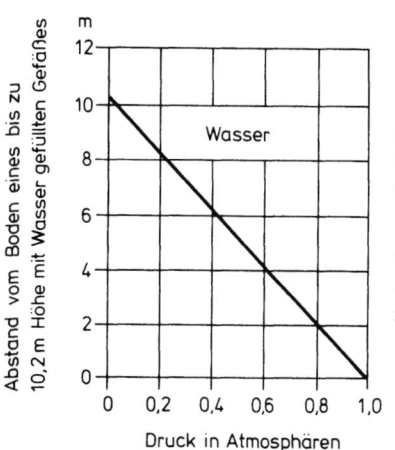
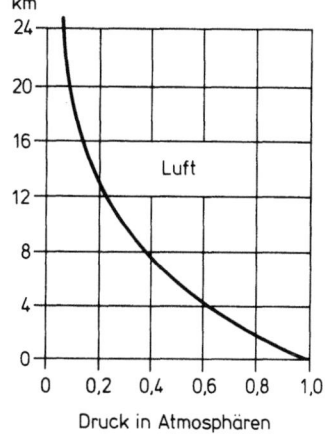

Abb. 12.2 *Links:* Druckverteilung in Wasser. *Rechts:* Druckverteilung in Luft. (Nach Pohl 1935)

entspricht dem in einer Höhe von ca. 2300 m. Man erreicht hierdurch, daß die Drucksturzfolgen beim Undichtwerden der Druckkabine für den menschlichen Organismus keine ernstere Gefahr bedeuten und keine schädigenden Folgen verursachen. Die hermetisch abgeschlossene Kabine ist atmungsphysiologisch völlig unabhängig von der Höhe (s. Weltraumflüge).

Wie wir wissen, treten oberhalb 4000 m Höhe ohne Sauerstoffzufuhr die ersten durch Sauerstoffmangel bedingten Höhenkrankheitserscheinungen des Organismus auf, die sich bis auf eine Höhe von 7000 m zunehmend verstärken und bisweilen lebensgefährliche Situationen verursachen können. In Flugzeugen mit einer Druckkabine wird also der Innendruck in einer ganz bestimmten Beziehung zum Außendruck geregelt. Dieser Wert ändert sich mit der Flughöhe. Wenn das Flugzeug also in einer Flughöhe von 13 000 m fliegt, herrscht in der Kabine ein Druck der dem in einer Höhe von ca. 2300 m entspricht, ein Druck der von jedem Menschen ohne wesentliche Erscheinungen vertragen wird.

12.2.5 Physiologische Wirkung des Luftdruckabfalles

Durch Absinken des Luftdruckes mit zunehmender Höhe, nimmt auch der Druck ab, der normalerweise auf der Gesamtoberfläche des menschlichen Körpers lastet. Gleichzeitig kommt es zu einer Druckveränderung innerhalb der gashaltigen Hohlräume des Körpers, in dem Sinne, daß diese gashaltigen Körperhöhlen durch Ausdehnung ein Druckgleichgewicht anstreben. Betroffen sind von diesem Phänomen die Magenblase, Gasansammlungen in den Därmen, den Knochenhöhlen des Schädels — Nasennebenhöhlen, Stirnhöhlen, Kieferhöhlen und Keilbeinhöhle —, ferner das Mittelohr. Der menschliche Körper wird in Meereshöhe mit 1 Atm. belastet. *Bei Absinken des Luftdruckes mit zunehmender Höhe kann sich z. B. eine bestimmte Gasmenge in 16 000 m auf das 10fache seines ursprünglichen Volumens ausdehnen.* Nach dem Boyle-Mariott-Gasgesetz ist das Volumen eines Gases bei konstanter Temperatur umgekehrt proportional dem Druck (Abb. 12.3). Da

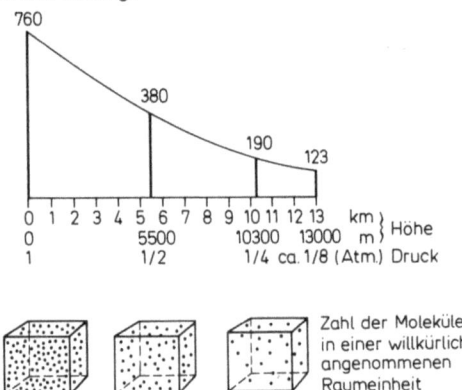

Abb. 12.3. Abnahme des Luftdruckes mit der Höhe. Oben: Luftdruckkurve. Unten: Modellmäßige Darstellung des Luftdruckes als Ausdruck der absoluten Molekülzahl in der Raumeinheit. (Nach Clamann)

das Körpergewebe bis zu 70% aus Flüssigkeit besteht, wirkt sich die Luftdruckherabsetzung hierbei nicht aus; denn nach den bekannten physikalischen Regeln ändern flüssige Körper ihr Volumen durch Druckveränderung nicht, da sie nicht kompressibel sind. Anders ist es aber bei den gashaltigen Körperhöhlen.

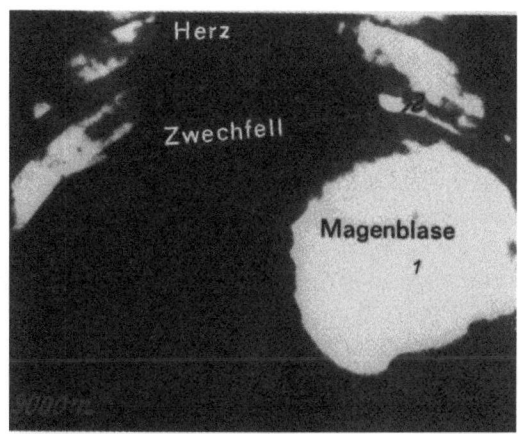

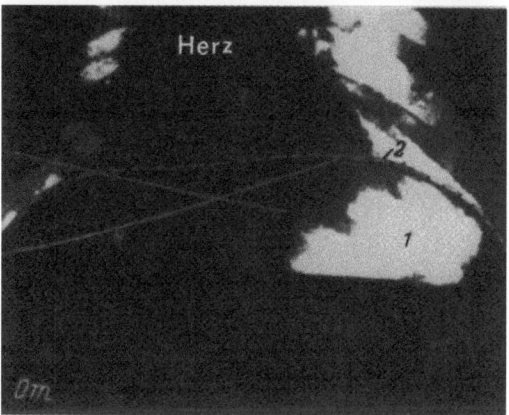

Abb. 12.4. Die Ausdehnung der Magengase in großen Höhen. Röntgenaufnahmen vom Menschen. *Unten:* in 0 m Höhe. *Oben:* in 9000 m Höhe. (Nach Strughold 1939)

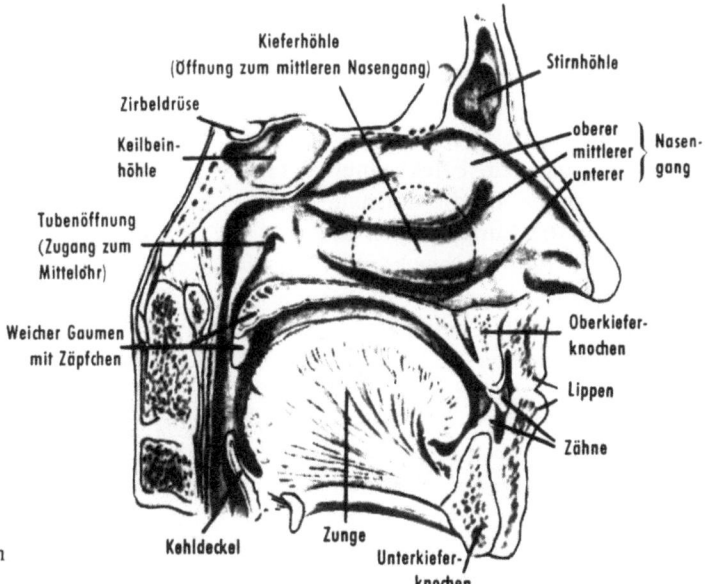

Abb. 12.5. Knochenhöhlen des Kopfes

Hier kommt es zu einer Vergrößerung des Bauchumfanges und zum Hochdrängen des Zwerchfelles (Abb. 12.4). Während die gashaltigen Räume des Bauches bei Luftdruckveränderungen einen Druckausgleich versuchen, indem sie ihr Gasvolumen verändern, ist dies bei den Knochenhöhlen des Kopfes nur dann, wenn auch in geringerem Ausmaß, möglich, wenn die anatomisch vorhandenen Ausführungsgänge durchgängig sind und einen ausreichenden Druckausgleich gestatten (Abb. 12.5). *Selbst kleine Gasansammlungen in Granulomen und schlechte Wurzelfüllungen der Zähne können bei schnellem Höhenaufstieg zu heftigen Schmerzen führen.*

12.2.6 Druckfallkrankheit

Der Spannungsausgleich der Blutgase mit der Außenluft — in der Hauptsache zu 78% Stickstoff — erfolgt bei Luftdruckabfall — also beim Höhenanstieg — in den Lungen. Das Blut enthält etwa 1% Stickstoff gelöst, während der Partialdruck des Stickstoffs in Meereshöhe 600 mg Hg beträgt. Nach dem Gesetz von Henry steigt die gelöste Gasmenge proportional dem Druck. Hierdurch wird verständlich, daß sich die gelöste Gasmenge linear ändert. Bei plötzlichem Drucksturz können aus der Blutflüssigkeit kleinste Stickstoffbläschen ausperlen — ähnlich dem Effekt einer Selterswasserflasche — da die normale Entlüftung durch die Lungen nicht mehr ausreicht (Abb. 12.6). Daher können bei Piloten schnell steigender Flugzeuge in Höhen über 7000 m bei raschem Höhenanstieg Schmerzen in den Schulter-, Knie- und Handgelenken auftreten, die von Augenflimmern, Kopfschmerz und Tremor begleitet werden. Man kann diesen Symptomenkomplex in Analogie zur Caisson-Krankheit (Taucherkrankheit) setzen, nur daß hier umgekehrte Druckverhältnisse vorliegen (Herabsetzung des Luftdruckes). Zur Auslösung dieser Druckfallkrankheit bedarf es allerdings eines Druckfalles um 60% des Ausgangsdruckes. Die Therapie der Druckfallkrankheit besteht in einem sofortigen Abstieg unter 7000 m Höhe.

12.2.7 Sauerstoffmangel

Die wichtigste physiologische Aufgabe des Blutes liegt in seiner Bedeutung als Transportorgan der Atemgase Sauerstoff und Stickstoff. Aus dem Gesamtalveolarraum der Lungen diffundieren infolge des Spannungsgefälles zum Blut hin die Sauerstoffmoleküle in die Kapillaren der Alveolen und werden dort zunächst physikalisch gelöst. Aus der Sauerstoffbindungskurve des Hämoglobins nach Barcroft (1927) (Abb. 12.7) kann man erkennen, wie sich die Abnahme des Sauerstoffgehaltes des Blutes bei Höhenaufstieg vollzieht. Der Verlauf der Kurve ist nicht unbedingt starr. Sie verläuft flacher bei höherer CO_2-Spannung, denn bei der Reaktion $Hb + O_2 = HbO_2$ nimmt die Wasserstoffionenkonzentration zu, und im Blut geht Bikarbonat in CO_2 über. Bei konstanten Sauerstoffspannungswerten verringert sich also mit ansteigender Kohlensäurespannung die Sauerstoffsättigung des Hämoglobins, d.h. die Kohlensäure treibt den Sauerstoff aus dem Blut heraus. Man bezeichnet diesen Vorgang als „Bohr-Effekt", ein für den Atem-Gas-Austausch des Gewebes sehr wichtiger Vorgang. Bei Sauerstoffmangel in großen Höhen gerät der Organismus in den Zustand der Hypoxämie. Neben der Umstellung der Atmung tritt bei *Sauerstoffmangel in großen Höhen* eine Reaktion des gesamten Körperkreislaufes ein. Es findet sich eine *steigende Herzfrequenz,* die durch Abnahme des Vagotonus bedingt ist, ferner eine *Zunahme des Schlagvolumens des Herzens* und eine *Vergrößerung der Blutdruckamplitude,* während sich der

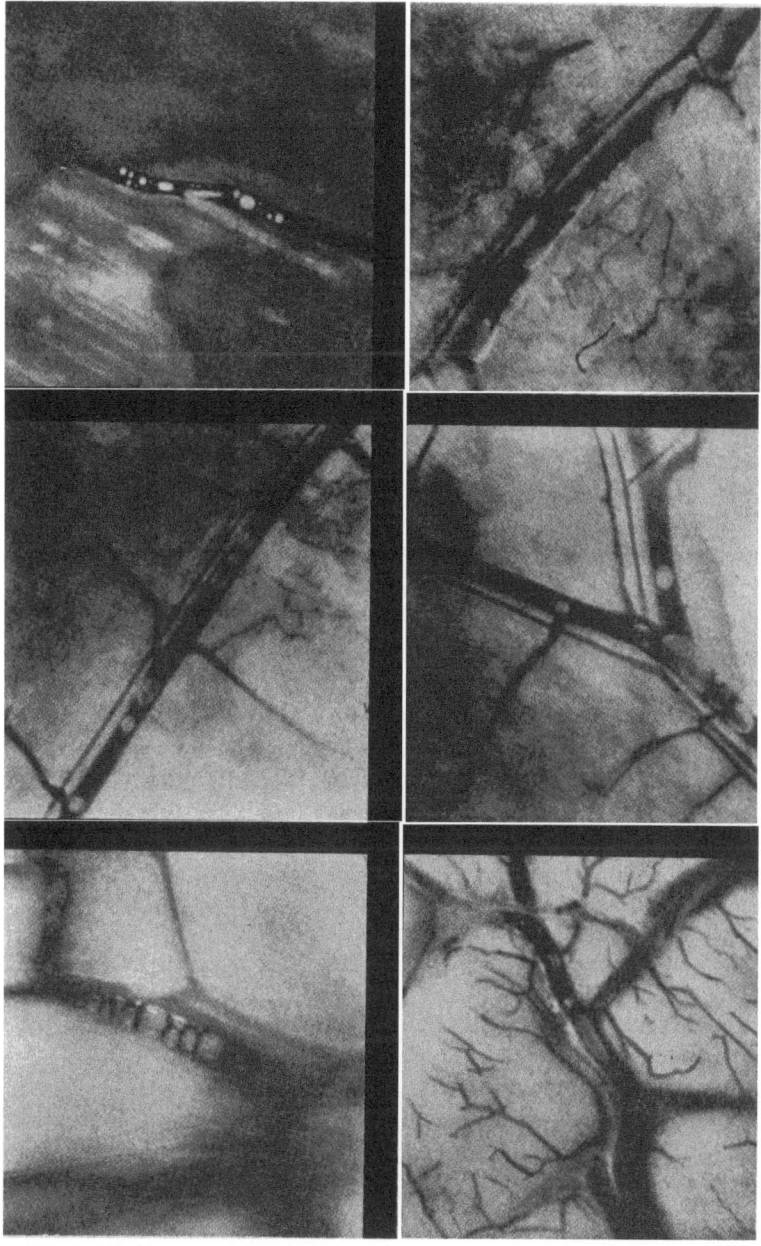

Abb. 12.6. Stickstoffbläschen in den Blutkapillaren. (Nach Armstrong 1940)

systolische Blutdruck nur wenig ändert. Die Pulsfrequenzerhöhung und die Depotblutentspeicherung, ebenso wie eine geringe arterielle Verengung sind Ausdruck der sympathischen Erregung; ihr wird kompensatorische Bedeutung zugesprochen. Im Ekg findet man bei Sauerstoffmangel deutliche Veränderungen im Erregungsablauf des Herzens. Abgesehen von einer verzögerten Entleerungszeit des Mageninhaltes in großer Höhe und einer Erniedrigung der Säurewerte des Magens kann man auch eine Aufhebung der normalen Leerkontraktionen feststellen. In ähnlicher Weise verhält sich der Darmtrakt mit seinen peristaltischen Bewegungen und funktionellen Vorgängen. Sehr empfindlich gegen Sauerstoffmangel sind die Ganglienzellen des Großhirns, die bei einer Hypoxie schlagartig ihre Tätigkeit einstellen und so die Organfunktionen einschneidend beeinflussen und stören können. Bei einer absoluten Höhe von 3000 m setzt ein merkbares Absinken der Reflexgröße ein. Die Reaktion der Sehnenreflexe im Sauerstoffmangel ist ein wichtiger Gradmesser der nervösen Erregbarkeit, da sie die Eigenreflexe der quergestreiften Muskulatur darstellen und ihr Reflexbogen aus nur zwei Neuronen besteht. In großen Höhen, bei O_2-Mangel, ist die Reflexerregbarkeit herabgesetzt; ferner können Höhen- oder Rekompressionskrämpfe auftreten, die in der Regel die Folge zentralnervöser Erregungszustände sind und durch Sauerstoffmangel ausgelöst werden. Es ist bekannt, daß das Großhirn im O_2-Mangel vielseitige funktionelle Vorgänge aufweist, die in ihrer Auswirkung erheblich von den normalen Funktionen abweichen. Insbesondere sind dies die Vorgänge der Wahrnehmung und Reaktion, die Willkürmotorik, psychomotorische Koordinationen und die intellektuellen Grundfunktionen. Die Beeinträchtigung der sensorischen Funktionen des Gehörorgans durch Sauerstoffmangel oberhalb 4000 m Höhe hat ein progressives Absinken der oberen Hörschwelle zur Folge. Die Sehstörungen der Augen im akuten Sauerstoffmangel sind vielseitiger Natur. Man findet schon in 4000 m Höhe das subjektive Phänomen des Dunkelwerdens vor den Augen, ferner besteht eine Verlangsamung der Reaktionszeit beim Nachtsehen (Dunkeladaptation). Ähnlich liegen die Verhältnisse beim Dämmerungssehen und beim Augenmuskelgleichgewicht, so daß das Raum-

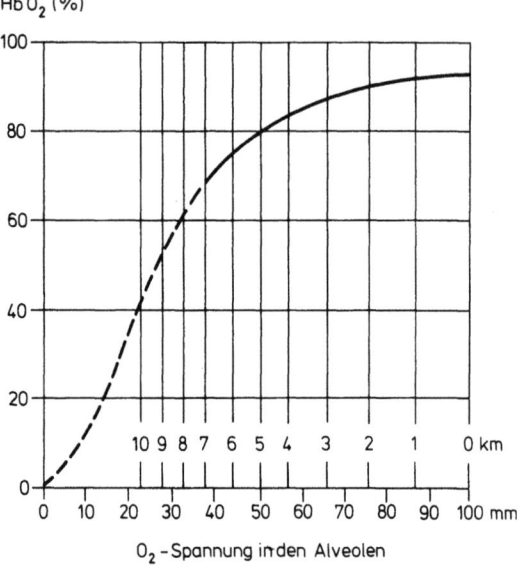

Abb. 12.7. Sauerstoffbindungskurve des Hämoglobins. (Nach Barcroft 1927)

sehen merklich beeinträchtigt werden kann. Außerdem beobachtet man eine Herabsetzung der Unterschiedsempfindlichkeit im Farbensehen. In diesem Zusammenhang sei noch auf die Veränderung des Liquordruckes im O_2-Mangel hingewiesen. Man kann ab 4000 m Höhe einen deutlichen Anstieg desselben feststellen, wobei auf O_2-Zufuhr diese Drucksteigerung wieder zur Norm abfällt.

12.2.8 Höhenkrankheit

Die Symptomatologie der Höhenkrankheit ergibt sich aus dem ursächlichen Sauerstoffmangel. Die Erscheinungsform der Höhenkrankheit ist abhängig von dem Grad der körperlichen Arbeit, d.h. ob man diese bei absoluter Körperruhe oder bei schwerer körperlicher Anstrengung betrachtet. Bei Körperruhe bemerkt man im O_2-Mangel keine Atemnot; vielleicht manchmal sogar das Gefühl einer leichten Euphorie, wie auch das Empfinden einer freieren Atmung. Allmählich beginnt das Herz schneller zu schlagen und die Atmung wird tiefer; dann kommt es langsam zu einer Unregelmäßigkeit der Atmung, einer Zunahme der Müdigkeit und Trägheit des Denkvermögens, schließlich wird das Gesichtsfeld dunkler. Bei körperlicher Tätigkeit hingegen beobachtet man gleich bei Beginn des O_2-Mangels eine stärkere Atemnot, deren Grad von der körperlichen Belastung abhängig ist. Später setzen dann Übelkeit, Schwindelgefühl, Kopfschmerz, Herzklopfen und ein Zustand allgemeiner Körper- und Willensschwäche ein. Die Ursache der Höhenkrankheit ist also das Absinken des Sauerstoffpartialdruckes in der Einatmungsluft auf einen für den Organismus unzureichenden Wert (s. Tabelle 12.3). Es besteht in diesem Falle kein ausreichendes Sauerstoffdruckgefälle von Blut zu den Gewebszellen mehr.

Am empfindlichsten gegen O_2-Mangel sind die Ganglienzellen der Großhirnrinde, dem Zentrum unserer geistigen Funktionen. Daher besteht auch bei Beginn der Höhenkrankheit eine deutliche Abnahme der Eigenkritik. Bei einem Höhenaufstieg bis auf 8000 m Höhe erlebt man alle Grade der Höhenkrankheit in einer chronologischen Reihenfolge. Bis auf 3000 m ist keine erwähnenswerte Änderung irgendeiner Organfunktion zu erkennen. Von dieser Höhe ab bemerkt man eine Vertiefung der Atmung als Reaktion auf den beginnenden Sauerstoffmangel. Während die Eigenreflexe der quergestreiften Muskulatur eine Herabsetzung erfahren, stellt man eine Zunahme des Schlag- und Minutenvolumens des Herzens fest, als Zeichen einer beginnenden Kompensation der organphysiologischen Vorgänge. Diesen markanten Punkt der Organfunktionsreaktion bezeichnet man als ,,*Reaktionsschwelle*" und die Zone vom Beginn des Höhenaufstiegs bis hierher als ,,*Indifferente Zone*". Mit dem Beginn der Sauerstoffmangelreaktion und der kompensatorischen Maßnahmen von seiten des Organismus ist zunächst noch kein Leistungsabfall zu verzeichnen, da der Körper mit dem verminderten Sauerstoffangebot durch vermehrte Ventilation der Lungen und durch Erhöhung des Schlagvolumens des Herzens ohne weiteres fertig wird. Diese Zeit bis zum merkbaren Beginn der Leistungsminderung nennt man ,,*Zone der vollständigen Kompensation*". Der Organismus ist noch voll leistungsfähig. In einer Höhe von etwa 4000 m werden nun diese Störungen der physiologischen Organfunktionen manifest. Jetzt wird die sog. ,,*Störungsschwelle*" erreicht. Obwohl es dem Organismus zeitweise gelingt, einen Zustand der Kompensation zu erreichen, treten hier vor allem Störungen im Zentralnervensystem deutlich in Erscheinung, die jetzt nicht mehr durch die kompensatorischen Reaktionen des Organismus beseitigt werden können. Diese Zeitzone ist durch eine Leistungsminderung gekennzeichnet und heißt ,,*Zone der unvollständigen Kompensation*". Bei weiterem Höhenaufstieg werden in 6000 m die Störungen der Organfunktion immer kritischer. Dieser Punkt wird ,,*kritische Schwelle*" genannt. Man beobachtet zwischen 6000 m und 8000 m Höhe: Tremor, Muskelzuckungen und eine rasche Steigerung der Pulsfrequenz und der Atmung, die zunehmend unregelmäßiger wird, bis allmählich die Trägheit des Denkvermögens über eine sich vermehrende Bewußtseinstrübung in Bewußtlosigkeit übergeht. Die Muskelzuckungen gehen bei anhaltendem O_2-Mangel bald in Höhenkrämpfe über, und es kommt schließlich zum Atemstillstand und zum Versagen des Kreislaufs und des Herzens. Mit dem darauf folgenden Herzstillstand tritt dann der Höhentod ein — ,,*letale Schwelle*". Die letale Schwelle stellt also lediglich eine Zeitfunktion dar, wenn die kritische Schwelle überschritten ist. Dieser eben geschilderte Schwellenbegriff für den Ablauf der Höhenkrankheit ist von Strughold 1937 in die Flugmedizin eingeführt worden und hat eine klare Systematik in die Physiologie des Höhenfluges und des Sauerstoffmangels gebracht (Abb. 12.8).

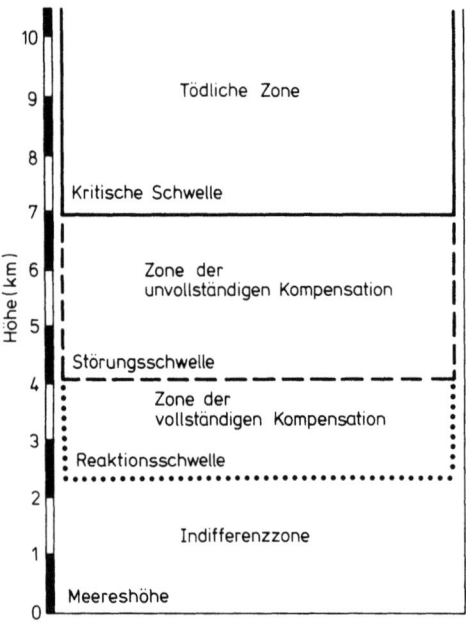

Abb. 12.8. Höhenwirkungsschwellen. (Nach Strughold 1939)

12.2.9 Höhenwirkung

Wie oben geschildert, kann man mit zunehmender Höhe nach Strughold folgende Höhenwirkungsschwellen unterscheiden:
1. Bei 2000–3000 m Höhe = *Reaktionsschwelle* = 70 mm Hg-alv.-O_2-Druck.
2. Bei 4000 m Höhe = *Störungsschwelle* = 45–50 mm Hg-alv.-O_2-Druck.
3. Bei 6000–8000 m Höhe = *kritische Schwelle* = 30 mm Hg-alv.-O_2-Druck (kritischer alv.-O_2-Druck).
4. Längerer Aufenthalt über 6000–8000 m Höhe = *letale Schwelle* (Todesschwelle).

Man kann die Höhenwirkung im horizontalen Höhenversuch demonstrieren. Man versteht hierunter die Erscheinungen nach Absetzen der Sauerstoffatmung in bestimmten Höhen, z. B. in der Unterdruckkammer. Die gleiche Einteilung der Höhenwirkungsschwellen findet man beim *Höhenlageversuch*. Hierbei wird ein sauerstoffarmes N_2O_2-Gemisch, in der Regel ein 7%iges N_2O_2-Gemisch, entsprechend einer Höhe von 7500 m, mittels einer Höhenmaske eingeatmet, wobei sich je nach der entsprechenden Untersuchungshöhe die einzelnen Höhenwirkungsschwellen mehr oder weniger schnell, aber markant entwickeln. Hier hat sich der Begriff der *Zeitreserve* für die fliegenden Besatzungen bewährt. Die Zeitreserve ist die Zeit vom Absetzen der Sauerstoffatmung bis zur Störungsschwelle; das bedeutet für den Höhenflieger die Zeitspanne, die ihm bei Störungen der Sauerstoffatmung für ein sicheres Handeln noch zur Verfügung steht, in der er also noch über ein ungestörtes Leistungsvermögen verfügt. Mit zunehmender Höhe rücken die eben angeführten Höhenwirkungsstufen immer näher zusammen und an den Zeitpunkt der Sauerstoffunterbrechung heran. In 8000 m Höhe beträgt die Zeitreserve nur ca. 3 min, in 9000 m Höhe ist sie nur noch 1 min lang. In 12 000 m ist die Zeitreserve 30 s lang und in 20 000 m Höhe nur noch 11 s. Durch den sog. Höhenlageversuch, bei dem der Pilot ein 7%iges N_2O_2-Gemisch mit einer Höhenmaske einatmet, kann man die lebenswichtigen, persönlichen Warnzeichen der Höhenkrankheit eines jeden Menschen demonstrieren. Gewöhnlich treten diese Anfangserscheinungen der Höhenwirkung schon bei der Reaktionsschwelle auf; wie z. B. Kribbeln in den Fingern, Klopfen in den Schläfen, Herzklopfen, vertiefte Atmung, Wärmegefühl am Kopf und Verdunkelung des Gesichtsfeldes. Bei Auftreten dieser persönlichen Symptomatik sollte sich der Flugzeugführer durch einen sofortigen Sturzflug in eine Höhe unter 4000 m aus der Zone des Höhentodes retten.

12.3 Beschleunigung und Fliehkraftwirkung

12.3.1 Geschwindigkeitswirkung

In unserem heutigen technischen Zeitalter sind die absoluten Geschwindigkeiten moderner Flugzeuge und Raumfahrzeuge sehr groß und erreichen bei Flügen außerhalb der Erdatmosphäre Geschwindigkeitswerte die weit über das Vielfache der Schallgeschwindigkeit hinausgehen und den Werten der parabolischen Erdgeschwindigkeit gleichgesetzt werden können. Wir wissen, daß der Mensch während eines Fluges alle erreichbaren Geschwindigkeiten ertragen kann, solange er in einer Kabine vor äußeren Einwirkungen geschützt ist. *Der Mensch fliegt ständig mit einer Geschwindigkeit von 30 km/s auf unserer Planetenbahn um die Sonne und mit ihr im kosmischen Raum sogar mit einer Geschwindigkeit von 240 km/s,* ohne irgendeinen Schaden für den Organismus. Anders liegen die Verhältnisse dann, wenn der Mensch der direkten Einwirkung sehr hoher Fluggeschwindigkeiten ausgesetzt wird. Hierbei können z. B. beim Herausstrecken der Arme aus dem Flugzeug so starke Widerstandskräfte durch die vorbeistreichende Luft auftreten, daß unter Umständen Knochenfrakturen entstehen können. Dieser Luftwiderstand wächst im Quadrat der Geschwindigkeit gegenüber der umgebenden Luft. Im allgemeinen hat aber die direkte Einwirkung hoher Fluggeschwindigkeiten auf den Menschen keine schädigenden Folgen für den Organismus, wenn diese in ihrer Größe und Bewegungsrichtung konstant bleibt.

12.3.2 Beschleunigungswirkung

Bei Beschleunigung, Verzögerung oder Richtungsänderung im Fluge treten Kräfte auf, die den Organismus des fliegenden Menschen stark beeinflussen können. Nach dem Gesetz der Massenträgheit behält jeder Körper eine gleichbleibende Geschwindigkeit und somit eine unveränderte kinetische Energie, wenn alle auf ihn einwirkenden Kräfte sich in ihrer Wirkung aufheben, d. h. also, wenn die Resultierende oder Summe dieser Kräfte gleich Null ist; wird dieses Gleichgewicht durch das Überwiegen einer Kraft gestört, so ändert der Körper die Größe oder Richtung seiner Geschwindigkeit, und er gewinnt oder verliert dementsprechend an kinetischer Energie. Man definiert Bewegungen mit konstanter Geschwindigkeit als gleichförmige Bewegungen (selten). Gewöhnlich ändern sich im Laufe der Bewegungen Größe und Richtung der Geschwindigkeit. Man nennt solche Bewegungen „ungleichförmig". Bei diesen ungleichförmigen Bewegungen bezeichnet man dann die Bewegung als positiv beschleunigt, wenn sich die Größe der Geschwindigkeit von Sekunde zu Sekunde fortlaufend steigert. Verzögert oder negativ beschleunigt ist die Bewegung dann, wenn die Größe der Geschwindigkeit im Ablauf der Bewegung kleiner wird. Unter konstanter Beschleunigung versteht man gleiche Geschwindigkeitszunahme in gleichen Zeitabschnitten und unter konstanter Verzögerung gleiche Geschwindigkeitsabnahme in gleichen Zeitabschnitten. Man unterscheidet folgende Arten der Beschleunigung:

1. Die *lineare Beschleunigung,* wie sie beim Katapultstart, beim Start einer Rakete, beim Fallschirmöffnungsstoß, beim Abschuß des Schleudersitzes und bei einer Bruchlandung auftritt.
2. Die *Radialbeschleunigung:* beim Kurvenflug und beim Kettenkarussell.

3. Die *Angularbeschleunigung;* wie sie im Drehstuhl und beim Fliegen einer Rolle auftritt.

Beim freien Fall ist für alle Körper die Beschleunigung konstant und gleich. Man nennt sie Fallbeschleunigung und bezeichnet sie g = 9,8 m/s^2 = *Erdbeschleunigung.* Die Erde übt nach dem Gesetz, daß sich alle Körper im Verhältnis ihrer Massen anziehen, eine Anziehungskraft aus, die alle im freien Fall befindlichen Körper unabhängig von Masse und Gewicht mit einem Geschwindigkeitszuwachs von 9,81 m/s^2 zum Erdmittelpunkt hin beschleunigt. Trägheitskräfte sind wie die Erdanziehungskraft massenproportional. Man kann sie daher im Vielfachen der Erdanziehungskraft ausdrücken. Als Vergleichsmaß pflegt man die Gravitationskonstante „g" zu nehmen, die in ihrer Dimension der Erdbeschleunigung 1 g = 9,81 m/s^2 entspricht. Die Erfahrung hat gezeigt, daß die subjektiven Erscheinungen der *Fliehkraftwirkung* auf den Menschen *und die Erträglichkeit hoher Fliehkräfte durch folgende Faktoren bestimmt* werden:

a) Die Fliehkraftgröße.
b) Die Fliehkraftrichtung.
c) Die Länge der Wirkzeit.
d) Die persönliche Toleranz gegenüber Fliehkräften.

Bei Beginn der Fliehkraftwirkung im Flugzeug bemerkt man zunächst ein mit Beschleunigungszunahme stärker werdendes Druckgefühl im Sitz. Mit Anstieg der Beschleunigung von 2-4 g verstärkt sich das Schweregefühl in den Händen und Füßen und dehnt sich bei weiter anwachsenden Fliehkraftwerten allmählich auf die gesamten oberen und unteren Extremitäten und auf den ganzen Körper aus. Man kann jetzt nur noch mit größerer Kraftanstrengung Körper und Kopf aufrecht und gerade halten. Von 5 g ab beginnt dann ein Leeregefühl im Kopf und im Gesicht, die Inspiration wird durch ein Druckgefühl auf der Brust und durch eine immer größer werdende Zugwirkung im Thorax erschwert. Dabei können Sehstörungen in Form eines grauen Schleiers oder eines schwarzen Vorhanges (Black out) vor den Augen auftreten. Zwischen 6 und 7 g werden mehr als 50% der Flieger nach etwa 5 s bewußtlos, wenn sie aufrecht sitzen. Die Hauptursache der Seh- und Bewußtseinsstörungen durch Beschleunigungseinwirkung in der Längsachse des Körpers und damit auch längs der großen Blutgefäße ist die Gewichtsvermehrung des Blutes, wodurch große Blutdruckunterschiede innerhalb des Blutgefäßsystems hervorgerufen werden können. Die eben beschriebenen Sehstörungen und Störungen von seiten des Gehirns sind nicht zu erwarten, wenn die Beschleunigung quer zur Längsachse des Körpers in Richtung Brust/Rücken oder umgekehrt einwirkt, also beim liegenden Menschen. Die Beschleunigungseinwirkungen sind also Folgeerscheinungen von Schwerkraftveränderungen, und die Schwerkraft selbst ist ein Vektor, der aus der Summe der Erdanziehungs- und Trägheitskräfte zusammengesetzt ist, die auf einen Körper einwirken (Abb. 12.9–12.12).

12.4 Klinische Luftfahrtmedizin

12.4.1 Luftkrankheit

Die Luftkrankheit ist eine komplexe Reaktion des menschlichen Organismus auf passive, abnorme physiologische Bewegungen des Körpers. Sie entsteht durch Überreizung des Labyrinthsystems infolge permanenter Beschleunigungseinwirkung — durch geradlinige, Radial- und Winkelbeschleunigungen auf die verschiedenen Rezeptionszentren der zugeordneten Sinnesorgane. Die Luftkrankheit ist dem Sammelbegriff der *Kinetosen* (Bewegungskrankheiten) zuzuordnen. Ursächlich kommen abnorme Reizungen des Vestibularapparates in Betracht, wobei Einwirkungen verschiedener Beschleunigungskomponenten und deren Intensität eine wesentliche Rolle bei der Auslösung dieses Beschwerdenkomplexes spielen. Diese Reize werden über zentrale Bahnen auf verschiedene vegetative Stammhirnzentren übertragen. Die Störungen der Luftkrankheit manifestieren sich klinisch in charakteristischen Symptomen, unter denen Vagusreizerscheinungen im Vordergrund stehen. Pathogenetisch sekundäre Faktoren, die das Auftreten der Luftkrankheit fördern, sind optische Eindrücke, wie Schwanken des Gesichtsfeldes, sowie psychische Komponenten, wie Ekel vor dem Erbrochenen anderer schon luftkranker Personen. *Die Luftkrankheit hat nichts mit der Höhenkrankheit gemeinsam, die durch Sauerstoffmangel hervorgerufen wird. Die Symptome der Luftkrankheit ähneln denen der anderen Kinetosen.* Man sieht im Prodromalstadium starkes Unwohlsein, auffällige Gesichtsblässe, kalten Schweiß, Speichelfluß, Singultus, Gähnzwang und schließlich Erbrechen, das bis zum unstillbaren Erbrechen führen und bisweilen stundenlang anhalten kann. Ferner finden sich enge Pupillen, Schwindel, Kopfschmerz und heftiges Unbehagen. Außerdem bestehen Erscheinungen von seiten des Kreislaufs und des Herzens, wie Koronarspasmus, Absinken des Blutdrucks, kleiner frequenter Puls mit kollapsähnlichen Schwächezuständen, verbunden mit Absinken der normalen Körpertemperatur und einer kurzen oberflächlichen frequenten Atmung; oftmals kommt es dabei zu einer Steigerung der Motilität des Darmtraktes mit Erbrechen und Durchfällen. Auslösende Ursache der Luftkrankheit sind die gradlinigen vertikalen Beschleunigungen. Nach neueren Untersuchungen sind es besondere Bewegungen im mittleren Wellenfrequenzbereich um 22 Hz und im mittleren Beschleunigungsbereich von 0,36 g, also langsame Schwingungen mit großer Amplitude und mittlerer Beschleunigung, die in stärkerem Maße das Auftreten der Luftkrankheit begünstigen.

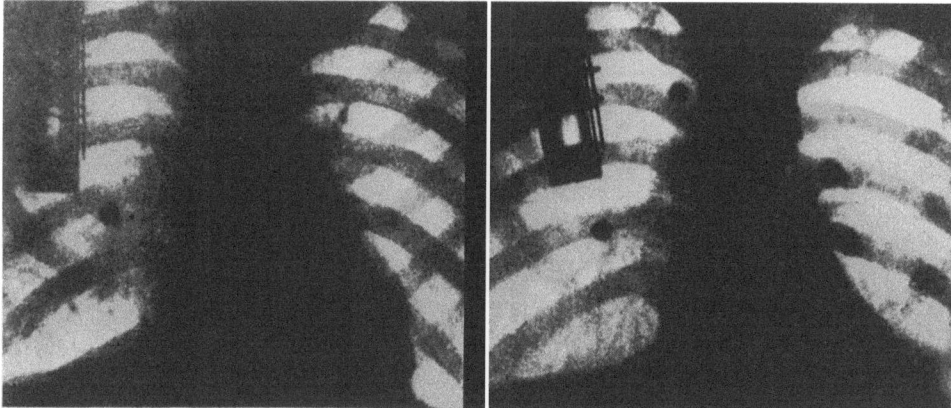

Abb. 12.9. Bei der fliehkraftfesten Person kann man auf dem Röntgenbild *(links)* die Kreislauf-, Lungen- und Herzverhältnisse während des Geradeausfluges deutlich erkennen. Das Herz ist in seiner vollen Größe zu sehen. Auf der Röntgenaufnahme *(rechts)* erkennt man während des Abfangens, d. h. bei Fliehkraftwirkung von 7,5 g, die blutleer werdende Lunge und die kleiner werdende Herzsilhouette als Zeichen des absackenden Blutes

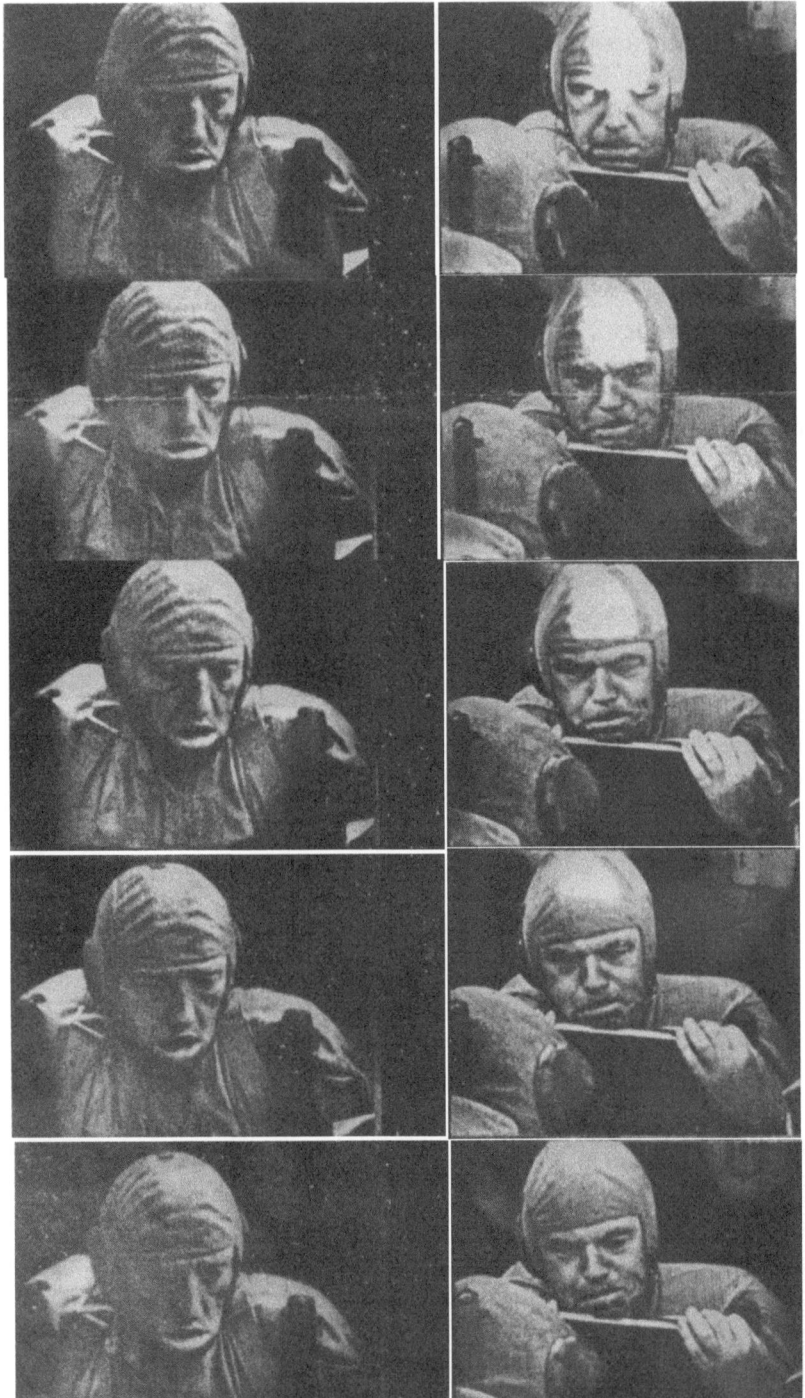

Abb. 12.10. Der fliehkraftfeste Flieger erträgt mit angespannter Muskulatur eine Fliehkraftbelastung von 7,5 g ohne Sehstörung

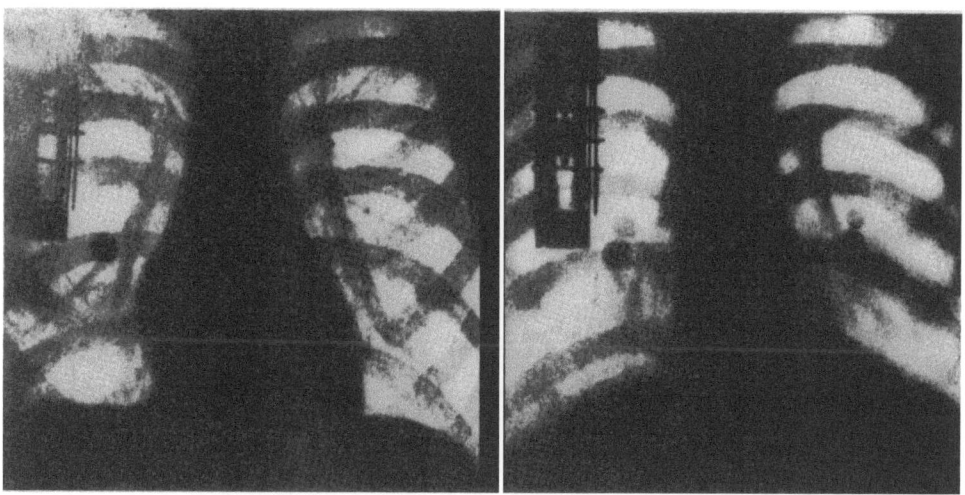

Abb. 12.11. Röntgenaufnahmen des weniger fliehkraftfesten Fliegers. Röntgenbild *(links)* während des Geradeausfluges. Röntgenbild *(rechts)* während der Fliehkraftbelastung von 6,5 g (Bewußtlosigkeit)

12.4.2 Sinnestäuschungen beim Fliegen

Der gesunde Mensch ist auf der Erde beim Gehen und beim Stehen ohne Schwierigkeiten über seine Körperlage genauestens orientiert. Jede Abweichung von der Schwerkraftrichtung bemerkt er sofort und korrigiert diese mit Hilfe von Reflexbewegungen. Der Mensch ist von Natur aus mit Sinnesorganen ausgestattet, die in hervorragender Weise der Lageorientierung dienen. Das zentrale Nervensystem und das vegetative Nervensystem spielen in der Luftfahrt für den Piloten eine dominierende Rolle. Das erstere regelt die aktiven und passiven Beziehungen zur Umwelt, während das vegetative Nervensystem und die gesamte vegetative Regulation die Ordnung im Innern aufrecht erhalten. Eines der wichtigsten Sinnesorgane für den Flieger ist der Vestibularapparat. Dieser ist das Rezeptorenfeld, in dem Beschleunigungswirkungen in Nervenerregung umgesetzt werden. Da die Anziehungskraft der Erde der Wirkung einer Progressivbeschleunigung gleichkommt, hat auch die Schwerkraft einen erheblichen Einfluß auf diesen Rezeptor. Beim Fliegen gibt es verschiedene Arten von Störungen des natürlichen Gleichgewichts, da der Pilot unter anderem auch Beschleunigungswirkungen ausgesetzt ist, die in Größe und Richtung von der Erdbeschleunigung abweichen. Hierdurch treten während des Fluges, insbesondere beim Blindflug, mannigfaltige Orientierungs- und Sinnestäuschungen auf, die oft mit subjektiven Erscheinungen und Symptomen verbunden sind. Wenn die Bezugspunkte der Sichtorientierung im Raum — die Erdoberfläche und der natürliche Horizont — fehlen, reichen die Sinnesorgane des Menschen beim Blindflug für eine Lageorientierung im Raum und zur Wahrnehmung bzw. zum Erkennen des Flugzustandes nicht aus.

Kritisch für den Piloten ist die *okulogyrale Sinnestäuschung* oder Scheinbewegung, die einen Drehschwindel darstellt und auf einem Nystagmus beruht, der durch Reizung der Rezeptoren im Vestibularapparat ausgelöst wird. Dieses Phä-

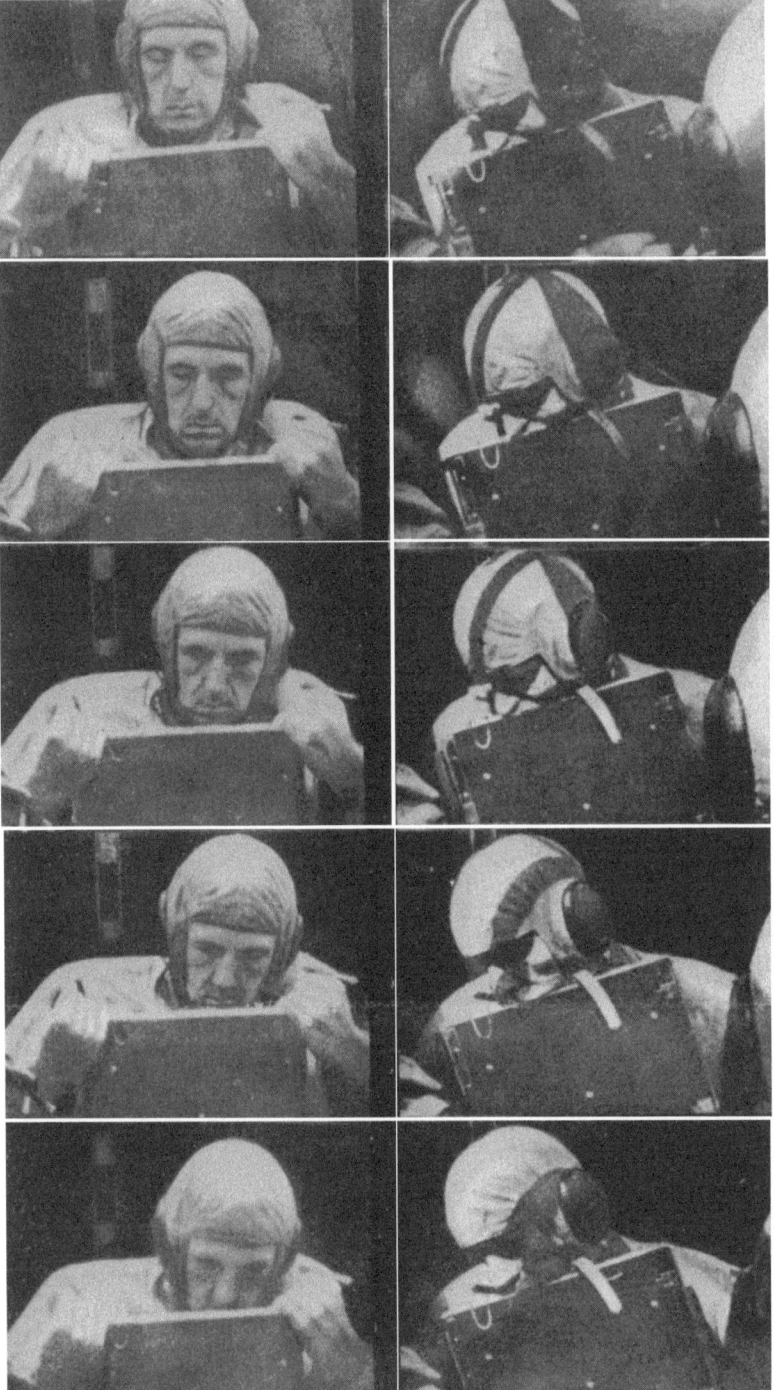

Abb. 12.12. Fliehkraftüberlastungskollaps eines Fliegers mit geringer Fliehkraftfestigkeit. Bei einer Belastung von 5,5 g tritt nach einer Wirkzeit von 2 s Bewußtlosigkeit ein

nomen der Scheinbewegung im Gesichtsfeld wird durch eine Augenbewegung nach Winkelbeschleunigungen hervorgerufen und manchmal vom Piloten gar nicht als solche empfunden. Hierbei verschwimmt allmählich das exakte Orientierungsvermögen und das sichere Gefühl für die Lage und Bewegung des Flugzeuges im Raum, so daß selbst erfahrene Flugzeugführer infolge fehlerhafter Steuerreaktionen das Flugzeug aus der normalen, richtigen Fluglage in einen kritischen und gefährlichen Flugzustand bringen können. Eine andere vestibulare Orientierungstäuschung beim Fliegen entsteht nach stärkerer Reizung der Gravirezeptoren (Otoliten), wenn die Beschleunigung eine abweichende Resultierende mit der Schwerkraft der Erde bildet. Diese Täuschung besteht in einer scheinbaren Lageveränderung irgendwelcher Gegenstände im Gesichtsfeld. Man bezeichnet diese Sinnestäuschung als *„okulogravische Scheinbewegung", deren* Kenntnis für jeden Piloten wichtig ist, da der Mensch seine Lagebestimmung und Orientierung im Raum nach dieser oben erwähnten Resultierenden vornimmt. Man ordnet die okulogyrale Scheinbewegung den Bogengängen und die okulogravische Sinnestäuschung dem Otolitenapparat zu, obwohl die Mehrzahl der Täuschungsphänomene auf eine komplette Reizung des Vestibularapparates zurückgeführt werden kann. Abschließend sei noch auf die „*Coriolis-Beschleunigung*" hingewiesen, die durch Zusatzbeschleunigungen in einem sich drehenden System im Vestibularapparat ausgelöst werden. Diese Situation kann besonders beim Trudeln oder beim Kurven auftreten, wenn der Körper die Drehbewegungen des Flugzeuges mitmacht und der Kopf in einer anderen Drehebene willkürlich bewegt wird. Der Flugzeugführer empfindet hierbei einen plötzlichen, unkontrollierbaren Gleichgewichtsverlust und eine Kippvortäuschung des Flugzeuges.

12.4.3 Fliegertauglichkeit des Luftfahrtpersonals

Folgt man der Entwicklung der Flugtechnik, so erkennt man, daß parallel mit der Vervollkommnung der technischen Entwicklung auch die körperlichen Anforderungen an den Menschen im Flugzeug immer größer geworden sind. Dabei taucht unter dem Aspekt der immer weiterschreitenden technischen Fortentwicklung die Frage auf, ob der Mensch für die Zukunft überhaupt noch dieser Technik körperlich gewachsen ist. Piloten gehören zu einem Personenkreis, der eine besondere Verantwortung und physische Belastung zu tragen hat. Ihm sind große Sachwerte und vor allem viele Menschenleben anvertraut. Daher muß man vom Luftfahrtpersonal, insbesondere vom Flugzeugführer, eine vollkommene Gesundheit fordern. In der Erkenntnis dieser Notwendigkeit wurden *schon im Jahre 1910 die ersten Richtlinien für die Fliegertauglichkeitsuntersuchung aufgestellt.* Die Tauglichkeitsuntersuchung soll sich auf die organische, physiologische und psychologische Überprüfung des fliegenden Personals erstrecken, um die zur Berufsausübung notwendigen psychophysiologischen Voraussetzungen einer fachkundigen ärztlichen Überprüfung und Beurteilung zu unterziehen. Der Pilot ist der eigentliche Flieger. Er betätigt die Steuerorgane eines Flugzeuges und führt somit die Maschine. Mit seiner Gesundheit, seinem Geschick und seiner Erfahrung sind die Sicherheit des Flugzeuges, ebenso das Wohl und das Schicksal der Flugpassagiere auf das engste verknüpft. Daher wird die Untersuchung des Flugzeugführers nach bestimmten, lange und gründlich erprobten Gesichtspunkten durchgeführt, die dem Fliegerarzt auf der Grundlage eines gesunden Organismus die Gewähr für eine zuverlässige, pflichtbewußte Erfüllung der verantwortungsvollen Aufgabe als Pilot bieten; dabei findet die Gesamtpersönlichkeit des Fliegers eine besondere Beurteilung, da sie beim Durchstehen und Überwinden kritischer, schwieriger Flugsituationen eine nicht zu unterschätzende Rolle spielt.

12.4.4 Fliegertauglichkeitsuntersuchung

Die Untersuchung auf Fliegertauglichkeit wird nach den deutschen Richtlinien für die Feststellung der körperlichen Tauglichkeit des Luftfahrtpersonals durchgeführt. Diese wiederum stützen sich auf die Bestimmungen der I. C. A. O. (International Civil Aviation Organization), die vom größten Teil aller Staaten der Welt anerkannt worden sind. Die Untersuchungsvorschriften berücksichtigen ganz besonders die Untersuchung des Gesundheitszustandes nach physiologischen Kriterien und Gesichtspunkten. Sie erstrecken sich in erster Linie auf die kritische Beurteilung der Konstitution, der Körperentwicklung, des Blutkreislaufes, der Herztätigkeit, der Sinnesfunktionen, der Atmung und des Stoffwechsels — unter besonderer Berücksichtigung der Organfunktion während des Fluges — unter der Einwirkung von Sauerstoffmangel und Beschleunigung. Der Flugschüler muß frei sein von aktiven und latenten, akuten und chronischen Erkrankungen, die irgendwie die korrekte Erledigung fliegerischer Aufgaben oder überhaupt die Tätigkeit des Piloten während des Fluges, insbesondere bei Langstrecken- und Höhenflügen beeinträchtigen können. Die Vorgeschichte darf keine wesentlichen Störungen von seiten des Nervensystems aufweisen. Zeitweise oder bestehende Geistesgestörtheit, latente Epilepsie, ferner jegliche luetische Erkrankung des ZNS machen fliegeruntauglich. Zusammenfassend dürfen keine Krankheiten oder körperliche Gebrechen bestehen, die die sichere Flugzeugführung in Frage stellen können. Die Anforderungen an die körperliche Tauglichkeit, der Umfang der Untersuchung, die anzuwendenden Untersuchungsmethoden sowie die Zuständigkeit für die Untersuchung richten sich nach der Art der Erlaubnis, für die das fliegerärztliche Tauglichkeitszeugnis ausgestellt werden soll. Zu diesem Zweck ist das Luftfahrtpersonal entsprechend den Anforderungen an die körperliche Tauglichkeit, dem Umfang und der Verantwortlichkeit der fliegerischen Tätigkeit *verschiedenen Tauglichkeitsgraden zugeordnet. Man unterscheidet zwischen Berufsflugzeugführern und Privatflugzeugführern.* Die Tauglichkeitsuntersuchung beginnt mit der Erhebung einer eingehenden lückenlosen Anamnese, die sich nach Möglichkeit bis auf die Urgroßeltern erstrecken soll. Anschließend erfolgt eine genaue, korrekte Untersuchung der einzelnen Organe nach einem vorgeschriebenen Untersuchungsbogen. Die flugmedizinische Begutachtung der körperlichen Tauglichkeit bei den Fliegern ist weitgehend eine Angelegenheit der persönlichen Erfahrung eines fachlich ausgebildeten Fliegerarztes. Einerseits gibt es Untersuchungsergebnisse, die notwendigerweise zu einem negativen Tauglichkeitsurteil führen müssen; andererseits findet man Fälle, bei denen langjährige fliegerische Erfahrung und Fähigkeit den Grad der körperlichen Unzulänglichkeit, also des Körperschadens voll kompensieren. In diesem Fall besteht dann das Urteil „fliegeruntauglich" oft zu Unrecht. Hierbei kann man bei kritischer Abwägung der großen Flugerfahrung und des Körperfehlers oftmals die fliegerärztliche Beurteilung: „fliegertauglich" — eventuell mit Auflagen — zuerkennen. Zur Fliegeruntersuchung gehört bei Berufsflugzeugführern obligatorisch, bei allen anderen Kategorien, wenn es die Situation erfordert, eine flugpsychologische Untersuchung, deren Ergebnis in die Gesamtbeurteilung der Fliegertauglichkeit mit einfließt. Die Untersuchung wird in den staatlich genehmigten fliegerärztlichen Untersuchungsstellen von Fliegerärzten durchgeführt (s. hierzu auch Kap. 7).

12.4.5 Flugtauglichkeit der Flugpassagiere

Der Flugtourismus und der internationale Flugverkehr haben eine Zunahme erfahren, die man in dieser Größenordnung nicht erwartet hat. Wenn der an einer Flugreise Interessierte die attraktiv aufgemachten Ferienangebote prüft, wird er im allgemeinen nur die wohltuende Wärme sowie Ruhe und Erholung in exotisch reizvoller Umgebung assoziieren. Die schon mit dem Hinflug verbundenen Gefahren, wie Belastungen durch an einzelnen Urlaubsorten ausgesprochen feucht-heißes Klima, Infektionsrisiken und schließlich die Nachteile der Einsamkeit und Abgeschiedenheit mit nur unzureichender ärztlicher Versorgung, außerdem die stark eingeschränkten Benachrichtigungsmöglichkeiten bei Unfällen oder Erkrankungen werden von den oft bereits älteren Flugreisenden oft übersehen. Unter diesen Gesichtspunkten wird daher verständlich, daß sich die Ärzteschaft mit wachsender Aufmerksamkeit um die sowohl präventiven wie auch kurativen gesundheitlichen Belange der Flugreisen kümmert. Die eben erwähnten Tatsachen zwingen daher zu gewissenhaften Überlegungen, welch verantwortungsvolle Aufgabe der Fliegerarzt unter diesen Gegebenheiten heute in der Luftfahrt zu erfüllen hat und wo die ganze Problematik seines ärztlichen Handelns liegt. Die Aufgabe der Flugmedizin besteht nämlich darin, die Regelmechanismen der körperlichen Anpassungsfähigkeit an die Notwendigkeiten und Erfordernisse des Fliegens zu erforschen, die Gefahrengrenzen menschlicher Leistungs- und Belastungsfähigkeit abzustecken, um zu verhindern, daß während des Fluges bei Fluggästen eine dem Kabinenpersonal bekannte oder nicht bekannte Krankheit zu unvorhergesehenen, kritischen Maßnahmen zwingt, die die Sicherheit eines Fluges erheblich in Frage stellen können. Schon die Verschiebung der Tagesrhythmik bedeutet für den Fluggast auf langen Fernflügen, Ost-West oder West-Ost, eine völlige Umstellung seiner Lebensgewohnheiten am Zielort. Gemäß der persönlichen körpereigenen Tagesrhythmik tritt z. B. Hunger zur gewohnten Essenszeit auf; Mahlzeiten außerhalb dieser gewohnten Zeiten sind weniger bekömmlich. Auch die Müdigkeit äußert sich zur gewohnten Schlafenszeit. Bei ständig wechselndem Tagesablauf während einer Flugreise wird diese Funktionsordnung der verschiedenen Rhythmen zueinander gestört und das Leistungspotential des Gesamtorganismus vermindert.

Wenn hier nun die Reisefähigkeit von Flugpassagieren behandelt wird, so sollen damit Ressentiments und Zweifel beseitigt werden, die oftmals den Entschluß zum Fliegen negativ beeinflussen. Bei Gesunden kann man generell keine Gegenindikationen für Flugreisen stellen. Eine Ausnahme bilden akute schwere Erkrankungen jeder Art, die zur Bettruhe zwingen. Ältere Menschen, die gesund sind, überstehen eine Flugreise in der Regel gut und ohne Schwierigkeiten. Das Alter kennt auch keine speziellen Kontraindikationen, es sei denn, daß eine extreme Gebrechlichkeit vorliegt. Die eigentliche und entscheidende Problematik bei der Erörterung dieser Fragen liegt in der Flugreisefähigkeit schlechthin, d.h. bei Nord-Süd-Flügen, in der Flugdauer und im plötzlichen Klima- und Temperaturwechsel mit den entsprechenden körperwirksamen Faktoren. Bei Ost-West- und West-Ost-Flügen kommt noch die Zeitverschiebung hinzu. Kinder vertragen das Fliegen schon von der zweiten Lebenswoche an. Akute Krankheiten schließen natürlich eine Flugreise aus. Säuglingen gibt man bei der Landung die Flasche, um so die Druckdifferenz im Mittelohr auszugleichen. *Als Kontraindikation für eine Flugreise ist eine hochgradige Koronarsklerose mit häufigen Anginapectoris-Anfällen zu werten*, da abgesehen von den während des Fluges möglicherweise schwer zu beherrschenden Schmerzzuständen das Infarktrisiko zu groß ist. *Ein überstandener akuter Myokardinfarkt macht fluguntauglich.* Ist dieser Infarkt ohne Folgen und Komplikationen abgelaufen und ausgeheilt, kann nach etwa 6 Wochen Flugreisefähigkeit angenommen werden. Kompensierte Klappenvitien machen nicht fluguntauglich. *Flugreiseuntauglich machen dagegen: Vorhofflattern, paroxysmale Tachykardie, kompletter Linksschenkelblock, kompletter atrioventrikulärer Block mit Adams-Stokes-Anfällen.* Die verschiedenen Formen der arteriellen Hypertonie stellen einen wesentlichen Risikofaktor dar. Hier werden *Blutdruckwerte von RR 200/100 Hg und RR 200/120 Hg für Grenzwerte gehalten.* Flugreisende mit Hypotonien sind uneingeschränkt flugreisetauglich. Eine bestehende oder drohende Dekompensation ist möglicherweise durch eine vorübergehende Intensivierung der Arzneimittelgabe und durch verstärkte Ordnung der Lebensweise bis zum Zeitpunkt der Flugreise zu verbessern. Nicht allen Flugpassagieren wird der gewissenhafte Fliegerarzt die Genehmigung zu einer Flugreise erteilen können, da die erkrankten Fluggäste während des Fluges nicht ärztlich versorgt werden können.

12.5 Flugunfallkunde

Seiner Natur nach bietet der Flugverkehr die größte Sicherheit im Vergleich zum Verkehr auf der Erde, da er sich im Gegensatz zum Landverkehr nicht in der bedrohlichen Nähe von Erdhindernissen abwickelt. Eine Ausnahme hiervon bilden beim Luftverkehr die Start- und Landeoperationen, im Verlaufe derer es zur Mehrzahl aller Flugunfälle kommt. Auf Grund von Ergebnissen technischer und flugmedizinischer Forschung ist es gelungen, die Anzahl der Flugunfälle in geringen Grenzen zu halten und damit das Flugzeug zu einem sicheren Verkehrsmittel zu machen. Durch die gewaltige Zunahme des Weltluftverkehrs steigen natürlich auch die absoluten Flugunfallziffern, die in 2/3 der Fälle auf menschliches Versagen zurückgeführt werden können. Wenn man einmal die *Ursachen großer Flugzeugkatastrophen* auf Grund vorliegender Unfallstatistiken betrachtet, so kann man zunächst *zwei verschiedene Gruppen von Unfallursachen* erkennen:

1. *physisch bedingte,*
2. *psychisch bedingte Flugunfallursachen.*

Physisch bedingte können durch Mangelfunktion einzelner Organsysteme, die dann zu einer deutlichen Herabsetzung der Leistungsfähigkeit führen, verursacht werden. Andererseits sind es die psychischen Faktoren menschlichen Versagens, wozu unzureichende fliegerische Fähigkeit, kombiniert mit geringer Flugerfahrung und Führungsfehlern des Fluggerätes, ferner charakterliche Mängel, wie Leichtsinn und Leichtfertigkeit, gerechnet werden müssen. Wie schon erwähnt, ist ein hoher Prozentsatz von Flugunfällen auf dieses menschliche Versagen zurückzuführen. Der Wert einer Flugunfallkunde liegt in ihrer großen Bedeutung für die Unfallverhütung im Luftverkehr und für die Erhaltung der Gesundheit und Leistungsfähigkeit des Luftfahrtpersonals. Bei der Entstehung von Flugunfällen erkennt man im allgemeinen zwei große ursächliche Faktorengruppen:

a) Bedienungsfehler,
b) Materialfehler.

Mc Farland (1953) führt auf Bedienungsfehler im Luftverkehr 48,9% aller Flugunfälle zurück, dagegen nur 16,4–29,8% auf bewiesene Materialfehler. Das Zusammenwirken einiger oder aller schon erwähnten Faktoren steht in unmittelbarer Beziehung zum menschlichen Verhalten während eines Fluges und ist daher von eminenter Bedeutung für die Flugsicherheit. Das Ziel und der Kernpunkt der Flugunfallforschung sind: Gesundheit und Leistungsfähigkeit der Flieger erhalten und ihr Leben bei der Erfüllung der manchmal schwierigen Berufsaufgaben sichern.

Literatur

Armstrong HG (1940) Principles and practice of aviation medicine. U.S. Government Printing Office, Washington, D.C.
Barcroft J (1927) Die Atmungsfunktion des Blutes. Springer, Berlin
Dirlingshofen H von (1939) Medizinischer Leitfaden für fliegende Besatzungen. Steinkopff, Dresden Leipzig
Evrard E (1975) Précis de medecine aéronautique et spaciale. Maloine SA, Paris
Ernsting J (1978) Aviation medicine I + II. Tri Med Books, London
Gerathewohl SJ (1953) Die Psychologie des Menschen im Flugzeug. Barth, München
Gerathewohl SJ (1963) Principles of bioastronautics. Prentice-Hall, New York
Hannisdahl B, Sem-Jacobsen CW (1969) Aviation and space-medicine. Universitätsverlag, Oslo
Müller BHC (1956) Flugmedizin. Droste, Düsseldorf
Müller BHC (1963) Raumfahrtmedizin. Droste, Düsseldorf
Müller BHC (1967) Die gesamte Luftfahrt- und Raumflugmedizin. Droste, Düsseldorf
Müller BHC (1973) Flugmedizin für die ärztliche Praxis. Kirschbaum, Bonn
Pohl RW (1935/1939) Einführung in die Physik. Springer, Berlin
Strughold H, Ruff S (1939) Grundriß der Luftfahrtmedizin. Barth, Leipzig
McFarland RA (1953) Humanfactors in air transportation. McGraw-Hill, New York Toronto London

13. Orthopädie und Verkehrsmedizin

H. Hess und R. Huberty

13.1 Orthopädische Aufgaben im Verkehrswesen

Wie bereits von Harff formuliert, ergeben sich die Aufgaben der Orthopädie in der Verkehrsmedizin aus der Integration der Ziele des Faches mit der Forderung nach größtmöglicher Sicherung des Verkehrs: prophylaktische, therapeutische, fürsorgerische und rehabilitatorische Ziele, sowie auch solche der Ausbildung. [1]

Wir wollen diese orthopädischen Gesichtspunkte hier knapp umreißen:
Eine der wichtigsten prophylaktischen Forderungen der Orthopädie, ist die nach physiologisch geformten Fahrzeugsitzen. Hier überschneiden sich Orthopädie und Ergonomie. Was die Qualität der z. Z. von den Firmen produzierten Autositze angeht, so sind die Meinungen sehr geteilt. Die Divergenz der Auffassungen kamen bei der Diskussion zum Thema „Bewegungsapparat" beim 3. ADAC-Ärztekongreß 1979 in Hamburg deutlich zum Ausdruck. [2] Sicherlich wurden die Autositze in den letzten Jahren nach orthopädischen Gesichtspunkten stark verbessert, das Optimum ist jedoch offenbar noch nicht erreicht. Indessen laufen umfangreiche Forschungsprojekte, um die Qualität der Sitze weiter zu verbessern. So wurden von Diebschlag u. Stummbaum zusammengefaßte Empfehlungen für Autositze gegeben. [3] Sie sind das experimentelle Ergebnis von Untersuchungen zur Druckverteilung an Fahrzeugsitzen. Im Versuch wurden Fahrzeugsitze mit Druckfühlern versehen, um die sich verändernden Muskelspannun-

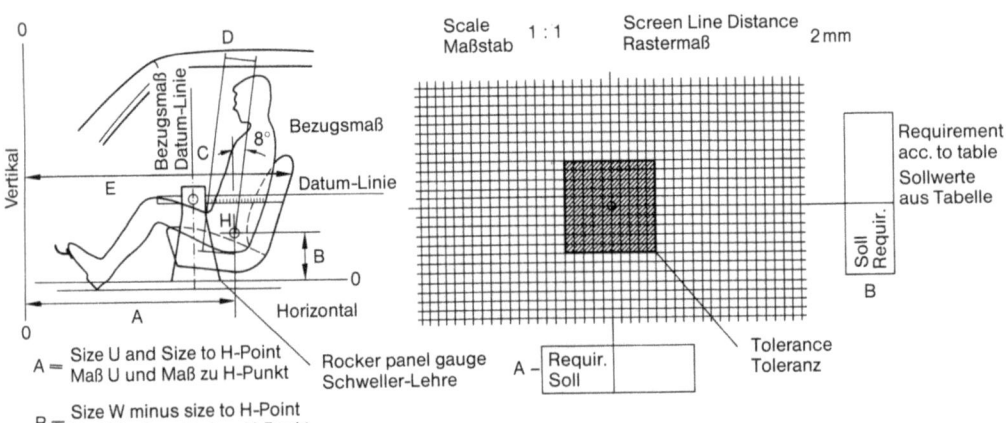

Abb. 13.1. Bestimmung des H-Punktes

gen elektromyographisch zu registrieren und dadurch Anhaltspunkte für die anatomisch korrekte Sitzform und Ausführung zu gewinnen.

Mit der Konstruktion eines physiologischen Fahrzeugsitzes allein ist es jedoch nicht getan; der Fahrzeugsitz muß auch korrekt im Fahrzeug eingebaut sein. Der richtige Sitzeinbau wird von den Firmen mittels einer sog. H-Messung bei Stichproben kontrolliert. Unter H-Punkt versteht man den imaginären Drehpunkt des Hüftgelenkes von der Seite der Prüfpuppe her gesehen. Das ermittelte Ergebnis wird dann auf einer Skala eingetragen (Abb. 13.1). Der geduldete Toleranzbereich liegt unter 10 mm (vgl. hierzu Kap. 16).

Die *Sicherung der Halswirbelsäule durch Kopfstützen* ist an den meisten Sitzen nach wie vor unvollständig gelöst. Die angegebenen Grenzwerte beschränken sich auf ohne Verletzungen ertragbare Maximalwinkel zwischen Kopf und oberem Brustwirbel:

Vorwärtsbiegung des Halses 60–70 Grad,
Rückwärtsbiegung 80–90 Grad,
Seitwärtsbiegung 60–70 Grad.

Hierbei sind allerdings die viel häufigeren Rotationsausschläge beim Aufprall nicht berücksichtigt, sie wären auch nur durch eine straffe Seitenführung des Kopfes ausreichend zu verhindern (Abb. 13.2).

Die oben aufgestellten Maximalwinkel erscheinen allerdings hoch. Es wird angenommen, daß auch an einer gesunden Halswirbelsäule eine Rotation von 50 Grad schon eine Strömungsverlangsamung der kontralateralen A. vertebralis durch Einengung am Durchtritt durch die Lamina atlantooccipitalis führt [6].

Hierdurch können offenbar zumindest vorübergehende Durchblutungsstörungen auftreten.

Dies sollte bei der Konstruktion von Kopfstützen berücksichtigt werden. Das technische Problem hierbei ist allerdings sicherlich die verminderte Rundumsicht, die zweifelsohne bei besserer, insbesondere seitlicher Abstützung geringer würde.

Die Sitzprobleme bestehen jedoch nicht nur bei endgebundenen Fortbewegungsmitteln. So fanden Baumann u. Beck bei Untersuchungen von Jetpiloten 1975 eine auffallende Häufigkeit von Verschleißerscheinungen der Zervikalsegmente C2 bis C4. Die Ursache hierfür sahen die Autoren einerseits in der zusätzlichen Belastung durch den 4 kg schweren Pilotenhelm, andererseits in der Unmöglichkeit einer ausreichenden Kopfabstützung [8].

Bei Mittelstreckenverkehrsflugzeugen fällt auf, daß die Beinfreiheit im Passagierraum alles andere als zufriedenstellend ist. Lehnt sich der Vordermann mit seiner Rückenlehne zurück, so kann u. U. sogar eine Zwangshaltung für die Wirbelsäule die Folge sein. Aus diesen Gründen wird vielfach gefordert, den Sitzkomfort in Mittelstreckenflugzeugen zu verbessern, um gerade wirbelsäulengeschädigten Fluggästen die doch oft mehrstündigen Flüge erträglicher zu gestalten.

Die *zeitlich begrenzte Ungeeignetheit zum Führen von Kraftfahrzeugen nach orthopädischen Operationen* ist ein weiterer Gesichtspunkt (vgl. hierzu Kap. 6). Rehn hat hierzu ausgeführt: „Der Begriff der übungsstabilen Osteosynthese beinhaltet nicht die normale Gebrauchsfähigkeit. Alle Osteosyntheseverfahren, Verplattungen, Verschraubungen und Nagelungen benötigen eine angemessene und individuelle Frakturheilzeit". [9] Die vorläufige Ungeeignetheit erlischt also im allgemeinen erst dann, wenn der Patient die operierte Extremität wieder soweit belasten kann, daß die Druckkräfte von Brems- und Kupplungspedal, bzw. die Torsionskräfte des Lenkrades, voll zu verkraften sind. Die Entscheidung hierüber bleibt im Einzelfalle dem behandelnden Arzt überlassen. Man kann im

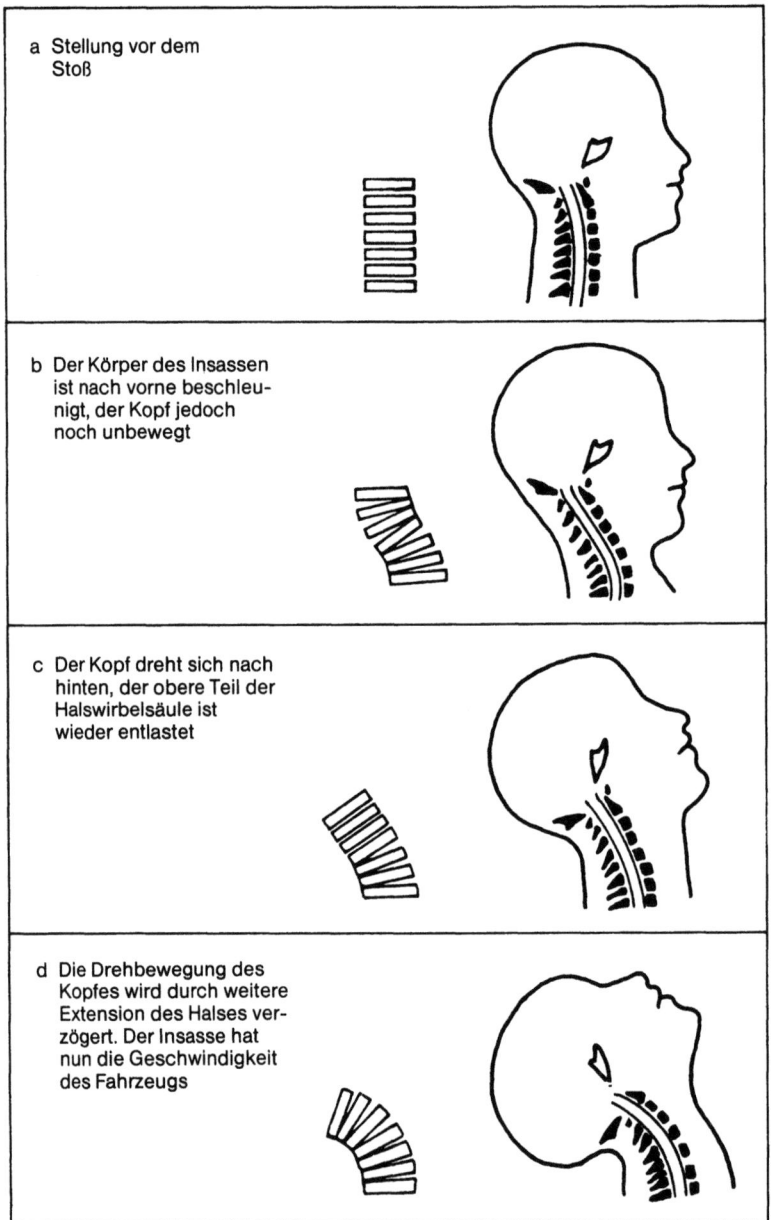

Abb. 13.2. Phasen der Schleuderbewegung des Kopfes ohne Kopfstütze beim Heckaufprall [5]

allgemeinen davon ausgehen, daß nach Operationen an den unteren Extremitäten bei einer Entlastungsnotwendigkeit mit zwei Krücken keine ausreichende Belastbarkeit und auch meist noch keine Geschicklichkeit für die Pedalbedienung besteht. Bei Benutzung einer Gehstütze können die orthopädischen Voraussetzungen für die Benutzung eines Pkw vorliegen, bedürfen jedoch der ärztlichen Überprüfung.

Die *Überwachung der Wirbelsäulenerkrankungen* ist eine weitere fürsorgerische orthopädische Aufgabe im Ver-

kehrswesen. Als Beispiel sei hier die Bechterew-Erkrankung genannt. Nicht jeder Patient, der von einer Bechterew-Erkrankung befallen ist, ist anatomisch ungeeignet zur Führung von Kraftfahrzeugen. Die Fahrerlaubnis ist von der Funktion der Wirbelsäule abhängig. Kommt es wegen einer teilweisen Einsteifung der Wirbelsäule zu einer so starken Funktionsminderung, daß z. B. Rückwärtsschauen nicht mehr möglich ist, so muß die Fahrerlaubnis überprüft werden.
Auf diese Problematik hat auch Witt hingewiesen [10].
Das gleiche Vorgehen erscheint auch bei anderen Wirbelsäulenerkrankungen angebracht, die zu erheblichen Funktionsbeeinträchtigungen der Wirbelsäule führen können.

13.2 Wechselwirkungen zwischen behinderten Menschen und dem Straßenverkehr

Im allgemeinen wird angenommen, daß die motorisierten körperlich behinderten Menschen weniger häufig verunfallen als Unbehinderte. „Eine stärkere Unfallhäufigkeit der Behinderten ist nicht nachgewiesen worden, da sie weniger riskant fahren". [11]
Diese Vermutung läßt sich allerdings statistisch nicht belegen, da es keine Statistik gibt, die die Unfallhäufigkeit von körperlich Behinderten im Vergleich zu Nichtbehinderten dokumentiert. Für den körperlich Behinderten hat die Fahrerlaubnis eine noch größere Bedeutung als für den Nichtbehinderten, weil die üblichen Transportmittel wie Busse und Straßenbahnen auf den körperlich unbehinderten Menschen zugeschnitten sind. So stellt z. B. der Mittelbügel in den öffentlichen Verkehrsmitteln und Bussen ein Hindernis für Schwerbehinderte und Rollstuhlfahrer dar. [12]

Hierzu schreibt Langhabel „bei den heute nahezu in allen Großstädten aktuellen Plänen für U-Bahnen und Flughäfen, ergibt sich Gelegenheit, Überlegungen in die Planungen mit einzubeziehen, in welcher Weise man den schwerkörperbehinderten und älteren Menschen gerecht werden kann". [13]
Ein Pkw läßt sich jedoch so umbauen, daß selbst ein Schwerstkörperbehinderter, bei dem ein Arm und beide Beine amputiert wurden, heute ein Fahrzeug lenken kann. Die Lebensqualität eines Schwerbehinderten wird durch die Möglichkeit einen eigenen Pkw zu steuern wesentlich gebessert (vgl. hierzu Kap. 6).
Die Verpflichtung des Orthopäden gegenüber dem am Verkehr teilnehmenden Schwerbehinderten hat Witt so formuliert: „Oberstes Prinzip muß aber bleiben, daß trotz Erkennen aller Schwierigkeiten und Gefahren dem Schwerbehinderten unsere aktive Hilfe zuteil werden muß, d. h. daß wir alle therapeutischen Möglichkeiten ausschöpfen müssen, um ihm die Fahrerlaubnis zu erhalten, ihn berufstätig zu erhalten und ihn am Leben in unserer Gesellschaft teilnehmen zu lassen" [16].
In den letzten Jahren konnte durch Verfeinerung der Zusatzgeräte ein leichter Bewegungsablauf und somit eine leichtere Bedienung erreicht werden. Seit 1967 ist eine Getriebeautomatik bei allen Schwerbehindertenfahrzeugen vorgeschrieben. Einen großen Fortschritt brachte auch der orthopädisch gestaltete Schwenksitz auf verlängerten Gleitschienen und auf ein Drehgestell montiert, seitlich ganz aus dem Fahrzeug herausziehbar. Auffahrrampen ermöglichen das Heranholen des Rollstuhles und das Laden des Rollstuhles in das Fahrzeug. Diese Tätigkeit kann durch die Auffahrrampe von den Schwerbehinderten selbst verrichtet werden.
Auf eine zusammenfassende Übersicht sei verwiesen [13].

Zusatzgeräte für Rechtsarmbehinderte:
Lenkradhilfe, Wischerhebel für Linksbedienung, Blinkerhebel für Linksbedienung, Handbremse links, Fußfeststellbremse.

Zusatzgeräte für Linksarmbehinderte:
Lenkradhilfe, Blinkerhebel für Rechtsbedienung, Wischerhebel für Selbstbedienung, Hebel zum Öffnen und Schließen der Tür.

Zusatzgeräte für Beidseitsarmbehinderte:
Ausziehbare Lenksäule, Schalterkonsole für Fußbedienung. Fußbedienung für Automatik, Wählhebel, Fußschaltung für Getriebe, armloses Fahrsystem „Franz".

Zusatzgeräte für Linksbeinbehinderte:
Hebel Handgas rechts, Handbetätigung für Fußfeststellbremse, Handkupplung.

Zusatzgeräte für Rechtsbeinbehinderte:
Linksseitiges Gaspedal, Bremspedal, Verbreiterung, Hebel Handgas links, Gasringviertelrad.

Zusatzgeräte für beidseitig Beinbehinderte:
Fußgassperre, Handbetätigung für Fußfeststellbremse, Handgerät für Bremse und Gas rechts, Hansgerät für Bremse und Gas links, Autolifter (Einsteigehilfe), Handgerät für Kupplung, Bremse und Gas.
Zur Zeit befinden sich elektronisch gesteuerte Bedienungsanlagen in der Erprobung, die auf Tonschwingungen der Stimme des Behinderten reagieren und sogar komplizierte Fahranweisungen verrichten können. Durch Mikroprozessoren ist eine außerordentlich kompakte Bauweise und bei Herstellung größerer Stückzahlen auch ein akzeptabler Preis möglich.
Das *Grundlagenwissen*, betreffend Pkw-Zusatzgeräte für körperbehinderte Autofahrer ist aus den Prospekten der Hersteller zu entnehmen [17].

13.3 Orthopädietechnische Gesichtspunkte beim Bau von Fahrzeugen

Steinhäuser u. Bolt schreiben in Band 1 der Orthopädie in Praxis und Klinik: „Beachtung verdienen die von Rosemeyer (1975) unterbreiteten Vorschläge zur Besserung der Konstruktion von Autositzen, um eine Schädigung des Bewegungsapparates infolge falscher Haltung zu vermeiden. Die Diskussion über das Zustandekommen solcher Schäden ist allerdings noch keineswegs abgeschlossen, doch wird man bei der Abfassung der 8. BKVO nicht umhinkommen, sich auch mit *berufsabhängigen Schäden des Bewegungsapparates durch falsche Haltung im Auto, im Omnibus, Traktor usw. zu beschäftigen*". *Unter Berücksichtigung der zusammengefaßten Empfehlungen für Autositze von Diebschlag u. Stummbaum, und der Vorschläge von Rosemeyer, sollten verkehrsbedingte berufsabhängige Schäden des Bewegungsapparates zu vermeiden sein.* Neben den bereits erwähnten Eigenschaften muß der Autositz zusätzlich Schwingbelastungen dämpfen, die durch den Federungskomfort nicht aufgefangen werden. Wir verweisen hier auf die Untersuchung von Schäfer u. Hartung zur Verbesserung von Fahrersitzen für Nutzfahrzeuge unter dem Gesichtspunkt der Scheinbelastung [18]. Dies ist besonders wichtig für endgebundene Nutzfahrzeuge, da bekanntlich die Schwingbelastung bei diesen Fahrzeugen am größten ist. Den Sitzen kommt somit auch die Aufgabe zu, die Schwingbelastung für die Wirbelsäule so gering wie möglich zu halten, dies ist um so mehr von Bedeutung, wenn bereits degenerative Veränderungen vorliegen. Nicht unerwähnt sollte bleiben, daß der Sitz, der den Orthopäden als gut und zweckmäßig erscheint, oft dem Verbraucher z. B. zu hart und zu wenig gepolstert ist [19].

Bei Arbeitssitzen sollten, wie bereits von Harff erwähnt, unphysiologische Drehbewegungen der Wirbelsäule vermieden werden, ebenso der unzweckmäßige Auf- und Abstieg bei Zügen und Lastkraftwagen. Beim Aufsprung besteht hier eine Gefährdung für Supinationstraumen [20].

Sicherlich läßt sich eine unphysiologische Belastung nicht immer vermeiden; dennoch sollten orthopädietechnische Gesichtspunkte beim Bau von Fahrzeugen soweit wie allgemein und finanziell möglich berücksichtigt werden.

Literatur

1 Harff JP (1968) In: Wagner K, Wagner HJ (Hrsg) Handbuch der Verkehrsmedizin, S. 352, Springer, Berlin Heidelberg New York
2 ADAC-Bericht (1981) Bericht über den 3. ADAC-Ärztekongreß 21.-22. Juni 1979 in Hamburg, S 123
3 Diebschlag W, Stummbaum F (1981) Arbeitsphysiologische Forderungen an Fahrzeugsitzen. Art Auto 57(1):24-32
4 (1976) Biomechanische Belastungsgrenzen. Unfall Sicherheitsforsch Straßenverk 3:45
5 (1976) Kopfstützen für Sitze von Personenkraftwagen. Unfall Sicherheitsforsch Straßenverk 6:16
6 Bischoff HP (1981) Kurs I für manuelle Medizin, S 13/14
7 Guttmann G (1981) Funktionelle Pathologie und Klinik der Wirbelsäule, Bd 1: Halswirbelsäule. Fischer, Stuttgart
8 Steinhäuser J, Bolt W (1980) Arbeit und Verkehr. In: Orthopädie in Praxis und Klinik, Bd. 1: Allgemeine Orthopädie. Thieme, Stuttgart New York
9 Rehn (1979) Bericht über den 3. ACAC-Ärztekongreß, 21.-22. Juni 1979 in Hamburg, S 110
10 Witt AN (1979) Bericht über den 3. ADAC-Ärztekongreß, 21.-22. Juni 1979 in Hamburg, S 119
11 Langhagel J (1980) Rehabilitation. In: Orthopädie in Praxis und Klinik, Bd 1: Allgemeine Orthopädie. Thieme, Stuttgart New York
12 Sendung der ARD vom 25. 10. 1981: Der 7. Sinn
13 Langhagel J (1980) Rehabilitation. Die Umwelt des Körperbehinderten. In: Orthopädie in Praxis und Klinik, Bd 1: Allgemeine Orthopädie. Thieme, Stuttgart New York
14 Bundesminister f. Verkehr (1973) Schriftenreihe Bundesminister f. Verkehr, Heft 15, Str.-Kraftverkehr, Gutachten des gemeins. Beirates Verkehrsmedizin, Bundesminister f. Verkehr, Bundesminister f. Jugend, Familie und Gesundheit
15 Marquardt EP (1976) PKW für Armlose. Orthop Grenzg 114:716-718
16 ADAC-Bericht (1979) Bericht über den 3. ADAC-Ärztekongreß. 21.-22. Juni 1979 in Hamburg, S 121
17 Petry & Lehr (1981) PKW-Zusatzgeräte für körperbehinderte Autofahrer, Offenbach/Main
18 Schäfer KU, Hartung N (1980) Untersuchung zur Verbesserung von Fahrersitzen, für Nutzfahrzeuge unter dem Gesichtspunkt der Schwingbelastung. Abschlußber. BMFT-Forschungsförderung
19 Reidelbach (1979) Round-Table-Gespräch über Sitzgestaltung mit franz. Ärzten und Journalisten am 18. 05. 1979 in Sindelfingen, S 6-9
20 Harff JP (1968) Orthopädie und Verkehrsmedizin. In: Wagner K, Wagner HJ (Hrsg) Handbuch der Verkehrsmedizin, S 532 und S 545
21 Rosemeyer B (1975) Schädigungen des Bewegungsapparates durch falsche Haltung im Autositz, 2. Orthop. 113, S 653

14. Alkohol und Verkehrstüchtigkeit

J. Gerchow

14.1 Einleitung

Die Gefährdung des Straßenverkehrs durch alkoholisierte Kraftfahrer ist wirklichkeitsgerecht nicht annähernd erfaßbar, da die amtliche Statistik nur polizeilich ermitteltes Auslesematerial enthält. Dieses hat die Dimensionen eines Massendeliktes. — Der moderne Straßenverkehr kann den Menschen schon unter regulären Bedingungen überfordern. Mit Fehlleistungen ist deshalb vor allem dann zu rechnen, wenn zusätzliche Belastungen nicht toleriert werden können.
Alkoholbeeinflussung verändert die Eignungsvoraussetzungen und beeinträchtigt die Verfügbarkeit geistig-seelischer Reserven. Alkohol ist gleichzeitig eine vermeidbare Belastung. Es ist kein Zufall, daß bei abnehmender Verkehrsdichte — also zur Nachtzeit — ein hoher Prozentsatz aller Unfallverursacher unter Alkoholeinfluß steht. Die Zahl der vermutbar alkoholbedingten Unfälle verhält sich zur allgemeinen Unfallhäufigkeit im Tagesrhythmus geradezu entgegengesetzt (Heifer 1965).
Es ist schwierig, begreiflich zu machen, warum *Alkohol in jeder Dosis die Fahrleistung beeinträchtigen kann*. Die Orientierung — Selbst- und Fremdeinschätzung — erfolgt meist an den Begriffen „Betrunkenheit" oder „Angetrunkenheit". Die damit verbundenen Ausfallserscheinungen sind aber in diesem Zusammenhang ohne Bedeutung, denn die Leistungseinbuße braucht am äußeren Verhalten nicht erkennbar zu sein. Eine „latente" Schädigung bei niedrigen Alkoholwirkungsgraden wirkt sich vor allem in plötzlich auftauchenden besonderen Situationen aus.
„Fahrtüchtigkeit" und *„Fahruntüchtigkeit"* sind von der Rechtsprechung entwickelte und ausgelegte Begriffe. Sie enthalten Merkmale, die z. T. außerhalb der medizinischen Beurteilung liegen (Lundt u. Jahn 1966). Selbst wenn man sich auf die in der Person des Fahrers gegebenen Bedingungen beschränkt, ist der Begriff „Fahruntüchtigkeit" sehr komplex. Dabei stellt die in Promille ausgedrückte Blutalkoholkonzentration nur eine relative Zahl dar, denn im Bereiche des Biologisch-Naturwissenschaftlichen gibt es keine scharfen Grenzen. Eine hohe Blutalkoholkonzentration braucht keineswegs gefährlicher zu sein als eine niedrige. Zwischen Blutalkoholkonzentration und Gefährlichkeit besteht nur eine sog. stochastische Abhängigkeit; d. h., daß eine zwar statistisch nachweisbare, aber nicht gesetzmäßige Abhängigkeit der einen Variablen (Gefährlichkeit) von der anderen (Blutalkoholkonzentration) vorliegt (Lundt u. Jahn 1966; Gerchow 1968). Ein überzeugendes Beispiel hierfür ist *die Phasenverschiedenheit der Alkoholwirkung* (s. unten). Die Blutalkoholkonzentration ist aber auch unabhängig davon unter Berücksichtigung innerer (z. B. Ermüdung, Stimmung, gesundheitliche Befindlichkeit, Arzneimitteleinfluß) und äußerer Bedingungen (z. B. Fahrzeugart, Geschwindigkeit, Straßen- und Witterungsverhältnisse, Tageszeit) zu relativieren. Weitere *Anknüpfungstat-*

sachen sind Alter, Alkoholtoleranz, Trinkende, Trinkgeschwindigkeit, Getränkeart.

> Summarisch läßt sich über die Gefährlichkeit alkoholisierter Kraftfahrer folgendes sagen: ab 0,2–0,3 Promille kann die Leistung beeinträchtigt sein; ab 0,6–0,7 Promille ist die Leistung bei der Mehrheit aller Menschen beeinträchtigt; ab 1,0–1,1 Promille gibt es unter allen denkbar möglichen Bedingungen keinen Menschen, der nicht irgendwelche relevanten Störungen aufweist.

14.2 Alkoholnachweis

Es gibt eine Vielzahl von Alkoholbestimmungsmethoden, spezifische und unspezifische, quantitative und qualitative. Die Methodenwahl wird z. T. durch die unterschiedlichen gesetzlichen Regelungen der Staaten bestimmt (ausführliche monographische Darstellung bei Grüner 1967).

14.2.1 Vorproben und „Atemalkohol"

Alle „Vorproben" sind Atemalkoholmeßverfahren. 1927 wies Bogen als erster darauf hin, daß es möglich sei, die Blutalkoholkonzentration aus der Atemalkoholkonzentration zu bestimmen. 1934 zeigten Liljestrand u. Linde (zit. nach Grüner 1980), daß 1 ml Blut bei 31°C etwa soviel Alkohol enthält wie in 2 l Luft vorhanden ist. Das war der Beginn einer intensiven Forschungsarbeit. Es wurden Geräte entwickelt, die die auf unterschiedliche Weise gewonnene Atemluft mit ganz unterschiedlichen Methoden analysieren.
Die wichtigsten Meßverfahren sind:

Dichromatverfahren, Gaschromatographie, Infrarotdetektor, elektrochemische Oxidation und Laser. Die biologischen Grundlagen hat u. a. Dubowski (1975) zusammenfassend dargestellt. Eine Aufstellung der Gerätebezeichnungen und Meßverfahren stammt von Grüner (1980).
Die Alkotest-Probe erfordert die Mitwirkung des Betroffenen. Es handelt sich um eine grobe Analyse der Atemluft nach dem Prinzip der — unspezifischen — Dichromatmethode. Beim Durchblasen eines Röhrchens mit festgelegtem Luftvolumen reduziert Alkohol die Dichromatschwefelsäure einer Kieselsäure-Gel-Schicht. Die Grünfärbung der Indikatorschicht läßt Rückschlüsse auf die Höhe der Blutalkoholkonzentration zu. Ein Markierungsring entspricht etwa 0,7–0,8 Promille Blutalkohol. Nach dem gleichen Prinzip wird in mehreren Ländern eine orientierende Vorprüfung durch die Polizei vorgenommen. Es ist prinzipiell darauf zu achten, daß nach Alkoholgenuß mindestens 15 min vergangen sein müssen. Der der Mundschleimhaut anhaftende Alkohol kann andernfalls zu falsch-positiven Resultaten führen.
Die Alkoholausscheidung durch die Atemluft beträgt bis zu 5%. Das Verhältnis von Atemalkoholkonzentration zu Blutalkoholkonzentration beträgt etwa 1:2000 (1:1700–2500). Das Verteilungsverhältnis ist druck-, konzentrations- und temperaturabhängig. Die Meßgenauigkeit von Geräten mit moderner Elektronik ist unbestritten. Verläßliche Aussagen über die Blutalkoholkonzentration aufgrund von Atemalkoholmessungen sind jedoch frühestens nach Erreichen des Maximums der Blutalkoholkurve zu erwarten. Aus physiologischen Gründen ist während der Alkoholinvasion ein bedingungsfreier Rückschluß auf die venöse Blutalkoholkonzentration nicht erlaubt (ausführliche Literatur bei Heifer 1982).

14.2.2 Blutentnahme

Ein Eingriff in die körperliche Unversehrtheit gegen den Willen des Betroffenen ist nur in besonderen Fällen zulässig. Dazu gehört die Blutentnahme bei Tatverdächtigen und Zeugen gemäß §§ 81a und 81c StPO. Sie erfolgt grundsätzlich mit einer Venüle ohne gerinnungshemmenden Zusatz. Alkoholhaltige Desinfektionsmittel dürfen nicht verwendet werden.

Der Arzt ist zur Durchführung einer Blutentnahme nicht verpflichtet. Derartige Maßnahmen gehören in den meisten Krankenhäusern zu den Dienstpflichten (s. auch Kap. 2).

Anmerkung: Leichenblut ist grundsätzlich aus einer freigelegten Femoralvene zu entnehmen, um eine Verfälschung der Blutalkoholkonzentration durch Verdunstung (Blutlachen), Diffusion von Alkohol aus dem Magen (Herzblut, Hämatothorax) oder Verunreinigung mit alkoholhaltigem Mageninhalt (Mundhöhle, Blutlachen) zu vermeiden. Ist aus den Schenkelvenen kein Blut zu gewinnen (z. B. Ausblutung), kann Augenkammerwasser entnommen werden. — Zur Blockierung von Fäulnisvorgängen sollte Natriumfluorid (10 mg/ml) zugesetzt werden. Zur Vermeidung oxidativer Prozesse mit Alkoholverlust sollte über dem Röhrcheninhalt keine Luftsäule stehen.

14.2.3 Körperliche Untersuchung

Die Polizei hält Formulare bereit, die den Untersuchungsumfang festlegen. — Über Wert und Unwert der — relativ groben — klinischen Untersuchung anläßlich einer Blutentnahme ist viel diskutiert worden. Die Ergebnisse werden aus mancherlei Gründen von vielen Faktoren beeinflußt. Wohlwollen und Abneigung, auch der Erfahrungsgrad, gehen in die Bewertung ein. *Erhebliche Bewertungsunterschiede bei gleichen Alkoholkonzentrationen ergeben sich aber inter- und intraindividuell zwingend aus mehreren Parametern (ausführliche Literatur bei Gerchow 1968):*

Die Alkoholintoxikation ist ein Durchgangssyndrom. Zwischen Blutalkoholkonzentration und Trunkenheitsgrad besteht eine stochastische Abhängigkeit. Es ist deshalb nicht möglich, verbindliche Stufenleitern der Trunkenheitsgrade in Abhängigkeit vom Promillegehalt aufzustellen.

Von entscheidender Bedeutung ist die *Alkoholverträglichkeit,* die vom Grad der Gewöhnung (z. B. Toleranzerwerb) abhängig ist, aber auch von den Trinksitten, sogar von der Stimmung beeinflußt werden kann.

In diesem Bezugssystem spielt der *Zeitfaktor* eine entscheidende Rolle. Mit zunehmendem Abstand vom Trinkende erfolgt die geistig-seelische Erholung wesentlich schneller als dem regelhaften Abfall der Blutalkoholkonzentration in der Zeiteinheit entspricht.

Die Phasenverschiedenheit der Alkoholwirkung ist zu beachten. Es bestehen deutliche Wirkungsunterschiede in der resorptiven und postresorptiven Phase bei gleicher BAK. Die Wirkungsschwellen liegen bei steigender Konzentration wesentlich niedriger als in der Eliminationsphase. Der Gipfel alkoholbedingter Störungen wird kurz vor dem Resorptionsmaximum erreicht.

Auch die *Trinkzeit* ist für den Grad der Ausfallserscheinungen von Bedeutung: Bei gleicher Konzentration im Beobachtungszeitpunkt wird vor allem hastiges Trinken deutlichere Ausfälle zeigen als gleichmäßiges Trinken über längere Zeit. Die Prüfungen auf Gleichgewichts- und Koordinationsstörungen sind besonders wichtig. Als qualitativ gut definierbar und quantitativ auswertbar hat sich der *postrotatorische Fixationsnystagmus* („Drehnachnystagmus" = DNN) erwiesen (ausführliche Literatur bei Heifer et

al. 1966): Innerhalb 10 s 5mal um die Längsachse drehen und einen in ca. 25 cm Entfernung vorgehaltenen Finger fixieren lassen. Beim Nüchternen schlägt das Auge maximal 5–7 s lang in Form eines schnellen Zuckens nach. Vor allem die Intensität (grobschlägig), erst in zweiter Linie die Dauer des DNN sind kennzeichnend für die Schwere einer mit okulovestibulären Koordinationsstörungen einhergehenden alkoholbedingten Hirnleistungsstörung.
Bei der Untersuchung anläßlich einer Blutentnahme ist der Gesamteindruck oft aufschlußreicher als die sich aus den Einzelergebnissen zusammensetzende „Summe seiner Teile". Deshalb sollte der Blutentnahmearzt den dafür vorgesehenen Raum nutzen, um den Gesamteindruck kurz zu skizzieren.

14.2.4 Alkoholnachweis im Blut und in anderen Körperflüssigkeiten

Aus der Vielzahl der Alkoholbestimmungsmethoden (ausführliche Literatur bei Grüner 1967) finden in der Bundesrepublik nur wenige für forensische Zwecke Verwendung.
Das *Widmark-Verfahren* (Widmark 1932): Äthanol reduziert Dichromatschwefelsäure. Die nichtreduzierte Menge von Kaliumdichromat wird jodometrisch bestimmt. Die allen reduzierenden Verfahren anhaftende Unspezifität hat nur theoretische Bedeutung. Grüner (1956) hat die Titration durch die Photometrie ersetzt. Vidic (1954) hat Vanadinschwefelsäure statt Dichromatschwefelsäure genommen, konnte somit auf das exakte Einmessen der Reaktionslösung verzichten und damit eine Fehlerquelle vermeiden. — Die Modifikationen des Widmark-Verfahrens haben sich durchgesetzt (genaue Arbeitsanweisungen im Gutachten des Bundesgesundheitsamtes „Alkohol bei Verkehrsstraftaten", Lundt u. Jahn 1966).

Das *ADH-(Alkoholdehydrogenase-)Verfahren* (Bücher u. Redetzki 1951; Bonnichsen u. Theorell 1951; Leithoff 1964; weitere Literatur bei Gerchow 1968): Es handelt sich um eine biochemisch-fermentative Methode, bei der Alkoholdehydrogenase (ADH) eine wasserstoffübertragende Reaktion katalysiert. Dadurch wird Äthanol zu Acetaldehyd dehydriert. Wasserstoffakzeptor ist das Coferment Diphosphopyridinnucleotid (DPN, international NAD). Die hydrierte Form des Coferments (DPNH bzw. NADH) läßt sich photometrisch bestimmen. Das ADH-Verfahren erfaßt auch einige andere Alkohole, ist also nicht streng spezifisch. Für die Praxis ist das ohne Bedeutung.
Das Bundesgesundheitsamt hat für die Durchführung des ADH-Verfahrens exakte Arbeitsanweisungen erlassen (Lundt u. Jahn 1966).
Die *gaschromatographische Methode (GC)* stellt ein spezifisches Verfahren zum Alkoholnachweis dar. Besonders bewährt hat sich die Headspace-(Dampfraum-) Analyse in der von Machata (1967) angegebenen Modifikation. Auch hierfür hat das Bundesgesundheitsamt Vorschriften („zweites Gutachten", Lundt 1977) festgelegt und außerdem die für forensische Zwecke notwendigen 5 Analysen (3 nach dem Widmark-, 2 nach dem ADH-Verfahren) auf 4 reduziert, wenn mit einer vollautomatischen Apparatur gearbeitet wird.
Die *Alkoholbestimmung in anderen Körperflüssigkeiten* ist prinzipiell möglich. Praktische Bedeutung hat die Urinalkoholbestimmung. Grüner (1957) hat auf die Bedeutung des Körperwassers für die Verteilung des Alkohols im Organismus hingewiesen (ausführliche Literatur bei Brettel 1972). Danach verhält sich die Alkoholkonzentration in Körperflüssigkeiten und Geweben proportional zum Wassergehalt.
Die Alkoholausscheidung im Urin beträgt bis zu ca. 4% (zur Theorie mit aus-

führlicher Literatur s. Zink u. Reinhardt 1971). In der postresorptiven Phase liegt die Blasenurinalkoholkonzentration im Mittel um den Faktor 1,4 (1,25 bis 1,60) höher als die Blutalkoholkonzentration (ausführliche Literatur bei Weinig et al. 1970). Ein Quotient von z. B. 0,5 läßt zwar vermuten, daß es sich um die frühe Resorptionsphase — „Nachhinken" der UAK gegenüber der BAK — handelt. Rückschlüsse auf die Stoffwechselphase sind jedoch nur bedingt möglich.

14.3 Alkoholstoffwechsel

Über das Vorkommen des Alkohols im Organismus gibt es gesicherte Erkenntnisse, Theorien und offene Fragen. Unbestritten ist das Vorkommen sog. endogenen Alkohols als normales Zwischenprodukt des Energiestoffwechsels. Der natürliche „Reduktionswert" des Blutes beträgt etwa 0,03 Promille, davon Äthanol etwa 0,0024 Promille. Leberschädigung, Azidose und andere abnorme Stoffwechselbedingungen erhöhen den „Normalalkohol" wenig oder gar nicht.

14.3.1 Verhalten des Alkohols im Körper

Die *Aufnahme des Alkohols* („Resorption") erfolgt von den Schleimhäuten, im wesentlichen im oberen Dünndarm. Es handelt sich um einen reinen Diffusionsvorgang. Die Geschwindigkeit ist vom Trinkvolumen, der Konzentration, der Trinkzeit, von den Verhältnissen im Magen und anderen Faktoren abhängig. Die *Resorptionsdauer* beträgt bis zu 90 min, selten mehr. Dabei muß eine Voraussetzung beachtet werden, nämlich daß im sog. Maximumbereich der Blutalkoholkurve die Resorption keineswegs abgeschlossen zu sein braucht, sondern im Anfangsteil des abfallenden Schenkels der Kurve die Ausscheidung gegenüber der Aufnahme lediglich überwiegt.

Unter „*Resorptionsdefizit*" (10–30% und mehr) versteht man jene Alkoholmenge, die nicht im Blut erscheint. Ursächlich kommen mehrere Möglichkeiten in Betracht: Veresterung von Alkohol und Aminosäuren oder Dipeptin, Bindung an Nahrungsbestandteile, vorzeitiger Abbau in der Leber bei der ersten Passage, bevor der Alkohol in den kleinen und großen Kreislauf gelangen kann.

Die *Verteilung des Alkohols* in Geweben und Körperflüssigkeiten ist sehr unterschiedlich. Die Unterschiede beruhen — nach Eintritt des Diffusionsausgleichs — auf dem unterschiedlichen Wassergehalt. Der Durchschnittswassergehalt des Körpers im Verhältnis zum Blut beträgt beim Mann ca. 70%, bei der Frau ca. 60%. Entsprechend hat Widmark (1932) das Verhältnis der Alkoholkonzentration im Gesamtkörper zu der im Blut als Faktor „r" (r = reduzierte Körpermasse) bezeichnet. Die Werte schwanken erheblich: Mittelwerte bei Männern ca. 0,7, bei Frauen ca. 0,6 (ausführliche Darstellung mit Literaturübersicht bei Zink u. Wendler 1978).

Der *Faktor r* hat für die forensische Praxis Bedeutung. Mit seiner Hilfe kann man die BAK aus der Trinkmenge und den im Körper vorhandenen Alkohol aus der BAK berechnen:

$$a = c \cdot p \cdot r$$

Die Gesamtmenge des im Körper befindlichen Alkohols (a) entspricht dem Produkt aus der Konzentration im Gesamtkörper und dem Körpergewicht (p); die Konzentration im Gesamtkörper ist das Produkt aus BAK (c) und Faktor r. — Will man aus der Trinkmenge (A) den „theoretischen Maximalwert" (von Widmark c_0 bezeichnet) berechnen, dann gilt die Formel:

$$c_0 = \frac{A}{p \cdot r} \left(\permil = \frac{g \text{ Alkohol}}{kg \text{ Körpergewicht} \cdot r} \right)$$

Die *Elimination des Alkohols* beginnt praktisch mit der Aufnahme. Nach Ab-

schluß der Resorption kann anhand der Blutalkoholkurve sichtbar gemacht werden, wie die BAK absinkt. Diesen Abfall der BAK in der Zeiteinheit bezeichnet man seit Widmark (1932) mit dem Faktor β (stündlicher Eliminationswert = β_{60}). Der Faktor β stellt eine Funktion der im Körper vorhandenen Wassermenge und der Alkoholverbrennung dar. Etwa 90–95% des Alkohols werden verbrannt (oxidiert). Der Rest wird unverändert vor allem über die Nieren und die Lungen ausgeschieden. Die Oxidation erfolgt in der Leber zu Acetaldehyd und Essigsäure, die im wesentlichen — auch außerhalb der Leber — im Zitronensäurezyklus aufgearbeitet, für andere Stoffwechselvorgänge nutzbar gemacht und zu Kohlendioxid (CO_2) und Wasser (H_2O) umgewandelt wird.
Hier interessieren vor allem die ersten Abbaustufen:

$$CH_3CH_2OH \xrightarrow[\text{NAD}]{\text{ADH}} CH_3COH \rightarrow$$
Äthanol   Fermentsystem   Acetaldehyd

CH_3COOH
Essigsäure

Der beim Abbau zu Acetaldehyd frei werdende Wasserstoff wird durch das Coferment Nikotinamid-Dinukleotid (NAD) gebunden: NADH. Für den oxidativen Abbau des Äthanols stehen neben der Alkoholdehydrogenase (ADH) die konzentrationsabhängige Katalase und ein mikrosomales System (MEOS = mikrosomal ethanoloxydising system) zur Verfügung. Katalase und MEOS können durch Äthanol induziert (Enzyminduktion) werden. Eine Induktion von MEOS bei gesteigertem Äthanolangebot erklärt möglicherweise eine höhere Abbaurate bei Alkoholikern (Literatur bei Lieber 1977; Martini u. Bode 1971).

14.3.2 Ermittlung des Tatzeitwertes

Die *Rückrechnung* vom Analysenergebnis (Zeitpunkt der Blutentnahme) auf den Tatzeitpunkt geht davon aus, daß in der Zeiteinheit ein bestimmter Teil des Alkohols aus dem Blut verschwindet. Die BAK fällt etwa rektilinear ab. Eine einwandfreie Rückrechnung muß voraussetzen, daß die Resorptionsphase zum Zeitpunkt des Vorfalls abgeschlossen war. — Da die von Widmark (1932) für die Bestimmung des Faktors β geforderten Versuchsbedingungen in der Praxis fast niemals gegeben sind, hat das Bundesgesundheitsamt (s. Gutachten Lundt u. Jahn 1966) vorgeschlagen, den Widmark-Faktor β von jenem Wert zu unterscheiden, der tatsächlich zur Rückrechnung benutzt wird: *„Rückrechnungswert"*. Mit geringen Abweichungen haben fast alle Untersucher einen durchschnittlichen stündlichen Abfall der Blutalkoholkonzentration von 0,16–0,17 Promille gefunden. Der „Abbauwert" ist in engen Grenzen konzentrationsabhängig.

Je nach der forensischen Fragestellung sind unterschiedliche Rückrechnungswerte einzusetzen. In der Sozialgerichtsbarkeit ist für den Unfallzeitpunkt die „mit Wahrscheinlichkeit" vorhandene BAK zu ermitteln. Im Verkehrsstrafrecht kommt gleichbleibend 0,1 Promille/h zur Anwendung; für die ersten beiden Stunden nach Trinkende kann ein Rückrechnungsverbot bestehen. Bei der Beurteilung der Schuldfähigkeit empfehlen Heifer u. Zink (unveröffentlichtes Gutachten), zum Entnahmewert 0,2 Promille zu addieren und pro Stunde gleichbleibend mit 0,2 Promille zurückzurechnen. Diese Handhabung soll unter strafrechtlichen Gesichtspunkten sicherstellen, daß eine Benachteiligung ausgeschlossen und eine Begünstigung gering gehalten wird.

14.4 Alkoholwirkungen

Grundsätzlich gibt es keine Alkoholdosis, die nicht in irgendeinem Bereich eine Wirkung hat. Mit geeigneten Methoden ist jede Leistungsbeeinträchtigung nachweisbar (Elbel 1961). Fast alle Leistungsprüfungen registrieren, was innerhalb einer gestellten Aufgabe noch oder überhaupt geleistet werden kann. Schwierig ist es, Testmethoden zu finden, bei denen es nicht nur auf das „Können" in Teilbereichen, sondern auf eine ausreichende Gesamtleistung ankommt (ausführliche Literatur bei Gerchow 1968). *Die entscheidenden alkoholbedingten Ausfälle liegen im Bereich der Gesamtpersönlichkeit.* Sie führen oft Situationen herbei, in denen es dann aufgrund der Schädigungen im sinnesphysiologischen Bereich zum Fehlverhalten kommt. Eine der bekanntesten Wirkungen ist, daß der Alkoholisierte den Einfluß des Alkohols auf seine Leistungsfähigkeit unterschätzt. *Das subjektive Leistungsgefühl ist im Verhältnis zum objektiven Leistungsvermögen gesteigert (man fühlt sich stärker als man ist),* ganz besonders im Bereich der leichteren Wirkungsgrade. Auffassung und geistige Verarbeitung von Sinneseindrücken sind beeinträchtigt. Die Anpassung an die ständig wechselnden Verkehrssituationen ist gestört. Hinzu kommen eine Steigerung des Bewegungsdrangs, des Leichtsinns, der Sorglosigkeit und verbunden damit eine Schwächung des Verantwortungsgefühls. Es handelt sich im weitesten Sinne um Störungen der Besonnenheit. Es handelt sich gleichzeitig um Ausfallserscheinungen, die im äußeren Erscheinungsbild kaum oder nur andeutungsweise feststellbar sind. Dazu gehören auch eine gesteigerte Wagnisbereitschaft und Kritikschwäche, der Verlust ethischer und moralischer Hemmungen sowie Schädigungen der Aufmerksamkeit, Auffassung und vor allem der Umstellungsbereitschaft. Diese spielt eine entscheidende Rolle. Der Alkoholisierte ist nicht in der Lage, seine Aufmerksamkeit über längere Zeit auf einen Vorgang zu konzentrieren (Tenazität) und gleichzeitig in kurzer Folge anderen Vorgängen zuzuwenden (Vigilität). Es handelt sich hierbei um ein Musterbeispiel einer Mehrfachtätigkeit, deren Funktionieren für jeden Kraftfahrer erforderlich ist. Er muß gleichzeitig wahrnehmen, auffassen und verarbeiten. Er muß gefährliche Situationen „vorahnen". Er muß die ständig wechselnde Verkehrslage erfassen, Entfernungen und Geschwindigkeiten schätzen. Er muß das Augenmaß und das feine Gefühl für die Bestimmung des Bremsweges haben. Alle diese Fähigkeiten und Funktionen sind nachweislich um so stärker gestört, je höher der Alkoholisierungsgrad ist.

Für den geringgradig Alkoholisierten ist bedeutsam, daß eine Steigerung der motorischen Antriebe mit einer Minderung der hemmenden und kontrollierenden Funktion einhergeht. Bemerkenswert ist auch die Rat- und Hilflosigkeit bei überraschend auftauchenden Situationen.

Modellfahrversuche, Reaktionszeitmessungen, Prüfungen der Auffassung und Aufmerksamkeit, tachystoskopische Versuche und die Prüfung zahlreicher Einzelfunktionen haben gezeigt, daß *erhebliche Leistungsbeeinträchtigungen bereits bei 0,4 bis 0,6 Promille vorliegen,* und außerdem bewiesen, daß die *Ausfallserscheinungen bei gleicher BAK regelhaft stärker sind in der Resorptionsphase als in der Eliminationsphase:* sog. Phasenverschiedenheit der Alkoholwirkung.

Eine komplexe Schädigung aller psychophysischen Leistungsbereiche hat die experimentelle Überprüfung des vestibulärokulomotorischen Regelsystems bei Alkoholisierten bestätigt (Literatur bei Heifer et al. 1966). Methodisch unterschiedliche Nystagmusprüfungen haben Störungen im optischen Funktionskreis ergeben: Bewegungsunschärfen, falsche Standortbestimmung visuell erfaßbarer Objekte, Blendempfindlichkeit, Störungen der Orientierung im Raum und des Auflösungsvermögens, beeinträchtigtes Entfernungsschätzen und Geschwindigkeitsgefühl. Da es sich um ein sehr komplexes System handelt, das u. a. im Hirnstamm geschaltet wird und willensmäßig nicht beeinflußbar ist, werden gleichzeitig andere Funktionen — das Wachbewußtsein im weitesten Sinne — miterfaßt: Aufmerksamkeitsspannung, Ablenkbarkeit, Zuwendungsfähigkeit, Risikoabwägung und die Koordination psychophysischer Impulssteuerung. Im Blutalkoholkonzentrationsbereich von 0,7-0,8 Promille ist die volle Funktionstüchtigkeit der vestibulär-okulomotorischen Koordination nicht mehr gewährleistet. Bei 1,0 Promille ist niemand ohne relevante Ausfallserscheinungen in diesem Funktionssystem. Zur Vermeidung von Wiederholungen wird auf die weiterführenden Ausführungen in Kap. 2 verwiesen.

Literatur*

Bogen E (1927) Drunkenness. A quantitative study of acute alcoholic intoxication. JAMA 89:1508-1513
Bonnichsen RK, Theorell H (1951) An enzymic method for the microdetermination of ethylalcohol. Scand J Clin Lab Invest 3:58
Brettel H-F (1972) Blutalkohol und Blutwassergehalt. In: Weinig E, Berg S (Hrsg) Arbeitsmethoden der medizinischen und naturwissenschaftlichen Kriminalistik, Bd 11. Schmidt-Römhild, Lübeck
Bücher T, Redetzki H (1951) Eine spezifische photometrische Bestimmung von Ethylalkohol auf fermentativem Wege. Klin Wochenschr 29:615-617
Dubowski KM (1975) Studies in breath-alcohol analysis: Biological factors. Z Rechtsmed 75:93-117
Elbel H, Schleyer F (1956) Blutalkohol. Die wissenschaftlichen Grundlagen der Beurteilung von Blutalkoholbefunden bei Straßenverkehrsdelikten. 2. Aufl. Thieme, Stuttgart
Elbel H (1961) Neue Ergebnisse der Blutalkoholforschung. Hefte Unfallheilkd 66:74
Forster B, Joachim H (1975) Blutalkohol und Straftat. Thieme, Stuttgart
Gerchow J (1968) Alkohol und Verkehrstüchtigkeit. In: Wagner K, Wagner H-J (Hrsg) Handbuch der Verkehrsmedizin. Springer, Berlin Heidelberg New York, S 827-853
Grüner O (1956) Ein Beitrag zur photometrischen Blutalkoholbestimmung. Dtsch Z Gesamte Gerichtl Med 44:771-772
Grüner O (1957) Die Bedeutung des Körperwassers für die Verteilung des Alkohols im Organismus. Dtsch Z Gesamte Gerichtl Med 46:53-65
Grüner O (1967) Der gerichtsmedizinische Alkoholnachweis, 2. neubearb Aufl. Heymanns, Köln Berlin Bonn München
Grüner O (1980) Zur Problematik der Atemalkoholbestimmung. Blutalkohol 17:351-366
Heifer U (1965) Alkoholbedingte Leistungseinbuße und Unfallhäufigkeit im Straßenverkehr. Blutalkohol 3:1-11
Heifer U (1982) Untersuchungen zur Differenz zwischen Atem- und Blutalkoholkonzentration in der Anflutungsphase. Blutalkohol 19:29-37
Heifer U, Sellier K, Kitzner M (1966) Experimentelle und statistische Untersuchungen über den alkoholbedingten postrotatorischen Fixationsnystagmus. Blutalkohol 3:553-557
Leithoff H (1964) Die Automatisierung der enzymatischen Blutalkoholbestimmung (ADH-Methode). Blutalkohol 2:453-462
Lieber CS (1977) Metabolic aspects of alcoholism. MTP Press, Lancaster
Lundt PV (ed) (1977) Alkohol und Straßenverkehr. Zweites Gutachten des Bundesgesundheitsamtes. Schriftenreihe H 52 Bundesminister Verkehr. Esdar, Bochum
Lundt PV, Jahn E (1966) Alkohol bei Verkehrsstraftaten. Bundesminister Justiz Bundesminister Verkehr. Kirschbaum, Bad Godesberg
Machata G (1967) Über die gaschromatographische Blutalkoholbestimmung. Blutalkohol 4:252-260
Martini GA, Bode C (ed) (1971) Metabolic changes induced by alcohol. Springer, Berlin Heidelberg New York
Vidic E (1954) Die Bestimmung des Alkoholgehalts in biologischen Flüssigkeiten mittels Vanadinsäure. Arzneim Forsch 4:411-418, 506-507
Weinig E, Zink P, Reinhardt G (1970) Über die forensische Bedeutung der Alkoholkonzentration im Urin. Blutalkohol 7:307-315
Widmark EMP (1932) Die theoretischen Grundlagen und die praktische Verwendbarkeit der gerichtlich-medizinischen Alkoholbestimmung, 1. Aufl. Urban & Schwarzenberg, Berlin
Zink P, Reinhardt G (1971) Zur Theorie der Ethanolausscheidung im menschlichen Urin. Blutalkohol 8:1-15
Zink P, Wendler K (1978) Der Widmark-Faktor r und seine Streubreite. Blutalkohol 15:409-420

---

* Es wurden vor allem Übersichtsarbeiten mit umfangreichen Literaturnachweisen berücksichtigt

15. Wirkung von Arzneimitteln auf die Verkehrstüchtigkeit

M. Staak

15.1 Arzneimittel und Verkehrssicherheit

15.1.1 Beeinträchtigung der Verkehrstüchtigkeit durch Arzneimittel

Die Möglichkeit einer Beeinträchtigung der Verkehrstüchtigkeit durch bestimmte Arzneimittelgruppen und einzelner Pharmaka läßt sich vor allem aus ihrer Wirkung auf das Zentralnervensystem ableiten. In diesem Zusammenhang sei auf die einschlägigen Lehrbücher der Pharmakologie und monographische Darstellungen verwiesen (Milner 1972; Mutschler 1972; Goodman u. Gilman 1975; Forth et al. 1980; Ammon 1981; Füllgraff u. Palm 1982; Staak u. Berghaus 1983). So können die sensomotorischen Funktionen, die affektiven oder intellektuellen Fähigkeiten beeinträchtigt werden. Daneben können die die Verkehrstüchtigkeit unterhaltenden Funktionssysteme durch Pharmaka auch indirekt beeinflußt werden, gewissermaßen als Nebenwirkung eines nicht unmittelbar auf die sensomotorischen Funktionen des Zentralnervensystems gerichteten Effektes. Schließlich sind auch Persönlichkeitsveränderungen, akute und chronische Intoxikationen sowie Abstinenzerscheinungen bei Suchtstoffabhängigkeit in Betracht zu ziehen. Ferner spielen bei der unter unseren zivilisatorischen Bedingungen gegebenen epidemiologischen Situation die Kombinationswirkungen zwischen verschiedenen Medikamenten sowie zwischen Alkohol und einer medikamentösen Therapie eine nicht zu unterschätzende Rolle. In diesem Zusammenhang muß auf das Problem der Selbstbehandlung ohne ärztliche Kontrolle hingewiesen werden.

Die Kenntnisse über verkehrsmedizinisch relevante Nebenwirkungen von Medikamenten beruhen einmal auf Versuchsanordnungen, bei denen einzelne psychophysische Leistungen gemessen werden und ihre Veränderungen im Hinblick auf eine Medikamenteneinnahme überprüft werden. Als einfachstes Beispiel sei hier die Messung der optischen und akustischen Reaktionszeiten genannt. Da es bei der Teilnahme am Straßenverkehr jedoch auf die Bewältigung sehr komplexer Leistungsanforderungen ankommt, sind die bei der Prüfung von Einzelfunktionen erhaltenen Meßergebnisse nicht ohne weiteres auf reale Verhältnisse übertragbar. Aussagefähiger sind hier Versuchsanordnungen mit komplexen Aufgabenstellungen, wie sie etwa durch Verkehrssimulatoren ermöglicht werden.

Wegen der sehr unterschiedlichen Versuchsanordnungen sind die Ergebnisse von Untersuchungen bestimmter Pharmaka im Hinblick auf ihre verkehrsmedizinische Bedeutung nicht ohne weiteres miteinander vergleichbar.

Die in den folgenden Abschnitten aufgeführten Medikamente zeigen Wirkungen, die unmittelbar oder mittelbar das Reaktionsverhalten des Patienten verändern können. Diese Veränderungen können einmal in einer Veränderung der individuellen Reaktionszeiten bestehen, zum anderen auch in Störungen der Sinnesfunktionen sowie in komplexen Verhaltensveränderungen. Bei der Einnahme derartiger Medikamente muß mit mehr oder weniger großer Wahrscheinlichkeit damit gerechnet werden, daß es unter ihrem Einfluß zu Verkehrsgefährdungen kommen kann. Das gleiche gilt sinngemäß auch für die Tätigkeiten an Maschinen oder nicht zuletzt auch im Haushalt.

Stets müssen bei der ärztlichen Beurteilung einer durch Medikamente beeinträchtigten Verkehrstüchtigkeit Persönlichkeit, Erkrankung und Einnahme von Medikamenten im Zusammenhang mit den jeweils gegebenen Leistungsanforderungen in Beziehung gesetzt werden.

15.1.2 Epidemiologische Gesichtspunkte

In den letzten 20 Jahren hat die Anwendung von Medikamenten in der Bundesrepublik Deutschland erheblich zugenommen. Über das Ausmaß der Zunahme gibt es keine genauen Zahlen. Für die Untersuchung der epidemiologischen Situation stehen daher methodische Befragungen, Statistiken (z. B. der Krankenkassen) und Untersuchungen an ausgewählten Kollektiven zur Verfügung. Generell kann davon ausgegangen werden, daß ältere Menschen mehr Medikamente konsumieren als jüngere, Frauen deutlich mehr als Männer (auch ohne Einbeziehung der oralen Antikonzeptiva). 10% der Befragten befürchten stark von Medikamenten abhängig zu sein oder zu werden, im Vergleich dazu befürchten nur 5% eine Alkoholabhängigkeit (Bundeszentrale für gesundheitliche Aufklärung: Jahreserfolgskontrolle 1978). Während die Ausgaben für Alkoholika in der Bundesrepublik Deutschland pro Kopf der Bevölkerung von 1970 (gleich 100) bis 1976 auf 140% angestiegen sind, stiegen im gleichen Zeitraum die Arzneimittelausgaben auf 184%.

Diesem Trend entsprechend konnten Wagner (1962) sowie Wagner u. Möller (1979) eine signifikante Zunahme der angeblichen verkehrsmedizinisch relevanten Medikamenteneinnahmen bei den zwischen 1960 und 1976 ärztlich untersuchten und einer Blutprobenentnahme zur Alkoholbestimmung zugeführten Verkehrsteilnehmer von 10 auf etwa 21% feststellen. Entsprechende Ergebnisse wurden von zahlreichen Arbeitsgruppen berichtet (Mallach u. Seitz 1975; Drasch et al. 1979; Jäckle et al. 1980). Hierbei standen Analgetika, Hypnotika und Sedativa an der Spitze; ferner konnte festgestellt werden, daß weibliche Verkehrsteilnehmer etwa doppelt so häufig verkehrsmedizinisch relevante Arzneimitteleinnahme angaben. Wesentlich schwieriger als die stichprobenartige Auflistung und Überprüfung angeblich eingenommener Medikamente ist die Klärung des Zusammenhanges zwischen der Einnahme eines oder mehrerer Medikamente und einem Unfall.

Mit fortschreitender Verbesserung der Analytik und nach Einführung der hochempfindlichen radioimmunologischen Untersuchungstechnik konnten auch im therapeutischen Bereich liegende Arzneimittelblutspiegelwerte erfaßt werden. Eine repräsentative Stichprobenuntersuchung von insgesamt 4037 innerhalb 1 Jahres (Sept. 1978–Sept. 1979) eingegangenen Blutproben verkehrsauffälliger Kraftfahrer im Saarland auf verkehrsmedizinisch relevante Arzneimittelgruppen, erbrachte den Nachweis von 18,2% Arzneimittelanteil.

Barbiturate lagen mit 6,7% und Benzodiazepine mit 5,5% an der Spitze (Möller u. Wagner 1983). In ca. 13% aller arzneimittelpositiven Fälle waren die Blutspiegelwerte so hoch, daß allein aus dieser Sicht eine Fahruntüchtigkeit anzunehmen war. Bei Stichprobenuntersuchungen in den USA schwankten in Abhängigkeit von Gebiet, Stichprobenauswahl, Definition der medikamentösen Beeinflussung und chemisch-analytischer Methodik die medikament-positiven Fälle zwischen 1,6 und 13%. Bei tödlich Verunglückten konnte in 15% der Fälle die Einnahme eines oder mehrerer Medikamente nachgewiesen werden (u.a. Diazepam 40%, Barbiturate 15%) (Staak u. Berghaus 1983).

In der bisher umfangreichsten epidemiologischen Studie aus der Provinz Ontario (Kanada) wurde 1978/1979 die Zahl von 484 tödlich verletzten Verkehrsteilnehmern untersucht (Cimubra et al. 1980). Dabei wurde bei 55% der Unfallopfer Alkohol nachgewiesen. Bei 6% der Kraftfahrer und 29% der Fußgänger wurden Drogen (Cannabinoide) bzw. Arzneimittel (Salicylate, Diazepam, Codein und andere) nachgewiesen. Diese Studie erfüllt bezüglich des Umfangs der Stichprobe (alle tödlich verletzten Verkehrsteilnehmer innerhalb der Provinz Ontario), des Zeitraums (1. 4. 1978–31. 3. 1979) und der Anzahl der untersuchten Stoffe (90 psychoaktive Drogen und Arzneimittel) weitestgehend die Forderung an epidemiologische Untersuchungen über den Einfluß von Arzneimitteln bei Verkehrsteilnehmern.

In allen Untersuchungen konnten zwei charakteristische Trends beobachtet werden: einerseits die Einnahme therapeutischer Dosen in Verbindung mit Alkohol, andererseits bei fehlendem Alkoholkonsum eine Arzneimittelüberdosierung (Garriott et al. 1977; Staak u. Berghaus 1983).

Eine kritische Wertung der verschiedenen Arbeiten führt zu der Hypothese, daß in 10–15%, maximal 20% der Verletzten und Getöteten bei Verkehrsunfällen ein verkehrsmedizinisch relevanter Arzneimittelnachweis positiv ausfällt und damit ein wichtiger Anhaltspunkt für die Klärung der Kausalität gegeben ist.

Es muß allerdings auch hervorgehoben werden, daß eine infolge Erkrankung herabgesetzte oder aufgehobene Verkehrstüchtigkeit erst durch eine sachgerechte medikamentöse Therapie gebessert oder kompensiert werden kann, sofern die Hauptwirkungen oder die Nebenwirkungen der Arzneimitteltherapie verkehrsmedizinisch nicht relevant sind.

15.1.3 Klassifizierung der Arzneimittel aus verkehrsmedizinischer Sicht

Es liegen zahlreiche Versuche vor, die wesentlichen verkehrsmedizinisch bedeutsamen Arzneimittel in ein allgemein verbindliches Einteilungsschema zu ordnen. Hierbei ist teilweise nach dem Wirkungsspektrum oder nach Wirkstoffklassen vorgegangen worden. Bei Durchsicht der Literatur wird schnell erkennbar, daß keines dieser Eingruppierungskriterien hinreichend stark war, eine allgemeinverbindliche Einteilung der unter diesen Gesichtspunkten in Frage kommenden Medikamente zu begründen.

In einem Merkblatt der Bundesärztekammer vom 27. 3. 1980 (Dtsch. Ärzteblatt 1980, S. 805–806) wird die folgende Liste aufgestellt:

1. Schlafmittel;
2. Beruhigungsmittel;
3. Tranquilizer;
4. Antiepileptika;
5. Antihistaminika;
6. Antihypertensiva;
7. Narkosemittel und Lokalanästhetika;
8. Ophthalmika.

In diesem Merkblatt vermißt man z.B. die Erwähnung von Analgetika, Antidiabetika und Stimulanzien.

In einem entsprechenden Einteilungsschema, das 1977 von der WHO in Verbindung mit der Organisation für wirtschaftliche Zusammenarbeit und Entwicklung (OECD) erarbeitet wurde, werden die folgenden Arzneimittelgruppen bzw. psychotropen Substanzen genannt:

1. Alkohol;
2. Sedativa/Hypnotika (Barbiturate u. a. Schlafmittel);
3. Tranquilizer (wie z. B. Meprobamat, Librium, Valium u. a.);
4. Neuroleptika (z. B. Chlorpromacin, Fluphenacin u. a.);
5. Antidepressiva (z. B. Imipramin, Amitriptylin u. a.);
6. Anästhetika (z. B. kombinierte Schmerzmittel, die neben Analgetika oft auch Sedativa, Tranquilizer, Neuroleptika, Narkotika und Coffein enthalten);
7. Stimulanzien (z. B. Amphetamin, Cocain);
8. Narkotika (z. B. Morphin) sowie
9. Halluzinogene (Cannabis, LSD).

Aus diesen aufgeführten Zusammenstellungen ist leicht ersichtlich, daß sich die Einteilungsgesichtspunkte in den verschiedenen Arzneimittelgruppen überschneiden. Ferner ist bei Kombinationspräparaten eine Einteilung nach dem Wirkstoffprinzip wegen ihrer häufig heterogenen Zusammensetzung unmöglich.

In dieser Übersicht wird daher von der folgenden Einteilung der wesentlichen verkehrsmedizinisch bedeutsamen Arzneimittel unter praktischen Gesichtspunkten ausgegangen, da die psychotropen Wirkungen hinsichtlich ihrer Bedeutung für die Verkehrstüchtigkeit im Vordergrund stehen:

1. Unmittelbar psychotrop wirkende Arzneimittel;
2. Arzneimittel mit psychotropen Nebenwirkungen;
3. Arzneimittel mit allgemeinen Nebenwirkungen auf die Verkehrstüchtigkeit.

15.2 Unmittelbar psychotrop wirkende Arzneimittel

15.2.1 Hypnotika, Sedativa

Schlaf- und Beruhigungsmittel werden pharmakologisch eingeteilt in *Barbiturate* und Nichtbarbiturate. Im Handel befinden sich zahlreiche sog. Beruhigungsmittel, die stark wirkende Substanzen aus der Reihe der Barbitursäurederivate enthalten. Diese Substanzen sind rezeptpflichtig und damit der Kontrolle des Arztes unterstellt. Das Wirkprinzip besteht darin, daß die Erregbarkeit prä- und postsynaptischer Membranen sowohl der inhibitorischen wie auch der exzitatorischen Systeme unterdrückt werden, wobei die Effekte eine Dosisabhängigkeit aufweisen. Die Wirkung dieser Arzneistoffgruppe besteht daher in einer allgemeinen Dämpfung bis zum Funktionsstillstand.

Schlaf- bzw. Beruhigungsmittel, die Barbiturate enthalten (z. B. Pentobarbital, Phenobarbital oder auch das kurz wirksame Hexobarbital) können neben schlafmachenden oder sedativen Effekten zu Katergefühl („hang-over") infolge der langen Halbwertszeit führen, bei längerdauernder Einnahme kann es zu einer Kumulation kommen. Das Reaktionsvermögen ist eingeschränkt, es können Schläfrigkeit und allgemeine Sedierung eintreten. Das gleiche gilt für nichtbarbiturathaltige Medikamente, wie Methyprylon, Glutethimid und z. B. Paraldehyd.

Barbiturate gehören zu den stärksten Enzyminduktoren. Daher besteht bei dieser Stoffgruppe die große Gefahr der Gewöhnung, der Abhängigkeit und Wechselwirkung mit anderen Arzneimitteln. Physische und psychische Abhängigkeit können verursacht werden. Im Vergleich zu anderen psychotropen Substanzen ist die potentielle Abhängigkeit als hoch zu veranschlagen. An Nebenwirkungen treten auf Antriebsverarmung, Verlangsamung des Denkens, emotionelle Abstumpfung, Nystagmus, Sprachstörungen, Polyneuropathie, Gangstörung sowie in Verbindung mit Alkohol rauschartige Erregungszustände, möglicherweise auch eine Lähmung des Atem- und Kreislaufzentrums.

Es bedarf an sich keines besonderen Hinweises, daß man unter der akuten Wirkung von Schlafmitteln kein Fahrzeug lenken soll. Kielholz et al. (1969) berichteten über Feldversuche zur Frage der Beeinträchtigung der Verkehrstüchtigkeit durch Phenobarbital (200 mg) und Methyprylon (200 mg): Die beiden Hypnotika führten in der angewandten Dosierung zu signifikanten Beeinträchtigungen der Fahrtüchtigkeit. Zu beachten sind darüber hinaus vor allem zwei Gesichtspunkte:

1. Lange Wirkungsdauer: Die Wirkung ist am nächsten Tag nicht abgeklungen.
2. Kumulation: Bei täglich wiederholter Zufuhr und langsamer Elimination des Schlafmittels wird das Pharmakon im Körper angehäuft.

Die Plasmahalbwertszeit beispielsweise von Phenobarbital beträgt 24-96 h, so daß infolge der langsamen Elimination auch am Tage nach der Einnahme mit Funktionseinschränkungen gerechnet werden muß. Günstiger liegen die Verhältnisse bei den kurzwirkenden Barbituraten (z. B. Hexobarbital = Evipan), jedoch muß auch hier am darauffolgenden Tag mit gewissen Katererscheinungen und somit Beeinträchtigungen der Verkehrstüchtigkeit gerechnet werden (Halbwertszeit 2, 6-7 h).

Obwohl Barbital wegen seiner langen Halbwertszeit und der damit verbundenen Gefahr der Kumulierung als Reinsubstanz völlig verbannt ist, ist es in einer großen Reihe von Mischpräparaten noch enthalten, die als Beruhigungs- oder Schlafmittel im Handel sind.

Daneben kann aber auch ein kurzwirkendes Schlafmittel bei chronischer Anwendung zur Kumulierung führen und dann in verkehrsmedizinischer Hinsicht problematisch werden. Das gilt besonders auch für die nichtbarbiturathaltigen Schlafmittel, wie die Bromureide. Bei *Bromureiden* handelt es sich um organische Bromverbindungen, aus denen im Körper Brom freigesetzt wird. Dieses anorganische Brom hat eine bemerkenswert lange Halbwertszeit von ca. 12 Tagen. Bei chronischem Gebrauch kommt es zu einer Kumulation von Brom im Körper, wobei sich immer wieder das zugeführte Bromureid mit dem noch verbliebenen Brom in seiner zentralen Wirkung addiert. Die Folgen eines Abusus sind also schwere Vergiftungsbilder mit neurologisch-psychiatrischen Symptomen.

Beim sog. *Bromismus* kommt es zu einer Beeinträchtigung zentralnervöser Funktionen, Apathie, Ataxie, Depression und gelegentlich sogar zu Halluzinationen und manischen Erregungszuständen. Bei chronischer Anwendung besteht daher eine hohe Intoxikationsgefahr. Seit Juni 1978 sind diese Präparate (z. B. Adalin, Bromural u. a.) rezeptpflichtig und haben erheblich an Bedeutung verloren. Diese Substanzen sind aber in über 50 verschiedenen Präparaten enthalten.

Als weitere barbituratfreie Schlafmittel sind die *Piperidinderivate* Methyprylon (Noludar) und Glutethimid (Doriden) zu nennen, die offenbar aber keine besonderen Vorzüge gegenüber kurzwirkenden Barbituraten aufweisen. Methyprylon weist eine Halbwertszeit von 4-7 h, Glutethimid von 12 h auf. Auch bei einer Einnahme von *Chloralhydrat* kann es trotz kürzerer Wirkdauer zu Nachwirkungen kommen, die denen bei Barbiturateinnahmen gelegentlich durchaus ähnlich sind. Allerdings gehört es hinsichtlich der Frage der Verkehrstüchtigkeit am darauffolgenden Tag zu den Präparaten, die als günstig angesehen werden müssen. Es handelt sich um einen halogenierten Alkohol, der schnell resorbiert wird und eine Wirkungsdauer von ca. 5 h aufweist — bei Fehlen eines Hang-over-Effektes. Bei täglicher Anwendung verliert Chloralhydrat schnell an Wirksamkeit. Bei *Methaqualon* (z. B. Normi-Nox) handelt es sich ebenfalls um ein barbituratfreies Schlaf- und Beruhigungsmittel. Es weist eine Halbwertszeit von 6–19 h auf. Wegen seiner Wirkungen auf die Stimmungslage und seinem zeitweilig erheblichen Mißbrauch in der Drogenszene wurde es 1981 der BTM-Verschreibungsverordnung unterstellt und hat seitdem an praktischer Bedeutung verloren.

Insgesamt zeichnet sich in experimentellen Untersuchungen zur Beeinträchtigung der Fahrtüchtigkeit durch Hypnotika bzw. Sedativa ein relativ einheitlicher Trend dahingehend ab, daß bei den eingesetzten Dosierungen verkehrsrelevante negative Ausfallserscheinungen als sicher angenommen werden müssen. Auch die längerfristige Medikation bis etwa 2 Wochen hatte vergleichsweise schlechtere Leistungen zur Folge (Saario u. Linnoila 1976; Korttila et al. 1978).

In der Gruppe der Hypnotika und Sedativa ist unter verkehrsmedizinischen Gesichtspunkten auch der Wirkstoff *Clomethiazol* (Distraneurin) zu erwähnen. Der Wirkstoff Clomethiazol besitzt sedativ-hypnotische Wirkungen, ferner antikonvulsive, antipyretische und antiemetische Eigenschaften. Nach oraler Aufnahme tritt die Wirkung sehr rasch ein, ist jedoch nur von kurzer Dauer. 1957 wurde es mit großem Erfolg in die Behandlung des alkoholbedingten Delirium tremens eingeführt. Die Wirkung beim Alkoholdelir kann lebensrettend sein und ist heute unbestritten.

Wegen seiner stark sedierenden, hypnotischen und antikonvulsiven Wirkung bei verhältnismäßig geringer Toxizität hat die Substanz bei einer Reihe von Indikationen eine breite Anwendung gefunden. Obwohl die Verträglichkeit i. allg. gut war, wurden doch eine Reihe von Nebenwirkungen beobachtet, wie Blutdruckschwankungen, Allergien und vor allem auch die Entwicklung einer Abhängigkeit. Clomethiazol erzeugt selber psychische und körperliche Abhängigkeit mit eigenem schweren Entzugssyndrom. Nach Keup (1977) ist es in der Behandlung eines Alkoholdelirs bei Gewöhnung an die Substanz selber unbrauchbar. Inzwischen haben sich die Beobachtungen gemehrt, nach denen Distraneurin auch von Nichtalkoholikern mißbraucht wird. Daher wird eine strenge Indikationsstellung gefordert, die ihren Niederschlag in der Mitteilung der Arzneimittelkommission der Deutschen Ärzteschaft am 28. 7. 1977 gefunden hat. Demnach soll Clomethiazol nicht über die Dauer akuter bedrohlicher Zustände hinaus verabreicht werden. Insbesondere dürfen Alkoholkranken keine den akuten Bedarf überschreitenden Mengen verschrieben oder mitgegeben werden. Ferner wurde darauf hingewiesen, daß Clomethiazol nur zur Behandlung des Entziehungs- und Kontinuitätsdelirs und nicht zum psychischen Entzug (Entwöhnung) des Alkoholkranken verschrieben werden soll. Auch bei Abhängigkeit von anderen Substanzen ist Clomethiazol wegen der Gefahr einer polyvalenten Sucht grundsätzlich kontraindiziert. Die Anwendung bei schweren körperlichen Entzugserscheinungen sollte auf Fachkliniken beschränkt bleiben.

Unter praktischen Gesichtspunkten ist davon auszugehen, daß derjenige Verkehrsteilnehmer, der am Abend eine Schlaftablette eingenommen hat, am nächsten Morgen möglichst kein Fahrzeug lenken sollte. Das gilt besonders für die Verordnung längerwirkender Schlafmittel und zu Kumulation führenden Präparaten, da auch am folgenden Morgen oder länger noch Aufmerksamkeit, Reaktionsfähigkeit, Kritikvermögen und Stimmungslage beeinträchtigt sein können. Kurzwirksame Schlafmittel sind zu bevorzugen. Die Dosierung sollte möglichst niedrig gehalten werden. Es ist daher zu empfehlen, nur Präparate zu verordnen, deren Wirkung dem Arzt genau bekannt ist. Das gilt insbesondere auch für als Kombinationspräparate vertriebene Beruhigungsmittel. In zahlreichen Schmerzmitteln sowie Präparaten gegen vegetative Störungen und Angina pectoris sind u. a. langwirkende Barbiturate oder andere Sedativa enthalten.

Da derartige Kombinationspräparate die verschiedensten chemischen Substanzen enthalten, deren Wirkungen anhand der chemischen Bezeichnung für den Arzt oft nicht als solche ohne weiteres erkennbar sind, sollte man nur Präparate mit bekannten Wirkstoffen verordnen.

15.2.2 Antiepileptika

Im Gutachten „Krankheit und Kraftverkehr" (s. auch Kap. 6, ab S. 101) ist als verkehrsmedizinischer Leitsatz bei Anfallsleiden herausgestellt: „Wer unter epileptischen Anfällen oder anderen anfallsartig auftretenden Bewußtseinsstörungen leidet, ist zum Führen von Kraftfahrzeugen aller Klassen ungeeignet." Eine Fahrerlaubnis kann in Erwägung gezogen werden, wenn über die Dauer von 3 Jahren keine epileptischen Reaktionen vorlagen und wenn die Dauerbehandlung mit Arzneimitteln keine zentralnervösen Störungen erkennbar sind. Alle Medikamente, die zur Therapie von Anfallsleiden eingesetzt werden, beeinträchtigen aber mehr oder weniger die Funktion des Zentralnervensystems, so daß bei allen derartigen Patienten mit einer Beeinträchtigung der Verkehrssicherheit gerechnet werden muß.

Als Hauptvertreter unter den Antiepileptika gelten u. a. die Wirkstoffe *Clonazepam, Ethosuximid, Phenobarbital, Primidon* bzw. *Phenytoin* und *Valproinsäure*. Die Einnahme dieser Medikamente kann, ebenso wie Sedativa und Hypnotika, zu einer allgemeinen Dämpfung bis zur Schläfrigkeit führen, so daß das Reaktionsvermögen in diesen Fällen verlangsamt ist. Bei Therapie mit Primidon bzw. Phenytoin können auch Schwindelerscheinungen auftreten.

Diejenigen Epileptiker, bei denen aufgrund der im Gutachten „Krankheit und Verkehr" festgelegten Leitsätze die Führung eines Kraftfahrzeuges in Betracht kommen kann, müssen daher in bezug auf ihre antiepileptische Medikation vom behandelnden Arzt sorgfältig überwacht werden. Bei Umstellung des Arzneitherapieplans muß mit Wirkungsänderungen und Wechselwirkungen der einzelnen Wirkstoffe gerechnet werden. Das Lenken eines Fahrzeugs sollte erst dann wieder erlaubt werden, wenn der Patient anderweitig voll leistungsfähig ist. Neben der Compliance ist besonders auf Wesensveränderungen und Alkoholmißbrauch zu achten.

15.2.3 Narkotika

Im allgemeinen sind bei Narkosen keine verkehrsmedizinischen Probleme zu erwarten, da sie überwiegend stationär im Zusammenhang mit einem operativen oder auch diagnostischen Eingriff durchgeführt werden. Sie können dann allerdings von erheblicher verkehrsmedizinischer Bedeutung sein, wenn sie ambulant bei Durchführung kleinerer Eingriffe oder diagnostischer Untersuchungsverfahren in Form einer *intravenösen Kurznarkose,* die etwa 10–15 min dauert, durchgeführt werden. Im allgemeinen muß davon ausgegangen werden, daß es keine Narkose ohne verkehrsmedizinisch relevante Nachwirkungen gibt. Das gilt in besonderem Maße für die intravenös applizierten Wirkstoffe der Barbiturat- und Thiobarbituratreihe im Rahmen der sog. Kurz- oder

Ultrakurznarkosen. *Da die Nachwirkungen hinsichtlich einer Einschränkung der Verkehrstüchtigkeit über Stunden anhalten können, wird allgemein empfohlen, für 24 h nach Beendigung der Narkose auf das Lenken eines Kraftfahrzeuges zu verzichten.* Diese Dauer wird dadurch begründet, daß die in diesem Fall überwiegend eingesetzten Barbiturate nach einer Initialphase rasch vom Gehirn in das Muskel- und Fettgewebe transportiert und dort gespeichert werden. Da aus den Gewebespeichern immer noch geringe Mengen der Barbiturate in die Blutbahn gelangen und sich die eigentliche Ausscheidung über 24 h ausdehnt, kann die Fahrtüchtigkeit in diesem Zeitraum beeinträchtigt sein.

In einer Doppelblindstudie, mit 40 Studenten wurden *Thiopental* (6,0 mg/kg KG) bzw. *Methohexital* (2,0 mg/kg KG) bzw. *Propanidid* (6,6 mg/kg KG) bzw. *Alphadione* (85 µl/kg KG) verabreicht. Es wurde festgestellt, daß 6 h nach der Thiopental- bzw. der Alphadioneinjektion und 8 h nach der Methohexitalgabe die Fahrtüchtigkeit signifikant verschlechtert war gegenüber einer Kontrollgruppe von 10 Personen. Bei Propanidid hingegen war keine Beeinträchtigung der Fahrleistungen zu irgendeiner Zeit des Experimentes festzustellen. Die Autoren leiten aus den Ergebnissen die Empfehlung ab, daß nach Alphadione 2 h, nach Propanidid 8 h und nach Methohexital und Thiopental 24 h kein Fahrzeug geführt werden sollte (Korttila u. Linnoila 1975; Korttila et al. 1975).

Von besonderer verkehrsmedizinischer Bedeutung können die Nachwirkungen von *Inhalationsnarkosen* sein. Einige Autoren untersuchten, ob kurzzeitige Inhalationsnarkosen die Fahrtüchtigkeit beeinflussen können bzw. ob medizinisches Operationspersonal durch Spuren von Halothan bzw. Lachgas beeinträchtigt wurden. So konnten Bruce et al. (1974) feststellen, daß Studenten unter entsprechenden Bedingungen für 4 h eine verringerte Leistungsfähigkeit aufwiesen. Desgleichen fanden sich Leistungseinschränkungen für 5 h nach kurzzeitiger Halothananästhesie. Im Gegensatz hierzu wurden keinerlei Einschränkungen festgestellt bei den Personen, die in Operationsräumen arbeiteten, in denen Halothan bzw. Lachgas eingesetzt wurde (Korttila et al. 1977; Korttila et al. 1978).

Moyes et al. (1979) hingegen konnten unter ähnlichen experimentellen Bedingungen Einschränkungen bei Fahrsimulatorversuchen, die unmittelbar im Anschluß an eine indirekte Inhalation durchgeführt wurden, nachweisen.

Von vielen Autoren wird empfohlen, 12–24 h nach einer Kurznarkose auf eine aktive Verkehrsteilnahme zu verzichten. Dies ist speziell dann sinnvoll, wenn eine Prämedikation durchgeführt wird. Außerdem soll hier auf zwei Aspekte aufmerksam gemacht werden: Einerseits verbietet in der Regel die psychophysische Situation eines Patienten bereits vor dem Eingriff, der unter Narkose durchgeführt wird, das Fahren eines Kraftfahrzeuges, wie dies in vielen Studien gezeigt werden konnte. Andererseits ist zu berücksichtigen, daß nach Rückgang der narkotischen Wirkung infolge der Schmerzrückkehr gleichfalls eine Teilnahme am Straßenverkehr mit einem Pkw riskant und daher kaum vertretbar sein dürfte.

15.2.4 Betäubungsmittel

Betäubungsmittel heben in der Regel die Fahrtauglichkeit auf. Die Verschreibung dieser Wirkstoffe unterliegt dem Betäubungsmittelgesetz und ist nur bei Vorliegen eng umschriebener Indikationen ärztlich vertretbar.

In erster Linie sind die *Opioide* — wie *Morphin, Pentazozin, Pethidin* — zu nennen.

Da die Indikation zur Anwendung dieser Analgetika nur bei sehr starken Schmerzzuständen gegeben ist, ist die Verkehrsteilnahme alleine schon aus diesen Gründen in der Regel ausgeschlossen. Bei chronischem Einsatz von Opioiden kann die Verkehrstüchtigkeit auch durch Entzugserscheinungen nach dem Absetzen des betreffenden Präparates aufgehoben sein.

Chemische Befunde können bei Rauschmittelintoxikationen bisher nur in begrenztem Umfang zur Beurteilung der Fahrtüchtigkeit beitragen. Entscheidend ist das klinische Bild. Als Kriterien können gelten: motorische Störungen (z. B. ein torkelnder Gang), eine spezifisch ungesteuerte oder enthemmte Reaktionsweise und die Gesamteindrucksqualität eines offensichtlichen Berauschtseins.

In neuerer Zeit hat der *Kokain*konsum an Bedeutung zugenommen. Kokain wird wegen seiner abhängigkeitserzeugenden Eigenschaften und seiner relativ hohen Toxizität nur noch selten therapeutisch eingesetzt. Kokain besitzt eine starke psychotrope Wirkung. Bei leichten Vergiftungen kommt es zu Atemnot, Schwindel, Blässe. Die schwere Kokainvergiftung ist gekennzeichnet durch Euphorie, gefolgt von Halluzinationen und Delirien. Im allgemeinen klingt die Kokainwirkung in 1-2 h ab, in dieser Phase können die üblichen Katersymptome in mehr oder weniger intensiver Ausprägung auftreten. Nach der derzeit gültigen Betäubungsmittel-Verschreibungsordnung dürfen höchstens 100 mg Kokain als Augentropfen oder -salbe bei einer Höchstkonzentration von 2% verschrieben werden. Kokain ist durch synthetische Lokalanästhetika wie z. B. Lidocain, die keine Suchtstoffeigenschaften besitzen, ersetzt worden.

Die Entwicklung einer Abhängigkeit nach vorangegangenem Mißbrauchsstadium läuft ähnlich wie bei Heroin innerhalb kurzer Zeit ab, in der Regel innerhalb weniger Wochen. Es soll jedoch lediglich zur Ausbildung einer psychischen Abhängigkeit kommen, die aber als extrem stark angesehen wird. Eine physische Abhängigkeit soll sich demgegenüber nicht entwickeln. Daher kommt es auch nicht zu Entzugssymptomen, wie sie bei Opiaten bekannt sind.

Das Entzugssyndrom ist bei Heroin dagegen wesentlich dramatischer als bei Kokain. Es beginnt i. allg. 5-15 h nach der letzten Drogeneinnahme und ist durch Sprunghaftigkeit des Denkens, Unruhe und Verwirrtheitszustände bis zur Unansprechbarkeit gekennzeichnet. Ferner findet sich eine ausgeprochene Neigung zu depressiven Verstimmungen. In körperlicher Hinsicht treten Gänsehaut, Tremor, Speichel- und Tränenfluß, Tachykardie und Erbrechen mit abdominalen Krämpfen, Durchfällen und Wasserverlust auf.

15.2.5 Psychopharmaka

Unter diese Arzneimittelgruppe fallen die psychotropen Substanzen, die komplexe psychische und psychopathologische Syndrome, wie sie u. a. bei schizophrenen und depressiven Erkrankungen auftreten können, beeinflussen. Es sind dies vorwiegend Neuroleptika, Antidepressiva und Tranquilizer. Da die unter diese Gruppe fallenden Wirkstoffe weit verbreitet sind, besitzen sie erhebliche verkehrsmedizinische Bedeutung.

15.2.5.1 *Neuroleptika*

Neuroleptika wirken antipsychotisch durch Dämpfung der durch die Psychose bedingten Erregungszustände und durch die Auflösung psychotischer Erlebnisproduktionen, Sinnestäuschungen, Wahnwahrnehmungen und Wahnzustände. Die hier verwandten Wirkstoffe haben eine unterschiedlich ausgeprägte schlafbahnende und vegetative Begleitwirkung, die auf einer Dämpfung des Neocortex und des limbischen Systems beruht. Nach längerer Behandlung über 1-2 Wochen kann sich eine Toleranz gegen derartige Begleitwirkungen entwickeln. In dieser Zeit kann die neuroleptische Wirkungskomponente in einer Herabsetzung des Antriebs und der affektiven Ansprechbarkeit stärker zum Ausdruck kommen. Wegen dieser Wirkungen muß zumindest in der Initialphase der Therapie mit teilweise erheblichen Beeinträchtigungen der Koordinationsfähigkeit sowie der Psychomotorik gerechnet werden. Derartige Leistungseinbußen sind auch experimentell nachgewiesen worden. Auch bei höheren Dosierungen und längerdauernden Applikationen sind negative Auswirkungen auf die Verkehrstüchtigkeit nachgewiesen worden. Bei der Beurteilung der verkehrsmedizinisch relevanten Wirkungen ist bei dieser Wirkstoffgruppe vor allem auch die Grunderkrankung, die allein in der Regel Fahruntauglichkeit bedingt, mit einzubeziehen.

Vertreter dieser Medikamentengruppe sind bei den schwach wirksamen *Thioridazin,* bei den mittelstark wirksamen *Chlorpromazin* und bei den stark wirksamen *Haloperidol.* Linnoila (1973) untersuchte die Auswirkungen von Thioridazin, Haloperidol und Flupenthixol. Die an jeweils 20 Studenten bzw. Polizeibeamten, die zwischen 28 und 35 Jahre alt waren, durchgeführten Tests ergaben, daß Thioridazin, Haloperidol und Flupenthixol die Koordinationsfähigkeit nicht beeinflußten, die Aufmerksamkeitsleistungen wurden jedoch stark beeinträchtigt. Derartige Effekte konnten in Langzeitversuchen an Gesunden nicht nachgewiesen werden, im Gegensatz zu Patienten, die wegen eines Angstsyndroms behandelt wurden.

Die Wirkungen von Thioridazin und Chlorpromazin wurden im Pursuit-Rotortest und im simulierten Fahrtest untersucht. Es zeigte sich eine überzufällige Verlangsamung der Reaktionszeit für die Versuchspersonen, wobei sich nach Einnahme von Chlorpromazin deutlichere Ausfallserscheinungen als nach Thioridazin abzeichneten (Milner u. Landauer 1971).

Bech (1975) untersuchte die Auswirkungen von Neuroleptika (Chlorprothixen, Haloperidol, Perphenazin, Flupenthixol) bei psychotischen Patienten in einem simulierten Fahrversuch: Die psychotische Gruppe wies im Vergleich zur nichtpsychotischen Gruppe vor der Behandlung eine statistisch signifikant verlängerte Bremszeit auf, wohingegen diese Differenz zwischen den Gruppen nach der Behandlung nicht mehr signifikant war. Die nichtpsychotische Gruppe zeigte im Vergleich zu der Kontrollgruppe keine statistisch signifikanten Differenzen bezüglich der Bremszeit.

In realen Fahrversuchen zeigten die männlichen Versuchspersonen unter Trifluoperazin eine Verringerung der für die Durchführung des Versuchs benötigten Zeit, die weiblichen Probanden dagegen eine Verlängerung. Bei Haloperidol war kein signifikanter Effekt festzustellen. Die übrigen Tests wiesen keine signifikanten Verschlechterungen aus, so daß die Autoren schließen, daß mit Ausnahme von Haloperidol die getesteten Substanzen (Trifluoperazin, Chlordiazepoxid und Amobarbital) die Leistungsfähigkeit bei Fahrversuchen mit langsamer Geschwindigkeit beeinflussen, so daß hieraus eine hohe Risikowahrscheinlichkeit, im Hinblick auf im realen Straßenverkehr zu erwartende Leistungseinbußen, abzuleiten sei (Betts et al. 1972; Clayton 1976).

Zusammenfassend ist bei der Gruppe der Neuroleptika darauf hinzuweisen, daß z.T. sich widersprechende Untersuchungsergebnisse vorliegen. Während an Probanden in Laborexperimenten Ausfallserscheinungen festgestellt wurden und auch in den Simulationsversuchen von Leistungseinbußen auszugehen war, zeigte die Behandlung von psychotisch Kranken mit Neuroleptika offenbar eher eine Verbesserung des Leistungsverhaltens. Es ist jedoch zu berücksichtigen, daß es sich überwiegend um Kurzzeitversuche handelt und daß somit in fast allen Fällen nur die Initialwirkung registriert werden konnte.

15.2.5.2 Antidepressiva

Je nach Wirkungsprofil können mit der allgemeinen stimmungsaufhellenden Wirkung eine Steigerung oder Dämpfung des Antriebes, eine Anxiolyse oder bipolare psychomotorische Auswirkungen verbunden sein. Daneben können zentralnervöse, anticholinerge oder kardiotoxische Begleitwirkungen auftreten. Im allgemeinen findet nach anfänglicher Dämpfung in der Initialphase der Therapie eine Adaptation statt, doch kann die Krampfschwelle erniedrigt sein, und es können extrapyramidal-motorische Störungen sowie eine erhöhte Neigung zu Suiziden auftreten.

Im Laborexperiment konnte der negative Einfluß von *Amitriptylin* auf die Fahrtüchtigkeit bestätigt werden (Wilson et al. 1981).

Die Wirkungen bei Einnahme von Antidepressiva (Desimipramin, Lithium, Viloxazin) wurden auch im Simulatorversuch überprüft. Die Untersuchungen haben ergeben, daß in keinem der eingesetzten Testverfahren eine signifikante Verschlechterung der Leistungen festzustellen war (Bech 1975; Bech et al. 1976; Bente et al. 1978).

Bei psychotisch Kranken konnte unter der Behandlung mit Amitriptylin bzw. Imipramin eine Leistungsverbesserung festgestellt werden, doch konnten auch hier nur weniger als 5 Versuchspersonen in die Experimente einbezogen werden (Bech 1975). Über eine Stabilisierung der Fahrtüchtigkeit nach medikamentöser Therapie mit Antidepressiva berichteten auch Kielholz u. Hobi (1977).

Auch in der Gruppe der Antidepressiva liegen somit z.T. sich widersprechende Auffassungen über die Beeinträchtigung der verkehrsmedizinisch relevanten Leistungsfähigkeit vor. Diese Diskrepanzen beziehen sich im wesentlichen auf das Laborexperiment im Vergleich zur Fahrsimulation und dem Fahrversuch: Hier scheinen der Komplexitätsgrad der Anforderungen, die Therapiezeit und die zugrundeliegende Krankheit die entscheidende Rolle zu spielen. Bei indikationsgemäßer Therapie tendierten die Ergebnisse eher zu einer Stabilisierung der Leistungsfähigkeit, im Gegensatz zum Laborexperiment, in dem ausschließlich eine negative Beeinflussung nachzuweisen war.

15.2.5.3 Tranquilizer

Tranquilizer sind barbituratfreie Beruhigungsmittel ohne antipsychotische Wirkung und führen über eine Hemmung der neuronalen Aktivität im limbischen System zu einer Dämpfung von Angst-, Erregungs-, Spannungs- und Aggressionszuständen. Gleichzeitig werden unerwünscht lebhafte psychovegetative Reaktionen ausgeglichen. Je nach der im Vordergrund stehenden Wirkung unterscheidet man angstdämpfende, entspannende oder schlafanstoßende Tranquilizer. Die Bedeutung dieser Wirkstoffklasse ist deswegen erheblich, weil diese Präparate zunehmend häufiger im Rahmen einer Selbstmedikation zur Behebung subjektiv als unangenehm empfundener Spannungszustände eingesetzt werden. Auch hier können in der Initialphase der Einnahme nicht unerhebliche Beeinträchtigungen des Leistungs- und Reaktionsverhaltens auftreten. Bei längerer Einnahme tritt hier ebenfalls ein gewisser Adaptionsprozeß ein, doch

kann im Einzelfall mit verkehrsmedizinisch relevanten Ausfallserscheinungen gerechnet werden. Bei höheren Dosierungen über längere Zeit besteht zunehmend die Gefahr der Kumulation.
Unter den Tranquilizern sind die *Benzodiazepine* die wichtigste Gruppe. Sie gehören zu den gegenwärtig am häufigsten verschriebenen Medikamenten. Seit Einführung des Chlordiazepoxids sind bis heute weitere Vertreter dieser Medikamentengruppe erhältlich, wie beispielsweise Diazepam, Bromazepam, Clobazam, Medazepam, Oxazepam, Prazepam, Lorazepam, Lormetazepam, Temazepam und Dikaliumchlorazepat u.a. Über die verkehrsmedizinisch bedeutsamen Wirkungen der Benzodiazepine liegen zahlreiche Untersuchungen vor (Staak u. Berghaus 1983). Die Ergebnisse sind nicht einheitlich.
Wie für alle Medikamente ist aus Laborexperimenten ersichtlich, daß eine Dosisabhängigkeit im Hinblick auf evtl. Beeinträchtigungen besteht. Bei Dosen von 30 mg Chlordiazepoxid und mehr liegt eine Risikosteigerung vor. Im Gegensatz zu den Laborexperimenten deuten die Simulations- und Feldversuche an, daß bereits bei Dosen ab 20 mg mit einer eingeschränkten Fahrtüchtigkeit zu rechnen ist. Hier wird beispielhaft die Diskrepanz zwischen Laborexperiment und Fahr- bzw. Simulationsversuch deutlich. Eine Durchsicht der Literatur machte aber zugleich deutlich, daß die Frage der Beeinträchtigung in Abhängigkeit von der Dosis gesehen werden muß. Während bei Einnahme von 5 mg oder 10 mg Diazepam nur wenige Ausfallserscheinungen gefunden werden, steigt das Risiko bei höheren Dosierungen und bei tage- bzw. wochenlanger Therapie. In einer neueren Untersuchung (De Gier et al. 1981) wurden bei einer Dosierung von 10 bzw. 20 mg Diazepam bei Fahrversuchen festgestellt, da die unter Diazepameinfluß fahrenden Versuchspersonen signifikant schlechtere Ergebnisse erzielten als eine Kontrollgruppe im Laborexperiment. In zahlreichen Untersuchungen ließ sich aber ein signifikanter negativer Einfluß auf die Verkehrstüchtigkeit bei üblicher Dosierung nicht nachweisen.
Insgesamt sind die Resultate über die verkehrsrelevanten Leistungsveränderungen nach der Einnahme der hier überprüften Benzodiazepine dahingehend zusammenzufassen, daß nur bei höherer und Dauerdosierung Leistungseinbußen festgestellt wurden; hingegen waren bei normalen Kurzzeitdosierungen keine oder nur geringe Beeinflussungen des psychomotorischen Verhaltens zu sehen.
In den letzten Jahren gewinnen Benzodiazepine aber in der Verordnung als „Schlafmittel" eine zunehmende Bedeutung. Ob und welche Wirkungen im Sinne eines „hang over" eintreten, hängt entscheidend sowohl von der Halbwertszeit des Grundwirkstoffes als auch von den sich evtl. bildenden aktiven Metaboliten ab.
Verkehrsmedizinisch empfiehlt sich deshalb die Verordnung von Wirkstoffen, die keine aktiven Metaboliten bilden und eine mittellange Halbwertszeit haben (u.a. Bromazepam Lorazepam, Lormetazepam und Temazepam).
Über den Einfluß bei der Einnahme von *Meprobamat* auf die Verkehrssicherheit wurde in den 60er Jahren häufig berichtet. Insgesamt zeigt sich auch bei der Einnahme von Meprobamat eine Dosisabhängigkeit. Während im therapeutischen Bereich von 200–400 mg nur selten Ausfallserscheinungen festgestellt werden, ja z.T. sogar Leistungsverbesserungen zu beobachten waren, wächst die Wahrscheinlichkeit, daß bei 800-mg-Dosen eine, wenn auch noch nicht signifikante, Leistungseinbuße vorliegt, so daß mit einer nicht unwesentlichen Verschlechterung der verkehrsmedizinischen Leistungsfähigkeit gerechnet werden kann.

> *Generell ist bei Tranquilizern und Neuroleptika immer an die sedierende Wirkung zu denken. Selbst Antidepressiva haben in der Regel keine erregende, sondern eine sedierende Wirkung. Die Fahrtüchtigkeit wird daher bei Tranquilizern vor allem beeinträchtigt durch die verminderte Reaktionsfähigkeit, den verminderten Muskeltonus, durch Blutdrucksenkung mit orthostatischen Störungen sowie durch Erregungszustände im Zusammenhang mit der Aufnahme von Alkohol.*

Bei Neuroleptika und Antidepressiva muß außer einer möglichen Sedierung noch mit einer Mydriasis mit Akkommodationsschwäche sowie einer Potenzierung der Wirkung anderer zentralwirkender Pharmaka nach chronischer Einnahme gerechnet werden — in Form extrapyramidal-motorischer Störungen.

In neuerer Zeit wird das Phänomen Abhängigkeit auch im Zusammenhang mit der Langzeitdosierung oder mißbräuchlichen Einnahme von Tranquilizern der Benzodiazepinreihe beobachtet. Bekanntlich können bei Überdosierung Müdigkeit, Verlängerung der Reaktionszeit, Ataxie auftreten. Paradoxe Reaktionen sind selten, treten eher bei betagten Patienten auf. Zum Suizid sind die Präparate praktisch untauglich. Im Vergleich zu den herkömmlichen Hypnotika, Analgetika und Psychostimulanzien zeichnen sich Benzodiazepine durch den kleinsten Gefahrenquotienten aus. Das Abhängigkeitsrisiko ist unvergleichlich niedriger, etwa 1:5000000 Patienten/Monate (Mark: 1978).

15.2.6 Stimulanzien

In dieser Medikamentengruppe sind die Wirkstoffe *Coffein*, *Ephedrin* und *Norpseudoephedrin* zu nennen, die am häufigsten angewandt werden. Verkehrsmedizinisch besonders bedeutsam sind die Anwendung von *Methylphenidat* oder *Weckaminen*. Die verkehrsmedizinische Bedeutung dieser Medikamentengruppe wurde lange Zeit unterschätzt, da man angenommen hatte, daß Stimulanzien die Verkehrstüchtigkeit gerade bei Ermüdungszuständen verbessern können. Das gilt auch für die Versuche, die infolge der Einnahme dämpfender Medikamente verminderte Verkehrstüchtigkeit durch zentral anregende Mittel zu kompensieren. Derartige Versuche sind gerade bei Alkoholisierten mit Coffein durchgeführt worden, wobei zwar die Müdigkeit kurzzeitig beseitigt werden konnte, später jedoch die Beeinträchtigung um so größer war. Zudem hat auch die Zufuhr höherer Dosen Coffein zu erhöhter Unruhe und Unaufmerksamkeit geführt, infolge mangelhafter Konzentrationsfähigkeit. Diese Beobachtungen gelten auch für andere Stimulanzien, die zwar für einen gewissen Zeitraum Ermüdungserscheinungen beseitigen, andererseits aber zu einer mangelhaften Konzentrationsfähigkeit und Unruhe führen können. Desgleichen können auch Störungen der Koordination und der Urteilsfähigkeit auftreten. Höhere Dosen verleiten zu risikoreichem Fahrstil, in seltenen Fällen zu paranoiden Psychosen.

Die *Amphetamine* gehören zu den stärksten Erregern des ZNS. Die Weckwirkung einer individuell verschiedenen oralen Gabe von 5-30 mg äußert sich in erhöhter Wachsamkeit und vermindertem Schlafbedürfnis, verstärktem Antrieb, Selbstvertrauen und Konzentrationsvermögen. Eine ausgedehnte Verwendung haben Amphetamine in ihrer anorektischen Wirkung als Appetitzügler gefunden. Alle Appetitzügler sind indirekt wirkende *Sympathikomimetika*. Zu den sympathikotonen Effekten gehören Mydriasis, Hyperthermie, Tonisierung der glatten Muskulatur.

Überdosierung von Amphetamin, die schon bei einer Einzeldosis von 30 mg beginnen kann, führt zu einem überwachen Zustand mit zentralen und vegetativen Symptomen: Unruhe, Erregung, Benommenheit, Verwirrtheit, Schwindel, Reizbarkeit, Gigantomanie, Angst, Aggressivität, Reflexübererregbarkeit, Schlaflosigkeit, Mundtrockenheit, Anorexie, Nausea, Erbrechen, Diarrhö, Abdominalkrämpfe, Hyper- und Hypotonie, Kopfschmerz, Kollaps bis zu Krämpfen und letalem Koma. Die Steigerung körperlicher oder geistiger Leistungen durch Amphetamine ist zweifelhaft. Psychologische Tests, ergometrische Studien sowie Untersuchungen an Athleten, ferner Erfahrungen bei militärischen Übungen, haben ergeben, daß die Reaktionszeit verkürzt und die motorische Koordination durch mäßige Dosen von Amphetamin verbessert werden kann. Jedoch ist hier die Gefahr der Erschöpfung von Leistungsreserven zu beachten.

Amphetaminähnliche Halluzinogene sind Phencyclidin und Ketamin. Zusammen mit Phencyclidin bildet Ketamin eine Sondergruppe zwischen zentral erregenden, lähmenden und halluzinogenen Substanzen.

Amphetamine werden häufig mißbräuchlich verwendet. Seit Mitte des Jahrhunderts sind sie eindeutig als abhängigkeitserzeugend klassifiziert und in den meisten Ländern sowie international entsprechend kontrolliert. Das Abhängigkeitspotential der Amphetamine ist demjenigen von Heroin oder Kokain vergleichbar. Infolge der Toleranzentwicklung kann die Tagesmenge bald ein mehr als Hundertfaches der Anfangsdosis erreichen. Hierbei können hochgradige Intoxikationen mit paranoiden Psychosen auftreten. In der Regel klärt sich die Psychose nach dem Entzug spontan. Amphetamine lösen keine im engeren Sinne körperliche Abhängigkeit aus, wie z.B. Opiate, Barbiturate und Alkohol.

15.3 Arzneimittel mit psychotropen Nebenwirkungen

15.3.1 Antihistaminika

Die Präparate dieser Arzneimittelgruppe (Antiallergika, Antiemetika, Migränemittel) werden häufig als Mittel gegen Reisekrankheiten, zur Behandlung von Erkältungen (sog. Grippen und Schnupfen) eingesetzt. Die wesentliche Indikation sind jedoch Überempfindlichkeitsreaktionen im Rahmen von Allergien, wie z.B. eine Urtikaria oder eines Heuschnupfens. Die in diesen Präparaten enthaltenen Wirkstoffe, wie z.B. *Diphenhydramin* und *Promethazin,* werden auch als Schlafmittel eingesetzt. Die verkehrsmedizinisch wichtigste Nebenwirkung besteht daher in einer Sedierung in Form einer zentralen Dämpfung. In der Initialphase der Therapie ist die Sedierung am stärksten ausgeprägt und weicht allmählich einem Adaptationsprozeß. Allerdings ist bei der Beurteilung dieser Adaption zu berücksichtigen, daß der Patient sich an die zentrale Dämpfung gewöhnt und sie nach außen hin kompensiert, ohne daß er aber voll fahrtüchtig ist. Grundsätzlich muß festgehalten werden, daß bei einer Therapie mit Antihistaminika die Fahrtüchtigkeit in der Regel eingeschränkt sein kann. Die pharmakologische Klärung der Wirkung kann jedoch deswegen schwierig sein, weil Antihistaminika auch in anderen Arzneimittelgruppen als Bestandteil von Kombinationspräparaten enthalten sind. Wegen ihrer antiemetischen Eigenschaften werden Antihistaminika auch präventiv zur Verhinderung der Reisekrankheit eingesetzt. Zur Kompensation des sedierenden Effektes enthalten derartige Kombinationspräparate häufig Coffein, dessen Wirkungsdauer allerdings wesentlich kürzer ist als die des ebenfalls im Präparat enthaltenen Antihistaminikums. Bei nachlassender Coffeinwirkung können daher die sedierenden Effekte des Antihistaminikums z. B. in Grippemitteln und oralen Schnupfenmitteln stärker in Erscheinung treten und sich nachteilig auf die Verkehrstüchtigkeit auswirken. Im einzelnen liegen eine große Zahl experimenteller Arbeiten vor, die ein unterschiedliches Bild geben. So konnte gezeigt werden, daß die Einnahme von 100 mg Dramamin nur nichtsignifikante Einschränkungen der psychomotorischen Leistungsfähigkeit verursacht. Als einzige negative Veränderung unter Tagevil-Einfluß zeigte sich eine Minderung der Reaktionsgeschwindigkeit bei einer Dosierung von 3mal 1 mg täglich (Biehl 1969).

Für Äthanolamin, Clemastin und Diathiaden z. B. konnte eine Verschlechterung der Fehlerrate und der Koordinationsleistungen nachgewiesen werden im Gegensatz zu Tefenadin und Carbinoxamin (Moser et al. 1978). Sowohl im Akutversuch als auch für die Versuche nach 3- bzw. 7tägiger Einnahme ergaben sich keine durchgreifenden Leistungsänderungen bei Fenistil-Retard.

Zusammenfassend ist davon auszugehen, daß zumindest unter experimentellen Bedingungen leistungseinschränkende Auswirkungen bei der Einnahme von Antihistaminika nur selten festzustellen waren. Andererseits muß aus allgemeinen pharmakologischen Gründen mit der Möglichkeit von Leistungseinbußen im Einzelfall gerechnet werden.

Besonderer Erwähnung bedarf das erste in der Humanmedizin einsetzbare H_2-Antihistaminikum Cimetidin. Wegen seiner Erfolge in der Therapie der Hypersekretion des Magens hat es innerhalb kurzer Zeit weite Verbreitung in der Behandlung gastroenterologischer Erkrankungen gefunden. Mit dem zunehmenden, gelegentlich unkritischen Einsatz der Verbindung mehren sich die Berichte über Interaktionen von Cimetidin mit anderen Pharmaka. Die meisten Interaktionen kommen dadurch zustande, daß Cimetidin offenbar die Hydroxilierung anderer Pharmaka hemmt. Dadurch kann die Metabolisierung von Antipyrin, Theophyllin, Phenytoin, Benzodiazepin-Derivaten und wahrscheinlich u. a. auch von Morphin beeinträchtigt werden. Durch Verlängerung der jeweiligen Halbwertszeiten und einer dadurch bedingten Kumulation sowie Erhöhung der Stady-State-Plasmaspiegel der genannten Pharmaka kann es zu nicht unerheblichen Veränderungen der Wirkstoffspiegel kommen. Daneben kann Cimetidin auch die Resorption verschiedener Wirkstoffe fördern (z. B. Acetylsalicylsäure) oder auch hemmen (Estler 1982). Wegen der weiten Verbreitung dieses Wirkstoffes müssen entsprechende Interaktionen bei Einnahme des Präparates in Betracht gezogen werden.

Wenn auch Nebenwirkungen und Begleiterscheinungen bei Cimetidin relativ selten beobachtet worden sind, so können doch verkehrsmedizinische Probleme vorwiegend während der Langzeittherapie und nach dem Absetzen auftreten, z. B. Verwirrtheitszustände, die nach verschiedenen Angaben in einer Häufigkeit von etwa 17% auftreten sollen (Mittelstaedt et al. 1981).

15.3.2 Antihypertensiva

Die zur Behandlung des Bluthochdruckes verwendeten Wirkstoffe *Reserpin*, *Clonidin* und *α-Methyldopa* senken den Blutdruck und wirken darüber hinaus sedierend. Bei *Guantidin* *α-Methyldopa* und *Prazosin* sind orthostatische Nebenwirkungen zu berücksichtigen. Derartige orthostatische Kreislaufstörungen können neben dem sedativen Effekt zu einer Verminderung der Verkehrstüchtigkeit führen. Benommenheit und Schwindel, in seltenen Fällen Ohnmachtsanfälle, sind die typischen Symptome. Der

gleichzeitige Konsum von Alkohol kann diese Nebenwirkungen verstärken.
In gleicher Weise können bei *β-Blockern* — vor allem bei Therapiebeginn — gelegentlich Müdigkeit, Schläfrigkeit und Zeichen der körperlichen Leistungsminderung beobachtet werden, die sich hinsichtlich der Verkehrstüchtigkeit ebenfalls auswirken. Es kann auch hier zu Störungen der Kreislaufregulation kommen, verbunden mit Schwindel und Müdigkeit. Eine exakte medikamentöse Einstellung des Kraftfahrers ist anzustreben, da die anfänglichen Nebenwirkungen in der Initialphase der Therapie mit der Zeit geringer werden. Bei der Vielzahl der in dieser Gruppe eingeordneten Präparate liegen auch erhebliche individuelle Unterschiede in der Wirkung vor, so daß der Kraftfahrer auf das für ihn optimal wirksame und mit den geringsten Nebenwirkungen verbundene Präparat eingestellt werden kann. Aus der Arzneimittelgruppe der Antihypertensiva sind die β-Rezeptorenblocker am weitesten verbreitet. Die Eigenschaft der β-Blocker, die katecholamin-induzierten physiologischen Reaktionen auf physische und psychische Stressoren durch kompetitive Rezeptorenhemmung zu verringern, gaben Anlaß zu zahlreichen leistungsphysiologischen Untersuchungen. An Fahrsimulatoren wurden unterschiedliche Ergebnisse gewonnen.
Braun et al. (1978) konnten deutliche Veränderungen der geprüften psychophysiologischen Parameter unter Propanolol und Pindolol nachweisen. Die psychomotorische Koordinations- und Reaktionsfähigkeit wurde durch diese β-Blocker negativ beeinflußt.
An 29 männlichen Herz-Kreislauf-Patienten im Alter von 29-60 Jahren prüften Moser et al. (1979) den Einfluß des β-Rezeptorenblockers Bupranolol (Betadrenol) auf die kraftfahrwesentlichen Leistungen. Während sich im Akutversuch keine Beeinträchtigung nachweisen ließ, kam es im offenen Versuch zu einer signifikanten Verbesserung, besonders der Konzentrations- und Reaktionsleistungen.
Harms (1981) nutzte als Parameter für die Vigilanz und die psychophysiologische Verfassung von Probanden nach kombiniertem psychischem und physischem Streß die visuelle Reaktionszeit und untersuchte diese unter dem Einfluß von β-Blockern. Nach dem Ergebnis dieser Studie war ein positiver Einfluß des eingesetzten β-Blockers auf die Vigilanz festzustellen, im Gegensatz zu Alkohol und Diazepam.
Schmidt u. Brendemühl (1981) untersuchten ebenfalls den Einfluß des β-Blockers Bupranolol an 18 männlichen Patienten mit hyperdynamischen Kreislaufregulationsstörungen im Hinblick auf die möglichen Veränderungen des Fahrverhaltens in einem Fahrsimulator. Als Fazit dieser Untersuchung ist festzuhalten, daß der β-Blocker Bupranolol auch bei subchronischer Behandlung die Fahrtüchtigkeit nicht in negativer Weise beeinflußt.
Der Leertestvergleich zwischen Postinfarktpatienten und gesunden Probanden ergab keine Anhaltspunkte für krankheitsbedingte Veränderungen des verkehrsrelevanten Leistungsverhaltens. Auch unter 3wöchiger Bupranolol (Betadrenol)-Behandlung blieb die funktionale und psychische Leistungsfähigkeit der Postinfarktpatienten in vollem Umfang erhalten.
Bei zusammenfassender Würdigung der z.Zt. vorliegenden Erfahrungen muß festgestellt werden, daß die bisher vorgelegten Studien zu unterschiedlichen Ergebnissen gekommen sind. Eine der möglichen Erklärungen für diese Diskrepanz liegt darin, daß die Untersuchungen, in denen sich ein das Leistungsvermögen beeinträchtigender Effekt zeigte, entweder nur auf akuten und subakuten Versuchen basierten oder aber an gesunden Versuchspersonen durchgeführt wurden, die keine hyperadrenerge Aus-

gangslage hatten. Andererseits dürfte aber auch die Art der zu erwartenden Leistungsbeanspruchung im Rahmen der Streßsituation hierbei eine entscheidende Rolle spielen.

15.3.3 Analgetika

Die in dieser Gruppe (Antirheumatika, Antiphlogistika, Spasmolytika) zusammengefaßten Medikamentenwirkstoffe werden zur Bekämpfung akuter und chronischer Schmerzzustände sowie zur Operationsvorbereitung eingesetzt. Hierunter fallen die morphinartig wirkenden Analgetika, einschließlich der in starken Hustenmitteln enthaltenen Betäubungsmittel, sowie die Schmerzmittel, die u. a. *Salicylate, Pyrazolonderivate (z. B. Phenazon, Propyphenazon) Aminphenolderivate (z. B. Paracetamol* oder *Phenacetin)* enthalten. Salicylate, Phenacetin, Paracetamol und Propyphenazon haben eine zentral erregende Wirkung, die sich aber erst bei höheren Dosierungen stärker bemerkbar macht. Für sich allein genommen haben diese Wirkstoffe eine untergeordnete verkehrsmedizinische Bedeutung. Anders ist dagegen die Situation bei Kombinationspräparaten, in denen neben Analgetika Barbiturate enthalten sind, deren sedierende Wirkung durch Hinzunahme von Coffein als weiterem Wirkstoff kompensiert werden soll. Insbesondere bei Verwendung von Phenobarbital, das eine lange Halbwertszeit von 24–96 h besitzt, überdauert die hierdurch verursachte sedative Wirkung den kurzzeitigen Coffeineffekt und ist daher verkehrsmedizinisch bedenklich. Durch das Zusammenwirken von Coffein und der zentral erregenden Wirkkomponente der Salicylate, von Phenacetin, Paracetamol oder Propyphenazon können erhebliche Stimmungsschwankungen hervorgerufen werden, die sich im Sinne einer Euphorie, Aggressivität oder auch nur Nervosität äußern können. Derartige Kombinationspräparate sind also generell verkehrsmedizinisch bedenklich. Gerade diese nichtnarkotischen Schmerzmittel, die nur schwach wirksam sind, und gewöhnlich aus einer Mischung von Salicylaten und Phenazonderivaten bzw. Phenacetin und Paracetamol — teilweise kombiniert mit einem Barbiturat, Codein oder Coffein — müssen im Einzelfall hinsichtlich ihrer Verkehrstauglichkeit überprüft werden, zumal sie recht komplexe Veränderungen der gewohnten Erlebnis- oder Verhaltensweisen auslösen können.

Experimentelle Untersuchungen zur Frage der Auswirkung der Analgetikaeinnahme auf die Fahrtüchtigkeit beinhalten im wesentlichen drei Themenkomplexe: Zunächst die Auswirkung eines Schmerzmittels bei einmaliger akuter Dosierung, die Schmerzdämpfung bei operativen Eingriffen zusätzlich zu einem Lokal- oder Kurzzeitanästhetikum und schließlich die Schmerzausschaltung in Form der Narkose. Die beiden letzten Indikationen wurden bereits unter den Narkotika bzw. Psychopharmaka abgehandelt, so daß hier die Ausführungen auf die einmalige Gabe eines Analgetikums zur Schmerzlinderung beschränkt werden können.

Die Auswirkung von Acetylsalicylsäure (1 g), Indometacin (50 mg) und Phenylbutazon (200 mg) in einem Doppelblindversuch an 180 Studenten bezüglich der psychomotorischen Ausfallserscheinungen wurde experimentell überprüft. Acetylsalicylsäure hatte keine Auswirkungen, während sowohl Indometacin als auch Phenylbutazon zu Koordinations- und Aufmerksamkeitsstörungen führten (Linnoila 1974).

Linnoila (1973) testete die Auswirkung bei der Einnahme des Spasmolytikums Glycopyrronium (1,0 mg/Einmaldosis) an 20 Studenten auf die Psychomotorik. Während sich die Aufmerksamkeitsleistungen verschlechterten, kam es zu keiner Beeinflussung der Koordination. Die angeführten Beispiele zeigen, daß im Einzelfall mit Nebenwirkungen hinsichtlich der Fahrtüchtigkeit bei Einnahme von Antirheumatika und Spasmolytika gerechnet werden kann, wobei die Zusammenhänge — insbesondere bei den Analgetika — sehr komplex sein können und gelegentlich mit Beeinträchtigungen der Sinnesorgane gerechnet werden muß.

In dieser Arzneimittelgruppe soll auch auf die psychotropen Nebenwirkungen von Stoffen mit glukokortikoider Wirkung wie *Cortison, Dexamethason, Hydrocortison, Prednison, Prednisolon, Triamzinolon* u.a. hingewiesen werden (Kleinsorge 1966). Über ein gesteigertes Wohlbefinden infolge Schmerzbefreiung bei chronischen Erkrankungen hinaus können gelegentlich Zustände von Euphorie mit Schlaflosigkeit, Gereiztheit und Enthemmung auftreten, die sich allerdings selten zu psychotischen Reaktionen im Rahmen einer Kortikosteroidbehandlung steigern können. Daher müssen auch verkehrsmedizinische Aspekte, insbesondere bei der Dauertherapie mit Kortikosteroiden, Beachtung finden, wobei die einer derartigen Therapie zugrundeliegende Erkrankung besondere Berücksichtigung finden muß.

15.3.4 Lokalanästhetika

Im Gegensatz zur Allgemeinnarkose ist aus verkehrsmedizinischer Sicht die lokale Schmerzausschaltung günstiger zu beurteilen, da hier im Regelfall lediglich die Schmerzrezeptoren oder die Leitungsbahnen der Peripherie blockiert werden, ohne daß unmittelbare Auswirkungen auf Grob- oder Feinkoordination oder andere Funktionen des zentralen Nervensystems zu befürchten sind. Allerdings können in diesem Zusammenhang allgemeine Gründe (Belastung durch den Eingriff etc.) gegen eine Fahrtüchtigkeit sprechen.

Am häufigsten sind verkehrsrelevante Leistungsänderungen nach Carticain und Lidocain (Xylestesin) im Laborexperiment untersucht worden. Darüber hinaus liegen Berichte über Bupivacain, Etidocain, Butanilicain (Hostacain), Octapressin, Prilocain und Procain vor.

Von Tetsch (1973) durchgeführte Reaktionszeitmessungen bei zahnärztlich-chirurgischen Eingriffen unter Xylestesin in Analgosedierung (Prämedikation: Fortral 0,03; Valium 0,01) ergaben, daß bereits am Morgen des Operationstages ein Anstieg aller Reaktionszeiten im Vergleich zum Ausgangswert, der unabhängig von der Operation ermittelt wurde, festzustellen war. Neben verlängerten Reaktionszeiten nach Analgosedierung traten erhebliche Gang- und Koordinationsstörungen auf. In anderen Untersuchungen waren nach einfacher Lidocaingabe die Reaktionszeiten signifikant verlängert. Bei Überprüfung von Bupivacain bzw. Etidocain im Doppelblindversuch lagen bei beiden Substanzen keine Beeinträchtigungen der Reaktionsfähigkeit vor. Die Koordinationsfähigkeit war nach Bupivacain im Vergleich zum Placebo signifikant schlechter, nach Etidocain jedoch besser. Eine Verlängerung der akustischen und optischen Reaktionszeiten sowie der optischen und akustischen Wahlreaktionszeiten unter Ultracain stellte Will (1978) fest. Wörner et al. (1980) verglichen 120 Patienten, bei denen eine schwierige Zahnextraktion in Lokalanästhesie vorgenommen werden mußte, mit 100 Kontrollpersonen. Es zeigten sich folgende Ergebnisse: Die vier geprüften Lokalanästhetika zeigten nach Beendigung des Eingriffes keine unterschiedlichen Auswirkungen auf die psychomotorischen Leistungen und die sensomotorischen Koordinationsfähigkeit: Der größte Leistungsunterschied zwischen den Patienten und der Kontrollgruppe bestand zum Zeitpunkt vor der Anästhesie. Das Leistungsvermögen der Patientengruppe war um durchschnittlich 47% vermindert; unmittelbar nach dem operativen Eingriff zeigte die Patientengruppe bereits eine Leistungsverbesserung gegenüber dem Vortest von etwa 30%. Zu den Zeitpunkten 1½ h bzw. 1 Woche nach der Operation hatte die Patientengruppe die Leistungsfähigkeit der Kontrollgruppe zum voroperativen Zeitpunkt erreicht. Aus den Ergebnissen wird der Schluß gezogen, daß die vier geprüften Lokalanästhetika keinen Einfluß auf die Leistungsfähigkeit haben, vielmehr die Streßsituation eine Leistungseinbuße begründet.

Nach standardisierten zahnärztlichen Eingriffen wurde die psychophysische Leistungsfähigkeit der Patienten gemessen und mit einer Probandengruppe verglichen, die mit Alkoholdosen bis zu einer BAK von 0,8‰ bzw. 0,5‰ belastet worden war. Wenn auch bei den Patienten eine geringgradige Leistungsminderung festzustellen war, so lag sie doch deutlich unter der Alkoholvergleichsgruppe (Schüle, 1980).

Insgesamt scheinen bei den Lokalanästhetika mehr oder weniger deutliche Leistungseinbußen gegeben; deutlich speziell dann, wenn zusätzlich eine präanästhetische Medikation durchgeführt wird. Die Empfehlungen gehen dahin, mindestens 30 min bis 1½ h nach einer Lokalanästhesie kein Kraftfahrzeug zu führen.

15.4 Arzneimittel mit allgemeinen Nebenwirkungen auf die Verkehrstüchtigkeit

15.4.1 Antidiabetika

Die Verkehrstüchtigkeit eines mit Antidiabetika behandelten Diabetikers kann durch Über- oder Unterdosierung mit hierdurch hervorgerufenen hypo- bzw. hyperglykämischen Zuständen gefährdet werden. Derartige Zustandsbilder können aber auch dann eintreten, wenn bei Einhaltung der vorgeschriebenen Dosierung der Diätplan nicht eingehalten wird. In oralen Antidiabetika enthaltene Wirkstoffe sind u. a. Tolbutamid und Glibenclamid. In beiden Fällen handelt es sich um Sulfonylharnstoffderivate. Die Wirkstoffe müssen individuell dosiert werden, um unerwünschte Wirkungen, wie Hypoglykämie, gastrointestinale Unverträglichkeiten und allergische Reaktionen zu vermeiden. Am größten ist die Gefahr einer Einschränkung der Fahrtüchtigkeit bei dem stark wirkenden Glibenclamid, geringer dagegen bei dem schwächer wirkenden Tolbutamid (vgl. Kap. 6, ab S. 133).

15.4.2 Auf Sinnesorgane wirkende Arzneimittel

In erster Linie ist an Arzneimittel zu denken, die die Sehleistung beeinflussen (vgl. auch Kap. 7 ab S. 162). Die Anwendung von atropinhaltigen Arzneimitteln, Belladonnaextrakten, Anticholinergika und Psychopharmaka vom Phenothiazintyp kann Akkommodationsstörungen auslösen. Bei einer Hemmung der Akkommodation und somit einer Behinderung der Naheinstellung der Augenlinse, kann der Nahbereich nicht mehr hinreichend exakt überblickt werden. Derartige akkommodationshemmende Arzneimittel sind Atropin und alle anderen Arzneimittel mit atropinartigen Nebenwirkungen, also auch Antidepressiva. Ferner können in seltenen Fällen durch Sulfonamide, Diuretika, Salicylate, Insulin und orale Antidiabetika Zustände einer vorübergehenden Kurzsichtigkeit infolge Änderung des Wasserbindungsvermögens der Augenlinse hervorgerufen werden. Bei Anwendung von Parasympathikomimetika im Rahmen einer Glaukombehandlung kann infolge einer Miosis das Sehvermögen bei geringer Helligkeit vermindert werden. Umgekehrt kann infolge Mydriasis bei atropinartig wirkenden

Medikamenten die Gefahr der Blendung auftreten. Derartige Wirkungen sind auch durch Kokain oder hohe Chinindosen verursacht worden.
Nach längerer Anwendung von Glukokortikoiden und Chlorpromazin können Linsentrübungen und damit eine Verminderung des Sehvermögens verursacht werden. Darüber hinaus können verschiedene Arzneimittel zu einer Störung des Farberkennens führen. In diesem Zusammenhang wären Chloroquin, Etambutol sowie Digitalisglykoside zu nennen. Über eine Störung der Augenmotilität können Alkohol und Schlafmittel zu Doppelsehen führen, desgleichen auch in seltenen Fällen Sulfonamide.
Akkommodationsstörungen können schließlich auch durch Hydantoine, Amphetamine und Tofranil verursacht werden. Bei der in der Praxis relativ häufigen Resochinanwendung zur Behandlung rheumatischer Erkrankungen können Blendungserscheinungen verkehrsmedizinisch relevant werden.
Farbfehlsehen als Folge der Digitalistherapie ist seit langer Zeit bekannt, wobei meistens Gelbsehen, gelegentlich auch Grün- oder Orangeempfindungen auftreten. Im Einzelfall könnten also Signallichter verwechselt oder fehlgedeutet werden. Die Antiparkinsonmittel L-Dopa und Anticholinergika (z. B. Trihexyphenidyl u. a.) können zu Schwindel, Verwirrtheit und Sehstörungen führen.
Die seit der Verwendung von Chinin in der Malariatherapie bekannten Gesichtsfeldeinschränkungen (Flimmern und Schleiersehen), können u. U. bei Einnahme von Kombinationspräparaten beobachtet werden, die Chinin enthalten. Chininderivate sind z. B. in Analgetika und Fiebermitteln enthalten.
Aber auch andere Sinnesorgane können in Mitleidenschaft gezogen werden: Gleichgewichts- und Hörstörungen unter langfristiger Medikation mit Streptomycin, Kanamycin und Neomycin können ebenfalls die Fahrtüchtigkeit erheblich beeinträchtigen.

15.5 Wechselwirkungen zwischen Arzneimitteln

Die verkehrsmedizinische Bedeutung von Wechselwirkungen zwischen Arzneimitteln ist in den letzten Jahren stärker in den Vordergrund gerückt, da mit der gleichzeitigen Verordnung mehrerer Medikamente die Häufigkeit der beobachteten Nebenwirkungen der einzelnen Arzneistoffe zugenommen hat (Kahl 1978; Ammon 1981; Kurz 1982).
Unter verkehrsmedizinischen Gesichtspunkten sind die pharmakokinetische und pharmakodynamische Interaktionen von besonderem Interesse (Kuschinsky 1976; Ammon 1981; Kurz 1981).
Von besonderer Bedeutung für die Beurteilung von Kombinationswirkungen sind Verdrängung aus der Plasmaeiweißbindung sowie die Beschleunigung oder Hemmung des enzymatischen Abbaus im Lebergewebe. Bei den folgenden Substanzen ist eine Enzyminduktion bekannt: Barbiturate, Rifampizin, orale Antidiabetika, Phenylbutazon, Aminophenazon, Hydantoine, Chlorpromazin, Imipramin, Nicethamid sowie Steroidhormone, verschiedene Antihistaminika und Muskelrelaxanzien.
Durch Enzyminduktion wird der Abbau z. B. von Analgetika, Antikoagulanzien, Hydantoinen, Griseofulvin, Hypnotika, Meprobamat, Antihistaminika u. a. beschleunigt (Kuschinsky 1976; Ammon 1981; Kurz 1982). Einige Beispiele für pharmakokinetische Wechselwirkungen gibt die Tabelle 15.1.
Diese Beispiele zeigen, daß die genannten pharmakokinetischen Wechselwirkungen auch zu verkehrsmedizinisch bedeutsamen Beeinträchtigungen führen können.

Tabelle 15.1. Beispiele pharmakokinetischer Wechselwirkungen

Prinzip	Arzneistoff A	Arzneistoff B	Wirkung
Verdrängung aus Plasmaeiweißbindung	Orale Antidiabetika	Sulfonamide, Phenylbutazon, Salicylate	Hypoglykämie
Beschleunigung des Abbaus durch Enzyminduktion	Barbiturate (z. B. Phenobarbital)	Antiepileptika (z. B. Phenytoin)	Verminderung der antikonvulsiven Wirkung
	Barbiturate	Kortikosteroide Prednison Dexamethason	Verminderung der Steroidwirkung
Hemmung des enzymatischen Abbaus	Phenylbutazon Dicumarine Methylphenidat (Ritalin) Isoniazid, PAS Chlorpromazin Chloramphenicol	Phenytoin	Phenytoinintoxikation

Für die Beurteilung der Verkehrstüchtigkeit sind jedoch die pharmakodynamischen Wechselwirkungen letzten Endes von entscheidender Bedeutung, da hier die Wirkung eines Arzneimittels am Rezeptor bzw. am Erfolgsorgan angesprochen wird und Rückschlüsse auf mögliche psychophysische Beeinträchtigungen naheliegen.

Im folgenden werden einige Beispiele für pharmakodynamische Wechselwirkungen beschrieben, die von erheblicher verkehrsmedizinischer Bedeutung sind (Kuschinsky 1974, 1976; Ammon 1981; Kurz 1981; Kurz 1982).

Zentraldämpfende Wirkung. Eine zentraldämpfende Wirkung ist bei sehr unterschiedlichen Medikamenten ein wesentliches Merkmal ihres Wirkungsspektrums. Diese Wirkungskomponente kann verstärkt werden, wenn mehrere Medikamente aus der gleichen Gruppe gleichzeitig im Organismus zur Wirkung gelangen. Hier sind besonders zu erwähnen Alkohol, Hypnotika, Sedativa, Tranquilizer, Antidepressiva, Morphin und morphinähnliche Medikamente, Antiepileptika, Antihistaminika, α-Methyldopa (Presinol), Clonidin (Catapresan), Reserpin.

Blutdruckkrisen. Die Gefahr eines erheblichen Blutdruckabfalls besteht, wenn zu einer bereits bestehenden antihypertensiven Therapie, z. B. mit Hydralazin (Nepresol), gleichzeitig Diazoxid (Hypertonalum) verabreicht wird. Eine Übersicht über einige Interaktionen zwischen Antihypertensiva und verschiedenen Wirkstoffen gibt Tabelle 15.2.

Hypoglykämie. Bei mit oralen Antidiabetika oder Insulin behandelten Diabetikern kann die gleichzeitige Gabe von Sa-

Tabelle 15.2. Wechselwirkungen zwischen Antihypertensiva mit verschiedenen Medikamentenwirkstoffen

Sedative Effekte	Orthostatische Störungen
Antihistaminika Hypnotika Morphinartige Analgetika Psychopharmaka Sedativa Zentrale Muskelrelaxanzien	Barbiturate Diuretika Gefäßerweiternde Wirkstoffe Phenothiazine Tranquilizer Trizyklische Antidepressiva

licylaten oder β-Rezeptorenblockern die Blutzuckersenkung bis zum Auftreten eines hyperglykämischen Schocks verstärken.

Hyperglykämie. Umgekehrt wirken die folgenden Medikamente im Sinne einer Erhöhung des Blutzuckers: Thiazide (Esidrix), Diazoxid (Hypertonalum), Kortikosteroide oder orale Kontrazeptiva. Wechselwirkungen zwischen oralen Antidiabetika sind in Tabelle 15.3. dargestellt.

Tabelle 15.3. Wechselwirkungen zwischen oralen Antidiabetika mit verschiedenen Medikamentenwirkstoffen

Hypoglykämie	Hyperglykämie
Chloramphenicol	Adrenalin/Noradrenalin
Clofibrat	
Cumarinderivate	Barbiturate
Fenfluramin	Kortikoide
MAO-Hemmer	Diazoxid
Nikotinsäurederivate	Isoniazid
Oxytetracyclin	Phenothiazine
Phenylbutazon	Phenytoin
β-Rezeptorenblocker	
Salicylate	
Sulfonamide	

Cholinerge und anticholinerge Effekte. Bei verschiedenen Psychopharmaka kommt es neben den beabsichtigten antipsychotischen Effekten in der Regel zu unerwünschten vegetativen Begleiterscheinungen, die sich bei Kombination mit anderen zentral wirksamen Medikamenten verstärken. Die Kombination von Sympathikomimetika mit trizyklischen Antidepressiva (Saroten, Tofranil, Anafranil) kann zu schweren Hochdruckkrisen führen. Wenn trizyklische Antidepressiva mit Antihistaminika, Antiparkinsonmitteln, Phenothiazinen oder Pethidin (Dolantin) kombiniert werden, ist die Möglichkeit einer verstärkten anticholinergen Wirkung gegeben, z. B. mit Ausbildung eines Glaukoms.

Parkinsonismus. Dieses Krankheitsbild kann bei zahlreichen zentralnervös wirksamen Substanzgruppen auftreten und verstärkt sich, wenn mehrere Substanzen aus diesen Gruppen kombiniert werden (z. B. trizyklische Antidepressiva, Phenothiazine, Haloperidol, α-Methyldopa, Reserpin). *Tremor, Verwirrtheitszustände, extrapyramidale Störungen* und bleibende Demenz können auftreten, wenn Lithium, Haloperidol und α-Methyldopa miteinander kombiniert werden.

Daneben können auch *Elektrolytverschiebungen* unter Medikamenteneinfluß zu schweren Nebenwirkungen führen. Eine durch Diuretika hervorgerufene Hypokaliämie kann bekanntlich die Wirkung der Digitalisglykoside bis zur Intoxikation steigern. Die erhöhte Natriumretention unter Behandlung mit Phenylbutazon oder auch Indomethazin wirkt der antihypertensiven Wirkung nahezu aller Antihypertensiva mit Ausnahme der Diuretika direkt entgegen.

Wenn auch von nicht besonderer verkehrsmedizinischer Bedeutung, so sei doch der Vollständigkeit halber auf die Wechselwirkungen zwischen oralen Antikoagulanzien und verschiedenen anderen Wirkstoffe, wie Salicylaten, Pyrazolonpräparate oder lipidsenkenden Medikamenten wie Clofibrat und ähnliche Substanzen verwiesen. Bei gleichzeitiger Einnahme können Gerinnungsstörungen auftreten. Die atropinartige Wirkung von Parasympathikolytika kann durch Antihistaminika, Antiarrhythmika, Chinidin, Methylphenidat, Phenothiazin, Procainamid und trizyklische Antidepressiva verstärkt werden. Ähnliche Wechselwirkungen wurden bei Einsatz von Monoaminooxidasehemmern bei gleichzeitiger Verabreichung von Antihistaminika oder für Antiparkinsonmitteln bei gleichzeitiger Verabreichung von Promethazin und ähnlichen Wirkstoffen beschrieben.

Ein besonderes Problem unter dem Gesichtspunkt der Wechselwirkungen verschiedener Wirkstoffe sind die *Kombinationspräparate* (Wagner 1975; Kurz

1981; Kurz 1982). In den sog. Kopfschmerzmitteln sind als analgetische Substanzen Salicylate, Phenacetin, Paracetamol, Codein oder Pyrazolonderivate (Propyphenazon, Metamizol, Phenazon) enthalten. Außerdem sind häufig Coffein oder Barbiturate in diesen Präparaten vertreten. Hinsichtlich des Wirkungsspektrums haben Codein und Barbiturate eine sedierende Wirkung, was auch in abgeschwächter Form für Salicylamid gilt. Andere Salicylate, wie z.B. Acetylsalicylsäure haben eine eher erregende Wirkung. Hierdurch kann eine bunte Mischung eines schwer zu entwirrenden Wirkungsspektrums entstehen, mit sich teilweise aufhebenden oder verstärkenden Effekten der einzelnen Komponenten.

Da in den Kopfschmerzmitteln nicht selten Coffein und gleichzeitig Barbiturate enthalten sind, ergibt sich hier ein besonderes pharmakokinetisches Problem. Die antagonistische pharmakodynamische Wirkung von Coffein und Barbituraten erstreckt sich nur auf einen verhältnismäßig kurzen Zeitraum. Da die Coffeinwirkung nur 3-4 h anhält und das in der Regel zugesetzte Phenobarbital eine lange Halbwertszeit besitzt, kann die Barbituratwirkung nur kurzzeitig kompensiert werden und tritt dann um so stärker für den Autofahrer ein.

15.6 Wechselwirkungen zwischen Arzneimitteln und Alkohol

Als Ursache für Wechselwirkungen zwischen Medikamentenwirkstoffen und Alkohol könnte man zunächst an einen Einfluß des Äthanols auf Resorption, Verteilung und Ausscheidung des Medikamentes denken oder auch an eine gleichsinnige, depressorische Wirkung auf das Zentralnervensystem. Dies scheint aber häufig nicht der Fall zu sein, vielmehr könnten die beobachteten Störungen der Pharmakokinetik oft direkt oder indirekt aus einer metabolischen Interferenz mit Äthanol resultieren (Kurz 1981 und 1982). Grundsätzlich sind drei Möglichkeiten gegeben:

1. Hemmung des Arzneistoffwechsels durch Äthanol: In diesem Fall hemmt Äthanol die Umsetzungen, die durch die mischfunktionellen Oxidasen der Lebermikrosomen katalysiert werden, z.B. N-Demethylierung und die C-Hydroxylierung. Als mögliche Ursache für die Hemmung mikrosomaler Stoffwechselvorgänge wird ein kompetitiver Mechanismus erörtert, da Äthanol nicht nur durch ADH, sondern außerdem teilweise durch dieses mikrosomale Enzymsystem abgebaut wird (MEOS).

2. Aktivierung des Arzneimittelstoffwechsel durch Äthanol: Eine Aktivierung mikrosomaler Enzyme im Sinne einer Induktion durch Äthanol ist beschrieben worden. Diese alte klinische Erfahrung — z.B. bei Barbituratnarkosen — konnte durch In-vivo-Versuche mit gesunden Versuchspersonen belegt werden. Danach war bei Versuchspersonen die Pentobarbital-Hydroxylase-Aktivität in der Äthanol-Versuchsgruppe auf etwa das Doppelte gesteigert (Ammon 1981).

3. Durch Medikamente verursachte Störungen des Äthanolstoffwechsels: Derartige Störungen können als sog. Antabus-Alkohol-Reaktion in Erscheinung treten. Von den meisten Autoren wird als Ursache einer derartigen Kombinationswirkung eine Hemmung des Äthanolabbaues auf der Acetaldehydstufe angenommen, doch ist der Mechanismus noch nicht vollständig geklärt.

Eine Beeinflussung der Blutalkoholkonzentration im Sinne eines beschleunigten Abbaues ist bisher nicht nachgewiesen worden. Andererseits können z.B. Demethylierungsvorgänge oder Hydroxilierungsprozesse durch Alkohol gehemmt werden. Da es sich hierbei um die Hemmung von zwei wichtigen Stoffwechselvorgängen handelt, ist immerhin mit der Möglichkeit zu rechnen, daß der Abbau von bestimmten Arzneimitteln verzögert erfolgt und damit ein unerwartet hoher Blutspiegel resultiert. Gerade bei psychotrop wirkenden Substanzen kann das zu einer erheblichen Beeinträchtigung auch der Verkehrstüchtigkeit führen.

Abgesehen von derartigen pharmakokinetischen Wechselwirkungen ist für verkehrsmedizinische Fragestellungen in erster Linie die Möglichkeit pharmakodynamischer Wechselwirkungen zwischen Psychopharmaka und Alkohol von Bedeutung. Bekanntlich können bei Alkoholkonsum stimulierende und sedierende Effekte in Abhängigkeit von dispositionellen Faktoren und situativen Bedingungen auftreten. Prinzipiell lassen sich nach Hobi (1979) im Hinblick auf das Vorliegen von Wechselwirkungen zwei typische Verlaufsbilder feststellen (Kielholz u. Hobi 1977 u. 1979; Hobi 1979; Staak u. Berghaus 1983):

1. Psychopharmaka mit primär stimulierender Wirkung heben in gewissen Grenzen sedierende Wirkungskomponenten des Alkohols auf. Untersuchungen mit Stimulanzien haben das Vorliegen derartiger antagonistischer Effekte bestätigt. Die Blutalkoholkonzentration wurde durch die zusätzliche Verabreichung von Amphetaminen nicht beeinflußt. Immerhin bleibt festzustellen, daß unter Laborbedingungen eine stimulierende Substanz die sedierende Wirkungskomponente von Äthanol — im Hinblick auf das psychomotorische Leistungsverhalten — in Grenzen antagonistisch beeinflussen kann. Dagegen wurde die für eine Alkoholbeeinflussung geradezu als typisch anzusehende Einschränkung der Selbstkritik oder zunehmende Enthemmung nicht korrigiert.

Gleichartige Untersuchungen mit Analgetika, die als Kombinationspräparat Stimulanzien (z. B. Coffein) enthalten, bestätigen diese Hypothese jedoch nur teilweise. In den meisten Untersuchungen wurde eine Abnahme der psychophysischen Leistungsfähigkeit registriert, die vor allem die Reaktionszeit sowie die visuell-motorische und koordinative Leistungsveränderung im Bereich der Psychomotorik betrafen (Linnoila 1974).

Da Antidepressiva sowohl aktivierende wie sedierende Komponenten aufweisen, ist zu erwarten, daß sich hier synergistische und antagonistische Effekte in Kombination mit Alkohol zeigen. Entsprechende Untersuchungen wiesen aus, daß Amitriptylin und Doxepin mit typisch motorisch dämpfender Komponente die sedierenden Effekte des Alkohols verstärken (Hobi 1979). Dagegen wirkt Nortriptylin mit psychomotorisch aktivierender Komponente synergistisch bis potenzierend in bezug auf die entsprechende Wirkungskomponente des Äthanols. Somit sind die Ergebnisse nicht eindeutig. Das kann u. U. darauf zurückzuführen sein, daß bei Nortriptylin im Experiment möglicherweise der anfänglich oft zu beobachtende sedierende Effekt, nicht dagegen die zeitlich nachfolgende aktivierende Wirkungskomponente erfaßt wurde. An diesem Beispiel wird deutlich, daß Laborexperimente, die vorwiegend an gesunden Versuchspersonen durchgeführt werden, nur mit Vorsicht interpretiert werden dürfen. Festzuhalten bleibt jedoch, daß vor einer Kombination zwischen Alkohol und den beschriebenen Psychopharmaka gewarnt wird.

2. Psychopharmaka mit sedierender Wirkung verstärken die sedierenden Alkoholeffekte. Diese Auffassung wird durch zahlreiche Untersuchun-

gen belegt. Die Beeinflussung liegt u. a. in einer Verlangsamung der Reaktionszeiten, in der Verschlechterung der psychomotorischen Koordination und der Herabsetzung der Vigilanz. Ebenso einhellig ist das Ergebnis bei der Kombination von Alkohol und verschiedenen Tranquilizern (Hobi 1979; Staak u. Berghaus 1983).

Bei den Antidepressiva sind es vor allem die angstlösenden Effekte, die eine Potenzierung aufweisen. Da Neuroleptika in besonderer Weise sedierende Wirkungen besitzen, überraschen die durchweg synergistischen bis potenzierenden Effekte in Kombination mit Alkohol nicht. Alle Psychopharmaka mit sedierenden Effekten haben synergistische bis antagonistische Wirkungen in Kombination mit Alkohol: Es findet sich eine Verlangsamung der Reaktionsfähigkeit, Verschlechterung der psychomotorischen Koordinationsleistung und ein Vigilanzabfall, ferner Müdigkeit, Schläfrigkeit und Dämpfung der emotionalen Reagibilität. Demgegenüber konnte eine Beeinflussung der Blutalkoholkurve unter therapeutischen Bedingungen in keinem Fall nachgewiesen werden. Wenn einzelne Laborergebnisse gegen eine Kombinationswirkung zwischen Alkohol und Psychopharmaka sprechen, so ist doch zu berücksichtigen, daß in der konkreten Verkehrssituation die Komplexität von Wechselwirkungen im Zusammenhang mit der Persönlichkeit des Betreffenden, der Dosiswirkungskurve und der unterschiedlichen Wirkungsspektren der einzelnen psychotropen Substanzen nicht genau kontrollierbar sind.

Im Gegensatz zur Wirkungsverstärkung vieler Pharmaka unter akutem Äthanoleinfluß auf Grund einer Hemmung der mikrosomalen Hydroxilierungsvorgänge kommt es bei chronischem Alkoholkonsum zu einer Induktion der arzneimittelabbauenden Enzyme im endoplasmatischen Retikulum und so zu einer Steigerung des Arzneimittelmetabolismus (Netter 1974). Damit ist gleichzeitig ein Wirkungsverlust verbunden. In den Tabellen 15.4. und 15.5. wird eine kurze Darstellung der Wechselwirkungen zwischen Arzneimittel und Alkohol gegeben, wobei die Kombinationseffekte bei gleichartigen Wirkstoffen bei akutem oder chronischen Alkoholkonsum (u. a. Kolenda 1975) unterschiedlich sein können:

Tabelle 15.4. Wechselwirkungen zwischen Alkohol und Arzneimitteln bei akuter Äthanolaufnahme

Arzneimittel	Wirkung
Tranquilizer, Sedativa, Hypnotika, Antiepileptika (Benzodiazepinderivate, Barbiturate, Hydantoin), Antihistaminika	Verstärkung der sedierenden und hypnotischen Wirkung, selten Exzitation
Neuroleptika, Thymoleptika, Analgetika	Wirkungsverstärkung, insbesondere sedierende Effekte
Morphinartige Analgetika	Verstärkung der Atemdepression
Orale Antidiabetika (Sulfonylharnstoffderivate)	Verstärkung der blutzuckersenkenden Wirkung
Isoniazid und andere MAO-Blocker	Verstärkung der MAO-Blockade, Blutdruckkrisen

Tabelle 15.5. Wechselwirkungen zwischen Alkohol und Arzneimitteln bei chronischem Alkoholkonsum

Arzneimittel	Wirkung
Sedativa, Hypnotika (Barbiturate u. a.)	Abschwächung der sedierenden und hypnotischen Wirkung
Antiepileptika (Hydantoine)	Abschwächung der antiepileptischen Wirkung, Krampfanfälle
Antidiabetika (Sulfonylharnstoffderivate)	Hyperglykämie

Vor gleichzeitigem Alkoholgenuß muß besonders eindringlich gewarnt werden, wenn Arzneimittel mit möglichen disulfiramartigen Nebenwirkungen verordnet werden (Tabelle 15.5.).

Tabelle 15.6. Disulfiramartige Wirkungen können bei Kombination mit Alkohol auftreten bei folgenden Medikamentenwirkstoffen

Carbo medicinalis	Nitrofurantoin
Chloralhydrat	Pilze (Faltentintling)
Chloramphenicol	Sulfonamide
MAO-Hemmer	Sulfonylharnstoffe
Metronidazol	Tolazolin

In diesem Zusammenhang sei auf die sog. flüssigen Stärkungsmittel, Nerven- und Frauenmittel hingewiesen, die häufig Alkohol enthalten, der als Arzneihilfsstoff z. Zt. noch nicht deklariert zu werden braucht (Kurz 1981). Es wird daher empfohlen, möglichst keine flüssigen Arzneizubereitungen zu verordnen, um derartige Nebenwirkungen zu vermeiden. Die Erforschung der Wechselwirkungen zwischen Arzneimitteln und Alkohol sind keineswegs als abgeschlossen zu betrachten. Festzuhalten bleibt, daß sowohl akuter als auch chronischer Alkoholkonsum zu Veränderungen der Arzneimittelwirkung infolge Interferenz auf der Ebene der Biotransformation sowie am Wirkort selbst führen kann. Wenn auch derartige Kombinationswirkungen individuell im konkreten Fall nicht vorhersehbar sein können, so sind andererseits die vorliegenden Informationen über das Zustandekommen derartiger Kombinationswirkungen soweit bekannt, daß gerade im Hinblick auf die Frage der Verkehrstüchtigkeit vor der gleichzeitigen Aufnahme von Alkohol bei Therapie mit bestimmten Arzneimittelgruppen gewarnt werden muß.

15.7 Arzneimittelmißbrauch

Fragen des Arzneimittelmißbrauchs und des jeweiligen Suchpotentials wurden bei Besprechung der einzelnen Arzneimittelgruppen bereits angeschnitten. Das Ausmaß des Arzneimittelabusus, insbesondere der Polytoxikomanie, wird durch die weite Verbreitung des Alkoholismus sowie der BTM-Abhängigkeit teilweise verdeckt. Definitionsgemäß liegt ein Abusus vor, wenn ein Medikament aus nichtmedizinischer Indikation oder in einer zu hohen Dosierung eingenommen wird. Hierbei stellen die frei verkäuflichen Analgetika ein besonderes Problem dar. Der Verdacht auf das Vorliegen eines derartigen Mißbrauchs wird geweckt durch uncharakteristische Entzugssymptome (leichte psychomotorische Unruhe, Schwitzen, Tremor, nicht eindeutig lokalisierbare Schmerzen, Schlafstörungen, Verstimmungen etc.). Die Gefahr des Mißbrauchsverhaltens besteht insbesondere darin, daß über die schmerzbeseitigende Wirkung hinaus viele Analgetika psychotrope Wirkungen haben, die Antrieb und Stimmung verändern können. Hinsichtlich der Verkehrstüchtigkeit sind insofern die bereits aufgeführten sedativen Effekte ebenso wie die im Zusammenhang mit dem Mißbrauch sich entwickelnde Realitätsentfremdung von entscheidender Bedeutung. Im allgemeinen muß in derartigen Fällen auch davon ausgegangen werden, daß die Verkehrstüchtigkeit zu verneinen ist.

Grundsätzlich kann gesagt werden, daß Personen unter dem Einfluß von dem Betäubungsmittelgesetz unterliegenden Medikamentenwirkstoffen bzw. Drogen als verkehrsuntüchtig angesehen werden müssen. Insbesondere ergeben sich bei chronischem Mißbrauch aus der Wirkung der eingenommenen Drogen im Zusammenhang mit Persönlichkeitsänderungen des Süchtigen Gefahren für die Verkehrssicherheit. Kumulationseffekte und chronisch-toxische Schädigungen können die Wirkung einer akut eingenommenen Dosis verstärken. Darüber hinaus ist an die Möglichkeit von Abstinenzerscheinungen zu denken, die ebenfalls mit einer Verkehrstüchtigkeit nicht vereinbar sind. Diese Gesichtspunkte gelten nicht nur für die Gruppe der morphinartigen Analgetika oder Barbiturate, sondern auch für Benzodiazepine, bei denen in neuerer Zeit ebenfalls Hinweise für eine physische Abhängigkeit festgestellt wurden. Allerdings ist das Suchtpotential als verhältnismäßig gering einzuschätzen (Marks 1978; Kemper et al. 1980; Klotz 1981). In diesem Zusammenhang sei in der gebotenen Kürze darauf hingewiesen, daß die Einnahme von Halluzinogenen (z. B. Haschisch, LSD) sowohl bei akuter wie auch chronischer Dosierung wegen der hiermit verbundenen psychopathologischen Veränderungen zu Fahruntüchtigkeit führt. Diese Probleme wurden von Wagner (1975) zusammenfassend dargestellt.

Die Einatmung von Lösungsmitteldämpfen oder Inhalationsnarkotika wie Äther, Chloroform und Trichloräthylen verursacht eine erhebliche Einschränkung der Verkehrstüchtigkeit sowohl im Stadium der akuten Intoxikation als auch bei suchtartiger Abhängigkeit. Das gleiche gilt für Aceton, Toluol und Xylol. Auch die Einatmung alkoholhaltiger Dämpfe, von Äthylacetat und anderen Alkoholen sowie von Benzin, Benzol, Tetrachlorkohlenstoff und Trichloräthylen in geringer Konzentration führt zu einer erheblichen Beeinträchtigung der Leistungsfähigkeit.

Literatur

Ammon HPT (Hrsg) (1981) Arzneimittelneben- und Wechselwirkungen. Med Monatsschr Pharm 2:161–168

Bech P (1975) Mental illness and simulated driving: Before and during treatment. Pharmacopsychiatria 8:143–150

Bech P, Thomsen J, Rafaelsen OJ (1976) Longterm lithium treatment: Effect on simulated driving and other psychological tests. Europ J Clin Pharmacol 10:331–335

Bente D, Chenchanna R, Scheuler W, Sponagel P (1978) Zur Wirkung des Antidepressivums Viloxazin auf das hirnelektrische Verhalten und die Optimierung des Systems Fahrer-Fahrzeug-Straße. Arzneimittelforsch 28:1308–1310

Betts TA, Clayton AB, Mc Kay GM (1972) Effects of four commonly-used tranquilizers on low-speed driving performance tests. Br Med J IV:580–584

Biehl B (1969) Experimentell-psychologische Studien über ein Antihistaminikum. – Die verschiedenen Leistungsfunktionen im Hinblick auf die Fahrtüchtigkeit. Med Welt 20:652–657

Braun P, Reker K, Friedel B, Kockelke W (1978) Fahrversuche mit Beta-Rezeptorenblockern. Bundesanstalt für Straßenwesen, Köln

Bruce DL, Bach MJ, Arbit J (1974) Trace anesthetic effects on perceptual, cognitive, and motor skills. Anesthesiology 40:453–456

Cimubra G, Warren RA, Bennet RC, Lucas DM, Simpson HM (1980) Drugs detected in fatally injured drivers and pedestrians in the province of Ontario. Traffic Injury Research Foundation (DIRF) of Canada, March 1980

Clayton AB (1976) The effects of psychotropic drugs upon driving-related skills. Hum Fact 18:241–252

Clayton AB, Harvey PG, Betts TA (1977) The effects of two antidepressants, imipramine and viloxazine, upon driving performance. Psychopharmacology (Berlin) 55:9–12

De Gier JJ, t'Hart BJ, Nelemans FA, Bergman H (1981) Psychomotor performance and real driving performance of outpatients receiving diazepam. Psychopharmacology (Berlin) 73:340–344

Drasch G, Meyer L, Baur C (1979) Eine Feldstudie über Arzneimittel bei kriminellen Delikten. Beitr Gerichtl Med 37:371–375

Estler CJ (1982) Arzneimittelinteraktionen mit Cimetidin. Dtsch Med Wochenschr 107:1284–1285

Forth W, Henschler D, Rummel W (Hrsg) (1980) Allgemeine und spezielle Pharmakologie und Toxikologie, 3. Aufl. Bibliographisches Institut, Mannheim Wien Zürich

Füllgraff G, Palm D (Hrsg) (1982) Pharmakotherapie klinische Pharmakologie, 4. Aufl. Fischer, Stuttgart New York

Garriott JC, Dimaio VJM, Zumwalt RE, Petty CS (1977) Incidence of drugs and alcohol in fatally injured motor vehicle drivers. J. Forens Sci 22:383–389

Goodman LS, Gilman A (eds) (1975) The pharmacological basis of therapeutics, 5th edn. Macmillan Toronto

Harms D (1981) Einfluß des Beta-Blockers Atenolol und anderer Substanzen auf die Reakti-

onszeit des visuellen Systems. Fortschr Med 9:313-317
Hobi V (1979) Die Wechselwirkung von Psychopharmaka und Alkohol auf die Psychomotorik. Dtsch Apoth Ztg 119:280-293
Jäckle W, Mallach HJ, Pedal J (1980) Über den steigenden Arzneimittelmißbrauch alkoholbeeinflußter Verkehrsteilnehmer. Blutalkohol 17:133-150
Kahl GF (1978) Interaktionen von Arzneimitteln: Ein Problem der Therapie. Internist 19:366-374
Kemper N, Poser W, Poser S (1980) Benzodiazepin-Abhängigkeit. Dtsch Med Wochenschr 105:1707-1712
Keup W (1977) Das Abhängigkeitspotential des Clomethiazol (Distraneurin®). Dtsch Ärztebl 74:1903-1906
Kielholz P, Goldberg L, Im Obersteg J, Pöldinger W, Ramseyer A, Schmid P (1969) Fahrversuche zur Frage der Beeinträchtigung der Verkehrstüchtigkeit durch Alkohol, Tranquilizer und Hypnotika. Dtsch Med Wochenschr. 94:301-306
Kielholz P, Hobi V (1977) Medikamente und Fahrverhalten. Ther Umsch 34:803-812
Kielholz P, Hobi V (1979) Alkohol und Psychopharmaka. Internist 20:245-250
Kleinsorge H (1966) Psychische Nebenwirkungen bei der Therapie mit Kortikosteroiden. Ther Ggw 105:670-677
Klotz U (1981) Pharmakologie, Toxikologie und Abhängigkeitspotential der Benzodiazepine. Dtsch Ärztebl 78:2227-2234
Klebel E (1979) Experimental-psychologischer Vergleich von Fenistil-Retard, einem Referenzpräparat und Placebo im Hinblick auf kraftfahrspezifische Leistungen. Fortschr Med 97:2246-2260
Kolenda KD (1975) Wechselwirkungen zwischen Arzneimitteln und Alkohol. Med Klin 70:516-519
Korttila K, Linnoila M (1975) Recovery and skills related to driving after intravenous sedation: Doseresponse relationship with diazepam. Br J Anaesth 47:457-463
Korttila K, Linnoila M, Ertama P, Häkkinen S (1975) Recovery and simulated driving after intravenous anaesthesia with thiopental, methohexital, propanidid or alphadione. Anesthesiology 43:291-299
Korttila K, Tammirto T, Ertama P, Pfäffli P, Bromgren E, Häkkinen S (1977) Recovery, psychomotor skills and simulated driving after brief inhalational anesthesia with halothane or enflurane combined with nitrous oxide and oxigen. Anesthesiology 46:20-27
Korttila K, Pfäffli P, Linnoila M, Blomgren E, Hänninen H, Häkkinen S (1978) Operating room nurses psychomotor and driving skills after occupational exposure to halothane and nitrous oxide. Acta Anesth Scand 22:33-39
Kurz H (1981) Einfluß von Arzneimitteln auf die Verkehrssicherheit. Pharmazeut Ztg 126:550-554
Kurz H (1982) Interaktionen von Arzneimittel und Alkohol. Dtsch Ärztebl 79:33-39
Kuschinsky G (1974) Wechselwirkungen der Arzneimittel. Dtsch Ärztebl 71:1468-1476
Kuschinsky G (1976) Medikamente und Straßenverkehr. Dtsch Ärztebl 73:1977-1979
Kuschinsky K (1981) Zur Pharmakologie von Opioiden. Dtsch Ärztebl 78:225-229
Lahtinen U, Lahtinen A, Pekkola P (1978) The effect of nitrazepam on manual skill, grip strength and reaction time with special reference to subjective evaluation of effects on sleep. Acta Pharmacol Toxicol 42:130-134
Linnoila M (1973) Effects of antihistamines, chlormezanone and alcohol on psychomotor skills related to driving. Europ J Clin Pharmacol 5:247-254
Linnoila M (1974) Effects of drugs alcohol on psychomotor skills related to driving. Ann Clin Res 6:7-18
Mallach HJ, Seitz J (1975) Angaben von Alkoholtätern über ihre Arzneimitteleinnahmen und deren Überprüfung. Blutalkohol 12:337-347
Marks J (1978) The benzodiazepines: Use, overuse, mususe, abuse. MTS Press, London
Milner G (1972) Drugs and driving. Karger, Basel New York
Milner G, Landauer AA (1971) Alcohol, thioridazine and chlorpromazine effects on skills related to driving behaviour. Br J Psychiat 118:351-352
Mittelstaedt A, Zilli A, Verhoeven A, Mielenz H (1981) Ergebnisse einer kontrollierten Vergleichsstudie zwischen Cimetidin und Pirenzipin. Fortschr Med 99:1766-1768
Möller MR, Wagner HJ (1983) Beeinflussung der Leistungsfähigkeit durch Arzneimittel und Interaktion von Arzneimitteln und Alkohol. 4. Symposion Verkehrsmedizin des ADAC, München (im Druck)
Moser L, Hüther KJ, Koch-Weser J, Lundt PV (1978) Effects of terfenadine and diphenhydramin, alone or in combination with diazepam or alcohol on psychomotor performance and subjective feelings. Europ J Clin Pharmacol 14:417-423
Moser L, Schmidt U, Lundt PV (1979) Die Auswirkungen eines Beta-Rezeptorenblockers auf die Kraftfahreignung. Med Klin 74:1134-1139
Moyes D, Cleaton-Jones P, Lelliott T (1979) Evaluation of driving skills after brief expo-

sure to nitrous oxide. S Afr Med J 56:1000-1002
Mutschler E (1972) Arzneimittelwirkungen. Wissenschaftliche Verlagsgesellschaft, Stuttgart
Netter KJ (1974) Ursachen von Arzneimittelwechselwirkungen. Internist 15:20-26
Saario J, Linnoila M (1976) Effect of subacute treatment with hypnotics, alone or in combination with alcohol, on psychomotor skills related to driving. Acta Pharmacol Toxicol 38:382-392
Schmidt U, Brendemühl D (1981) Die kraftfahrwesentliche Leistungsfähigkeit hyperdynamer Kreislaufkranker unter Beta-Rezeptorenblocker-Therapie im Fahrsimulator. In: Luff K, Schrey A (Hrsg) Arzneimittel und Verkehrssicherheit. Wolf, München, S 157-165
Schüle H (1980) Klinisch-experimentelle Untersuchungen über die Verkehrstüchtigkeit nach zahnärztlichen Eingriffen. Dtsch Zahnärztl Z 35:183-189
Staak M, Berghaus G (1983) Arzneimittel und Verkehrssicherheit, Unfall- und Sicherheitsforschung. Straßenverkehr: Heft 40, Bundesanstalt für Straßenwesen, Köln
Stille G (1979) Gefahren bei Mißbrauch von Schlaf- und Beruhigungsmitteln. Pharmakotherapie 2:223-229
Tetsch P (1973) Reaktionszeitmessungen bei zahnärztlich-chirurgischen Eingriffen in Analgo-Sedierung. Dtsch Zahnärztl Z 28:618-622
Wagner HJ (1961) Die Bedeutung der Untersuchung von Blut- bzw. Harnproben auf Arzneimittel nach Verkehrsunfällen auf Grund der Überprüfung von 2060 Personen. Arzneimittelforsch. 12:992-995
Wagner HJ (1962) Arzneimittel und Verkehrssicherheit. Therapiewoche 12:291-297
Wagner HJ (1975) Mißbrauch und Sucht im Hinblick auf die Arbeits- und Verkehrssicherheit. In: Steinbrecher W, Solms H (Hrsg) Sucht und Mißbrauch, 2. Aufl. Thieme, Stuttgart, S. III/50-62
Wagner HJ, Möller MR (1979) Über Ausmaß und Nachweis von Arzneimitteleinfluß bei Kraftfahrern. In: Wissenschaftliche Sektion der ärztlichen Kraftfahrvereinigung Österreichs (Hrsg): Arzt und Kraftfahrer. Verlag d. Österreichischen Ärztekammer, Wien
Wehr K, Maier RD (1980) Betäubungsmittelkonsum bei motorisierten Verkehrsteilnehmern. Blutalkohol 17:411-418
Will G (1978) Verkehrstüchtigkeit nach Lokalanästhesie mit Ultracain® D-S forte bei zahnärztlich-chirurgischen Eingriffen. Med. Dissertation, Universität Münster
Wilson WH, Petrie WM, Ban TA, Barry DE (1981) The effects of amoxapine and ethanol on psychomotor skills related to driving: A placebo and standard controlled study. Prog Neuro-Psychopharmacol 5:263-270
Wörner H, Frank S, Stumpf H (1980) Lokalanästhesie und Verkehrstüchtigkeit. Dtsch Zahnärztl Z 35:377-384

16. Ergonomische Gesichtspunkte beim Entwurf von Kraftfahrzeugen

H. Bubb und H. Schmidtke

Kaum eine andere technische Einrichtung wurde im Laufe ihrer Entwicklung so sehr den Bedürfnissen und Vorstellungen des Nutzers angepaßt wie das Kraftfahrzeug. *Die wissenschaftlich begründbare Anpassung der Maschine an den Menschen ist Forschungsgegenstand der Ergonomie.* Die Anwendung ergonomischer Erkenntnisse auf die Kraftfahrzeuggestaltung trug zu dem erwähnten hohen Anpassungsgrad der Fahrzeuge bei. Der Automobilbau läßt aber auch erkennen, wie der historische Entwicklungsprozeß technisch tradierend wirkte, schine systematisch analysiert wird. Abb. 16.1 zeigt das allgemeine Strukturbild jeder menschlichen Tätigkeit, für deren Durchführung ein irgendwie geartetes Werkzeug notwendig ist. Jede sinnvolle Tätigkeit ist durch eine Aufgabenstellung charakterisiert, sei es, daß sie als Auftrag dem Menschen von außen vorgegeben wird, sei es, daß sie sich der Mensch selbst gibt. Beim Kraftfahren besteht diese in der Fahraufgabe, die durch das anzusteuernde Ziel und die Randbedingung gegeben ist, die Berührung mit allen stehenden und sich bewe-

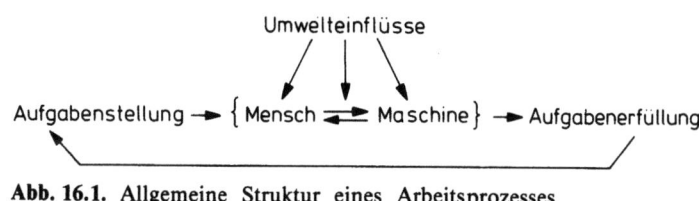

Abb. 16.1. Allgemeine Struktur eines Arbeitsprozesses

so daß aus Gründen einer bereits erfolgten Stereotypisierung manche konstruktiven Lösungen trotz besserer Erkenntnisse beibehalten werden müssen. Dies schließt jedoch nicht aus, daß manche der derzeitigen Lösungen einer Verbesserung zugänglich sind (s. hierzu besonders 16.4).

16.1 Analyse der Wechselwirkung Fahrer — Fahrzeug

Hinweise auf eine menschengerechte Gestaltung eines Maschinensystems kann man nur erhalten, wenn die Wechselwirkung zwischen Mensch und Ma-

genden Objekten auf der befahrenen Straße zu vermeiden, die den gegenwärtigen Standort mit dem Ziel verbindet.
Die in Abb. 16.1 enthaltenen Pfeile stellen Informationsflüsse dar: die Information der Aufgabenstellung wirkt auf den Menschen; er setzt sie in eine Information um, die er auf die Bedienelemente der Maschine überträgt, welche daraus dann die Information der Aufgabenerfüllung erzeugt. Die Aufgabenerfüllung ist in diesem Zusammenhang die tatsächliche Bewegung des Fahrzeuges auf der Straße. Der in der Wechselwirkung zwischen Mensch und Maschine einge-

zeichnete Doppelpfeil bedeutet, daß von der Maschine auch direkt Information an den Menschen gelangt, die zwar keine Rückmeldung über die Aufgabenerfüllung erhält wohl aber über Betriebszustände der Maschine (z. B. Rückstellkräfte der Bedienelemente).

In dem hier beschriebenen Regelungsprozeß kann die Umwelt von außen störend und im Prinzip unabhängig von dem eigentlichen Regelungsvorgang einwirken. Die Wirkrichtung dieser Einflüsse kann sich dabei unmittelbar auf den Menschen beziehen, indem sie dessen Fähigkeiten direkt beeinflußt (z. B. Lärm). Sie kann aber auch auf die Informationsübertragung zwischen Mensch und Maschine gerichtet sein und diese Übertragung stören (z. B. mechanische Schwingungen). In anderen Fällen kann sie sich direkt auf das Wirkungsgefüge der Maschine richten und die Maschine in ihrem konstruktiv vorgesehenen Funktionsablauf beeinflussen (z. B. Betriebsstörungen aller Art; Seitenwind). In jedem Fall muß der Mensch die durch diese Einflüsse bedingte Veränderung der Aufgabenerfüllung ausregeln. Man unterscheidet prinzipiell zwischen sog. physikalischen Umwelteinflüssen, zu denen im wesentlichen Beleuchtung, Lärm, mechanische Schwingungen, Klima, toxische Einflüsse, Staub, Schmutz und Nässe u. ä. zählen und soziale Umwelteinflüsse, die sich aus der Beziehung des bedienenden Menschen zu seinen Mitmenschen am Arbeitsplatz ableiten. Im Falle des Fahrzeugführers sind diese im wesentlichen durch die augenblickliche Beziehung zu den Mitreisenden gegeben; aber auch angenehme wie unangenehme Vorerlebnisse in Beruf und Familie (z. B. Streit) zählen hierzu. Wegen der Nichtbeeinflußbarkeit der sozialen Einflußfaktoren durch technische Maßnahmen sind sie nicht Gegenstand ergonomischen Bemühens. Auf ihre herausragende Bedeutung muß aber in diesem Zusammenhang hingewiesen werden.

Gemäß den in Abb. 16.1 dargestellten Zusammenhängen kann man hinsichtlich der ergonomischen Fahrzeuggestaltung folgende drei Ebenen definieren:

a) *Gestaltung der Umwelteinflüsse.* Hier sind als physikalisch relevante Größen im wesentlichen die Beleuchtung, der Lärm, mechanische Schwingungen und das Klima im Fahrzeuginneren zu nennen. Die übrigen Einflüsse dürften im Fahrzeug eine relativ untergeordnete Rolle spielen. Auf die Behandlung der Beleuchtung kann hier verzichtet werden (s. hierzu Kap. 18).

b) *Anthropometrische Gestaltung des Fahrzeuginnenraums.* Die Wechselwirkung zwischen Fahrer und Fahrzeug hat eine ganz spezifisch räumlich-physiologische Komponente: die Bedienelemente müssen in bequemer Haltung betätigt bzw. erreicht, die Anzeichen müssen ohne Schwierigkeiten abgelesen werden können; die Sitzposition muß in Beziehung zu den Pedalen und dem Lenkrad so beschaffen sein, daß Menschen unterschiedlicher Körpergröße längere Zeit bequem und ermüdungsfrei in einer relativ unbewegten Haltung sitzen können.

c) *Gestaltung der Fahrer-Fahrzeug-Dynamik.* Die informationstechnische Komponente der Fahrer-Fahrzeug-Wechselwirkung betrifft den Zusammenhang der dynamischen Eigenschaften des Fahrzeugs mit der Fahraufgabe. Gerade aus der genauen Analyse der Fahraufgabe lassen sich technische Hilfsmittel ableiten, die z. B. durch die Entwicklung der Mikroprozessoren realisierbar geworden sind und die die Verkehrssicherheit wesentlich verbessern können.

16.2 Gestaltung physikalischer Einwirkungen

Im Gegensatz zur Umweltgröße Klima spielen die Größen Lärm und mechanische Schwingungen eine Doppelrolle in dem Wirkungsgefüge Fahrer — Fahrzeug: während Geräusch und Bewegung beispielsweise eines Omnibusses für den Passagier, der die Zeitung lesen möchte, reinen Störcharakter im oben beschriebenen Sinne haben, sind beide Größen für den Omnibusfahrer aber auch Rückmeldungskanäle, über die er Information über Bewegungs- und Betriebszustände seines Fahrzeugs erfährt. Bei Forderungen an die tolerierbaren Grenzen dieser beiden Umweltgrößen ist dieser Doppelcharakter zu berücksichtigen.

16.2.1 Lärm

Die Objektivierung des Einflusses von konstruktiven Verbesserungsmaßnahmen auf den Lärmpegel im Innenraum eines Kraftfahrzeugs ist nur durch Messung möglich. Die Messung selbst erweist sich jedoch als äußerst schwierig: in der relativ kleinen Zelle des Kraftfahrzeuginnenraums bilden sich stehende Wellen aus, die die Messung ganz unterschiedlicher Pegelwerte bzw. Geräuschspektren je nach Lage des Meßortes verursachen. Davon kann man sich auch subjektiv überzeugen, indem man in einem Kraftfahrzeug, das mit gleichbleibender Geschwindigkeit fährt, nur leicht den Kopf bewegt. Dennoch lassen sich einige Aussagen über Kraftfahrzeuginnengeräusche machen, wenn man sich an die Meßvorschriften der DIN 45639 (Innengeräuschmessungen an Kraftfahrzeugen) hält.

Das Frequenzspektrum hängt neben anderen Faktoren, wie z. B. Windgeschwindigkeit, Straßenbeschaffenheit, schallreflektierenden Flächen, Bauart der verwendeten Reifen usw., charakteristisch von der Geschwindigkeit und der Motordrehzahl ab. Tragender Bestandteil des Spektrums ist ein Rauschen mit einer Bandbreite, die von ca. 25 Hz bis 10 kHz reicht. Dieses Rauschen ist dreiecksförmig über den genannten Frequenzbereich verteilt. Die Spitze des Dreiecks liegt etwa zwischen 50 und 70 Hz. Bemerkenswert ist, daß sich diese Spitze für den jeweiligen Fahrzeugtyp in sämtlichen Drehzahl- und Geschwindigkeitsstufen stets bei der selben Frequenz ausbildet, was den Schluß nahelegt, daß es sich dabei um eine Größe handelt, die allein durch die Geometrie des Fahrzeuginnenraums bestimmt wird.

Die niederfrequente Flanke des Rauschdreiecks, also der Bereich von 25 Hz bis ca. 50 Hz, wird hauptsächlich durch die gefahrene Geschwindigkeit in der Weise beeinflußt, daß eine Geschwindigkeitszunahme ein Anheben des Pegels in diesem Frequenzbereich hervorruft. Die höherfrequente Rauschflanke, also der Bereich von 70 Hz bis 10 kHz ist dagegen von der Motordrehzahl abhängig. Eine Zunahme der Drehzahl bewirkt hier ein flacher abfallendes Geräuschspektrum zu den hohen Frequenzen hin.

Aus diesem Rauschspektrum treten einige diskrete Frequenzen in Gestalt von Peaks hervor, meist 3 Peaks, deren Pegel und Frequenz durch die Motordrehzahl beeinflußt werden. Der Grundpeak schwingt in der Frequenz der Kurbelwellendrehzahl, der zweite Peak hat bei Fahrzeugen mit Vierzylindermotoren die doppelte, bei solchen mit Sechszylindermotoren die dreifache Frequenz des Grundpeaks. Seine Frequenz stimmt mit der Frequenz der Zündungsvorgänge überein. Als dritter Peak tritt daneben noch die erste Oberwelle des Zündungspeaks auf. Gelegentlich können noch höhere Harmonische auftreten, die aber praktisch nur bei den Standgeräuschen aus dem Grundrauschen des Spektrums herausragen. Diese in ihrer Frequenz von der Motordrehzahl abhängigen Peaks nehmen in ihrer Amplitude mit steigender Drehzahl zu. Die Maxima, insbesondere das Maximum des Zündungspeaks, werden nicht immer erst bei der Höchstdrehzahl erreicht, was durch Resonanzerscheinungen am Auspuffsystem oder im Innenraum erklärt werden kann. Eine Zunahme der Amplitude der Peaks ist auch bei konstanter Motordrehzahl zu beobachten, wenn sich der Fahrwiderstand erhöht. Mit steigender Geschwindigkeit vergrößert sich das Grundrauschen immer mehr, so daß durch die Anhebung des „Rauschdreiecks" die einzelnen Peaks immer mehr zugedeckt werden. Bei einigen Fahrzeugtypen sind so sämtliche Peaks im direkten Gang bei den höheren Drehzahlen durch den „Rauschberg" völlig verdeckt. Abb. 16.2 veranschau-

bestimmt wird, die gleiche Motordrehzahl ganz unterschiedlichen Geschwindigkeiten zuzuordnen ist. Diese Überlegung zeigt, daß aus Gründen der Verringerung des Kraftfahrzeuginnengeräusches leistungsstarken Motoren mit einem hohen Drehmoment im unteren Drehzahlbereich in Verbindung mit Getrieben mit Schongangcharakteristik der Vorzug zu geben ist.

Der gleiche Sachverhalt — jedoch mit anderen Kenndaten — zeigt sich, wenn man über die bekannten Geräuschsummenmaße eine empfindungsmäßig eher korrekte Bewertung des Geräuschspek-

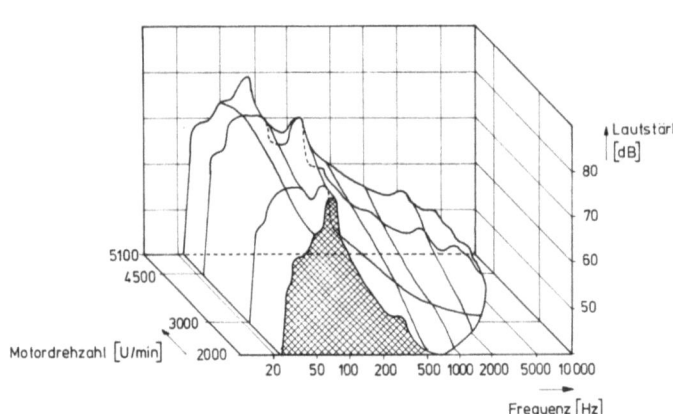

Abb. 16.2. Dreidimensionale Darstellung des Zusammenhangs von Geschwindigkeit (bzw. Motordrehzahl), Lautstärkepegel und Frequenz

licht an einem dreidimensionalen Schaubild den beschriebenen Sachverhalt. Untersuchungen der Zunahme des Gesamtpegels mit zunehmender Motordrehzahl bzw. Geschwindigkeit lieferten die bemerkenswerte Tatsache, daß der Anstieg des dB(A)-Wertes im vierten Gang über der Drehzahl unabhängig vom Fahrzeugtyp etwa 6 dB(A) je 1000 U/min Drehzahlsteigerung beträgt. Nur das Niveau des Geräuschpegels ist für die verschiedenen Fahrzeuge unterschiedlich. Es schwankt bei 5000 U/min zwischen 75 dB(A) und 85 dB(A). Hierbei ist jedoch zu beachten, daß in Abhängigkeit von der gewählten Getriebeübersetzung, die im wesentlichen durch das Leistungsniveau des verwendeten Motors

trums versucht. Bei einer Analyse nach dem Stevens-Verfahren erhält man einen Anstieg von 4,5 $Phon_s$ je 1000 U/min Drehzahlerhöhung. Eine Geräuschbewertung nach dem Zwicker-Verfahren führt zu einem ähnlichen Ergebnis. Hier beträgt der Anstieg ebenfalls 4,5 Phon(GD) je 1000 U/min Drehzahlerhöhung. Das Niveau der Werte ist aber in Abhängigkeit von dem verwendeten Verfahren unterschiedlich. Für eine Motordrehzahl von 4000 U/min lag sie zwischen 72 und 79 dB(A) bzw. 84 und 91 $Phon_s$ bzw. 86 und 93,5 Phon(GD).

Würde man sich für die Festlegung der Grenzwerte der Lärmbelastung im Kraftfahrzeug nach dem § 15 der Arbeitsstättenverordnung richten, so erhielte man als oberen Grenzwert 70 dB(A), da es sich beim Kraftfahren zweifellos um eine Tätigkeit handelt, die mindestens mit einer einfachen, überwiegend mechanisierten Bürotätigkeit vergleichbar ist. Würde man sich an den Bedürfnissen der Beifahrer orientieren, so wäre der Grenzwert gar noch niedriger zu wählen, beispielsweise 55 dB(A). Die genannten Grenzwerte haben allerdings nur dann Gültigkeit, wenn man das Geräusch, das das Fahrzeug verursacht, unter dem Aspekt der Umweltbelastung betrachtet, nicht jedoch unter dem der bereits erwähnten Rückmeldung für den Kraftfahrer.

Untersuchungen über die Wahrnehmung der Geschwindigkeit zeigen nämlich die besondere Bedeutung der Geräuschinformation: während über den visuellen Informationsaufnahmekanal relativ genau Geschwindigkeitsunterschiede festgestellt werden können, legt besonders der akustische Informationsaufnahmekanal die Wahrnehmung des Geschwindigkeitsniveaus fest (Bubb 1977). Untersuchungen über die prinzipiellen Möglichkeiten der Verringerung des Geräusches im Innenraum von Pkws (z. B. Bobbert 1959) zeigen auf der anderen Seite, daß durch eine konsequente Trennung der Aufhängung von Motor und Karosserie insbesondere die Körperschallübertragung verringert wird. Dies zeigt sich in einer Verminderung des hochfrequenten Geräuschanteils. Da — wie bereits beschrieben — jedoch der niederfrequente Geräuschanteil die Information über das Geschwindigkeitsniveau trägt, würden derartige Maßnahmen der Geräuschminderung den Rückmeldungscharakter der Geräuschinformation nicht negativ beeinflussen. Die Verringerung des Geräuschpegels im hochfrequenten Bereich würde darüber hinaus die subjektive Geräuschempfindung merklich verringern, was aus einer Analyse des Zwicker-Verfahrens, das die subjektive Geräuschempfindung am genauesten zahlenmäßig wiedergibt, entnommen werden kann. Obwohl es sicherlich unrealistisch ist, eine Absenkung des Geräuschniveaus im Kraftfahrzeuginnenraum auf die untere, in der Arbeitsstättenverordnung gegebene Grenze zu fordern, ist doch unter Berücksichtigung aller in diesem Abschnitt angesprochenen Faktoren *eine Absenkung des Geräuschniveaus von bisher zwischen 70-85 dB(A) auf ca. 60-75 dB(A) zu empfehlen.* Die Erfüllung einer solchen Forderung würde immerhin bedeuten, daß die subjektiv empfundene Lautheit in Zukunft nur noch halb so groß wäre als in den bisherigen Kraftfahrzeugen. Da mit einfachen technischen Mitteln diese Forderung im wesentlichen durch eine Absenkung im hochfrequenten Bereich erfüllt werden könnte, würde die Rückmeldeeigenschaft des Fahrgeräusches für die Geschwindigkeitswahrnehmung dadurch nur unwesentlich beeinträchtigt.

16.2.2 Mechanische Schwingungen

Mechanische Schwingungen, die auf den Menschen einwirken, bewirken zeitlich mehr oder weniger regelmäßige oder unregelmäßige Ortsverschiebungen des menschlichen Körpers, die von ihm als Bewegung wahrgenommen werden. Diese zeitabhängige Ortsverschiebung ist als Schwingweg, Geschwindigkeit oder als Beschleunigung meßbar. Im Kraftfahrzeug werden solche Schwingungen z. T. durch Unwuchten im Antriebssystem (bzw. im Lenkungssystem) verursacht. Sie sind relativ hochfrequent (> 10 Hz) und gehen kontinuierlich in den akustisch wahrnehmbaren Bereich über. Wegen ihrer relativ kleinen Schwingungsamplituden liefern sie zum subjektiven Bewegungsempfinden nur in extremen Fällen einen Beitrag; ihr Einfluß bezieht sich mehr auf das allgemeine Komfortgefühl, das das jeweilige Fahrzeug vermittelt. *Der Hauptteil der*

Schwingungen, die zu einem Bewegungsempfinden führen, kommt durch die Unebenheit der Straße zustande, die Fahrzeug und Fahrzeugsitze in Abhängigkeit von der gefahrenen Geschwindigkeit zu entsprechenden Schwingungen anregen. Bezüglich der Übertragung der Fahrbahnunebenheiten auf das Fahrzeug und der Möglichkeiten der Absorption dieser Bewegungen durch Federung und Dämpfung sei auf die umfangreiche Arbeit von Mitschke (1962) verwiesen.

Die Bewegung des Fahrzeugaufbaus kann man mathematisch als Bewegung in x-(Fahrzeugquerachse), y-(Fahrzeuglängsachse = Fahrtrichtung) und z-Richtung (Fahrzeughochachse) beschreiben. Dazu kommen Rotationsbewegungen um die x-Achse (Nickschwingungen) und um die y-Achse (Rollschwingungen). Gierbewegungen spielen beim Landfahrzeug kaum eine Rolle. Bezüglich der experimentellen Erfassung dieser Bewegungen ergeben sich einige fahrzeugspezifische Probleme: es kommen — von Ausnahmen abgesehen — praktisch nur seismische Messungen in Frage, was zur Folge hat, daß man meßtechnische Beschleunigungsverläufe über der Zeit erhält. Da alle Beschleunigungsaufnehmer praktisch nach dem Pendelprinzip arbeiten, werden bei einem einfachen Meßaufbau alle Beschleunigungssignale durch die Roll- und Nickbewegungen verfälscht. Dies kann nur durch die Verwendung einer stabilisierten Plattform vermieden werden, die den Vorteil hat, daß die erwähnten Nick- und Rollbewegungen, die mit Hilfe von Rotationsbeschleunigungsaufnehmern nur schwierig zu erfassen wären, direkt vorliegen. Da die Fahrzeugbewegungen der Praxis irreguläre Vorgänge sind, müssen Meßzahlen bzw. Darstellungsformen verwendet werden, die diese zeitlichen Vorgänge summarisch beschreiben. Die Effektivbeschleunigung b_{eff} stellt den quadratischen Mittelwert der im betrachteten Zeitraum gemessenen Beschleunigungen dar. Eine andere Darstellungsform sind die sog. Spektrogramme, in denen die Beschleunigungsamplitude über der Frequenz aufgetragen wird. Meistens wird jedoch ein sog. Leistungsdichtespektrogramm erstellt: hier wird die Frequenzachse in diskrete Frequenzbänder aufgeteilt und in jedem dieser Bänder die auf die Masse reduzierte mechanische Schwingleistung (Energie/Zeit) aufgetragen. Abb. 16.3 zeigt ein Beispiel für ein Spek-

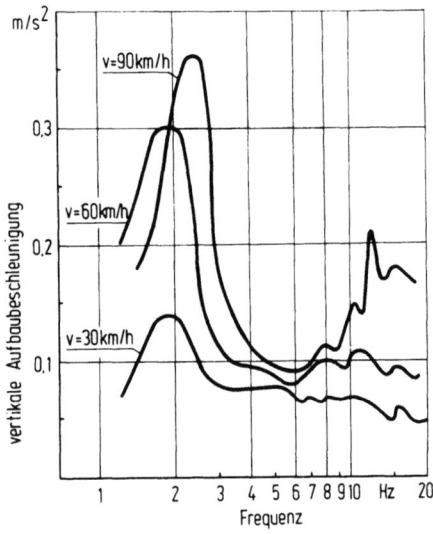

Abb. 16.3. Spektrogramm der Vertikalbeschleunigung Filterbandbreite $\Delta v = 0,12$ Hz. Fahrzeug: Ford Mainline Fordor; Baujahr: 1955. (Nach Mitschke 1962)

trogramm der Vertikalbeschleunigung und Abb. 16.4 ein Beispiel für ein Spektrogramm der Leistungsdichte der Vertikalbeschleunigung. Aus beiden Diagrammen ist zu entnehmen, daß die Vertikalbeschleunigung Maxima im Bereich zwischen 1,25 Hz und 2 Hz hat, wobei die Stelle dieser Maxima geschwindigkeitsabhängig ist. Diese Geschwindigkeitsabhängigkeit folgt jedoch keinem einfachen Gesetz. Die Ursache ist darin zu sehen, daß hierfür in sehr komplexer Art und Weise unterschiedliche Anre-

Mechanische Schwingungen

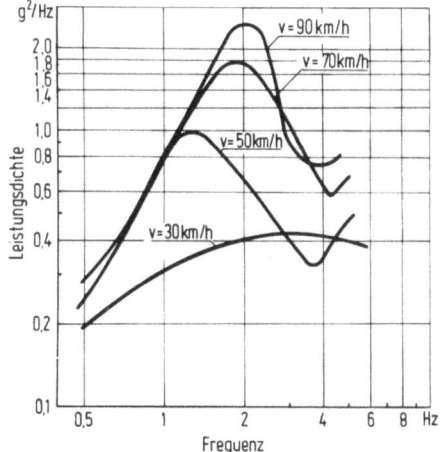

Abb. 16.4. Leistungsdichtespektrum der Vertikalbeschleunigung (Messung der Autoren). Fahrzeug: VW-Bus; Baujahr: 1976; Fahrbahn: Betonautobahn

gungsfrequenzen, die durch die Art der Fahrbahn zustandekommen, mit den Eigenfrequenzen des Fahrzeugaufbaus, des Sitzes, des Motors usw. interferieren und so zu diesem komplexen Schwingungsspektrogramm führen. Abb. 16.5 zeigt diese Zusammenhänge in einer graphischen Zusammenstellung.

Während die Spektrogramme eine sehr detaillierte Analyse der Federungseigenschaften des Kraftfahrzeugs zulassen, aus der mit der Kenntnis der physikalisch-technischen Zusammenhänge auch Verbesserungsvorschläge für das Federungssystem abgeleitet werden können, bietet die bereits erwähnte Effektivbeschleunigung einen einfachen Pauschalwert, der Aussagen über die Komforteigenschaften des Fahrzeugs zuläßt. Abb. 16.6 zeigt die Effektivbeschleunigung dreier Fahrzeuge unterschiedlicher Hubraumklassen, die sich bei konstanter Fahrgeschwindigkeit auf einem Meßstreckenzyklus mit verschiedenen Straßenunebenheiten ergeben haben. Deutlich heben sich die insgesamt geringeren

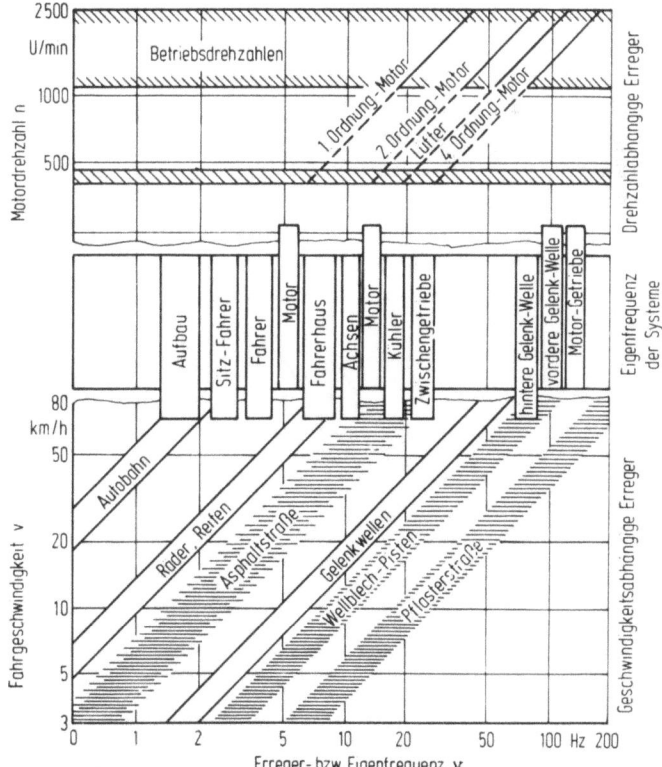

Abb. 16.5. Gegenüberstellung von Erregerfrequenzen durch Fahrgeschwindigkeit sowie Eigenfrequenzen von Fahrzeugbauteilen und Fahrer

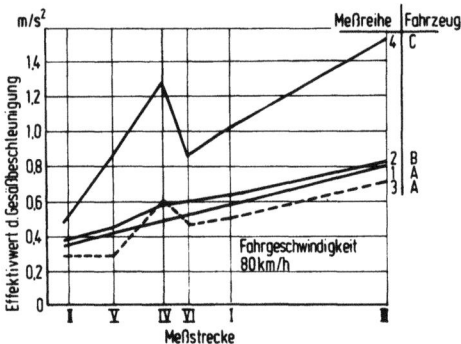

Abb. 16.6. Effektivwerte der Gesäßbeschleunigung in den Fahrzeugen A (3 l Hubraum), B (2,4 l Hubraum) und C (1,5 l Hubraum, Kombiwagen) auf verschiedenen Meßstrecken I–VI. (Nach Mitschke 1968, zit. nach Rixmann u. Schmid 1968)

Effektivbeschleunigungswerte der beiden Oberklassefahrzeuge von dem Mittelklassefahrzeug ab. Interessant ist das Urteil von Versuchspersonen, die den Komfort der drei Fahrzeuge in Noten zu klassifizieren hatten. Abb. 16.7 zeigt, daß die Mittelwerte diese Urteile linear mit der Effektivbeschleunigung korrelieren, allerdings jeweils nur für ein Fahrzeug. Während die beiden Oberklassefahrzeuge im Urteil entsprechend den gemessenen Effektivbeschleunigungen gleichartig beurteilt werden, fällt das Mittelklassefahrzeug aus dem Rahmen: die Versuchspersonen nehmen in diesem Fahrzeug von vornherein größere Komfortmängel in Kauf. Der Zusammenhang von Effektivbeschleunigung und Urteil fällt entsprechend flacher aus.

Eine Möglichkeit, Schwingungseinwirkungen zu bewerten, ist in der VDI-Richtlinie 2057 festgelegt, die auf den Ergebnissen einer Vielzahl psycho-physischer Untersuchungen beruht. Der wesentliche Gedanke dabei ist, den gemessenen Effektivbeschleunigungen in Abhängigkeit von der Frequenz Kurven gleicher Wahrnehmungsstärke zuzuordnen. Da der Mensch in Abhängigkeit von der Schwingungsrichtung Bewegungen unterschiedlich empfindet, ist zunächst ein menschbezogenes Koordinatensystem zu definieren. Abb. 16.8 zeigt dieses nach ISO 2631.

Für Translationsschwingungen in jeder dieser Koordinatenachsen existieren nun frequenzabhängige Bewertungskurven; d.h. jeder gemessenen Effektivbeschleunigung kann bei gegebener Frequenz ein die subjektive Empfindung widerspiegelnder sog. K-Wert zugeordnet werden. Abb. 16.9 enthält die Bewertungskurve für Ganzkörperschwingungen in vertikaler z-Richtung. Liegen spektrographische Aufzeichnungen über die Effektivbeschleunigung vor, so kann für jedes Frequenzband der entsprechende K-Wert gebildet und ein summarischer K-Wert

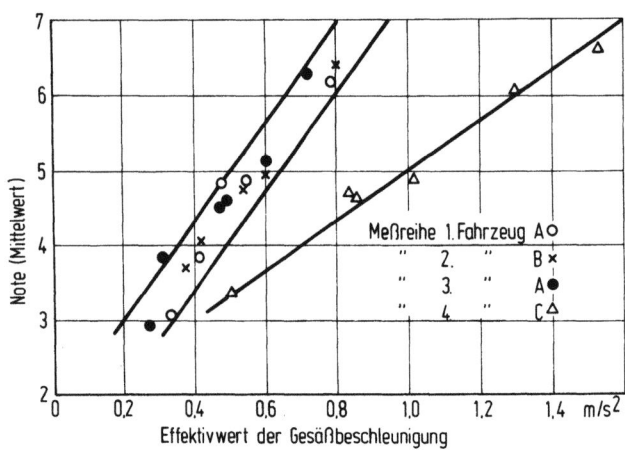

Abb. 16.7. Ergebnis der Befragung von Personen nach der Schwingungsempfindung in Noten (Note 1 = „aufmunternd" bis Note 7 = „belastend"). (Nach Mitschke 1968, zit. nach Rixmann u. Schmid 1968)

Mechanische Schwingungen

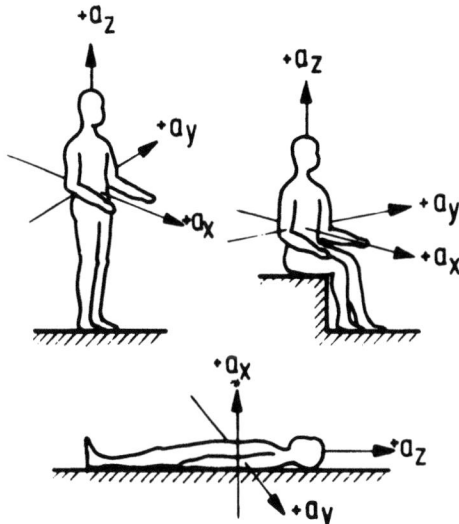

Abb. 16.8. Physiologisches Koordinatensystem für Ganzkörperschwingungen (VDI-Richtlinie 2057, Blatt 1)

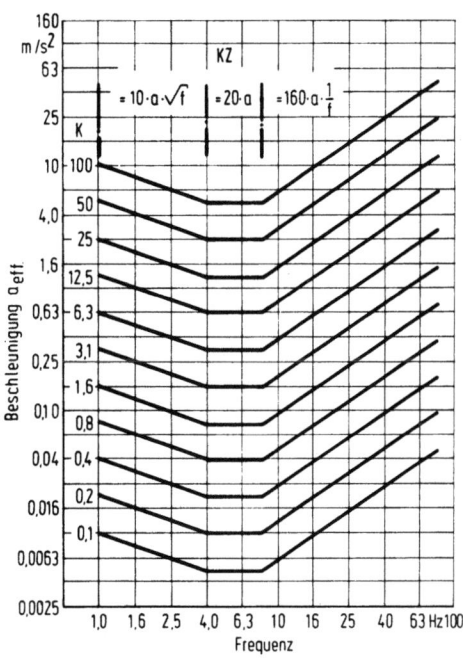

Abb. 16.9. Frequenzabhängige Bewertungskurven bei der Einwirkung von Ganzkörperschwingungen in vertikaler z-Richtung (VDI-Richtlinie 2057, Blatt 2)

durch vektorielle Addition erstellt werden. Ebenso ist es möglich, bei Schwingungseinwirkung in mehrere Körperrichtungen durch vektorielle Addition der Einzel-K-Werte einen K-Wert, der die Gesamteinwirkung widerspiegelt, zu erhalten. Dem Maximalwert von 3,6 m/s² bei v = 90 km/h aus Abb. 16.3 würde also ein K-Wert von ca. 4 entsprechen. Tabelle 16.1 gibt Auskunft, welche verbalen Beschreibungen den K-Werten zugeordnet werden. Danach ist der gegebene K-Wert von 4 eine „stark spürbare Bewegung". Die Zumutbarkeit für den Menschen hängt erheblich von der Dauer des Bewegungseinflusses ab. Dem trägt die Abb. 16.10 Rechnung. In dem gewählten Beispiel wäre nach einer Fahrzeit von ca. 3 h die Komfortgrenze überschritten; der Bewegungseinfluß würde zunehmend als lästig empfunden werden.

In der bisherigen Abhandlung fehlt noch der Einfluß der Sitzfederung. Durch die Federungs- und Dämpfungseigenschaften des Sitzes können unangenehm empfundene Beschleunigungsspitzen des Fahrzeugaufbaus zusätzlich ab-

sorbiert werden. Die ausführlichen theoretischen Überlegungen von Mitschke (1962) zeigen, daß die Eigenfrequenz des Sitzes dabei nicht mit Eigenfrequenzen des Fahrzeugs (1–2 Hz), der Achsen (9–14 Hz) und des Menschen (Eigenfrequenz des Abdomens ca. 4–5 Hz) über-

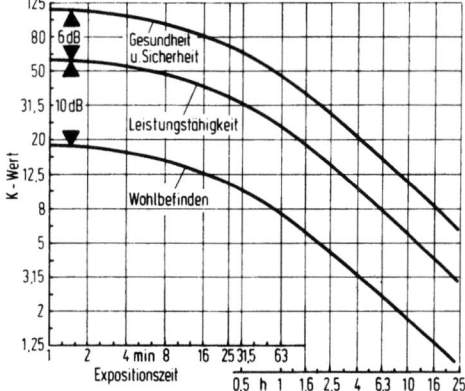

Abb. 16.10. Zumutbarkeitsdauer für mechanische Schwingungen in Abhängigkeit vom K-Wert (VDI-Richtlinie 2057)

Tabelle 16.1. K-Werte und Hinweise zur Erträglichkeit (nach VDI-Richtlinie 2057)

K-Wert	Stufe	Subjektive Bewertung	Erträglichkeit
0,1	A	nicht spürbar (Fühlschwelle)	–
0,25	B	gerade spürbar	–
0,63	C	spürbar	Aufenthalt in Wohnungen bei kurzen oder ohne Unterbrechungen
1,6	D	gut spürbar	Aufenthalt in Wohnungen bei längeren Unterbrechungen
4,0	E	stark spürbar	Körperliche Arbeit ohne Unterbrechungen
10,0	F	sehr stark spürbar	Körperliche Arbeit mit kurzen Unterbrechungen
25,0	G		Körperliche Arbeit mit längeren Unterbrechungen, Fahrt in Fahrzeugen über längere Zeit
63,0	H		Fahrt in Fahrzeugen über kürzere Zeit
	I		

einstimmen sollte. Günstigerweise ist sie bei ca. 2–3 Hz festzulegen (s. auch Abb. 16.5). Wichtig in diesem Zusammenhang sind die Dämpfungseigenschaften des Sitzes. *Durch unzureichende Dämpfung kann es im Eigenfrequenzbereich des Sitzes sogar zur Schwingungsverstärkung kommen.* Deshalb gibt man heute zunehmend dem speziell gestalteten *Vollschaumstoffsitz* den *Vorzug gegenüber dem konventionellen Stahlfederkernsitz.* Insbesondere wäre es ein falsches Ziel, durch die Sitzfederung zu kompensieren, was die Fahrzeugfederung nicht bewältigen kann. Eigentlich sollte die Sitzfederung weniger schwingungsabsorbierende Aufgaben erfüllen, als durch eine günstig gewählte Druckverteilung auf der Kontaktfläche Sitz — Gesäß für ermüdungsfreies Sitzen sorgen. Bei hohem Absorptionsvermögen wäre auch die Gefahr gegeben, daß durch große Relativbewegungen zwischen Fahrer und Fahrzeug die kontinuierliche Informationsübertragung auf die Bedienelemente (Lenkrad, Pedale) gefährdet ist.

Bei all diesen Überlegungen darf nicht außer acht gelassen werden, daß die *Fahrzeugbewegung auch Rückmeldecharakter für den Fahrer hat.* Über sie erfährt er den Bewegungszustand des Fahrzeugs, in Grenzen auch den Kontakt zwischen Fahrzeug und Straße. Aus diesen Gedanken folgt, daß die Fahrzeug- wie die Sitzfederung nicht zu weich sein darf, damit nicht die für den Fahrer notwendige Bewegungsinformation von ihm ferngehalten wird. Technisch bedeutet diese Forderung eine höhere Eigenfrequenz des Fahrzeugaufbaus; d. h. es sollte die obere Grenze des möglichen Bereichs (z. B. 2 Hz) ausgenutzt werden.

Diese Forderung kommt auch einem Komfortbedürfnis der Passagiere entgegen, das bisher noch nicht angesprochen worden ist, nämlich dem Vorbeugen von Kinetosen (vgl. hierzu auch Kap. 11). In Landfahrzeugen sind als Ursache für die Kinetose periodische Bewegungen in Längsrichtung (Anfahr- und Bremsmanöver) und in Querrichtung (wechselnde

Kurvenfahrt) sowie damit verbundene Nick- und Rollbewegungen im Frequenzbereich zwischen 0,05 und 1 Hz anzusehen (Goethe 1975). Viele Beobachtungen legen allerdings nahe, daß dies eher die sekundäre Ursache ist, daß die primäre Ursache vielmehr in einer für die jeweilige Person ungewohnten Diskrepanz zwischen optischer und kinästhetischer Information zu sehen ist. So kann es z. B. in Fahrzeugsimulatoren, die zwar die Sichtinformation nachbilden, bei denen aber auf eine adäquate Bewegungssimulation verzichtet wurde, zu schweren Kinetosen kommen, obwohl die Versuchsperson überhaupt nicht bewegt wird. Umgekehrt ist die Beobachtung auffällig, daß Personen, die als Passagier zu Kinetosen neigen, als Selbstfahrer im allgemeinen über entsprechende Unannehmlichkeiten nicht klagen. *Die Forderungen an den Fahrzeugbauer, die sich aus diesen Beobachtungen ableiten lassen, bestehen in einem Fahrzeug, das die in der vorausschauenden Sicht erfaßbaren zukünftigen Bewegungszustände möglichst gut übermittelt;* konkret bedeutet das ein Fahrzeug, das eine relativ harte (d.h. hochfrequente), zumindest gut gedämpfte Federung von Fahrzeugaufbau und Sitzen hat und das über eine gute Rundumsicht für alle Passagiere verfügt. Gerade die aus Gründen der passiven Sicherheit unumgänglichen, aber sichtverdeckenden Kopfstützen sollten diesbezüglich anders gestaltet werden.

16.2.3 Klima

Im Gegensatz zu den beiden zuvorgenannten Umweltfaktoren ist das nun zu besprechende Raumklima ein Umweltfaktor ohne Rückmeldecharakter, der nur den Komfort von Fahrer und Passagieren betrifft. Da ungünstige klimatische Bedingungen allerdings zur Ermüdung des Fahrers führen können, kommt ihm eine nicht zu vernachlässigende Sicherheitsbedeutung zu.

Der Mensch als homöostatisches Lebewesen muß unter allen äußeren Temperaturbedingungen eine in relativ engen Grenzen gegebene Körperkerntemperatur von ca. 37 °C aufrechterhalten. Dies gelingt ihm unter Kältebedingungen durch Wärmeerzeugung, wozu im wesentlichen Bewegung notwendig ist, unter Hitzebedingungen durch die verschiedenen Mechanismen der Wärmeabgabe wie Wärmeleitung, Konvektion und Verdunstung. Darüber hinaus findet unter allen Bedingungen mit der Umgebung ein Wärmeaustausch durch Wärmestrahlung statt. Unter der Bedingung einer ruhenden Sitzhaltung, wie sie im Kraftfahrzeug gegeben ist, sind die obengenannten Regulationsmechanismen des Körpers relativ stark behindert, so daß durch technische Hilfe ein Behaglichkeitsklima erzeugt werden muß. Unter Behaglichkeitsklima ist dabei eine Klimakonstellation zu verstehen, die einerseits durch eine möglichst geringe thermoregulatorische Beanspruchung des Organismus gekennzeichnet ist und andererseits aber auch durch eine möglichst geringe klimatische Belästigung, wie Zugigkeit, Schleimhauttrockenheit, Klammheit u. ä. All diese Effekte sind einigermaßen befriedigend in dem Nomogramm von Yaglou (1927) berücksichtigt worden, in dem objektiv meßbare Klimagrößen wie Lufttemperatur, Luftgeschwindigkeit und relative Luftfeuchte (dort in der Form der Feuchttemperatur) zu einer sog. Effektivtemperatur zusammengefaßt sind. Für sitzende, praktisch nichtkörperliche Arbeit wird ein Behaglichkeitsbereich von t_{eff} = 19° bis 23 °C_{eff} angegeben. Unberücksichtigt bleibt dabei aber vorerst der Einfluß der Strahlung (Näheres hierzu s. Schmidtke 1981). Für die Erzeugung eines Behaglichkeitsklimas ist in Abhängigkeit von den augenblicklichen Temperaturverhältnissen unter winterlichen Bedingungen der Einsatz einer Heizung bzw. unter sommerlichen Bedingungen der eines irgendwie gearteten Kühlungsaggregates notwendig.

Aufgrund des mäßigen Wirkungsgrades des Verbrennungsmotors steht für die Heizung des Innenraums unter allen Bedingungen eine genügend große Wärmemenge zur Verfügung. Im einzelnen ergeben sich Fragen nach der notwendigen Größe des Wärmetauschers und nach der Regulierung der Warmluft. Für die Bemessung des Wärmetauschers kann man von der Mindestforderung von 30 m^3/h pro Person ausgehen (DIN 1946), was einen Mindestluftdurchsatz von 2,5 m^3/min für einen 5sitzigen Pkw ausmacht. Im Interesse einer guten Durchlüftung ist eher von höheren Luftmengen auszugehen. Was die Warmluftregulierung anlangt, unterscheidet man bei wassergekühlten Motoren zwischen wasserseitiger und luftseitiger Regulierung. Die technisch einfachere wasserseitige Regulierung (= Regulierung der Wasserzufuhr zum Wärmetauscher) bedingt eine relativ starke Abhängigkeit der Heizleistung von Fahrgeschwindigkeit und Motorbelastung, während die luftseitige Regulierung (= Zumischen von Kaltluft zu der Luft, die über den Wärmetauscher strömt) eine bessere Wärmekonstanz des Innenraums gewährleistet. Bei luftgekühlten Motoren ist prinzipiell nur eine luftseitige Regulierung möglich, was hier wegen der geringen Wärmekapazität der Motorwandung aber eine starke Abhängigkeit der Innentemperatur von der Motorleistung zur Folge hat. Die Nachteile starker Temperaturschwankungen bei den verschiedenen technischen Systemen sollten durch eine technische Heizungsregulierung mit Temperaturfühler im Luftstrom und im Innenraum ausgeglichen werden. In jedem Falle ist eine Mindesttemperaturkonstanz innerhalb von 5 °C bei unveränderter Stellung der Bedienorgane unter den verschiedenen Fahrzuständen zu fordern, wie es für Klimaanlagen durch die SAE-Norm verlangt wird. Für einen besseren Komfort der Passagiere ist auch eine Warmluftzufuhr zu den Fondpassagieren zu wünschen. Insbesondere ist es vorteilhaft, die Luftstrommenge und evtl. auch die Lufttemperatur für die einzelnen Sitzplätze wegen der relativen Nähe der Luftaustrittsöffnungen getrennt zu regulieren. Um Wärmeverlust durch Leitung gerade beim ersten Benutzen des kalten Wagens zu vermeiden, ist eine separate Sitzheizung ein weiteres Komfortmerkmal, das im Einzelfall auch gesundheitliche Bedeutung haben kann.

Im Gegensatz zur Heizung macht die Kühlung besondere Schwierigkeiten, wenn man den (empfehlenswerten) Einsatz von aufwendigen und energiezehrenden Klimaanlagen vermeiden will. Bei hohen Außenlufttemperaturen stellt die Erhöhung des Wärmetransportes durch Konvektion und Verdunstung dann die einzige Möglichkeit dar. Abb. 16.11 zeigt die zum Erreichen der oberen Grenze des Behaglichkeitsbereichs notwendige Luftgeschwindigkeit bei verschiedenen relativen Luftfeuchtigkeiten für einen normal bekleideten Menschen,

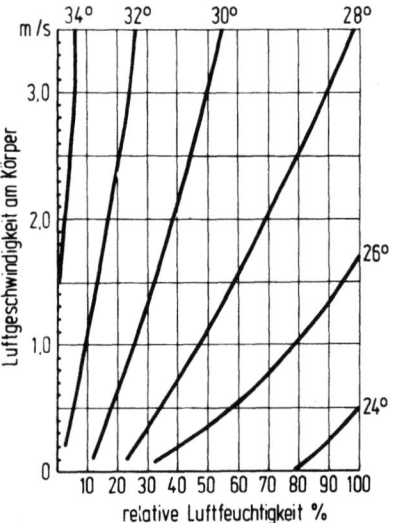

Abb. 16.11. Die zum Erreichen einer Effektivtemperatur von $t = 23 °C_{eff}$ notwendige Luftgeschwindigkeit in Abhängigkeit von relativer Luftfeuchtigkeit und Lufttemperatur

der ganz dem Luftstrom ausgesetzt ist. Wenn man bedenkt, daß dem im Kraftfahrzeug sitzenden Menschen nicht die ganze Körperoberfläche zur Verfügung steht und daß unter sommerlichen Bedingungen auch ein erheblicher Strahlungseinfluß gerade bei den modernen Fahrzeugen mit ihren stark geneigten Scheiben hinzukommt, kann man abschätzen, welch hohe Luftgeschwindigkeiten für einen Kühlungseffekt notwendig sind, Luftgeschwindigkeiten, die oft nur durch das aus vielen Gründen problematische Öffnen der Fenster (z. B. starke Erhöhung des Luftwiderstandes, Erhöhung des Lärmpegels) erreicht werden können. Bei der Belüftung durch Düsen wird bei einer Austrittsöffnung von 40 cm² und bei einer Luftgeschwindigkeit von 8m/s etwa eine Luftgeschwindigkeit von 2-3m/s an der Körperoberfläche des vorne sitzenden Passagiers erreicht. Der Kühlungseffekt für die Fondpassagiere, die keine eigenen Luftdüsen zur Verfügung haben, ist entsprechend geringer. Eine Untersuchung von Zipp et al. (1977) zeigt, daß die Belüftung des Brust-Schoß-Bereiches, sowohl was die objektiv meßbaren Effekte als auch was die subjektive Beurteilung anlangt, die besten Ergebnisse zeigt. Der Luftstrom sollte dabei möglichst gleichmäßig verteilt sein, was durch eine größere Düsenzahl bzw. Düsen mit großer Austrittsfläche und durch eine größere Entfernung der Düse vom Passagier erreicht werden kann. Abb. 16.11 läßt allerdings erkennen, daß mit diesen Maßnahmen nur bei relativ geringen Lufttemperaturen hinreichende Kühlungseffekte erreichbar sind, insbesondere, wenn man bedenkt, daß in ungünstigen Fällen durchaus Luftfeuchtigkeiten von nahe 100% (z. B. kurz vor einem Gewitterregen) vorliegen. Darüber hinaus ist für diese Belüftungsmethoden anzumerken, daß eine partielle Abkühlung der Körperoberfläche, wie sie aufgrund der Gegebenheiten im Kraftfahrzeug unvermeidlich sind, nicht nur zu körperlichem Unbehagen („Zugigkeit") sondern darüber hinaus zu Erkältungskrankheiten führen kann. Aus all diesen Gründen ist eigentlich auch in unseren Breitengraden eine automatische Klimatisierung aus ergonomischer Sicht zu empfehlen, wenn dies wohl auch in näherer Zukunft aus energetischen Gründen kaum durchführbar sein wird.

16.3 Anthropometrische Gestaltung des Fahrzeuginnenraums

Neben den Umgebungsbedingungen spielt gerade in dem in engen Grenzen gegebenen Raum des Kraftfahrzeugs die anthropometrische Gestaltung eine dominierende Rolle. Aus ergonomischer Sicht sind folgende Aspekte bei der Gestaltung des Fahrerplatzes von vordergründiger Bedeutung:

1) die physiologisch optimale Sitzhaltung des Fahrers,
2) die Sicht nach außen, auf die Instrumente und Bedienteile,
3) die Anordnung der für die sichere Fahrzeugführung wichtigen Bedienelemente im funktionellen Greifraum des Fahrers und
4) die Auslegung von Anzeigeinstrumenten und Bedienelementen.

Unbeschadet einer Fülle von bestehenden Empfehlungen, Richtlinien und Verordnungen zur Fahrzeuggestaltung [hier sei auf die Synopse „Fahrerplatz" von Dey u. Butz (1982) verwiesen] verbleibt dem Fahrzeugkonstrukteur ein ausreichender Freiraum zur ergonomischen Optimierung des Fahrerplatzes.

16.3.1 Sitzhaltung

Im Bereich der anthropometrischen Gestaltung von Arbeitssystemen werden im

allgemeinen folgende Bezugspunkte herangezogen:
1) der Sitzreferenzpunkt als Basisbezugspunkt für Sitzarbeitsplätze (Bedeutung: Gestaltung des Bein-, Greif- und Sehraums),
2) der Schulterbezugspunkt (Bedeutung: Hilfspunkt zur Gestaltung des funktionellen Greifraums und
3) der Augenbezugspunkt (Bedeutung: Gestaltung des Sehraums).

reichende Möglichkeiten zu Haltungsänderungen vorgebeugt werden, was beispielsweise bei sportlichen Schalensitzen nur unzureichend gegeben ist. Eine relativ optimale Körperhaltung ist aufgrund von praktischen Erfahrungen und wissenschaftlichen Untersuchungen dann gegeben, wenn in sitzender Körperhaltung physiologisch günstige Winkelstellungen zwischen Rumpf, Kopf und Extremitäten vorhanden sind. Abb. 16.12

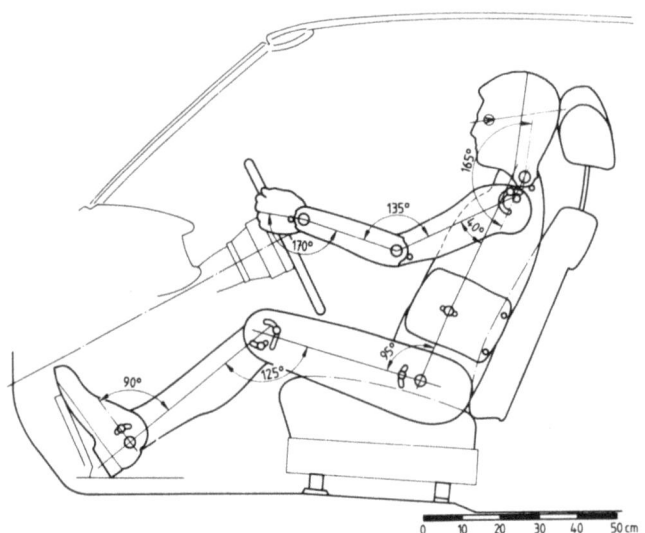

Abb. 16.12. Physiologisch günstige Winkelstellungen für den Fahrer in einem Personenwagen (nach DIN 33 408, Teil 1)

Die im Fahrzeugbau gebräuchlichen Referenzpunkte weichen allerdings z. T. erheblich von den oben angeführten und in der ergonomischen Standardliteratur definierten Bezugspunkten ab. Bezüglich einer vergleichenden Gegenüberstellung insbesondere der verschiedenen Sitzreferenzpunkte sei auf die oben erwähnte Synopse hingewiesen.
Fahrzeugführer und Fahrgäste sollen eine Körperhaltung annehmen, die als physiologisch optimal angesehen werden kann. Ein absolutes Optimum der Sitzhaltung ist schon deshalb nicht erzielbar, weil jede statische Haltung über längere Zeiträume zur Muskelermüdung und zu lokalen Schmerzen führt. Einer vorzeitigen Ermüdung kann jedoch durch ausreichende Möglichkeiten zu Haltungsänderungen vorgebeugt werden, was beispielsweise bei sportlichen Schalensitzen nur unzureichend gegeben ist. zeigt eine Zusammenstellung solch günstiger physiologischer Winkelstellungen in der Seitenansicht.
Sollen für alle Körpergrößen unter der Voraussetzung gleicher Sichtverhältnisse die obengenannten, physiologisch optimalen Winkelstellungen erhalten bleiben, ist eine Lenkrad-, Pedal- und Sitzverstellung in horizontaler und vertikaler Richtung erforderlich (s. Abb. 16.13 oben). Eine Verstellungsmöglichkeit der Pedale ist jedoch wegen der mechanischen Verbindung zu fahrzeugfesten Anlenkpunkten mit einem größeren technischen Aufwand verbunden als die konventionelle Sitzverstellung. Aus wirtschaftlichen Erwägungen werden deshalb im Fahrzeugbau bis heute Lenkrad

Sitzhaltung

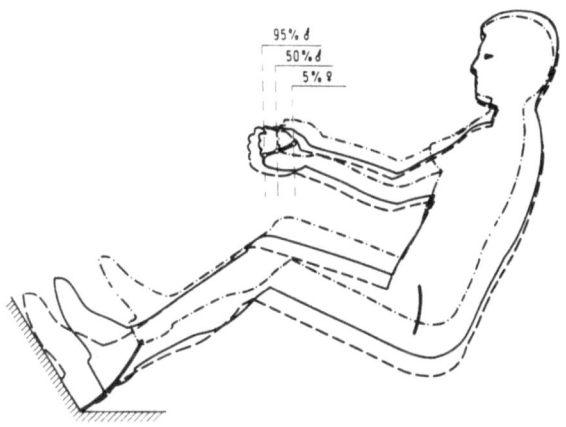

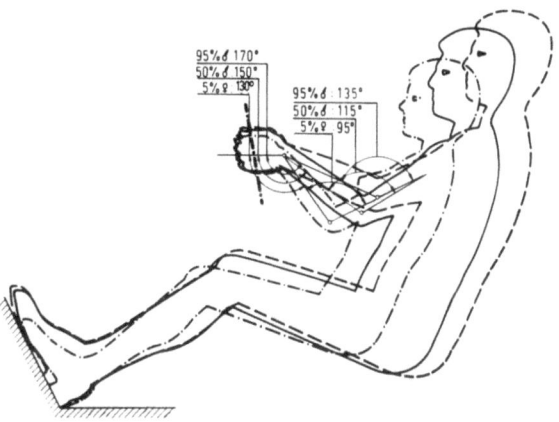

Abb. 16.13. Variationsbereich der Lenkrad-, Pedal- und Sitzverstellung bei fixiertem Gesichtsfeld *(oben)* und Variationsbereich bei fixierter Lenkrad- und Pedalstellung *(unten)*

und Pedale fest angeordnet — wenn man einmal von der Lenkradverstellung bei Personenkraftwagen absieht — und eine horizontale Stellmöglichkeit des Fahrersitzes vorgesehen. Dieses Konzept stellt im Hinblick auf die Realisierung der physiologisch optimalen Körperwinkel einen weitgehenden Kompromiß dar. Abb. 16.13 zeigt in einer Gegenüberstellung den Variationsbereich der Lenkrad-, Pedal-, und Sitzverstellung bei fixierten Sitzverhältnissen und den Variationsbereich der Sitzverstellung und die dadurch bedingten Veränderungen der Winkelstellungen bei fixierten Lenkrad- und Pedalstellung. Man erkennt, daß mit den jeweiligen Schranken des Benutzers (= prozentualer Anteil der jeweiligen Bevölkerungsschicht, die kleiner ist als die angenommene Körpergröße) Knie- und Ellenbogenwinkel varrieren. Die Veränderung des Kniewinkels ist aus physiologischer Sicht wegen des großen Toleranzbereiches unkritisch, wohingegen die Variation des Ellenbogenwinkels zu einer physiologisch ungünstigen Armhaltung führt. Dieser Sachverhalt erklärt sich daraus, daß bedingt durch die großen Beinlängendifferenzen der Sitz in Fahrzeuglängsrichtung in einem weiten Bereich verschoben werden muß, während die Lenkradstellung fixiert bleibt. Die Nachteile eines zu großen oder zu kleinen Ellenbogenwinkels können zwar durch eine Verstellung der Rückenlehnenneigung ausgeglichen werden, jedoch resultieren daraus andere Nachteile. Der große Fahrer (95-Perzentil-Mann) muß die Lehne steiler stellen, dadurch wird jedoch der Hüftwinkel ungünstig beeinflußt, was eventuell zu einer Pressung der inneren Organe des Abdomens führen kann, während die kleine Frau (5-Perzentil-Frau) die Lehne mehr nach hinten neigen muß, wobei durch eine stärkere Neigung des Kopfes nach vorne die statische Spannung der Halsmuskulatur verstärkt wird. Hinzu kommt noch, daß bei den Frauen, die im wesentlichen die Maßverhältnisse in der vorderen Sitzposition bestimmen, die Armlängen eher zu in der Relation größeren Werten streuen, während es bei den Männern umgekehrt ist. Dies wird auch in Abb. 16.14 deutlich, wo die Sitzhaltung einer

16.3.2 Sichtbedingungen und Greifraum

Optimale Sichtbedingungen sind dann gegeben, wenn der Fahrer eine möglichst unbehinderte Sicht nach außen und auf die vorrangigen Anzeigeinstrumente und Bedienteile hat. Für die Gestaltung der Außen- und Instrumentensicht ist die Lage der Augenpunkte (meist monokular) und die der sog. Augenellipse von vorrangiger Bedeutung. Die Augenellipse stellt ein in der SAE-Norm festgelegte konstruktive Hilfe zur Ermittlung von Sichtverdeckungen dar, auf die hier jedoch nicht näher eingegangen werden soll.

Gerade für das direkte Sichtfeld — das ist der auf der Straße einsehbare Bereich

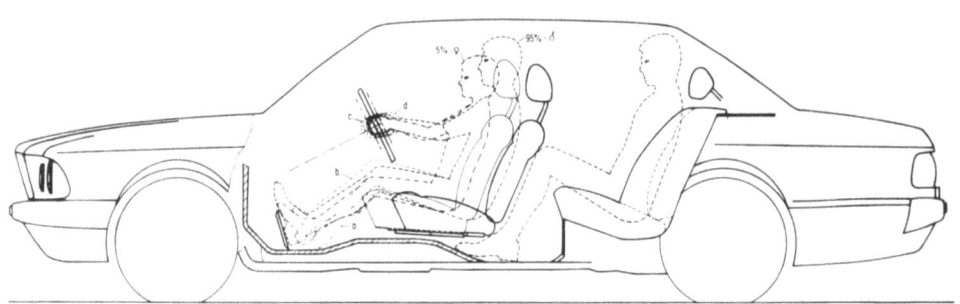

Abb. 16.14. Sitzhaltung einer 5-Perzentil-Frau in Relation zu der eines 95-Perzentil-Mannes auf dem Fahrersitz, sowie Sitzhaltung eines 95-Perzentil-Mannes auf dem Rücksitz einer großen, modernen Reiselimousine. *a* „Kurzbeinige" 5-Perzentil-Frau, *b* „langbeiniger" 95-Perzentil-Mann, *c* „langarmige" 5-Perzentil-Frau, *d* „kurzarmiger" 95-Perzentil-Mann

5-Perzentil-Frau der eines 95-Perzentil-Mannes gegenübergestellt ist. Aus dieser Abbildung geht weiterhin hervor, daß auch bei ganz zurückgeschobenem Fahrersitz genügend Bewegungsfreiraum für den Fondpassagier erhalten bleiben sollte. All diese Überlegungen verdeutlichen die Zweckmäßigkeit eines axial verstellbaren Lenkrades. Die technisch einfachere Verstellung des Neigungswinkels des Lenkrades bringt demgegenüber nicht den gleichen Effekt (s. hierzu auch Kap. 13).

— gibt es eine Reihe von Vorschriften verschiedener Länder, die von den Automobilherstellern erfüllt sein müssen. Erwähnt sei in diesem Zusammenhang der § 35b Abs. 2 StVZO, nach dem das Sichtfeld nach vorne als ausreichend gilt, wenn die Sichtgrenze (das ist die Grenze der Fläche auf der Fahrbahn, die vom Fahrzeugführer wegen der Bauart des Fahrzeugs nicht mehr eingesehen werden kann) sich innerhalb eines Halbkreises mit 12 m Radius (Sichthalbkreis) befindet. Für die Ermittlung der Sichtverhältnisse sind die Augen des Fahrers in einem Punkt anzunehmen, der sich an einer durch die Vorschrift genau festgelegten Stelle befindet. Abb. 16.15 zeigt den Sichthalbkreis nach dieser Vorschrift. Auch bezüglich der Sichtverdekkungen im Bereich außerhalb des Sichtkreises, die durch die Fenstersäule u. ä. zustandekommen, existieren detaillierte Vorschriften.

Als indirektes Sichtfeld wird das Sichtfeld bezeichnet, das mit den Innen- und Außenspiegeln überschaubar ist. Die Anordnung der Spiegel und Auslegung der Spiegelgröße hat so zu erfolgen, daß die Sollsichtfeldgrößen den Vorschriften der einzelnen Länder entsprechen (vgl. z. B. EG-Richtlinie EG 71/127). Trotz des Einhaltens dieser Vorschriften kommt es gerade bei Rückspiegeln zu dem bekannten gefährlichen toten Winkel, einer Lücke im Sichtfeld zwischen Außen- und Innenspiegel links seitlich vom Fahrer. Alle Maßnahmen, die bisher zur Beseitigung dieser Lücke vorgenommen wurden, müssen aus ergonomischer Sicht als unzureichend bewertet werden, da sie andere, z.T. erhebliche Nachteile mit sich bringen (z. B. Unmöglichkeit des richtigen Abstandsschätzens im Blickfeld eines konvexen Spiegels, sog. „Panoramaspiegel"). Einen einigermaßen akzeptablen Kompromiß scheint der neuerdings angebotene „Winkelspiegel" zu bieten, von dem allerdings nicht geklärt ist, wieweit er Orientierungsschwierigkeiten induziert.

Neben dem durch gesetzliche Vorschriften relativ weitgehend garantierten Blickfeld auf der Straße darf die Sichtbarkeit der Fahrzeugkanten, insbesondere des vorderen und hinteren Wagenabschlusses nicht außer acht gelassen werden. Gerade dies trägt erheblich zu einer subjektiv als gut empfundenen Beherrschbarkeit des Fahrzeuges auch bei schwierigen Fahrmanövern bei. Diesem Punkt dürfte in Zukunft Aufmerksamkeit zu schenken sein, da Bestrebungen nach besonders guter Aerodynamik des Wagenkörpers den Forderungen nach Sichtbarkeit z. T. zuwiderlaufen.

Die ergonomische Gestaltung der Sichtverhältnisse auf Instrumente und Bedienteile erfordert wegen des beschränkten Platzangebotes des Armaturenbrettsfeldes im direkten Sichtfeld die Aufstellung einer Prioritätenliste für die einzelnen Anzeige- und Bedienelemente. Für deren Einstufung in bezug auf die Sicht-

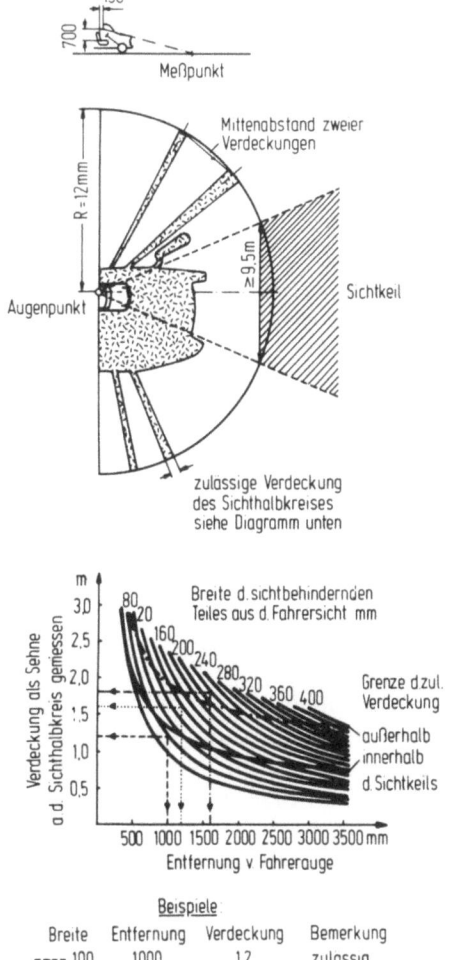

Abb. 16.15. Sichthalbkreis nach § 35 b StVZO

barkeit können drei Prioritätsklassen gebildet werden.

Priorität 1:
Anzeige- und Bedienteil vor dem Fahrer im Blickfeld angeordnet. Das Blickfeld umfaßt die Gesamtheit aller Raumpunkte in der horizontalen und vertikalen Ebene, die bei ruhendem Kopf und bewegten Augen nacheinander fixiert werden können. Das optimal nutzbare Blickfeld umfaßt vertikal +25° nach oben und −35° nach unten sowie horizontal ±45° für monokulare Sicht (d. h. abwechselnd das linke und rechte Auge benutzend).

Priorität 2:
Anzeige- und Bedienteile vor und neben dem Fahrer im Umblickfeld. Das Umblickfeld umfaßt die Gesamtheit aller Raumpunkte in der horizontalen und vertikalen Ebene, die bei ruhendem Körper, bewegtem Kopf und bewegten Augen nacheinander fixiert werden können. Das optimal nutzbare Umblickfeld umfaßt vertikal +50° nach oben und −55° nach unten sowie ±70° horizontal für monokulare Sicht.

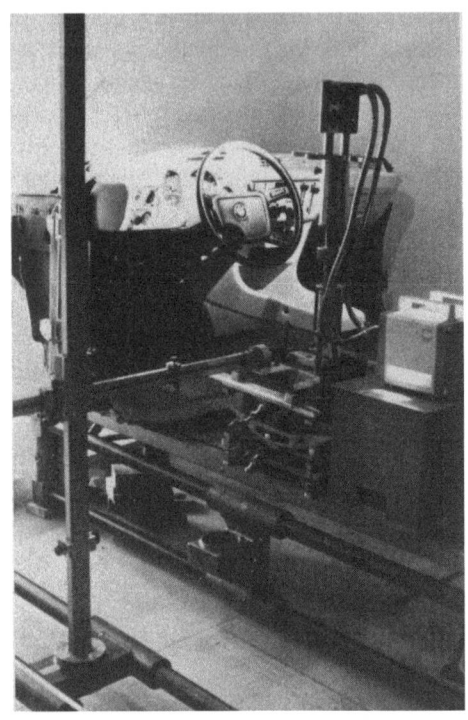

Abb. 16.16. Versuchsstand zur Ermittlung der Lenkradverdeckung bei Instrumentensicht (Werksphoto BMW)

Bezüglich der Zuordnung der Anzeige- und Kontrolleinrichtungen zu den Prioritätsklassen der Sichtbarkeit s. Tabelle 16.2.
Bei der Auslegung des Anzeigefeldes ist die Verdeckung durch den Lenkradkranz und die Lenkradspeichen besonders zu beachten. Alle Anzeigeelemente der Prioritätsklasse 1 sollten im verdeckungsfreien Feld der Armaturentafel positioniert sein. Abb. 16.16 zeigt einen Versuchsstand zur experimentellen Überprüfung der Lenkradverdeckung; in Abb. 16.17 ist der so ermittelte Verdeckungsbereich eingezeichnet.
Ähnlich wie bei den Anzeigeelementen ist für die Positionierung der Bedienelemente neben dem Kriterium „Erreichbarkeit" für das Kriterium „Sichtbarkeit" eine Einstufung in Prioritätsklassen vorzunehmen (vgl. Tabelle 16.3). Das Kriterium „Sichtbarkeit" ist bei der Konzeption der Bedienelementanordnung deshalb von Bedeutung, da die jeweilige Betriebsstellung des Bedienteils Anzeigecharakter haben kann.
Unter funktionellem Greifraum versteht man die Hüllfläche um den Menschen, innerhalb derer auch der Kleine (meist die 5-Perzentil-Frau) bestimmte — durch die Arbeitsaufgabe festgelegte — Greifarten durchführen kann. Im Kraftfahrzeug ist dieser Greifraum durch den Schulterreferenzpunkt festgelegt. Die Greifart wird als sog. Drei-Finger-Griff definiert. Auch zur Konzeption der Bedienelementanordnung nach dem Kriterium „Erreichbarkeit" ist eine Einstufung in Prioritätsklassen notwendig:

Sichtbedingungen und Greifraum

Priorität I:
Bedienelement vom Fahrer (5-Perzentil-Frau bis 95-Perzentil-Mann) ohne Vorverlagerung der Schultergelenkpunkte (VDI 2780) mit Drei-Finger-Griff erreichbar.

Priorität II:
Bedienelement vom Fahrer (5-Perzentil-Frau bis 95-Perzentil-Mann) mit Vorverlagerung des jeweiligen Schulterpunkts mit Drei-Finger-Griff erreichbar (Anmerkung: Oberkörper bleibt in Ruhestellung).

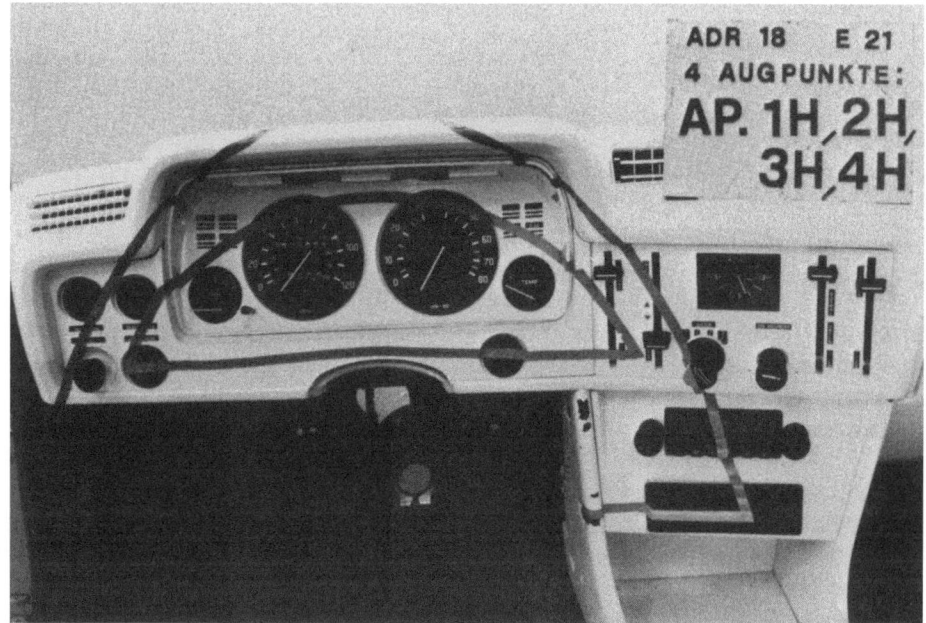

Abb. 16.17. Verdeckungsbereich durch das Lenkrad bei Instrumentensicht (Werksphoto BMW)

Tabelle 16.2. Prioritäteneinstufung von Anzeigeinstrumenten

	Prioritätenklasse
I	II
Geschwindigkeitsanzeige Kühlwasserthermometer (Warnanzeige) Kraftstoffreserve (Warnanzeige) Lichtmaschine Öldruck Fahrtrichtungsanzeige Fernlicht Bremsanlage Feststellbremse Choke Nebelschlußleuchte	Warnblinkanlage[b] Sicherheitsgurt Kilometerstand Motordrehzahl Kühlwasserthermometer[a] Kraftstoffvorrat[a] Licht Heizbare Heckscheibe Anzeige des Radiogerätes

[a] betrifft Anzeiger, Warnanzeige in Priorität I
[b] wenn kombiniert mit der Fahrtrichtungsanzeige, dann Priorität I

Tabelle 16.3. Prioritäteneinstufung von Bedienelementen nach dem Kriterium „Sichtbarkeit"

Prioritätsklasse		
I	II	III
Fahrtrichtungsanzeiger	Feststellbremse	Schalthebel
Abblend-, Fernlicht	Heizbare Heckscheibe	Zündung
Lichthupe	Aschenbecher	Sitzlehnenverstellung
Warnblinkanlage	Zigarrenanzünder	Sitzlängs-, Sitzhöhen-
Hupe	Sonnenblende Fahrer	verstellung
Scheibenwischer, -wascher,	Sicherheitsgurtentriegelung	Seitenfenster
-intervallschalter	Instrumentenbeleuchtung	Handschuhfach
Choke	Radio-Lautstärke,	Außenspiegelverstellung außen
Nebellampen vorne	-Senderwahl,	Haubenverriegelung
Nebellampen hinten	-Überblendregler	
Hauptlichtschalter	Abblendung Innenspiegel	
Heizung	Außenspiegelverstellung innen	
Gebläse	Schiebedach	
Luftverteilung		
Temporegler		

Priorität III:
Bedienelement aus Fahrerposition erreichbar; Oberkörperverlagerung ohne Begrenzung zulässig.

Entsprechend ihrem Bedeutungsgehalt für die Fahrzeugführung sind die einzelnen Bedienteile den Prioritätsklassen zugeordnet (vgl. Tabelle 16.4). Zur Positionierung der Bedienelemente werden die Hüllflächen (= Begrenzung des Greifraums) der SAE-Empfehlung J 287 bzw. der ISO-Norm ISO/DIS 3958 herangezogen. Abb. 16.18 zeigt diese Hüllfläche, die in einer konkreten Ausführung eines Autos durch Heranziehen näher definierter Hilfsebenen („horizontale Referenzebene", „HR-Ebene") eingebracht werden kann. Eine von den BMW-AG durchgeführte Grundlagenuntersuchung über Handreichweiten zeigt jedoch, daß bei Positionierung der Bedienelemente nach ISO 3958 für den 95-Perzentil-Mann die Erfüllung des Kriteriums „Erreichbarkeit" nur unzureichend gewährleistet ist. Die Unzulänglichkeit der einfachen Sitz- und Lehnenverstellung wird dadurch belegt.
Es sei hier aber auch auf die Gefahr des Entwicklungsextrems eines in vielen Einzelheiten einstellbaren Fahrerplatzes hingewiesen: gerade bei sehr komplizierten Verstellmöglichkeiten muß damit gerechnet werden, daß der Benutzer z.T. aus Unkenntnis eine Einstellung wählt, die für ihn ungünstig ist. Nicht nur aus wirtschaftlichen Erwägungen, sondern auch aus ergonomischer Sicht hat man also einen Kompromiß zwischen der billigen absoluten Nichtanpassung und einer komplizierten Totalanpaßmöglichkeit zu schließen.

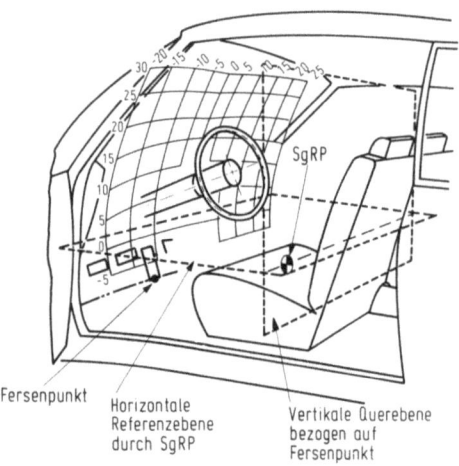

Abb. 16.18. Hüllkurven zur Bestimmung der Handreichweite

Tabelle 16.4. Prioritäteneinstufung von Bedienelementen nach dem Kriterium „Erreichbarkeit"

Prioritätsklasse		
I	II	III
Schalthebel	Warnblinkanlage	Zündung
Fahrtrichtungsanzeige	Feststellbremse	Sitzlehnenverstellung
Abblend-, Fernlicht	Choke	Sitzlängs-, Sitzhöhen-
Lichthupe	Nebellampen vorne	verstellung
Hupe	Nebellampen hinten	Handschuhfach
Scheibenwischer, -wascher,	Heizbare Heckscheibe	Außenspiegelverstellung außen
-intervallschalter	Aschenbecher	Haubenverriegelung
Aschenbecher offen	Zigarrenanzünder	
Sonnenblende Fahrer	Sicherheitsgurtentriegelung	
Temporegler	Hauptlichtschalter	
	Instrumentenbeleuchtung	
	Heizung	
	Gebläse	
	Luftverteilung	
	Radio-Lautstärke, -Senderwahl,	
	-Überblendregler	
	Schiebedach	
	Abblendung Innenspiegel	
	Seitenfenster	
	Außenspiegelverstellung innen	

16.3.3 Anzeige- und Bedienelemente

Unter anthropometrischem Gesichtspunkt müssen Anzeigen so gestaltet sein, daß sie vom Fahrerplatz aus leicht einsehbar sind; Bedienelemente müssen so gestaltet sein, daß sie den von der menschlichen Anatomie her gegebenen Bewegungsrichtungen entgegenkommen. In Erweiterung dieser engen anthropometrischen Auslegung müssen auf der einen Seite Anzeigen eindeutig interpretiert und auf der anderen Seite durch Bedienelemente die beabsichtigten Funktionen eindeutig zugeordnet werden können. Letzteres ist insbesondere eine Frage der Kompatibilität, d.h. der Sinnfälligkeit von Anzeige und Bedienelement. Sowohl für Anzeigen wie Bedienelemente ist hierbei zu beachten, daß sich hinsichtlich der Bewegungsrichtung von Stellteilen im Laufe der Zeit gewisse Stereotypien herausgebildet haben, die bestimmte Bedeutungsgehalte festlegen.

Abb. 16.19 gibt das wieder. Aus dieser Übersicht geht beispielsweise hervor, daß sowohl bei Anzeigen wie Bedienelementen die Beschriftung auf dem unbewegten Hintergrund liegen sollte (richtige Anordnung: bewegter Zeiger, feste Skala; s. auch Abb. 16.20) und daß wegen des Zusammenhangs Rechtsdrehung bzw. Bewegung nach rechts = Zunahme nur bestimmte Sektoren der 360°-Skala unter dem Gesichtspunkt der Kompatibilität korrekt genutzt werden können. Abb. 16.21 veranschaulicht dies und zeigt die sich daraus ergebenden Konsequenzen für die Gestaltung von Anzeigen.
Im Kraftfahrzeug werden heute fast ausschließlich Analoganzeigen verwendet. Für ihre Gestaltung sind die in der ergonomischen Standardliteratur angegebenen Empfehlungen heranzuziehen (z.B. Schmidtke 1981). Die wichtigsten Konstruktionsrichtlinien seien hier kurz aufgeführt:

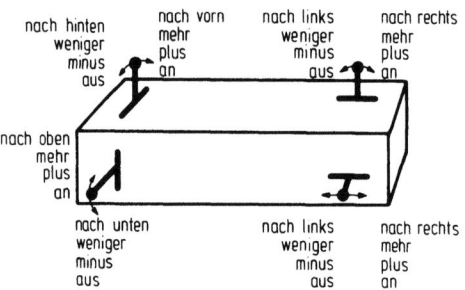

Abb. 16.19. Bewegungszuordnung bei Bedienelementen

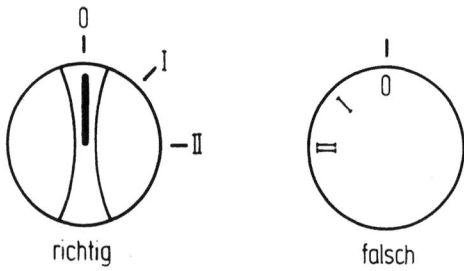

Abb. 16.20. Beschriftungsmöglichkeiten am Beispiel des Lichtschalters

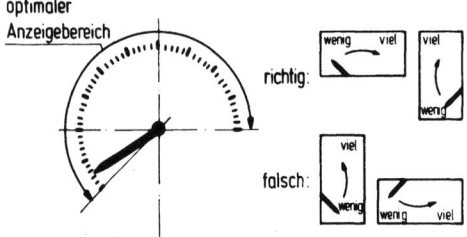

Abb. 16.21. Optimal ausnutzbarer Anzeigebereich *(links)* und sich daraus ergebende Möglichkeiten von Sektorenanzeigern *(rechts)*

1) Ist für eine bestimmte Zustandsgröße eine qualitative Information ausreichend, so sind wegen des geringeren Dekodieraufwandes und aus Kostengründen Bereichsanzeigen zu wählen (z. B. Kühlwassertemperatur).
2) Bei Rund- oder Langfeldskalen in quantitativen Anzeigen ist eine
   - lineare Skalenteilung,
   - gleichabständige, der Zeigerspitze gegenüberliegende Skalenbezifferung,
   - ausreichende Zeichengröße,
   - kompatible Anordnung hinsichtlich der Zuwachsrichtung (s. oben) und
   - Reflektionsfreiheit anzustreben.
3) Kritische Anzeigezustände (z. B. überhöhte Kühlwassertemperatur oder zu geringer Tankinhalt) sind durch eine Warnleuchte (besser Warnblinklicht) hervorzuheben.

Das Beispiel der Abb. 16.22 das die Instrumententafel in alter und neuer Ausführung des gleichen Fahrzeugmodells wiedergibt, zeigt, daß diese einfachen Regeln selbst von solchen Herstellern nicht immer beachtet werden, denen bereits vorbildliche Anzeigengestaltung gelungen ist. An der neuen Ausführung (unten) ist zu bemängeln, daß die Skalenbeschriftung durch den Zeiger verdeckt werden kann und daß die Verbrauchsanzeige in dem rechten Kombiinstrument für zunehmenden Anzeigewert die inkompatible Linksdrehung benötigt.

Auch die Forderung nach ausreichender Zeichengröße ist im Kraftfahrzeugbau nicht einfach zu erfüllen. Es genügt nämlich nicht, die Größe nach den bekannten Regeln aus dem Sehabstand des Betrachters zu berechnen, da der alterssichtige Fahrer nicht mehr die Möglichkeit hat, auf die Nähe zu akkommodieren. Dieser Mangel kann entweder durch übergroße Zeichen (mindestens um den Faktor 5 größer als errechnet!) oder durch eine optische Hilfe (z. B. Lupenglas vor dem Anzeigefeld) kompensiert werden.

Mit der zunehmenden Bedeutung der Elektronik im Automobilbau erhebt sich für die Anzeigegestaltung die Frage, ob der analogen oder digitalen Ausführung der Vorzug zu geben ist. Diese Frage kann nur in Abhängigkeit vom Anwendungsfall beantwortet werden. Während die Analoganzeige sowohl eine qualitative als auch eine quantitative Wertdar-

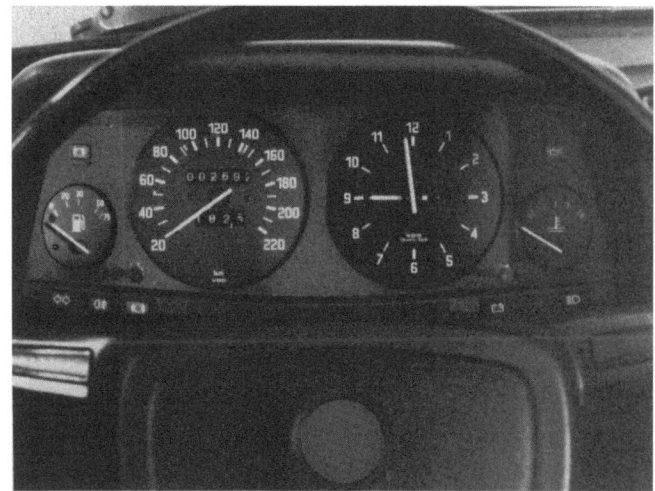

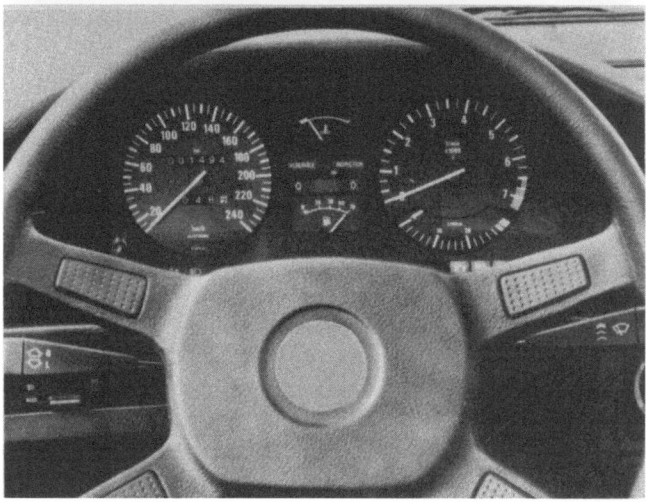

Abb. 16.22. Beispiel für verschiedene Gestaltung der Anzeigeeinheit: *oben:* vorbildliche Gestaltung (Beispiel BMW 520 alte Ausführung); *unten:* Gestaltung mit Fehlern (Beispiel BMW 520 neue Ausführung)

stellung ermöglicht, wobei zusätzlich noch die einfache Abschätzung der Bewegungsrichtung (Zunahme — Abnahme) und Bewegungsgeschwindigkeit des angezeigten Wertes möglich ist, gewährleistet die Digitalanzeige nur eine quantitative Ablesung, allerdings mit geringer Wahrscheinlichkeit von Ablesefehlern. Daraus läßt sich ableiten, daß für Anzeigen, die eine nur qualitative Ablesung erforderlich machen (Temperaturanzeige oder Tankanzeige) Analoginstrumente vorzuziehen sind. Bei der immer wichtiger werdenden Verbrauchsanzeige ist auch das Erkennen der Bewegungsrichtung notwendig. Hierfür wie für einen eventuellen Drehzahlmesser (der eigentlich von der Fahraufgabe her überflüssig ist) eignet sich deshalb im besonderen Maße die analoge Ausführung. Bei der Geschwindigkeitsanzeige wird man allerdings von der bisherigen Tradition abrücken müssen: im allgemeinen besteht hier die Aufgabe, die gefahrene Geschwindigkeit mit irgendwelchen zahlenmäßig vorgeschriebenen Geschwindigkeiten zu vergleichen. Die eindeutige Zahlenangabe der digitalen Anzeige ist hierfür ungleich besser geeignet als die Analoganzeige, die für den Menschen den zusätzlichen Aufwand der Umkodierung der Zeigerstellung in einem Zahlenwert notwendig macht.

Mit einer gewissen Skepsis müssen die sich z.Zt. in Entwicklung befindlichen Quasianaloganzeigen auf LED- bzw. LCD-Basis angesehen werden (Beispiel hierfür Abb. 16.23), die die kontinuierliche Bewegung eines Zeigers nur sehr unzureichend nachzubilden imstande sind.

und Zuwachsrichtung dar. Dabei sollte konstruktiv ausgeschlossen werden, daß durch die Betätigung einer Funktion unbeabsichtigt auch eine andere Funktion initiiert wird (s. hierzu Abb. 16.24). Bei Bedienelementen mit Einfachfunktion (z.B. Schieberegler für Gebläse) sind vielfach Anordnungen anzutreffen, die der allgemein vorherrschenden Erwartung über Betätigungsrichtung und Funktionseffekt („Bewegungsstereoty-

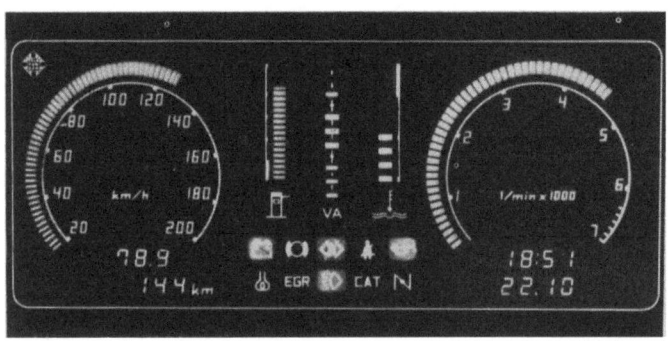

Abb. 16.23. Beispiel für eine elektronische Anzeigeeinheit auf LED- bzw. LCD-Basis (Werksphoto Telefunken)

Auf dem Sektor der Fahrzeugbedienelemente ist auf die zwingende Notwendigkeit zur Standardisierung der Anordnung, Stellteilart und Funktion hinzuweisen. Ohne die stilistische Gestaltungsfreiheit über Gebühr einschränken zu wollen — soweit sie sich im Rahmen ergonomischer Konstruktionsrichtlinien bewegt — *erscheint die Vereinheitlichung folgender Konstruktionsaspekte von Bedeutung:*

pie") konträr entgegenstehen (Beispiel Schieberegler für Gebläse nach links — Luftdurchsatz stärker). Bei einer inkompatiblen Auslegung der Betätigungsrichtung ist auch eine auffällige Kennzeichnung der Funktionsänderung meist zwecklos, da eine Vielzahl von Bedien-

1) Anordnung des Bedienelements in bezug zum Fahrer,
2) Festlegung seiner Funktionsrichtung,
3) kompatible Auslegung seiner Betätigungsrichtung für den Funktionszuwachs.

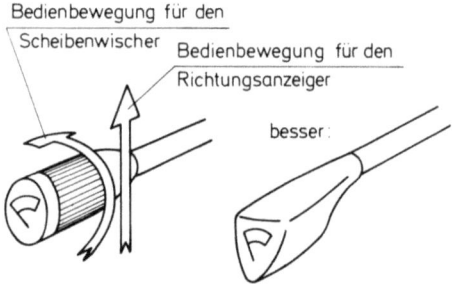

Abb. 16.24. Beispiel für Fehlbetätigungsgefahr: *links:* durch die Betätigung des Fahrtrichtungsanzeigers kann versehentlich der Scheibenwischer eingeschaltet werden; *rechts:* bei gleicher Anordnung kann dieser Fehler durch eine andere Formgebung vermieden werden

Ein besonderes Problem stellen integrierte Steuerarmaturen für Mehrfachfunktionen im Hinblick auf Funktions-

Anzeige- und Bedienelemente

elementen ohne Sichtkontakt betätigt wird.
Das Ergebnis einer an mehreren europäischen Fahrzeugmodellen durchgeführten Untersuchung über Betätigungs- und Zuwachsrichtung zeigt Tabelle 16.5. Mit Ausnahme der Kipphebel fanden die Versuchspersonen ohne Schwierigkeit die vorgegebene Betätigungsrichtung. Das mangelhafte Ergebnis der Kipphebel ist auf die häufige Mehrfachfunktion (z. T. bis zu 8 Funktionen in einem Kipphebel!) dieser Stellteile zurückzuführen. Hinsichtlich der Zuwachsrichtung tritt für einige Betätigungselemente (Schieberegler, Rändelknopf) ein extrem negatives Ergebnis hervor, denen offensichtlich Zuwachsrichtungen zugeordnet werden, die den Bewegungseffektstereotypien des Fahrers zuwiderlaufen.

Tabelle 16.5. Prozentwerte der nicht richtig interpretierten Bedienelemente (nach einer Untersuchung der Firma BMW)

Bedienelement	Betätigungsrichtung	Zuwachsrichtung
Kipphebel	23,9	35,8
Rändelknopf	0,7	51,3
Kurbel	0,0	31,7
Wippschalter	0,6	16,9
Schieberegler	0,4	61,1
Hebel	0,0	25,2
Drucktaste	3,1	5,2
Schubknopf	0,4	0,4
Zugschalter	2,0	3,3
Drehknopf	0,8	2,0

In Hinblick auf die Auslegung von Initial- und Betätigungswiderstand, sowie Stellbereich sei auf die Empfehlungen der Standardliteratur verwiesen.
Neben der Farb- und Formkodierung von Anzeigen- und Bedienelementen spielt deren Funktionskennzeichnung eine dominierende Rolle. Beide Alternativen — die Wort- und Symbolkennzeichnungen — sind heute in Fahrzeugen verwirklicht. Während für die Wortkennzeichnung erfahrungsgemäß die höhere Eindeutigkeit spricht, liegt der Vorteil der Symbolkodierung in der Unabhängigkeit von einer speziellen Landessprache.

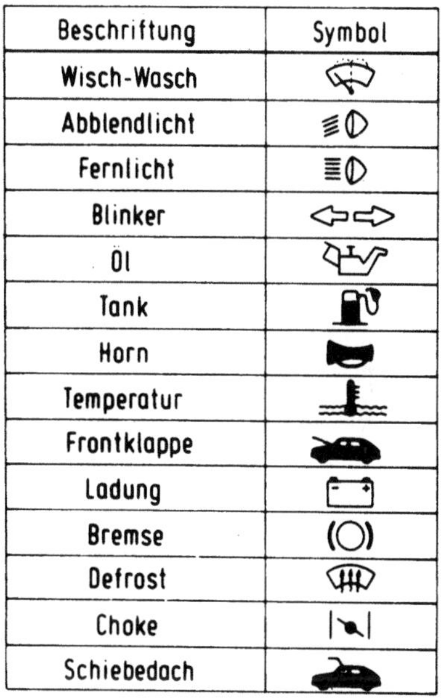

Beschriftung	Symbol
Wisch-Wasch	
Abblendlicht	
Fernlicht	
Blinker	
Öl	
Tank	
Horn	
Temperatur	
Frontklappe	
Ladung	
Bremse	
Defrost	
Choke	
Schiebedach	

Abb. 16.25. Wort- und Symbolkennzeichnung von Anzeige- und Bedienelementen

In Abb. 16.25 sind einige Alternativen für die Kennzeichnung von Anzeige- und Bedienelementen gegenübergestellt (vgl. auch SAE J 1048). Bei der Wortkennzeichnung ist zu vermeiden:
1) Verwendung technischer Formulierungen, die keinen Bezug zur Umgangssprache haben (Beispiel: Frontklappe statt Motorhaube);
2) Verwendung mehrdeutiger Ausdrücke (Beispiel: Ladung kann bedeuten Batterieladung oder Fahrzeugbeladung);
3) Verwendung von zu wenig detaillierten Begriffen (Beispiel: Bremse statt Bremsflüssigkeit);
4) Verwendung von fremdsprachigen Ausdrücken (Beispiel: Defrost statt Enteisung).

Bei den Symbolen treten als Mängel insbesondere auf:
1) zu starke Abstraktion, die meist das technische, dem Laien unbekannte Prinzip kennzeichnen (z. B. Bremse, Choke) und
2) ungenügende Assoziation (z. B. Schiebedach).

Zusammenfassend kann festgehalten werden, daß die Symbolkennzeichnung derzeit deutlich schlechter interpretiert wird als die zugehörige Wortkennzeichnung. Symbolkennzeichnungen weisen jedoch einen höheren Lerneffekt auf, der sich künftig durch den zunehmenden Einsatz von Piktogrammen im täglichen Leben (z. B. Hinweisschilder auf internationalen Flughäfen) noch verstärken wird. Voraussetzung für die optimale Kennzeichnung von Anzeige- und Bedienelementen in Fahrzeugen ist jedoch die Überarbeitung und internationale Standardisierung der Symbolzeichen.

16.4 Gestaltung der Fahrer-Fahrzeug-Dynamik

Ein wesentliches Teilgebiet der Ergonomie, die sog. Systemergonomie, beschäftigt sich mit der optimalen Gestaltung des Informationsflusses zwischen Mensch und Maschine. Das Ziel ist dabei, durch eine Vereinfachung der Bedienung eine größere Sicherheit bei der Benutzung der Maschine zu erreichen. Im Gegensatz zur passiven Sicherheit, durch die die Folgen eines bereits eingetretenen Unglücksfalles so niedrig wie möglich gehalten werden sollen (z. B. durch Knautschzonen, Polsterungen von Kanten, Sicherheitsgurte u. ä.), ist es das Bestreben der Systemergonomie, einen wesentlichen Beitrag zur aktiven Sicherheit zu leisten, durch die das Auftreten des Unfalles von vornherein vermieden werden soll. Für die Optimierung des Informationsflusses muß man zuerst die Aufgabenstellung, die mit der Maschine ausgeführt werden soll, für sich betrachten. Bereits dadurch lassen sich wertvolle Hinweise für die informationstechnische Gestaltung ableiten. Dann ist der Informationsfluß zwischen Mensch und Maschine im gegenwärtigen Istsystem zu betrachten und schließlich sind daraus ergonomische Maßnahmen zur Verbesserung abzuleiten.

16.4.1 Hierarchie der Fahraufgabe

Die Fahraufgabe setzt sich aus vielen hierarchisch einander zugeordneten Teilaufgaben zusammen. Aus der ganz allgemeinen Aufgabe, ein bestimmtes Ziel zu erreichen, leitet sich die oberste Ebene einer Teilaufgabe, die sog. *Navigation* ab, die in der Festlegung der Fahrtroute und dem Zeitpunkt des Fahrbeginns besteht.

Durch diese Festlegung ist bereits der Rahmen für die nächst tiefergelegene Hierarchiestufe gegeben, die sog. *Führungsaufgabe*. Sie legt im Detail den Kurs fest, auf dem sich das Fahrzeug bewegen soll. Dieser Kurs wird neben der Randbedingung des Straßenverlaufes auch durch parkende Fahrzeuge oder andere stehende Hindernisse, durch sich bewegende Objekte auf der Straße, d. h. im allgemeinen andere Verkehrsteilnehmer (Fahrzeuge und Fußgänger) bestimmt. Die Führungsaufgabe legt also den Freiraum fest, innerhalb dessen sich das Fahrzeug bewegen kann. Da das Fahrzeug aufgrund seiner Dynamik nur innerhalb bestimmter streckenmäßig festliegender Grenzen seinen Bewegungszustand ändern kann, wird dieser Freiraum auch durch die Witterungsbedingungen mitbestimmt, die bekanntlich ihrerseits wiederum die Grenzen für die Bewegungsänderungen (das ist die maximale Quer- und Längsbeschleunigung) festlegen. Im wesentlichen besteht also die Führungsaufgabe darin, einen Sollkurs und eine Sollgeschwindigkeit zu bestimmen, die den gegebenen Verhältnissen optimal gerecht wird.

All die vorgenannten Aufgaben müssen erfüllt sein, bevor der Mensch aktiv über die Bedienelemente in die Maschine, d.h. das Fahrzeug eingreift. Dieser Eingriff soll bewirken, daß der von ihm erdachte Sollkurs und die Sollgeschwindigkeit mittels des Fahrzeugs in die Realität umgesetzt wird. Er wird *Stabilisierung* genannt. Istkurs und Istgeschwindigkeit kennzeichnen die eigentliche von der Maschine erbrachte Aufgabenerfüllung. Sie muß mit allen Niveaus der Aufgabenstellung übereinstimmen. Indem der Fahrer ständig Aufgabenstellung mit Aufgabenerfüllung vergleicht, leitet er beim Überschreiten bestimmter Toleranzgrenzen entsprechende Bedienelementbetätigungen ab. Man spricht von einem geregelten Vorgang. Abb. 16.26 zeigt die Hierarchie der Regelkreise bei der Fahrzeugbedienung.

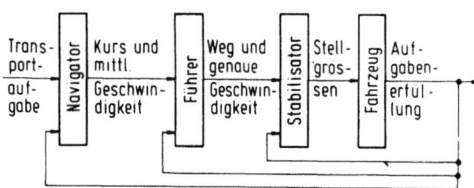

Abb. 16.26. Hierarchie der Regelkreise bei der Fahrzeugbedienung (s. Schmidtke 1981)

Wenn die Aufgabenerfüllung auf dem Niveau der Stabilisierung nicht mehr erfüllbar ist, so kann dies zu einer Umstellung des durch die nächsthöhere Ebene gegebenen Programms führen. So hat beispielsweise das Erlebnis einer subjektiv zu hoch empfundenen Querbeschleunigung zur Folge, das Geschwindigkeitsniveau auf der befahrenen Straße generell zu senken. Ebenso bedeutet auf dem Niveau der Fahrzeugführung eine Streckensperrung, die ein Weiterkommen auf der vorgesehenen Route verwehrt, eine Umstellung in der Navigationsaufgabe:

es muß eine neue, umleitende Fahrtroute gefunden werden.

Allein aus dieser Analyse der hierarchischen Verschachtelung der Einzelaufgaben können schon Schlüsse für eine eventuelle Automatisierung abgeleitet werden. Technisch am einfachsten und damit am naheliegendsten ist eine Automatisierung auf dem niedrigsten Niveau, der Stabilisierung. Hinsichtlich der Geschwindigkeit geschieht das schon heute in Form des sog. Tempostaten, der eine vom Fahrer angegebene Geschwindigkeit unabhängig von den äußeren Bedingungen wie Steigung, Gefälle, Kurvenfahrt, Gegenwind u. ä. automatisch hält. Besser als diese starre Festwertregelung wäre allerdings das sog. elektronische Gaspedal, über das die gewünschte Sollgeschwindigkeit vom Fahrer vorgegeben wird, die dann über einen Mikroprozessor geregelt mittels der passenden Wahl der Motordrehzahl und der Übersetzung am automatischen Getriebe so eingehalten wird, daß zudem noch der Energieverbrauch minimiert wird.

Hinsichtlich des Lenkeingriffs sind derartige Lösungen bis jetzt noch nicht bekannt geworden, obwohl es auch hier denkbar wäre, über das Lenkrad nicht einfach mechanisch die Vorderräder zu verstellen, sondern beispielsweise eine bestimmte Querbewegung vorzugeben, die dann ebenfalls, von einem Mikroprozessor kontrolliert, unabhängig von äußeren Bedingungen wie geneigte Fahrbahn oder Seitenwind automatisch eingehalten wird.

Auch die beste technische Regelung kann physikalisch gegebene Grenzen nicht überschreiten. Solche Grenzen sind beim Kraftfahrzeug durch den Kraftschluß zwischen den Rädern und der Straße gegeben. Wenn dieser überschritten ist, kann die vom Fahrzeugführer gewünschte Bewegung nicht mehr vollkommen durchgeführt werden (z. B. Bremsweg ist länger als es dem Pedaldruck entspricht; Kurvenradius ist we-

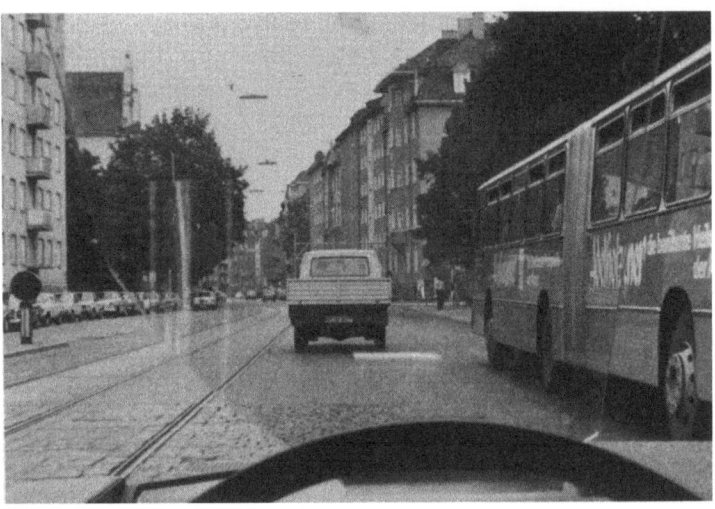

Abb. 16.27. Über die Head-up-Display-Technik in die Außensicht eingespiegelte Anzeige des Bremsweges. — Die Fahrsituation zeigt das Vorbeifahren an einem haltenden Bus, wobei sich der Leuchtbalken, der den momentanen Bremsweg anzeigt, in der Verlängerung der Busvorderkante befindet. Der Fahrer hat seine Geschwindigkeit so gewählt, daß er vor einem die Fahrbahn überquerenden Passanten anhalten könnte

sentlich größer als es der Lenkradstellung entspricht). Aus systemergonomischer Sicht ist es sinnvoll, diese Grenzen dem Fahrer anzuzeigen. Bezüglich der Längsbewegung wurde dafür bereits ein Vorschlag in Form der Bremsweganzeige gemacht. Damit der Fahrer die Information des aktuellen Bremsweges, die ebenfalls durch einen Mikroprozessor aus momentanen Fahrzeugdaten berechnet wird, auch vollkommen in seine Führungsaufgabe einbeziehen kann, muß die neue Information direkt in die Sicht des Fahrers eingespiegelt werden. Das geschieht durch die sog. Head-up-Display-Technik. Abb. 16.27 zeigt ein solches Head-up-Display des Bremsweges, wie es z. Zt. in einem Versuchsfahrzeug erprobt wird. Hinsichtlich der physikalisch möglichen Querbewegung wäre eine Weiterentwicklung dieser Anzeige, die auch die seitlichen Grenzen darstellt, denkbar.

Die eben besprochene Bremsweganzeige stellt eine ergonomisch sinnvolle Hilfestellung für die Führungsaufgabe dar; eine Automatisierung ist damit jedoch nicht verbunden. Eine automatische Fahrzeugführung würde z. B. ein Leitsystem in den Straßen voraussetzen, das die Festlegung der augenblicklichen Geschwindigkeit in Abhängigkeit von den Zustandsgrößen der anderen Verkehrsteilnehmer und der Straßenbeschaffenheit sowie der augenblicklichen Querbewegung (entspricht Lenkung) bewerkstelligt. *Wegen der ungeheuren Vielzahl der zu berücksichtigenden Einzelinformationen, die nach dem gegenwärtigen Stand weder technisch erfaßt (z. B. durch eine elektronische Kamera) noch verarbeitet, d. h. mit entsprechender Erfahrung verglichen werden können, ist eine solche allgemeine Automatisierung auch in fernerer Zukunft nicht zu erwarten.* Eine Automatisierung auf besonders abgesperrten Terrains (z. B. auf speziellen Autobahnen) erscheint schon eher durchführbar, da durch eine Einschränkung der möglichen Benutzer eine Reduzierung der zu verarbeitenden Informationen möglich ist. Allerdings würde auch diese Möglichkeit ein sukzessives Einführen der automatischen Verkehrsführung erfordern, was die Schwierigkeit des automatischen Erkennens von Fahrzeugen, die noch nicht über die entsprechenden technischen Einrichtungen verfügen, und das richtige Reagieren auf solche Fahrzeuge mit sich brächte.

An der Automatisierung der Navigationsaufgabe wird bereits heute an verschiedenen Stellen gearbeitet (z. B. das ALI- bzw. LISA-System von Bosch und VW oder das Scout-System von VW und Siemens). In einer endgültigen ergonomisch sinnvollen Ausführung könnte die Benutzung einer solchen Automatik unabhängig vom verwendeten technischen Hintergrund so aussehen, daß der Fahrer beim Start Istposition und gewünschten Zielort in den Bordrechner eingibt. Über eine geeignete Anzeige (am sinnvollsten in Form des zuvor besprochenen Head-up-Displays) wird der Fahrer nun an jeder Abzweigung darauf hingewiesen, ob er links oder rechts abbiegen oder geradeaus fahren soll. Selbst wenn der Fahrer einmal die Anzeige übersehen sollte, wird ein aufgrund der augenblicklichen Istposition neuer korrigierter Kurs gerechnet und jeweils angezeigt. Bei den gegenwärtigen Entwicklungen ist auch vorgesehen, die Information von z. B. Verkehrsstaus zu berücksichtigen, so daß der optimale Umweg — eventuell zentral gesteuert, unter Berücksichtigung des Verhaltens der anderen Verkehrsteilnehmer — gewählt werden kann.

16.4.2 Dimensionalität

Neben der eben behandelten hierarchischen Ordnung der Einzelaufgabenstellungen gibt es noch andere mögliche Ausprägungen der Aufgabenstellung, von denen in Zusammenhang mit dem Kraftfahrzeug von besonderer Bedeutung die sog. Dimensionalität ist.

Mit Dimensionalität bezeichnet man die Zahl der Freiheitsgrade der Bewegung eines technischen Objektes, auf die der Operator mit den Bedienelementen Einfluß nehmen kann. Im Falle des Kraftfahrzeuges handelt es sich um eine zweidimensionale Aufgabenstellung, da über das Lenkrad die Querbewegung und über das Gas- und Bremspedal die Längsbewegung des Fahrzeuges beeinflußt wird und sich dies dem Operator als die Bewegung eines einzigen Objektes darstellt. Für die Bestimmung der Dimensionalität sind dabei die physikalisch möglichen Bewegungen unerheblich. (Das Kraftfahrzeug kann sich bei Berg- und Tal- bzw. Kurvenfahrt tatsächlich in allen sechs möglichen Freiheitsgraden bewegen.) Es ist für die Festlegung der Dimensionalität darüber hinaus auch ohne Bedeutung, auf welche Art und Weise die jeweiligen beeinflußbaren Dimensionen miteinander verkoppelt sind. So kann ein Kraftfahrzeug z. B. gar keine Querbewegung ohne gleichzeitige Längsbewegung durchführen. Wichtig für die Festlegung der Dimensionalität der Aufgabenstellung ist jedoch nicht die technische Realisation der verwendeten Maschine, sondern das Ziel, die Idee, die mit dieser Maschine verfolgt werden soll: im Falle des Kraftfahrzeuges also die durch Maschinenkraft ermöglichte zweidimensionale Bewegung auf der Erdoberfläche.

Aus systemergonomischer Sicht kann man prinzipiell immer die Zahl der notwendigen Bedienelemente auf die der Dimensionszahl reduzieren. Im handgeschalteten Kraftfahrzeug sind für die zweidimensionale Aufgabe fünf Bedienelemente (Lenkrad, Gaspedal, Bremspedal, Kupplungspedal und Schalthebel) notwendig. Die Einführung eines automatischen Getriebes reduziert die Zahl der Bedienelemente auf drei. Diese notwendige ergonomische Verbesserung spiegelt sich auch in der Unfallstatistik wider: *Automatik-Fahrzeuge sind prozen-*

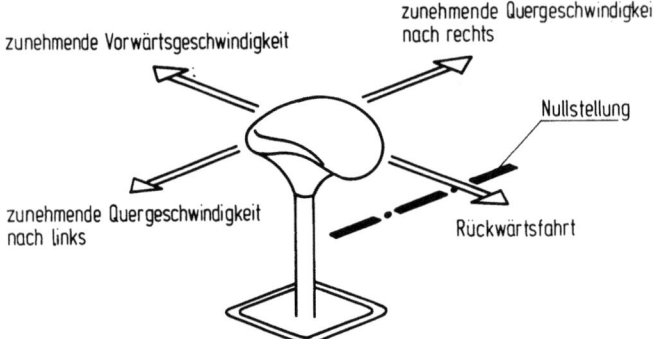

Abb. 16.28. Gemäß systemergonomischen Überlegungen optimales Bedienelement für die Kraftfahrzeugsteuerung

tual weniger an Unfällen beteiligt als konventionelle Fahrzeuge. Optimal wäre eine Reduzierung auf ein zweidimensionales Bedienelement, eine Art Steuerknüppel in der Mitte des Fahrzeuges, über den dann sinnvollerweise die Sollgrößen für die automatische Fahrzeugstabilisierung, wie bereits oben erwähnt, eingegeben werden (s. Abb. 16.28). Mit einer solchen Technik wäre auch weitgehend eine Entkopplung der beiden Dimensionen möglich, wie man sie heute annähernd zu erreichen versucht, indem man Fahrzeuge mit sog. neutralen Fahrverhalten baut (Näheres hierzu in Schmidtke 1981).

Aus dieser hier vorgenommenen Analyse der Aufgabe geht hervor, daß mit Hilfe systemergonomischer Kenntnisse eine Reihe von technischen Verbesserungsvorschlägen erstellt werden können. Es ist hier weder der Rahmen gegeben noch besteht die Möglichkeit, die Wirksamkeit dieser Vorschläge im einzelnen zu begründen und ihre technische Durchführbarkeit darzulegen. Mit Sicherheit wird die Zukunft des Automobils durch eine immer weiter fortschreitende Verbesserung der Bedienbarkeit gekennzeichnet sein; d. h. nicht nur hinsichtlich der Umgebungseinflüsse und der anthropometrischen Bedingungen sind ergonomische Erkenntnisse zu berücksichtigen, sondern verstärkt auch solche der Systemergonomie. Diese Prognose bekommt vor allem dadurch Gewicht, daß in der Weiterentwicklung sowieso Mikroprozessoren Anwendung finden werden (z. B. zur Senkung des Energieverbrauchs, für die situationsbezogenen Wartungsempfehlungen u. ä.), die die technische Anwendung der Erkenntnisse für eine Verbesserung des Informationsflusses erst ermöglichen.

Literatur

Bobbert G (1959) Geräusche im Innenraum von Personenwagen. VDI-Z 26:1217-1252

Bubb H (1977) Analyse der Geschwindigkeitswahrnehmung im Kraftfahrzeug. Z Arbeitswiss 2:103-112

Damberg E (1971) Praxisnahe Schwingungsuntersuchung am Kraftfahrzeug im Laboratorium. Kraftfahrzeugtech 6:175-178

Dey W, Butz N (1982) Gestaltung von Fahrerplätzen; Synopse der Normen und Vorschriften. Normenausschuß Ergonomie. Beuth, Berlin, S 5-95

DIN 1946 6.62 Lüftungstechnische Anlagen (VDI-Lüftungsregeln) Lüftung von Fahrzeugen, Teil 3. Beuth, Berlin

EG 71/127 Richtlinie des Rates vom 1. März 1971 zur Angleichung der Rechtsvorschriften der Mitgliederstaaten über „Rückspiegel von Kraftfahrzeugen" (einschließlich zwei Berichtigungen). Fa. Biffar GmbH, Technische Dokumentation, Germering

Goethe H (1975) Kinetosen. In: BWB (Hrsg) Handbuch der Ergonomie, Hanser, München Wien

Mitschke M (1962) Beitrag zur Untersuchung der Fahrzeugschwingungen. Dtsch Kraftfahrzeugforsch Straßenverkehrstech 157:1-70

Rixmann W, Schmid I (1968) Forschung und Entwicklung am Automobil, Teil 2. Automobiltech Z 70:328

Schmidtke H (Hrsg) (1981) Lehrbuch der Ergonomie, 2. Aufl. Hanser, München Wien

VDI 2057 Beurteilung der Einwirkung mechanischer Schwingungen auf den Menschen. Blatt 1: Grundlagen, Gliederung, Begriffe. Blatt 2: Schwingungseinwirkung auf den menschlichen Körper. In: VDI-Handbuch Schwingungstechnik, Beuth, Berlin

Zipp P, Rohmert W, Klinkhammer K (1977) Ergonomische Untersuchung über die Lage der Luftauslaßdüsen im PKW zur Schaffung optimaler Klimabedingungen für die Wageninsassen. Forschungsber Inst Arbeitswiss Techn Hochsch Darmstadt, S 1-64

17. Straßenbau

G. Hartkopf und H. Praxenthaler

17.1 Allgemeines

Zur Standortbestimmung zunächst ein Blick zurück auf den Zustand der Straßen am Ende des 2. Weltkrieges: ein Stückwerk gebliebenes Autobahnnetz, zerstörte Brücken, weithin zu schmale, im Längs- und Querprofil unebene Fahrbahnen — davon allein im Netz der Bundesstraßen noch mehr als 300 km nicht staubfrei — nur wenige Ortsumgehungen, vielfach eine tradierte und nicht geschwindigkeitsadäquate Linienführung, kaum Schutz- und Leiteinrichtungen zur Verkehrsführung.

Aufgrund der sprunghaften Motorisierung in der Nachkriegszeit wurde der Straßenbau rasch zu einer erstrangigen gesellschafts- und wirtschaftspolitischen Zielsetzung. Ende der 60er Jahre wurde ein umfassendes Konzept mit zeitlich gestuften Teilplänen aufgestellt [1], um die vorauslaufende Mobilitätswelle einzuholen und Einklang zwischen Nachfrage und Angebot auf einem Anspruchsniveau weithin flüssigen Verkehrs und freizügig wählbarer Geschwindigkeit herbeizuführen. Die in zwei Jahrzehnten erbrachten Straßenbauleistungen haben weltweit Anerkennung gefunden und waren nicht zuletzt eine der unverzichtbaren Voraussetzungen für den Aufstieg der Bundesrepublik Deutschland. Das Ziel einer vollen Realisierung der Planungen, bei denen insbesondere ein enges Raster von Autobahnen über das Bundesgebiet gelegt worden war, hat sich jedoch im Laufe der 70er Jahre zunehmend als nicht mehr verträglich mit anderen wichtigen Zielen erwiesen. Zu erreichen, daß 85% der Bevölkerung maximal 10 km zur nächsten Autobahn zu fahren haben — damals unter bemerkenswert breiter öffentlicher Zustimmung als Ziel formuliert —, stößt sich nunmehr unwiderlegbar an den geänderten Wertvorstellungen eines „Szenario 2000". Das Straßennetz der Bundesrepublik Deutschland hat unstreitig einen hohen Stand erreicht und zu Recht werden immaterielle Güter, wie Ruhe, saubere Luft und Schutz der Natur deutlicher herausgestellt. Den auf breiter Front wirkenden Widerständen gegenüber nahezu jedem Neubau von Straßen fehlt indessen die notwendige Differenzierung. Denn moderne Straßen verbrauchen nicht nur Fläche und Landschaft, von ihnen gehen nicht nur unerwünschte Trennwirkungen und Emissionen aus, sondern sie haben über die verkehrswirtschaftliche Bedeutung hinaus auch ihren eindeutigen Sicherheitswert. Zudem entlasten beispielsweise Ortsumgehungen die Innerortsbereiche von Verkehrslärm und Abgasen und bringen so Lebens- und Wohnqualität zurück.

Im Ausblick kann als sicher gelten, daß nicht nur infolge neuer Einsichten, sondern vor allem auch wegen der sich langfristig abzeichnenden Not des knappen Geldes, die Befürchtung eines über Netzergänzungen hinaus sich eigendynamisch fortsetzenden Straßenneubaues gegenstandslos geworden ist. Um so größere Bedeutung werden die bauliche Erhaltung der Straßensubstanz, die optimale Ausnutzung des vorhandenen Straßenraumes durch örtliche und großräumige Verkehrslenkung und andere technische Hilfen sowie die Entschärfung von unfallträchtigen Strecken und Konfliktpunkten erlangen. Innerorts trägt insbesondere eine flexiblere Querschnittsgestaltung den neuen Wertvorstellungen Rechnung; einer Differenzierung der Verkehrsflächen wird der Vorzug gegenüber breiteren Fahrbahnen gegeben, vor allem auch weil diese zu unangemessenen Geschwindigkeiten anreizen. Parallel dazu verlaufen die Bemühungen um die Schaffung verkehrsberuhigter Zonen; durch sie soll die Sicherheit in den Städten erhöht und urbanes Leben gesichert und gefördert werden.

17.2 Straßennetz und Straßenentwurf

17.2.1 Netzplanung

Der übergreifenden *Straßennetzplanung* ist die Aufgabe gestellt, die noch erforderlichen Netzergänzungen zu ermitteln, Aussagen über die zeitliche Reihenfolge ihrer Realisierung zu treffen und insgesamt für das Straßennetz ein Ordnungssystem nach Funktion und Straßentyp festzulegen [2]. *Zu erfüllen sind dabei verkehrs-, wirtschafts- und umweltpolitische Forderungen*, wie beispielsweise die erwünschte strukturelle Entwicklung eines Gebietes, die Begrenzung der Umweltbeeinträchtigung auf ein akzeptables Maß, sowie die zweckmäßige Aufteilung des Verkehrsaufkommens auf konkurrierende Verkehrsarten. Erster Schritt ist eine Bestandsaufnahme von sozio-ökonomischen, das Verkehrsaufkommen beeinflussenden Faktoren (Bevölkerung, Fahrzeugbestand, Arbeitsplätze, Maßzahlen für die Wirtschaftskraft u.a.). Aus einer Analyse der aktuellen Verkehrssituation und einer Abschätzung der voraussichtlichen Entwicklung der genannten Faktoren läßt sich mit Hilfe mathematischer Modelle das künftige Verkehrsaufkommen prognostizieren; gleicherweise auch streckenbezogen die Verkehrszustände, die in den kommenden Jahren zu erwarten wären, wenn das bestehende Netz keine Änderung bzw. Ergänzung erfahren würde. Der so zu ermittelnde Bedarf findet nach realistischer Abwägung seinen Niederschlag in Ausbau- und Neubauplänen von Bund, Ländern und Gemeinden.

Aufgrund der historischen Entwicklung besteht in der Bundesrepublik Deutschland eine verwaltungsbezogene Gliederung des Straßennetzes in Bundesfernstraßen (Autobahnen und Bundesstraßen), Landesstraßen, Kreisstraßen und Gemeindestraßen. Diese Gliederung trägt jedoch in vielen Fällen der verkehrlichen Funktion nicht ausreichend Rechnung. Daher wird in der Netzplanung jeweils nach vorherrschender Funktion vereinfacht unterschieden in

- *außerörtliche* Straßen mit *Verbindungsfunktion*
  (weiträumig, regional oder zwischenörtlich),
- *innerörtliche* Straßen mit *Verbindungsfunktion*
  (Schnell- und Hauptverkehrsstraßen),
- *innerörtliche* Straßen mit *Erschließungsfunktion*
  (Verkehrs- und Sammelstraßen),
- *innerörtliche* Straßen mit *Aufenthaltsfunktion*
  (Anlieger- und Wohnstraßen).

Die vorherrschende Funktion bestimmt die bauliche Ausbildung einer Straße. Charakteristische Merkmale, die den Verkehrsablauf beeinflussen und zur Bildung von *Straßentypen* geführt haben, sind:

- *der Querschnitt* (einbahnig mit zwei Fahrstreifen, zweibahnig mit vier oder mehr Fahrstreifen und Richtungstrennung),

- *die Knotenpunkte* (plangleich — Kreuzen in einer Ebene, planfrei — Kreuzen in mehreren Ebenen),

ferner die *Nutzung der angrenzenden Flächen* (anbaufrei, angebaut) sowie die *zugelassene Benutzung* — z. B. nur für Kraftfahrzeuge — und auch die zulässige *Höchstgeschwindigkeit*.

Außerörtliche Straßen für den weiträumigen Verkehr sind durchweg anbaufreie Kraftfahrstraßen mit planfreien Knotenpunkten (zumeist Autobahnen). Ihre Verkehrsqualität muß den dort vorherrschenden größeren Fahrtweiten entsprechen. Der Querschnitt besteht in der Regel aus zwei baulich getrennten Richtungsfahrbahnen. Die zulässige Höchstgeschwindigkeit ist nicht beschränkt; es gilt als Empfehlung eine Richtgeschwindigkeit von 130 km/h [3]. Auf zahlreichen Abschnitten, in denen sich überdurchschnittlich viele Unfälle ereignen, sind jedoch verbindliche Höchstgeschwindigkeiten angeordnet.

Die übrigen außerörtlichen Straßen (regionale und zwischenörtliche Verbindungen) sind überwiegend einbahnig mit zwei Fahrstreifen und plangleichen Knotenpunkten. Die Höchstgeschwindigkeit ist auf 100 km/h begrenzt.

Innerörtliche Straßen mit Verbindungsfunktion werden nicht zuletzt wegen der hohen Verkehrsbelastung im werktäglichen Berufsverkehr überwiegend als anbaufreie zweibahnige Kraftfahrstraßen ausgebildet. Ihre Zweckbestimmung ist es, den Verkehr zu bündeln, d. h. von anderen Straßen abzuziehen; daher soll es möglich sein, auf ihnen deutlich schneller als auf den sonstigen innerörtlichen Straßen zu fahren (Stadtautobahnen 80 km/h, Hauptverkehrsstraßen 70 km/h). Je nach der zu fordernden Verkehrsqualität sind die Knotenpunkte planfrei (Stadtautobahnen) oder plangleich (Hauptverkehrsstraßen mit Lichtsignalregelung).

Die innerörtlichen Straßen mit Erschließungsfunktion dienen zwar primär der Erschließung, übernehmen jedoch häufig auch Verbindungsverkehr. Dadurch begründen sich zumeist die Breite ihrer Querschnitte (weit überwiegend einbahnig) und die ggf. damit verbundenen Eingriffe in historisch gewachsene Strukturen. Die Knotenpunkte sind vor allem wegen der unmittelbaren Verknüpfung mit anderen Straßen stets plangleich. Neben der Fahrbahn werden in der Regel Flächen zum Parken, insbesondere aber für Fußgänger und bei optimaler Entmischung auch für Radfahrer vorgesehen. Die Höchstgeschwindigkeit beträgt in der Regel 50 km/h.

Für innerörtliche Straßen mit Aufenthaltsfunktion hat sich gezeigt, daß die unabdingbare Geschwindigkeitsreduzierung fast stets nur durch bauliche Maßnahmen wie Engstellen, Fahrgassenversatz, Aufpflasterungen und gegebenenfalls auch Bodenschwellen erreicht werden kann, weil sich Verkehrsschilder allein nicht als wirksam erwiesen haben. Wo bei schwachem Verkehr die Fahrbahnfläche gleichzeitig und mit gleicher Berechtigung auch dem Verweilen und Spielen dienen soll, wird Schrittgeschwindigkeit gefordert. Unter dem Sicherheitsaspekt bestehen gegen diese „Mischflächen" Vorbehalte; es wird sich erweisen müssen, ob nicht auch in diesen Zonen besondere Schutzräume für die Verweilenden abzugrenzen sind.

Die einzelnen Straßentypen haben einen unterschiedlichen Sicherheitsgrad, der von zahlreichen geometrischen und externen Faktoren abhängig ist. Ein Vergleich stößt nicht zuletzt wegen der unterschiedlichen Verkehrszusammensetzung auf Schwierigkeiten (Fußgänger innerorts und außerorts, jedoch nicht auf Autobahnen; dort z. B. auch kein Verkehr mit langsamen Fahrzeugen).

Generell sind innerörtliche Bereiche erheblich unfallträchtiger als verkehrsgerecht ausgebaute Außerortsstraßen. Als unbestritten gilt hierbei, daß bei entsprechender Verkehrsbelastung die richtungsgetrennte, kreuzungsfreie Straße (Autobahn) bezogen auf die Fahrleistung zwei- bis dreimal so sicher ist wie eine zweistreifige Straße mit plangleich ausgebildeten Knotenpunkten [4]. Trotz der eindeutigen Sicherheitsvorteile kann aber der richtungsgetrennte Querschnitt aus wirtschaftlichen und ökologischen Gründen nur in begrenztem Umfang verwirklicht werden. Daher sind alle Möglichkeiten auszuschöpfen, um mit dem zweistreifigen Querschnitt so sicher wie möglich zu bauen.

17.2.2 Straßenentwurf [5]

17.2.2.1 Linienbestimmung, Trassenwahl

Bund, Länder und Gemeinden stellen für ihre Gebiete raumordnende und die Flächennutzung sowie die Bebauung steuernde Pläne auf. Die Straßenplanung ist in diesem Rahmen eine wichtige Fachplanung und muß demzufolge mit den anderen Trägern öffentlicher Belange und den Betroffenen abgestimmt werden. Zur Linienbestimmung sind jeweils verschiedene Alternativen zu entwickeln und im Entscheidungsprozeß vergleichend zu bewerten. Wirtschaftliche Vergleichsrechnungen (Nutzen-Kosten-Untersuchungen) bilden hierfür eine wichtige Stütze; in sie werden nicht nur die Baukosten, sondern auch die mit dem späteren Betrieb der Straße verbundenen Unterhaltskosten und die von den Benutzern aufzuwendenden Zeit- und Kraftstoffkosten sowie fallweise auch das Unfallgeschehen und die Lärm- und Abgasimmissionen einbezogen (vgl. hierzu auch Kap. 9).

Die Festlegung der eigentlichen Straßentrasse unterliegt zahlreichen Randbedingungen. Nicht nur die Forderung nach weitgehender Umweltverträglichkeit (s. 17.4) ist zu erfüllen, sondern vor allem auch verkehrswirtschaftliche und technische Aspekte — wie die Einbindung in das bestehende Netz, die Verbindung mit anderen Verkehrswegen (Eisenbahn, Wasserstraßen) sowie deren Nutzungs- und Einflußgrenzen — bestimmen die Wahl der Trasse; schließlich aber auch die Geländebeschaffenheit und im Zusammenhang damit die Ergebnisse geologischer, morphologischer und meteorologischer Begutachtungen, mit denen die Lösbarkeit und Einbaufähigkeit des Bodens, die Stabilität der angeschnittenen und durch Dämme belasteten Geländebereiche sowie ferner für den Verkehrsablauf ungünstige Nebelzonen, Schattenlagen mit besonderen Wintergefahren u. a. aufgezeigt werden.

Die nach Abwägung aller maßgeblichen Belange und technischen Grundlagen schließlich gewählte Trasse wird rechtsverbindlich „festgestellt" (Planfeststellungsverfahren).

17.2.2.2 Entwurfsgeschwindigkeit und Elemente des Entwurfs

Alle für das Geschwindigkeitsverhalten maßgebenden Elemente eines Straßenentwurfs werden auf eine bestimmte „Entwurfsgeschwindigkeit" bezogen. Deren Festlegung (Tabelle 17.1) bewirkt, daß sich die wesentlichen geometrischen Verhältnisse einer Straße für längere zusammenhängende Streckenabschnitte nicht ändern, d.h., daß der Kraftfahrer mit einer einheitlich gestalteten Straße rechnen und sein Fahrverhalten darauf einstellen kann. Die Entwurfsgeschwindigkeit läßt sich vereinfachend definieren als diejenige Geschwindigkeit, bei der ein Personenkraftwagen bei nasser Fahrbahn und gutem Reifenprofil sowie vernünftiger Fahrweise einen bestimmten Straßenzug auch in den Kurven sicher befahren kann. Bei trockener Fahrbahn kann die Entwurfsgeschwindigkeit innerhalb bestimmter Grenzen überschritten werden.

Tabelle 17.1. Entwurfsgeschwindigkeiten außer- und innerörtlicher Straßen [km/h]

Straßengruppe	Querschnitt	Entwurfsgeschwindigkeit
Außerörtliche Straßen mit Verbindungsfunktion	zweibahnig einbahnig	80–120 60–100
Innerörtliche Straßen mit Verbindungsfunktion	zweibahnig einbahnig	60– 80 50– 70
Innerörtliche Straßen mit Erschließungsfunktion	zweibahnig einbahnig	50– 70 40– 60
Innerörtliche Straßen mit Aufenthaltsfunktion	einbahnig	–

Der *Straßenquerschnitt* gliedert sich in Fahrbahn, befestigte Seitenstreifen (Stand-, Mehrzweck-, Parkstreifen), Trennstreifen (Mittelstreifen u. a.), Rad- und Gehwege sowie Bankette. Die Fahrbahn besteht aus zwei oder mehr Fahrstreifen, deren Breite sich aus der höchstzulässigen Fahrzeugbreite und einem geschwindigkeitsabhängigen Bewegungsspielraum zusammensetzt; bei Gegenverkehr wird noch ein Begegnungszuschlag hinzugefügt.

Günstig für die Verkehrssicherheit ist eine Entmischung des Verkehrs durch Zuweisung unterschiedlicher Verkehrsflächen. Wo regelmäßiger Rad- oder Fußgängerverkehr zu erwarten ist oder wo die Mitbenutzung der Fahrbahn wegen der Verkehrsbelastung oder der Geschwindigkeit der Kraftfahrzeuge nicht vertretbar ist, sollen grundsätzlich *gesonderte Rad- und Gehwege* angelegt werden. Im Zuge von Straßen mit Bebauung sind in aller Regel beidseitig Gehwege angeordnet. In jüngster Zeit wird besonders der Radwegebau gefördert; dies findet Ausdruck in entsprechenden Radwegeprogrammen.

Um den Kraftfahrer nicht ständigem, verunsicherndem Bildwechsel auszusetzen, sind verschiedene Regelquerschnitte entwickelt worden (Abb. 17.1), von denen nicht ohne äußeren Zwang abgewichen werden soll. Solcher Zwang ist allerdings häufig aus Gründen des Umweltschutzes, aber auch innerhalb bebauter Gebiete gegeben. Auch ist der Anspruch des Kraftfahrzeugverkehrs sorgfältig abzuwägen gegen die begründete Forderung, mehr als früher Bewegungsräume für den nichtmotorisierten Verkehr zu schaffen. Untersuchungen zum Fahrverhalten verdeutlichen jedoch andererseits, daß dem Bestreben nach Verringerung der Fahrbahnbreiten sicherheitstechnische Grenzen gesetzt sind.

Die Linie einer Straße im *Grundriß* (Lageplan) ist durch *Krümmung und Gerade* bestimmt. Die *Gerade* bietet als kürzeste Verbindung zwischen zwei Punkten den Vorteil, daß sie den Fahrer von Lenkbewegungen entlastet und seine Aufmerksamkeit nicht ständig an den Straßenverlauf bindet. Bei längeren Geraden läßt jedoch erfahrungsgemäß die Konzentration nach. Diese Gefährdung wird erhöht durch den der Geraden immanenten Anreiz zur Geschwindigkeitssteigerung. Zudem wird bei der Fahrt auf der Geraden insbesondere bei hohen Geschwindigkeiten die Fähigkeit des Kraftfahrers, Entfernungen und Geschwindigkeiten entgegenkommender Fahrzeuge zutreffend zu schätzen, eingeschränkt. Berücksichtigt man ferner die bei Nacht gegebene größere Blendgefahr, so wird verständlich, daß es trotz des Vorteils

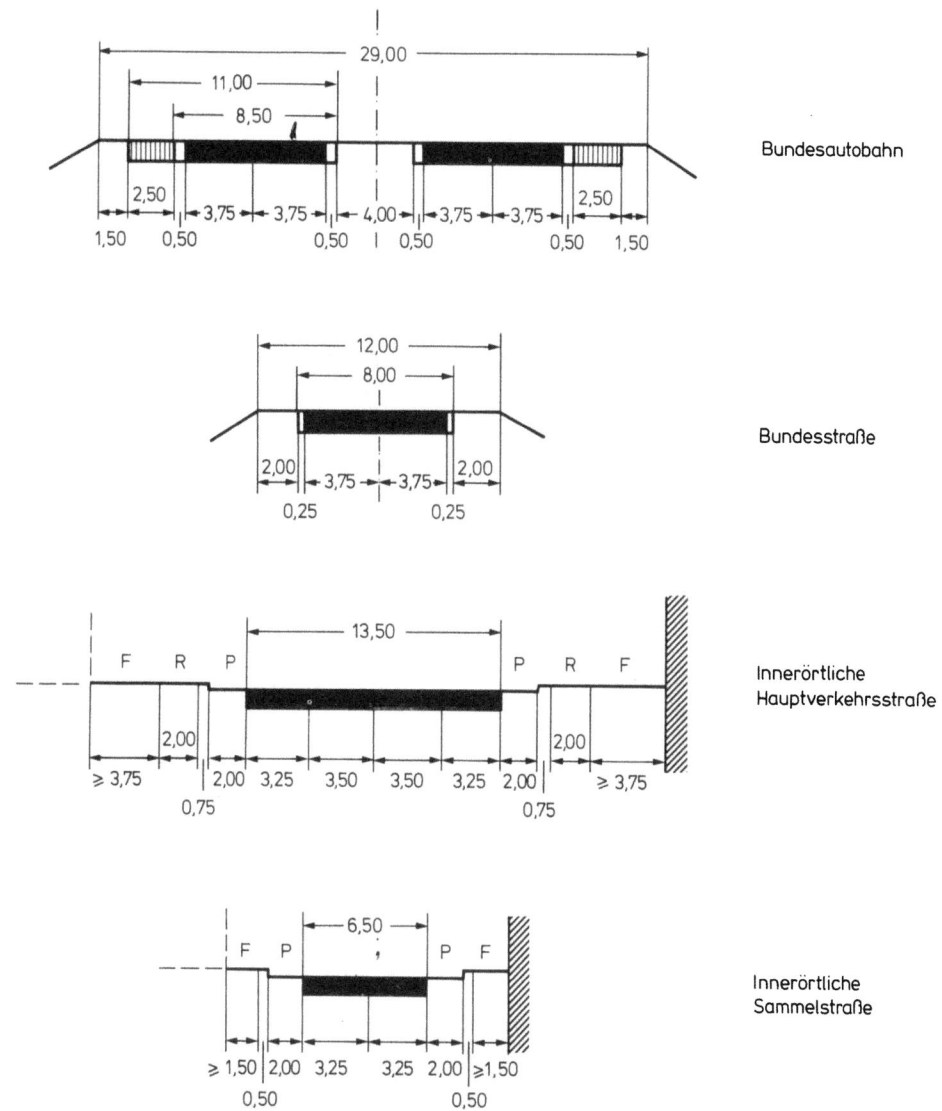

Abb. 17.1. Regelquerschnitte außer- und innerörtlicher Straßen (Beispiele)

günstiger Überholsichtweiten und übersichtlicher Knotenpunkte zu einer „Ächtung" der Geraden als Trassierungselement gekommen ist. Auslösend dafür waren allerdings nicht primär Sicherheitsaspekte, sondern das Bemühen, harmonisch schwingende und die Geländeform aufnehmende Linienzüge entstehen zu lassen. Dabei wurden anfänglich die Gefahren ungenügender Überholsichtweiten unterbewertet. Die Beurteilung ist inzwischen ausgewogener; wird die Gerade in der Länge entsprechend begrenzt, so gilt ihre Einschaltung insgesamt als Sicherheitsvorteil. Die erwähnten Nachteile sind dann erheblich gemindert und treten in der Abwägung zurück.

Zur Richtungsänderung werden *Kreisbögen* gewählt; zwischen Gerade und Kreisbogen oder zwischen zwei aufeinanderfolgenden Kreisbögen werden vor allem außerorts Übergangsbögen mit sich gleichmäßig verändernder Krümmung eingeschaltet. Sie gewährleisten eine allmähliche Änderung der bei der Kurvenfahrt auftretenden Zentrifugalbeschleunigung, dienen gleichzeitig als Übergangsstrecke für den Wechsel der Fahrbahnquerneigung, z. B. zwischen einer Links- und einer Rechtskurve, und helfen auch den optisch unbefriedigenden Linienknick zu vermeiden. Für die Sicherheit der Kurvenfahrt ist wichtig, daß bei schnell befahrenen Straßen die Radien aufeinanderfolgender Kurven in einem ausgewogenen Verhältnis zueinander stehen.

Jede *Kurve erhält* eine bestimmte *einseitige Querneigung*, die zwischen 2,5 und 7% liegt. Höhere Querneigungen verbieten sich wegen der Gefahr, daß Fahrzeuge auf winterglatter Fahrbahn zur Innenseite abrutschen. Der untere Grenzwert ist — wie auch bei der Geraden — erforderlich, um Regenwasser ausreichend rasch von der Fahrbahn abzuleiten und damit vor allem das *Aquaplaning* zu *vermeiden*.

Durch die Querneigung wird aber nur ein Teil der bei der Kurvenfahrt auftretenden Zentrifugalbeschleunigung aufgefangen, der andere Teil muß von der zwischen Reifen und Fahrbahn wirksam werdenden Seitenführungskraft *(Griffigkeit)* übernommen werden. Wie gut die Kräfteübertragung ist, hängt im wesentlichen von der Struktur und stofflichen Zusammensetzung der Fahrbahnoberfläche, der Gummimischung, dem Reifenprofil, der Geschwindigkeit und auch der Fahrweise und dem witterungsbedingten Zustand der Fahrbahn ab. Um auch auf nassen Straßen ein sicheres Fahren zu gewährleisten, wird bei der Festlegung von Mindestradien die bei nasser Fahrbahn vorhandene Griffigkeit zugrunde gelegt, die im Vergleich zur trockenen Fahrbahn deutlich geringer ist. Damit ergeben sich auf Autobahnen Mindestradien nicht unter 500 m, auf sonstigen außerörtlichen Straßen bis zu 150 m und auf innerörtlichen Straßen bis zu 40 m.

Im *Aufriß* (Höhenplan) ist die Linie einer Straße durch *Längsneigungen, Kuppen und Wannen* bestimmt. *Steigungen* erhöhen den Kraftstoffverbrauch, verursachen durch den Geschwindigkeitsabfall von Lastkraftwagen unregelmäßigen Verkehrsablauf und vergrößern die Lärm- und Abgasemissionen. Stärkere *Gefälle* wirken sich nachteilig auf die Verkehrssicherheit aus. Die Längsneigungen sind daher begrenzt; bei Autobahnen auf 4%, bei den übrigen außerörtlichen Straßen auf 8%. Innerorts sind in Ausnahmefällen bis zu 12% zulässig. Beim Wechsel von Längsneigungen entstehen Neigungsbrechpunkte, die durch Kreisbögen ausgerundet werden; dabei sind Mindestwerte einzuhalten, damit beim Befahren keine zu hohen Radialbeschleunigungen auftreten; im Bereich von Kuppen muß zudem die Sichtweite für eine Notbremsung vorhanden sein.

Sicherheit und Qualität des Verkehrsablaufs hängen in besonderem Maße von den *Haltesichtweiten* und *Überholsichtweiten* ab. Problematisch ist vor allem der plötzliche Wechsel von übersichtlichen zu unübersichtlichen Straßenabschnitten. Die Haltesichtweite entspricht der Wegstrecke, die ein Kraftfahrer benötigt, um sein Fahrzeug bei nasser Straße vor einem überraschend auftauchenden Hindernis zum Stillstand zu bringen. Sie setzt sich zusammen aus der Fahrtstrecke während einer Reaktionszeit (2 s bei außerörtlichen und — wegen größerer vorausgesetzter Konzentration — 1,5 s bei innerörtlichen Straßen) und dem eigentlichen Bremsweg. Die Fahrtstrecke während der Reaktionszeit und der Bremsweg hängen von der Fahrgeschwindigkeit ab; daher werden die Haltesichtweiten in Abhängigkeit von der Entwurfsgeschwindigkeit festgelegt. Sie müssen bei allen Straßen stets vorhanden sein. Die Überholsichtweite ist hingegen nur bei einbahnigen Straßen mit Gegenverkehr von Bedeutung. Als Überholsichtweite wird diejenige Strecke bezeichnet, die für einen sicheren Überholvorgang erforderlich ist; sie besteht aus dem eigentlichen Überholweg und dem Weg, der während eines Überholvorganges von einem entgegenkommenden Fahrzeug zurückgelegt wird; hinzu kommt ein Sicherheitsabstand zwischen beiden Fahrzeugen bei Beendigung des Überholmanövers (Abb. 17.2).

insbesondere ohne eine solche Zuordnung ist ein dreistreifiger Querschnitt wegen des hohen Unfallrisikos, das infolge konkurrierender Überholvorgänge gegeben ist, abzulehnen [6].

Neben der sichtweitengerechten Trassierung ist es in der Regel auch *erforderlich, die Seitenräume der Straßen,* vor allem auf der Kurveninnenseite und an Knotenpunkten, von Sichthindernissen (Bepflanzung, Bebauung u. a.) *freizuhalten,* um kritische Annäherungsvorgänge zu vermeiden.

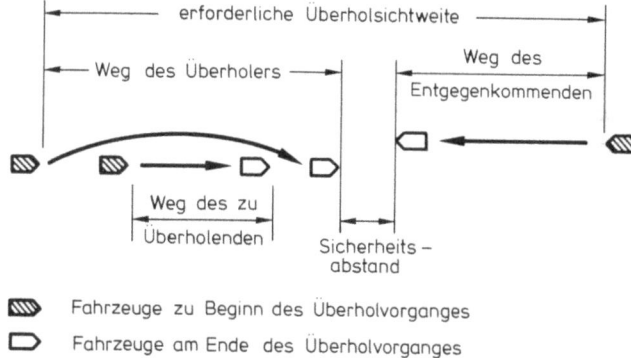

Abb. 17.2. Überholsichtweite

Vor allem in hügeligem und bergigem Gelände ist es weder möglich noch wirtschaftlich, auf die ganze Länge eines Straßenzuges ausreichende Überholsichtweiten vorzusehen. Daher werden für sicheres Überholen bestimmte Mindeststreckenanteile gefordert, die je nach Entwurfsgeschwindigkeit ca. 25% der Gesamtstrecke betragen und die möglichst gleichmäßig verteilt sein sollen. Wo die Forderung angemessener Mindeststreckenanteile nicht zu erfüllen ist, werden in besonderen Fällen an Straßen mit Gegenverkehr abschnittsweise zusätzliche Überholstreifen angelegt, um aufgestautes Überholbedürfnis abzubauen. Bei der so entstehenden Straße mit drei Fahrstreifen müssen jeweils zwei Streifen durch Markierung und Verkehrszeichen einer Richtung zugeordnet sein. In allgemeiner Anwendung und

17.2.2.3 Knotenpunkte

Knotenpunkte dienen der Verknüpfung von Straßen. *Sie müssen rechtzeitig erkennbar, übersichtlich und begreifbar sein.* Damit wird beispielsweise frühzeitiges Einordnen ermöglicht; das Verhalten anderer, vor allem vorfahrtberechtigter Verkehrsteilnehmer kann richtig eingeschätzt werden. Die Forderung der Begreifbarkeit ist allerdings bei komplizierten Verkehrsführungen häufig nur teilweise zu erfüllen, insbesondere weil Abbiegefahrbahnen nicht immer auf direktem Wege in Zielrichtung geführt werden können. Erleichtert wird die Begreifbarkeit durch einheitliche geometrische Gestaltung der Knotenpunkte sowie der Leiteinrichtungen, Verkehrsinseln und Fahrbahnmarkierungen. Generell sind optimale Verkehrsführung und flächensparende sowie kostengünstige Knotenpunktausbildung zumeist im Zielkonflikt.

Wichtigstes Einteilungsmerkmal ist die Unterscheidung in *plangleiche* und *planfreie Knotenpunkte*. Bei plangleicher Ausbildung kreuzen sich die Verkehrsströme in einer Ebene, bei planfreier Gestaltung werden das Kreuzen und damit die gegenseitige Gefährdung durch Verkehrsführung in zwei oder mehreren Ebenen unterbunden. Bei plangleichen Knotenpunkten ist sowohl innerorts wie außerorts die einfachste und zugleich häufigste Form die Kreuzung mit vier bzw. die Einmündung mit drei Armen. Aus Gründen der Verkehrssicherheit und der Leistungsfähigkeit erhalten *plangleiche Knotenpunkte* je nach Stärke und Geschwindigkeit des Verkehrs *gesonderte Abbiegestreifen und* werden durch *Verkehrsinseln* gegliedert. Tropfenförmige Ausbildung von Verkehrsinseln soll die Wartepflicht verdeutlichen und auf den Kraftfahrer „bremsend" wirken. Innerorts dienen Inseln vor allem auch Fußgängern zum sicheren Überqueren der Fahrbahn. Da Einmündungen aufgrund der geringeren Konfliktmöglichkeiten gegenüber Kreuzungen deutliche Sicherheitsvorteile bieten, findet außerorts auf schnell befahrenen Straßen zunehmend das in Abb. 17.3 dargestellte System Anwendung.

Eines der kennzeichnenden Merkmale für *planfreie Knotenpunkte* ist, daß im Ausfahrbereich ein *Ausfädelungsstreifen und* analog dazu im Einfahrbereich ein *Streifen zum Einfahren* angeordnet wird; auf diesen Streifen können die Fahrzeuglenker beim Ausfahren die Geschwindigkeit ohne Störung des durchgehenden Verkehrs vermindern bzw. beim Einfahren steigern und dabei die jeweilige Lücke im durchgehenden Verkehrsstrom leichter und sicherer nutzen. Der Einfädelungsstreifen ist zugleich auch für die Leistungsfähigkeit der Zufahrt von Bedeutung.

Bei planfreien Autobahnknotenpunkten ist u. a. zu unterscheiden zwischen Anschlußstellen und Autobahnknoten (Abb. 17.4). Bei Anschlußstellen ist nur eine der beiden Straßen kreuzungsfrei angeschlossen.

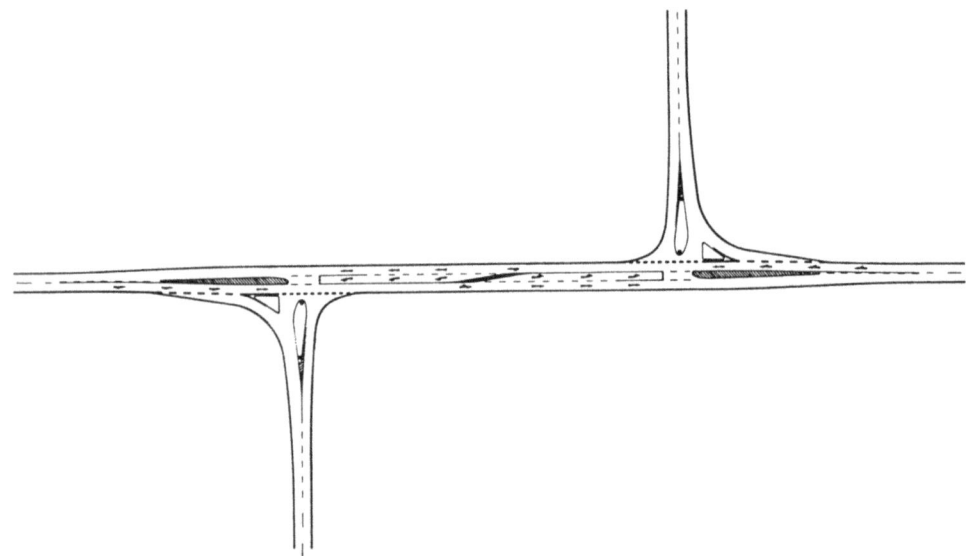

Abb. 17.3. Versetzte Einmündung als Ersatz für eine plangleiche Kreuzung

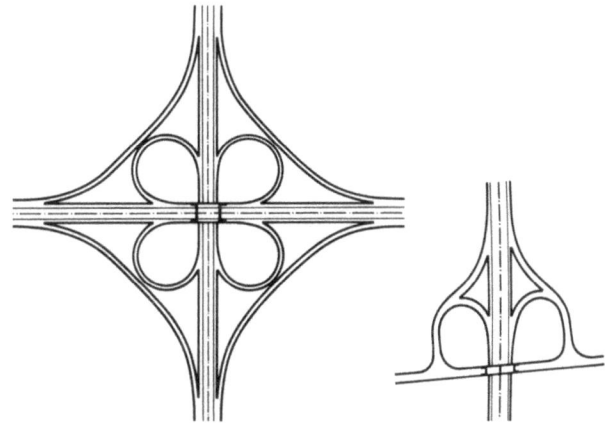

Abb. 17.4. Autobahnknoten *(links)* und Anschlußstelle *(rechts)*

17.2.2.4 Räumliche Linienführung, Fahrraumgestaltung

Die Linienführung einer Straße ist dreidimensional und wird vom Kraftfahrer auch so empfunden. Dem entwerfenden Ingenieur ist die schwierige Aufgabe gestellt, die Straße stets räumlich zu sehen, obwohl sie in getrennten Arbeitsschritten entworfen wird. Zahlreiche Forschungen auf dem Gebiet der Wahrnehmungspsychologie haben verdeutlicht, daß die *räumliche Linienführung und die Gestaltung des Fahrraumes von maßgebendem Einfluß auf ein situationsgerechtes Verhalten des Kraftfahrers und somit auf die Verkehrssicherheit sind.*

Ein Straßenverlauf ist optisch und fahrdynamisch vorteilhaft, wenn die Wendepunkte der Krümmungen im Lageplan und im Höhenplan ungefähr an derselben Stelle liegen. Ist der Lageplan kurvig, der Höhenplan hingegen gestreckt, so wirkt dies wie ein unnötiges Schlängeln; ist der Straßenverlauf nicht vollständig einsehbar und ändert die Straße zudem ihre Richtung, so „springt" sie und wird unklar (Abb. 17.5). Bei Kuppen wird dem Kraftfahrer der Richtungssinn rechtzeitig verdeutlicht, wenn die Ausrundungen in Kurven gelegt werden. Neben dem räumlichen Verlauf des Fahrbahnrandes bestimmen Bewuchs und Bebauung das Fahrverhalten. *Bepflanzung* dient nicht nur der landschaftsgerechten Eingliederung, sondern ist auch ein *Hilfsmittel zur Verbesserung der Verkehrssicherheit.* So verdeutlichen Bäume und Sträucher den Straßenverlauf durch Kurven und über Kuppen weit im voraus und können gegebenenfalls technische Leiteinrichtungen ersetzen. Geschlossene Bepflanzung erzeugt eine Tiefenwirkung des Straßenraumes, gibt dem

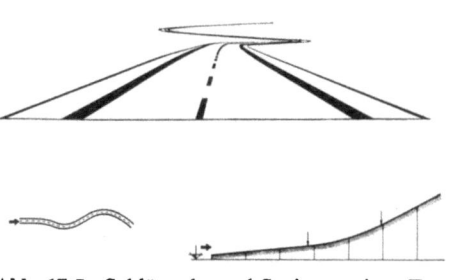
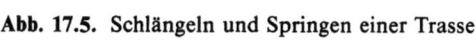
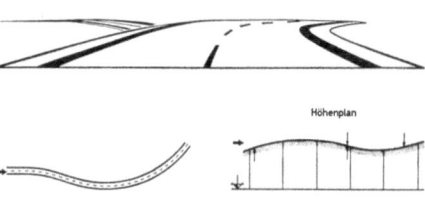

Abb. 17.5. Schlängeln und Springen einer Trasse

Kraftfahrer Maßstäbe und trägt auch zu angemessenen Geschwindigkeiten bei. Bei schnell befahrenen Straßen sind entsprechende Abstände vom Fahrbahnrand allerdings unabdingbar; insbesondere dort stellen straßennahe Bäume eine Gefahr dar, die durch ihre verkehrsführende Wirkung kaum ausgeglichen werden dürfte.

In bebauten Gebieten dominiert der Einfluß der Bausubstanz. Die Gestaltung des Straßenraumes erfordert hier enge Zusammenarbeit zwischen Entwurfsingenieur und Städteplaner. Die einzelnen Straßenbilder und damit die Identifikation mit der Örtlichkeit sollen dabei soweit wie möglich Vorrang haben vor der fahrdynamischen Trassierung; da der langsam fahrende Kraftfahrer einen breiteren Straßenraum erfaßt, gewinnt ohnehin das Querschnittsbild im Nahbereich gegenüber der in die Tiefe gerichteten Linienführung an Bedeutung.

17.3 Straßenausstattung und Straßenbetrieb

17.3.1 Leiteinrichtungen, Schutzeinrichtungen

Die meisten Straßen sind mit *optischen Leiteinrichtungen* sowie mit *Schutzeinrichtungen* ausgestattet, um den Verkehrsablauf zu erleichtern und vor allem, um die systemimmanenten und durch riskantes Verhalten entstehenden Gefahren soweit wie möglich zu mindern.

Fahrbahnmarkierungen gliedern die Verkehrsflächen und helfen dem Kraftfahrer insbesondere bei schlechten Sichtbedingungen (Nacht, Regen, Nebel) zur Vorausorientierung im Nahbereich. Besonders wichtig ist die Markierung des Fahrbahnrandes; durch sie wird der Tendenz, in der Fahrbahnmitte zu fahren, entgegengewirkt, und ferner relativer Schutz gegen die Gefahr, von der Fahrbahn abzukommen, geboten. Markierungen übernehmen aber auch als Gebote und Verbote verkehrsregelnde Funktionen. In technischer Hinsicht müssen sie rutschfest, bei Tag und Nacht sichtbar — durch Glasperlenzusatz sind sie retroreflektierend — und ausreichend verschleißfest sein. An Material und Art der Aufbringung werden daher hohe Anforderungen gestellt. Ständige Fahrbahnmarkierungen sind in der Bundesrepublik Deutschland wegen der besseren Erkennbarkeit bei Tag und Nacht ausschließlich weiß. Vorübergehende Markierungen in Baustellen werden aus Gründen eindeutiger Unterscheidbarkeit in gelber Farbe ausgeführt; sie setzen die weiße Markierung außer Kraft.

Auf größere Entfernung wird der *Straßenverlauf* durch beidseitig angeordnete *Leitpfosten* kenntlich gemacht. Sie stehen in der Regel im Abstand von 50 m, in engen Kurven und in nebelreichen Abschnitten im Abstand von 25 m. Reflektoren strahlen das Scheinwerferlicht auf größere Entfernung zurück. Besondere Gefahrenpunkte, z. B. überraschend enge Kurven oder bauliche Hindernisse, werden zusätzlich durch rot-weiß-schraffierte Tafeln oder Baken gekennzeichnet. An schnell befahrenen zweibahnigen Straßen werden in besonders blendungsgefährdeten Abschnitten im Mittelstreifen *Blendschutzeinrichtungen* aufgestellt; solange die Mittelstreifenbreite es zuläßt, wird jedoch einer Blendschutzbepflanzung der Vorzug gegeben. Um Tiere von Fahrbahnen abzuhalten, werden unter bestimmten Voraussetzungen *Wildschutzzäune* aufgestellt. Drahtgeflecht hat sich bewährt, während Elektrozäune ebenso wie die im Scheinwerferlicht aufblitzenden „Wildspiegel" nur vorübergehend eine abschreckende Wirkung zeigen.

Die *Beleuchtung* von Straßen muß grundsätzlich — trotz eines bestimmten Kompensationseffektes infolge höherer Geschwindigkeiten — als sicherheitsfördernd angesehen werden. Flächendekkend oder auch nur über größere Netzteile kann sie jedoch außerorts schon wegen der hohen Investitions- und Betriebskosten und vor allem auch aus energiewirtschaftlichen Gründen nicht installiert werden. Sie kommt nur dort in Betracht, wo besondere Konfliktsituationen oder Desorientierungsgefahren bestehen, fallweise und in begrenzter Länge im Vorfeld von Städten und an hochbelasteten Verbindungen in Verdichtungsräumen, insbesondere auch bei dichter Knotenfolge. Innerorts hingegen wird Beleuchtung allgemein schon wegen des hohen Anteils an querendem Fußgänger- und Zweiradverkehr angeordnet. Der Sicherheitsgewinn begründet hier unbestritten den Aufwand; er ist auch gegenüber außerörtlichen Straßen deutlich höher (s. hierzu auch Kap. 18).

Die auf Autobahnen für den Betriebsdienst erforderlichen Fernmeldesäulen (*Notrufsäulen*) sind zu einer unverzichtbaren Einrichtung zur Übermittlung von Hilfeersuchen, besonders bei der in den 70er Jahren intensiv verbesserten Unfallrettung, geworden. Dieses Notrufsystem wurde auch auf Teile des Bundesstraßennetzes ausgeweitet. Die weitere Entwicklung wird davon abhängen, ob sich ein alternatives System (Autonotfunk) als überlegen und realisierbar erweist.

Schutzplanken haben einen entscheidenden Beitrag zur Straßenverkehrssicherheit geleistet. Sie bewahren die Insassen abkommender Fahrzeuge häufig vor schwerem Schaden und die Fahrer davor, andere zu gefährden. Dies gilt in besonderem Maß für die Trennung zweier im Gegenverkehr befahrener Fahrbahnen. Der konstruktiven Ausbildung von Schutzplanken liegt das Prinzip zugrunde, auch bei schwerem Anprall die Verzögerungen für die Fahrzeuginsassen erträglich zu halten und gleichzeitig ein Zurückschleudern der Fahrzeuge zu verhindern. Zudem müssen sie „durchbruchsicher" auch für mittelschwere Lastkraftwagen sein; sie dürfen jedoch nicht so starr sein, daß diese über die Schutzplanke kippen. Die derzeit gebräuchlichen Konstruktionen von Stahlschutzplanken sind nach diesen Anforderungen in umfangreichen Anfahrversuchen optimiert worden. Ist zu wenig Raum für die elastische und plastische Verformung nachgiebiger Schutzplanken vorhanden, so werden verschiedentlich „harte" Einrichtungen aus Beton angeordnet; durch entsprechende Formgebung wird versucht, die Anprallfolgen gering zu halten.

17.3.2 Verkehrszeichen, Signalanlagen, Wegweisung

Verkehrszeichen, einschließlich der wegweisenden Schilder, sowie Lichtsignalanlagen dienen der Lenkung und Regelung des Verkehrs. Für die Bedeutung der meisten Zeichen wurden auf internationaler Ebene feste Vereinbarungen getroffen. Gestaltung und Aufstellung sind für die Bundesrepublik Deutschland in der Straßenverkehrsordnung (StVO), in Verwaltungsvorschriften sowie in speziellen Richtlinien geregelt. *Gefahrzeichen* sind dort aufzustellen, wo es für die Sicherheit des Verkehrs unbedingt erforderlich ist, weil auch ein aufmerksamer Kraftfahrer die Gefahr nicht rechtzeitig erkennen kann bzw. nicht mit der Gefahr rechnen muß. *Vorschriftszeichen* sind alle Verbots- und Gebotszeichen. Sie regeln z. B. auch die Geschwindigkeiten und die Vorfahrt oder schreiben einer bestimmten Verkehrsart die Benutzung besonderer Straßenteile vor. *Richtzeichen* geben besondere Hinweise zur Erleichterung des Verkehrs; sie können auch Anordnungen für bestimmte Straßen oder Straßenbereiche enthalten (z. B. Vorrangzeichen, Kennzeichnung von Autobahnen, Markierungen, Ortstafeln, Fußgängerübergänge, verkehrsberuhigte Bereiche). Den Richtzeichen zugeordnet ist die wegweisende Beschilderung. *Gute Wegweisung ist einheitlich, eindeutig und verständlich, und sie vermittelt nur die unbedingt notwendigen Informationen,* um den Kraftfahrer nicht zu überfordern. Vor allem das Gebot der Informationsbegrenzung ist aber oft nur schwer zu erfüllen; auch deshalb, weil immer wieder lokale Interessen durchgesetzt werden. An Material und Anbringung von Verkehrszeichen und Wegweisern sind hohe Anforderungen zu stellen, weil sie noch unter ungünstigen Witterungs- und Sichtverhältnissen erkennbar sein müssen. Welche Bedeutung eine verkehrsgerechte Beschilderung hat, zeigt sich nicht zuletzt auch in der Erscheinung der Falschfahrten auf Autobahnen, für die eine umfassende Untersuchung [7] den Orientierungsverlust als wichtige Ursache ausweist.

Lichtsignalanlagen geben die Zufahrt zu Konfliktflächen frei oder sperren sie; dieser Wechsel wird zumeist in festen zyklischen Umläufen vollzogen. In erster Linie helfen Lichtsignalanlagen Unfälle verhindern und geben dabei auch den schwächeren Verkehrsteilnehmern einen Schutz; darüber hinaus steigern sie maßgeblich die Leistungsfähigkeit stark belasteter Knotenpunkte. Um die Zahl der Halte- und Anfahrvorgänge so gering wie möglich zu halten (Erhöhung der Leistungsfähigkeit, Minderung des Energieverbrauches und der Lärm- und Abgasemissionen) werden Lichtsignalanlagen zunehmend verkehrsabhängig gesteuert, wobei die Grün- und Rotzeiten weitgehend nach der augenblicklichen Verkehrsbelastung bestimmt werden. Dies erfordert allerdings einen nicht unbeträchtlichen Aufwand, vor allem für die in die Straße einzubauenden Detektorsysteme. Auch bei der Bestimmung der Umlaufzeiten sind Zielkonflikte unvermeidbar. Wird z. B. dem Linksabbieger aus Sicherheitsgründen eine eigene Grünzeit zur Verfügung gestellt, während die anderen Ströme warten müssen, so verringert sich die Leistungsfähigkeit; gleichzeitig werden Kraftstoffverbrauch sowie Umweltbeeinträchtigungen höher. Diese Konflikte werden durch das Erfordernis, auch Fußgänger und Radfahrer bei der Signalregelung angemessen zu berücksichtigen, noch verstärkt.

17.3.3 Verkehrssteuerung, Verkehrsbeeinflussung

Die Restriktionen beim Straßenneubau zwingen dazu, das vorhandene Straßennetz optimal auszunutzen. Ziel entsprechender Techniken ist es, hohes Verkehrsaufkommen sinnvoll zu steuern und zu verteilen, um der Gefahr von Verkehrszusammenbrüchen oder Verkehrsstauungen zu begegnen und die Verkehrssicherheit inbesondere durch Reduzierung von Auffahrunfällen zu erhöhen. Wegen der hohen Investitions- und Folgekosten wird der Einsatz von Verkehrsbeeinflussungssystemen allerdings vorerst auf wenige stark belastete Fernverkehrsstraßen beschränkt bleiben müssen.

Es wird unterschieden in streckenbezogene Maßnahmen (Linienbeeinflussung) und netzbezogene Maßnahmen (Netzbeeinflussung). Aufgabe der *Linienbeeinflussung* ist es, die Leistungsfähigkeit eines gegebenen Straßenquerschnittes besser auszunutzen. Dies geschieht meist durch sog. Wechselverkehrszeichen, mit denen situationsangepaßt unterschiedliche Höchstgeschwindigkeiten angezeigt werden und vor Stau gewarnt wird. Die Steuerungsanzeige erfolgt derzeit überwiegend manuell, aufgrund der Beurteilung der Verkehrssituation durch das Straßenbetriebspersonal; eine Ausweitung auf automatischen Betrieb ist bei einer Reihe von Anlagen geplant. Besonders kostenintensiv ist die hierbei erforderliche Verkabelung über große Strecken. Eine Sonderform der Linienbeeinflussung stellt die Fahrstreifenzuteilung mit Dauerlichtzeichen dar. Sie wird angewandt für die Zusammenführung von Richtungsfahrbahnen in Knotenpunkten von Autobahnen bei stark veränderlicher Verkehrsbelastung oder vor Tunneln sowie auch vor Grenzstationen; ferner bei innerstädtischen Straßen mit extremen Verkehrsschwankungen in einer Fahrtrichtung (z. B. Zufahrt zu Sportstätten).

Ziel der *Netzbeeinflussung* ist es, durch zeitweise Verlagerung von Verkehrsströmen auf Alternativrouten das Verkehrsaufkommen gleichmäßiger auf das Straßennetz zu verteilen; dies geschieht zumeist durch Wechselwegweiser an Autobahnknoten, mit denen je nach augenblicklicher Verkehrsbelastung die Weiterfahrt zu bestimmten Fernzielen über eine schwächer belastete, jedoch hinreichend leistungsfähige Strecke empfohlen wird. Zukunftsorientiert wird mit dem Autofahrer-Lenkungs- und Informationssystem (ALI) ein Verfahren erprobt, bei welchem der Fahrer nach Wahl seines Fahrtzieles geeignete Richtungsanweisungen und Angaben über die Straßen- und Verkehrsverhältnisse unmittelbar auf eine Anzeigetafel im Fahrzeug übertragen erhält.

17.3.4 Winterdienst, Glatteis- und Nebelwarnung

Winterliche Straßenglätte kann mit abstumpfenden und mit auftauenden Mitteln bekämpft werden. Abstumpfende Materialien wie Splitt und Grus bringen jedoch nur bei geringem Verkehr eine hinreichende Wirkung, weil sie sonst weggeschleudert werden. Auftauende Stoffe (Salz als NaCl und $CaCl_2$) verursachen Schäden an den Fahrzeugen und im Umfeld der Straße (Bodenversalzung); sie sind jedoch vorerst kaum substituierbar, wenn in kritischen Witterungssituationen der Verkehr aufrecht erhalten und einigermaßen sicher abgewickelt werden soll. Sparsame Verwendung ist allerdings geboten; dazu tragen Feuchtsalz, das nicht verweht wird und eine größere Tauwirkung hat, sowie vor allem auch genaue Dosiereinrichtungen bei. Die dem Salz zuzuordnenden Schäden sind nicht nur durch den Kraftverkehr bedingt; insbesondere Bäume werden häufig durch Ausbringen unkontrolliert hoher Salzmengen auf den Gehwegen geschädigt.

Glatteiswarneinrichtungen haben sich bewährt; ihr Einsatz beschränkt sich aber auf besondere Gefahrenpunkte wie Brücken, Übergangszonen, Straßenlagen in Kaltluftstaus. Ähnliches gilt auch für Nebelwarnanlagen, die nicht flächendeckend, sondern nur in Zonen hoher Nebelhäufigkeit eingerichtet werden können.

Spikesreifen bringen ihren Benutzern bei winterlichen Bedingungen gewisse Vorteile. Andererseits führen sie zu Straßenschäden, vor allem zu Spurrinnenbildung, und setzen damit Verkehrsgefahren durch Aquaplaning. Die Unfälle im Winter sind infolge des bestehenden Spikesreifenverbotes eher zurückgegangen, nicht zuletzt weil weniger und langsamer gefahren wird. Problematisch sind allerdings kritische Einzelsituationen und die Erreichbarkeit abgelegener Regionen, besonders in bergigem Gelände. Hier ist auf Schneeketten zurückzugreifen, für die es inzwischen neue, vor allem bedienungsfreundlichere Ausführungen gibt; auch Kunststoffketten mit Spikes sind zugelassen.

17.4 Beeinträchtigung der natürlichen und anthropogenen Umwelt

„Straße und Umwelt" ist zu einem eigenständigen Teilgebiet des Straßenwesens geworden. Das Streben nach Einfügung der Straße in die umgebende Landschaft reicht zwar weit in die 30er Jahre zurück

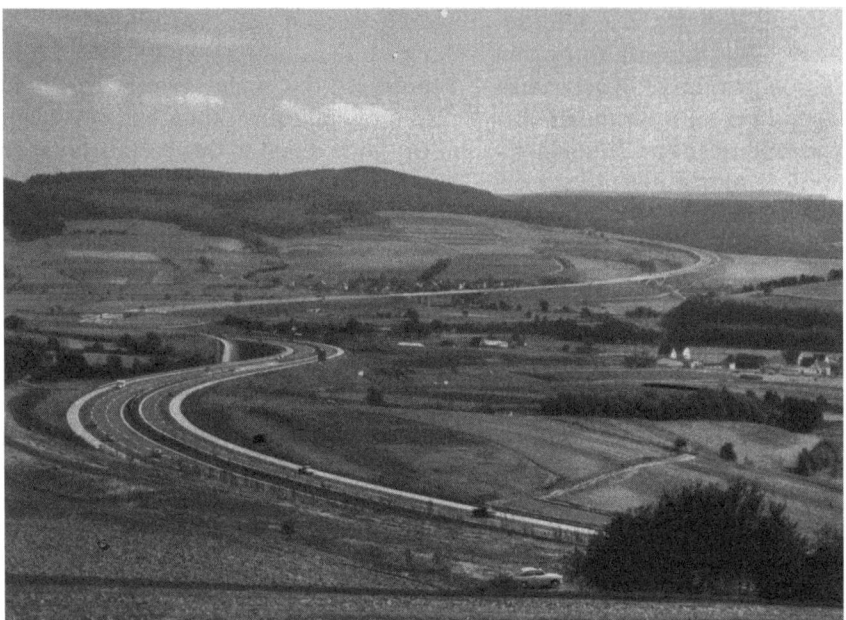

Abb. 17.6. Einpassung in die Landschaft

und gerade in Deutschland wurde hier Hervorragendes geleistet (Abb. 17.6). Eine Gesamtschau, d. h. die vertiefte und ausgewogene Wertung aller naturbezogenen und anthropogenen Umweltfaktoren setzte jedoch erst in den 70er Jahren ein. Dabei gingen die Anstöße zunächst weitgehend von einseitig ökologisch orientierten Kräften aus; ihr Verdienst bleibt, deutlich Signale gesetzt zu haben. Andererseits ist seither der Entscheidungsraum vielfach durch unrealistische Forderungen und Blickverengungen gekennzeichnet.

Das Bundesnaturschutzgesetz (1976) und andere Regelungen zwingen heute jeden Projektträger zu umweltfreundlicher Planung; Bund und Länder fordern bei Straßenbaumaßnahmen grundsätzlich die Umweltverträglichkeitsprüfung für verschiedene Alternativen der Projekte (z. B. unterschiedliche Linienführungen). In einem frühen Planungsstadium ist dann der landschaftspflegerische Begleitplan aufzustellen, der Bestandteil der Planfeststellungsunterlagen wird. In diesem Begleitplan wird die Landschaft nach Funktion, Eignung, Entwicklungstendenzen und Nutzungskonflikten beurteilt, und je nach Art und Schwere des Eingriffes werden entsprechende Ausgleichsmaßnahmen festgelegt.

Zahlreiche Erkenntnisse haben inzwischen ihren Niederschlag in Richtlinien und Anwendung in der Praxis gefunden. Sie beziehen sich auf das Relief des Geländes, auf das Gestein und den Boden sowie auf den Wasserhaushalt, vor allem in grundwassernahen Planungsbereichen; sie richten sich auch auf Naturzellen, die dem Naturhaushalt nicht entzogen werden dürfen, sowie auf die Lebensstätten schutzwürdiger Pflanzen und Tiere, damit die biologische Vielfalt und Eigenart des jeweiligen Gebietes erhalten bleibt. Gegenüber kostengünstigeren Erddämmen wird beispielsweise häufiger eine Aufständerung der Fahrbahnen gewählt, um Kaltluftstaus und damit eine Störung des Kleinklimas zu vermeiden; für Bäume und Pflanzenbestände, die nicht erhalten werden können, wird durch Neupflanzungen Ersatz geschaffen, wertvolle Solitärbäume bis zu beachtlicher Größe werden umgepflanzt. Die Beispiele ließen sich fortsetzen bis hin zum Ersatz von Laichgewässern und eigenen tunnelartigen Durchlässen für die Querung von Kriechtierzügen.

Insgesamt gilt als nachgewiesen, daß Eingriffe und Störungen nicht stets irreversibel sind, sondern sich oft wieder ein neues ökologisches Gleichgewicht einstellt [8]. Andererseits darf nicht übersehen werden, daß der durch den Verkehrskörper erzeugte unmittelbare Flächenanspruch der Verkehrsträger die Eingriffswirkung nicht vollständig beschreibt. So können vor allem Straßen- und Schienenwege eine künstliche Trennung von strukturell und funktional zusammenhängenden Landschaftseinheiten bewirken. Die entstehenden Zwischenräume sind zudem von Immissionen betroffen. Aus diesen Gründen ist gerade in den bereits stärker verdichteten Räumen dem Zergliederungsgrad sowie der Größe und der Gestalt der verbleibenden Zwischenräume besondere Beachtung zu schenken.

Die Beeinträchtigung der anthropogenen Umwelt ist, wenn ihr das Unfallgeschehen nicht zugeordnet wird, vor allem durch die Verkehrsimmissionen gekennzeichnet. Außer den schädigenden Wirkungen der Abgase (s. hierzu Kap. 9) ist der Verkehrslärm zu einem der Kernprobleme geworden. Gesetzliche Festlegungen von zumutbaren Lärmgrenzwerten stehen noch aus; in den 1983 erschienenen Richtlinien der Bundesregierung sind für Wohngebiete Werte von 62/52 dBA bei der Anlage neuer Straßen und von 75/65 dBA für bestehende Straßen (jeweils Tag/Nacht) festgelegt worden.

Um in kritischen Zonen eine Minderung der Lärmimmissionen zu erreichen, wurden und werden zunehmend Lärmschutzwände und -wälle gebaut (aktiver Lärmschutz). Sie sind eine notwendige und wirksame, wenn auch nicht voll befriedigende Maßnahme, weil sie optisch störend, raumtrennend und teuer in Bau und Unterhaltung sind. Die Alternative ist der passive Lärmschutz, im Regelfall durch lärmgedämmte Fenster [9, 10]. In komplexen Situationen gilt der Tunnel als letzter Ausweg; hohe Bau- und Betriebskosten sowie einige Sicherheitsnachteile sind dabei gegen den Gewinn an Umweltschutz und Stadterhaltung abzuwägen. Die berechtigte Forderung einer Minderung des Lärms an der Quelle, d. h. am Fahrzeug, wird nur längerfristig zu erfüllen sein; insbesondere für die störenden Reifenrollgeräusche ist eine durchgreifende Lösung — geringes Geräusch bei gleichzeitig sicherem Kraftschluß zwischen Reifen und Fahrbahn — noch nicht in Sicht.

Umweltbeeinträchtigungen möglichst gering zu halten, ist eine vorrangige Aufgabe. Sie ist aber nicht durch Erfüllung extremer Globalforderungen, sondern in fallweiser Abwägung zu lösen. Eine beeinträchtigungsfreie Verkehrswelt wird es nicht geben. Auch können ökologisches Optimum und Freisein von Immissionen nicht schlechthin mit Lebensqualität gleichgesetzt werden; der Bürger will bislang sowohl intakte Umwelt als auch Mobilität.

Literatur

1 Bundesminister für Verkehr (1970) Ausbau der Bundesfernstraßen 1971–1985. Gesetz über den Ausbau der Bundesfernstraßen in den Jahren 1971 bis 1985 vom 30. Juni 1971. BGBl I, S 873
2 Forschungsgesellschaft für das Straßenwesen (1977) Richtlinien für die Anlage von Landstraßen — (RAL-N)
3 Bundesanstalt für Straßenwesen — Projektgruppe Autobahngeschwindigkeiten (1977) Auswirkungen einer Richtgeschwindigkeit

im Vergleich zu einer Höchstgeschwindigkeit von 130 km/h auf Autobahnen

4 Ernst R (1978) Zur Frage der Abschätzung von Unfallanzahlen. Stellungnahme der Bundesanstalt für Straßenwesen

5 Forschungsgesellschaft für das Straßenwesen. Richtlinien für die Anlage von Straßen (RAS-L, RAS-Q, RAS-K u. a.)

6 Bundesanstalt für Straßenwesen (1979) Dreistreifige Straßen mit Gegenverkehr ja oder nein? Forschungsber Bereich Straßenverkehrstech Heft 1

7 Bundesanstalt für Straßenwesen (1981) Untersuchungen zur Verhinderung von Falschfahrten auf Autobahnen. Forschungsber Bereich Straßenverkehrstech, Heft 3

8 Ellenberg H, Müller K, Stottele T (1981) Straßen — Ökologie. In: (Hrsg) Ökologie und Straße. Broschürenreihe Dtsch Straßenliga e V, Bonn, Heft 3

9 Der Bundesminister für Verkehr (1981) Richtlinien für den Lärmschutz an Straßen (RLS-81).

10 Krell K, Reinhold G (1979) Schallschutzmaßnahmen an Straßen. In: Wehner B, Siedek P, Schulze K-H (Hrsg) Handbuch des Straßenbaus, Bd. 1. Springer, Berlin Heidelberg New York, S 463-499

18. Beleuchtungsverhältnisse im Straßenverkehr

K. Krell und J. Krochmann

18.1 Beleuchtungsverhältnisse und Verkehrssicherheit

Etwa 90% aller für den sicheren Ablauf des Straßenverkehrs nötigen Informationen werden über das Auge empfangen (Schober 1950). Die Beleuchtungsverhältnisse sind deshalb für Sicherheit und gutes Funktionieren des Straßenverkehrs von erheblicher Bedeutung. Je nach ihren Oberflächeneigenschaften reflektieren beleuchtete Objekte einen mehr oder weniger großen Anteil des auftreffenden Lichtes. Der Mensch differenziert das von den Gegenständen in sein Auge fallende Licht nach dem Helligkeitseindruck (der Leuchtdichte) und dem Farbeindruck (Farbvalenz, Farbort). Wichtig für die Wahrnehmung verhaltensrelevanter Objekte ist ihre Form (Größe) und ihr Kontrast zum Hinter- und Untergrund.

Sieht man von einer Blendung ab, so gilt:
Mit zunehmender Leuchtdichte im Gesichtsfeld
- können immer geringere Kontraste wahrgenommen werden,
- können immer kleinere Objekte erkannt werden,
- wird die Differenzierung nach dem Farbeindruck erleichtert und
- nimmt die Akkommodationszeit bei Blickrichtungsveränderungen (z. B. Blick von der Straße auf den Tacho und zurück) ab.

Es ist demnach zu erwarten, daß es bei ungünstigen Beleuchtungsverhältnissen zu mehr Unfällen kommt. Tatsächlich sind die *Unfälle pro gefahrenen Fahrzeugkilometer bei Nacht etwa doppelt so hoch wie bei Tag* (Brühning et al. 1978). Wenn diese Unterschiede auch nur z. T. auf die unterschiedlichen Beleuchtungs-

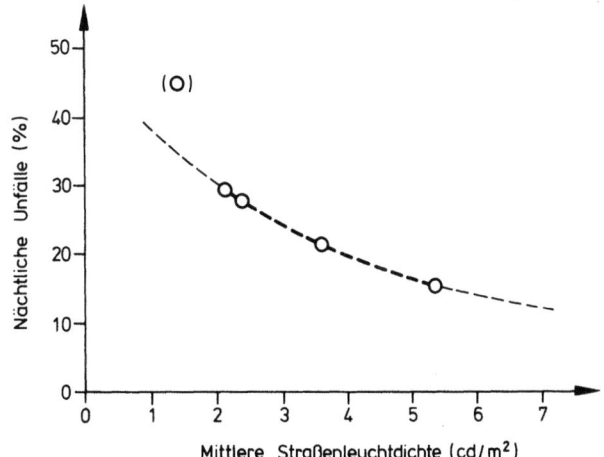

Abb. 18.1. Prozentuale Häufigkeit von nächtlichen Unfällen als Funktion der mittleren Straßenleuchtdichte in cd/m². (Nach Walthert et al. 1979)

verhältnisse zurückgeführt werden können, so ist doch der erwartete *Zusammenhang zwischen Unfallgeschehen und mittlerer Straßenleuchtdichte empirisch belegt* (Walther et al. 1979) (Abb. 18.1.). Die finanzielle Leistungsfähigkeit der Straßenbaulastträger erlaubt es jedoch nicht, diesen Erkenntnissen überall Rechnung zu tragen.

18.2 Lichttechnische und farbmetrische Begriffe

18.2.1 Lichttechnische Größen

Maßgebend für Sehleistung und Helligkeitsempfindung ist die Leuchtdichte L (Einheit Candela je m², cd/m² — DIN 5031)

$$L = \frac{d^2\Phi}{d\Omega \cdot dA \cdot \cos \in} \quad (1)$$

Dabei sind: $d^2\Phi$ elementarkleiner Lichtstrom innerhalb des Raumwinkelelementes $d\Omega$, abgestrahlt (eingestrahlt) auf das „gesehene" Flächenelement $dA \cdot \cos \in$, $\in$ Einfallswinkel/Abstrahlungswinkel (gemessen gegen die Flächennormale).
Bei nicht selbstleuchtenden Flächen wird die Leuchtdichte L durch die Beleuchtungsstärke E (Einheit Lux, lx) auf der Fläche und den Leuchtdichtekoeffizienten q (DIN 5036) bestimmt.

$$L = q \cdot E \quad (2)$$

Der Leuchtdichtekoeffizient q hängt sowohl von der Lichteinfallsrichtung als auch von der Beobachtungsrichtung ab. Für übliche Straßendecken ist der Leuchtdichtekoeffizient q bei trockener Fahrbahn für die für den Kraftfahrer maßgebende Beobachtungsrichtung in Form von Klassendiagrammen R1 bis R4 als Funktion des Lichteinfallswinkels international normiert (CIE[1]-Publikation Nr. 30).

[1] CIE = Internationale Beleuchtungskommission

Die Beleuchtungsstärke E läßt sich nach DIN 5031 über die Lichtstärke I (Einheit Candela, cd) einer Lichtquelle (Leuchte) nach dem photometrischen Entfernungsgesetz berechnen.

$$E = \frac{I}{r^2} \cdot \cos \in_2 \cdot \Omega_0 \quad (3)$$

Dabei ist r der Abstand zwischen Lichtquelle und beleuchteter Fläche, $\in_2$ der Lichteinfallswinkel und $\Omega_0 = 1$ sr Einheitsraumwinkel (s. hierzu auch Kap. 7).

18.2.2 Farbe

Die Farbempfindung ist untrennbar mit Licht gekoppelt. Maßgebend für die Farbe ist die spektrale Verteilung (Strahlungsfunktion) der auf das Auge fallenden Strahlung (DIN 5033). Unabhängig davon, ob es sich um die Farbe von Lichtquellen (Lichtfarbe) oder die Farbe von beleuchteten Gegenständen (Körperfarbe) handelt, wird die Farbe durch „Normfarbwertanteile" x und y gekennzeichnet, die sich aus der spektralen Verteilung der Strahlung — bei Körperfarben auch aus den spektralen Reflexionseigenschaften des Körpers — einfach berechnen lassen. Für Signalfarben sind in der DIN 6163 besondere Bereiche für x und y vorgeschrieben.
Die Farbe von Lampen wird gegebenenfalls auch durch die ähnlichste Farbtemperatur gekennzeichnet (DIN 5031).

18.3 Sehleistung des Normalbeobachters

Die Eigenschaften des gesunden menschlichen Auges sind als die des „Normalbeobachters" international definiert. Dazu gehören besonders die spektrale Bewertung, die Unterschiedsempfindlichkeit und die Sehschärfe. Aus diesen Funktionen lassen sich bei gegebenen Beleuchtungsverhältnissen Schlüsse auf die „Sehleistung" und die Erkennbarkeit von Hindernissen ziehen.

18.3.1 Spektrale Bewertung

Die Empfindlichkeit des menschlichen Auges hängt von der Wellenlänge der in das Auge fallenden Strahlung ab, daneben auch von dem Leuchtdichteniveau und — in geringem Maße — von der Gesichtsfeldgröße. In allgemeiner Form läßt sich die „äquivalente Leuchtdichte" L_{eq} ausdrücken zu (Bommel u. De Boer 1980, DIN 5031)

$$L_{eq} = K_{m,eq} \int_0^\infty L_{e\lambda} \cdot V_{eq}(\lambda) \cdot d\lambda \quad (4)$$

Darin ist $L_{e\lambda}$ die spektrale Strahldichte, $V_{eq}(\lambda)$ der spektrale Hellempfindlichkeitsgrad des menschlichen Auges (abhängig vom L_{eq}-Niveau) (Abb. 18.2). $K_{m,eq}$ ist der sich aus der Definition der Candela ergebende vom L_{eq}-Niveau abhängige Maximalwert des photometrischen Strahlungsäquivalentes (Krochmann u. Rattunde 1981) (Abb. 18.3).

Durch die vom Leuchtdichteniveau abhängige spektrale Bewertung der Strah-

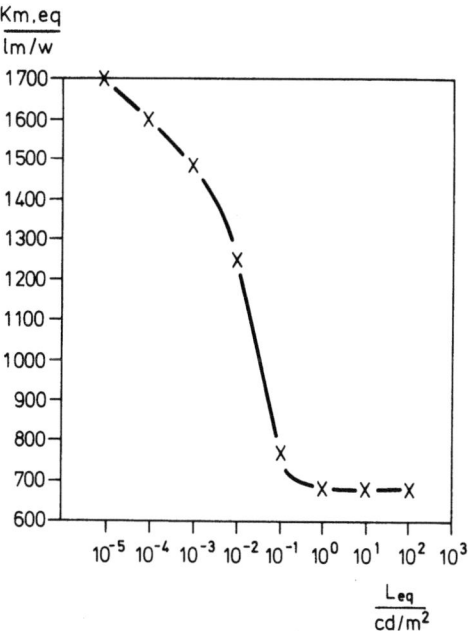

Abb. 18.3. Maximalwert des photometrischen Strahlungsäquivalents $K_{m,eq}$ als Funktion der äquivalenten Leuchtdichte L_{eq}

lung durch das menschliche Auge ergeben sich erhebliche Unterschiede zwischen der bei niedrigeren Leuchtdichteniveaus (mesopischer Bereich) bewerteten Leuchtdichte L_{eq} und der nach dem spektralen Hellempfindlichkeitsgrad (Tagessehen) $V(\lambda)$ bewerteten Leucht-

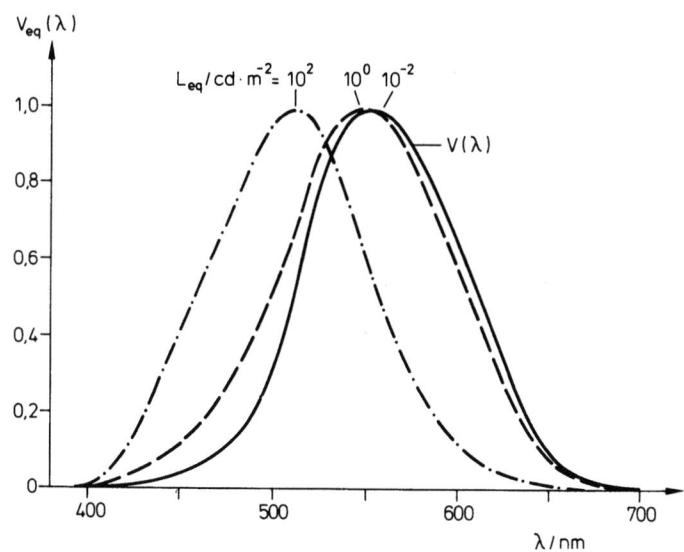

Abb. 18.2. Spektraler Hellempfindlichkeitsgrad des menschlichen Auges für verschiedene Niveaus der äquivalenten Leuchtdichte L_{eq}

dichte L bei verschiedenen Lichtquellen (Krochmann u. Rattunde 1981) (Abb. 18.4).

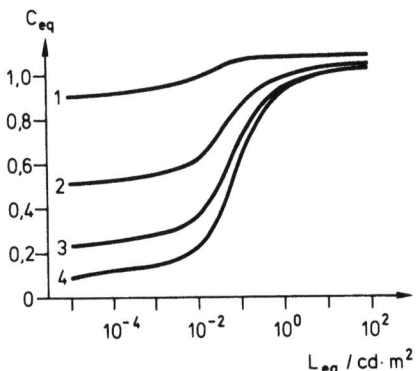

1 Xenon lamp Osram XBO 450 W
2 Fluorescent lamp Osram L 40 W/31
3 So high pressure lamp Osram NAV-TS 250 W
4 So low pressure lamp Philips SO-X

Abb. 18.4. Verhältnis $C_{eq} = L_{eq}/L$ als Funktion der äquivalenten Leuchtdichte für einige Lampen

18.3.2 Unterschiedsempfindlichkeit

Die Unterschiedsempfindlichkeit ist gemäß CIE-Publikation Nr. 17 der Reziprokwert des kleinsten wahrnehmbaren Leuchtdichtekontrastes

$$S_c = L/\Delta L_{min} \qquad (5)$$

Darin ist L die Adaptationsleuchtdichte, ΔL_{min} der kleinste wahrnehmbare Leuchtdichteunterschied.
Um einen Leuchtdichteunterschied wahrnehmen zu können, muß der Kontrast K jeweils größer sein als der Kehrwert der Unterschiedsempfindlichkeit.

$$K = \Delta L/L \qquad (6)$$

Dabei ist ΔL der vorhandene Leuchtdichteunterschied.
Über die Unterschiedsempfindlichkeit liegen zahlreiche Meßergebnisse vor (CIE-Publikation Nr. 19/2). Eine praktische Berechnungsmethode der Unterschiedsempfindlichkeit ist von Adrian (1969) angegeben.

$$\frac{\Delta L_{min}}{cd \cdot m^2} = 3{,}1 \left(\frac{\sqrt{\Phi}}{\alpha/min} + \sqrt{L} \right)^2 \qquad (7)$$

Darin ist: $\sqrt{\Phi}$ Lichtstromfunktion, $\sqrt{L}$ Leuchtdichtefunktion, α Objektgröße.
Für den bei der Straßenbeleuchtung interessierenden Bereich der Straßenleuchtdichte $\bar{L}/cd \cdot m^{-2}$ gilt:

$$\lg \sqrt{\Phi} = -0{,}072 + 0{,}3372 \lg \bar{L} \qquad (8)$$
$$+ 0{,}0866 \cdot (\lg \bar{L})^2$$

$$\lg \sqrt{L} = -1{,}256 + 0{,}319 \cdot \lg \bar{L} \qquad (9)$$

18.3.3 Sehschärfe

Neben der Unterschiedsempfindlichkeit kennzeichnet die Sehschärfe die Leistungsfähigkeit des menschlichen Auges.
Die Sehschärfe ist der Reziprokwert desjenigen kleinsten Winkels α (in Minuten), unter dem das Auge zwei benachbarte Gegenstände noch als getrennt wahrnehmen kann (CIE-Publikation Nr. 17, DIN 58 220).

$$S = \frac{1}{\alpha/min} \qquad (10)$$

Die Sehschärfe hängt ab: vom Kontrast K (Gl. 6), der Umfeldleuchtdichte, dem Ort des Bildes auf der Netzhaut, der spektralen Verteilung der bilderzeugenden Strahlung, dem Alter des Beobachters.
Fortuin gibt eine Formel zur Berechnung der Sehschärfe des Normalbeobachters an, für die später der Einfluß der spektralen Verteilung der Strahlung mit eingearbeitet ist (Adema u. Krochmann 1976):

$$\lg S = g - 2{,}71 \frac{1{,}57 - \lg K}{\lg(L/cd \cdot m^{-2}) + 3{,}96} \qquad (11)$$

Darin ist: K Kontrast (Gl. 6), L Umfeldleuchtdichte, g Altersfunktion.

$$g = \lg(8{,}78 - 0{,}0934\, \text{Alter}/a) \quad (12)$$

18.3.4 Blendung

Blendung ist ein Sehzustand, der durch eine ungünstige Leuchtdichteverteilung, durch zu hohe Leuchtdichten oder zu große räumliche oder zeitliche Leuchtdichtekontraste als unangenehm empfunden wird (psychologische Blendung) oder eine Herabsetzung der Sehfunktion zur Folge hat (physiologische Blendung) (CIE-Publikation Nr. 17).

Die physiologische Blendung wird durch die relative Schwellenwerterhöhung TI beschrieben, die die Heraufsetzung des Schwellenwertes durch Blendung beschreibt (CIE-Publikation Nr. 31):

$$TI = \left(\frac{\Delta L_{bl}}{\Delta L_0} - 1\right) \cdot 100\% \quad (13)$$
$$= 65 \cdot \frac{L_s}{(L_u)^{0{,}8}} \%$$

Dabei ist: ΔL_{bl} Leuchtdichteschwellenwert mit und ΔL_0 ohne Blendung; L_s äquivalente Schleierleuchtdichte, L Fahrbahnleuchtdichte, jeweils in cd/m².

Zur Blendungsbegrenzung sind Maximalwerte für TI, abhängig von der Straßenart, angegeben (CIE-Publikation Nr. 12/2, 1977).

Die äquivalente Schleierleuchtdichte wird gefunden zu

$$L_s / \text{cd} \cdot m^{-2}$$
$$= 10 \sum_{i=1}^{n} \frac{E_{bl,i}}{\text{lx}} \cdot \left(\frac{\theta_i}{\text{grad}}\right)^{-2} \quad (14)$$
$$= 5 \cdot \int_{(\theta)} \int_{(\beta)} L(\theta, \beta) \frac{\sin 2\theta}{(\theta/\text{grad})^2} \cdot d\theta \, d\beta$$

Dabei ist: E_{bl} Beleuchtungsstärke auf dem Auge auf einer Fläche senkrecht zur Blickrichtung, θ Winkel zwischen Richtung zur Blendlichtquelle und Blickrichtung, n Zahl der Blendlichtquellen, $L(\theta, \beta)$ Leuchtdichte in der durch die Winkel θ und β gegebenen Richtung.

Die psychologische Blendung wird durch den Wert G beschrieben (CIE-Publikationen Nr. 12/2 und Nr. 31):

$$G = f(I_{80}, I_{88}, F, \bar{L}, h', p) \quad (15)$$

Dabei ist I_{80} (I_{88}) die Lichtstärke der Straßenleuchte bei einem Abstrahlungswinkel 80° (88°), gemessen gegen die Vertikale nach unten; F die leuchtende Fläche der Leuchte bei einem Abstrahlungswinkel von 76°, h' Leuchtenhöhe über Beobachterauge, $\bar{L}$ mittlere Straßenleuchtdichte und p Zahl der Straßenleuchten pro km Straßenlänge. Die Werte von G entsprechen der Blendungsbewertung: 1 unerträglich, 3 störend, 5 gerade zulässig, 7 annehmbar, 9 unmerklich. Empfehlungen über Mindestwerte von G sind, abhängig von der Straßenart, angegeben (CIE-Publikationen Nr. 12/2).

18.3.5 Adaptation

Unter Adaptation versteht man den Vorgang der Anpassung des Sehorgans an Leuchtdichten und Farbreize im Sehraum (CIE-Publikation Nr. 17). Die Anpassung von niedrigen auf hohe Leuchtdichten erfolgt relativ schnell, umgekehrt relativ langsam. Abb. 18.5. gibt als Beispiel Empfehlungen für die Abstufung des zu installierenden Lichtstroms und damit der Fahrbahnleuchtdichte im Verlauf einer „Adaptationsstrecke" (s. DIN 5044).

18.3.6 Flimmern

Unter Flimmern versteht man den Eindruck der raschen Schwankung der

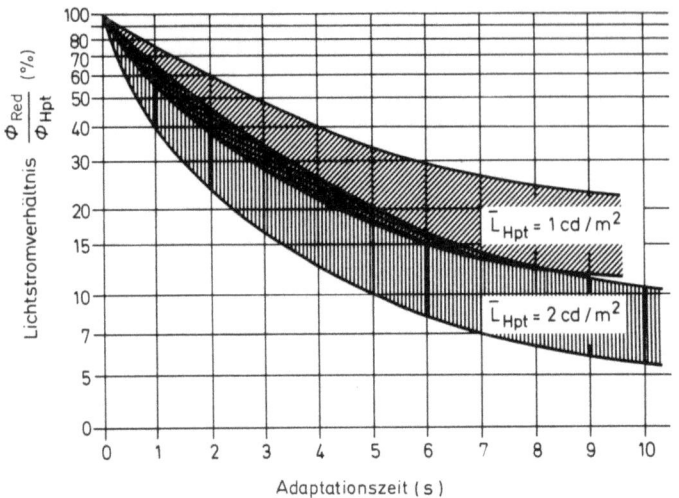

Abb. 18.5. Empfohlene Bereiche für die Abstufung des Lichtstromes im Verlauf einer Adaptationsstrecke

Leuchtdichte, wobei sich die Veränderung des Lichtreizes mit einer Frequenz abspielt, die oberhalb einiger Hertz und unterhalb der Verschmelzungsfrequenz liegt. Abb. 18.6. zeigt den Bereich der zu vermeidenden Flimmerfrequenzen (Vornorm DIN 67524).

18.4 Beleuchtungsverhältnisse bei Tage

18.4.1 Tageslicht und Sehleistung

Das Tageslicht ändert sich ständig mit der Sonnenhöhe und der Bewölkung. Abb. 18.6. zeigt Beleuchtungsstärken durch bedeckten und klaren Himmel als Funktion der Sonnenhöhe. Solange die Sonne über dem Horizont steht, ist die Straßenleuchtdichte im allgemeinen größer als 2 cd/m², ein Wert, der für ausreichendes Erkennen von Hindernissen genügt ist (CIE-Publikation Nr. 12/2 und DIN 5044). Die Sehbedingungen können durch Blendung durch die Sonne entscheidend verschlechtert werden (Gl. 13). Tabelle 18.1. zeigt die Horizontalbeleuchtungsstärken durch Tageslicht, die zum Erreichen der Leuchtdichte von 2

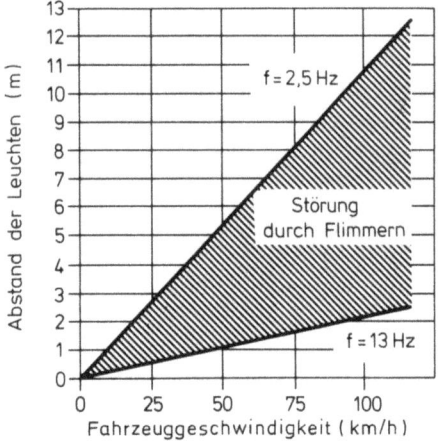

Abb. 18.6. Störbereich durch Flimmern in Abhängigkeit von der Kraftfahrzeuggeschwindigkeit und dem Leuchtenabstand

cd/m² vorhanden sein muß (Krochmann u. Özver 1974). Bei kleineren Horizontalbeleuchtungsstärken müssen die ortsfeste Verkehrsbeleuchtung und die Kfz-Beleuchtung eingeschaltet werden.

18.4.2 Die Straße und ihre Ausstattung

18.4.2.1 Die Fahrbahn und ihr Umfeld

Die Fahrbahn bildet über einige hundert Meter vor dem Kraftfahrer den wichtig-

Die Straße und ihre Ausstattung

Tabelle 18.1. Für eine Straßenleuchtdichte von 2 cd/m² erforderliche Horizontalbeleuchtungsstärke im Freien ohne Verbauung bei bedecktem und klarem Himmel für den ungünstigsten Straßenbelag (im allgemeinen R1)

Himmel	Straßenrichtung	Blickrichtung (in Straßenrichtung)	Erforderliche Horizontalbeleuchtungsstärke E_a/lx bei einem Verbauungshöhenwinkel von	
			$\alpha = 0°$	$\alpha = 50°$ beidseitig
bedeckt	beliebig	beliebig	59	87
klar	zur Sonne	zur Sonne	40	72
		entgegengesetzt zur Sonne	42	87
	quer zum Sonnenazimut	beliebig	47	144
		beliebig	47	

sten Teil seines Gesichtsfeldes. Sie ist für viele Sehobjekte oder wichtige Teile davon der Hintergrund. Sie soll deshalb möglichst hell (aufgehellte bituminöse Decken) und rauh sein. Aus technischen und finanziellen Gründen ist dies aber nicht überall und mit bleibendem Erfolg machbar.
Fahrzeuge, Menschen und größere Tiere sowie kleinere, aber gefährliche Gegenstände (Reifen, Unterlegkeile, Fahrzeug- und Ladungsteile, Steine usw.) auf der Fahrbahn müssen vom Verkehrsteilnehmer rechtzeitig erkannt werden können, damit er darauf reagieren kann. Soweit sich solche Sehobjekte gegenüber festen Strukturen bewegen, wird ihre Erkennbarkeit erleichtert. Für das schnelle Erkennen von Sehobjekten und adäquates Handeln sind einmal objektive Daten wie *Größe* (Sehwinkel), *Form* (Gefährlichkeitseindruck, Identität mit bekannten Objekten) und *Leuchtdichteunterschied* zum Hintergrund (Straßendecke, Landschaft, Himmel), zum anderen aber auch subjektive Gegebenheiten des Beobachters wie *Blickrichtung, Aufmerksamkeit, Akkommodation* und *Adaptation* von Bedeutung. Für Autofahrer ist außerdem die Windschutzscheibe (Neigung, Verschmutzung) von Einfluß. Achtet der Fahrer gespannt auf ein Hindernis (z. B. beim Überholen unter Benutzung des Fahrstreifens für den Gegenverkehr), dann kann von Reaktionszeiten des Menschen unter 1,5 s ausgegangen werden, andernfalls sind in Sonderfällen Reaktionszeiten von 2 s nicht ausreichend (Institut für Lichttechnik TU Berlin 1978; Durth 1982).
Die Gefahr eines möglichen Unfalls veranlaßt die Fahrer in der Regel nicht zu erhöhter Aufmerksamkeit gegenüber Gegenständen auf der Fahrbahn. Bei weniger als 3% aller Unfälle fahren Fahrer auf ein Hindernis auf der Fahrbahn auf. ⁴/₅ dieser Unfälle ereignen sich auf Außerortsstraßen. Der Nachtanteil dominiert.
Nicht zuletzt ist auch die Eigengeschwindigkeit des Beobachters (Fahrers) von Einfluß. Mit zunehmender Eigengeschwindigkeit nimmt i. a. die Erkennbarkeit bei sonst gleich bleibenden Verhältnissen ab.
Es ist im übrigen zu bedenken, daß alle empirisch gewonnenen Werte mit erheblichen Streuungen behaftet sind.

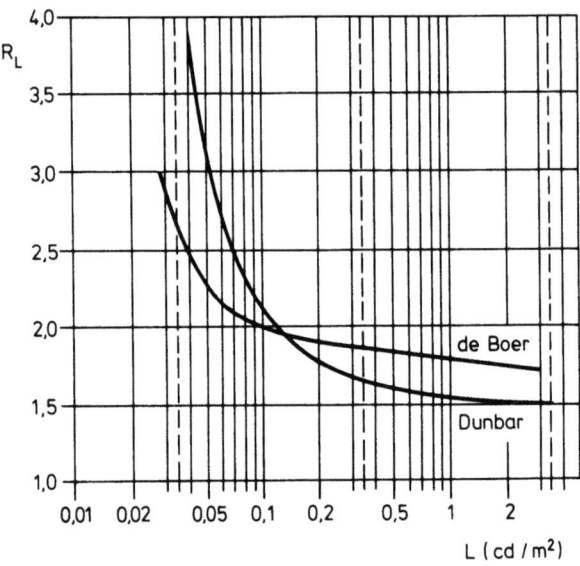

Abb. 18.7. Verhältnis R_L der Leuchtdichte der Straßendecke zur Leuchtdichte von Objekten von etwa 30 × 30 cm, um diese Objekte aus Entfernungen von 50–200 m für einen Beobachter bei normalem Straßenverkehr sichtbar zu machen, aufgetragen als Funktion der Leuchtdichte der Straßendecke L in cd/m². (Nach Adrian 1977)

Dunbar u. De Boer; (Adrian 1977) haben für 30 × 30 cm² große graue Sehobjekte ermittelt, wie groß das Verhältnis der Leuchtdichten von Straße und Sehobjekt sein muß, damit sie bei bestimmten Leuchtdichten der Straßendecke vom fahrenden Fahrzeug aus sichtbar sind (Abb. 18.7). Daraus ist in der CIE-Publikation Nr. 12/2 und in der DIN 5044 abgeleitet worden, daß für gute Sehbedingungen die mittlere Straßenleuchtdichte 2 cd/m² betragen sollte.

Durth (1982) kommt zu dem Ergebnis, daß am Tag — selbst bei bedecktem Himmel — alle verhaltensrelevanten Sehobjekte auf den bei uns üblichen, nicht aufgehellten Straßendecken bei Eigengeschwindigkeiten bis zu 120 km/h immer ausreichend weit gesehen werden können.

18.4.2.2 Straßenmarkierungen

Straßenmarkierungen müssen in einem ausreichenden Kontrast zu den grauen Straßendecken stehen. Deshalb sind in den vom Bundesminister für Verkehr 1982 verfügten Vorschriften „Farbortbereiche sowie Leuchtdichtefaktoren für den Neu- und Gebrauchszustand" festgelegt. Ständige Markierungen sind weiß, kurzzeitig eingesetzte Markierungen an Gefahrenstellen sind gelb (s. hierzu auch Kap. 17).

18.4.2.3 Leitpfosten

Leitpfosten müssen ihre Leitaufgabe bei allen Hintergründen (dunkles Umfeld, Schnee usw.) erfüllen. Sie bestehen deshalb aus etwa 1 m hohen weißen Pfosten mit schwarzen Tageskennzeichen. Sie stehen in einem Abstand von 50 m. In Kurven und an nebelreichen Strecken verringert sich der Abstand (Bundesminister für Verkehr 1957).

18.4.2.4 Beschilderungen

Beschilderungen (Gefahrenzeichen, Vorschriftzeichen, Richtzeichen und Verkehrseinrichtungen) können ihre Funktion nur dann erfüllen, wenn sie ausreichend auffällig und „mit beiläufigem Blick" lesbar sind. Die Abmessungen, die Bildgestaltung und die Position der

Beschilderungen sind in der StVZO und der zugehörigen Verwaltungsvorschrift sowie in Erlassen des Bundesministers für Verkehr (1977a und 1978) festgelegt. Generell nehmen die Abmessungen der Schilder und Zeichen (Schrift) zu, je höher die Geschwindigkeit ist, aus der die Zeichen wahrgenommen und gelesen werden müssen. Für die Aufsichtfarben gilt die DIN 6171. Die Erkennbarkeit vorschriftsmäßiger Beschilderungen ist am Tage grundsätzlich kein Problem.

18.5 Beleuchtungsverhältnisse bei Nacht

Bei Dunkelheit ist die Sehleistung wesentlich geringer als am Tage (Hartmann 1977). Der Verkehrsraum muß deshalb durch ortsfeste Straßenbeleuchtung oder Kfz-Scheinwerfer beleuchtet werden.

18.5.1 Ortsfeste Verkehrsbeleuchtung

Die ortsfeste Verkehrsbeleuchtung hat die Aufgabe, dem Verkehrsteilnehmer das Wahrnehmen von Oberfläche, Verlauf und Begrenzung der Fahrbahnen, von Einmündung und Kreuzungen, von Hindernissen, von Positionen und Bewegungen aller Verkehrsteilnehmer und von Störungen des Verkehrsablaufs zu erleichtern (CIE-Publikation Nr. 12/2 und DIN 5044).

18.5.1.1 Verkehrstechnische Kriterien

Die Anforderungen an eine ortsfeste Verkehrsbeleuchtung sind um so höher, je häufiger bei Dunkelheit Störungen des Verkehrsablaufs entstehen (d. h. je häufiger Stunden mit hoher Verkehrsstärke auftreten) und je gefährlicher die auftretenden Störungen sind. Die Gefährlichkeit steigt mit der Anzahl der Störungen und der Fahrzeuggeschwindigkeit.

18.5.1.2 Lichttechnische Gütemerkmale

Die Güte der Verkehrsbeleuchtung wird durch die mittlere Fahrbahnleuchtdichte $\bar{L}$ und ihre Gleichmäßigkeit (Längsgleichmäßigkeit U_1 und Gesamtgleichmäßigkeit U_o), die Blendungsbegrenzung, die optische Führung, die Lichtfarbe und Farbwiedergabeeigenschaften der verwendeten Lampen bestimmt.

18.5.1.3 Richtwerte

Für die ortsfeste Straßenbeleuchtung werden in der DIN 5044 Richtwerte für die die Güte der Beleuchtung bestimmenden Parameter für verschiedene Verkehrsstärken und Überschreitungsdauern angegeben (Tabelle 18.2). Dabei beschränkt man sich bei der Blendungsbegrenzung — anstelle von Empfehlungen von TI und G — auf Forderungen für eine „Klasse der Blendungsbegrenzung" (KB), die durch begrenzte Maximallichtstärken gekennzeichnet sind (Tabelle 18.3). Besondere Empfehlungen werden in CIE-Publikation Nr. 26 für die Tunnelbeleuchtung, in der DIN 67 523 für die Beleuchtung von Fußgängerüberwegen und in Richtlinien des Bundesministers für Verkehr (1977b) für die Beleuchtung von Fußgängerzonen angegeben.

> Es ist festzustellen, daß i. a. die tatsächliche Straßenbeleuchtung erheblich unter den geforderten Werten bleibt und daß daher die Sehbedingungen im nächtlichen Straßenverkehr erheblich schlechter sind als wünschenswert wäre. Das gilt besonders nach der Umschaltung auf „Halbnachtschaltung", bei der in den Straßenleuchten die Hälfte der Lampen — oft sogar jede zweite Straßenleuchte — abgeschaltet wird.

Tabelle 18.2. Richtwerte für ortsfeste Beleuchtung von Straßen ohne Mittelstreifen innerhalb bebauter Gebiete — Abschnitte außerhalb von Knotenpunkten

Straßenart	Verkehrsstärke bei Dunkelheit in Kfz/(h·Fahrstreifen)														
	600			300			100			100 Sammelfunktion			100 Anliegerfunktion		
	Überschreitungsdauer in h/Jahr														
	≥ 200			≥ 300			≥ 300			< 300			< 300		
	L_n	U_l	KB	L_n	U_l	KB	L_n	U_l	KB	L_n	U_l	KB	L_n	U_o	KB
Ortsstraßen bebaut, ruhender Verkehr auf/an der Fahrbahn	2	0,7	1	2	0,7	1	1,5	0,6	1	0,5	0,4	2	0,3	0,3	2
bebaut, kein ruhender Verkehr auf/an der Fahrbahn	2	0,7	1	1,5	0,6	1	1	0,6	2	0,5	0,4	2	0,3	0,3	2
anbaufrei, kein ruhender Verkehr auf/an der Fahrbahn	1,5	0,6	1	1,5	0,6	1	1	0,6	2	0,5	0,4	2	0,3	0,3	2
Kraftfahrstraßen (Z. 331 StVO) zul. V > 70 km/h	1,5	0,6	1	1	0,6	1	0,5	0,6	2	0,5	0,6	2			
zul. V ≤ 70 km/h	1	0,6	1	1	0,6	1	0,5	0,5	2	0,5	0,5	2			

L_n Nennleuchtdichte in cd/m², U_l Längsgleichmäßigkeit, KB Klasse der Blendungsbegrenzung.
Bei Lichtpunktabständen < 30 m ist U_l um den Betrag 0,05 zu erhöhen,
> 40 m kann U_l um den Betrag 0,05 verringert werden.
Für die Gesamtgleichmäßigkeit gilt: $U_o \geq 0,4$ (ausgenommen Straßen mit Anliegerfunktion)

Tabelle 18.3. Blendungsbegrenzung nach DIN 5044

		Klasse der Blendungsbegrenzung KB	
		1	2
Maximale Lichtstärke	für $\gamma = 90°$	10 cd/1000 lm höchstens 500 cd	50 cd/1000 lm höchstens 1000 cd
	für $\gamma = 80°$	30 cd/1000 lm höchstens 1000 cd	100 cd/1000 lm höchstens 2000 cd

18.5.1.4 Berechnung und Messung

Für die Planung, Berechnung und Messung der Verkehrsbeleuchtung sind in den CIE-Publikationen 12/2 und 30 sowie in der DIN 5044 detaillierte Empfehlungen veröffentlicht. Es bleibt festzustellen, daß nicht alle Straßenbeleuchtungsanlagen richtig geplant sind, oft besonders aus Mangel an Kenntnissen über die Reflexionseigenschaften der jeweiligen Fahrbahndecken. Diese werden in der Praxis kaum gemessen, meist nur „geschätzt", obwohl das bekanntermaßen nicht möglich ist. Hier ist ein Wandel der praktischen Handhabung dringend erforderlich, wenn nicht unsinnig Volksvermögen verschleudert werden soll.

18.5.2 Licht am Kraftfahrzeug

Für den nächtlichen Verkehr ist jedes Kraftfahrzeug mit einer größeren Anzahl von lichttechnischen Einrichtungen ausgestattet. Forderungen dafür sind gesetzlich geregelt (Bundesminister für Verkehr § 19). Von besonderer Bedeutung sind die Scheinwerfer [Fernlicht, Fahrlicht (Abblendlicht)]. Die Scheinwerfer unterliegen einer lichttechnischen Typprüfung. Von den Herstellern von Kfz-Scheinwerfern wird die Beleuchtungsstärkeverteilung für Fahr- und Fernlicht gemessen und angegeben. Daraus lassen sich die wesentlichen für das Erkennen von Hindernissen erforderlichen Daten ableiten.

18.5.3 Die Straße und ihre Ausstattung

18.5.3.1 Die Fahrbahn und ihr Umfeld

Die aus lichttechnischen Gründen erwünschte Rauheit und Aufhellung der Straßendecken kann i. a. nicht realisiert werden. Bei Fahrlicht ist der Fahrbahnabschnitt, der 30–60 m vor dem Fahrzeug liegt, bei ortsfester Beleuchtung der Abschnitt, der sich 60–160 m vor dem Fahrzeug befindet, für lichttechnische Bewertungen maßgebend.
Besonders ungünstig verhält sich die bei Nacht völlig mit Wasser bedeckte Fahrbahn im Licht der Kraftfahrzeugscheinwerfer. Das Licht des eigenen Scheinwerfers wird dabei weggespiegelt, außerdem wirken die Spiegelbilder entgegenstrahlender Lichtquellen als Störquellen.
Für nicht trockene Fahrbahnoberflächen sind derzeit international noch keine lichttechnischen Bewertungsstandards anerkannt.
Die für Fahrzeuge vorgeschriebene Beleuchtungs- und Rückstrahleinrichtungen erleichtern die Erkennbarkeit der Fahrzeuge. Die Hinweise zur Sichtbarkeit kleinerer Gegenstände unter 18.4.2.1 gelten zwar auch für Fußgänger, aber die unterschiedliche Leuchtdichte der verschiedenen Partien des Fußgängers, des Hintergrundes (Fahrbahn, Seitenstreifen, Seitenräume, Himmel) und die ungleiche Verteilung des Scheinwerferlichtes (Abb. 18.8) können dazu führen, daß der Fußgänger partiell hell auf dunklem Hintergrund und dunkel auf hellem Hintergrund erscheint. Fußgänger links der Fahrzeugachse werden bei gleichem Blickwinkel im Scheinwerferlicht später erkannt als rechts befindliche Fußgänger. Abb. 18.9 zeigt diesen Effekt sowie den Einfluß der Bekleidung des Fußgängers (schwarz oder dunkelgrau) auf die Erkennbarkeitsentfernung. Für den Fall der dunkelgrauen Bekleidung ist außerdem noch der Einfluß von Verschmutzung der Scheinwerfer bei regennasser Straße bzw. von gealterten Scheinwerfern eingetragen (gestrichelte Kurve).
Abb. 18.10 zeigt für ein Sehobjekt von 40 × 40 cm^2 die Reduzierung der Erkennbarkeitsentfernung durch Blendung, die von entgegenkommenden Fahrzeugscheinwerfern ausgeht, in Abhängigkeit vom Begegnungsabstand. Bei etwa 50 m Begegnungsabstand ist danach die Erkennbarkeit besonders ungünstig. Lichtwerbeanlagen und dgl. können ähnliche Wirkungen hervorrufen.
Bei zweibahnigen Straßen kann durch Blendschutzanlagen im Mittelstreifen die Blendgefahr vermindert werden. Sie werden so gestaltet, daß Flimmern (s. 18.3.6) in der Regel vermieden wird. Ob Blendschutzzäune die Verkehrssicherheit insgesamt erhöhen, ist allerdings noch offen (Knoflacher 1974; Oeding 1979).

18.5.3.2 Straßenmarkierungen

Straßenmarkierungen (s. 18.4.2.2), die bei Nacht nicht von ortsfesten Beleuchtungen angestrahlt werden, werden „re-

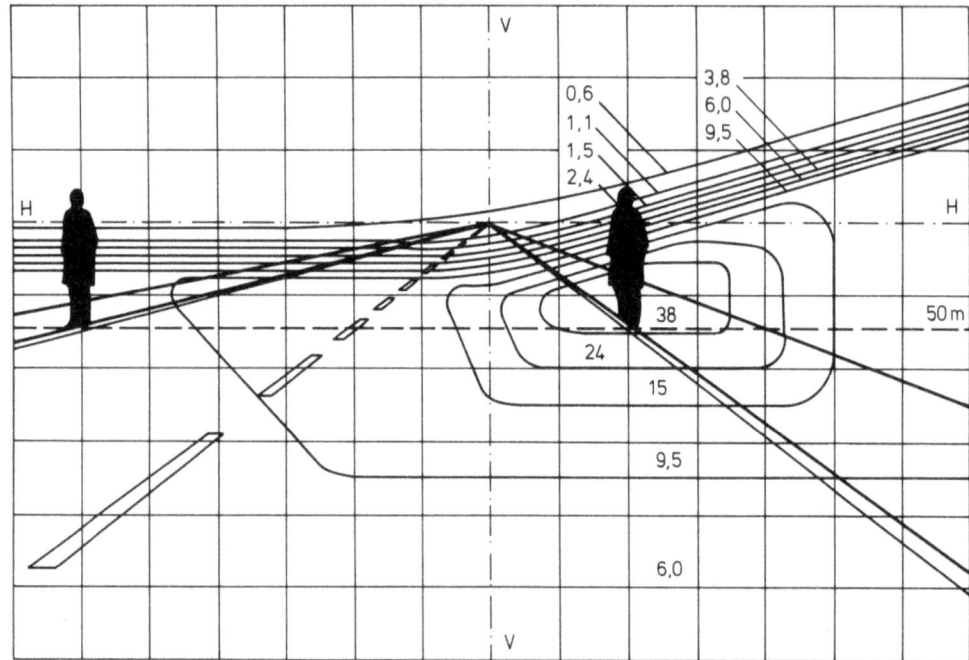

Abb. 18.8. Perspektivische Straßendarstellung vom Fahrer eines Fahrzeuges aus gesehen. Der Fußgänger befindet sich in 50 m Entfernung vom Fahrzeug. Die schematischen Kurven gleicher Lichtstärke (1/kcd) gelten für das Abblendlicht zweier Scheinwerfer eines fahrenden Fahrzeuges. Rastergröße: 1°, H-H: Horizontlinie (Nach Schmidt-Clausen 1982)

troreflektierend" ausgeführt (Bundesminister für Verkehr 1982). Die Reflexion muß so stark sein, daß die trockene Markierung bei Nacht im Fahrlicht (Abblendlicht) noch wenigstens 50 m weit zu erkennen ist. Werden Strichmarkierungen bei Regen überflutet, dann treten sie unter Umständen im Licht der Kraftfahrzeugscheinwerfer optisch nicht mehr in Erscheinung. Markierungsknöpfe sind auch dann noch wirksam (DIN 67520). Sie behindern aber die Schneeräumung und werden häufig abgerissen.

18.5.3.3 Leitpfosten

Leitpfosten (s. 18.4.2.3) sind bei Nacht und Nebel durch ihre links und rechts der Straße unterschiedlichen rückstrahlenden „Nachtkennzeichen" optisch wirksam (Bundesminister für Verkehr 1957). Die Rückstrahler müssen der DIN 6163 Teil 5 und der DIN 67520 Teil 3 entsprechen.

18.5.3.4 Beschilderungen und selbstleuchtende Zeichen

Bei Nacht bedürfen Beschilderungen einer künstlichen Beleuchtung. Die StVZO und die zugehörige Verwaltungsvorschrift legen in Anlehnung an die DIN 6171 fest, welche Zeichen eine eigene Beleuchtung haben müssen und welche retroreflektierend auszubilden sind. Alle Verkehrszeichen dürfen retroreflektierend ausgebildet sein.
Eigene Beleuchtungseinrichtungen sind an Verkehrszeichen immer dann erforderlich, wenn sich durch die Beleuchtung mit anderen künstlichen Lichtquellen (z. B. durch ortsfeste Verkehrsbe-

Die Straße und ihre Ausstattung

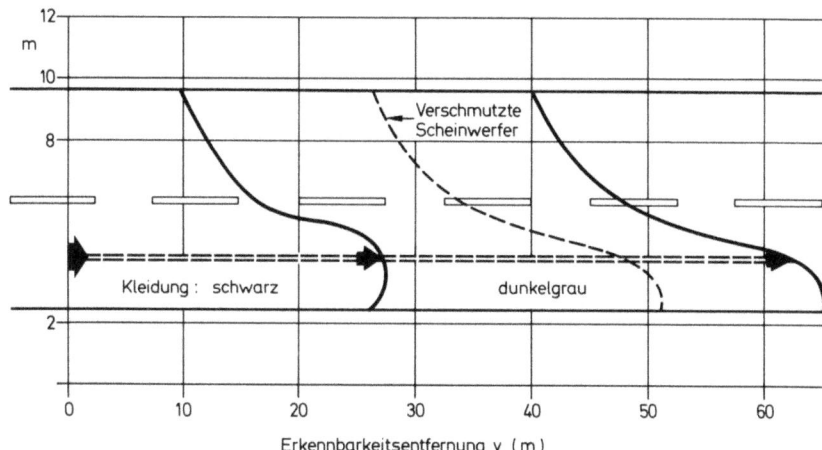

Abb. 18.9. Draufsicht auf eine zweistreifige Straße: Erkennbarkeitsentfernung v für eine schwarz oder dunkelgrau gekleidete Person für verschiedene Positionen auf der Straße. Durch Verschmutzung der Windschutzscheibe verkürzt sich die Erkennbarkeitsentfernung der dunkelgrau gekleideten Person auf die gestrichelt dargestellten Werte. (Nach Schmidt-Clausen 1982)

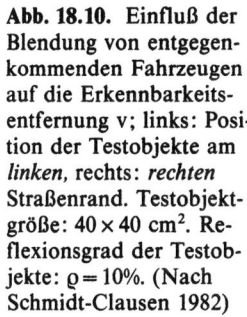

Abb. 18.10. Einfluß der Blendung von entgegenkommenden Fahrzeugen auf die Erkennbarkeitsentfernung v; links: Position der Testobjekte am *linken*, rechts: *rechten* Straßenrand. Testobjektgröße: 40×40 cm^2. Reflexionsgrad der Testobjekte: $\varrho = 10\%$. (Nach Schmidt-Clausen 1982)

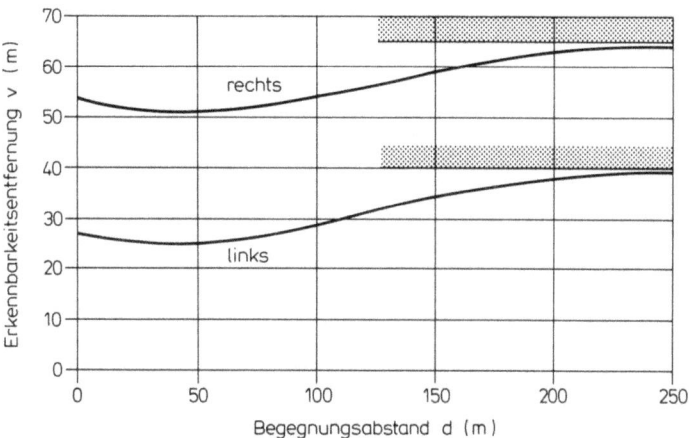

leuchtung) die Leuchtdichtefaktoren und die Farbvalenzen der Aufsichtsfarben der Verkehrszeichen so ändern, daß dadurch das sichere Erkennen ihrer Farben nicht mehr gewährleistet ist. Die Lichtart der Zeichenbeleuchtung muß dann diesen Mangel beheben.

Zeichen mit eigener Beleuchtungseinrichtung können entweder von außen *angeleuchtet* oder von innen *durchleuchtet* (transparente Verkehrszeichen) sein. Für die Ausführung kleiner Zeichen gilt die DIN 67521 Teil 1, 2 und 3. Die Richtlinien für große innenbeleuchtete Verkehrszeichen (Bundesminister für Verkehr 1972) werden 1982 mit dem Ziel ergänzt, die physiologische Blendung („schwarzes Loch" hinter dem Zeichen) zu begrenzen und einheitliche Maß- und Bewertungsverfahren anzuwenden (Schreiber 1981).

Sind eigene Beleuchtungseinrichtungen nicht vorgeschrieben, dann sind die Zeichen i. a. retroreflektierend ausgebildet. Ihre Beleuchtung erfolgt dann durch die Kraftfahrzeugscheinwerfer. Maßgebend ist dabei das Fahrlicht (Krochmann u. Terstiege 1981). Während bei niedrigen Zeichen neben der Fahrbahn noch mit einem hohen Anteil direkt auf das Zeichen fallenden Scheinwerferlichts gerechnet werden kann, ist dies bei Zeichen über der Fahrbahn weniger der Fall. Von den Reflexionseigenschaften der Fahrbahn (kritisch ist hier die trockene Fahrbahn) hängt es ab, ob die Leuchtdichten retroreflektierender Zeichen an Schilderbrücken durch Licht, das von der Fahrbahn nach oben gestrahlt wird, höher werden. Messungen (Schreiber 1981) zeigen, daß die in (Jainski u. Gerdes (1980)) unterstellten Werte nicht erreicht werden. D. h. bei Ersatz von innenbeleuchteten Verkehrszeichen an Schilderbrücken, für die eine eigene Beleuchtung nicht erforderlich ist, durch Zeichen aus hochreflektierenden Folien (DIN 6171, DIN 67520 Teil 1 und 2) an der gleichen Stelle, müssen gewisse Verschlechterungen hingenommen werden.

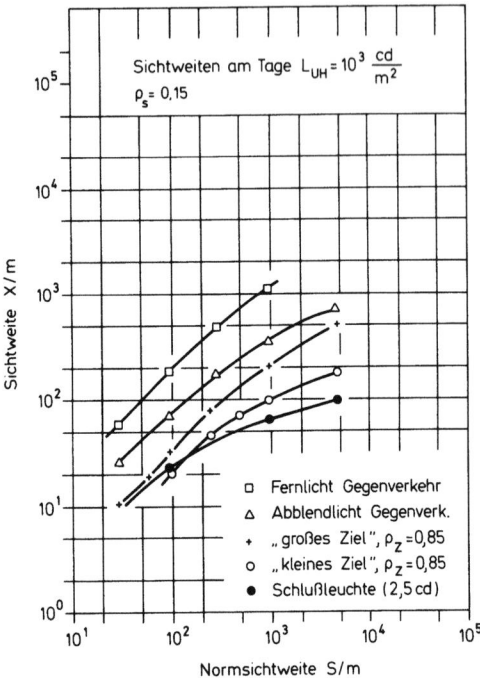

Abb. 18.11. Erkennbarkeitsweiten im Nebel bei Tage, in Abhängigkeit von der Normsichtweite. (Nach Behrens u. Kokoschka 1976)

18.6 Beleuchtungsverhältnisse bei Nebel

Bei Nebel bewirken feine und feinste Wassertröpfchen in der Luft Lichtstreuungen, die zu einer Schwächung des Lichtes führen (Behrens u. Kokoschka 1976). In der DIN 5037 ist die maximale Erkennbarkeitsweite eines großen, schwarzen (Reflexionsgrad ≈ Null), nicht selbst leuchtenden Gegenstandes gegen den Nebelhintergrund als Normsichtweite definiert. Die Erkennbarkeitsweite nicht selbstleuchtender beliebiger (nicht schwarzer) Objekte ist im Nebel bei Tage beträchtlich kleiner als die Normsichtweite. Andererseits ist die Erkennbarkeitsweite selbstleuchtender Objekte größer als die Normsichtweite. Abb. 18.11 gibt eine Übersicht über die Erkennbarkeitsweite: Verschiedene Sehobjekte bei Tag. Das kleine helle Ziel und die Schlußleuchte werden gegen die dunkle Straße (ρ_s = 0,15), die anderen Objekte gegen den Nebelhintergrund gesehen. (L_{UH} = Leuchtdichte des Nebels, verursacht durch die natürliche Himmelsleuchtdichte.)
Nebelschlußleuchten sollen vor allem die unzureichende Wirkung der normalen Schlußleuchten *bei Tage* eliminieren.
Bei Nacht und Nebel kann die ortsfeste Verkehrsbeleuchtung die Sichtverhältnisse nur bei geringen Nebeldichten durch ihre Leitwirkung verbessern. Bei dichtem und sehr dichtem Nebel strahlt eine Beleuchtung von oben nur den Raum über der Fahrbahn an, ohne daß die Fahrbahn selbst ausgeleuchtet wird (Schleiereffekte, Behrendt 1975).
Durch Vergrößerung der Lichtstärken der Hauptscheinwerfer der Kraftfahrzeuge kann keine entscheidende Verbesserung der Sichtweiten im Nebel erreicht

werden. Bei einer Nebeldichte von 100 m Normsicht würde durch Verdoppelung der Lichtstärke nur ein Sichtweitengewinn von 7% erzielt werden. Theoretisch ist der Einsatz des Fernlichts trotz der störenden Streuleuchtdichte bis zu Normsichtweiten von etwa 100 m (Erkennbarkeitsweite etwa 30 m) vorteilhaft.

Nebelscheinwerfer werden hinsichtlich eines Sichtweitengewinnes häufig überschätzt. Sie wirken sich durch ihre niedrige Anordnung und durch eine bevorzugte Breitenausstrahlung positiv auf die Ausleuchtung der Straßenränder und der Markierungen aus.

Abb. 18.12 gibt Erkennbarkeitsweiten für verschiedene Sehobjekte bei Nacht und Nebel in Abhängigkeit von der Normsichtweite und der Scheinwerferschaltung wieder.

Die Sehbedingungen bei Dämmerung und Nebel sind besonders ungünstig. Mit Ausnahme von sehr dichtem Nebel durchläuft die Sichtweitenkurve hier i.a. ein Minimum. Das Fernlicht erweist sich auch dann als hilfreich.

18.7 Lichtsignale

Lichtsignale sind ortsfeste oder quasiortsfeste Signallichter, mit denen den Verkehrsteilnehmern mittels vereinbarter Lichtzeichen (Farbe, Form, Sinnbilder, stetiges Leuchten oder Blinken) bestimmte Informationen gegeben werden. Einsatzbereiche sind Halt- und Freigabesignale an Kreuzungen, Einmündungen und Baustellen (Lichtzeichenanlagen) sowie Warnsignale vor Arbeits-, Bau- und Gefahrenstellen (Warnleuchten).

Die bei Tag und Nacht gleiche Lichtstärke von Lichtzeichenanlagen wird nach Vornorm DIN 67 527 Teil 1 so gewählt, daß bei Tage (weiße Wolken am Himmel) eine möglichst hohe Auffälligkeit der Signallichter erzeugt wird und andererseits bei Nacht und niedrigen Hintergrundleuchtdichten eine Blendung soweit wie möglich vermieden wird. Den üblichen Leuchtfelddurchmessern von 200 mm und 300 mm sind Beobachtungsabstände von 75 m und 125 m zugeordnet.

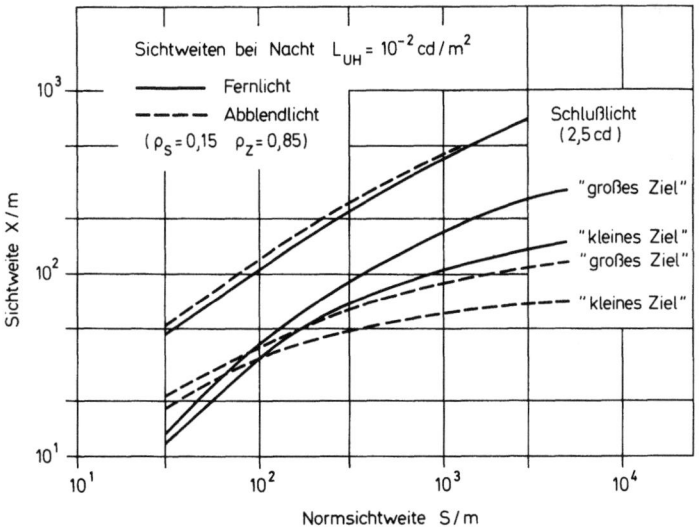

Abb. 18.12. Erkennbarkeitsweiten im Nebel bei Nacht, bei eingeschaltetem Kraftfahrzeugscheinwerfer in Abhängigkeit von der Normsichtweite (Nach Behrens u. Kokoschka 1976)

Läßt sich in ausgesprochenen Sonderfällen (z. B. bei einer breiten in Ost-West-Richtung verlaufenden Straße mit Signalgebern über der Fahrbahn oder an Ausfahrten aus Tunneln) mit 300-mm-Leuchten und übergroßen Kontrastblenden keine befriedigende Erkennbarkeit erzielen, dann kann eine Tag/Nacht-Schaltung mit höheren Tagwerten und niedrigeren Nachtwerten der Lichtstärken in Betracht kommen. Die Vornorm DIN 67 527 Teil 1 enthält Empfehlungen über die dann anzuwendenden Lichtstärken.

An Arbeits-, Bau- und Gefahrenstellen werden nach den unterschiedlichen Bedürfnissen drei verschiedene Leuchtentypen eingesetzt. Die Farben der einzelnen Signallichter müssen DIN 6163 Teil 5 entsprechen.

Phantomlicht ist durch die Signalleuchte zurückgeworfenes Fremdlicht (am häufigsten Licht der tiefstehenden Sonne), durch das ein Lichtzeichen erzeugt wird, ohne daß die Lichtquelle der Signalleuchte eingeschaltet ist. Hierdurch entsteht bei Lichtzeichenanlagen eine ungewollte, möglicherweise nicht eindeutige Information. Es kann besonders an Signalleuchten auftreten, die nach den Himmelsrichtungen Ost über Süd bis West ausgerichtet sind. Wenn Schuten oder andere Abdeckungen nicht wirksam angewendet werden können, muß die Lichtstärke des Phantomlichtes auf die in DIN 67 527 Teil 1 angegebenen Rückstrahlwerte abgeschwächt werden (Schreiber u. Woltersdorf 1980, 1982).

18.8 Beleuchtung von Fußgängerüberwegen

Fußgängerüberwege (FGÜ) sollen die Überquerung von Innerortsstraßen sicherer machen. Sie werden bei Tag durch die Zebramarkierung und zusätzliche Verkehrszeichen ausreichend auffällig gestaltet. Bei Nacht müssen sie beleuchtet sein.

Wenn im Bereich von etwa 50 m vor und hinter den FGÜ die ortsfeste Verkehrsbeleuchtung eine Leuchtdichte von 2 cd/m^2 bewirkt, die Längsgleichmäßigkeit 0,7 und die Blendungsbegrenzung KB 1 (DIN 5044) erreicht wird, kann auf eine besondere FGÜ-Beleuchtung verzichtet werden. Vorausgesetzt wird dabei, daß auch die Warteflächen ausreichend beleuchtet sind und daß die Auffälligkeit des Überwegs nicht besonders gesteigert werden muß (Beleuchtung mit anderer Lichtfarbe).

Sind diese Voraussetzungen nicht erfüllt, dann ist eine besondere FGÜ-Beleuchtung erforderlich, die sicherstellt, daß die Fußgänger auch bei ungünstigen Verhältnissen vom Kraftfahrer rechtzeitig wahrgenommen werden. Der Überweg und die angrenzenden Warteflächen müssen aus der jeweiligen Verkehrsrichtung so angeleuchtet werden, daß sich der Fußgänger hell vom dunklen Hintergrund abhebt (Positivkontrast). Maßgebend ist die DIN 67 523. In der Mittelachse des Überwegs muß die mittlere vertikale Beleuchtungsstärke in 1 m Höhe mindestens 40 lx betragen. Eine Blendung des Gegenverkehrs soll dabei unbedingt vermieden werden.

18.9 Tunnelbeleuchtung

Tunnelbeleuchtung soll ein zügiges und sicheres Durchfahren der Tunnelstrecke sicherstellen und deshalb am Tage die Leuchtdichten innerhalb und außerhalb des Tunnels so aneinander anpassen, daß der Tunnelmund dem hell adaptierten Kraftfahrer nicht als schwarzes Loch erscheint, in dem er Hindernisse zu spät (Erkennbarkeitsweite kürzer als die Anhaltestrecke — Haltesichtweite) erkennt. Bei Nacht soll sie so gute Beleuchtungsverhältnisse schaffen, daß Unfälle im Tunnel möglichst vermieden werden. Das Leuchtdichteniveau im Tunnel soll bei gut beleuchteten Anschlußstraßen deren Leuchtdichteniveau entsprechen. Die Tunnelbeleuchtung ist — wie die ortsfeste Verkehrsbeleuchtung (s. 18.5.1) — auf eine ausreichende Erkennbarkeit von Hindernissen (s. auch 18.4.2.1 und 18.5.3.1) auszulegen. Flimmereffekte und Blendung sind zu begrenzen. (Einzelheiten enthält die Vornorm DIN 67524.) Bei langen Tunneln kann die Beleuchtung der Tunnelinnenstrecke auf ein dem adaptierten Auge angepaßtes — niedriges — Beleuchtungsniveau abgesenkt werden. Der Einfluß des von den Tunnelenden einfallenden Lichtes ist gering. Am Tag stellt sich das Problem der Adaptation besonders bei der Einfahrt in den Tunnel, bei Nacht und unter Umständen bei der Ausfahrt auf nicht oder schwächer beleuchtete Straßen. Abb. 18.13 zeigt für den Tag die allmähliche Absenkung des Leuchtdichteniveaus bei der Einfahrt und die Wiederanhebung bei der Ausfahrt (Tunnel mit Einrichtungsverkehr). Die Übergangsstrecken werden bei der Einfahrt in den Tunnel am Tage auf eine Adaptationszeit von etwa 20 s, bei der Ausfahrt auf nachtdunkle Straßen auf 10 s bemessen.

Obwohl die Leuchtdichten der DIN 67524 nicht überall realisiert wurden, wurden Verkehrsunfälle, die nachweislich auf eine nicht ausreichende Beleuchtungsanlage zurückzuführen sind, bisher nicht in Erfahrung gebracht (Hopfenwieser 1977).

Tunnel gelten als kurz, wenn die Tunnellänge die „Einfahrtsstrecke" der Abb. 18.13 nicht überschreitet. Kurze, gerade Tunnels bis 25 m Länge brauchen i. a. bei Tage nicht beleuchtet zu werden. Das von den Tunnelenden einfallende natürliche Licht und der Silhouetteneffekt (Abb. 18.14) lassen Hindernisse in der Regel rechtzeitig erkennen. Gerade Tunnel können unter Umständen bis 100 m Länge am Tage unbeleuchtet bleiben, wenn die Tunnel bestimmte bauliche Merkmale aufweisen (Hochstädt 1975).

Bei Nacht ist eine Beleuchtung kurzer Tunnels immer erforderlich, wenn der Tunnel im Zuge einer beleuchteten Straße liegt oder der Tunnel im Zuge ei-

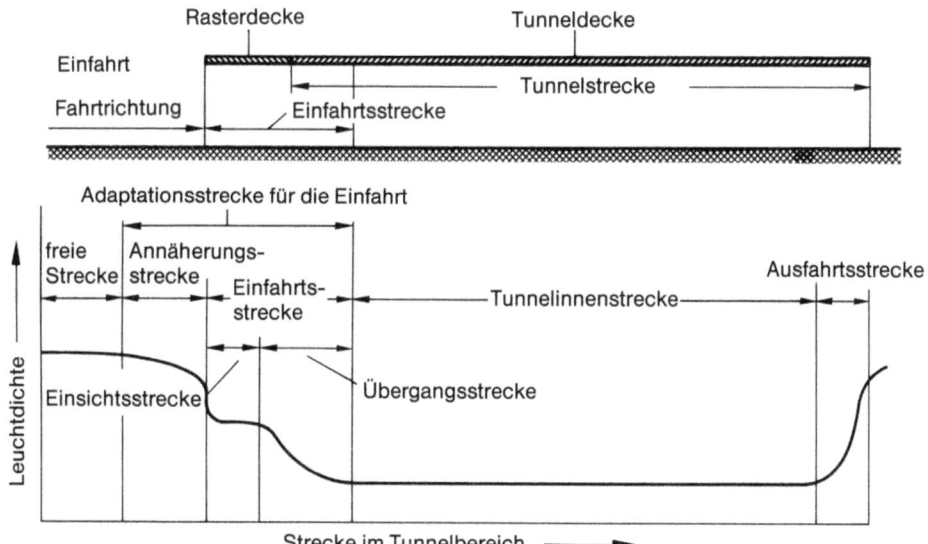

Abb. 18.13. Begriffe und schematischer Verlauf der Leuchtdichte bei der Durchfahrt durch einen langen Tunnel. (Aus DIN 67524)

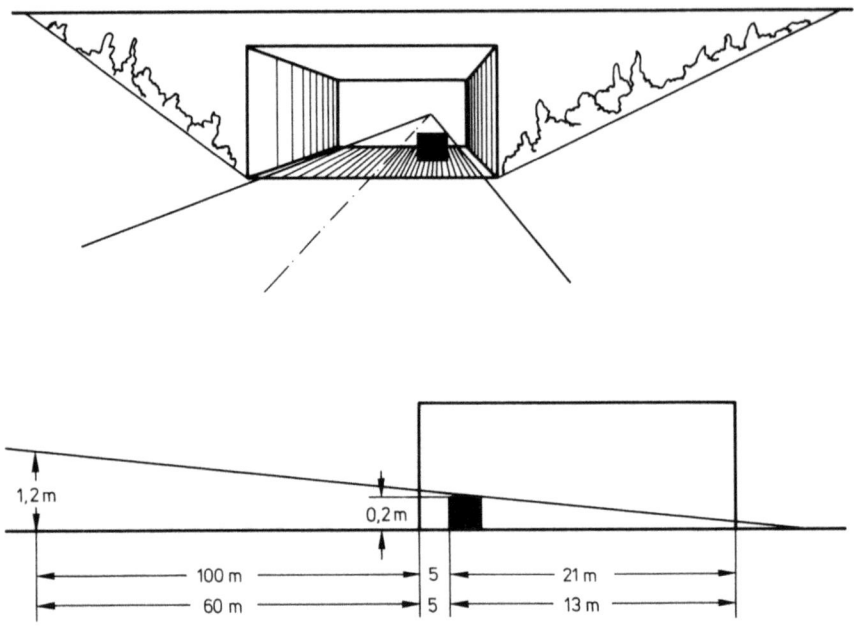

Abb. 18.14. Erkennbarkeit von Hindernissen in kurzen Tunneln. (Nach Hopfenwieser 1977)

ner unbeleuchteten Straße liegt, aber von Fußgängern und Radfahrern benutzt wird.

Selbst wenn man in kurzen Tunneln bei Nacht die Sichtverhältnisse unbeleuchteter Außerortsstraßen in Kauf nimmt, ist eine Orientierungsbeleuchtung am Platze, deren Leuchtdichteniveau nach psychologischen Gesichtspunkten festzulegen ist.

Literatur

Adema A, Krochmann J (1976) Über den Einfluß der Strahlungsfunktion auf die Sehschärfe. Optik 44:173-182

Adrian W (1969) Die Unterschiedsempfindlichkeit des menschlichen Auges und die Möglichkeit ihrer Berechnung. Lichttech 21:2A-7A

Adrian W (1977) Sehleistung, Beleuchtungsniveau und Unfälle. Bericht über die Planungstagung der Forschungsgesellschaft für Straßen- und Verkehrswesen. S 125-128

Behrendt J (1975) Mittelfristige Maßnahmen zur Verbesserung der Fahrbedingungen bei eingeschränkten Sichtweiten durch Nebel. Ber Bundesanst Straßenwes OECD-Forschungsgr S 11

Behrens H, Kokoschka S (1976) Beleuchtung der Kraftfahrzeuge bei Nebel. Dtsch Kraftfahrzeugforsch Straßenverkehrstech, Heft 252

Bommel WJM van, de Boer JB (1980) Road lighting. Philips Tech Lib. Kluwer Tech Boeken BV, Deventer/Antwerpen

Brühning E, Hippchen H, Weißbrodt G (1978) Nachtunfälle. Forschungsber Bundesanst Straßenwes, Bereich Unfallforsch

Bundesminister für Verkehr (1957) Hinweise für die Anordnung und Ausführung von senkrechten Leiteinrichtungen. HLB

Bundesminister für Verkehr (1972) Vorläufige lichttechnische Richtlinien für innenbeleuchtete, übergroße Verkehrszeichen an Bundesfernstraßen. Bundesminister Verkehr StB 4/38.60.70, Bonn

Bundesminister für Verkehr (1977a) Abmessungen der Verkehrszeichen und der Zusatzschilder nach der StVO (Verkehrszeichenkatalog). Verkehrsblatt, Dortmund

Bundesminister für Verkehr (1977b) Richtlinien für die Beleuchtung in Anlagen für Fußgängerverkehr. Forschungsgesel Straßen Verkehrswes

Bundesminister für Verkehr (1978) Richtlinien für die wegweisende Beschilderung auf Bundesautobahnen (RWBA). Bundesanst Straßenwes Bundesminister Verkehr 12. September 1978

Bundesminister für Verkehr (1982) Zusätzliche technische Vorschriften für Markierungen.

Bundesminister für Verkehr (1960) Verordnung über die Prüfung und Kennzeichnung bauartgenehmigungspflichtiger Fahrzeugteile (Fahrzeugteileverordnung). BGBl I, s 782

Deutsche Akademie für Verkehrswissenschaft (1982) Entschließungen des Arbeitskreises I des Deutschen Verkehrsgerichtstages 1982. Ber Dtsch Verkehrsgerichtstag 1982 Goslar

Durth W (1982) Überprüfung der fahrspezifischen Ausgangswerte der RAL-L. Forschungsauftr Bundesminister Verkehr

Forschungsgesellschaft für Straßen- und Verkehrswesen (1981) Griffigkeitseigenschaften der Fahrbahn. Ber Kommiss XIII ATR - FGSV - VSS, Juni 1981

Gramberg-Danielsen B (1967) Sehen im Verkehr. Springer, Berlin Heidelberg New York

Hartmann (1977) Physiologisch-optische Probleme des nächtlichen Straßenverkehrs. Z Verkehrsrecht 22:1976

Hochstädt E (1975) Optimale Gestaltung kurzer Tunnel zur Vermeidung künstlicher Beleuchtung bei Tag. Straßenbau Straßenverkehrstech Heft 183 S 23-32

Hopfenwieser U (1977) Beleuchtung von Straßentunneln. Öster Ministerium Bauten Technik Straßenforsch Heft 85, S 11

Jainski P, Gerdes H-R (1980) Über die Beleuchtung von Verkehrszeichen. Straßenverkehrstech Heft 6, S 191-197

Knoflacher H (1974) Unfalluntersuchung Bundesautobahnen 1965-1972. Untersuch Hessisch Minister Wirtschaft Technik

Krochmann J, Özver Z (1974) Über die Leuchtdichte von Fahrbahnen während der Dämmerung. Lichttech 26:318-319, 347-349

Krochmann J (1979) Reaktionszeit von Kraftfahrern. Institut für Lichttechnik der TU Berlin

Krochmann J, Rattunde R (1981a) Über die Neudefinition der Candela. Optik 58:1-10

Krochmann J, Terstiege H 1981b) Retroreflektierende Verkehrszeichen. 3M-Reflexe 1:7-10

Oeding D (1979) Einfluß von Blendschutzzäunen auf die Verkehrssicherheit. Forschungsber Bundesanst Straßenwes

Schmidt-Clausen HJ (1982) Das lichttechnische Gutachten bei Dunkelheitsunfällen. Dtsch Autorecht Heft 1, S 3-12

Schober H (1950) Das Sehen, B 1. Markewitz, Darmstadt

Schreiber G (1981) Untersuchungen zur Entwicklung technischer Liefer- und Prüfbedingungen für transparente Verkehrszeichen. Forschungsber Bundesanst Straßenwes, Forschungsauftr 3.502

Schreiber G, Woltersdorf FW (1980/81) Lichttechnische Eigenschaften von ortsfesten Signallichtern im Straßenverkehr. Straßenverkehrstechnik 2:48-56 und 5:171-178

Walthert R, Mäder F, Hehlen P (1979) Fahren bei Nacht. 14. Vortragstagung, Oktober 1979, Lausanne. Stämpfli, Bern, S 7

19. Hilfe am Unfallort und Transporteinsatz

H. Kreuscher

19.1 Aufgaben des Arztes am Unfallort

Eine Verbesserung der Ausbildung der Medizinstudenten in ärztlicher Erster Hilfe wurde in der Approbationsordnung von 1970 berücksichtigt. Seitdem werden dem angehenden Arzt zu Beginn des klinischen Teils seines Studiums Kenntnisse und praktische Fähigkeiten vermittelt, die ihn in die Lage versetzen sollen, bei akuten Notfällen und Unfällen wirksame Hilfe mit dem Ziel zu leisten:

„Eingetretene Schäden mindern — Folgeschäden verhindern".

19.1.1 Allgemeines Verhalten am Unfallort

Jeder Arzt ist bei Hinzukommen zu Unfallverletzten in besonderem Maße zur Hilfeleistung verpflichtet. Er muß mit allen zur Verfügung stehenden Mitteln bemüht sein, drohende Lebensgefahr der Verletzten bei Störungen der *elementaren Vitalfunktionen abzuwenden und weitere Schäden zu verhindern,* bzw. die günstigsten Voraussetzungen zur Heilung des Verletzten zu schaffen. Eine der wichtigsten Funktionen des Erste-Hilfe-leistenden Arztes besteht darin, den Verletzten im Bedarfsfalle *transportfähig* zu machen. Dabei gehört es ebenfalls zu den Aufgaben des Arztes, für die Voraussetzungen zu sorgen, daß der Transport sachgemäß durchgeführt wird. Notfalls muß er den Verletzten selbst in das Krankenhaus begleiten, wenn eine ständige fachgerechte Überwachung oder Behandlung des Patienten (z. B. künstliche Beatmung, Herzmassage, Infusionen) während des Transportes notwendig ist und dafür kein geeignetes Personal zur Verfügung steht — dagegen gehört es nicht zu den Aufgaben des ersthelfenden Arztes am Unfallort, größere Eingriffe vorzunehmen, wenn diese gefahrloser und effektiver in einem Krankenhaus durchgeführt werden können.

Eine besonders schwierige Aufgabe des Arztes bei Vorhandensein zahlreicher Verletzter liegt in der raschen und wirkungsvollen *Organisation der Rettungsaktionen* und dem wirksamen Einsatz der zur Verfügung stehenden Laienhelfer (Zuschauer). Der Arzt sollte stets die Situation beherrschen. Es ist daher notwendig, daß sich jeder Arzt grundsätzliche Gedanken über die wichtigsten Maßnahmen bei verschiedenen Unfallarten macht, damit er im Ernstfalle optimale Hilfe leisten kann. Es kann immer wieder beobachtet werden, daß die bei Unfällen erschrocken und ratlos dabeistehenden Zuschauer dem sich in seiner Eigenschaft zur Erkennung gebenden Arzt bereitwillig die gesamte Verantwortung für die Organisation und Durchführung der erforderlichen Rettungsmaßnahmen überlassen. In der Regel ist auch die Hilfsbereitschaft in reichem Maße vorhanden und wartet auf das „Einsatzkommando" des Arztes. Bei Straßenunfällen ist oft die *Sicherung der*

Unfallstelle vor dem Eintreffen der Polizei unzureichend: Weitere Unfälle können durch den fließenden Verkehr entstehen. Daher ist die Sicherung der Helfer von gleicher Bedeutung wie die optimale Versorgung der Verletzten. Der Erste-Hilfe-leistende Arzt soll sich daher vor Beginn seiner Bemühungen um die Verletzten davon überzeugen, daß nicht weitere Unfälle drohen. Wenn möglich, sollte er sofort eine Person mit der Warnung der nachfolgenden Verkehrsteilnehmer beauftragen. *Die Aufgaben des Arztes am Unfallort umfassen daher sowohl ärztliche Hilfe für die Verletzten aber oft auch organisatorische Maßnahmen zur Verhütung weiterer Schäden bis die dafür zuständigen Organe wie Polizei, Feuerwehr, Einsatzgruppen von Rettungsorganisationen usw. zur Verfügung stehen.*

19.1.2 Bergung und Lagerung

19.1.2.1 Bergung

Die Rettungsmaßnahmen beginnen in der Regel mit der Bergung der Verletzten aus dem unmittelbaren Ort des Unfallgeschehens bzw. der Gefahrenzone. Diese Aktion wird häufig von zufällig Anwesenden (Passanten) oder nicht- bzw. leichtverletzten Unfallteilnehmern vorgenommen. Wenn der Arzt noch zum Zeitpunkt der Bergungsaktion an den Unfallort kommt, sollte er die Leitung aller Maßnahmen übernehmen und selbst Hand anlegen, damit weiterer Schaden durch gewaltsames, unsachgemäßes Zerren und ungünstigen Lagewechsel des Verletzten vermieden wird. Besondere Vorsicht ist bei Verdacht auf *Wirbelsäulenverletzungen* geboten. Der bergende Helfer sollte sich daher zu Beginn seiner Maßnahmen von dem Zustand des Verletzten überzeugen, prüfen ob Lähmungen vorliegen oder starke Schmerzen im Rücken angegeben werden. Weiterhin sollte er sich davon überzeugen, daß keine Körperteile eingeklemmt sind. Bei Bewußtlosen sollte das erste Augenmerk auf die *Freihaltung der Atemwege* (Reklination des Kopfes und Vorziehen des Unterkiefers) gelegt werden. Bei Atemstillstand sollte möglichst vor der Bergung bereits mit der künstlichen Beatmung mittels Atemspende (s. dort) begonnen werden. Selbstverständlich müssen Verletzte, die auf der Fahrbahn liegen, so schnell wie möglich an den Straßenrand transportiert werden.

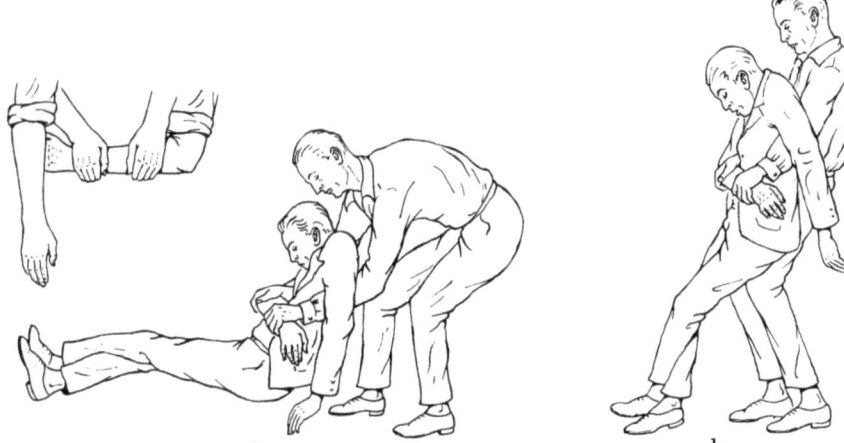

Abb. 19.1. a Der Rautek-Griff zur Bergung eines Verletzten. **b** Abschleppen eines Verletzten durch einen Helfer unter Anwendung des Rautek-Griffes und Übereinanderlegen der Beine des Verletzten. (Nach Kreuscher 1968)

Diese Maßnahmen sollten aber mit der notwendigen Vorsicht durchgeführt werden, damit nicht die Helfer durch den nachrollenden Verkehr (besondere Gefahr bei schlechter Sicht) gefährdet werden. Bei der *Bergung* von Verletzten *durch einen Helfer,* hat sich der *Rautek-Handgriff* bewährt (Abb. 19.1): Der Helfer tritt von hinten an die Kopfseite des Verletzten. Falls dieser liegt, richtet er ihn vorsichtig bis in sitzende Stellung auf und stützt den Rumpf mit seinen Knien. Mit seinen beiden Armen greift er von hinten unter den Armen des Verletzten durch. Ein Arm des Verletzten wird im Ellenbogengelenk angewinkelt, gegen seinen Rumpf gepreßt und gleichzeitig ums Handgelenk gefaßt. Der Helfer richtet sich jetzt auf und kann den Verletzten fortschleifen. Die Arbeit wird erleichtert, wenn vorher die Beine übereinandergeschlagen werden. Auf ähnliche Weise kann auch ein Verletzter aus seinem Fahrzeug geborgen werden (Abb. 19.2). Die meisten Rettungsfahrzeuge sind heute mit *Vakuummatratzen* ausgerüstet. Die Matratze kann in entspanntem Zustand der Körperform des Verletzten angepaßt werden, danach wird durch Abpumpen in der Matratze ein Vakuum hergestellt, wodurch ihre individuell angepaßte stützende und haltende Form erhalten bleibt. Mit Hilfe von Handgriffen können 2-4 Helfer einen Verletzten schadlos transportieren. Dieses Hilfsmittel hat sich besonders bei Verdacht auf Wirbelfrakturen bewährt.

19.1.2.2 Lagerung

Bei der Lagerung des Verunglückten ist die Art der Verletzung zu berücksichtigen. Der *Bewußtlose* ist grundsätzlich in eine *stabile Seitenlage* bei rekliniertem Kopf (Abb. 19.3) zu bringen, um ihn vor Aspiration von Blut, Schleim und Erbrochenem zu schützen und die Atemwege freizuhalten. Bei Atemstillstand kann die künstliche Beatmung durch Atemspende allerdings leichter in Rückenlage durchgeführt werden. *Zur Herzmassage muß der Verletzte auf den Rücken gelagert werden.* Ebenso sollten *Wirbelverletzte flach auf fester Unterlage* liegen (Vakuummatratze). Bei *Thoraxverletzungen* lagert man auf die verletzte Seite, um die hier schmerzhaften Atemexkursionen einzuschränken. Bei schweren Thoraxverletzungen (beidseitige Rippenserienbrüche) wird die Atmung bei angehobenem Oberkörper erleichtert. Allerdings ist die Berücksichtigung der Kreislaufreaktion vorrangig, d.h. bei Vorliegen eines *Schocks* muß der Verletzte *flach gelagert* werden, dabei sollten die *Beine* grundsätzlich *hoch gelagert werden* (Taschenmesserposition), um den Rückstrom des venösen Blutes zum Herzen hin zu erleichtern. Bei *Bauchtrauma* sollen beide Beine in den Hüftgelenken gebeugt gelagert werden (Entspannung der Bauchdecke).

19.1.3 Beurteilung der Vitalfunktionen

Die erste und zugleich schwierigste Aufgabe des Arztes bei seinem Eintreffen am Unfallort ist die Erkennung und Be-

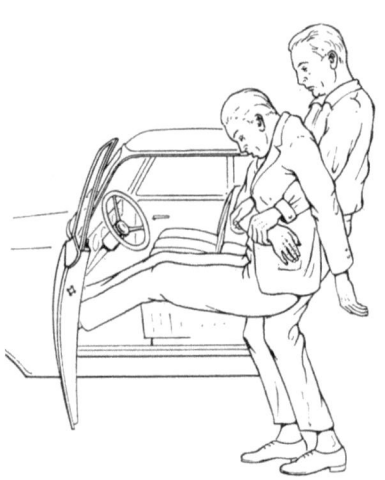

Abb. 19.2. Bergung eines Verletzten aus dem Fahrzeug unter Anwendung des Rautek-Griffes. (Nach Kreuscher 1968)

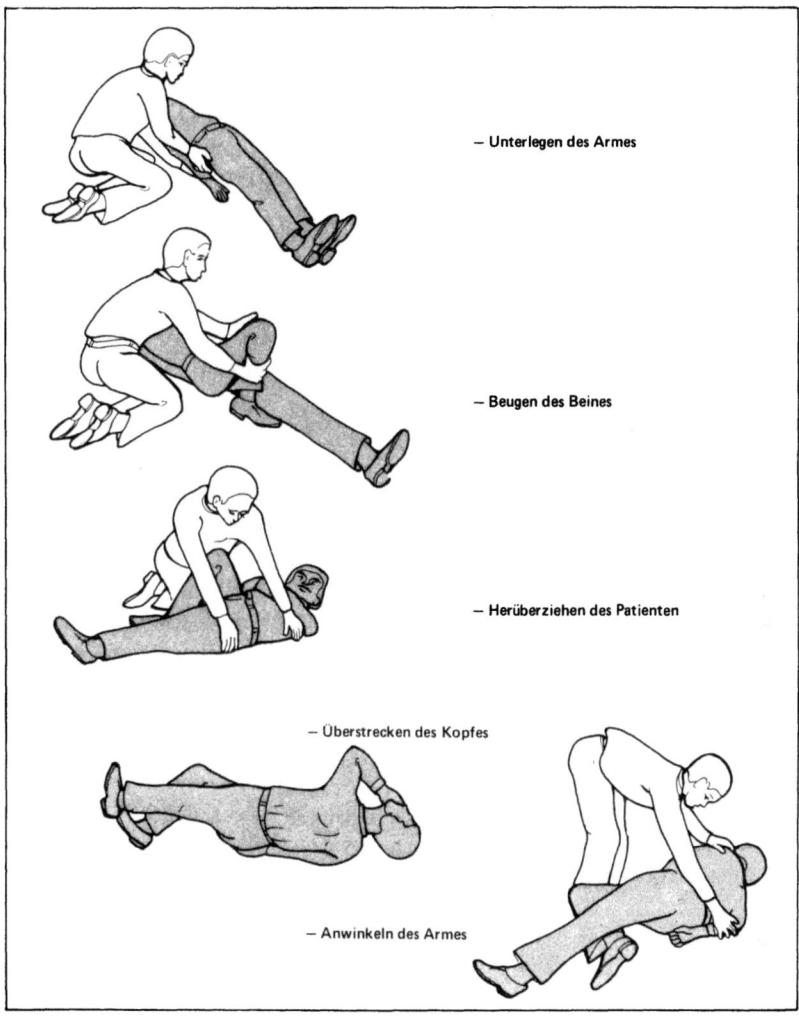

Abb. 19.3. Stabile Seitenlagerung. (Nach Ahnefeld 1981)

urteilung der entstandenen Verletzungen. Der Erste-Hilfe-leistende Arzt muß bereits eingetretene oder drohende Rückwirkungen dieser Verletzungen auf die Vitalfunktionen richtig abschätzen können. Von den elementaren Vitalfunktionen spielen im Rahmen der Ersten Hilfe am Unfallort *die Atmung* und die *Herz-Kreislauf-Tätigkeit* die wichtigste Rolle.

19.1.3.1 Atmung

Ausgehend von der Vorstellung, daß ein Mensch 3 Wochen ohne feste Nahrung, 3 Tage ohne Flüssigkeit, aber nur 3 min ohne Sauerstoff leben kann, nimmt die Sorge um die Atemtätigkeit des Verletzten eine dominierende Rolle ein. Die Atemtätigkeit kann durch ein Trauma *zentral* oder *peripher* gestört werden. Ein vollständiger *Atemstillstand* ist am Fehlen der Atemexkursionen des Thorax und/oder des Oberbauches leicht zu erkennen. Infolge des Sauerstoffmangels treten Zyanose der sichtbaren Schleimhäute und der Nagelbetten auf. Zyanose der Akren kann aber auch Folge einer Kreislaufzentralisation durch Schock sein. Schwerer ist eine *insuffiziente* Atmung zu beurteilen. Hochfrequente, jedoch flache Atmung tritt häufig nach Thoraxverletzungen auf oder bei schweren Schockzuständen. Infolge mangelhafter alveolärer Ventilation (Überwiegen der Totraumventilation) kommt es zur Hypoxie und Hyperkapnie (respiratorische Azidose), die durch die oft nach schweren Verletzungen entstehende metabolische Azidose kombiniert zum Zusammenbruch des Säurebasengleichgewichts führen kann.

Eine *zentrale Atemlähmung* ist in der Regel die Folge eines Schädel-Hirn-Traumas mit Schädigung des Stammhirns oder — in seltenen Fällen — einer Verletzung des oberen Halsmarks bzw. der Medulla oblongata. Im ersteren Falle bleibt die Zwerchfellinnervation erhalten; die Zwerchfellatmung kann aber insuffizient sein.

Die *periphere Störung der Atemtätigkeit* beruht entweder auf einer Verlegung der Atemwege (Aspiration von Mageninhalt, Blut, Schleim, Gebißteilen, Knochenfragmenten oder infolge Zurücksinkens der Zunge) oder in einer Störung der Atemmechanik infolge Zerstörung des Thoraxskeletts (Brustbeinfraktur und Rippenserienfrakturen) oder Entstehung einer Kommunikation zwischen atmosphärischer Luft und Pleuraraum [Pneumothorax mit atmosphärischem oder erhöhtem Druck (Spannungspneumothorax, s. S. 578)]. Bei der Beurteilung des Verletzten muß in Sekundenschnelle die Art der Atemstörung diagnostiziert werden. Hierbei hat es sich bewährt, zunächst die Atemwege durch Ausräumen der Mund-/Rachenhöhle, Reklination des Kopfes „bis zum Anschlag" und Vorziehen des Unterkiefers sicher zu befreien. Der Brustkorb wird durch Betasten auf Frakturen abgesucht. Wenn danach die Spontanatmung in Gang kommt, ist eine zentrale Atemlähmung ausgeschlossen. Kommt die spontane Atemtätigkeit jedoch nicht in Gang, ist sofort mit der künstlichen Beatmung zu beginnen und damit fortzufahren, bis wieder ausreichende Spontanatmung vorhanden ist. Die Beurteilung einer flachen Spontanatmung kann erschwert sein, wenn die Thoraxexkursionen (bei starrem Thoraxskelett) gering sind. Daher ist ggf. die Beobachtung des Oberbauches zur Beurteilung mit heranzuziehen. Auch eine vorhandene, jedoch unzureichende Spontanatmung ist durch „assistierende" Atemspende zu unterstützen.

19.1.3.2 Kreislauf

Dysregulationen der Kreislauftätigkeit sind fast regelmäßige Begleiterscheinungen des Traumas. Auch ohne sichtbaren Blutverlust kann allein der Schmerz des Traumas oder die plötzliche Reizung vegetativer Rezeptoren (Plexus coeliacus, Carotis sinus) zu einer *vagovasalen Traumareaktion* führen. Hierbei tritt eine aktive Weitstellung der Muskelgefäße mit daraus folgender starker Minderung des peripheren Widerstandes ein. Bei gleichbleibendem Schlagvolumen des Herzens kommt es infolge der eintretenden Blutvolumenverlagerung in die periphere Strombahn zu einem Absinken des Blutdrucks und einer Minderdurchblutung des Gehirns. Die Farbe des Gesichtes ist blaß, der Puls ist gleichmäßig und seine Frequenz meist unter 100/min, der Verletzte wird oft „ohnmächtig". Die einzig richtige konsequente Therapie ist die *flache Lagerung*, ggf. Hochlagerung der Beine. *Der Kopf muß der tiefste Punkt des Körpers sein*. Die Erholung tritt in der Regel in wenigen Minuten ein. Aus dieser relativ harmlosen traumatisch ausgelösten Dysregulation des Kreislaufs kann ein tödlicher Ausgang folgen, wenn der Patient in sitzender Stellung (Autositz) oder gar im Stehen (Gedränge) belassen wird, d.h. dem Kreislauf wird keine Gelegenheit zur Durchblutung des Gehirns infolge des niedrigen Blutdrucks gegeben. Die Folge ist eine Hirn-

schädigung infolge Hypoxie und später ein Versagen der Herztätigkeit infolge mangelhafter Koronardurchblutung bei „leerpumpendem" Herz. Der liegende Patient kann zwar eine vagovasale Traumareaktion bekommen, dadurch jedoch nicht bewußtlos werden. Bei Verkehrsunfällen treten solche hypotonen Kreislaufregulationen gelegentlich bei nicht unmittelbar verletzten Personen als *Schreckreaktion* infolge des Unfallerlebnisses auf. Bei Unfallbeteiligten kann eine scheinbar harmlose Ohnmacht jedoch in Wirklichkeit ein *Schock infolge Blutvolumenmangels* bei innerer Blutung sein. Der Erste-Hilfe-leistende Arzt darf daher solche Reaktionen nicht ohne sorgfältige Prüfung bagatellisieren. Sehr häufig ist bei Eintreffen des Arztes am Unfallort ein Schock noch nicht manifest. Bei der ersten Beurteilung des Zustandes eines Verletzten muß der ersthelfende Arzt daher feststellen, ob ein Schock droht oder ob ein eigentlicher Schock bereits vorhanden ist. Als Kriterien bei der *Beurteilung* dienen
a) Hautfarbe und Temperatur,
b) Pulsfrequenz und -qualität,
c) Blutdruck.
Zusammen mit dem sichtbaren Umfang der Verletzungen lassen diese Kriterien eingetretenen Blutvolumenverlust grob schätzen (Hegemann 1964):
Der *drohende Schock* ist gekennzeichnet durch kalte Akren, leicht erhöhte Pulsfrequenz von 100–120/min, Blutdruck über 100 mm Hg und verminderte Urinsekretion 20 ml/h. Bei solchen Patienten beträgt der Blutvolumenverlust meist weniger als 30% des Gesamtvolumens. Es besteht keine unmittelbare Lebensgefahr, diese kann jedoch plötzlich eintreten, wenn die blutdrucksteigernde Adaptationsreaktion (Selye) durch Verabreichung von Sedativa und Narkotika unterbrochen wird. Besondere Vorsicht und Überwachung dieser Patienten ist daher notwendig.
Der *manifeste Schock* zeichnet sich neben kalten Akren und blasser schweißbedeckter Haut durch Pulsfrequenzen von über 110/min und Blutdruck unter 100 mm Hg aus. Akute Lebensgefahr besteht bei Anstieg der Pulsfrequenz über 140/min und Abfall des Blutdrucks unter 70 mm Hg. In einem solchen Fall ist mit einem Blutvolumenverlust von mehr als 50% zu rechnen. Jede kontinuierlich zunehmende Pulsfrequenz ist als ein schlechtes Omen einer anhaltenden oder zunehmenden Blutung zu werten. Unter allen Umständen sollte der ersthelfende Arzt versuchen, mit vorhandenen oder rasch zu beschaffenden Mitteln den manifesten Schockzustand zu verbessern, ehe er dem Patienten den Transport in das nächste Krankenhaus zumutet.
Leicht werden die erheblichen nicht direkt sichtbaren Blutverluste in Frakturhämatomen unterschätzt. Beispielsweise können im Hämatom einer Oberschenkelfraktur 1500–2500 ml Blut vorhanden sein.

19.1.4 Wiederbelebung und Schocktherapie

Von allen Aufgaben des Arztes am Unfallort ist die Wiederbelebung gestörter oder zusammengebrochener Atmungs- und Kreislauffunktion die wichtigste. Alle anderen Maßnahmen der Ersten Hilfe, wie Notschienung frakturierter Gliedmaßnahmen, Wundverbände (soweit sie nicht der Stillung spritzender Blutungen dienen) sind demgegenüber zweitrangig.

19.1.4.1 Künstliche Beatmung

Im Rahmen der Ersten Hilfe kommen zur *Beatmung ohne Hilfsmittel* nur die Methoden der Atemspende (Mund-zu-Mund- und Mund-zu-Nase-Beatmung) zur Anwendung. Die manuellen Methoden (Holger-Nilson, Sylvester, Thomson) gehören der Vergangenheit an.

Die wesentliche Voraussetzung für die Anwendbarkeit einer Atemspende zur Erhaltung des Lebens eines vom Atemstillstand Betroffenen ist die Tatsache, daß die Exspirationsluft des Menschen unter normalen Bedingungen 16–17 Vol.-% Sauerstoff enthält. Dieser Sauerstoffanteil reicht aus, um eine Sauerstoffsättigung beim Empfänger bis zu 95% zu erzeugen. Der Kohlensäureanteil von ca. 4 Vol.-% in der Ausatemluft des Spenders spielt bei der ohnehin vorhandenen respiratorischen Azidose des Empfängers keine besondere Rolle mehr. Dieser Kohlensäureanteil hat keinen praktischen Nutzeffekt im Sinne einer Reizung des Atemzentrums des Atemgelähmten.

In einer gewissen Konkurrenz zueinander stehen die Mund-zu-Mund- (MzM) und die Mund-zu-Nase (MzN)-Methoden. In neuester Zeit wird die Mund-zu-Nase-Methode mehr bevorzugt, da ihr offenbar einige besondere Vorteile zugesprochen werden können:

1. Der dichte Abschluß gegen den Mund des Spenders gelingt bei der MzN leichter, besonders, wenn der Spender ein Kind ist.
2. Die Nase des Empfängers ist leichter mit einem Tuch zu reinigen, so daß der Widerwillen des Spenders gegen Verunreinigung durch Blut oder Erbrochenes geringer ist.
3. Bei schweren Verletzungen im Bereich der Kiefer- und damit der Mundhöhle sind bei der MzN-Methode die Atemwege leichter freizuhalten.
4. Bei der MzN-Methode fällt die sonst notwendige Öffnung des Mundes bei gleichzeitigem Verschluß der Nase weg. Dadurch wird die Handhabung der Methode vereinfacht, insbesondere wenn der Verletzte einen Trismus hat (bei Ertrunkenen!) oder bei krampfenden Verletzten.
5. Auch bei forcierter Beatmung wird der Beatmungsdruck durch die Nasengänge so weit reduziert, daß der Öffnungsdruck des Ösophaguseinganges (20–25 cm H_2O) des Bewußtlosen nicht erreicht wird. Die Gefahr einer Luftinsufflation in den Magen mit der nachfolgenden Gefahr des Erbrechens ist daher geringer (Ruben u. Ruben 1962).
6. Untersuchungen über die Nasenpassage bei 3000 Personen aller Gruppen ergaben nur bei 1% Verlegungen der Nasenwege, so daß bei diesen Fällen eine Mund-zu-Mund-Beatmung notwendig gewesen wäre (Ruben et al. 1962).
7. Die MzN-Methode kann bei Verletzten in Seitenlage leichter durchgeführt werden als die MzM-Methode.
8. Bei Vergiftungen ist die Gefährdung des Helfers durch orale Einnahme von Kontaktgift (E 605) geringer als bei MzM-Beatmung.

Zur Durchführung der künstlichen Beatmung (*Atemspende*) empfiehlt sich das folgende systematische Vorgehen:

1. Prüfung, ob keine Eigenatmung des Verletzten vorhanden ist. Prüfung, ob Herzaktion durch tastbaren Karotispuls nachweisbar ist.
2. Befreiung der Atemwege durch
    a) Entfernen von Fremdkörpern aus der Mundhöhle (Schleim, Gebißteile, Knochenfragmenten erbrochener Mageninhalt),
    b) maximale Reklination des Kopfes (cave: HWS-Fraktur!) und
    c) Vorziehen des Unterkiefers.
3. Wenn danach keine Spontanatmung in Gang kommt, zunächst Anwendung der *Mund-zu-Nase-Beatmung*: Eine Hand wird unter den Nacken des Verletzten geschoben (Abb. 19.4a) und der Nacken angehoben. Die andere Hand wird auf den Scheitel gelegt und der Kopf rekliniert (Vorsicht bei Verdacht auf HWS-Verletzung). Nun wird die unter dem Nacken liegende Hand vorgezogen und mit ihren Fingern 2–5 an den Unterkiefer

Wiederbelebung und Schocktherapie

gelegt. Der Unterkiefer wird auf diese Weise vorgeschoben (Abb. 19.4b). Der Daumen verschließt den Mund. Der Helfer atmet tief ein, verschließt mit seinem Mund beide Nasenlöcher des Verletzten und bläst nun mit mäßig starkem Druck seine Ausatemluft in die Atemwege des Verletzten (Abb. 19.4c). Die Exspiration des Verletzten erfolgt spontan durch die Elastizität des Thorax, der Lungen und des Zwerchfells (Abb. 19.4d). Die zwanglose Exspiration ist wiederum ein Zeichen für die einwandfreie Beatmung der Lungen.

Wenn die Mund-zu-Nase-Beatmung wegen Verlegung der Nasenwege, z. B. Nasenbeinfraktur, Oberkieferfraktur, nicht gelingt, wird die *Mund-zu-Mund-Beatmung* angewendet. Auch hierbei wird der Unterkiefer mit der einen Hand vorgezogen, der Mund jedoch mit dem Daumen leicht geöffnet. Die Nase des Verletzten wird entweder mit Daumen und Zeigefinger der anderen Hand verschlossen oder die Wange des Helfers legt sich während des Einblasens in den Mund des Verletzten gegen die Nasenlöcher, so daß diese verschlossen werden. Der exakte Verschluß der Nase während des Einblasens ist für den Erfolg der Beatmung wichtig, da die Atemspende sonst teilweise verlo-

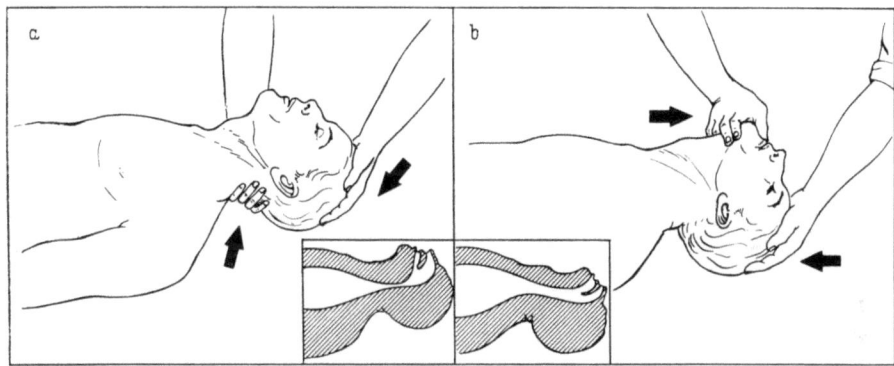

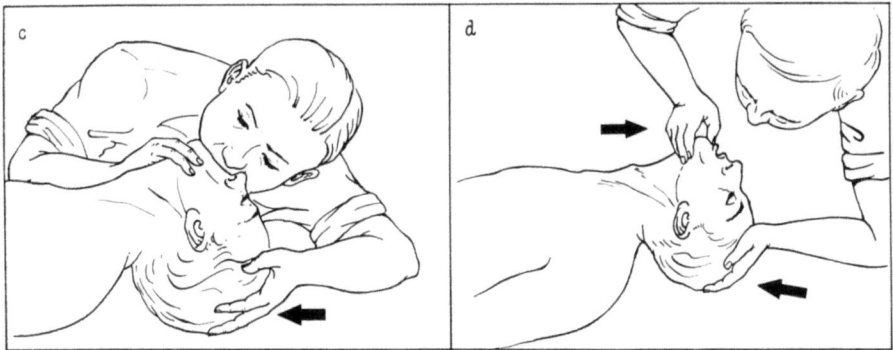

Abb. 19.4. Die Durchführung der Atemspende: **a** der Nacken wird angehoben; **b** der Kopf wird stark rekliniert, der Unterkiefer vorgezogen; **c** Einblasen in Mund oder Nase des Verletzten bei Mund-zu-Mundbeatmung, ggf. Verschluß der Nasenlöcher mit Daumen und Zeigefinger; **d** die Ausatmung des Verletzten erfolgt spontan durch Mund oder Nase. (Nach Kreuscher 1968)

rengehen kann. Die Beatmungsfrequenz sollte zwischen 12 und 16/min liegen.

Diese Beatmungstechnik bedarf in der Regel noch keiner besonderen Bergung des Verletzten, man sollte auch sofort beginnen, damit nicht wertvolle Zeit verlorengeht. So kann bei Verkehrsunfällen der Verletzte bereits im Wagen beatmet werden, wenn der Helfer nur an den Kopf des Verletzten gelangen kann. Die besonderen Vorteile bei der Mund-zu-Mund- und Mund-zu-Nase-Beatmungsmethode liegen in ihrer universellen Anwendbarkeit, der Unabhängigkeit von Hilfsmitteln, ihrer leichten Erlernbarkeit und Effektivität. Für die künstliche Beatmung mit *Hilfsmitteln* haben sich besonders folgende Geräte bewährt:
a) Doppelmundtubus nach Safar (Abb. 19.5a),
b) Beatmungsbeutel nach Ruben (Abb. 19.5b).

tungsfahrzeugen und können auch außerhalb der Fahrzeuge eingesetzt werden (Abb. 19.6).

Die wirksamste Methode zur Freihaltung der Atemwege und künstlichen Beatmung ist die *endotracheale Intubation*. Die Technik der endotrachealen Intubation wird während des Medizinstudiums gelehrt, bedarf jedoch der praktischen Erfahrung und ständigen Übung, um auch unter den ungünstigen Umständen des Notfalls rasch und wirkungsvoll eingesetzt werden zu können. Auf eine Darstellung dieser Technik wird daher im Rahmen dieses Beitrags verzichtet und auf die einschlägigen Lehrbücher für Anästhesiologie hingewiesen.

19.1.4.2 Wiederbelebung des Kreislaufs

Die Möglichkeit ein stillstehendes Herz durch Massage zum Schlagen zu brin-

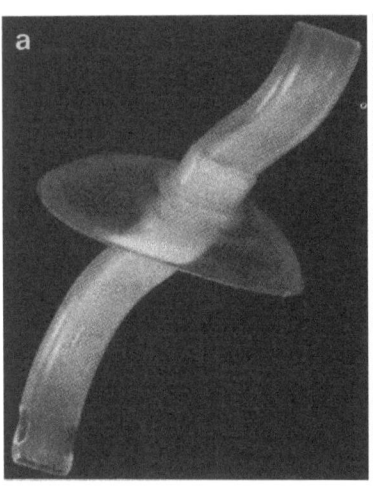
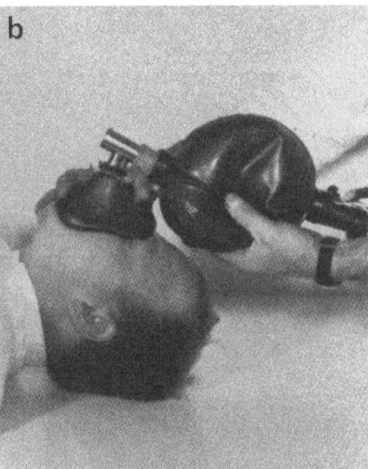

Abb. 19.5.a Doppeltubus nach Safar. (Aus Kreuscher 1968). **b** Atmungsbeutel nach Ruben, Fabrikat AMBU. (Aus Kreuscher 1968)

Von diesen Geräten haben sich die Beatmungsbeutel in der Praxis am besten bewährt. Sie sind unabhängig von Aggregaten, sie können mit Luft, aber auch mit Luft-Sauerstoffgemischen, verwendet werden. Automatische Respiratoren befinden sich heute in den meisten Ret-

gen, wurde von dem Frankfurter Physiologen Schiff (1874) entdeckt. In neuerer Zeit haben sich besonders Jude et al. (1959-1961) um die Entwicklung und den methodischen Ausbau der äußeren Herzmassage verdient gemacht.

Für die Wiederbelebung der Herz-Kreis-

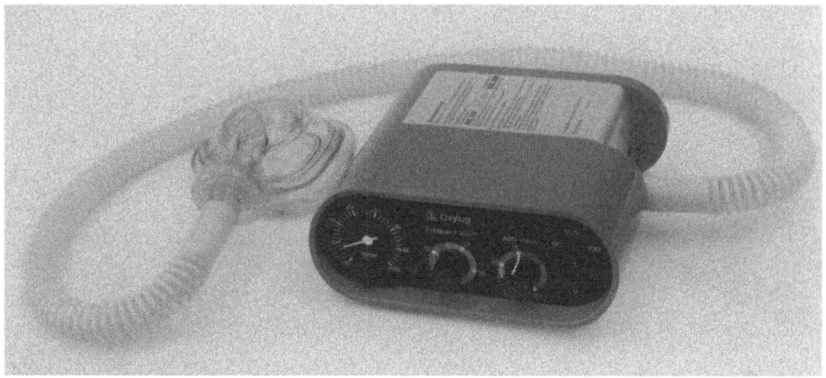

Abb. 19.6. Automatisches Beatmungsgerät Oxylog der Firma Dräger (Werkfoto: Dräger-Werke, Lübeck)

lauf-Tätigkeit am Unfallort gilt die Anwendung der äußeren Herzmassage als Methode der Wahl. Diese Empfehlung entspricht den Beschlüssen auf den Internationalen Symposien über Wiederbelebung in Stavanger.

Die *Indikation zur Anwendung einer äußeren Herzmassage* ist durch die Kombination folgender Symptome gegeben:
- Bewußtlosigkeit,
- Atemstillstand,
- Fehlen des Karotispulses,
- Blässe,
- erweiterte und reaktionslose Pupillen beiderseits.

Die äußere Herzmassage ist stets mit einer künstlichen Beatmung (Atemspende) zu kombinieren, da die rhythmischen Kompressionen des Thorax nicht für einen Gaswechsel in den Lungen genügt (Frey 1964).

Folgendes Vorgehen wird aufgrund der praktischen Erfahrungen empfohlen:
- Der Verletzte wird geborgen und auf den Boden bzw. eine feste Unterlage gelegt.
- Wenn möglich, werden die Beine durch eine Hilfsperson hochgehalten oder durch Unterlegen von Decken, Autopolstern o. ä. hochgelagert (Taschenmesserposition, Abb. 19.7)
- Der Kopf wird rekliniert, die Atemwege befreit.

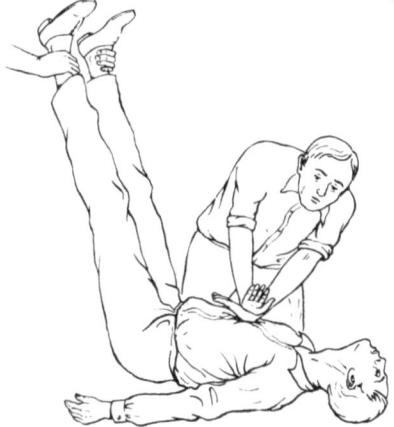

Abb. 19.7. Lagerung bei Wiederbelebung von Herz und Kreislauf: Autotransfusion durch Anheben der Beine (Taschenmesserposition). (Nach Kreuscher 1968)

- Die kardiopulmonale Reanimation beginnt stets mit der Atemspende: 2-3mal. Danach Herzmassage. Beide Hände werden übereinandergelegt und das untere Drittel des Sternums mit dem Ballen der unteren Hand ruckartig 4-5 cm tief gegen die Wirbelsäule gedrückt (Abb. 19.8).

Einhelfermethode. 2mal Atemspende, danach 15mal Herzmassage. Die Arbeitsfrequenz der Herzmassage sollte ca. 90/min betragen. Hieraus resultiert bei einem geübten Helfer eine Effektivfre-

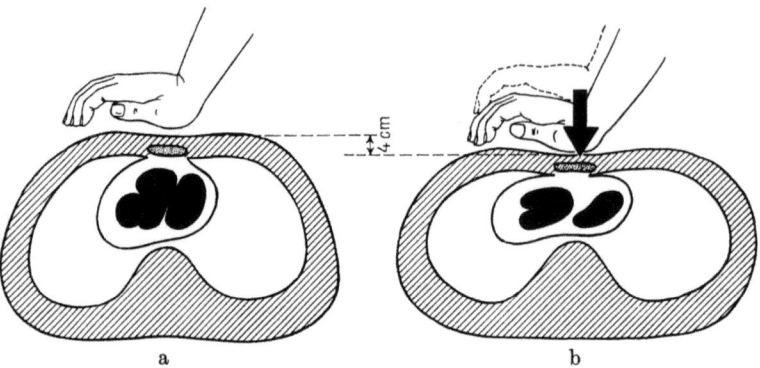

Abb. 19.8. Schematische Darstellung des Wirkungsprinzips der äußeren Herzmassage: **a** die Füllung der Herzkammern erfolgt in der Kompressionspause („Diastole"); **b** durch Kompression des Herzens zwischen Wirbelsäule und Sternum erfolgt die Austreibung des Blutes aus den Ventrikeln („Systole"). (Nach Kreuscher 1968)

quenz von 56–60/min. Der Frequenzverlust wird durch den Wechsel zwischen Herzmassage und Atemspende bedingt.

Zweihelfermethode. 2mal Atemspende, dann kontinuierliche Herzmassage mit einer Frequenz von ca. 80/min. Nach jeder *fünften* Herzmassage erfolgt eine Atemspende.
Während die Arbeitsfrequenz für die Herzmassage etwa der Effektivfrequenz entspricht, liegt die effektive Atemfrequenz bei ca. 12/min. Der Aufbau eines ausreichenden arteriellen Mitteldrucks von 70 mm Hg ist nur durch die mehrmals wiederholte rhythmische Kompression des Herzens möglich. Durch dieses Wechselspiel zwischen künstlicher Beatmung und Herzmassage erfolgt ein alternierender Anstieg und Abfall der HbO_2-Sättigung und des Blutdrucks (Abb. 19.9).
Der *präkordiale Faustschlag* wird als *Erstmaßnahme beim nicht hypoxisch verursachten Herzstillstand* empfohlen. Im

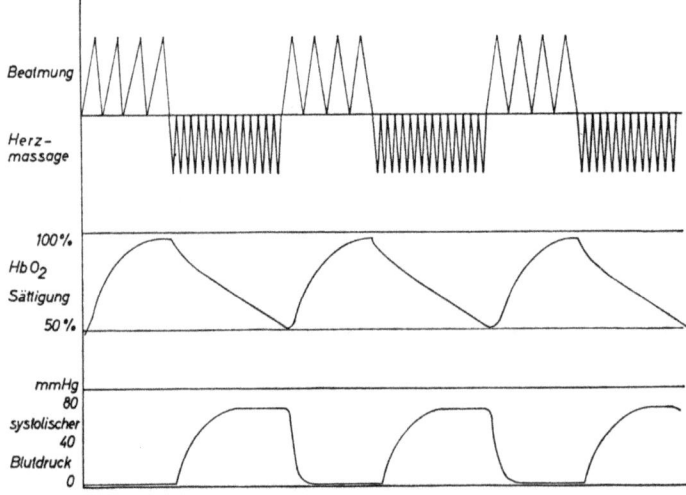

Abb. 19.9. Schematische Darstellung einer Simultanregistrierung des arteriellen Blutdrucks und der Sauerstoffsättigung bei der äußeren Herzmassage und künstlichen Beatmung durch Atemspende. (Nach Kreuscher 1968)

Rahmen verkehrsmedizinischer Notfälle ist mit einem sog. „reflektorischen" Herzstillstand kaum zu rechnen. Eine zusätzliche medikamentöse Therapie ist dann angezeigt, wenn mit der äußeren Herzmassage kein ausreichender Effekt (Karotispuls und Pupillenverengerung, Durchblutung der sichtbaren Schleimhäute) erzielt werden kann. Im Vordergrund steht auch hier die Therapie mit Volumenersatzmitteln (6%ige Dextranlösung nach Vorgabe von 20 ml Promit, 4%ige Plasmaproteinlösung oder 6%ige Hydroxyäthylstärke). An zweiter Stelle gilt es die fast immer bestehende *Azidose* durch *Blindpufferung mit Natriumbikarbonat* zu bekämpfen. Hierzu wird die 1molare Lösung (=8,4%ig) verwendet. Die Anfangsdosis beträgt 1 mmol/kg KG bis zu 100 mmol/kg KG. Ein 70 kg schwerer Patient würde also 70-100 ml der Lösung intravenös erhalten. Wenn der Kreislaufstillstand fortbesteht, werden alle 10 min 0,5 mmol/kg KG nachinjiziert (Schuster 1979). Die intravenöse Injektion von 0,5 mg Adrenalin (Suprarenin) ist grundsätzlich zu empfehlen, da es sowohl bei Asystolie als bei Hyposystolie durch seine positiv inotrope Wirkung die Wiederbelebbarkeit des Herzens fördert. Die Verwendung von Orciprenalin (Alupent) bei der Herzwiederbelebung wird heute abgelehnt (Meuret et al. 1983). Bei Hyposystolie sollten 10 ml 10%iges Kalziumglukonat oder 5 ml 10%iges Kalziumchlorid injiziert werden.

Weil die Zufuhr aller Medikamente bei schweren Schockzuständen bzw. beim Kreislaufstillstand nur auf intravenösem Wege erfolgen soll, ist die Schaffung eines venösen Zuganges so früh wie möglich erforderlich. Wenn periphere Venen an den Extremitäten nicht zu punktieren sind, ist ein zentraler Zugang zu wählen. Hierzu bieten sich die Vv.jugularis interna und subclavia an. Die technische Durchführung erfordert allerdings einige Übung.

19.1.4.3 Behandlung des Kreislaufschocks

Sowohl Schreck und/oder Schmerz als auch Blutvolumenmangel durch inneren oder äußeren Blutverlust können zur Dysregulation bis zur Dekompensation des Kreislaufs führen. Der ersthelfende Arzt am Unfallort sollte besonders bemüht sein, den drohenden Schock durch geeignete Maßnahmen abzuwenden, denn die erfolgreiche Therapie des manifesten Schocks ist wesentlich schwieriger und in seiner Prognose quo ad sanationem sive restitutionem ungünstiger. An dieser Stelle sei auf die häufigen oft zum Tode führenden pulmonalen Folgen (sog. Schocklunge) nach schweren Schockzuständen hingewiesen. Auch Leichtverletzte und psychisch traumatisierte Unfallteilnehmer sollten flach gelagert und vor Auskühlung geschützt werden.

Nach wie vor ist die Anwendung von Katecholaminen zur Anhebung des Blutdrucks kontraindiziert, da sie zur Kontraktion der Arteriolen in der peripheren Strombahn und damit zur Minderperfusion lebenswichtiger Organe führen. Stattdessen kann bei schwersten unmittelbar lebensbedrohenden Schockzuständen neben der Volumentherapie und Sauerstoffinhalation eine Infusion mit Dopamin oder Dobutamin in einer Dosierung von 200-1000 µg/min erfolgversprechend sein.

19.1.5 Erstbehandlung lebensbedrohender Verletzungen

19.1.5.1 Blutungen

Sichtbare venöse und/oder arterielle Blutungen werden sofort durch *Kompression* gestillt. Nur wenn dies bei tiefliegenden großen Arterien der Extremitäten nicht gelingt, ist die *Anlegung einer Blutsperre* proximal der Verletzung notwendig. Die *Uhrzeit der Anlegung* einer

Blutsperre sollte möglichst an der betreffenden Extremität *aufgezeichnet* werden.

Die Stillung *innerer* Blutungen wird am Unfallort in der Regel nicht möglich sein. Die Maßnahmen des erstbehandelnden Arztes am Unfallort werden sich in diesen Fällen auf Blutvolumenersatz durch intravenöse Infusion, Schocklagerung und Sauerstoffgabe sowie schnellstmöglichen schonenden Transport in das nächstgelegene chirurgisch versorgte Krankenhaus beschränken müssen.

19.1.5.2 Frakturen

Stark dislozierte Frakturen der Extremitäten werden vorsichtig durch *Zug und Gegenzug* in annähernd achsengerechte Stellung gebracht und durch Anlegen eines Schienenverbandes für den Transport ruhiggestellt. Hierfür haben sich besonders die sog. *Kammerschienen* aus durchsichtigem Plastikmaterial bewährt (Abb. 19.10). Bei offenen Frakturen wird die Wunde mit sterilem Verbandmaterial (Verbandpäckchen) abgedeckt.

Wenn kein Schienenmaterial zu beschaffen ist, kann eine frakturierte untere Extremität mit der nicht verletzten anderen Extremität zusammengebunden werden, um eine notdürftige Ruhigstellung zu erreichen. Die frakturierten oberen Extremitäten können ggf. an den Brustkorb gebunden werden (besonders bei Oberarmfrakturen).

19.1.5.3 Verletzungen im Bereich des Brustkorbs

Bei Verkehrsunfällen ereignen sich besonders häufig Brustkorbverletzungen, die mit einer hohen Mortalität belastet sind. Die vielfältigen Auswirkungen eines Brustwandtraumas auf die Atemfunktion wird in dem von Hoferichter (1961) aufgestellten Schema deutlich (Abb. 19.11).

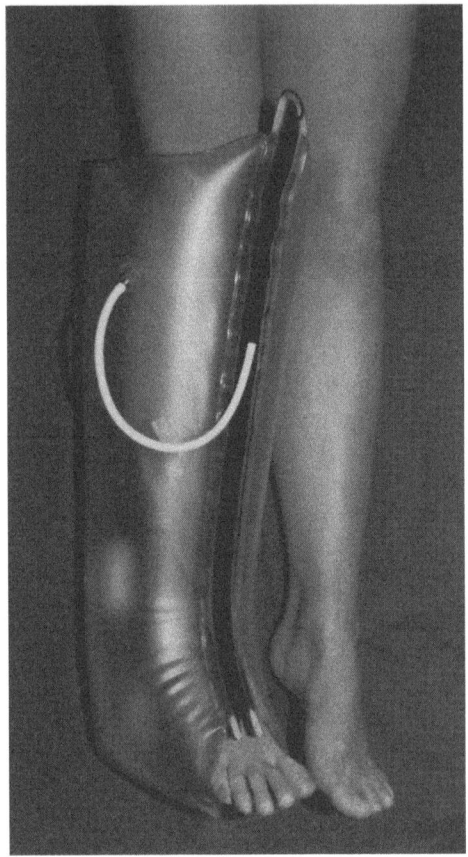

Abb. 19.10. Luftkammerschiene (eigene Fotografie)

Pneumothorax

Hierbei handelt es sich um eine nach außen offene (Brustwand) oder nach innen offene (Bronchus- oder Lungenverletzung) Verbindung des Pleuraraumes mit der atmosphärischen Luft. Es kommt daher zum Druckausgleich zwischen Pleuraspalt und Atmosphäre. Die Lunge der betroffenen Seite fällt teilweise zusammen und wird vor allem bei der inspiratorischen Erweiterung des Thoraxraumes nicht mit ausgedehnt. Die Achse des Mediastinums verlagert sich zur gesunden Seite hin und pendelt bei den Atembewegungen hin und her: Mediastinalflatter. Die Folge davon ist eine Behinderung der zentralen Hämodynamik.

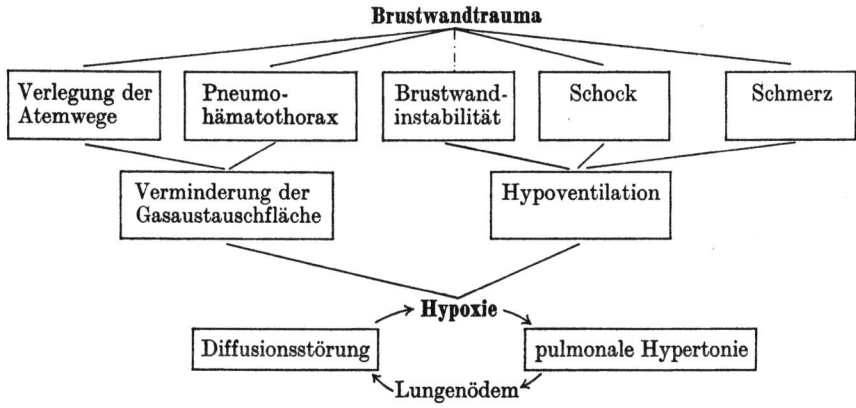

Abb. 19.11. Schematische Darstellung der Wirkung eines Brustbeintraumas auf die innere und äußere Atmung (Nach Hoferichter [1961] aus Kreuscher 1968)

Außerdem findet keine oder nur geringe Belüftung der betroffenen Lungenseite statt. Wichtige Symptome zur Erkennung des nach außen offenen Pneumothorax ist das zischende Ein- und Ausstreichen der Luft im Wundbereich bei Atembewegungen. Der Verletzte atmet frequent, sein Puls ist weich und beschleunigt, der Blutdruck ist erniedrigt.

Therapeutisch wird der *luftdichte Verschluß der Thoraxwunde* (Plastikfolie und Heftpflaster) und Lagerung auf die verletzte Seite empfohlen (Düben 1965).

Spannungspneumothorax

Hierbei handelt es sich um einen zunehmenden Druckanstieg in der verletzten Pleurahöhle. Dieser Druckanstieg kommt dadurch zustande, daß die Luft bei jeder Inspiration durch die innere oder äußere Wunde in die Pleurahöhle hineingelangen kann; bei der Exspiration wird dieser Zugang jedoch ventilartig verschlossen. Die Lunge der betroffenen Seite wird komprimiert, das Mediastinum stark nach der gesunden Seite hin verlagert und die zum Herzen führenden Venen komprimiert. In kurzer Zeit entwickelt sich auf diese Weise ein lebensbedrohender Zustand, der sofortiges Handeln erfordert, indem der Ventilmechanismus einseitig unterbrochen wird.

Zunächst wird man eine *mittelstarke Kanüle* in der *vorderen Axillarlinie zwischen der 3. und 4. Rippe einstechen,* so daß die unter Druck stehende Luft des Pleuraraumes mit zischendem Geräusch entweicht. Damit wird bereits die schwerste Gefahr abgewendet. Noch wirksamer ist die Verwendung eines Fingerlings, der über den Kanülenkopf befestigt und dessen blindes Ende eingeschnitten wird (Abb. 19.12).

Mediastinalemphysem

Als Komplikation des Spannungspneumothorax (Nissen), aber auch bei Luftröhren- und Bronchusverletzungen, kann es zu Luftansammlungen im lockeren Bindegewebe des Mediastinums kommen. Dadurch wird der venöse Rückfluß im Kopf-Hals-Bereich behindert. In fortgeschrittenem Stadium kommt es auch zu einer Zu- und Abflußbehinderung des Herzens. Beim Verletzten ist eine ausgeprägte Luftansammlung im lockeren subkutanen Gewebe tast- und sichtbar („Schneeballknistern"). Die Halsvenen sind infolge der Einflußstauung prall gefüllt. In lebensbedrohlichen Fällen muß der ersthelfende Arzt eine Entlastung durch die *kollare Mediastinotomie* (Abb. 19.13) durchführen: 2–3 cm langer querverlaufender Hautschnitt dicht oberhalb

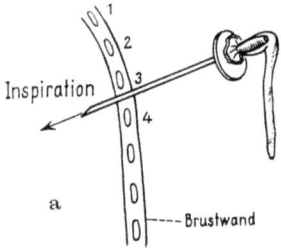 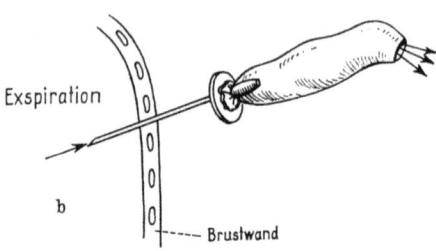

Abb. 19.12. Entlastung eines Spannungspneumothorax durch Verwendung einer Ventilkanüle: **a** bei Inspiration wird der Eintritt atmosphärischer Luft in die Pleurahöhle durch Zusammenfallen des Fingerlings verhindert; **b** während der Exspiration entweicht der Überdruck in der Pleurahöhle über die Öffnung im Fingerling nach außen (Druckausgleich). (Nach Kreuscher 1968)

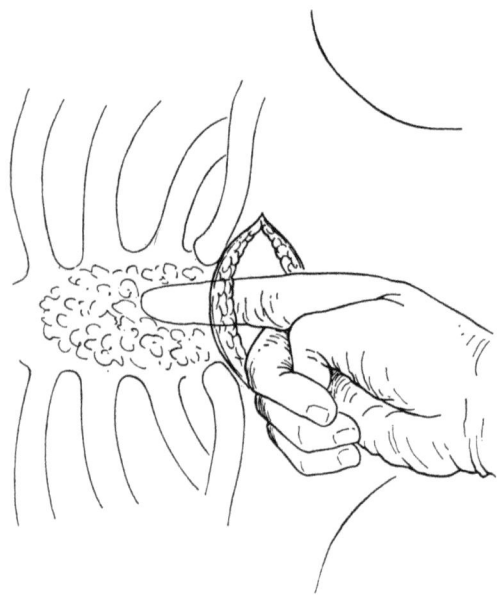

Abb. 19.13. Schematische Darstellung der kollaren Mediastinotomie: Querverlaufende Inzision über dem Jugulum, retrosternales Vordringen mit dem Zeigefinger und Auseinanderschieben der Gewebsschichten. (Nach Kreuscher 1968)

des Jugulums und Durchtrennung des Platysmas. Stumpfes, unmittelbar retrosternales Vordringen des Zeigefingers und Auseinanderdrängen der Gewebsschichten. Es entleert sich sofort blutiger Schaum und der Verletzte verspürt Erleichterung. Nur wenn diese ausbleibt, muß sofort anschließend entweder eine endotracheale Intubation oder eine Tracheotomie durchgeführt werden.

Rippen- und Brustbeinfrakturen
Frakturen einzelner Rippen sind für die Aufgaben des ersthelfenden Arztes am Unfallort meist ohne Bedeutung. Bei starken, die Atmung behindernden Schmerzen empfiehlt sich die *Anlage eines stützenden Heftpflasterverbandes*, notfalls zirkuläre Anlage eines Tuches (z. B. übereinandergelegte Krawatten) zur Einschränkung der schmerzhaften Thoraxexkursionen zugunsten überwiegender Zwerchfellatmung. Bei benachbarten Stück- und Serienbrüchen der Rippen sind die Fragmente oft derart aus ihrem Verband herausgelöst, daß sie den Exkursionen des Thorax bei In- und Exspiration nicht mehr folgen können (Instabilität des Thoraxskeletts). Dadurch kommt das Bild der *paradoxen At-*

mung zustande. Der ersthelfende Arzt wird einen festen Verband (wie oben) anlegen und wenn möglich den Verletzten *auf die betroffene Seite lagern*. In schweren Fällen müssen endotracheale Intubation und Beatmung durchgeführt werden, um den Gaswechsel in der Lunge sicherzustellen.

19.1.5.4 Schädel-Hirntrauma

Bei 70% der tödlichen Verkehrsunfällen lag ein schweres Schädel-Hirntrauma vor. Die Schädel-Hirnverletzungen stehen wegen der Gefahr der
- Aspiration von Blut und Erbrochenem und
- zentralen Atemlähmung

an erster Stelle der Dringlichkeit für die Soforthilfe. Die Maßnahmen des ersthelfenden Arztes richten sich daher vornehmlich auf die Gewährleistung einer ausreichenden Sauerstoffversorgung des Hirns. Der bewußtlose Verletzte wird in „*stabile Seitenlage*" gebracht (s. S. 19.1.3.1), seine Atemwege durch Reklination des Kopfes, Entfernung von Fremdkörpern aus der Mundhöhle und Vorziehen des Unterkiefers befreit. Wenn nach diesen Maßnahmen die spontane Atemtätigkeit infolge einer zentralen Atemlähmung nicht in Gang kommt, muß eine künstliche Beatmung durchgeführt werden. Der *endotrachealen Intubation* ist wegen der Sicherung vor einer Aspiration stets der Vorzug zu geben. Weder eine besondere Tieflagerung (Erhöhung des venösen Druckes!) noch eine Hochlagerung (zerebrale Hypoxie bei niedrigem Blutdruck) des Kopfes sollten bei der Ersten Hilfe für Schädel-Hirnverletzte gefordert werden, da im Einzelfalle der Ersthelfer doch nicht entscheiden kann, welche Lagerung nun für den jeweiligen Verletzten vorzuziehen ist. Bei der Hochlagerung wird darüber hinaus die Aspirationsgefahr erhöht. Offene Hirnverletzungen werden durch lockeren sterilen Verband abgedeckt. Jeder Repositionsversuch an prolabierten Hirnmassen ist zwecklos und sollte wegen der damit verbundenen Gefahren vermieden werden. So schnell wie möglich muß ein venöser Zugang geschaffen werden, um wirksame Volumentherapie zur Schockbekämpfung durchführen zu können. Hierbei ist besondere Vorsicht mit kristallinen Infusionslösungen geboten, da diese auf dem Wege des geringsten Widerstandes besonders rasch in das geschädigte zerebrale Interstitium gelangen und somit das Hirnödem vermehren können. Für die medikamentöse Akuttherapie des stets vorhandenen oder *drohenden Hirnödems* wird die *intravenöse Injektion von 20–40 mg Dexamethason (z. B. Fortecortin)* empfohlen. Wenn die Wahl möglich ist, sollte beim Transport in das Krankenhaus bedacht werden, daß dieses auch für die chirurgische Versorgung Schädel-Hirnverletzter eingerichtet ist. Eventuell ist ein Hubschraubertransport oder auch die Inkaufnahme eines etwas längeren Transportes im Rettungswagen bzw. NAW bei Sicherstellung der Atmungs- und Kreislauffunktion in eine geeignete Klinik vorzuziehen. Schädelverletzte sollten auch nach Wiederkehr des Bewußtseins bis zur Aufnahme in die Klinik unter ständiger Kontrolle bleiben, weil erneute Bewußtlosigkeit, z. B. durch eine intrakranielle Blutung, eintreten kann.

19.1.5.5 Wirbelverletzungen

Die Erkennung von Verletzungen der Wirbelsäule, insbesondere von Frakturen der Wirbelkörper mit der Gefahr einer Quetschung oder Zerreißung des Rückenmarks ist im Rahmen der ersten ärztlichen Hilfe am Unfallort äußerst schwierig, aber von großer Tragweite für den Verletzten. Einen Verdacht auf das Vorliegen einer Wirbelverletzung muß der Arzt bereits dann haben, wenn die Art des Unfalles, insbesondere die

Größe der Gewalteinwirkung grundsätzlich geeignet ist, eine Wirbelverletzung herbeizuführen. Wenn der Verletzte bei Bewußtsein ist, wird er in dem verletzten Bereich Schmerzen angeben. Bei bereits eingetretener Schädigung des Rückenmarks können Lähmungen oder Sensibilitätsstörungen angegeben werden. Stets ist in solchen Fällen danach zu fahnden. Bei Bewußtlosen müssen der ersthelfende Arzt und seine Helfer davon ausgehen, daß Wirbelverletzungen vorliegen könnten. Insbesondere bei der Bergung und Lagerung des Verletzten sind hierbei die entsprechenden Regeln zu beachten: unnötige Bewegungen der Wirbelsäule sind zu vermeiden. Die *Lagerung muß auf fester, flacher Unterlage* erfolgen. Die sog. stabile Seitenlagerung muß, wenn möglich, vermieden werden. Besonders geeignet für Bergung, Lagerung und Transport Wirbelverletzter sind *Vakuummatratzen,* die sich der individuellen Körperform anpassen und danach durch Abpumpen der Luft und Herstellung eines Vakuums formstabil werden. Besonders problematisch sind Halswirbelfrakturen bei gleichzeitiger Bewußtlosigkeit, die das Freimachen und Freihalten der Atemwege erfordert. Die Reklination des Kopfes muß in solchen Fällen besonders vorsichtig und nur in dem absolut notwendigen Ausmaß durchgeführt werden. Stets ist aber zu beachten, daß die *Sicherung der Vitalfunktionen Vorrang* hat. Auch bei Verdacht oder Vorliegen von *Rückenmarkverletzungen* empfiehlt sich die frühzeitige Anwendung einer Medikation, die der Ödembildung entgegenwirkt. Wie beim Schädel-Hirntrauma sollten daher *20–40 mg Dexamethason intravenös* injiziert werden. Sind bereits die Zeichen einer Rückenmarksschädigung (z. B. Querschnittslähmung) erkennbar, kann die Wahl des Zielkrankenhauses für den Patienten von entscheidender Bedeutung werden. Wenn irgend möglich sollten — unter Zuhilfenahme geeigneter Transportmittel (Rettungshubschrauber) — solche Verletzten in ein entsprechendes Spezialkrankenhaus gebracht werden. Dies gilt natürlich nur, wenn nicht andere, das Leben unmittelbar bedrohende Verletzungen, wie innere Blutungen, eine sofortige operative Intervention zur Rettung des Lebens erfordern. Von der Bundesrepublik Deutschland sind Spezialkarten erhältlich (z. B. Medimobilkarte), auf denen die Krankenhäuser mit ihren jeweiligen Versorgungsstufen eingezeichnet sind.

19.1.5.6 Bauchverletzungen

Eine breit oder tangential ansetzende Gewalt am Abdomen kann zum „stumpfen" Bauchtrauma mit erheblichen Verletzungen einzelner oder mehrerer Organe des Bauchraumes führen. Örtliche, begrenzt einwirkende Gewalt verursacht eher Verletzungen einzelner Organe, evtl. Penetration der Bauchdecke und Verursachung eines „offenen" Bauchtraumas. Beim stumpfen Bauchtrauma steht der *Schock* im Vordergrund der Symptomatik; er ist in mehr oder weniger ausgeprägter Form bei dieser Verletzungsart fast immer vorhanden. Hierbei ist allerdings zu unterscheiden zwischen der vagovasalen Traumareaktion durch Reizung des Plexus solaris bzw. des Peritoneums und dem Volumenmangelschock durch Blutung aus geborstenen parenchymatösen Organen oder großen Gefäßen.

Erste Hilfe: Der Verletzte soll flach gelagert werden. Zur Entspannung der Bauchdecke werden die *Beine angezogen* und durch eine Knierolle in dieser Stellung fixiert. So früh wie möglich ist ein intravenöser Zugang herzustellen und eine *Blutvolumenersatzlösung* zu infundieren. Der Transport in das nächstgelegene, chirurgisch versorgende Krankenhaus sollte unverzüglich erfolgen. Auch bei *Verdacht* auf das Vorliegen eines Bauchtraumas ohne Schocksymptomatik ist die Krankenhauseinweisung zur mehrstündigen Beobachtung des Verletzten notwendig, da es zu einem späteren Zeitpunkt durch fortbestehende Sickerblutung oder verzögerte Blutung (zweizeitige Ruptur) eines parenchymatösen Organs zum Schock bzw. zur Notwendigkeit einer chirurgischen Intervention kommen kann.

Das *offene Bauchtrauma:* Durch spitze oder scharfe Gewalteinwirkung erfolgt hierbei eine vollständige Penetration der Bauchdecke. Diese Verletzungsart ist allerdings bei Verkehrsunfällen äußerst selten. In der Regel ist der Umfang der im Bauchraum entstandenen Verletzungen nicht abzuschätzen. Neben der Blutung steht die Infektionsgefahr (Peritonitis) im Vordergrund. Die Symptomatik ist ähnlich der beim stumpfen Bauchtrauma. Bei großen Wunden können Darmschlingen vor die Bauchdecke treten.

Erste Hilfe: Die Bauchdeckenwunde ist steril zu verbinden. Ausgetretener Bauchinhalt soll nicht reponiert werden. Bei großen, klaffenden Wunden ist ein breiter Handtuchverband anzulegen. Im übrigen gelten die gleichen Maßnahmen wie beim stumpfen Bauchtrauma. Bei Verdacht des Vorliegens eines Bauchtraumas ist jegliche Flüssigkeits- oder Nahrungsaufnahme streng verboten. Bei schwerem Volumenmangelschock durch großen Blutverlust können außer der Schocklagerung die Extremitäten nach Hochlagerung ausgewickelt oder ausgestrichen und dicht unterhalb der Schulter- und Hüftgelenke abgebunden (nicht gestaut!) werden, um dadurch die zentral zirkulierende Blutmenge zu vergrößern und die Gesamtstrombahn zu verkleinern. Die Uhrzeit bei Beginn dieser Maßnahme muß vermerkt werden.

19.1.5.7 Verbrennungsverletzungen

Verbrennungen durch Einwirkungen des elektrischen Stromes sind wegen ihrer Seltenheit im verkehrsmedizinischen Bereich von untergeordneter Bedeutung und sollen deshalb an dieser Stelle nicht abgehandelt werden.

Bergung Verbrennungsverletzter. Nach der Entfernung aus der Brandzone wird der Verletzte mit brennenden Kleidern sofort zu Boden gerissen und umhergewälzt oder die Flammen mit Decken oder anderem geeigneten Material erstickt. Verbrannte Kleider bilden einen nahezu keimfreien Verband für die darunterliegenden Brandwunden. Zu ihrer Entfernung am Unfallort wird man sich daher nur entschließen, wenn anderes, keimfreies Material zur Verfügung stehen (Metalline-Tücher). Bei Verbrühungen sind dagegen immer möglichst rasch die Kleider zu entfernen (Düben 1965).

Beurteilung der Ausdehnung der Verbrennungen. Vor der Erstbehandlung eines Frischverbrannten muß sich der Arzt über Ausdehnung und Grad des Verbrennungsschadens klarwerden. Zur Beurteilung der *Ausdehnung eines Verbrennungsschadens* wird für Notfälle die „Neunerregel" nach Wallace (Abb. 19.14) empfohlen. Bei Verbrennungen von mehr als 15% der Körperoberfläche bei Erwachsenen und mehr als 10% bei Kindern wird die stationäre Behandlung notwendig (Düben 1965). Diese Regel sollte allerdings auf den Verbrennungsgrad II beschränkt bleiben. Darüber hinaus spielt auch die *Lokalisation* der Verbrennung eine wesentliche Rolle für die Entscheidung zur stationären Behandlung. Weiterhin muß berücksichtigt werden, daß Ausdehnung und Grad der Verbrennung am Unfallort leicht unterschätzt werden können (Verdeckung durch Kleidung, Verschmutzung, Dunkelheit u. a.). Daher sollte jede Verbrennungsverletzung grundsätzlich einer klinischen Untersuchung zugeführt werden, wenn der Schaden in bezug auf Lokalisation, Verbrennungsgrad und Ausdehnung die Bagatelle überschreitet. Die Verbrennungsgrade werden in herkömmlicher Weise in die Stufen I–III eingeteilt (Tabelle 19.1).

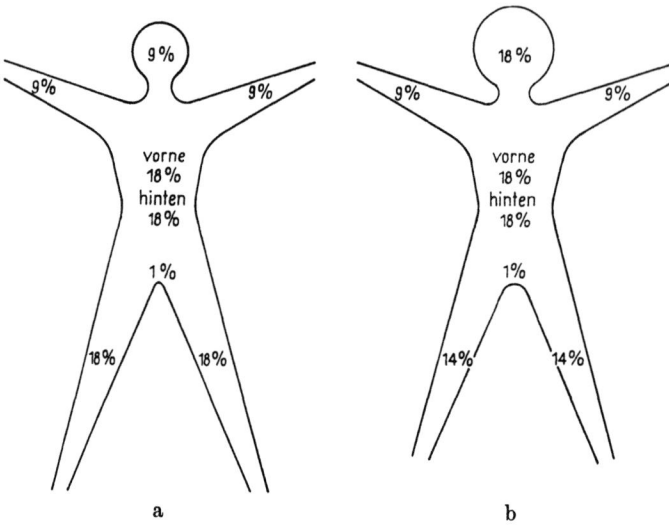

Abb. 19.14. Die Neunerregel nach Wallace zur Schätzung der verbrannten Hautfläche in Prozent der gesamten Körperoberfläche: **a** bei Erwachsenen, **b** bei Kindern (Aus Kreuscher 1968)

Die *Erstbehandlung* bei Verbrennungsverletzung: Die allgemeinen Maßnahmen konzentrieren sich nach der Bergung des Verletzten, dem Löschen brennender Kleidungsstücke auf die *Sicherung der Vitalfunktionen*. Bei Verbrennungen II. und III. Grades ist unverzüglich eine *intravenöse Infusion* anzulegen, da mit erheblichen Flüssigkeitsverlusten durch Verbrennungsödem oder nach au-

Tabelle 19.1

Grad	Symptome	Pathologie	Prognose
Teilweise Hautzerstörung:			
I	Erythem	Denaturierung des Stratum corneum; Ödem der übrigen Epidermis; Ödem und Hyperämie im Corium	Trockenes Abschuppen der oberflächlichen Epidermis
II	Brandblasen mit rotem feuchten Grund; keine Analgesie auf Nadelstiche; Hautzirkulation erhalten (Glasspatelprobe)	Nekrose der gesamten Epidermis und einer Teilschicht des Coriums. Exsudat zwischen Epidermis und Corium; entzündliche Infiltration und Hyperämie des Coriums und der Subkutis	Schnelle multizentrische Epithelisation von lebend erhaltenen Hautanhangsgebilden
Totale Hautzerstörung:			
III	Trockener, grauer, weißer, brauner oder tiefroter lederartiger Grund oder schwarzer Schorf; Analgesie auf Nadelstiche; keine Zirkulation in Hautgefäßen (Glasspatelprobe)	Nekrose der Epidermis und des ganzen Coriums mit Zerstörung aller epithelialen Hautanhangsgebilde; thrombosierte Hautgefäße; Stasen in der Subkutis. Gelegentlich noch tiefere Nekrosen und Nekrobiosen oder Verkohlung	Langsames, spontanes Abstoßen der Nekrosen, langsame Wundheilung durch Kontraktion und Epitheleinwanderung vom Wundrand, künstliche Nekrosebeseitigung und plastische Deckung erforderlich

ßen durch offene Brandblasen zu rechnen ist. Besonders geeignet sind für den primären Volumenersatz 4–5%ige Humanalbuminlösungen, die jedoch für den ersthelfenden Arzt oft nicht verfügbar sein werden. Stattdessen wird man 6%ige Dextranlösung (nach Prämedikation mit 20 ml Promit) verwenden. Zur Schmerzbekämpfung eignen sich kleine Dosen (25 mg) Pethidin (Dolantin), 30 mg Pentazozin (Fortral) oder 0,3 mg Buprimorphin (Temgesic) (s. 19.1.6 und 19.1.7.1). Die Applikation soll wegen der unsicheren Resorption und des verzögerten Wirkungseintritts aus dem Subkutan- und Muskelgewebe grundsätzlich intravenös erfolgen. Bei der lokalen Erstbehandlung der Brandwunden ist die Vermeidung der Wundinfektion oberstes Gebot. Geschlossene Brandblasen dürfen nicht eröffnet werden. Verbrannte, jedoch gelöschte Kleidungsstücke sollte man auf den Wunden belassen (s. oben). Salben, Fette, Öle, Mehl und andere Lebensmittel sowie auch wismuthaltige Brandbinden gehören bei der modernen *Brandwundenbehandlung* der Vergangenheit an. Diese Mittel schaden mehr als sie nützen. Besonders *bewährt haben sich die keimfreien Metalline-Tücher,* die auf die verbrannten Körperregionen gelegt werden.

19.1.6 Schmerzbekämpfung bei der ärztlichen ersten Hilfe

Wirksame Schmerzbekämpfung durch den ersthelfenden Arzt dient nicht nur dem subjektiven Wohl des Verletzten, sondern auch objektiv der Minderung der Streßreaktion. Hierbei spielt besonders die Vermeidung der frühzeitigen Zentralisierung des peripheren Kreislaufsystems eine wichtige Rolle. Schmerztherapie im Rahmen der ersten ärztlichen Hilfe ist daher kein „Luxus", sondern eine psycho-physische Notwendigkeit. Zunächst wird der Arzt versuchen Schmerzlinderung ohne Pharmaka durch sinnvolles *Lagern* des Verletzten herbeizuführen (s. hierzu die Ausführungen in den vorangestellten Abschnitten).

Die medikamentöse Schmerzbekämpfung muß die erhöhte Empfindlichkeit des Patienten im Schock gegenüber atemdepressorisch wirkenden Analgetika (morphinartig wirkende Pharmaka) berücksichtigen. Bewährt hat sich die langsame intravenöse Injektion von 25–50 mg Pethidin (Dolantin) oder von 30 mg Pentacozin (Fortral) oder von 0,3 mg Buprimorphin (Temgesic). Die verabreichten Mittel müssen den nachbehandelnden Ärzten mit Art, Dosis und Zeit zur Kenntnis gebracht werden, damit die vorhandene Verletzungssymptomatik richtig beurteilt werden kann. Grundsätzlich wird man davon absehen, einem Verletzten zur Schmerzstillung Tabletten zu geben, da die Resorption bei einer möglichen Magenatonie nicht gewährleistet ist und außerdem immer eine Gefahr durch Erbrechen und Aspiration (bei Bewußtlosen bzw. Narkotisierten) besteht. Besondere Vorsicht bei Medikation mit atem- und/oder kreislaufdepressiv wirkenden Pharmaka ist allerdings bei alkoholbeeinflußten Verletzten angezeigt. Es wurde über Todesfälle infolge des potenzierenden Synergismus von Akohol, Barbituraten und Morphinen bzw. morphinartig wirkenden Pharmaka berichtet (Soehring u. Wolters 1968).

19.1.7 Apparative und medikamentöse Ausstattung für die erste ärztliche Hilfe

Es gibt zahlreiche Empfehlungen über Notfallkoffer und deren Inhalt. Grundsätzlich sollte der Arzt sich mit Medikamenten und Hilfsmitteln ausstatten, deren Gebrauch im vertraut ist. Es hat keinen Zweck ein komplettes Intubationsbesteck mit sich zu führen, wenn man damit nicht umgehen kann. Dagegen gibt es sowohl einige wichtige Pharmaka als auch einige einfache technische Hilfsmittel, die jedem Arzt vertraut sind und auch unter den besonderen Bedingungen des Notfalles hilfreich sind. Unter dieser Einschränkung sind die folgenden Empfehlungen zu verstehen.

19.1.7.1 Medikamente

Analgetika
 Fortral, Pethidin (Dolantin), Temgesic
Anticholinergika
 Atropin
Adrenergika
 Akrinor
 Arterenol
NNR-Präparate
 Dexamethason (Fortecortin)
 Prednisolon (Soludecortin-H, Ultracorten) 25 und 250 mg,
Sedativa
 Diazepam (Valium)
 Midazolam (Dormicum)
Infusionslösungen
 200 ml 8,4%ige Natriumbikarbonatlösung
 500 ml 6%ige Dextranlösung
 500 ml blutisotonische Salzlösung.

19.1.7.2 Hilfsmittel

Blutdruckmeßgerät und Stethoskop
Hautdesinfektionsmittel
Heftpflaster
Schere
Spritzen und Kanülen
Plastikkanülen (Braunüle, Quick-Cath, o. ä.)
Infusionsbestecke
Guedel-Tuben (Oropharyngealtuben)
Wendl-Tuben (Nasopharyngealtuben)
Beatmungsbeutel (AMBU-Beutel)
Gesichtsmasken
Magill-Zange zur Fremdkörperentfernung
Taschenlampe.

Diese Grundausstattung kann beliebig durch weitere Medikamente, Intubationsbesteck, Absaugvorrichtung und Sauerstoffgerät ergänzt werden.

19.1.7.3 Rettungskette, Transportsysteme

Bekanntlich ist eine Kette so stark wie ihr schwächstes Glied. Diese Regel gilt ganz besonders für Rettungssysteme. Die „Rettungskette" besteht aus folgenden Versorgungsstufen (Gliedern) (Ahnefeld 1981):

1. Stufe: Erste Hilfe am Unfallort durch jedermann.
2. Stufe: Zweite Hilfe durch Ärzte und Rettungspersonal (NAW-Dienst).
3. Stufe: Dritte Hilfe im Krankenhaus (Abb. 19.15).

Die im vorstehenden Text beschriebenen Maßnahmen im Rahmen der ersten ärztlichen Hilfe beziehen sich also vorzugsweise auf das 2. Glied in dieser Kette. Sie haben aber aus ärztlicher Sicht auch für das Vorhandensein und die Leistungsfähigkeit des Transportsystems beziehungsreiche Bedeutung, denn der ersthelfende Arzt wird seine Tätigkeit am Unfallort dementsprechend erweitern müssen oder einschränken können. Ist das Transportmittel ärztlich versorgt (Notarztwagen, Rettungshubschrauber) kann der ersthelfende Arzt den Verletzten zur weiteren Behandlung während des Transportes in das Krankenhaus dem Notarzt übergeben. Wenn die o. g. Voraussetzungen nicht gegeben sind, hat der ersthelfende Arzt zu entscheiden, ob er den Verletzten in das Krankenhaus begleiten muß oder ihn der Obhut des Krankentransportpersonals übergeben kann. Dies sollte grundsätzlich nicht erfolgen, wenn eine lebensbedrohliche Störung von Atmung und/oder Kreislauffunktion vorliegt, deren Behandlung

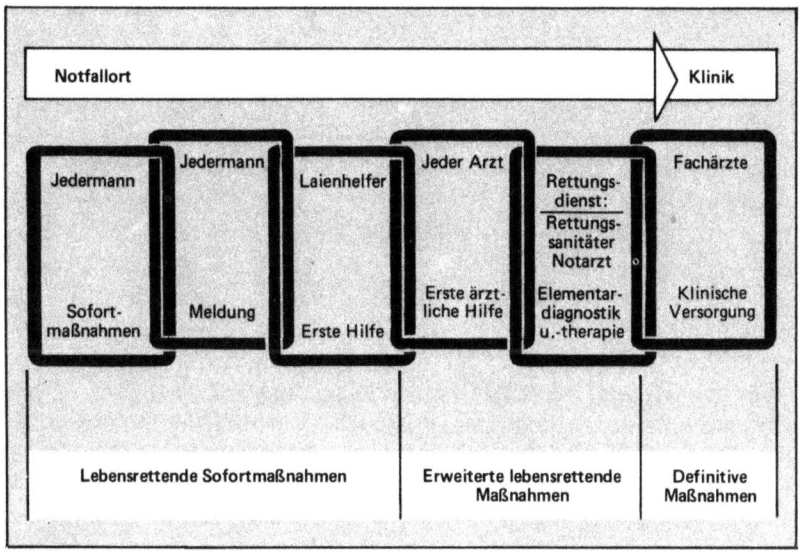

Abb. 19.15. Rettungskette. (Nach Ahnefeld 1981)

auch während des Transportes fortgesetzt werden muß.

Es ist daher von Bedeutung, welche Art von Transportmittel angefordert wird. Grundsätzlich stehen — wenn auch nicht überall — folgende Mittel für den Verletztentransport zur Verfügung:
- Krankentransportwagen (KTW)
- Rettungswagen (RTW)
- Notarztwagen (NAW)
- Rettungshubschrauber (RHS).

In Deutschland werden sämtliche Krankenfahrzeuge nach DIN gebaut und ausgestattet und erfüllen somit bestimmte, dem Arzt bekannte Voraussetzungen. Nicht bekannt und regional sehr unterschiedlich ist die Qualifikation des begleitenden Personals weil bisher nur in bescheidenem Umfang die Ausbildung zum „Personal im Rettungsdienst" bzw. zum „Rettungssanitäter" erfüllt werden konnte.

KTW eignen sich nicht für den Transport Schwerverletzter, die in ihren Vitalfunktionen lebensbedrohlich beeinträchtigt sind.

RTW sind ihren Abmessungen (Stehhöhe) und ihrer apparativen Ausstattung (Geräte zur Freihaltung der Atemwege und Beatmung, Infusionstherapie, Schocklagerung des Verletzten, Schienenmaterial usw.) für den Transport Schwerverletzter geeignet. Allerdings ist kein ärztliches Personal verfügbar.

Der NAW unterscheidet sich in seiner Bauart nicht vom RTW, ist jedoch in seiner Ausstattung den Möglichkeiten des begleitenden Notarztes angepaßt: Medikamente, EKG, Defibrillator, Notoperationsbesteck.

Während KTW und RTW praktisch überall in der Bundesrepublik verfügbar sind, ist das Netz der NAW-Dienste noch nicht lückenlos. Hierbei ist auch zu bedenken, daß NAW-Dienste nur in einem begrenzten Radius wirkungsvoll eingesetzt werden können, denn Einsatzfahrten von mehr als 15–20 km sind wegen des damit verbundenen Zeitfaktors wenig sinnvoll und nur in Ausnahmefällen zu verantworten.

RHS sind in der Regel wie NAWs ausgestattet und auch mit einem Notarzt besetzt. Sie sollen das NAW-Netz in bezug auf größere Entfernungen ergänzen. Leider unterliegt ihre Einsatzmöglichkeit Beschränkungen durch nicht verfügbare Landemöglichkeit, Witterungseinflüsse und Dunkelheit. In der Bundesrepublik und Westberlin können alle verfügbaren Rettungs- und Transportmittel über die einheitliche Notrufnummer 112 (Feuerwehr) oder 110 (Polizei) angefordert werden. (Vgl. hierzu auch den Unfallverhütungsbericht 81, mit den darin enthaltenen Ausführungen zum Rettungswesen.)

19.2.2 Notarzt

Grundsätzlich muß der Aufgabenbereich des „Notarztes" von dem des „Notfallarztes" der kassenärztlichen Vereinigungen unterschieden werden. Der *Notarzt* versteht sich als der *„verlängerte Arm der Klinik"*. Seine Aufgabe ist es, bei lebensbedrohlichen Notfällen — durch akute Krankheitsfälle (z. B. Herzinfarkt) oder durch Unfälle verursacht — qualifizierte *ärztliche Hilfe am Notfallort* zu leisten.

Zur Erfüllung dieser Aufgabe verfügt der Notarzt einerseits über entsprechende Kenntnisse und Erfahrungen, andererseits über die hierfür notwendige technische Ausrüstung, zu der medizinische Instrumente und das geeignete Fahrzeug (NAW) gehören. Die Deutsche Gesellschaft für Anästhesiologie und Intensivmedizin hat für die Weiter- und Fortbildung des Anästhesisten in der Notfallmedizin Empfehlungen veröffentlicht (Notfallmedizin 8, 1982). Für den Notarztdienst sind Internisten, Chirurgen und Anästhesisten grundsätzlich geeignet. Der Notarzt sollte über eine mindestens 1-jährige Weiterbildung in einem dieser Fächer verfügen und darüber hinaus in den beiden übrigen Fachgebieten eine mindestens 3monatige Weiterbildung in den notfallmedizinischen Aufgaben erhalten.

Die Rettungsgesetze der deutschen Bundesländer bilden die Basis für Absprachen der Krankenhausträger, Kommunen und der Träger der Rettungsdienste über den Einsatz von Notärzten. Dem Fachgebiet der Anästhesie fällt beim Einsatz und der Ausbildung von Notärzten und von Rettungssanitätern eine entscheidende Aufgabe zu, da der Anästhesist als Spezialist für die Wiederbelebung in seinem interdisziplinären Arbeitsbereich am ehesten imstande ist, die besonderen Schwerpunkte zu vertreten und zu lehren (Ahnefeld 1982).

19.2.2.1 Organisation des Notarztdienstes

Grundsätzlich werden zwei Organisationsformen unterschieden. In der meist praktizierten Form wird der Notarztwagen an einem Krankenhaus stationiert, dessen ärztliches Personal den Notarzt stellt. Im Alarmfall fährt der Notarzt mit dem NAW zum Notfallort. Bei der anderen Form erfolgt die Stationierung von Arzt und NAW unabhängig voneinander. Der Arzt verfügt über einen Einsatzwagen. Im Alarmfall fahren NAW und Arzt auf getrennten Wegen zum Notfallort und treffen sich dort: *Rendezvoussystem*. Die Wahl der Organisationsform wird durch die örtlichen Verhältnisse bestimmt. Beide Systeme haben sich bewährt und haben ihre Vor- und Nachteile. Das Rendezvoussystem setzt sehr gute Ortskenntnisse beim Arzt voraus, wenn er selbst der Fahrer ist. Außerdem bedeutet dann die Durchführung einer Alarmfahrt eine zusätzliche Belastung für den Arzt, der ja nach Eintreffen am Notfallort ärztliche Höchstleistungen erbringen muß. Ferner muß die Rückführung des ärztlichen Einsatzwagens organisiert werden. Wenn die Rückführung vom Beifahrer des NAW durchgeführt wird, fällt diese Hilfskraft bei der Versorgung der Verletzten während des Transportes aus. Andererseits kann der NAW mit Fahrer und Beifahrer außerhalb des Krankenhauses stationiert werden (z. B. Rettungswache). Das Rendezvoussystem funktioniert daher besser, wenn der Einsatzwagen des Arztes von einem ortskundigen Rettungssanitäter gefahren wird. Der Einsatzwagen muß mit den Hilfsmitteln für die erste ärztliche Hilfe (Notarztkoffer, Sauerstoffgerät) ausgerüstet sein. Zur Zeit gibt es etwa 500 Notarztwagen in der Bundesrepublik Deutschland (vgl. hierzu Unfallverhütungsbericht 81).

Literatur

Ahnefeld FW (1981) Sekunden entscheiden. Notfallmedizinische Sofortmaßnahmen, 2. Aufl. Heidelb Taschenb Springer, Berlin Heidelberg New York

Ahnefeld FW (1982) Aufgaben der Anaesthesie im Rettungsdienst. In: Benzer H, Frey R, Hügin W, Mayrhofer O (Hrsg) Anaesthesiologie, Intensivmedizin und Reanimatologie. Springer, Berlin Heidelberg New York, S 949

Düben W (1965) Der Arzt am Unfallort. Barth, München, S 83

Elam JO, Green G (1958) Oxygen and carbon dioxide exchange and energy cost of exspired air resuscitation. JAMA 167: 328-334

Frey R (1964) Mechanische Maßnahmen zur Wiederbelebung des Herzens (Klinik). Verh Dtsch Ges Kreislaufforsch 30:95-101

Hegemann G (1967) Blutung und Blutersatz. In: Hellner H, Nissen R, Vosschulte K (Hrsg) Lehrbuch der Chirurgie, 5. Aufl., Thieme, Stuttgart, S 26ff.

Hoferichter J (1961) Mschr Unfallheilkd 64:204

Kreuscher H (1968) Die Aufgaben des Arztes bei der ersten Hilfe am Unfallort. In: Wagner K, Wagner HJ (Hrsg) Handbuch der Verkehrsmedizin. Springer, Berlin Heidelberg New York

Meuret GH, Lenders HG, Scholler KL (1983): Orciprenalin oder Adrenalin in der Reanimation? Notfallmedizin 9, 175-188

Ruben A, Ruben H (1962) Artificial respiration: Problems of regurgitation. Ber I EUROP Kongr Anaesthesiol, Wien 1962, 131:1-3

Ruben H, Knudson E, Krarup B, Ruben A (1962) Untersuchungen über die Nasenpassage im Hinblick auf die praktische Anwendung der Mund-zu-Nase-Methode. Anaesthesist 11:268-270

Schuster HP (1979) Notfallmedizin. Enke, Stuttgart, S 81

Soehring K, Wolters HG (1968) Wirkung von Arzneimitteln auf die Verkehrstüchtigkeit. In: Wagner K, Wagner HJ (Hrsg) Handbuch der Verkehrsmedizin. Springer, Berlin Heidelberg New York

Unfallverhütungsbericht (1981) Bundesminister Verkehr, Bonn

20. Rekonstruktion von Verkehrsunfällen aus gerichtsärztlicher Sicht

K. Luff

20.1 Einleitung und Problemstellung

Die Motorisierungswelle nach dem 2. Weltkrieg hat der Rechtsmedizin im Zusammenhang mit straf-, zivil- und versicherungsrechtlichen Fragen zur Eignung zum Führen von Kraftfahrzeugen und zur Analyse von Verkehrsunfällen eine Fülle neuer Arbeits- und Aufgabenbereiche gebracht, deren Relevanz für die Unfallursachenforschung, für die Verkehrsgesetzgebung und -rechtsprechung, die Verkehrsplanung sowie für die Aufklärung und Erziehung in Verkehrssicherheitsfragen stetig an Bedeutung gewinnt. Bei der Vielschichtigkeit der Unfallursachen ist es verständlich, daß diese neuen Aufgaben des Gerichtsarztes sehr unterschiedliche Problemkreise mit speziellen Nachweismöglichkeiten betreffen und zu Ergebnissen führen, die häufig geeignet sind, zu einem wesentlichen Teil oder gar entscheidend den Geschehensablauf transparent zu machen. Dazu gehören der Nachweis von Alkohol, Medikamenten und Rauschmitteln in Blut und Urin des lebenden oder tödlich verletzten Unfallverursachers ebenso, wie die Feststellung spezifischer Leistungsmängel oder krankhafter Störungen eines beschuldigten Kraftfahrers, die dazu beitragen können, das zum Unfall führende Fehlverhalten zwanglos zu erklären. Dazu gehören aber auch Obduktionsbefunde von Unfalltoten, wenn sie unabhängig von Fragen der Biomechanik für die Entstehung oder Entwicklung der Unfallsituation einen Aussagewert besitzen. Man denke dabei an morphologische Veränderungen, die geeignet sind, plötzlich eintretende Bewußtseinsstörungen oder Phasen der Handlungsunfähigkeit zu erklären, wie z. B. den Herzinfarkt, die natürlich entstandene Massenblutung im Gehirn (Schlaganfall) oder Hirntumoren.

Anschaulich war für uns der Fall eines älteren Mopedfahrers, der mit den Zeichen eines Koronarverschlusses sterbend von seinem Moped stürzte, nachdem er unmittelbar zuvor, wie ein entgegenkommender Pkw-Fahrer erklärte, mehrmals in Schlangenlinien über die gesamte Fahrbahn „geschlingert" sei. Da die Bremsspuren dieses Fahrers auf der für ihn linken Fahrbahnseite festgestellt wurden, geriet er beim Fehlen von weiteren Unfallzeugen zunächst in den Verdacht, den Sturz des Mopedfahrers verursacht zu haben, bis der Obduktionsbefund den Geschehensablauf aufhellte und ihn von jedem Schuldvorwurf befreite.

Wenn es auch keiner Frage bedarf, daß die vielfältigen rechtsmedizinischen Untersuchungs- und Erkenntnismöglichkeiten im Rahmen der aufgezeigten Problembereiche zur Klärung der Unfallursachen und zum Nachweis des Verschuldens in vielen Fällen wichtige Bausteine zur Wahrheitsfindung liefern, so versteht man doch unter „der Rekonstruktion von Verkehrsunfällen durch den Gerichtsarzt" im eigentlichen Sinne die Befunderhebung und -auswertung an der Leiche, bei der es primär um Fragen der Unfallkausalität für den Tod, der Todeszeitbestimmung und der Biomechanik des Unfallgeschehens geht, sowie schließlich durch Nachweis und Differenzierung biologischen Spurenmaterials um Fragen der schuldhaften oder nicht schuldhaften Beteiligung an Unfällen. Bei speziellen Fragestellungen, z. B. nach der Sitzposition im Kraftfahrzeug oder dem Mitverschulden durch nichtangelegten Sicherheitsgurt, sind auch die Verletzungen von überlebenden Insassen in die Rekonstruktion einzubeziehen.

20.2 Vorbedingungen einer effektiven rechtsmedizinischen Begutachtung

Bei der rechtsmedizinischen Rekonstruktion von Verkehrsunfällen geht es im Grunde darum, die vom Gerichtsarzt erhobenen Befunde als Mosaiksteine in einen ex post zu konstruierenden Geschehensablauf einzufügen, der nur bei einer überzeugenden und logischen Bildfolge ausreichende Aussagekraft haben kann. Weil eine örtlich und zeitlich richtige Einfügung der Steine bzw. eine korrekte Interpretation der Befunde nur denkbar ist, wenn dem medizinischen Sachverständigen die Umstände des Unfalls auch in Einzelheiten bekannt sind, gehört es zu den Voraussetzungen einer richtigen und beweiskräftigen Begutachtung, daß ihm die Möglichkeit zur ausreichenden Information geboten wird. Optimal wird diese Information in der Regel dann sein, wenn der Arzt sich selbst am Unfallort ein Bild von der Situation machen kann, da auch einwandfreie und gute Schilderungen in Unfallberichten sowie Skizzen und Fotografien nicht selten fehlerhafte Vorstellungen auslösen können, wie jeder Experte bestätigen wird, der gelegentlich bei Ortsterminen das eigene, durch Akten und Hauptverhandlung geprägte Bild korrigieren mußte. Gerichtsärztliche Erhebungen am Unfallort werden aber bei uns schon aus rationellen Gründen nicht die Regel sein können, während sie in anderen Ländern, wie z.B. in Jugoslawien, bei tödlichen Unfällen üblich sind (Milčinski 1967, persönliche Mitteilung). Die Zuziehung des Gerichtsarztes sollte aber zumindest in den Fällen erwogen werden, in denen erste Feststellungen Zweifel über die Art der Beteiligung der überlebenden und tödlich verletzten Personen am Zustandekommen des Unfalls begründen und eine ärztliche Beurteilung zur Klärung beitragen kann. Auch sollte nicht übersehen werden, daß die Gewinnung und Entnahme von biologischem Spurenmaterial am Unfallort Sachkenntnisse und Erfahrungen voraussetzt, wie sie optimal nur der mit diesen Fragen betraute Arzt besitzen kann.

Eine wichtige Basis für die rechtsmedizinische Rekonstruktion eines Unfalls ist die Kenntnis der physikalischen Kräfte hinsichtlich des Bewegungsablaufs und des Umfangs der Gewalteinwirkungen, die den menschlichen Körper getroffen haben. Dies gilt vor allem für die Beurteilung der Biomechanik eines Unfallablaufs und begründet die *Notwendigkeit einer engen medizinisch-technischen Zusammenarbeit* (vgl. hierzu auch Kap. 21). Andererseits sind aber auch primäre medizinische Feststellungen nicht selten geeignet, dem Ingenieur und Verkehrssachverständigen wesentliche Erkenntnisse für sein Gutachten zu vermitteln. Daß gelegentlich die nicht reale Einschätzung der potentiellen Möglichkeiten des rechtsmedizinischen Sachverständigen durch die Ermittlungs- und Untersuchungsbehörden dessen Beurteilungs- und Beantwortungskapazität übersteigt (Luff 1979), sollte nicht unerwähnt bleiben.

20.3 Leichenschau und Feststellung der Todeszeit

Die Leichenschau (§ 87 StPO) wird – geht es um Fragen der Unfallbiomechanik – in aller Regel nur informative Erkenntnisse liefern können, die jedoch bei ziemlich klaren Sachverhalten oder eindeutigen Befunden (z. B. zerstückelte Bahnleichen) gelegentlich ausreichen dürften, um u. U. noch bestehende Zweifelsfragen zu klären. Im Zusammenhang mit Fragen der Todeszeitbestimmung kann jedoch eine Leichenschau bzw. eine vorgezogene und von der Leichenöffnung unabhängige äußere Besichtigung der Leiche zweckmäßig sein, dann nämlich, wenn ein tödlich verletzter Fußgänger oder Radfahrer aufgefunden wird, der unfallverursachende Fahrer geflüchtet ist und die Unfallzeit nicht feststeht. Hier gilt die Regel, daß *der Todeszeitpunkt um so genauer zu bestimmen ist, je kürzer der Abstand zwischen Tod und gerichtsärztlicher Untersuchung ist.* Kommt es deshalb auf diese Frage entscheidend an, dann sollte grundsätzlich eine *Leichenschau mit Hinweis auf die spezielle Problemstellung schnellstmöglich veranlaßt werden.* Durch die zu erwartenden Zeitverluste wird der Aussagewert der Befunde anläßlich einer gerichtlichen Leichenöffnung, die üblicherweise Stunden, wenn nicht gar Tage später erfolgt, reduziert, selbst wenn man davon absieht, daß durch den Transport sowie den Lage- und Milieuwechsel der Leiche zusätzliche Unsicherheitsfaktoren hinzukommen. Die Todeszeitbestimmung stützt sich auf Leichenveränderungen, die post mortem beginnen und nach Art und Grad – unter Berücksichtigung relevanter Umwelteinflüsse und -bedingungen – einen zeitlich gesetzmäßigen Ablauf erkennen lassen. Diese Veränderungen, die sich in der Praxis als Hinweiskriterien von relevantem Aussagewert erwiesen haben, sollen im folgenden kurz besprochen werden:

Die *Totenflecken* (Livores) entstehen durch Absenkung des Blutes in die Abhängigen bzw. tiefgelegenen Körperabschnitte und werden in Form von isoliert auftretenden rötlichen Flecken, die später konfluieren, etwa 30 min nach Eintritt des Todes sichtbar, wenn die Haargefäße der Haut im Stratum papillare sich mit Blut füllen (hypostatische Totenflecken). Die volle Ausprägung der Totenflecken stellt sich nach 6–12 h ein. Für die Todeszeitbestimmung ist wichtig, daß die Totenflecken zunächst bei leichtem Fingerdruck verschwinden, nach etwa 5–12 h nur bei stärkerem Druck. Danach kommt es nur noch zu Abblassungen, die bei starkem Druck mit festen, kantigen Gegenständen auch noch nach Tagen oder Wochen beobachtet werden (Wagner 1973; Mueller 1975; Prokop 1966). Im Anfangsstadium (bis zu etwa 12 h) verschwinden die Totenflecken bei Umlagerung der Leiche noch vollständig oder teilweise und treten dann an den nunmehr untenliegenden Körperabschnitten neu auf. Ursache dieses Phänomens ist der Umstand, daß zunächst das Blut im flüssigen Zustand in den Gefäßen bleibt, dann aber innerhalb der Kapillaren eindickt und gerinnt und mit zunehmender Auflösung der Blutzellen (Hämolyse) Blutfarbstoff in das umgebende Gewebe diffundiert (Hilgermann 1973; Schwerd 1975). Da die Ausbildung der Totenflecke unter anderem durch Blutarmut, Blutverluste und Erstickung beeinflußt wird, muß nicht selten die Interpretation der äußeren Befunderhebung durch die Ergebnisse der Leichenöffnung ergänzt werden.

Die *Totenstarre* (Rigor mortis) ist eine auffällige und eigentümliche Leichenerscheinung, die für die Bestimmung der Todeszeit von relevanter Bedeutung ist. Es handelt sich dabei um eine Muskelerstarrung, die nach den Erkenntnissen der letzten Jahrzehnte auf biochemische Vorgänge des Phosphatstoffwechsels in der Muskulatur zurückgeht und die temperaturabhängig ist. Die vollständige Ausprägung der Starre erfolgt üblicherweise nach 6–9 h, unter besonderen Bedingungen (z. B. hohe Temperaturen) auch schon nach 3–4 h. Die „Nysten-Regel" besagt, daß die Starre am Kiefergelenk beginnt (hier schon nach

30-60 min!) und zeitlich versetzt über Hals, obere Gliedmaßen und Rumpf bis zu den Beinen verläuft, jedoch sind Ausnahmen von diesem Ablauf nicht selten. Wird der Rigor gewaltsam gebrochen, dann kann er bis zu einem Zeitraum von 6-8 h erneut eintreten. Die Lösung der Totenstarre beginnt etwa 24-48 h nach voller Ausbildung, bei Kälte unter Umständen wesentlich später. Forster et al. (1973) haben darauf hingewiesen, daß die für die Todeszeitbestimmung wichtige Lösung der Starre bisher zu wenig beachtet worden ist. Sie haben Methoden entwickelt, die mit dem Starregrad das Stadium der Lösungsvorgänge differenzieren und damit zu exakteren Bestimmungen des Zeitpunktes des Todes beitragen.

Ein in der Praxis wichtiger Parameter für die Feststellung der Todeszeit ist der *Temperaturabfall* der Leiche, an dem im wesentlichen die Wärmeabstrahlung, die Wärmeableitung (Konvektion) und die Wasserverdunstung beteiligt sind. Beeinflußt wird die Abkühlung der Leiche durch zahlreiche äußere und innere Faktoren, unter denen nach Schleyer (1958) die Körperkonstitution, die Ausgangstemperatur, die Bedeckung und Bekleidung der Leiche, die Umwelttemperatur, die Ursache des Todes, der Luftzug und der Zeitpunkt der ersten Messung prädominant sind. Die Messung sollte grundsätzlich rektal durchgeführt werden, nach Wagner (1973) mit einem Thermometer, das ein genügend langes Ansatzstück (10-12 cm) besitzt und zwar zum frühest möglichen Zeitpunkt, wenn möglich noch vor Eintreffen des Arztes durch Polizeibeamte, wie es bei Tötungsdelikten zunehmend zur Regel wird. Eine Faustregel besagt, daß in den ersten Stunden der Temperaturabfall bei 1 °C mit einer Schwankung von ±0,5 °C liegt. Später wird die Abkühlung wegen der zunehmenden Angleichung an die Umgebungstemperatur geringer. Während man am Tatort bzw. Fundort der Leiche die Todeszeit nur relativ grob interpretieren kann, kommt es entscheidend auf exakte Messungen und Feststellungen der Umweltverhältnisse an, damit später eine genauere Todeszeitbestimmung möglich ist, gegebenenfalls mit mathematischen Berechnungen, wie sie unter Verwertung aller Faktoren von Marshall u. Hoare (1962); de Saram et al. (1955) sowie Sellier (1958) mitgeteilt worden sind.

Von hohem Aussagewert sind auch die *supravitalen Reaktionen,* die von Prokop et al. (1966) eingehend auf ihre Verwertbarkeit zur Todeszeitbestimmung überprüft worden sind. Im Vordergrund stehen dabei die mechanische und elektrische Erregbarkeit der Skelettmuskulatur sowie die Pupillenreaktionen auf erweiternde und verengende Arzneimittel. Die mechanische Erregbarkeit des Muskels wird mit dem Reflexhammer geprüft und zeigt bis zu 2 h p. m. noch typische Muskelreflexe, wie z. B. die Streckung der Zehen bei Schlag auf den Fußrücken. Später (bis zu 8 h) läßt sich nur noch bei stärkerem Zuschlagen eine örtliche Kontraktion (idiomuskulärer Muskelwulst) auslösen (Zsaskó 1941; Prokop u. Radam 1968). Die elektrische Erregbarkeit der Muskulatur kann je nach galvanischer oder faradischer Reizung bis zu 4 bzw. 6 Stunden p. m. nachweisbar sein (Radam 1963). Die Auslösung von Pupillenreaktionen durch verengende oder erweiternde Mittel (Pilocarpin bzw. Atropin) ist bei Einträufeln in die Bindehautsäcke bis zu 5 h, bei Einspritzen in die vordere Augenkammer bis zu 15 h nach dem Tode möglich.

Wenn eine große Zahl von Parametern mit relevanten Meßwerten und Feststellungen vorliegt, dann wird der erfahrene Rechtsmediziner bei kürzeren und (mit Einschränkungen) auch bei mittleren zeitlichen Abständen verhältnismäßig realitätsgerechte Todeszeitbestimmungen durchführen können. Bei längerem zeitlichen Abstand, insbesondere bei

Eintritt von Fäulnisveränderungen an der Leiche, ist dies in aller Regel nur noch mit einer relativ großen zeitlichen Schwankungsbreite möglich. Ergänzend sei darauf hingewiesen, daß auch der Füllungszustand des Magen-Darm-Kanals und der Verdauungszustand des Speisebreis wichtige Hinweise für die Todeszeit liefern können, wenn Zeitpunkt, Art und Menge der Nahrungsaufnahme bekannt sind. Dies festzustellen ist jedoch nur im Rahmen einer Obduktion möglich.

20.4 Leichenöffnung

Obduktionsbefunde werden in aller Regel für die Rekonstruktion eines Unfallgeschehens eine gute Aussagekraft besitzen, wenn sie bei sorgfältiger Erhebung in allen Einzelheiten protokolliert und festgehalten werden. Dabei sind fotografische Aufnahmen aller relevanten Veränderungen wichtige und wertvolle Ergänzungen, die bei späteren abschließenden Beurteilungen unter Verwertung des Akteninhaltes das Gedächtnis des Obduzenten auffrischen und die Befunde den kooperierenden Technikern verständlich und den für die Rechtsfindung zuständigen Juristen anschaulich machen.

Rechtsgrundlage für die gerichtliche Leichenöffnung, die von der Staatsanwaltschaft beantragt, vom Ermittlungsrichter angeordnet wird, ist der § 87 StPO. Weitere rechtliche Möglichkeiten zur Durchführung von Leichenöffnungen gibt es im Rahmen der gesetzlichen und privaten Unfallversicherung. Dagegen haben Obduktionen im Zusammenhang mit dem Feuerbestattungsgesetz vom 15. 5. 1934 und dem Bundesseuchengesetz vom 18. 7. 1961 ebenso wie klinische Sektionen eine untergeordnete Bedeutung für die Unfallrekonstruktion, was jedoch nicht ausschließt, daß die bei ihnen erhobenen Befunde u. U. für eine gerichtsärztliche Interpretation verwertbar sind, ebenso wie gelegentliche klinische Feststellungen mit Röntgenaufnahmen wertvolle Hinweise geben können.

Im Vordergrund der Beurteilung stehen die äußeren und inneren Verletzungen an der Leiche, die nach Art, Umfang und Lokalisierung Schlüsse auf Form, Grad und Richtung der Gewalteinwirkung zulassen. Wichtigste Gewaltform bei Verkehrsunfällen ist die stumpfe Gewalt, aber auch scharfe Gewalt und halbscharfe Gewalt müssen nicht selten registriert werden. Eine Sonderform der Gewalteinwirkung ist das Schleudertrauma, das praktisch immer mit stumpfer Gewalt verknüpft ist, in dem der Anprall die Schleuderbewegung des Körpers auslöst oder der schleudernde Körper durch Aufprall am Boden oder im Fahrzeuginnenraum seine Bewegungsenergie verliert.

Unter *stumpfer Gewalteinwirkung* versteht man das Einwirken von breiten oder umschriebenen, unterschiedlich geformten Flächen oder von Kanten, die den Körper mit mehr oder weniger starker Aufprallwucht treffen, bzw. auf die der selbst sich bewegende Körper auftrifft. Über 50% der durch stumpfe Gewalt bedingten tödlichen Verletzungen gehen auf Straßenverkehrsunfälle zurück: sie betreffen Fußgänger, Rad- und Motorradfahrer, die von Personen- oder Lastkraftwagen angefahren oder überfahren werden ebenso, wie Kraftwageninsassen bei Frontal-, Schräg-, Seit- oder Heckaufprall gegen feste oder nicht feste Hindernisse — bei Kollisionen mit anderen Fahrzeugen unter verschiedenen Winkelstellungen; sie betreffen Insassen sich überschlagender Kraftwagen und Fahrzeuginsassen, die aus dem Wagen herausgeschleudert werden und beim Aufprall auf den Boden, an Bordsteinkanten oder an Lichtmasten schwere bzw. tödliche Verletzungen erleiden. In Abhängigkeit von der Aufprallwucht und von den Aufprallflächen ist das im Einzelfall festzustellende Verletzungsbild die Resultante aus den unfallbedingten Bewegungsabläufen von Fahrzeug und Mensch, die einfach, kompliziert und vielgestaltig sein können. Bei eingehender Prüfung der äußeren und inneren Gewaltspuren wird man fast immer in der Lage sein, das gesamte Verletzungsbild bestimmten Abläufen im Unfallgeschehen zuzuordnen. Dabei müssen die Kriterien der stumpfen Gewalt beachtet werden:

Hautabschürfungen entstehen durch tangentiale, streifende Gewalteinwirkungen und sind an der Leiche zumeist vertrocknet und von derber, lederartiger Beschaffenheit. Aus der Strichrichtung des abgeschürften Oberflächenepithels kann mitunter die Richtung der einwirkenden Gewalt erkannt werden. Auch bei senkrechter oder schräg auftreffender Gewalteinwirkung kommt es zu Defekten und Zerstörungen der oberen Deckschichten, die dann als Prellmarken erkennbar sind.

Hautblutungen unterscheiden sich nach Lokalität, Intensität und Ursache: finden sie sich in der Haut selbst (Deckhaut und Lederhaut), dann spricht man von Intrakutanblutungen, die häufig in Gruppen von kleinfleckigen oder punktförmigen Blutaustritten auftreten und gelegentlich in Verbindung mit Schürfdefekten bei umschriebenen Gewalteinwirkungen entstehen. Sie dürfen nicht mit spontanen Blutungen verwechselt werden, die zumeist einen größeren Streubereich haben (Berg 1976). Blutungen in den tieferen Hautschichten (lockeres Bindegewebe und Unterhautfettgewebe) werden als Subkutanblutungen bzw. Blutunterlaufungen bezeichnet. Sie entstehen als Folge von Quetschungen und Zerreißungen der Hautgefäße als direkte Blutungen oder, fortgeleitet von anderen Blutungsquellen, als indirekte Blutungen, z. B. bei Ruptur eines größeren Gefäßes mit Einblutungen in die Umgebung, bei gedeckten Trümmerbrüchen der Gliedmaßen oder in Form des Monokel- oder Brillenhämatoms bei Schädelbasisbrüchen im Bereich der Augenhöhlen. Der Umfang der Blutungen hängt von verschiedenen Faktoren ab, unter denen die Intensität der Gewalteinwirkung, die Gefäßversorgung, Blutfülle und Faserdichte des getroffenen Gewebes, u. U. vorhandene Blutungsneigungen (Bluterkrankheit, Werlhof-Erkrankung, hoher Blutdruck u. a.) sowie — nicht zuletzt — die Überlebenszeit (bei einer nur Sekunden betragenden Zeitspanne zwischen Gewalteinwirkung und Tod sind die Einblutungen gering oder fehlen!) dominieren.

Kontinuitätsdurchtrennende Hautverletzungen entstehen dann, wenn die Haut infolge der einwirkenden Gewalt überdehnt und dabei die Elastizitätsgrenze der Zellverbände und Faserbündel überschritten wird. Da diese Grenze sehr unterschiedlich ist, sind die Verletzungen vielgestaltig, mit ungleichmäßigen Durchtrennungen in den einzelnen Hautschichten und mit Wundrändern, die ödematös verquollen, gezackt und eingerissen und nicht selten unterminiert sind (Riß-, Quetsch- und Platzwunden). Dabei findet man häufig in Form sog. Gewebsbrücken nichtdurchtrennte Bündel von elastischen oder kollagenen Fasern, bei größeren Wunden auch zusammenhängende schmale Hautstreifen, die vom Unterhautgewebe abgetrennt sind und die Wunde überbrücken. Bei tangentialer Gewalt kommt es durch Verschiebung der Gewebsschichten gegeneinander zu umfangreichen, flächenhaften Einrissen (zumeist des lockeren Unterhautgewebes), mit Ausbildung von Wundtaschen oder -höhlen (Dècollement), die mit zerissenen und zertrümmerten Zell- und Faserelementen sowie mit Blut, seröser Flüssigkeit und mit Fett aus zerquetschten Fettzellen ausgefüllt sind. Reißt die Haut ein, kommt es zu teilweisen oder völligen Hautlappenabrissen, am Kopf nicht selten in Form von „Skalpierungsverletzungen". Kontinuitätsdurchtrennende Verletzungen der inneren Organe durch stumpfe Gewalt zeigen ebenfalls keine glatten Durchtrennungen, sondern je nach Art und Grad der Gewalteinwirkung unregelmäßige Einrisse, Berstungen und Zermalmungen. Dabei ist zu berücksichtigen, daß die Parenchymorgane wie Leber, Nieren und Herz eine sehr geringe Elastizität aufweisen und schon bei verhältnismäßig geringer Gewalt einreißen und daß das Gewebe des zentralen und peripheren Nervensystems auf Druck- und Zugeinwirkungen sehr empfindlich reagiert.

Von besonderer Bedeutung für die Rekonstruktion von Verkehrsunfällen sind die Frakturen des Skelettsystems. Unter Frakturen versteht man Kontinuitätsdurchtrennungen von Knochen und Knorpel als Folge eines Überschreitens der Elastizitätsgrenzen. Sie werden eingeteilt nach verschiedenen Gesichtspunkten, wie u.a. nach den *Ursachen* (z.B. Frakturen durch stumpfe oder scharfe Gewalt, Schußfrakturen, Abrißfrakturen bei Muskeltätigkeit, Spontanfrakturen bei Knochenmetastasen), nach den *physikalischen Bedingungen* (Biegungsbrüche, Berstungsbrüche, Lochbrüche, Torsionsbrüche, Kompressionsbrüche, Stanzbrüche usw.), nach der *Lokalität* (z.B. Gliedmaßenbrüche, Schädelbrüche, Wirbelsäulenbrüche, Beckenbrüche, Brustkorbbrüche) und nach der *Vollständigkeit* (komplette und inkomplette Brüche). Knochenverletzungen, die nach Zerstörung der Weichteile des menschlichen Körpers durch Fäulnis und Verwesung nicht selten allein Schlußfolgerungen über das Unfallgeschehen zulassen, sind in aller Regel ein wichtiges Indiz für Art, Umfang und Richtung der einwirkenden Gewalt. Dabei den heute vorhandenen umfangreichen Erfahrungen und Erkenntnissen über die physikalischen Bedingungen der Frakturen ein besonders hoher Aussagewert für die Unfallbiomechanik vorliegt, empfiehlt es sich, bei Obduktionen die u.U. relevanten Knochenbruchabschnitte zur Mazeration und späteren Präparation zu entnehmen, zumal die Möglichkeiten einer exakten Frakturanalyse bei der Leichenöffnung selbst nicht selten aus technischen und zeitlichen Gründen begrenzt sind.

Verletzungen durch *scharfe Gewalt* entstehen durch Einwirkungen von „Werkzeugen" oder Gegenständen, die geeignet sind, Weichteilgewebe, aber auch Knorpel und Knochen, glattrandig und scharf zu durchtrennen. Dabei unterscheidet man nach der Art der wirksamen Kräfte (Druck und Zug) und nach Beschaffenheit und Form des einwirkenden Gegenstandes zwischen Schnitt, Stich und Hieb. In der Rechtsmedizin spielen diese Verletzungen bei Tötungsdelikten durch fremde und eigene Hand ebenso eine große Rolle wie bei Unfällen verschiedenster Art. Bei Verkehrsunfällen sind es vor allem Glas- und Glassplitterverletzungen durch Einscheibensicherheitsglas oder Verbundglas, die im Vordergrund stehen. Aber auch stich- oder schnittförmige Verletzungen durch deformierte und aufgerissene scharfe Autobleche kommen verhältnismäßig häufig vor, ebenso halbscharfe Verletzungen, die durch scharfkantige Metallteile von Kraftfahrzeugen verursacht werden, wenn sie mit erheblicher Wucht die Weichteile treffen.

Dieser relativ kurze Überblick (zusammenfassende Darstellung und weiterführende Literatur bei Berg 1976; Forster u. Ropohl 1976; Luff 1973; Schwerd 1975) über die Folgen stumpfer und scharfer Gewalt sollte ausreichen, um transparent zu machen, daß der Rechtsmediziner aus den Verletzungsbildern und dem Verletzungsmuster bei Verkehrsunfällen Rückschlüsse auf deren Entstehung ziehen kann, Schlüsse, die für sich allein oder im Zusammenwirken mit dem technischen Sachverständigen die Unfallrekonstruktion ermöglichen. Dies mag im Einzelfall einfach und problemlos sein, ist u. U. aber auch mit großen Schwierigkeiten verbunden — so bei multiplen Verletzungen (Polytraumen) durch mehrere unterschiedliche Einwirkungsabschnitte im Geschehensablauf, wie Frontalaufprall eines Pkw mit Überschlag und Herausgeschleudertwerden von Fahrer und Beifahrer, oder unklarer Sitzposition bei schwerverletzten und getöteten Fahrzeuginsassen u. a. m. Hier kommt es nicht nur entscheidend auf das persönliche Wissen und auf die Erfahrung des rechtsmedizinischen Gutachters an, sondern auf die Berücksichtigung der einschlägigen wissenschaftlichen Erkenntnisse und Erfahrungen der Rechtsmedin, wie sie von zahlreichen Experten erarbeitet und dargestellt worden sind. Dabei sind zu erwähnen die Untersuchungen und Veröffentlichungen von Dotzauer et al. (1973), Dürwald (1966), Fischer u. Spann (1967), Krauland (1967), Luff et al. (1981), Prokop u. Radam (1968), Schmidt (1978), Voigt (1968) und Wagner (1975) zu Fragen der Unfallbiomechanik, die speziell im folgenden Kapitel aus technischer und medizinischer Sicht dargestellt wird.

Von großer straf- und zivilrechtlicher Relevanz ist auch die Frage, ob festgestellte Verletzungen prä- oder postmortal entstanden sind. Kriterium hierfür ist die *vitale Reaktion,* unter der wir die Gegenäußerung des lebenden Organismus auf Schädigungen und Gewalteinwirkungen verschiedenster Art verstehen. Vitale Reaktionen enden mit dem Individualtod, der früher mit einem „irreversiblen Stillstand von Kreislauf und Atmung" gleichgesetzt wurde. Wenn heute aber der Individualtod mit dem Hirntod, d. h. dem endgültigen Erlöschen aller Hirnfunktionen gleichgesetzt wird, dann haben im Zeitalter der Reanimation, d. h. der mit technischen Kunsthilfen aufrecht erhaltenen Kreislauf- und Atemtätigkeit, auch vitale Reaktionen einen Bedeutungswandel erfahren, worauf Adebahr u. Schewe bereits 1968 hingewiesen haben. Im Klartext heißt dies, daß *bei Reanimation „Vitalreaktionen" auch nach Eintritt des Individualtodes* entstehen können. Im Zusammenhang mit Verkehrsunfällen dürfte dies jedoch nur ausnahmsweise relevant sein, so daß die Bedeutung der Vitalreaktionen für die Unfallaufklärung kaum eine Einschränkung erfahren hat.

Grundsätzlich unterscheidet man zwischen den Reaktionen am Ort der Gewalteinwirkung (lokale Vitalreaktionen) und den Reaktionen, die als generelle Antwort des lebenden Organismus auf die örtlichen Gewebs- und Organschädigungen zu werten sind (allgemeine Vitalreaktionen).

Bei den *lokalen Vitalreaktionen* stehen vor allem die Unterblutungen und Einblutungen im Verletzungsbereich, wie sie in ihrer Vielgestaltigkeit oben bereits dargestellt worden sind, im Vordergrund: Durchtrennungen, Zerreißungen und Quetschungen der Blutgefäße führen bei zirkulierendem Blutkreislauf zur Blutinfiltration des umgebenden Gewebes, wobei das austretende Blut gerinnt. Da das Blut p.m. noch einige Stunden gerinnbar ist, sind kleinere geronnene Hämatome nach Berg (1976) kein sicherer Beweis für vitale Entstehung. So hat Dotzauer bereits 1958 kleine kutane und subkutane Blutungen experimentell an Leichen bis zu 12 h postmortal erzeugt, und Janssen konnte zeigen (1967), daß als Folgen des flüssig bleibenden Leichenblutes Hämatome durch Hydrostase entstehen können. Bei sehr schnell eintretendem Tod (z. B. durch Schädel-Hirnzertrümmerung oder Herzzerreißung) können vitale Blutungen fehlen oder sehr gering sein. Diese Beispiele mögen zeigen, daß die *Differenzierung zwischen vitalen und postmortalen Blutungen nicht immer einfach* ist und ein reiches Maß an Wissen und Erfahrung von seiten des Obduzenten erfordert.

Weitere lokale Vitalreaktionen sind die Blutresorption in die Lymphbahnen und die sekundären Veränderungen des geschädigten Gewebes, die — wie Schmidt (1973) und Berg (1976) anschaulich dargestellt haben — von entzündlichen Reaktionen und nekrobiotischen Veränderungen über Enzymaktivitäten bis zur Narbenbildung reichen. Sie lassen eine gesetzmäßige zeitliche Abhängigkeit erkennen und sind damit wichtige Kriterien für die Bestimmung des Wundalters. *Allgemeine Vitalreaktionen* sind Aspiration von Blut und Gewebstrümmern bei Verletzungen im Mund-, Nasen-, Schlund- und Halsbereich (nur bei vitaler Atmung möglich!), alle Formen von Embolien (Fettembolie, Parenchymembolie, Luftembolie), Verschlucken von Blut, Fremdkörpern und Gewebsteilen sowie Zeichen der Ausblutung an der Leiche, da stärkere Blutverluste nur bei funktionierendem Kreislauf vorkommen können. Auch der chemische Nachweis von Adrenalin und seinen Abbauprodukten (Katecholamine) wird als vitales Zeichen einer vor dem Tode aufgetretenen Streßreaktion gewertet.

Unter *agonalen Reaktionen* verstehen wir lokale und allgemeine Vitalreaktionen, die bei zunehmender Schwäche der vegetativen Funktionen im sterbenden Zustand in abgeschwächter Form auftreten. Sie können ein gewichtiges Indiz dafür sein, daß z. B. ein Fußgänger nach Herzinfarkt oder Schlaganfall kurz vor Eintritt des natürlichen Todes von einem Kraftfahrzeug überrollt worden ist. Sie besitzen mitunter auch einen Aussagewert zur Frage, in welcher Reihenfolge bei Polytraumen die Verletzungen eingetreten sind, wenn der Unfallablauf in mehrere Abschnitte unterteilt werden kann und Verletzungen vorliegen, die kurzfristig zum Tode führen müssen.

20.5 Spurenuntersuchungen

Von großer Bedeutung für die Unfallaufklärung ist die Spurenuntersuchung, die, soweit es sich um Spuren an der Leiche oder an verletzten Personen und um biologische Spuren handelt, zu einem wesentlichen Teil in den Zuständigkeitsbereich des Gerichtsarztes fällt. *Ziel einer Spurenanalyse ist es stets, Vorgänge,* die sich in der Vergangenheit abgespielt haben, durch medizinische, naturwissenschaftliche oder kriminaltechnische Befunderhebung *transparent zu machen und in ihren Kausalitätsbeziehungen aufzuklären.*

Auch bei Verkehrsunfällen geht es darum, Spuren am Unfallopfer, am Kraftfahrzeug und am Unfallort sachkundig festzustellen, zu sichern und auf ihren Beweiswert zu untersuchen, um eine Rekonstruktion des Geschehensablaufes zu ermöglichen. Spuren an der Leiche sind dabei unterschiedlicher Art und Genese: es sind z. B. Glas-, Lack- oder Metallsplitter, es sind Anhaftungen von Schmutz, Ölschmiere oder Textilfasern, es sind aber auch Verletzungsmuster typischer Art wie Abdrücke eines Reifenprofils oder eines Kühlergrills, es sind Prellmarken, Unterblutungen und Rippenbrüche, die nach Art und Lage für einen Aufprall auf das Lenkrad oder für eine Kompression durch den Sicherheitsgurt sprechen, es sind Abdrücke auf Hautbezirken, die mit gemusterten Kunststoffauskleidungen im Wageninnern übereinstimmen u. a. m. Spuren an der Leiche sind aber auch toxische Substanzen wie Alkohol, Rauschmittel und Medikamente, die u. U. ursächlich für das Unfallgeschehen waren, oder Rußbestandteile in den Luftwegen und Kohlenmonoxid im Blut, die beweisen, daß der in einem Fahrzeug Verbrannte bei Ausbruch des Brandes noch gelebt hat.

Spuren an den unfallbeteiligten Kraftfahrzeugen und am Unfallort sind ebenfalls unterschiedlich und vielgestaltig. Für den Rechtsmediziner sind sie relevant, wenn es sich um biologisches Material handelt, wie z. B. Blut, Haare und menschliches Gewebe, das je nach Art der lokalen Verteilung und Anhaftung Aussagen, z. B. über die Sitzposition im Fahrzeug beim Unfall, über Unfallort und Bewegungsablauf eines angefahrenen Fußgängers und über die Beteiligung eines Pkw an einem konkreten Unfallgeschehen, machen kann. Dabei spielen unstreitig Blutspuren eine besondere Rolle: hier kommt es darauf an, den Blutnachweis zu führen, die Artspezifität festzustellen (Menschen- oder Tierblut?) und durch Nachweis der Gruppeneigenschaften die Blutspur einem der Unfallbeteiligten zuzuordnen.

Spurenkundliches Denken hat in der gerichtlichen Medizin bereits vor der Jahrhundertwende an zunehmend Eingang gefunden, aber erst 1938 wurde von Orsos eine umfassende Systematik der Spurenkunde vorgelegt, die die Entwicklung dieses neuen Aufgabenbereiches nicht nur in medizinischer, sondern auch in chemischer, physikalischer und kriminaltechnischer Sicht wesentlich gefördert hat. Die Aufklärung von Verbrechen wäre heute ohne den Spurennachweis nicht mehr denkbar, aber auch die Unfallrekonstruktion würde ohne Spurenkunde häufig vor einer unlösbaren Aufgabe stehen. Da eine Besprechung der Methodik den gesteckten Rahmen überschreiten würde, muß insoweit auf das einschlägige rechtsmedizinische Schrifttum verwiesen werden (weiterführende Literatur bei Berg 1976; Forster u. Ropohl 1982; Mueller 1975; Schaidt 1973; Schwerd 1975 und Weinig 1973).

Es bedarf keiner Frage, daß die vorstehenden Ausführungen nur einen Überblick über die potentiellen Möglichkeiten der Rechtsmedizin zur Unfallrekonstruktion geben können. Die Fülle der Problem- und Fragestellungen wird im Grunde nur für den erkennbar sein, der sich nicht nur in Forschung und Lehre, sondern vor allem auch als Gutachter in der täglichen Praxis mit dieser Materie befaßt. Optimale Unfallaufklärung durch den Gerichtsarzt setzt im übrigen eine harmonische interdiziplinäre Zusammenarbeit und Koordination voraus, die besonders mit den Beamten der Verkehrspolizei und (in Großstädten und Ballungsräumen) der Unfallkommandos, mit den Kraftfahrzeug- und Verkehrsingenieuren, mit den Kriminaltechnikern und Toxikologen und — nicht zuletzt — mit den zuständigen Richtern und Staatsanwälten gepflegt werden sollte. Gerade mit den letzteren sind im Frühstadium der Unfallermittlung persönliche Informationsgespräche angebracht, um die vorhandenen Erkenntnisquellen voll ausschöpfen zu können. Dabei sollte den juristischen Gesprächspartnern immer wieder deutlich gemacht werden, daß jede nicht oder zu spät durchgeführte Obduktion im Regelfall die Vernichtung von Beweismitteln bedeutet.

Literatur

Adebahr G, Schewe G (1968) Vitale Reaktion und Individualtod. Arch Kriminol 141:40

Berg S (1976) Grundriß der Rechtsmedizin, 11. Aufl. Müller & Steinicke, München

Dotzauer G (1958) Idiomuskulärer Wulst und postmortale Blutungen bei plötzlichen Todesfällen. Dtsch Z Gesamte Gerichtl Med 46:761

Dotzauer G, Hinz P, Lange W (1973) Das Verhalten menschlicher Körper und anthropometrischer Puppen im Sicherheitsgurt bei der Simulation von schweren Frontalzusammenstößen. Z Rechtsmed 72:8

Dürwald W (1966) Gerichtsmedizinische Untersuchungen bei Verkehrsunfällen. VEB Thieme, Leipzig

Fischer H, Spann W (1967) Pathologie des Trauma. Bergmann, München

Forster B, Ropohl D (1982) Rechtsmedizin. Enke, Stuttgart, S 191

Forster B, Ropohl D, Raule P (1973) Neuere Untersuchungen zur Lösung der Totenstarre. 52. Tag Dtsch Ges Rechtsmed, München

Hilgermann R (1973) Histochemische Untersuchung zur Frage der sogenannten Diffusionstotenflecke. Habilitationsschrift, Universität Marburg

Janssen W (1967) Zur Beurteilung von Blutungen der Leichenhaut, unter besonderer Be-

rücksichtigung von Hämatomen der Orbita. Dtsch Z Gesamte Gerichtl Med 59:69
Krauland W (1967) Verletzungen des Gehirns und die traumatischen intrakraniellen Blutungen. In: Ponsold A (Hrsg) Lehrbuch der gerichtlichen Medizin, 3. Aufl. Thieme, Stuttgart, S 346
Luff K (1979) Probleme der ärztlichen Sachverständigentätigkeit bei Verkehrsunfällen. Veröffentlichung der auf dem 17. Deutschen Verkehrsgerichtstag in Goslar gehaltenen Referate (Dtsch Akad Verkehrswiss) Rautenberg, Leer, S 221
Luff K (1973) Scharfe und stumpfe Gewalt. In: Eisen G (Hrsg) Handwörterbuch der Rechtsmedizin. Enke, Stuttgart, S 198
Luff K, Lutz U, Brömme H (1981) Zur medizinisch-technischen Aufklärung von Verkehrsunfällen. Kongreßber Dtsch Gesell Verkehrsmed 1981. Bundesanst Straßenwes, Heft 36
Marshall T K, Hoare FE (1962) Estimating the time of death. The rectal cooling after death and its mathematical expression. J Forensic Sci 7:56
Mueller B (1975) Gerichtliche Medizin. Springer, Berlin Heidelberg New York, S 47
Orsos F (1938) Die Bedeutung der Spurenkunde in der gerichtlichen Medizin. Orvosképp, Heft 1
Prokop O (1966a) Das Verhalten des Leichenblutes. In: (Hrsg) Forensische Medizin, 2. Aufl VEB, Berlin, S 20
Prokop O (1966b) Supravitale Erscheinungen. In: (Hrsg) Forensische Medizin, 2. Aufl. VEB, Berlin, S 31
Prokop O, Radam G (1968) Rekonstruktion von Verkehrsunfällen aus gerichtsärztlicher Sicht. In: Wagner K, Wagner HJ (Hrsg) Handbuch der Verkehrsmedizin. Springer, Berlin Heidelberg New York, S 952

Radam G (1963) Ein elektronisches Reizgerät zur Todeszeitbestimmung. Dtsch Gesundheitswes 18:1400
Saram GSW de, Webster G, Kathirgamatamby N (1955) Post-mortem temperature and the time of death. J Crim Law Pol Sci 46:562
Schaidt G (1973) Spezielle Spurenkunde. In: Eisen G (Hrsg) Handwörterbuch der Rechtsmedizin. Enke, Stuttgart, S 260
Sellier K (1958) Determination of the time of death by extrapolation of the temperature decrease curve. Acta Med Leg Soc 11:279
Schleyer F (1958) Postmortale klinisch-chemische Diagnostik und Todeszeitbestimmung mit chemischen und physikalischen Methoden. Thieme, Stuttgart
Schmidt G (1978) Verletzungsschwere und Aufprallgeschwindigkeit. Hefte Unfallheilkd 132:24
Schmidt G (1973) Vitale Reaktionen. In: Eisen G (Hrsg) Handwörterbuch der Rechtsmedizin. Enke, Stuttgart S 193
Schwerd W (1975) Kurzgefaßtes Lehrbuch der Rechtsmedizin. Dtsch Ärzte, Köln-Löwenich, S 183
Voigt (1968) Biomechanik stumpfer Brustverletzungen, besonders von Thorax, Aorta und Herz. Hefte Unfallheilkd 96:146
Wagner HJ (1973) Todeszeitbestimmung. In: Eisen G (Hrsg) Handwörterbuch der Rechtsmedizin. Enke, Stuttgart, Bd. I S 292
Wagner HJ (1975) Verkehrsunfall. In: Schwerd W (Hrsg) Kurzgefaßtes Lehrbuch der Rechtsmedizin. Dtsch Ärzte Verlag, Köln-Löwenich, S 97
Weinig E (1973) Allgemeine Spurenkunde. In: Eisen G (Hrsg) Handwörterbuch der Rechtsmedizin. Enke, Stuttgart, Bd. I S 254
Zsaskó S (1941) Die Bestimmung des Todeseintrittszeitpunktes. Psychatr Neurol Wochenschr 66:69

21. Unfallaufklärung aus technischer Sicht

H. Appel

21.1 Zielsetzungen und Fragestellungen bei der Unfallaufklärung

Die Aufklärung eines Unfalls hat prinzipiell zum Ziel, sämtliche Einzelheiten eines Unfalls so zu erfassen, zu analysieren und zu bewerten, daß die einzelnen Phasen des Unfallablaufes in ihrer räumlichen und zeitlichen Zuordnung bestimmt und beurteilt werden können. Aus der Sicht der beteiligten *Unfalldisziplinen*
- Medizin
- Psychologie
- Technik

ist für die *Unfallkomponenten*
- Mensch
- Fahrzeug
- Umwelt

in den einzelnen *Unfallphasen*
- Einleitung (pre-crash)
- Ablauf (crash)
- Folgen (post-crash)

die gesamte Kausal- und Wirkkette eines Unfalls nachzuvollziehen. Gegenseitige Abhängigkeiten und Beeinflussungen sind aufzuzeigen (Appel 1977; Langwieder 1976).

Die Unfallaufnahme der Polizei erfolgt im Hinblick auf die Klärung der Schuldfrage der Beteiligten im Sinne des Verfolgungsauftrages gemäß § 163 StPO und § 53 OWiG. Darüber hinaus dient sie der allgemeinen Verkehrssicherheit durch Erkennen von Unfallschwerpunkten und durch Zusammenstellung gewisser Unfallursachen (Burg u. Rau 1981; Burkhart et al. 1979).

In speziellen Unfalluntersuchungen, die entweder auf der polizeilichen oder einer gesonderten Unfallaufnahme basieren, wird weitergehenden und/oder spezifischen medizinischen, psychologischen oder technischen Fragestellungen nachgegangen.

Unabhängig davon, ob forensische oder sicherheitsspezifische Fragestellungen im Vordergrund stehen, muß zunächst der kinematische Ablauf des Unfalls ganz oder teilweise rekonstruiert werden. Dazu gehören Angaben über

- *Wege, Orte*
  (z. B. Kollisionspunkt, Reaktionspunkt, Gehrichtung, Auslaufrichtung);
- *Geschwindigkeiten*
  (z. B. Einlauf-, Kollisionsgeschwindigkeit);
- *Zeiten*
  (z. B. Reaktionszeitpunkt).

Diese Angaben interessieren entweder für sich allein oder in Verknüpfungen, z. B. als Zeit-Weg-Diagramm.

Im forensischen Bereich zielen typische Fragestellungen weiter auf
- die räumliche und zeitliche Vermeidbarkeit des Unfalls
- die Höhe der Fahrgeschwindigkeit vor dem Unfall
- die Auswirkung einer reduzierten Geschwindigkeit bei Verletzungen oder Beschädigungen oder im Hinblick auf eine Vermeidbarkeit des Unfalls
- die mögliche Verletzungsreduktion beim Anlegen von Gurten oder beim Tragen von Helmen
- die Sitzposition von Insassen.

Im sicherheitsspezifischen Bereich interessieren Fragen nach
- den Unfallursachen unter psychologischen und physiologischen Aspekten
- den Bewegungen der Fahrzeuge und den Bewegungen der Insassen relativ zum Fahrzeug
- dem Verletzungsmuster
- den Verletzungsursachen bzw. den verletzungsverursachenden Fahrzeugteilen
- dem Verletzungsmechanismus
- dem Verhalten von Sicherheitselementen.

Mögen auch die Fragestellungen im forensischen und im sicherheitstechnischen Bereich unterschiedlich sein, für beide Bereiche laufen die Methoden und Verfahren der Unfallrekonstruktion zunächst stückweise parallel.

Ziel dieses Beitrages ist es, diese Methoden und Verfahren, ihre Voraussetzungen, ihre Möglichkeiten und ihre Aussagekraft aus übergeordneter Sicht zu diskutieren. Zwecks Anwendung der Verfahren oder zwecks Bestätigung von Zahlenangaben wird auf die angegebene Grundlagenliteratur verwiesen.

21.2 Unfall, Unfallarten, Unfallablauf

Als Straßenverkehrsunfall wird heute jedes Ereignis im Straßenverkehr bezeichnet, bei dem Personen getötet oder verletzt werden oder bei dem ein nicht belangloser Sachschaden entsteht (Burkhart et al. 1979). Im Hinblick auf die Unfallfolgen, den Ermittlungsumfang und das Legalitätsprinzip (Verfolgungsrecht, Verfolgungspflicht) werden die *Unfälle von der Polizei in drei Gruppen eingeteilt:*

- *A-Unfälle*
  sind Verkehrsunfälle, bei denen keine oder nur geringfügige Ordnungswidrigkeiten nach § 24 StVG festgestellt werden und bei denen der Sachschaden gemäß Einschätzung durch die Polizei für jeden Beteiligten unter DM 1000,— liegt.

- *B-Unfälle*
  sind Verkehrsunfälle, die ausschließlich Sachschaden verursachen und bei denen nicht geringfügige Ordnungswidrigkeiten zum Unfall geführt haben oder der Sachschaden bei einem der Beteiligten mehr als DM 1000,— beträgt.

- *C-Unfälle*
  sind Unfälle mit Personenschaden.

In den Verkehrsunfallanzeigen werden bei der Beschreibung des zum Unfall führenden Verkehrs- und Kollisionsvorganges neun Unfallarten wie z. B. Gegenverkehrsunfall unterschieden. Für die im Rahmen von technischen Unfallrekonstruktionen notwendigen Begriffsdefinitionen und Festlegungen reicht diese Unterteilung der Unfälle nicht aus. Folgende Einteilung scheint hier sinnvoll (Abb. 21.1):

- *Unfallart* (bezieht sich auf Hauptbetroffenen, z. B. case car):
  Pkw-, Lkw-, Motorrad-, Fußgängerunfall u. a.
- *Unfalltyp* (bezieht sich auf Verkehrssituation):
  Gegenverkehrs-, Abbiegeunfall u. a.
- *Kollisionsart* (bezieht sich auf Kollisionsbetroffene):
  Pkw-Lkw, Pkw-Fußgänger-Kollision u. a.
- *Kollisionstyp* (bezieht sich auf Kollisionssituation beider Betroffenen):
  Frontal-, Schräg-, Offset-Kollision u. a.
- *Aufprall* (bezieht sich auf Kollisionssituation eines Betroffenen):
  Front-, Seiten-, Heckaufprall, Überschlag.

Entsprechend dem zeitlichen Ablauf einer kritischen Situation, die zum Unfall führt, unterscheidet man folgende Unfallphasen:

Bezeichnung	Unfallart	Kollisionsart	Unfalltyp	Kollisionstyp	Aufprall (typ)
Bezug	Betrachteter bzw. am stärksten betroffener Unfallkontrahent	Betroffene Kollisionskontrahenten	Situation des Verkehrsablaufes	Stellung des oder der Kollisionskontrahenten vor Crash	Richtung des Stoßantriebes oder Fläche der Beschädigung
Beispiel	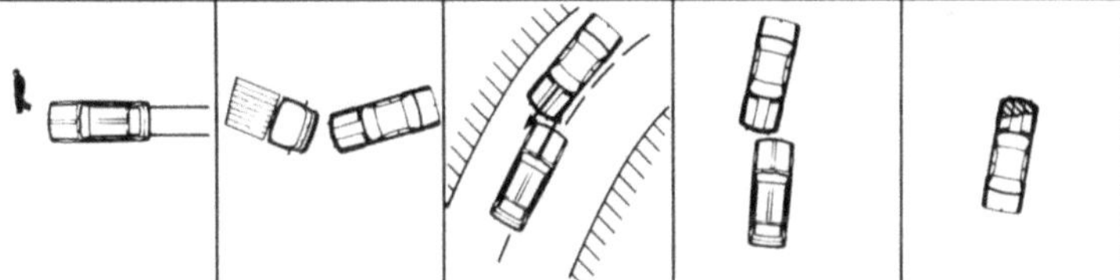 Fußgängerunfall oder Pkw-Unfall	Lkw-Pkw-Kollision	Gegenverkehrsunfall	Schräge Frontalkollision mit halber Überdeckung	Frontalaufprall ca. 11 Uhr
IFT TU-Berlin	Einteilung von Unfall, Kollision, Aufprall			81 03 01 Appel	

Abb. 21.1. Einteilung von Unfall, Kollision, Aufprall. (Nach Appel 1981)

- *Unfalleinleitungsphase,* Pre-Crash-Phase:
  Zeitraum bis zur Kollision einschließlich unfallbezogener Vorgeschichte und Einlaufbewegungen der Fahrzeuge.
- *Unfallablaufphase:*
  Zeitraum von der ersten Berührung der Kontrahenten bis zum Stillstand. Die Unfallablaufphase enthält also wenigstens eine Kollisionsphase (Crash-Phase) und eine Auslaufphase. Mehrfachkollisionen sind eingeschlossen.
- *Unfallfolgephase,* Post-Crash-Phase:
  Zeitraum nach Stillstand der Fahrzeuge und Ruhelage der Betroffenen.

Korrespondierend zu dieser zeitlichen Einteilung verhält sich die Einteilung der in den Unfallphasen relevanten Sicherheitsmaßnahmen:
- Primäre, aktive, unfallvermeidende Sicherheit,
- sekundäre, passive, unfallfolgenvermindernde Sicherheit,
- tertiäre, unfallfolgenvermindernde Sicherheit.

21.3 Unfallaufnahme, Unfalldaten, Spuren

21.3.1 Unfallaufnehmende Institutionen

Als wichtigste Institution, die am Unfallort und am Unfallgut unmittelbar nach dem Unfall die Daten aufnimmt, ist die Polizei zu nennen. Sie wird bei der Unfallaufnahme vor Ort bei besonders schweren Unfällen durch hinzugezogene Sachverständige unterstützt. Bis zu 200 Einzeldaten können in die Verkehrsunfallanzeige eingehen.
Eine direkte Unfallaufnahme vor Ort wird unter örtlicher, zeitlicher und thematischer Eingrenzung außerdem von multidisziplinären Aufnahmeteams wahrgenommen (Appel 1977; Behrens et al. 1978; Appel et al. 1977; Wanderer 1976). In Deutschland werden derartige „Örtliche Unfallerhebungen" oder „In-Depth-Accident Analyses" von Automo-

bilherstellern oder von Hochschulinstituten durchgeführt, so z. B. von der Med. Hochschule Heidelberg, der Med. Hochschule Hannover und der Techn. Universität Berlin im Auftrage der Bundesanstalt für Straßenwesen. Ausgang dieser Untersuchungsmethode ist das sog. ACIR-Programm (Automotive Crash Injury Research) der Cornell University in den USA im Jahre 1957 (Gögler 1968). Die Zahl der bei dieser Methode erhobenen Daten beträgt mehrere Tausend pro Unfall; sie gliedern sich nach den Unfallkomponenten, Unfalldisziplinen und Unfallphasen. Wichtig ist, daß bei dieser Methode unverfälschte Urdaten erhoben werden können, daß auf leichte Spuren geachtet und daß eine vollständige Datenaufnahme vorgenommen werden kann.

Direkt am Unfallgut (beschädigte Fahrzeuge, Verletzte), wenn auch nicht direkt am Unfallort, werden Unfalldaten erfaßt von Krankenhäusern, Kliniken, Rettungsorganisationen, Sachverständigen, Versicherungen, Verbänden und speziellen, retrospektiv arbeitenden Forschungsteams.

Basierend auf der Unfallaufnahme anderer Organisationen werden Unfälle retrospektiv erfaßt und ausgewertet vom Statistischen Bundesamt in Wiesbaden, von Verbänden wie z.B. dem Verband der Automobilhersteller (VDA) sowie von Versicherungen, insbesondere vom Verband der Haftpflicht-, Unfall- und Kraftverkehrsversicherer, dem HUK-Verband (HUK-Verband 1977; Langwieder 1975).

Im Hinblick auf eine bezüglich Datenbreite repräsentative und bezüglich Datentiefe aussagekräftige Beschreibung des Unfallgeschehens ist eine geeignete Verbindung von Großzahlanalyse und In-Depth-Analyse vorzusehen. In den USA wird dieses Ziel durch geeignete Plazierung von „multidisciplinary accident investigation teams" im NCSS-Programm (National Crash Severity Study) ab 1974 und im nachfolgenden NASS-Programm (National Accident Sampling System) ab 1979 angestrebt (Hedlund 1979; Kahane et al. 1976). Die Zahl und die örtliche Einbindung dieser Teams wird unter Gesichtspunkten der Repräsentativität gewählt.

21.3.2 Unfalldaten, Spuren

Qualität und Umfang der aufgenommenen Unfalldaten bestimmen die Qualität der Unfallrekonstruktion und damit die Rechtssicherheit sowie die Aussagekraft von abgeleiteten Aussagen zum Unfallgeschehen. Unmittelbar nach dem Unfall lassen sich Daten bestimmen, die retrospektiv entweder gar nicht oder nur unzulänglich beschafft werden können.

Die Unfalldaten lassen sich nach verschiedenen Kriterien gliedern, z. B. nach
- der Erhebungsmethode
- den Unfallkomponenten
- den Unfalldisziplinen
- den Unfallphasen.

Bei der Erhebungsmethode kann man zwischen
- meßbaren Daten (z. B. Wurfweite, Blockierspurlänge)
- beschreibbaren Daten (z. B. Witterung, Kollisionstyp)
- ermittelbaren Daten (z. B. Reibwerte, Massen)

unterscheiden. Üblich und sowohl von der Polizei wie von den speziellen Erhebungs- und Auswerteteams angewandt ist die Matrix-Einteilung nach Unfalldisziplinen und den Unfallkomponenten. Ergänzt um allgemeine Angaben ergibt sich dann folgende Datenstruktur:
- Allgemeines
  - Unfalltyp
  - Kollisionsart u.a.
- Unfallbeteiligte Personen
  - allgemeine Angaben
  - Verletzungen nach Art, Ort, Schwere
  - Sitzungspositionen von Insassen
  - Wurfweiten von Fußgängern u.a.

- Fahrzeug
  - allgemeiner Zustand, z. B. Profiltiefe der Reifen
  - Wischspuren, Formabdrücke o. ä.
  - Beschädigungen, Deformationen
  - Materialspuren, Gewebs- und Blutspuren
  - Endlagen
  - verletzungsverursachende Teile
  - Fahrtenschreiberaufzeichnungen u. a.
- Umwelt
  - Beschreibung der Unfallstelle
  - Witterung
  - Spuren auf der Straße wie z. B. Blockierspur, Kollisionspunkt, Splitterfelder u. a.

Im Zuge der Unfallrekonstruktion erweisen sich üblicherweise einige Daten als tragend, andere als wichtig und wieder andere als unwichtig oder überflüssig. *Zu den besonders wichtigen Daten bei allen Unfallarten gehören beispielsweise die Reifenspuren auf der Straße und die Endlagen, bei Fußgängerunfällen die Wurfweite und bei Motorradunfällen die Wurfweiten und die Deformationen.* Dringend angeraten ist in Zweifelsfällen die Angabe der Daten mit Toleranz- bzw. Streubreiten, um für das Ergebnis der Rekonstruktion zu Schranken (oder Toleranzbreiten) zu kommen.

Für die wichtigen Reifenspuren gilt folgende Unterteilung (Indra 1973; Burg u. Rau 1981; Rathgelb 1980; Hanke 1980; Pohl 1981):

- Fahrspuren   (frei rollender Reifen)
- Walkspuren   (frei rollender, luftleerer Reifen)
- Bremsspuren   (verzögert rollendes Rad, Schlupf zwischen etwa 5 und 20%)
- Blockierspuren   (blockiertes Rad, 100% Schlupf)
- Driftspuren   (kontrollierte Bogenfahrt im Grenzbereich der Querbeschleunigung)
- Schleuderspuren (unkontrollierte Bogenfahrt, Schräglaufwinkel größer als 10°)
- Druckspur   (Reifenspur unter Vertikalkräften während der Kollision)
- Knickspur   (Reifenspur unter Seitenkräften während der Kollision).

Als Hilfsmittel bei der Aufnahme von Unfällen werden Kreide, Meßband, Meßrad, Fotoapparat, Tiefenlehre, Reibungs- bzw. Verzögerungsmeßgerät u. a. benötigt. Einige der Verkehrsunfallkommandos, die zu den schweren C-Unfällen gerufen werden, und einige der interdisziplinären Aufnahmeteams, wie z. B. die in Hannover und in Berlin benutzen die Stereofotografie.

Besondere Bedeutung für die Qualität der Unfallrekonstruktion kommt der Unfallskizze mit der maßstabgetreuen Eintragung von Endlagen und Spuren zu. Die Vermessung von Punkten kann nach dem Dreieck- oder Rechtwinkelverfahren erfolgen, die Vermessung von Kurven oder gekrümmten Spuren nach dem Sehnenverfahren (Burkhart et al. 1979; Hanke 1980; Burg u. Rau 1981).

21.3.3 Klassifizierung und Bewertung von Verletzungen und Fahrzeugbeschädigungen

Die Analyse von Unfällen und Unfallfolgen erfordert eine möglichst genaue Beschreibung der Verletzungen sowie der Fahrzeugbeschädigungen. Darüber hinaus versucht man zwecks Vergleichbarkeit und Korrelation von Verletzungs- und Unfallschwere, die Verletzungen und die Fahrzeugbeschädigungen mit möglichst wenig Kenngrößen zu beschreiben. Auf internationaler Ebene haben sich in den letzten Jahren Klassifikationen durchgesetzt, die bisher vornehmlich in der Sicherheitsforschung verwendet werden, die aber zunehmend auch für den forensischen Bereich an Bedeutung gewinnen werden.

Als *Klassifizierungssystem für Verletzungen* wird heute die „Abbreviated Injury Scale" *(AIS)* mit den folgenden Abstufungen verwendet (States et al. 1980):
1 gering
2 mäßig
3 ernsthaft
4 schwer
5 kritisch
6 maximal.

Die Abstufung bezieht sich auf Kriterien wie Lebensbedrohung, Dauerschäden, Energieabsorption, Behandlungsdauer und Häufigkeit gleichartiger Verletzungen. Das Klassifizierungssystem unterscheidet zwischen Verletzungen an sieben Körperregionen (Haut allgemein, Kopf, Hals, Thorax, Abdomen und Hüfte, Wirbelsäule und Extremitäten). Zur Beschreibung der Gesamtverletzungsschwere wird in der Überarbeitung 1980 der maximale AIS oder der ISS (Injury Severity Score) vorgeschlagen, der sich als geometrisches Mittel der drei höchsten AIS-Grade ergibt (Baker et al. 1974).

Die Beschreibung der *Fahrzeugbeschädigungen* kann im Hinblick auf die *Schadensfeststellung* oder im Hinblick auf die *Bewertung der Unfallschwere* erfolgen. International weitgehend durchgesetzt hat sich der „Vehicle Deformation Index" (VDI), der das äußere Beschädigungsbild eines Fahrzeuges nach Anstoßfläche, Anstoßrichtung und Deformationstiefe in einem 7stelligen Index beschreibt (SAE J 244 a). Ergänzend zur Beschreibung der äußeren Deformation im VDI werden die Änderungen der Innenraummaße im „Vehicle Interior Deformation Index" (VIDI) zusammengefaßt. In dem 7stelligen Index wird die Änderung von fünf charakteristischen Innenmaßen eines Pkw über eine lineare Zehnerskala angegeben (Langwieder 1976).

VDI und VIDI beschreiben zwar in differenzierter, für Computerauswertungen geeigneter Weise Beschädigungen und Eindringungen, sie eignen sich aber weniger zur zusammenfassenden Bewertung der Unfallschwere in einer Maßzahl. Zu diesem Zweck haben sich heute andere Bewertungsgrößen durchgesetzt, die nachfolgend kurz beschrieben werden:

- EBS *(Equivalent Barrier Speed)*
  Aufprallgeschwindigkeit auf eine flache, starre Barriere, bei der die gleiche Deformationsenergie umgesetzt und das gleiche Beschädigungsbild wie im realen Unfall beim betrachteten Fahrzeug erzeugt wird (Mackay 1968).
- ETS *(Equivalent Test Speed)*
  Aufprallgeschwindigkeit auf ein geeignetes, festes oder bewegliches Hindernis, bei der die gleiche Deformationsenergie umgesetzt und das gleiche Beschädigungsbild erzeugt wird (Mackay 1973).
- EES *(Equivalent Energy Speed)*
  Aufprallgeschwindigkeit auf ein beliebiges, festes Hindernis, bei der die gleiche Verformungsarbeit wie im realen Unfall umgesetzt wird (Burg u. Zeidler 1980).
- Δv *(Geschwindigkeitsänderung)*
  Geschwindigkeitsänderung eines Fahrzeuges beim Stoß als Maß für die Insassenbelastung, gegebenenfalls in Verbindung mit der mittleren Fahrzeugverzögerung (Kramer 1980).

Die angegebenen Bewertungsgrößen tragen jeweils für sich zur Beurteilung eines Unfalls bei, sie stellen aber kein Maß der Unfallschwere in dem Sinne dar, daß eine eindeutige Korrelation mit der Verletzungsschwere besteht. Dieses Ziel verfolgt die Forschung derzeit durch Vergleichsuntersuchungen von Fahrzeugbeschädigungen bzw. Unfallkenngrößen mit den Verletzungsfolgen (Appel et al. 1979; Danner et al. 1980). Falls derartige Korrelationen mit entsprechend engen statistischen Streubreiten entwickelt werden, dürften sie einen Beitrag zur Unfallrekonstruktion bieten, indem als ergänzende Beurteilung aus Unfallfolgen (z. B. Verletzungen) auf Eingangsbedingungen (z. B. Kollisionsgeschwindigkeiten) geschlossen wird.

21.3.4 Verbesserungsmöglichkeiten der Unfallaufnahme

Die Qualität der Unfallaufnahme und der Unfalldaten könnte durch folgende Maßnahmen gesteigert werden:
- Stärker verbreitete Einführung der Fotografie (Übersichtsaufnahmen, Spuren, Fahrzeugbeschädigungen) bei der Polizei.
- Stärker verbreitete Einführung der Stereofotografie bei der Polizei.
- Einführung von Unfallschreibern im Fahrzeug, die in der Pre-Crash-, Crash- und Post-Crash-Phase Fahrer- und Fahrzeugdaten als Drive- und Crash-Recorder registrieren.
- Ausnutzung der Mikroelektronik zur Speicherung von Einlauf- und Kollisionsgeschwindigkeit durch Erweiterung der Bordrechner.
- Unfallrekonstruktionen am Unfallort mit interaktiven Computerprogrammen wie z. B. CRASH oder SMAC (Mc Henry 1973; Mc Henry 1975).

Insbesondere sind Maßnahmen zu begünstigen, die das Außerachtlassen von wichtigen Spuren weitgehend vermeiden.

21.4 Grunddaten für die Unfallrekonstruktion

Die Aufklärung von schweren Straßenverkehrsunfällen erfordert fast immer eine *interdisziplinäre Zusammenarbeit* oder zumindest eine Beurteilung aus der Sicht verschiedener Disziplinen. Innerhalb jeder Disziplin haben sich dem Problem angepaßte Beurteilungsgrundlagen und Rekonstruktionsmethoden herausgebildet, z. B. in der

- *Chemie* (Burkhart et al. 1979; Hanke 1980; Pohl 1981)
  - vergleichende Materialuntersuchungen
  - kriminologische Untersuchungen
  - Branduntersuchungen u. a.
- *Medizin* (Gögler 1968; Weinreich 1979; Behrens et al. 1978)
  - Art und Zeitpunkt der tödlichen Verletzungen
  - Verletzungssyndrome u. a.
- *Physiologie* (Burkhart et al. 1979; Burg u. Rau 1981; Rechtenwald 1980; Burckhardt et al. 1979)
  - Leistungsveränderung durch Alkohol und Medikamente
  - Sehbereiche
  - Reaktionsvermögen u. a.
- *Physik* (Burg u. Rau 1981; Pohl 1981; Burkhart et al. 1979; Marquard et al. 1966; Langwieder 1976; Slibar 1964)
  - Anwendung der Stoßgesetze
  - Anwendung des Energiesatzes
  - Zeit-Weg-Diagramme
  - Rekonstruktion des Beleuchtungszustandes
  - vergleichende Materialuntersuchungen
  - Tragezustand des Gurtes u. a.
- *Kraftfahrzeugtechnik* (Krebs 1968; Schulze 1968; Burkhart et al. 1979; Burg u. Rau 1981)
  - Ablauf von Bremsvorgängen
  - Reibungsverhalten von Reifen auf verschiedenen Straßenoberflächen
  - Schräglaufverhalten von Fahrzeugen
  - Deformationsverhalten von Karosserien u. a.

Die Anwendung der angedeuteten Methoden bis hin zu quantitativen Ergebnissen erfordert neben der Verfügbarkeit der spezifischen Unfalldaten die Verfügbarkeit von Grundlagendaten, auf die immer wieder zurückgegriffen werden kann und muß. Diese Grundlagendaten waren oder sind heute Gegenstand der Forschung. Aus der Sicht der technischen Unfallrekonstruktion werden im

folgenden einige dieser Grundlagendaten genannt, wobei bezüglich der Zahlenwerte auf die angegebene Literatur verwiesen wird:
- Reaktionszeit des Menschen unter verschiedenen Anforderungssituationen (Burckhardt et al. 1979; Engels 1979)
- Reaktionszeit des Systems Fahrer – Fahrzeug (Burckhardt et al. 1979)
- Ansprechzeiten und Schwellzeiten von Bremssystemen (Burkhart et al. 1979)
- Restitutionskoeffizient bei dynamischen Karosseriedeformationen (Marquard 1962)
- Reibwerte für Reifen-Straßen-Kombinationen (Burg u. Rau 1981; Burkhart et al. 1979; Schulze 1968)
- Schräglaufkennungen von Reifen (Krebs 1968)
- Kraft-Deformationskennungen von Karosserien unter verschiedenen Aufprallbedingungen (Seiffert u. Börsch 1976; Zeidler 1979; Seiffert 1974)
- Energieraster bei Karosserien (Campbell 1974; Schaper 1979)
- Kraft-Deformationskennungen von Motorrad-Vorderrädern (Löhle 1974; Severy et al. 1970; Rau et al. 1979)
- Wurfweiten von Fußgängern (Appel et al. 1977; Stürtz 1981; Burg u. Rau 1981; Kühnel 1979)
- Rutschweiten von Zweirädern unter verschiedenen Aufprallbedingungen (Burg u. Rau 1981).

Als wichtige Aufgabe der Forschung in Firmen, Universitäten und Verbänden kann die kontinuierliche Verbesserung und Aufweitung der Grundlagendaten angesehen werden.

21.5 Technische Unfallrekonstruktion

21.5.1 Methoden und Verfahren

Prinzipiell lassen sich zwei Methoden der technischen Unfallrekonstruktion unterscheiden, nämlich die experimentelle und die rechnerische Simulation.

Die Methode der experimentellen Simulation mit Nachfahr- und Kollisionsversuchen wird heute vorwiegend im Hinblick auf die Wirksamkeitsprüfung von Sicherheitsmaßnahmen an Fahrzeugen oder im Hinblick auf die Ermittlung biomechanischer Belastungsgrenzen angewendet (Appel et al. 1977; Langwieder et al. 1979; Danner et al. 1980; Patrick et al. 1974). Die Durchführung von Nachfahrversuchen im Hinblick auf die Aufklärung eines bestimmten Unfalls bleibt die Ausnahme im Bereich der Forschung, erlangt aber zunehmende Bedeutung im Bereich der Produkthaftpflicht. Modelluntersuchungen haben sich als Standardmethode nicht durchsetzen können (Hagen 1965). In der angelsächsischen Literatur wird unter der Bezeichnung „accident rekonstruction" üblicherweise das Nachfahren einzelner Unfälle verstanden.

Bei der rechnerischen Simulation bzw. Rekonstruktion sind je nach Problemstellung und Anforderungsprofil drei unterschiedliche Methoden anwendbar:
- Kinematische Analyse
- Stoßrechnung (Impulssatz, Drehimpulssatz, Zusatzhypothesen)
- Kraftrechnung (Schwerpunktsatz, Momentansatz, Kraft-Deformationskennungen).

Kinematische Betrachtungen (Anfahr-, Bremsvorgänge, Zeit-Weg-Diagramm) können in einfachen Fällen, bei denen es auf die Stoßphase nicht ankommt, ausreichen. Die Wahlmöglichkeit zwischen Stoß- und Kraftrechnung gilt nur für die Crash-Phase. Die Einlauf- und Auslaufbewegungen können nur über die Kraftrechnung, über energetische Verfahren oder im einfachsten Fall über rein kinematische Betrachtungen behandelt werden.

Die klassische Stoßtheorie (Galilei, Newton, Hygens) geht von folgenden Voraussetzungen aus:

- die Stoßkräfte sind groß gegenüber allen anderen Kräften wie Gewichtskraft, Reibungskraft zwischen Reifen und Fahrbahn u. a.
- die Stoßdauer ist sehr klein
- der Stoßantrieb als Integral der sehr großen Stoßkraft über der sehr kleinen Stoßzeit bleibt endlich
- die Lage der Stoßpartner ändert sich während des Stoßes nicht
- die Deformationen sind klein gegenüber den Abmessungen der Stoßpartner.

Aus den Voraussetzungen für die Anwendung der Stoßtheorie folgt beispielsweise, daß als Kollisionsstellung der Fahrzeuge diejenige angesehen wird, in der der Hauptimpuls ausgetauscht wird. Das ist keinesfalls die Stellung der ersten oder letzten Berührung.

Da während des Stoßes nur die Stoßkräfte, also innere Kräfte wirken, bleiben Gesamt-Impuls und Gesamt-Drehimpuls erhalten.

Die Güte einer Stoßrechnung hängt entscheidend von der Wahl der Zusatzhypothesen ab. Prinzipiell sind folgende Zusatzhypothesen möglich:

- Vorgabe des Restitutionskoeffizienten in Richtung der Berührungsnormalen
- Annahmen über Normal- und Tangentialebenen in dem Berührungspunkt
- Annahmen über den Reibungskoeffizienten der Stoßkräfte, d. h. über die Richtung des Stoßantriebes
- Annahme über die tangentialen Geschwindigkeiten der Stoßpartner im Berührungspunkt (Gleiten, Verhaken).

Werden die Stoßpartner als ebene Scheiben aufgefaßt, so ist prinzipiell eine geschlossene Lösung der insgesamt acht linearen Gleichungen möglich (Böhm u. Hörz 1968; Rau 1975; Slibar 1964).

Ausgehend von der Tatsache, daß beim realen Unfall üblicherweise die Endlage der Unfallbetroffenen, die Reifenspuren der Auslaufbewegung, die Geschwindigkeitsrichtungen nach der Kollision und der Kollisionspunkt bekannt sind, laufen Stoßrechnungen üblicherweise als „Rückwärtsrechnungen" ab. Die Kenntnis von Geschwindigkeitsrichtungen nach dem Stoß kann Zusatzhypothesen ersetzen.

Im Gegensatz zu Stoßrechnungen laufen Kraftrechnungen grundsätzlich als Vorwärtsrechnungen ab. Anfangsbedingungen der Einlaufphase werden vorgegeben, danach werden die Bewegungsgleichungen integriert. Es ergeben sich Endlagen der Unfallpartner. Die Rechnung wird mit variierten Anfangsbedingungen so oft wiederholt, bis die errechneten und die bei der Unfallaufnahme festgestellten Endlagen, Spurenverläufe sowie die Deformationsbilder der Fahrzeuge hinreichend genau übereinstimmen. Für die drei Unfallphasen gelten jeweils andere Sätze von Bewegungsgleichungen.

Entsprechend den Zusatzhypothesen bei der Stoßrechnung sind die sog. Stoffgesetze bei der Kraftrechnung kritisch, d. h. von großem Einfluß auf die Güte des Ergebnisses. Als Stoffgesetze sind hier die Kraft-Weg-Kennungen der Eindring- und Deformationsvorgänge bezeichnet. Die Beschreibung der Konturen, der jeweils in Berührung befindlichen Teile sowie der Verschiebungen und Kräfte erfordert aufwendige, konsistente „Kontaktmodelle", in die möglichst genaue und vielfältige Ergebnisse über die Deformationskennungen aus Frontal-, Seiten- und Heckaufprallversuchen der speziellen Fahrzeuge eingehen. Je einfacher die Kontaktmodelle gestaltet werden, desto mehr nähert man sich der Situation bei den anzunehmenden Zusatzhypothesen der Stoßrechnung.

21.5.2 Entwicklung der rechnerischen Rekonstruktionsverfahren

Eine übersichtliche Zusammenstellung über die Verfahren der technischen Unfallrekonstruktion nach Verfasser, Methode, Einschränkungen, Aufwand und Verbreitung findet sich in der im Jahr 1976 erschienenen Studie „Technologien für die Sicherheit im Straßenverkehr" (Langwieder 1976). Als „klassisches" Lehrbuch ist das von Marquard et al. aus dem Jahre 1966, als neue sind die Werke von Burg u. Rau (1981), Danner u. Halm (1981) und Burg u. Lindenmann (1982) zu nennen.

Die Rekonstruktion über Stoßgesetze wurde zuerst von Brüderlin im Jahre 1941 angewendet. Ebenso wie später Lossagk (1958) betrachtete er das Fahrzeug als Massenpunkt. Exzentrische Stöße waren nicht behandelbar.

Marquard untersuchte im Jahre 1962 das ebene Problem mit Impuls- und Drehimpulssatz analytisch. Der schiefe exzentrische Stoß war eingeschlossen. Als eine der beiden Zusatzhypothesen wählte er die Richtung des Stoßantriebes in Richtung der Relativgeschwindigkeit der Schwerpunkte beider Unfallfahrzeuge vor dem Stoß. Diese Annahme mag in einzelnen Fällen näherungsweise zutreffen, im allgemeinen ist sie physikalisch unzulässig.

Aufbauend auf dem verhakten Stoß als Zusatzhypothese konnte Slibar 1964 eine geschlossene, analytische Lösung des allgemeinen ebenen Stoßproblems vorlegen. Im Jahre 1973 löste er sich von der Voraussetzung der Verhakung und ersetzte die simultane Behandlung von Impuls- und Drehimpulssatz durch eine iterative Behandlung. So entstand das „Antriebs-Balance-Verfahren", bei dem der Impulssatz grafisch gelöst und danach mit Hilfe des Drehimpulssatzes kontrolliert wird. Voraussetzung für die Anwendbarkeit ist, daß beide Auslaufimpulse nach Größe und Richtung und beide Einlaufimpulse nach Richtung bekannt sind.

Eine Besonderheit stellt das Verfahren von Böhm u. Hörz (1968) dar, weil es das Fahrzeug als Zweiradmodell in der Einlauf- und Auslaufphase einbezieht, in allen drei Unfallphasen eine Vorwärtsrechnung betreibt und als Zusatzhypothesen Angaben über die Reibungsverhältnisse in der Kontaktzone erfordert.

Ebenfalls als Vorwärtsmodell läuft das CRASH-Programm (Calspan Reconstruction of Accident Speeds on the Highway) ab, das in der Kollisionsphase mit den Stoßgleichungen arbeitet, aber anhand linearer Deformationskennungen im nachhinein auch Deformationen und Verformungsarbeiten liefert (Mc Henry 1975; Warner 1976). CRASH wird entweder eigenständig oder als Vorbereitungsprogramm für SMAC benutzt.

Die von Burg u. Zeidler (1980) in neuester Zeit eingeführte EES-Unfallrekonstruktionsmethode basiert auf der Stoßrechnung und benutzt als Zusatzhypothese Aussagen über die Deformationsenergien der Fahrzeuge. Im Vergleich zum Antriebs-Balance-Verfahren ist bei diesem Verfahren ebenfalls die Kenntnis beider Auslaufimpulse, aber nur die Kenntnis *eines* Einlaufimpulses nach Richtung nötig.

Das bekannteste Beispiel eines Unfallrekonstruktionsverfahrens, das auf der Kraftrechnung beruht, alle drei Unfallphasen enthält, den allgemeinen Fall eines schiefen, exzentrischen Stoßes behandelt und die Bewegungsgleichungen in Vorwärtsrechnung integriert, ist SMAC (Simulation Model of Automobil Collisions), das in verschiedenen Ausbaustufen von McHenry entwickelt wurde (McHenry et al. 1967; McHenry 1973). Sowohl für SMAC als auch für CRASH wird ein Vierradfahrzeug benutzt. Das Kontaktmodell für die strahlenförmig zum Schwerpunkt verlaufenden Deformationskräfte ist einfach.

Ein von Rau 1975 vorgestelltes Rekonstruktionsverfahren auf der Basis der Kraftrechnung legt ein gegenüber

SMAC verbessertes Kontaktmodell zugrunde.
Als Ausgangsmodell für die Kraftrechnung kann das von Marquard et al. 1966 benutzte Punktmassenmodell mit linearen Kraft-Weg-Kennungen angesehen werden, das Bewegungsgleichungen der Schwingungstechnik liefert und zu geschlossenen Lösungen führt.

21.5.3 Besondere Aspekte bei der Rekonstruktion unterschiedlicher Unfallarten

Von besonderer Bedeutung für die Rekonstruktion aller Unfallarten sind Brems- und Blockierspur.
Bei Pkw-Blockierspuren nach Notbremsungen wird heute davon ausgegangen, daß sie etwa bei halber Schwellzeit beginnen, so daß auf die Gesamtlänge der Blockierspur die Vollverzögerung angewandt werden kann. Heute weniger angewandte Hypothesen gehen davon aus, daß die Blockierspur am Ende der Schwellzeit beginnt. Hierbei muß der Geschwindigkeitsabbau während der Schwellzeit zusätzlich berücksichtigt werden. Wenn das Fahrzeug in der Spur bleibt und kein Unterschied in der Spurensicherung von Vorderachse und Hinterachse festzustellen ist, muß der Radstand abgezogen werden.
Motorisierte Zweiräder haben nicht wie Pkw oder Lkw integrierte, sondern unabhängige Bremsen an Vorder- und Hinterachse. Ein Blockieren der Vorderräder würde zum Seitenkraftverlust vorn und damit zum sofortigen Kippen der Maschine führen. Lang durchgezogene Blockierspuren stammen daher immer nur von den Hinterrädern. Ob zusätzlich die Vorderradbremse betätigt wurde, läßt sich anhand der Spuren meist nicht nachweisen.
Beim Lkw ergeben sich beim Bremsvorgang gegenüber dem Pkw höhere dynamische Achslastschwankungen, wodurch die Blockierspur unterbrochen und die mittlere Vollverzögerung geringer ist.
Beim Fußgängerunfall tritt als Besonderheit auf, daß die Kollisionsstelle meist unbekannt ist. Neben der Feststellung von Makrospuren (Bremsspuren, Endlagen von Fahrzeug und Fußgänger, Splitterfelder, Verletzungen u.a.) kommt es hier auf die Mikrospuren (Wischspuren, Gewebsspuren, Blutspuren, Kontaktstellen u.a.) in besonderer Weise an. Der Stoßablauf gliedert sich in drei Phasen (Aufprall auf das Fahrzeug, die Straße, ein Hindernis), und der Bewegungsablauf ist sehr differenziert, je nach Kollisionsgeschwindigkeit, Größe und Eigengeschwindigkeit des Fußgängers, Fahrzeugform, Anstoßpunkt u.a. Kühnel (1979) und Slibar (1976) haben unter Berücksichtigung vorhandener Spuren und analytischer wie experimenteller Gesetzmäßigkeiten Streuungsbereiche angegeben und Einschränkungsverfahren zur Ermittlung von Kollisionsstellen und Kollisionsgeschwindigkeit entwickelt (Burg u. Rau 1981; Weinreich 1979; Appel et al. 1977).
Im Vergleich zu Pkw-Pkw oder Pkw-Fußgänger-Kollisionen liegen zum Zweiradunfall vergleichsweise wenig Erkenntnisse, Rekonstruktionsverfahren oder Grundlagendaten vor. Dies mag daran liegen, daß der Zweiradunfall bisher in der Relevanz hinter dem Pkw- und dem Fußgängerunfall lag. Vor allem aber ist der geringere Erkenntnisstand mit dem größeren Forschungsaufwand zur Bereitstellung von Verfahren und Grundlagendaten und mit der besonderen Vielfalt des Unfallgeschehens zu erklären (Otte 1980; Appel et al. 1979). Gegenüber dem Fußgängerunfall hat das Zweirad eine größere Eigengeschwindigkeit, die Vielfalt der Kollisionsstellen und -winkel ist größer, der Fahrer löst sich vom Zweirad; das Zweirad umfaßt sehr unterschiedliche Fahrzeuge vom Fahrrad bis zum Motorrad. Besonders mit den Unfalluntersuchungen der TU

Berlin und des HUK-Verbandes und den Kollisionsversuchen an der TU Berlin wurden erste Grundlagen für die Rekonstruktion des Zweiradunfalles über Bremsspuren der Fahrzeuge, Flugweiten der Fahrer, Rutschweiten des Zweirades und Deformationen am Zweirad und am Kollisionskontrahenten geschaffen (Severy 1970; Löhle 1974; Langwieder 1978; Rau et al. 1979; Burg u. Rau 1981; Suren u. Otte 1979; Otte 1980; Appel et al. 1979).
Bezüglich weiterer spezieller Unfallarten wird auf das Handbuch der Unfallrekonstruktion (Burg u. Rau 1981) verwiesen.

21.6 Aussagekraft von Rekonstruktionsergebnissen — Forderungen für eine verbesserte Unfallaufklärung

Der Genauigkeitsrahmen einer Unfallrekonstruktion ist prinzipiell durch die Güte der erhobenen Unfalldaten, die Streubreite der verfügbaren Grundlagendaten und die Beschreibungsfähigkeit des gewählten Rekonstruktionsverfahrens vorgegeben. Die tatsächlich erzielte Genauigkeit ist davon abhängig, daß der Gutachter in der Lage ist, das angemessene Rekonstruktionsverfahren zu wählen (ein zu aufwendiges Verfahren schadet zwar nichts, ist aber nicht erforderlich), die Unfalldaten und Unfallaspekte redundant und konsistent zusammenzuführen und die Streubreiten bei den Unfall- wie Grundlagendaten zu möglichst engen Toleranzbreiten beim Ergebnis zu verarbeiten. Prinzipiell sollten sich Gutachter wie Abnehmer von Gutachten daran gewöhnen, daß Ergebnisse von Unfallrekonstruktionen von Haus aus nur innerhalb von Toleranzbereichen anzugeben sind. Die vorstehenden Bemerkungen zur Aussagekraft zeigen gleichzeitig *Forderungen für eine verbesserte Unfallaufklärung* auf:

- Intensivierung der fachlichen Aus- und Weiterbildung
- Intensivierung des interdisziplinären Ansatzes entweder durch Ausbildung einzelner Personen oder durch Teamarbeit
- Einführung statistischer Betrachtungsweisen
- Angemessene Erhöhung von Güte und Umfang erhobener Unfalldaten
- Bereitstellung von Rekonstruktionsverfahren, die stufenweise dem erforderlichen Schwierigkeitsgrad angepaßt werden können
- Bereitstellung von überschaubaren, nachvollziehbaren Rekonstruktionsverfahren für die tägliche Praxis
- Bereitstellung von leistungsfähigen Computerprogrammen für besondere Fälle
- Bereitstellung von mehr und vertieften Grundlagendaten unter Angabe von statistischen Streubreiten.

Man erkennt, daß sowohl der Unfallerheber, der Rekonstrukteur sowie der Grundlagenforscher bei der Forderung nach einer verbesserten Unfallaufklärung angesprochen sind.

Literatur

Appel H, Wanderer U, Blödorn J (1977) Unfallforschung Westeuropäische Forschungsprogramme und ihre Ergebnisse. Eine Übersicht. Schriftenreihe Forschungsverein Automobiltech e V (FAT) Heft 14. Autoverband Frankfurt

Appel H, Rau H, Kühnel A, Hofmann J (1977) Biomechanik des Fußgängerunfalls. Schriftenreihe Forschungsverein Automobiltech e V (FAT), Heft 7. Autoverband Frankfurt

Appel H (1977) Möglichkeiten und Grenzen von örtlichen Unfallerhebungen. Bundesanst Straßenwes (Hrsg) Symposium Unfallforschung und Verkehrssicherheit. Reihe Unfall Sicherheitsforsch Straßenverk, Heft 14. Becker, Brühl, S 31

Appel H, Otte D, Rau H, Suren G, Grabhöfer P (1979) Unfallursachen und Verletzungsmechanismen bei Fahrradunfällen — Möglichkeiten und Grenzen der Rekonstruktion. Bundesanst Straßenwes (Hrsg) Symposium Unfallforschung und Verkehrssicherheit. Reihe Unfall Sicherheitsforsch Straßenverk Heft 14. Bekker, Brühl, S 269

Appel H, Kramer F, Hofmann J (1979) Protection criteria for occupants and pedestrians. 7. ESV Conference, Paris

Baker SP, O'Neil B, Haddon W, Long WB (1974) The injury severity score: A method for describing patients with multiple injuries and evaluating emergency care. J Trauma 14:187–196

Behrens S, Gotzen L, Suren EG, Stürtz G, Wanderer U, Weber W, Richter K (1978) Örtliche Unfallerhebungen. Bundesanstalt für Straßenwesen (Hrsg) Forschungsber Bundesanst Straßenwes, Bereich Unfallforsch. Köln

Böhm F, Hörz E (1968) Der nicht zentrale Stoß von zwei haftbereiften Fahrzeugen. ATZ 70:385–428

Brüderlin A (1941) Die Mechanik des Verkehrsunfalls bei Kraftfahrzeugen. Zürich

Burckhardt M, Hartmann E, Rosemann A, Schmidt-Clausen HJ, Zomotor A (1979) Reaktionszeit von Kraftfahrern. Kolloquium Inst Lichttech Tech Univ Berlin

Burg, H, Zeidler F (1980) EES — Ein Hilfsmittel zur Unfallrekonstruktion und dessen Auswirkungen auf die Unfallforschung. Verkehrsunf 4:75–78, 5:105–108, 6:133–138

Burg H, Rau H (1981) Handbuch der Verkehrsunfall-Rekonstruktion, 1. Aufl. INFORMATION Ambs, Kippenheim

Burg H, Lindenmann M (1982) Unfallversuche, 1. Aufl. INFORMATION Ambs, Kippenheim

Burkart F, Eberhardt W, Himbert G, Hör E, Löhle U (1980) Rekonstruktion von Verkehrsunfällen, 2. Aufl. Druckhaus West, Stuttgart

Campbell KL (1974) Energy basis for collision severity. Proc 3rd Int Conf Occup Prot. Troy, Michigan

Danner M, Appel H, Schimkat H (1980) Entwicklung kompatibler Fahrzeuge. Abschlußbericht zum Vorhaben TV 7661 des Bundesministers für Forschung und Technologie

Danner M, Halm J (1981) Technische Analyse von Straßenverkehrsunfällen. Kraftfahrzeugtechnischer Verlag, München

Eberhorst RE von (1962) Über die Mechanik des Kraftfahrzeug — Verkehrsunfalls. Oesterr Ing Z 5

Engels K (1979) Die Ermittlung der Reaktionsdauer im realen Unfallgeschehen. Bundesanstalt für Straßenwesen (Hrsg) Kongreßber 1979 Dtsch Gesell Verkehrsmed e V Köln, S 378

Gögler E (1968) Chirurgie und Verkehrsmedizin. Klinik, Mechanik und Biomechanik des Unfalls. In: Wagner W, Wagner HJ (Hrsg) Handbuch der Verkehrsmedizin. Springer, Berlin Heidelberg New York, S 417

Hagen H (1965) Stoßvorgänge bei Verkehrsunfällen von Personenwagen, untersucht an Modellfahrzeugen. Dissertation, TU München

Hanke H (1980) Spurensuche und Spurensicherung nach Verkehrsunfällen, 1. Aufl. INFORMATION Ambs, Kippenheim

Hedlund JH (1979) The national crash severity study and its relationship to ESV design criteria. In: US Depart Transport (ed) Report on the Seventh Int Tech Conf Exper Saf Vehicl. Nat Highway Traff Saf Admin, Washington, p 554

HUK-Verband (1977) Fakten zu Unfallgeschehen und Fahrzeugsicherheit. Verband der Haftpflichtversicherer, Unfallversicherer, Autoversicherer und Rechtsschutzversicherer e V (HUK-Verband) Büro Kfz-Tech, München

Indra H (1973) Spurenkatalog. Tech Überwach Ver Bayern e V, München

Kahane CJ, Russel AS, Tharpe KJ (1976) The national crash severity study. In: US Depart Transport (ed) Report on the Sixth Int Tech Conf Exper Saf Vehicl. Nat Highway Traff Saf Admin, Washington, p 493

Kramer F (1980) Einfluß der mittleren Fahrzeugverzögerung auf die Insassenbelastungswerte bei der Frontalkollision. AI 1/80:115–119

Krebs HG (1968) Seitenkraftverhalten von Pkw-Reifen. In: Wehner B, Schulze KH (Hrsg) Straßengriffigkeit und Verkehrssicherheit bei Nässe. Ernst, Berlin München Düsseldorf, S 123

Kühnel A (1979) Der Fahrzeug — Fußgänger — Unfall und seine Rekonstruktion. Dissertation, Technische Universität Berlin

Langwieder K (1975) Aspekte der Fahrzeugsicherheit anhand einer Untersuchung von realen Unfällen. Dissertation, Technische Universität Berlin

Langwieder K (1976) Bewertung der Verkehrsunfälle. In: Bundesminister für Forschung und Technologie (Hrsg) Technologien für die Sicherheit im Straßenverkehr. TÜV Rheinland, Köln, S 53

Langwieder K (1978) Verletzungsrisiken von Motorrad- und Mopedfahrern und Verringerung der Kopfverletzungen durch Tragen von Schutzhelmen. In: Bundesanstalt für Straßenwesen (Hrsg) Kongreßber Jahrestag 1978 Dtsch Gesell Verkehrsmed e V, Frankfurt, S. 281–297

Langwieder K, Danner M, Schmelzing W, Appel H, Kramer F, Hofmann J (1979) Comparison of passenger injuries in frontal car collisions with dummy loadings in equivalent simulations. SAE 791009

Lossagk H (1958) Der Zusammenstoß. Bericht des Technischen Überwachungsvereins, S. 256

Löhle U (1974) Motorradaufprallversuche. Verkehrsunfall Heft 6, S. 131-136

Mackay GM (1968) Injury and collision severity. SAE 680779

Mackay GM, Ashton SJ (1973) Injuries in collisions involving small cars in Europe. SAE 730284

Marquard E (1962) Zur Mechanik des Zusammenstoßes von Fahrzeugen. ATZ 64:141

Marquard E, Engels K, Nelsen W (1966) Die Grundlagen der technischen Verkehrsunfallkunde und Ordnungsprobleme des Sachverständigenwesens für Straßenunfälle. Wissenschaftliche Grundlagen für die Arbeit des Verkehrsunfall-Sachverständigen, 1. Teil. Westdeutscher Verlag, Köln Opladen

McHenry RR, Segal DJ, Delays NJ (1967) Computer simulation of single vehicle accidents. SAE 670904

McHenry RR (1973) A computer program for reconstruction of highway accidents. In: Stapp JP (ed) 17th Stapp car crash conference. Soc Automot Engin, Inc, Warrendale USA, p 409

McHenry RR (1975) The CRASH-program — A simplified collision reconstruction program. Motor vehicle collision investigation symposium. Calspan, Buffalo New York

Otte D (1980) A review of different kinematic forms in two-wheel-accidents — Their influence of effectiveness of protective measures. In: Stapp JP (ed) Proceedings of twenty-fourth stapp car crash conference. Soc Automot Engin, Inc, Warrendale USA, p 563, SAE 801314

Patrick LM, Bohlin N, Andersson A (1974) Three-point harness accident and laboratory data comparisons. SAE 741181

Plankensteiner K (1979) Mathematische Grundlagen für die Rekonstruktion von Fahrzeugstößen. Dissertation, Technische Hochschule Aachen

Plankensteiner K (1978) Mathematische Grundlagen für die Programmierung von Taschenrechnern zur Unfallrekonstruktion. Verkehrsunfall, 11:216-220

Pohl KD (1981) Handbuch der Naturwissenschaftlichen Kriminalistik, 14. Aufl. Kriminalistik Verlag, Heidelberg

Rathgelb W (1980) Handbuch des Verkehrsunfalls. Boorberg, Stuttgart München Hannover

Rau H (1976) Möglichkeiten zur Verbesserung der Unfallerfassung. In: Bundesminister für Forschung und Technologie (Hrsg) Technologien für die Sicherheit im Straßenverkehr. TÜV Rheinland, Köln, S 43

Rau H, Pasch R, Rattaj H (1979) Der Zusammenstoß PKW — Zweirad. Ergebnisse experimenteller Untersuchungen. Verkehrsunfall 10:205-211 und 11:227-232

Rau H (1975) Rekonstruktion von Fahrzeugkollisionen mit Hilfe von Bewegungsgleichungen. Dissertation, Technische Universität Berlin

Rechtenwald W (1980) 75 Jahre Rechtsprechung zur Reaktionsdauer im Straßenverkehr. Z Verkehrssicherh 26 (2):52-58

SAE (1979) Collision deformation classification — SAE J 224a SAE recommended practice. SAE Handbook. Soc automot Eng, Inc, Warrendale USA, p 34.109

Schaper D (1979) Ist die Fahrzeugdeformation ein Maß für die Geschwindigkeitsänderung von Unfallfahrzeugen? Verkehrsunfall Heft 7/8, S 138-142

Schulze KH (1968) Typen der Oberflächenfeingestalt und ihre Wirkung auf den Reibungswiderstand bei Nässe. In: Wehner B, Schulze KH (Hrsg) Straßengriffigkeit und Verkehrssicherheit bei Nässe. Ernst, Berlin München Düsseldorf, S. 195

Severy DM, Brink H, Blaisdell D (1970) Motorcycle collision experiments. SAE 700897

Seiffert U (1974) Probleme der Automobilsicherheit. Dissertation, Technische Universität Berlin

Seiffert U, Börsch F (1976) Deformationsverhalten von Fahrzeugen bei Unfallsimulationsversuchen. Verkehrsunfall 1:5-14

Slibar A (1964) Die mechanischen Grundsätze des Stoßvorganges und ihre Anwendung. 2. Arbeitstagung der GUVU in Bad Krozingen und Karlsruhe

Slibar A (1976) Zur Analyse der Kollision Fußgänger/PKW. Verkehrsunfall 3:4

States JD, Huelke DF, Baker SP et al. (1980) The abbreviated injury scale 1980 revision. Am Assoc Automot Med, Morton Grove, Illinois 60053 USA

Stürtz G (1981) Das Kind im Verkehrsunfall: Biomechanik, Anforderungen an die äußere und innere Sicherheit von Kraftwagen. Dissertation, Technische Universität Berlin.

Suren G, Otte D (1979) Verletzungsursachen und -mechanismen motorisierter Zweiradfahrer. In: Bundesanstalt für Straßenwesen (Hrsg) Kongreßber 1979 Dtsch Gesell Verkehrsmed e V, Köln, S 222

Wanderer U (1976) Unfallerfassende Institutionen. In: Bundesminister für Forschung und Technologie (Hrsg) Technol Sicherh Straßenverk. TÜV Rheinland, Köln, S 41

Warner CY, Anderson D, Albrecht (1978) A critique of the crash accident reconstruction computer programme. In: Soliman (ed) Int Symp Automot Technol Automat ISATA, Wolfsburg 1978

Weinreich M (1979) Der Verkehrsunfall des Fußgängers. In: Hefte zur Unfallheilkunde, Bd 135. Springer, Berlin Heidelberg New York

Zeidler F (1979) Deformationsverhalten von Kraftfahrzeugen bei Aufprallversuchen unter praxisgerechten Versuchsbedingungen. Verkehrsunfall 4:75-81 und 5:109-112

22. Mechanik und Biomechanik des Unfalls

H. Appel, U. Wanderer, S. Meißner, G. Schmidt, J. Barz, D. Kallieris,
R. Mattern und F. Schüler

22.1 Einleitung und Problemstellung

Seit den ersten biomechanischen Untersuchungen im Zusammenhang mit der Fahrzeugsicherheit (Wagner u. Wagner 1968) ist die grundlegende Zielsetzung gleichgeblieben, nämlich Daten über die Belastbarkeit des Menschen zu liefern und dadurch Maßnahmen zur passiven Sicherheit möglichst gut auf den Menschen abstimmen zu können. Kenntnisse in der Biomechanik, d.h. der Anwendung mechanischer Gesetzmäßigkeiten auf lebendes Gewebe (Biostrukturen) sind die Grundlage für die Auslegung sicherer Kraftfahrzeuge (Goldsmith 1972; Fung 1981). Zur Überprüfung der Wirksamkeit von Sicherheitsmaßnahmen in Tests ist die Transformation von „Belastungsgrenzen" bzw. von „Verletzungskriterien", jeweils bezogen auf den Menschen, auf die sog. „Schutzkriterien", bezogen auf Meßpuppen, notwendig. Schutzkriterien sind obere zulässige Grenzwerte von an einer Testpuppe (Dummy) gemessenen Belastungswerten, z. B. Beschleunigungen oder Kräfte. Den prinzipiellen Zusammenhang zwischen Belastungsgrenzen, Verletzungskriterien und Schutzkriterien zeigt Abb. 22.1.

Die biomechanischen „Belastungsgrenzen" stellen oberste, als Medianwert aus Stichproben ermittelte Belastungen für den menschlichen Körper dar, bei denen irreversible oder tödliche Verletzungen auftreten. Bei den Extremitäten z.B. versteht man darunter auch die Bruchgrenzen. Unter Festlegung eines Sicherheitsabstandes zu den Belastungsgrenzen werden „Verletzungskriterien" definiert, die gerade noch als tolerierbar angesehen werden. An diesen, auf den Menschen bezogenen Verletzungskriterien orientieren sich die auf den Dummy bezogenen Schutzkriterien. Es hat sich in jüngster Zeit herausgestellt, daß Belastungsgrenzen, Verletzungskriterien und Schutzkriterien nur in bezug auf festgelegte Belastungsarten definiert werden können.

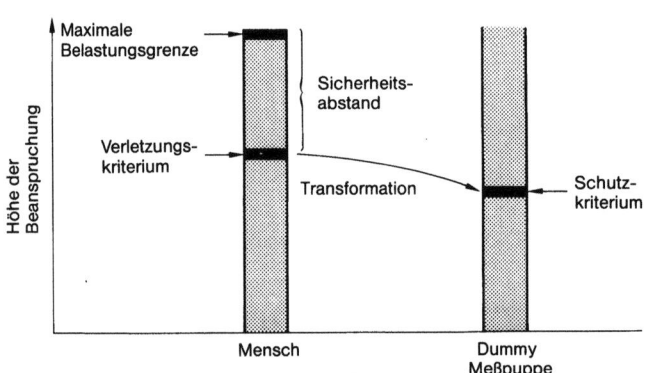

Abb. 22.1. Definition von Begriffen in der Biomechanik. (Nach Appel et al. 1979)

Einleitung und Problemstellung

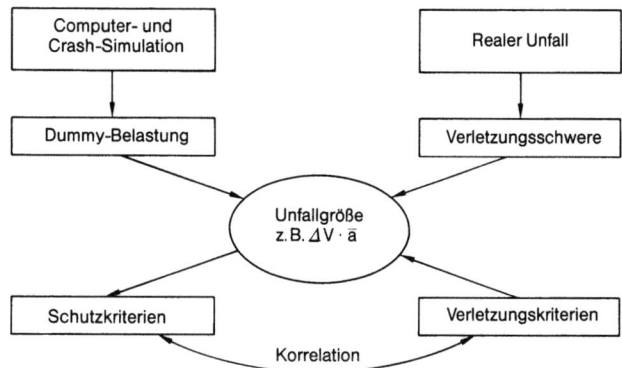

Abb. 22.2. Schutzkriterien als Korrelationsergebnis aus realem Unfall und Simulation. (Nach Appel et al. 1979)

Die Erkenntnis, daß das reale Unfallgeschehen durch die bisherigen Tests nur unvollkommen repräsentiert wird und die Komplexität der Verletzungsbilder mit gültigen Schutzkriterien nicht ausreichend beschrieben werden kann, hat zu neuen Ansätzen für die Festlegung von Schutzkriterien für die Tests geführt.

Im Vordergrund steht zukünftig die gesellschaftspolitische Entscheidung, mit welchem Aufwand und mit welchen Mitteln man die Reduzierung der tödlichen und schweren Verletzungen auf ein tolerierbares Maß erreichen, d.h. wie man die Verletzungskriterien ansetzen will. Die Orientierung an realen Unfällen ist dann unerläßlich. In der gegenwärtigen biomechanischen Forschung sind zwei Zielsetzungen zu verfolgen:
- Ermittlung von Belastungsgrenzen einzelner Körperteile, um detaillierte Angaben für den Konstrukteur von Sicherheitsmaßnahmen zu erhalten.
- Definition von unfallbezogenen Schutzkriterien unter bestimmten Belastungsarten. Die mechanischen Belastungsgrenzwerte für die Simulation müssen das reale Unfallgeschehen genügend genau berücksichtigen.

Diese Ausführungen sollen verdeutlichen, daß die Mechanik des Unfalls und die Biomechanik des Unfalls eng zusammengehören.

Das Nachvollziehen der Kinematik und der Dynamik eines Unfalls ist notwendig für
- die Rekonstruktion eines Unfalls,
- die Beurteilung der Wirksamkeit von Sicherheitseinrichtungen,
- die Erkenntnis über die Belastungsarten und die Belastungshöhen, denen Menschen ausgesetzt sind,
- die Ermittlung biomechanischer Grenzwerte, wobei Korrelationen Voraussetzungen sind (Abb. 22.2).

Unter dieser ganzheitlichen Betrachtung von Unfallmechanik und Biomechanik liegen in jüngerer Zeit zunehmend Forschungsergebnisse vor, so in der Studie „Technologien für die Sicherheit im Straßenverkehr" (Bundesministerium für Forschung und Technologie 1976), den Proceedings der „Stapp Car Crash Conferences", den Proceedings des „International Research Committee on the Biokinetics of Impacts". Für die Koppelung von Unfallgeschehen und Simulation sind die im Literaturverzeichnis genannten Arbeiten (Patrick et al. 1974; Rau et al. 1977; Schmidt 1978; Appel et al. 1979; Langwieder et al. 1979) von besonderer Bedeutung. Als weitestgehende Untersuchung ist das internationale Forschungsprojekt „Kooperationsverbund Biomechanik" (KOB) aufzufassen (Heger u. Appel 1982). Hier wurden für drei typische Kollisionsarten (Frontalkollision Pkw-Pkw, Seitenkollision Pkw-Pkw und Pkw-Fußgänger-Kollision) gut dokumentierte Unfälle im Leichen- und Dummyversuch mehrfach nachgefahren, um Korrelationen zwischen den Verletzungen von Menschen, Verletzungen und Meßwerten von Leichen und Meßwerten am Dummy zu finden.

22.2 Unfallforschung

Belastungsgrenzen und die daraus abzuleitenden Schutzkriterien sind allein aus den nach einem Unfall feststellbaren Verletzungen nicht zu ermitteln. Dazu müssen vielmehr Unfälle so untersucht werden, daß aus den erhobenen Daten der Unfallablauf mit den Belastungsarten und -richtungen rekonstruiert werden kann. Die rekonstruierten Unfälle sind dann die Grundlage zur Ermittlung der Belastungsgrenzen in Versuchen. Diese können aus dem Nachfahren von Unfällen, Versuchen unter festgelegten Bedingungen (Standards), Komponentenversuchen oder rechnerischer Simulation bestehen.

22.2.1 Untersuchung einzelner Unfälle

Um die zur Rekonstruktion von Unfällen notwendigen Datenmengen zu erhalten, werden spezielle, oft interdisziplinäre Forschungsgruppen eingesetzt (Wanderer et al. 1977; Otte et al. 1982), die einzelne Unfälle aufnehmen und analysieren oder retrospektiv gut dokumentierte Unfälle untersuchen. Die dabei festzustellenden Daten hinsichtlich der Biomechanik sind:

Pre-Crash-Phase: Fahrzeugdaten, Größe und Richtung der Geschwindigkeit vor der Kollision, Personendaten, die Insassenposition bzw. Größe und Richtung ihrer eigenen Bewegung (bei Fußgängern u. Zweiradfahrern).

Crash-Phase: Größe der Geschwindigkeitsänderung, Bewegungsablauf von Fahrzeug und Personen, verletzungsverursachende Fahrzeugteile.

Post-Crash-Phase: Größe und Richtung der jeweiligen Geschwindigkeit nach der Kollision, Auslaufverzögerungen und Wege.

Im Zusammenhang mit der Unfallstatistik für die Bundesrepublik Deutschland und auch internationalen Unfallstatistiken können dann aus den nichtrepräsentativen Unfallforschungsdaten diejenigen ausgewählt werden, die für effektive Versuchsanordnungen am geeignetsten sind. Diese Vorgehensweise ist zeit- und kostenaufwendig, insbesondere dann, wenn das Unfallgeschehen nicht kontinuierlich eingehend beobachtet und untersucht wird. Negative Auswirkungen müssen dann erst eine bestimmte Schwelle von Häufigkeit und Schwere überschreiten, bevor auf sie reagiert wird (Abb. 22.3).

22.2.2 Unfallversuche

Festgelegte Versuchsbedingungen gibt es im Rahmen der gesetzlichen Zulassungsvorschriften für Neufahrzeuge von der Europäischen Gemeinschaft, dem Economic Committee of Europe (EG-, ECE-Richtlinien) und den amerikanischen Federal Motor Vehicle Safety Standards (FMVSS) seit Mitte der 60er Jahre. Diese Standardversuche decken das Spektrum des Unfallgeschehens nur z. T. ab. Bei den darüber hinaus durchgeführten Versuchen werden Prüf- und Meßverfah-

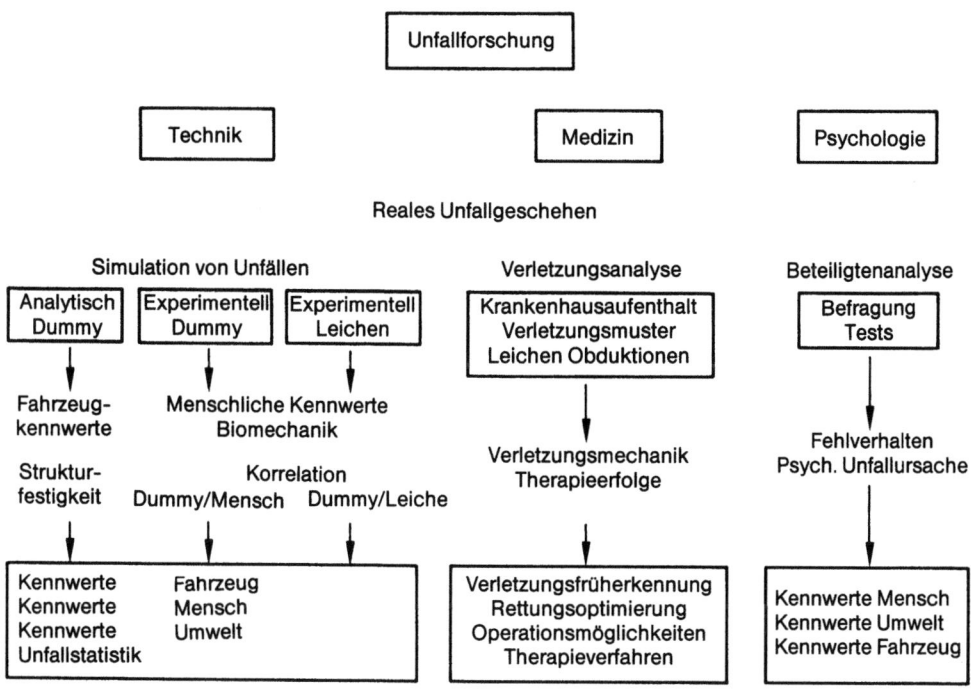

Abb. 22.3. Gliederung der Unfallforschung

ren am Versuchsziel und den gegebenen Möglichkeiten orientiert.

Die Versuche lassen sich einteilen in solche mit
- kompletten Fahrzeugen
- Rohkarosserien
- Komponenten
- Freiwilligen
- Dummies
- Leichen
- Leichenteilen
- Tieren

Komplette Fahrzeuge mit Dummies werden für die vorgeschriebenen Standardversuche eingesetzt, Rohkarosserien bei der Prüfung von Deformationselementen (Knautschzonen). Das Nachfahren von einzelnen Unfällen oder Versuchsreihen zu einer bestimmten Unfallart (Fußgängerunfall), wird in der Regel mit Dummies durchgeführt, Leichenversuche sind u. a. wegen der Verfügungsproblematik selten. Freiwillige können zur Ermittlung von Belastungsgrenzen nur in geringem Umfang eingesetzt werden, da der Sicherheitsabstand zur Verletzungsgrenze ausreichend sein muß. Tierversuche sind wegen der abweichenden anatomischen Verhältnisse problematisch. Leichenversuche werden bei der Entwicklung von Dummies (anthropomorphe Meßpuppen) durchgeführt, um deren Bewegungsverhalten unter Belastung dem des Menschen anzupassen. Hinsichtlich der Rekonstruktion von Unfällen hat sich der Dummy gut bewährt (Abb. 22.4). Beim Nachfahren von Unfällen, wobei die Reproduzierbarkeit möglichst genau sein soll, ergeben sich aus den etwas abweichenden Bewegungsabläufen von Dummy und Leiche gegenüber lebenden Personen Differenzen der Meßwerte, wenn sich die Steifigkeit der Aufprallstelle in diesen Bereichen wesentlich ändert. Derartige Steifigkeitsänderungen liegen beim Übergang von Fahrzeugteilen (z. B. Haube/Scheibeneinfassung) im Zentimeterbereich (Abb. 22.5).

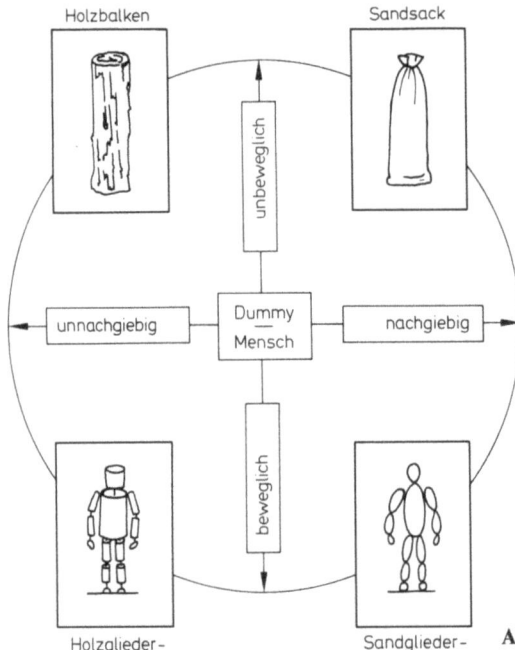

Abb. 22.4. Vergleichbarkeit von Dummy und Mensch

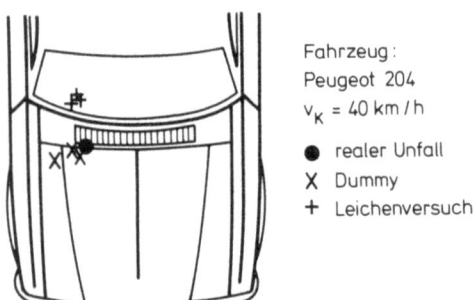

Abb. 22.5. Kopfaufprallstellen beim realen Unfall, Dummy- und Leichenversuch. (Nach Heger u. Appel 1982)

Fahrzeug: Peugeot 204
$v_K = 40$ km/h
● realer Unfall
X Dummy
+ Leichenversuch

Unersetzbar sind Leichenversuche, wenn die Verletzungsmuster einer bestimmten Unfallart erfaßt und auf die Variationsbreite des Menschen übertragen werden sollen. Kinder reagieren in biomechanischer Hinsicht anders als Erwachsene; Junge und Alte sind verschieden belastbar, Gesunde und Kranke ebenso. Gewichts- und Geschlechtsunterschiede spielen eine Rolle. Beim Vergleich mit Verletzungsmustern des Lebenden fehlen der Leiche Muskeltonus und bei fehlender Simulation auch Blutdruck, Atmungsdruck und Temperatur. Gewisse Einschränkungen der Ergebnisse sind daher in Rechnung zu stellen. Andererseits können sich Muskeltonus und Blutdruck beim Lebenden als zusätzliche Variable präsentieren und Kollektive in statistischer Hinsicht zersplittern.

Unfallversuche können beim Einsatz menschlicher Leichen den Toleranzbereich abstecken. Sie liefern Ergebnisse für eine bestimmte Altersgruppe und Gewichtsklasse. Eine der wesentlichsten Erkenntnisse der zahlreichen einschlägigen Untersuchungen war die Gesetzmäßigkeit der biomechanischen Alterung. So müssen ganz verschiedene Toleranzgrenzen etwa bei 20jährigen, 40jährigen und 60jährigen Männern vorausgesetzt werden. Deshalb gelten Versuchsergebnisse von Kollektiven 60- bis 70jähriger ausschließlich für diese Altersgruppe, wobei der Geschlechtsunterschied unbedeutend wird (Schmidt et al. 1981).

22.2.3 Rechnerische Simulation

In Ergänzung zu und als Ersatz von Versuchen werden rechnerische Simulationen zur Rekonstruktion von Unfällen, zur Untersuchung des Sicherheitsverhaltens von Systemen und zur Einsicht in Wirkungsmechanismen durchgeführt. Dazu werden mechanische Ersatzmodelle gebildet, deren Art und Komplexität sich nach der jeweiligen Fragestellung richtet. Durch numerische Integration der zugehörigen Bewegungsgleichungen an EDV-Anlagen wird die Kinematik und die Dynamik im zeitlichen Ablauf simuliert. Dadurch wird eine im Versuch nicht erreichbare, reproduzierbare Variation der interessierenden Parameter möglich. Nach Kramer (1979) lassen sich die bisher entwickelten Rechenmodelle unterteilen in (Abb. 22.6):

- Fahrzeugmodelle (Mc Henry 1971; Rau 1975)
- Insassenmodelle (Niederer 1977; Baccetti u. Maltha 1978; Kramer 1979)
- Fußgängermodelle (Robbins et al. 1974; Young et al. 1974; Baccetti u. Maltha 1978; Glöckner 1982)
- Biomechanische Modelle (Goldsmith 1966; King et al. 1968; King et al. 1976).

Die Fahrzeugmodelle sind meistens zweidimensional, mit ihnen können Fahrzeug/Fahrzeug- und Fahrzeug/Hindernis-Kollisionen simuliert werden. Sie werden zur Unfallrekonstruktion und zur Ermittlung des Einflusses örtlicher Struktursteifigkeiten auf den Bewegungsablauf und das Beschädigungsausmaß eingesetzt (Goldsmith 1966 u. 1972).

Die Insassenmodelle bestehen im allgemeinen aus einem sitzenden Fahrgast, dem Sitz, dem Rückhaltesystem (Gurt, Airbag, Polsterungen) und dem Fahrzeuginnenraum. Sie lassen Berechnungen von Frontal-, Seiten- und Heckkollisionen zu. Durch die Vorgabe unterschiedlicher geometrischer Anordnung und Steifigkeit der Fahrzeugstrukturen und der Rückhaltesysteme läßt sich eine Vielzahl von Untersuchungen bezüglich des Einflusses auf die Belastungen und den Bewegungsablauf des Insassen durchführen (Heger u. Appel 1982).

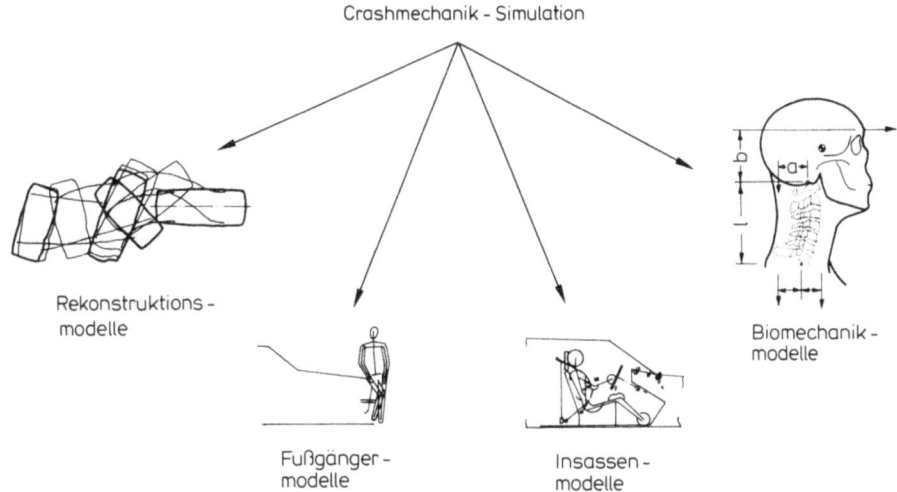

Abb. 22.6. Modelle der rechnerischen Simulation. (Nach Kramer 1979)

Durch die 2- oder 3dimensionalen Fußgängermodelle wird die Kollision zwischen Fußgänger und Fahrzeugvorbau mathematisch beschrieben. Es sollen die mechanischen Belastungswerte und die kinematischen Bewegungsgrößen der Fußgänger berechnet werden. Durch die Variation der entsprechenden Parameter läßt sich der Einfluß der Vorbauform und die Festigkeit der Kontaktstellen auf die Belastungen des modellierten Fußgängers angeben (King u. Chon 1976; Kramer 1980).

Biomechanische Modelle schließlich beschreiben Körpereinzelteile wie Kopf, Wirbelsäule, Brustkorb und Becken mit Hilfe einfacher Mehrmassen-Modelle oder der Finite-Elemente-Methode. Sie gestatten die Verallgemeinerung durchgeführter Versuche, geben Einblick in die Verletzungsentstehung und erlauben somit Rückschlüsse auf die Belastungsgrenzen (Kramer 1979; König u. Staak 1981; Kramer u. Appel 1982; Kramer u. Wanderer 1982).

Kriterien für die Beurteilung von Rechenprogrammen sind die erforderliche Realitätsnähe des Modelles hinsichtlich des Aussagezieles, die Nachvollziehbarkeit und die Anschaulichkeit der Ergebnisse, die Qualität der aus Versuchen stammenden Daten für den Rechenlauf und die Rechenintensität des Programmes.

Zu diesen Kriterien seien lediglich zwei Punkte angemerkt:
- die Aussagekraft erhöht sich nicht zwangsläufig mit steigendem Modellaufwand, z.B. vom 2- zum 3dimensionalen Modell (Kramer u. Appel 1982).
- Die Realitätsnähe des simulierten Bewegungsablaufes ist zu kontrollieren. Bei Fußgängermodellen ist es z.B. zu einer Aufstützung des Armes auf der Motorhaube gekommen, die im Unfall nicht gegeben ist (Glöckner 1982).

Die rechnerische Simulation erweist sich zunehmend nützlich bei der Prüfung von Sicherheitsmaßnahmen und bei der Ermittlung von Bewegungsabläufen und Belastungswerten.

22.3 Klassifikationen, Definitionen

Infolge der unterschiedlichen Fragestellungen bei Unfalluntersuchungen ist es verständlich, daß es national und erst recht international keine einheitliche Vorgehensweise, Begriffsbildung, Auswertungsschemata usw. gibt. Bereits der anschauliche und viel gebrauchte Begriff „Unfallschwere", der von Kramer u. Wanderer (1982) abgegrenzt und definiert wird, unterlag vielfältigen Deutungen. Es ist allerdings festzustellen, daß beispielsweise auf dem wichtigen Gebiet der Verletzungsskalierung eine Vereinheitlichung auf internationaler Ebene erfolgt ist.

22.3.1 Unfallschwere, Unfallfolgenschwere

Im Sprachgebrauch werden heute die Begriffe „leichter/schwerer Unfall" oder „Unfallschwere" häufig sowohl für die Beschreibung der Schwere eines Unfalles als auch für die Schwere der Unfallfolgen verwandt. Bei der Ermittlung biomechanischer Belastungsgrenzen sowie bei der Entwicklung und Beurteilung von Sicherheitsmaßnahmen sind jedoch die Begriffe „Schwere eines Unfalls" (nachfolgend mit Unfallschwere bezeichnet) und „Schwere der Unfallfolgen" (nachfolgend mit Unfallfolgenschwere bezeichnet) gegeneinander abzugrenzen, damit bei der Gegenüberstellung der Folgen aus einem Unfall (Verletzungen) und einem Versuch bzw. einer Simulation (Dummybelastungen) keine Verwechselungen mit der Unfallschwere als Vergleichsbasis zwischen beiden entstehen (Kramer u. Wanderer 1982). Das

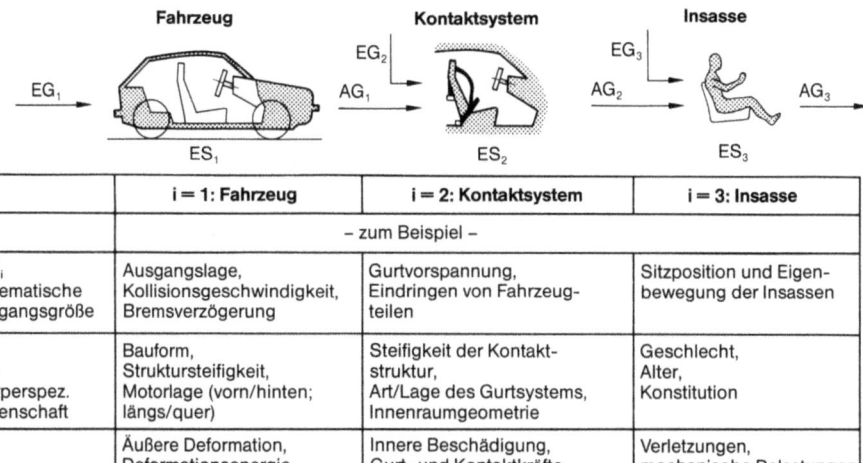

Abb. 22.7. System Fahrzeug — Kontaktsystem — Insasse. (Nach Kramer u. Wanderer 1982)

Problem soll durch das nachfolgende Beispiel verdeutlicht werden:
Wenn sich ein gleichartiger Aufprall von zwei gleichen Fahrzeugen für die Insassen lediglich durch das Anlegen der Sicherheitsgurte unterscheidet, so liegt zwar für die Fahrzeuge die gleiche Unfallschwere und bis auf die Schäden durch den nicht angeschnallten Insassen auch die gleiche Unfallfolgenschwere vor. Da aber die Unfallfolgen für die Insassen durch die unterschiedlichen Kontaktstellen und -geschwindigkeiten nicht gleich sind, folgt daraus, daß sie selbst unterschiedlichen Unfallschweren unterworfen sind. Bei gleicher Unfallschwere für die Fahrzeuge ergibt sich für die Insassen eine unterschiedliche Unfallfolgenschwere.
Das Beispiel zeigt, daß bei einem Vergleich von zwei Unfällen nicht die Gesamtsysteme „Fahrzeug — Mensch" zu korrelieren sind, sondern die vergleichbaren Subsysteme. Das Gesamtsystem wird deshalb in drei Subsysteme gegliedert:
- Fahrzeug
- Kontaktsystem
- Person (Insasse, Zweiradfahrer, Fußgänger).

Je nach Art und Anzahl der Unfallbeteiligten Personen und Fahrzeuge treten die Subsysteme ein- oder mehrfach auf. Sie werden zunächst allgemein als Systeme mit körperspezifischen Eigenschaften dargestellt, auf die Eingangsgrößen einwirken, die Ausgangsgrößen zur Folge haben. Für das Beispiel einer Frontalkollision zeigt die Abb. 22.7 den Zusammenhang zwischen den Subsystemen. Die Ausgangsgrößen des ersten Subsystems sind Teil der Eingangsgrößen des zweiten; entsprechendes gilt für das zweite und dritte Subsystem.
Einige Anwendungsmöglichkeiten zur Bestimmung der Unfallschwere sind in Abb. 22.8 am Beispiel einer Frontalkollision dargestellt. Im Bereich des Unfallgeschehens richtet sich die Beschreibung der Unfallschwere des Fahrzeuges nach den Kenngrößen, die aus der Untersuchung einzelner Unfälle gewonnen werden können. Hierin ist für die Praxis eine große Einschränkung gegeben, da sich in den meisten Fällen die Eingangsgrößen nur mit einem für diesen Zweck

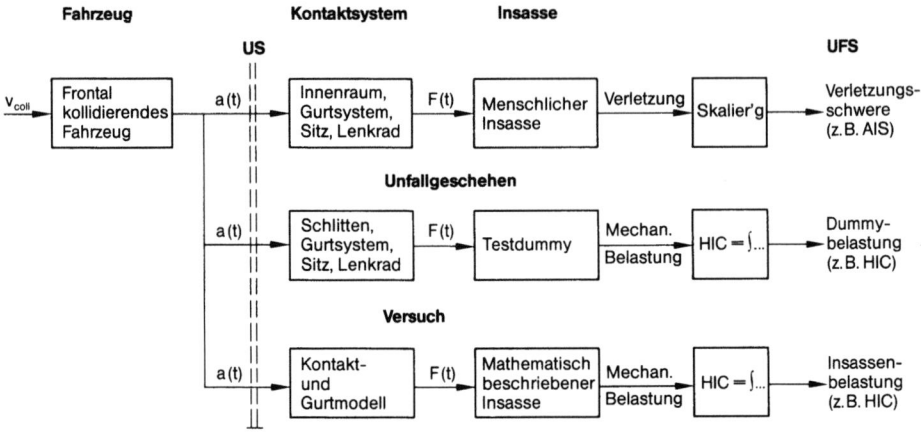

Abb. 22.8. Schnittstelle zur Ermittlung der Unfallschwere am Beispiel der Frontalkollision (US: Unfallschwere, UFS: Unfallfolgenschwere). (Nach Kramer u. Wanderer 1982)

unbefriedigend großen Toleranzbereich ermitteln lassen.

Die Ausgangsgrößen der Subsysteme entsprechen den unmittelbaren Unfallfolgen, also den Personen- und Sachschäden. Durch den Einfluß von Umwelt- und gesellschaftlichen Bedingungen entstehen die mittelbaren Unfallfolgen.

Die Unfallfolgenschwere setzt sich also aus den unmittelbaren Unfallfolgen der Subsysteme und den mittelbaren Unfallfolgen zusammen (Abb. 22.9).

In der Versuchstechnik und bei der rechnerischen Simulation wird zur Prüfung von Sicherheitsmaßnahmen der Grad der Reduzierung von biochemischen Belastungen und von Fahrzeugschäden ermittelt. Dabei können bis zu einer Unfallschwere, bei der noch keine Verletzungen zu erwarten sind, die Unfallfolgen mit Testpersonen ermittelt werden. Darüber hinaus werden Dummies, Leichen und lebende oder tote Tiere verwendet. Die so gewonnenen Meßwerte oder Verletzungen können mit den Verletzungen aus entsprechenden Verkehrsunfällen in Bezug gebracht werden. Von den gesamten Unfallfolgen werden also nur die unmittelbaren (Verletzungen, Fahrzeugbeschädigungen) ermittelt. Da die mittelbaren durch die unmittelbaren Unfallfolgen bewirkt werden, reicht die Erfassung der biomechanischen Belastungswerte und der Beschädigungen für Versuchs- und Simulationszwecke aus; zur Beurteilung verschiedener Sicherheitsmaßnahmen hinsichtlich ihrer Verwirklichung in der Serienproduktion müßte ein Unfallfolgenschweregrad herangezogen werden.

Für die Ermittlung der Auftretenswahrscheinlichkeit von Verletzungen aus den gemessenen Belastungswerten wurden erste Ergebnisse hierzu von Appel et al. (1979) und Langwieder et al. (1979) veröffentlicht (Abb. 22.10, 22.11, 22.12).

22.3.2 Verletzungsschwere

Biomechanische Untersuchungen verfolgen u. a. das Ziel, diejenigen Faktoren zu identifizieren und quantitativ zu bestimmen, die für Art und Ausmaß der Verletzungen verantwortlich sind. Ideal wäre die Beschreibung eines funktionalen Zusammenhanges zwischen der mechanischen Einwirkung und dem Verletzungsergebnis (Mattern et al. 1979).

Die quantitative Beschreibung der me-

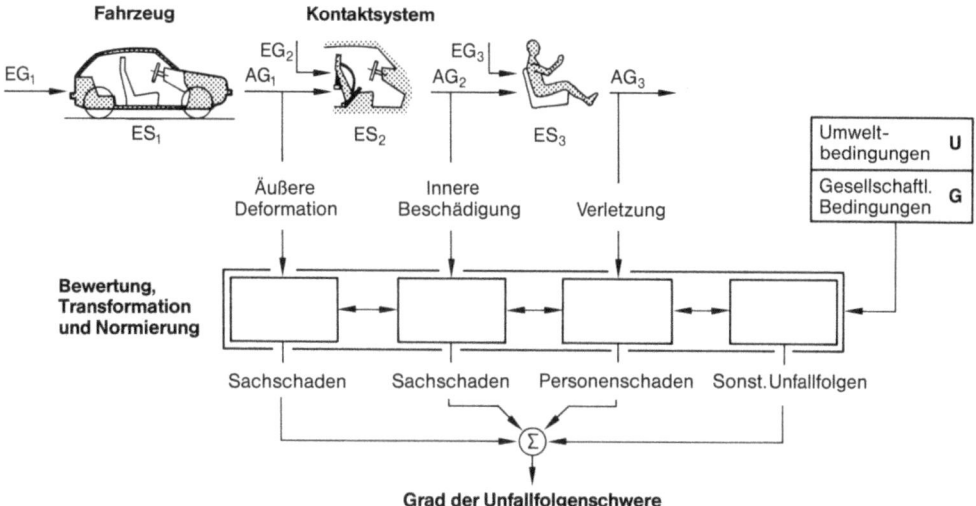

Abb. 22.9. Schema zur Bestimmung der Unfallfolgenschwere. (Nach Kramer u. Wanderer 1982)

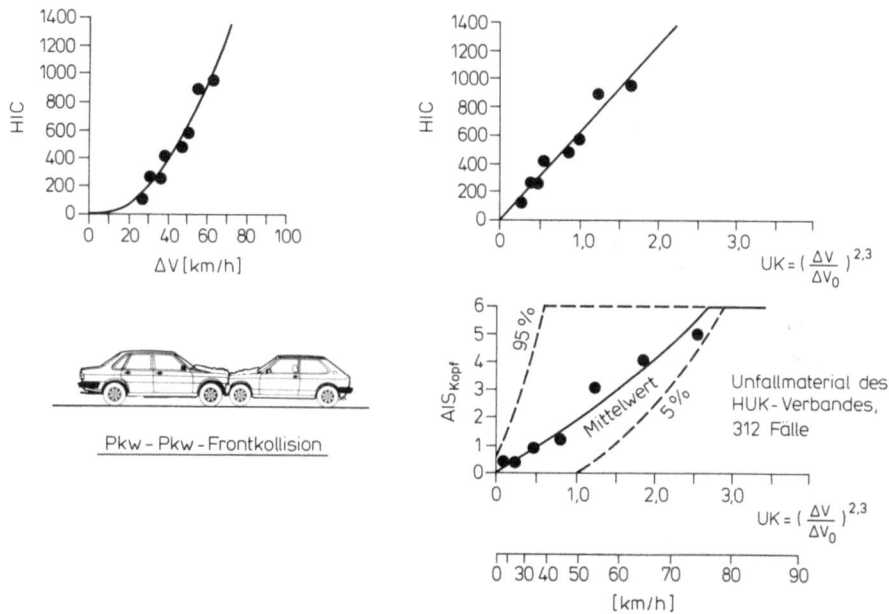

Abb. 22.10. Korrelation von Dummybelastung und Verletzungsschwere des Kopfes bei Fahrer und Beifahrer

chanischen Einwirkung ist nicht so unproblematisch, wie häufig angenommen wird. So reicht es für die Beurteilung einer Fahrzeug/Fahrzeug-Kollision sicher nicht aus, allein die Kollisionsgeschwindigkeit zu betrachten, vielmehr muß neben der Geschwindigkeit mindestens auch die Fahrzeugschwerpunktverzögerung in einer unfallspezifischen Kenngröße erfaßt werden (Kramer 1980).

Auch die quantitative Bewertung des Verletzungsergebnisses wirft erhebliche

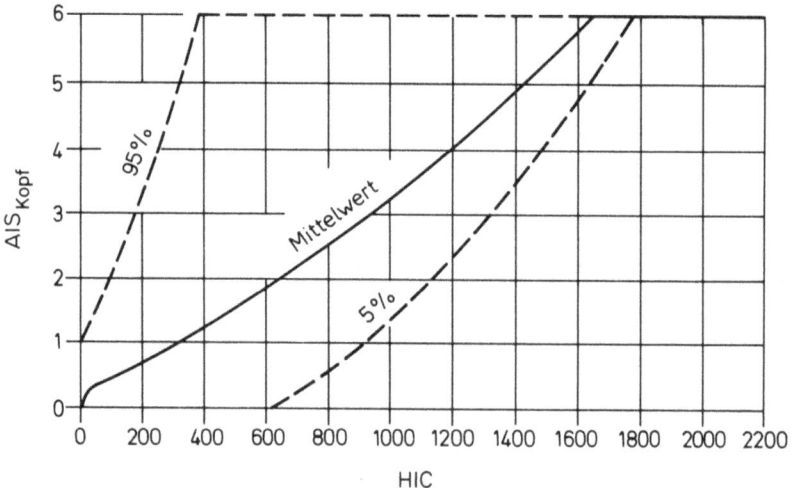

Abb. 22.11. Korrelation der Verletzungsschwere mit der mechanischen Dummybelastung (HIC), Frontalkollision, Fahrer und Beifahrer, Kopf. (Nach Appel et al. 1979)

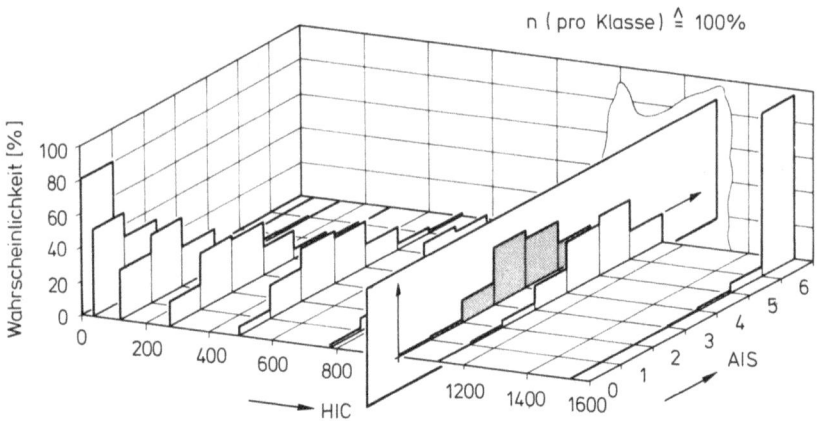

Abb. 22.12. Verteilung der Verletzungsschwere für den Kopf am Beispiel der Frontalkollision. (Nach Kramer u. Wanderer 1982)

Probleme auf: Seit den 40er Jahren wurden mit der Zunahme des Unfallgeschehens im Straßenverkehr zahlreiche Vorschläge zur Bewertung der Verletzungsschwere veröffentlicht, von denen die Abbreviated Injury Scale (AIS) sich international durchgesetzt hat (Committee on Injury Scaling 1980). Auch dieses Bewertungsverfahren erfuhr seit seiner ersten Vorstellung (States 1969) bis in die jüngste Zeit mehrere Modifikationen.
Anhand eines nach 7 Körperregionen gegliederten Kataloges von Verletzungsbeschreibungen wird nach den 5 Kriterien
- Grad der Lebensbedrohung
- Behandlungsdauer
- Dauerschäden
- Energieaufnahme
- Häufigkeit einer Verletzung

ein Verletzungsschweregrad zugeordnet. Dies erfolgt überwiegend nach dem Grad der Lebensbedrohung, die übrigen Kriterien sind von nachgeordneter Bedeutung. Es wird nach sechs Schweregraden unterschieden:

AIS 0 unverletzt
AIS 1 leicht verletzt
AIS 2 mittelschwer verletzt
AIS 3 schwer verletzt, ohne Lebensbedrohung
AIS 4 gefährlich verletzt, Überleben wahrscheinlich
AIS 5 kritisch verletzt, Überleben fraglich
AIS 6 tödlich verletzt, Überleben unmöglich.

Jeder Einzelverletzung kann ein Schweregrad dieser Skala zugeordnet werden. *Als Gesamtverletzungsschwere eines polytraumatisierten Patienten gilt nach der neuesten AIS-Revision der Grad der schwersten Einzelverletzung* (MAIS). In dem AIS-Manual sind die wichtigsten in der Praxis zu beobachtenden Verletzungen in einer alphabetischen Liste aufgenommen und hinsichtlich ihrer Verletzungsschwere bewertet. Diese Liste sollte bei der Verletzungscodierung unbedingt benutzt werden, sie ist ein wichtiges Hilfsmittel zur Erzielung einer einheitlichen, international vergleichbaren Verletzungsskalierung. Durch die Anwendung derselben Skalierungsmaßstäbe lassen sich Entwicklungen der Verletzungsschwere — etwa als Folge konstruktiver oder legislativer Maßnahmen — besser erkennen, auch die Effizienzbeurteilung von Behandlungsmethoden findet durch Einführung einer allgemein anerkannten Skalierung eine quantifizierbare Grundlage.

Auf der Basis der AIS wurden weitere Verfahren zur Verletzungsbewertung entwickelt, von denen noch zwei vorgestellt werden sollen: Injury Severity Score (ISS) (Baker u. O'Neill 1976): Dieses Verfahren wird zur Codierung von Mehrfachverletzungen angewandt. Der ISS-Wert ist die Summe aus den Quadraten der jeweils höchsten AIS-Werte der drei am schwersten verletzten Körperregionen.

$$ISS = AIS_I^2 + AIS_{II}^2 + AIS_{III}^2$$

Die Körperregionen sind Kopf, Hals, Thorax, Abdomen und Beckeninhalt, Wirbelsäule, Extremitäten und knöchernes Becken sowie Körperoberfläche.
Probability of Death Score (PODS): Bei Sommers (1982) wird als Alternative zur ISS die PODS vorgestellt. Der PODS-Wert kann ohne und mit Einbeziehung des Alters des Verletzten nach folgenden Formeln errechnet werden:
PODS = 2,2 (höchster AIS-Wert) + 0,9 (zweithöchster AIS-Wert) − 11,3
PODSa = 2,7 (höchster AIS-Wert) + 1,0 (zweithöchster AIS-Wert) + 0,6 (Alter) − 15,4
Die PODS-Werte sollen gegenüber den ISS-Werten mit tatsächlich eingetretenen Todesfällen besser übereinstimmen und eine klarere Interpretation der einzelnen Werte erlauben. Weiterführende Berechnungen (Statistik, Nutzen/Kosten-Analyse) können durchgeführt werden, wenn das Verfahren auf einer noch breiteren statistischen Grundlage abgesichert ist.
Die Beschreibung eines engen funktionalen Zusammenhangs zwischen mechanischer Einwirkung und Verletzungsgrad ist bisher noch mit keinem vorgeschlagenen Skalierungssystem gelungen. Der wichtigste Grund im Falle der AIS liegt in einer prinzipiellen Eigenschaft dieses Skalierungssystems, nämlich in der Zahl der Bewertungskriterien, die zur Klassifizierung einer Verletzung führen. Der AIS-Wert ist eine Zusammenfassung obengenannter 5 Kriterien, daher ist mit einer engen Korrelation zwischen Verletzungsschwere und mechanischer Einwirkung kaum zu rechnen (Mattern 1981). Neben diesen Skaleneigenschaften sind auch der Einfluß des Alters und anderer anthropometrischer Faktoren auf die Verletzungstoleranz für die relativ niedrigen Korrelationen zwischen mechanischer Einwirkung und Verletzungsergebnis verantwortlich. Bei speziellen Fragestellungen, etwa der Einschätzung der Geschwindigkeit eines Pkw im Moment

des Aufpralles auf einen Fußgänger, kann die Bestimmung der Verletzungsschwere nach AIS nur grobe Anhaltspunkte geben. Erst die Berücksichtigung weiterer Verletzungsparameter und individualspezifischer Gegebenheiten kann hier zu einer Präzisierung führen. Deshalb wird man bei der biomechanischen Forschung im engeren Sinne — Bestimmung der Belastbarkeit einzelner Körperstrukturen — jeweils spezielle, an der besonderen Belastungsart dimensionierte Verletzungsskalen einsetzen müssen (Mattern 1981).

22.3.3 Beschädigungsschwere

Zur Beschreibung und Bewertung von Fahrzeugschäden liegen bisher nur für Pkw Verfahren vor. Die Bewertung des Schadensausmaßes kann dabei in zweierlei Hinsicht erfolgen. Zum einen wird das Schadensausmaß in Form eines Beschädigungsschweregrades angegeben, also die Unfallfolgenschwere bestimmt. Zu diesen gehört der Vehicle Deformation Index (VDI) und der Vehicle Interior Deformation Index (VIDI) (Siegel 1969; Pilot Study on Road Safety for the Committee on the Challenges of Modern Society 1971), die international angewandt werden. Zum anderen wird angestrebt, aus dem Schadensausmaß auf die Höhe der mechanischen Belastung zu schließen, also die Unfallschwere zu bestimmen. Hinsichtlich biomechanischer Belastungsgrenzen sind diese Verfahren von Bedeutung:

- Equivalent Barrier Speed (EBS) (Mackay 1968; Campell 1974)
- Equivalent Test Speed (ETS) (Mackay u. Ashton 1973)
- Geschwindigkeitsänderung und mittlere Verzögerung (Δv, $\bar{a}$) (Prost-Dame 1973)
- Energy Equivalent Speed (EES) (Zeidler 1982)
- Mittlere Kontaktgeschwindigkeit des Insassen ($\bar{V}c$) (Zeidler 1982).

Eine kurze Übersicht zu diesen Verfahren ist in „Unfallaufklärung aus technischer Sicht" (s. S. 427f.) enthalten. Gemeinsam ist ihnen, daß versucht wird, die Fahrzeugbeschädigungen mit der Verletzungsschwere in Bezug zu bringen. Nach Zeidler (1982) eignet sich dazu bisher die Korrelation von AIS und EES am besten. Für biomechanische Belange ist jedoch noch die Korrelation von der Unfallfolgenschwere AIS zu einer Kenngröße für die Unfallschwere herzustellen, besser noch ein direkter Bezug zwischen den Unfallschwerekenngrößen für Mensch und Fahrzeug. Dieser direkte Bezug ist bei mechanischen Meßgrößen von Dummies und Fahrzeugen möglich; der Bezug zwischen Dummymeßwerten und Insassenbelastungen wiederum ist bisher auch noch nicht befriedigend (Heger u. Appel 1982).

22.3.4 Mechanische Belastungsgrößen

Die bei Versuchen gemessenen Größen an Dummies, Leichen oder einzelnen Komponenten sind:
a /g/ Beschleunigung, Verzögerung
t /ms/ Zeit
s /cm/ Weg
F /N/ Kraft
E /Nm/ Energie
M /Nm/ Moment
$\ddot{\varphi}$ /rad/s^2/ Drehwinkelbeschleunigung
α /°/ Winkel zwischen Kopf und Rumpf.

In Abhängigkeit von der Zeit werden beispielsweise die Verläufe der in Tab. 22.1 aufgeführten Größen gemessen.

22.4 Kinematik und Verletzungsbilder

Die Korrelationen zwischen Bewegungsabläufen und Verletzungsbildern (Verletzungsmechanismen) sind in zweifacher Hinsicht von Interesse:

- Entwicklung von Maßnahmen der passiven Sicherheit zur Vermeidung von Verletzungen und zur Verminderung der Verletzungsschwere.
- Rekonstruktion von Verkehrsunfällen: z. B. wurde von den Fahrzeuginsassen ein Gurt getragen oder nicht, und wie hat sich dies auf die Verletzungsschwere ausgewirkt; wie war die Gehrichtung eines angefahrenen Fußgängers und welche Bedingungen ergeben sich daraus für die Vermeidbarkeit des Unfalls usw.

22.4.1 Fahrzeuginsassen

Bewegungsablauf (EG 3) und Verletzungsbild (AG 3) des Fahrzeuginsassen sind nach Abb. 22.7 abhängig von:

- Stoßrichtung und daraus resultierende Relativbewegung des Insassen zum Fahrzeug als Folge des Kollisionstyps (EG 1): Front, Seite, Heck, Überschlag.
- Kollisionsgeschwindigkeit (EG 1) bzw. Geschwindigkeitsänderung Δv (AG 1) während der Stoßphase.
- Form, Struktur und Steifigkeit der Fahrgastzelle am Ort des Insassenaufpralls (ES 2).
- Benutzung, Funktion und Handhabung von Rückhaltesystemen (EG 2, ES 2, AG 2).

Bei Frontalkollisionen kann für Fahrzeuginsassen ein hohes Maß an passiver Sicherheit realisiert werden, indem das Fahrzeug einen erheblichen Teil der kinetischen Energie des Insassen als Deformationsarbeit aufnimmt. In Verbin-

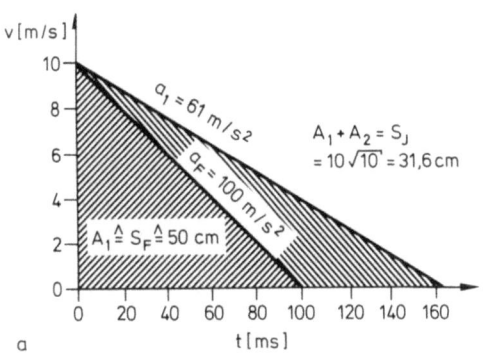
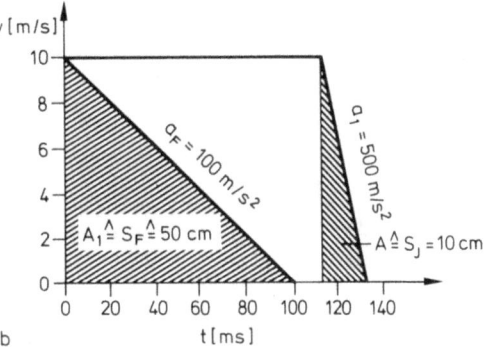

Abb. 22.13a und b. Fahrzeug- und Insassenverzögerung am Beispiel der Frontalkollision; **a** mit Gurt, **b** ohne Gurt

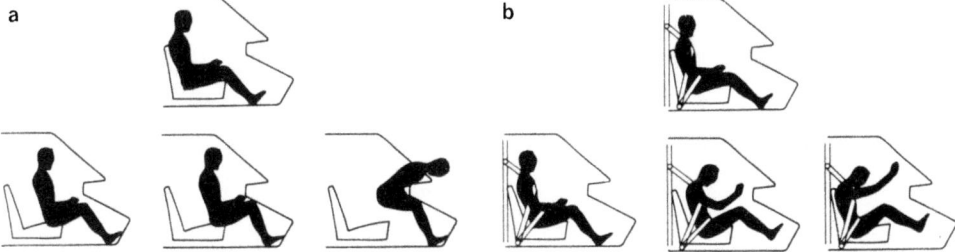

Abb. 22.14a und b. Bewegungsablauf des Insassen am Beispiel der Frontalkollision; **a** ohne Gurt, **b** mit Gurt. (Nach Danner 1979)

dung mit einer gestaltfesten Fahrgastzelle als Überlebensraum verlängert sich für den Insassen der „Anhalteweg", wodurch die auf den Insassen wirkenden Verzögerungen und damit Kräfte reduziert werden. Voraussetzung ist jedoch, daß der Insasse durch ein Rückhaltesystem an der Verzögerungsphase des Fahrzeuges teilnimmt („ride down effect") (Abb. 22.13a). Ohne Rückhaltesystem bewegt sich der Insasse, nachdem die Verzögerungsphase des Fahrzeuges bereits beendet ist, weiter, prallt annähernd mit der Kollisionsgeschwindigkeit des Fahrzeuges im Innenraum auf und wird auf einem Weg von wenigen Zentimetern verzögert (Abb. 22.13b).

Das Verletzungsbild ohne und mit 3-Punkt-Automatikgurt (als Beispiel des heute üblichen Rückhaltesystems) steht in direktem Zusammenhang mit dem Bewegungsablauf (Abb. 22.14a, b). In Abb. 22.15a, b sind die Verletzungshäufigkeit und -schwere an verschiedenen Körperteilen für Insassen ohne und mit Gurt gegenübergestellt. Es zeigt sich, daß der angegurtete Insasse an Kopf, Brust, Becken und Extremitäten erheblich weniger bzw. weniger schwer verletzt wird als der Insasse ohne Gurt. Im Abdomenbereich dagegen wird eine Verschiebung zu schwereren Verletzungen beobachtet, deren Ursachen zumindest teilweise im Fehlverhalten älterer Gurtsysteme (z.B. Gurtlose, Submarining bei 3-Punkt-Statikgurten usw.) zu suchen sind (Abb. 22.16a, b).

Die Gefährdung des Insassen bei Seitenkollisionen besteht im wesentlichen durch Intrusionen der Fahrgastzelle.

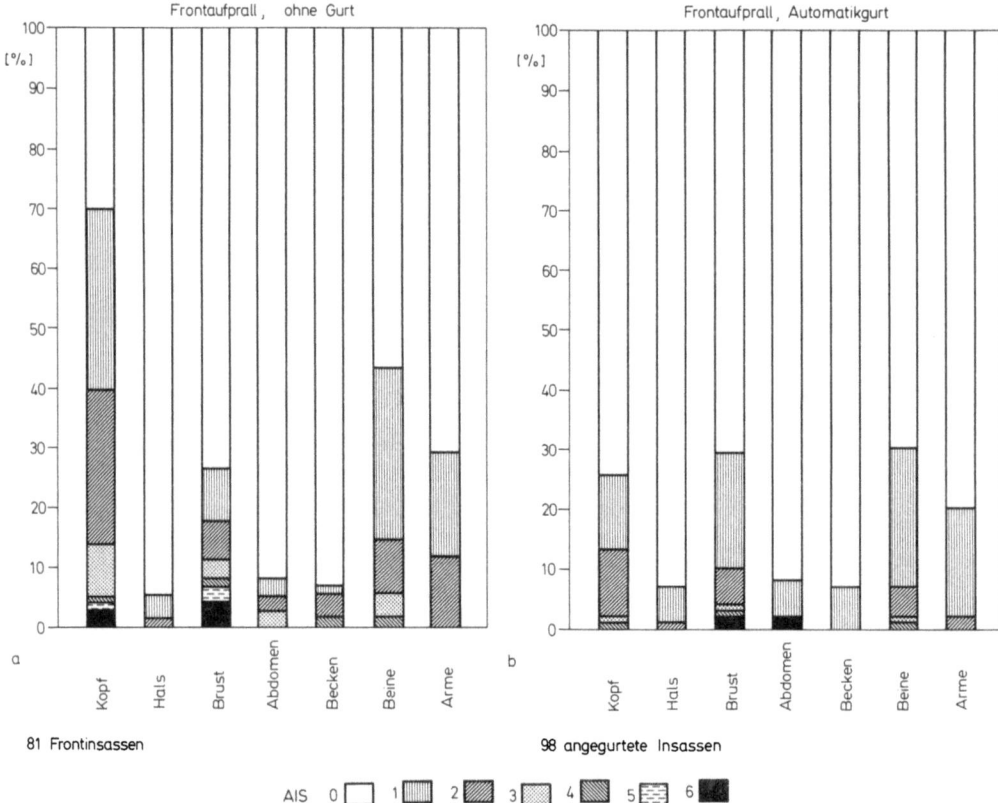

Abb. 22.15a, b. Verletzungshäufigkeit und -schwere an verschiedenen Körperteilen bei der Frontalkollision; **a** ohne Gurt, **b** mit Gurt. (Nach Bundesanstalt für Straßenwesen 1978)

Fahrzeuginsassen

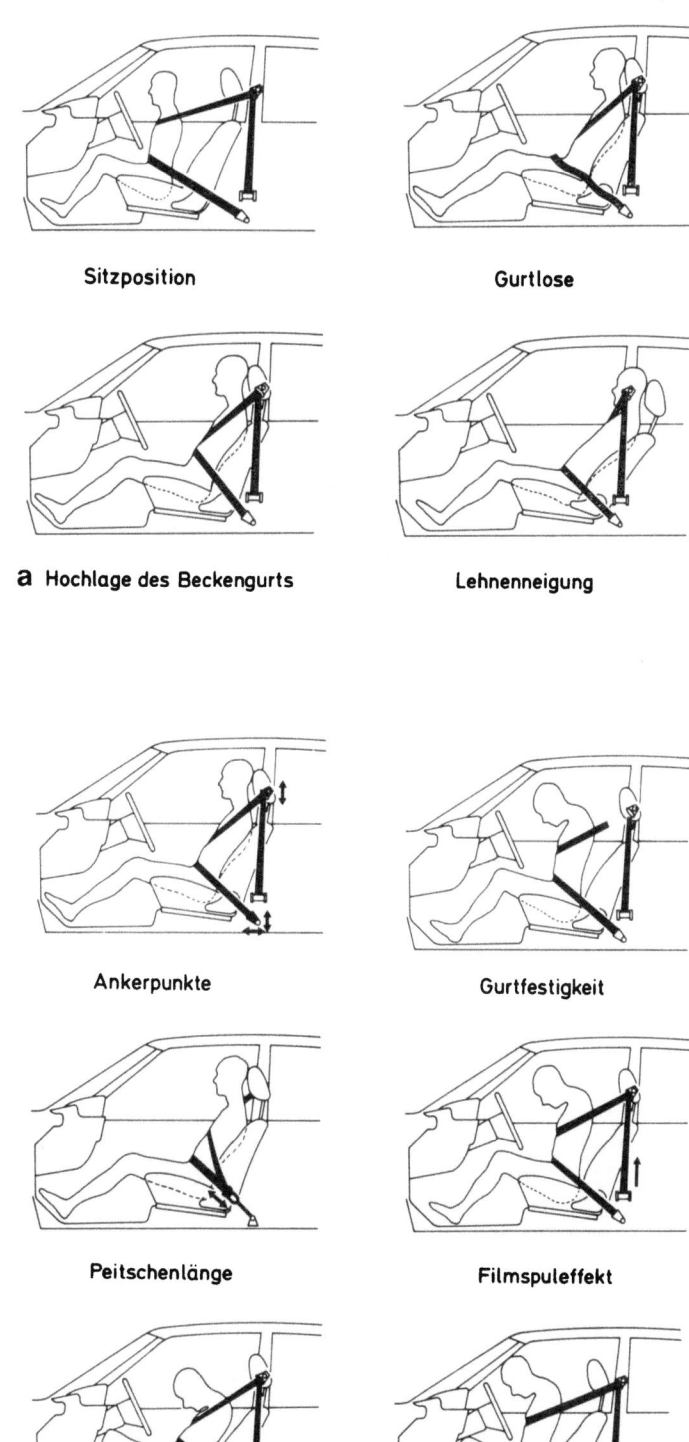

Abb. 22.16a, b. Fehlverhalten von Gurtsystemen. a handlungsbedingt

Abb. 22.16. b konstruktionsbedingt

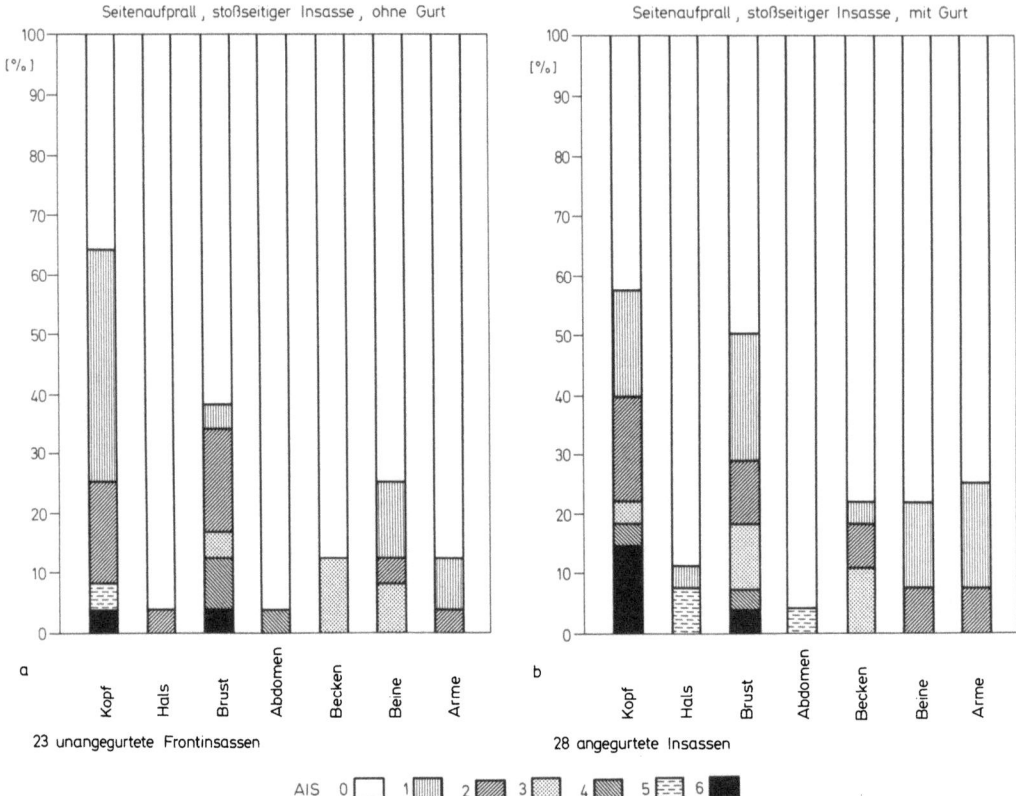

Abb. 22.17 a, b. Verletzungshäufigkeit und -schwere an verschiedenen Körperteilen bei der Seitenkollision; stoßseitiger Insasse; **a** ohne Gurt, **b** mit Gurt. (Nach Bundesanstalt für Straßenwesen 1978)

Dementsprechend erleidet der stoßseitige Insasse erheblich mehr und schwerere Verletzungen als der stoßabgewandte Insasse. Verletzungshäufigkeit und -schwere des stoßseitigen Insassen werden durch den Gurt nicht gemildert (Abb. 22.17 a, b). Zusätzlich kann der stoßseitige Insasse durch einen nichtfixierten Nebeninsassen verletzt werden. Bei einem Vergleich des Verletzungsbildes mit und ohne Gurt für den stoßabgewandten Insassen kann festgestellt werden, daß der Gurt zwar die Kopf- und Extremitätenverletzungen stark verringert, andererseits durch seine Rückhaltekräfte mehr Brust-, Abdomen- und Beckenverletzungen verursacht (Abb. 22.18 a, b). Zu der Schutzwirkung des Gurtes beim Seitenaufprall mit Rotation des Fahrzeuges gehört das Herabsetzen des Risikos eines Herausschleuderns. Das Risiko zu schweren und tödlichen Verletzungen ist für herausgeschleuderte Personen 6- bis 8mal größer als für Insassen, die im Fahrzeug verbleiben (Danner 1979).

Auch für den Kollisionstyp des Überschlages bewahrt der Gurt den Insassen vorrangig vor einem Herausschleudern. Verbleibt er im Fahrzeug, werden durch den Gurt Innenraumkontakte und Kollisionen der Insassen miteinander vermieden.

Eine charakteristische Verletzung bei der Heckkollision ist die Hyperextension der Halswirbelsäule (Schleudertrauma), in schweren Fällen auch Genickbruch. Solche Verletzungen können durch Kopf-

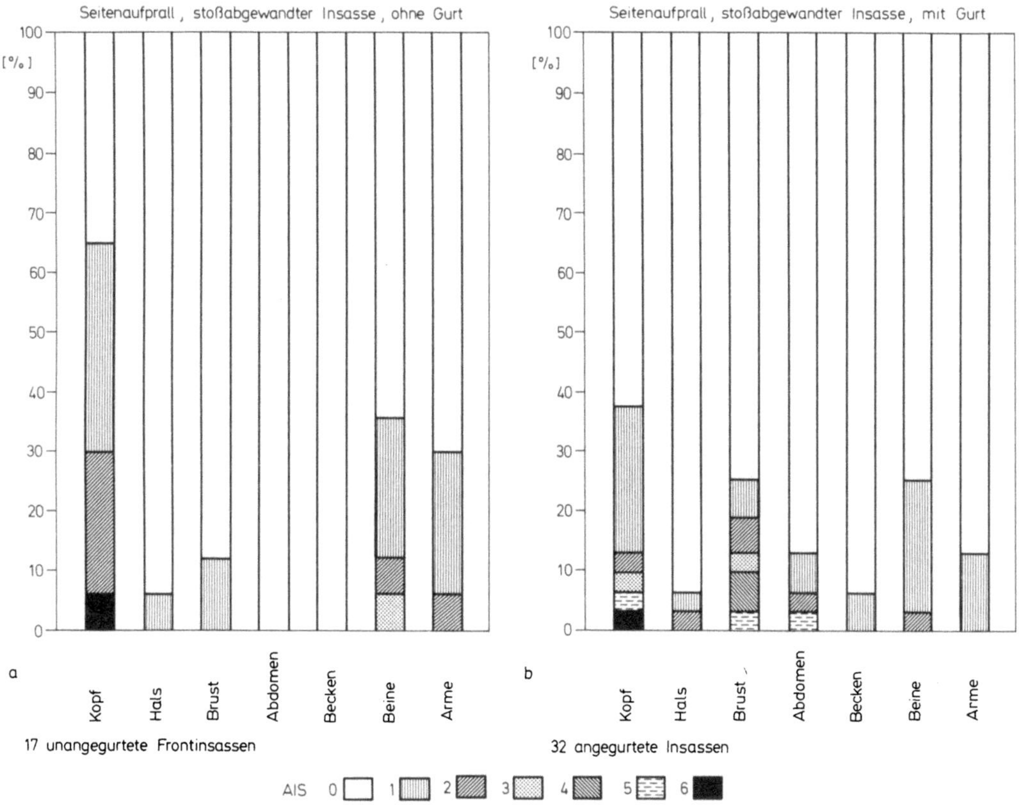

Abb. 22.18 a, b. Verletzungshäufigkeit und -schwere an verschiedenen Körperteilen bei der Seitenkollision: stoßabgewandter Insasse; **a** ohne Gurt, **b** mit Gurt. (Nach Bundesanstalt für Straßenwesen 1978)

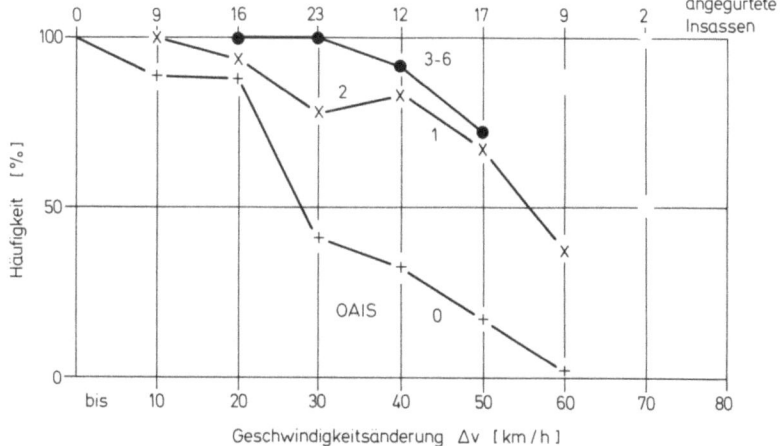

Abb. 22.19. Häufigkeit der Verletzungsschwere in der jeweiligen Δv-Klasse am Beispiel der Frontalkollision. (Nach Bundesanstalt für Straßenwesen 1978)

	Typ A	Typ B	Typ C	Typ D
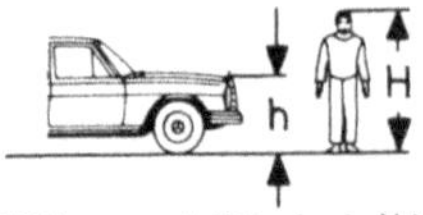 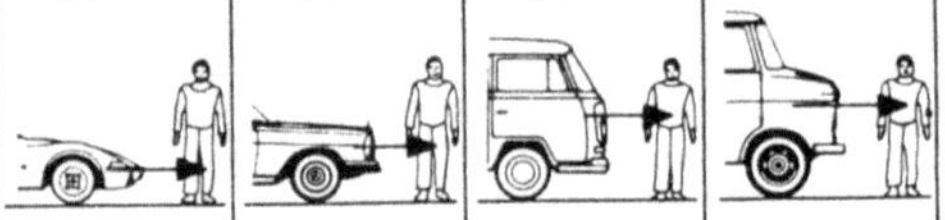 Höhenverhältnis h/H	$< \frac{1}{2}$	$\sim \frac{1}{2}$	≥ 1	> 1
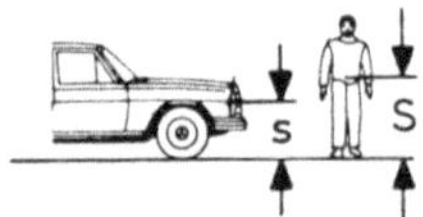 Stoßpunktlage s/S	< 1	≤ 1	$= 1$	> 1
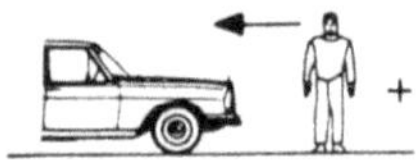 Primäre Drehrichtung	+	+	+	+
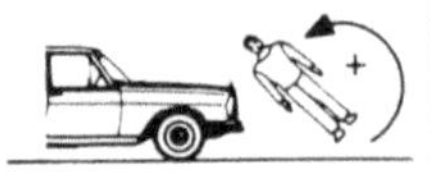 Sekundäre Drehrichtung	+	+	+ / −	−
$\frac{v_{Kopf\ Fzg}}{v_{Koll}}$ Kopfaufprallgeschw.	1,0 – 1,4	0,8 – 1,2	1	0 – 1
$\frac{v_{Ablöse}}{v_{Koll}} = K$ Fußgängergeschw.	0,6	0,75	0,8	1,0

Abb. 22.20. Einfluß der Geometriepaarung auf den Bewegungsablauf des aufrecht angefahrenen Fußgängers. (Nach Kühnel 1980)

stützen völlig vermieden werden. Der Einfluß des Gurtes auf das sonstige Verletzungsgeschehen beim Heckaufprall dürfte bedeutungslos sein.

Verständlicherweise nimmt die Wirksamkeit des Gurtes mit steigender Geschwindigkeitsänderung Δv ab. Abb. 22.19 zeigt die Häufigkeit der Verletzungsschwere abhängig von der Geschwindigkeitsänderung für den Fall der Frontalkollision. Man sieht, daß ein angegurteter Insasse bereits bei einem Δv von 10 km/h verletzt werden kann, aber auch, daß er eine Kollision mit Δv von 50 km/h ohne Schaden überstehen kann. Grundsätzlich gilt jedoch, daß mit zunehmendem Δv die Belastungsgrenzen trotz Gurt erreicht bzw. überschritten werden, allerdings verschoben zu größeren Geschwindigkeitsänderungen.

Eine sehr detaillierte Analyse des Verletzungsbildes ohne und mit Gurt ist in den Forschungsberichten der Bundesanstalt für Straßenwesen (1978) zu finden.

22.4.2 Fußgänger

Der Bewegungsablauf und das Verletzungsbild wird getrennt betrachtet für den aufrecht angefahrenen und für den liegend überfahrenen Fußgänger.

Beim aufrecht angefahrenen Fußgänger ist zu unterscheiden zwischen Voll-, Teil- und Streifstoß, je nachdem wie der Fußgänger von der Fahrzeugfront erfaßt wird. Die Einteilung der Verletzungen kann erfolgen in
- primäre: Kollision mit dem Fahrzeug
- sekundäre: Sturz auf die Fahrbahn
- tertiäre: Aufprall gegen Hindernis, Überfahren.

Beim Vollstoß wird die zeitliche Folge der primären Verletzungen bedingt durch die Geometriepaarung (Abb. 22.20), d.h. durch die Stoßpunktslage (Kühnel 1980). Liegt der Stoßpunkt oberhalb des Körperschwerpunktes (Typ D), prallen Brust und evtl. Kopf direkt auf; der Oberkörper dreht sich vom Fahrzeug weg, so daß der Fußgänger unter das Fahrzeug geraten kann (Abb. 22.21). Bei einem Anstoß in Höhe des Körperschwerpunktes (Typ C) erfolgt ein nahezu gleichzeitiger Aufprall des gesamten Körpers (Abb. 22.22). In der Mehrzahl der Fälle erfolgt der Anstoß unterhalb des Körperschwerpunktes (Typen A und B). In zeitlicher Folge prallen Unterschenkel gegen Stoßstange, dann Oberschenkel und Becken gegen Haubenvorderkante und schließlich Oberkörper und Kopf gegen Fronthaube und evtl. Frontscheibe (Abb. 22.23 und 22.24). Je kleiner das Verhältnis Stoßpunkthöhe zu Schwerpunkthöhe und je höher die Kollisionsgeschwindigkeit ist, um so weiter wird der Fußgänger aufgeschöpft, so daß die Gefahr eines Kopfaufpralls im Bereich des Frontscheibenrahmens zunimmt.

Unter Teilstoß wird ein Anstoß verstanden, bei dem nicht alle Körperteile von frontalen Fahrzeugteilen erfaßt werden (z.B. zwar das Becken, aber nicht mehr beide Oberschenkel), was häufig zu einem Abgleiten des Fußgängers an der Fahrzeugseite führt. Ein Streifstoß liegt vor, wenn beim Hinein- oder Herauslaufen gerade noch ein Körperteil vom Fahrzeug erfaßt wird.

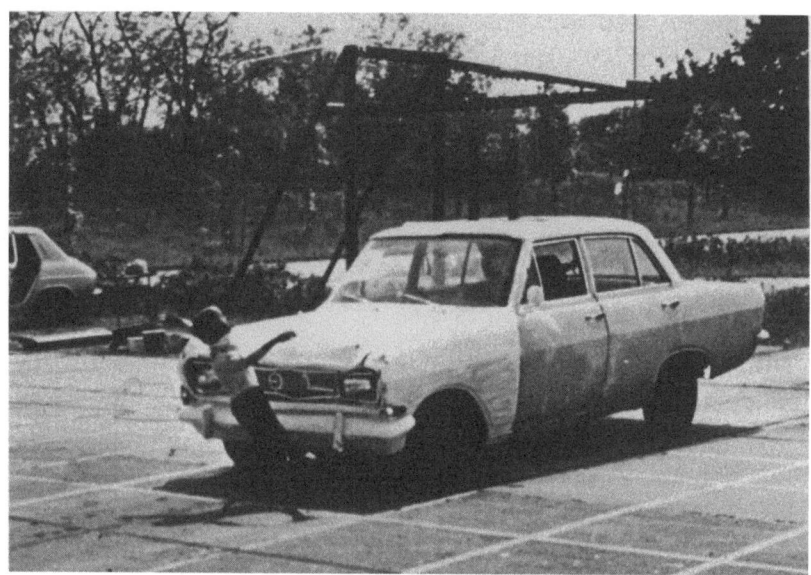

Abb. 22.21. Bewegungsablauf bei Kollisionstyp D. (Nach Kühnel 1980)

458   22. Mechanik und Biomechanik des Unfalls

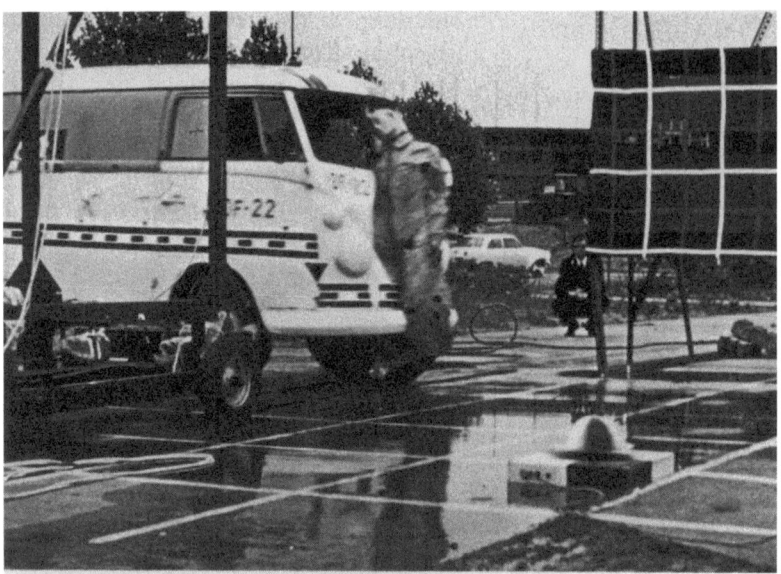

Abb. 22.22. Bewegungsablauf bei Kollisionstyp C. (Nach Kühnel 1980)

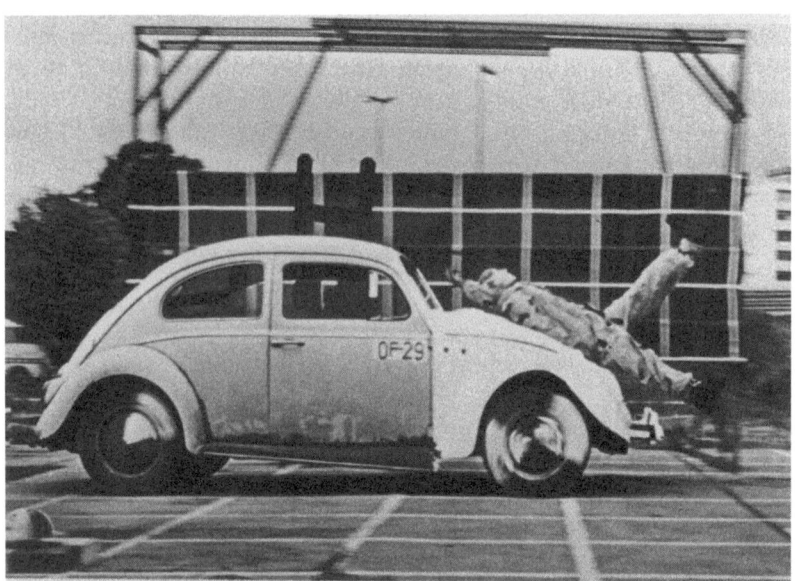

Abb. 22.23. Bewegungsablauf bei Kollisionstyp A. (Nach Kühnel 1980)

Auf den Abb. 22.25 und 22.26 sind für die drei Kollisionstypen die Primärkontaktzonen am Pkw und die typischen Verletzungsbilder des Fußgängers dargestellt (König u. Staak 1981). Die an der Pkw-Kontur angetragenen Zahlen bezeichnen Bereiche, in denen der Aufprall bestimmter Körperteile (z. B. ⑤ = Kopf) beobachtet bzw. festgestellt wurde.
Die Gesamtverletzungsschwere der primären Verletzungen wird wesentlich bedingt durch die Kollisionsgeschwindigkeit (Abb. 22.27). Bei Kindern wird das

Fußgänger

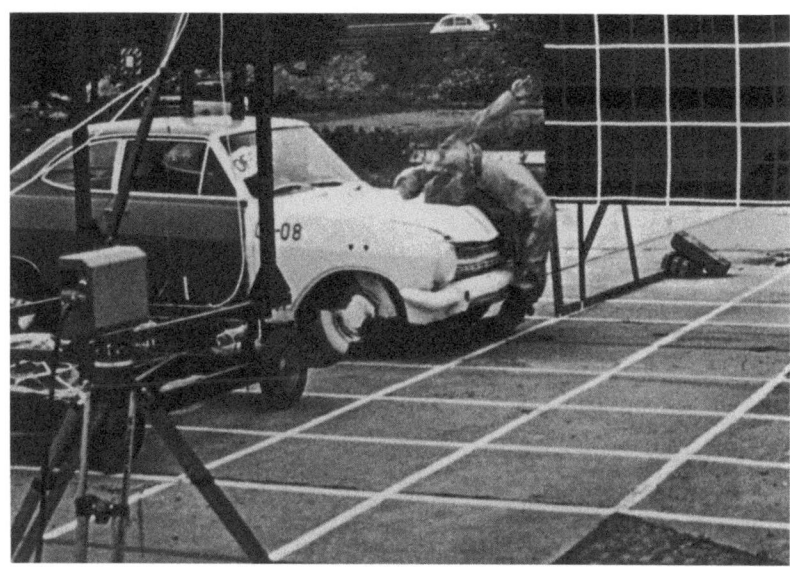

Abb. 22.24. Bewegungsablauf bei Kollisionstyp B. (Nach Kühnel 1980)

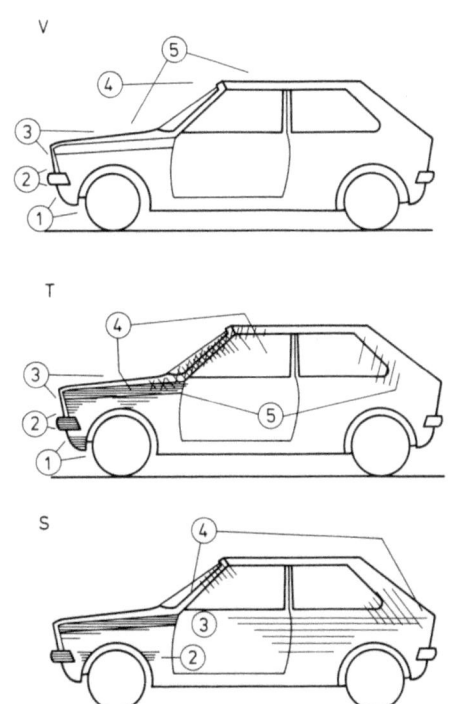

Abb. 22.25. Primärkontaktzonen am Pkw für Vollstoß *(V)*, Teilstoß *(T)* und Streifstoß *(S)*. (Nach König u. Staak 1981)

Verletzungsbild dagegen etwas verschoben. Da ihr elastisches Skelettsystem höhere Aufprallgeschwindigkeiten toleriert als beim Erwachsenen, kann der Brustkorb ohne Rippenbruch so stark deformiert werden, daß schwerste Herz-, Lungen- und Leberquetschungen die Folge sind.

Die Folgen des Straßenanstoßes, welcher zu sekundären Verletzungen führen kann, sind von drei Einflußgrößen abhängig (Kühnel 1980):
- Fallhöhe
- Aufprallmuster
- Horizontalgeschwindigkeit.

Während die Horizontalgeschwindigkeit zu Schürf- und Rißverletzungen sowie großflächigen Hämatomen führt, mitunter auch den Anstoß gegen andere Fahrzeuge oder Verkehrseinrichtungen zur Folge hat (Tertiärstoß), bestimmt die Höhe, aus der der Fußgänger auf die Straße fällt, das Verletzungspotential. In Verbindung mit einem ungünstigen Aufprallmuster sind schwere Verletzungen möglich. Insbesondere beim Aufprall mit Kopf oder Becken zuerst sind Schädelfrakturen und Beckenverletzungen möglich, beim Beckenaufprall auch Wirbelsäulenstauchungen mit Frakturen

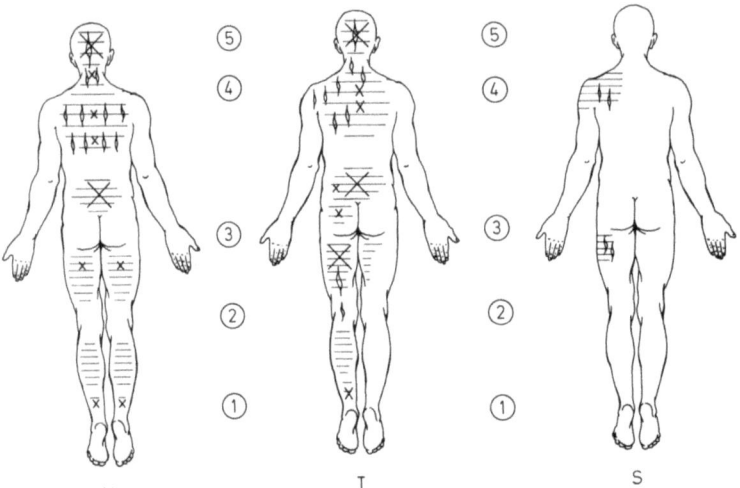

Abb. 22.26. Verletzungsbild des Fußgängers für Vollstoß *(V)*, Teilstoß *(T)* und Streifstoß *(S)*. (Nach König u. Staak 1981)

▓ Hautabschürfungen, Kratzer, Vertrocknungen
≡ Blutunterlaufungen, Ablederungshöhlen, Einblutungen
⌒ Rißquetschwunden, Schnittverletzungen, offene Verletzungen
xxx Frakturen, Fissuren

vornehmlich im Lendenwirbelbereich. Die im wesentlichen die Gesamtverletzungsschwere beeinflussende Kopfbelastung ist Folge der Kopfaufprallgeschwindigkeit. Sie hängt sowohl von der senkrechten Schwerpunktgeschwindigkeit als auch von der Drehwinkelgeschwindigkeit von Rumpf und Kopf ab. Die Kinematik des auf der Fahrbahn liegenden Fußgängers beim Überrollen bzw. Überfahren ist geprägt durch folgende Kriterien (Appel et al. 1981):

- Beim Überfahren des Thorax ist die Mitnahmestrecke größer als beim Überfahren des Kopfes.
- Beim gebremsten Überfahren ist die Mitnahmestrecke größer als beim ungebremsten Überfahren.
- Beim Überfahren des Thorax tritt oft eine Berührung mit dem Hinterrad auf.
- Beim Überfahren des Thorax treten größere Drehungen um die Hochachse auf als beim Überfahren des Kopfes, bis fast 360°.
- Beim Überfahren des Thorax ist oft ein Anschlagen des Kopfes an Radkappen oder Außenfelgen zu beobachten.
- Beschädigungen an der Fahrzeugunterseite treten nur selten auf und nur beim Überfahren des Thorax.
- Eine einheitliche Zuordnung zwischen Überrollgeschwindigkeit und Mitnahmestrecke ist nicht festzustellen.

Das Verletzungsbild ist abhängig von der Überrollgeschwindigkeit. Beim langsamen Überrollen durch ein schweres Fahrzeug entstehen Schädelzertrümmerung mit großer Aufplatzung der Kopfschwarte, manchmal mit Herauspressen des ganzen Gehirns. Mehrfache Brüche der Wirbelsäule und Zerreißungen der Organe können auftreten. Auf Haut und Kleidern wird manchmal das Reifenprofil abgebildet, bei geringer Bodenfreiheit des Fahrzeuges können auch geformte Abdrücke der Fahrzeugunterseite erwartet werden. Beim schnellen Überfahren bewirken die dynamische Gewalteinwirkung und der tangentiale Schub eine Abfräsung der Haut, aus der die Richtung der Gewalteinwirkung erkennbar ist. Eine geringe Bodenfreiheit bewirkt

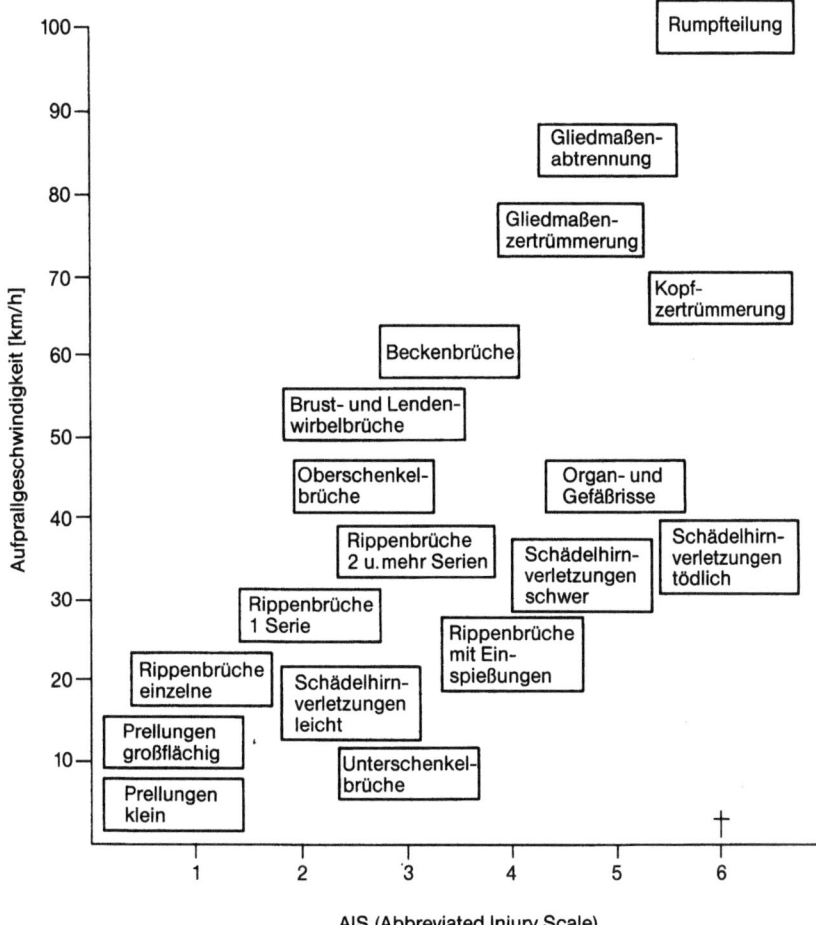

Abb. 22.27. Gesamtverletzungsschwere in Abhängigkeit von der Kollisionsgeschwindigkeit

schwere Rumpfquetschungen mit Rippenserien-, Schulterblatt-, Schlüsselbein-, Brustbein- und Wirbelsäulenbrüchen. Durch Widerlagereffekte bei flächenhafter Gewalteinwirkung wird das Gewebe über Knochenvorsprüngen bei Kontakt mit der Fahrbahn zuerst verletzt.

22.4.3 Zweiradfahrer

Bei der Kinematik von Zweiradunfällen sind — abgesehen von Alleinunfällen — zwei prinzipielle Unfallabläufe zu unterscheiden (Appel et al. 1982):

- Der Pkw stößt mit der Front gegen das Zweirad.
- Das Zweirad prallt frontal gegen die Seite des Pkw.

Im ersten Fall sind dem Fußgängerunfall vergleichbare Gesetzmäßigkeiten gegeben. Allerdings ist das Hochschleudern des angefahrenen Zweiradfahrers sehr viel weniger ausgeprägt, weil der Schleudervorgang durch Körperteile, die zwischen den Fahrzeugen eingeklemmt werden, behindert wird. Im zweiten Fall ist die Anstoßsituation des Zweirades entscheidend für den Bewegungsablauf.
Bei einer Kollision eines Zweirades mit einem Pkw kommt es je nach Größe und

Richtung der resultierenden Geschwindigkeit zu einer Bewegungsbahn des verunfallten Zweiradfahrers in diese Richtung, wobei der Anprall am Fahrzeug in der Projektionslinie zu diesem Vektor erfolgt (Abb. 22.28). Der Bereich des möglichen Körperanpralls am Kollisionspartner (Bereich b) wird vom Geschwindigkeitsverhältnis v_p/v_z je nach Kollisionswinkel und Art des Anpralls beeinflußt.

Je nach Kollisionskonstellation und Eigengeschwindigkeit von Zweirad und Pkw kommt es zu unterschiedlichen Abflugbewegungen des Zweiradfahrers. Die Schwere und der Umfang der zu erwartenden Verletzungen werden von den Geschwindigkeiten der Fahrzeuge, der Kollisionskonstellation und der Anstoßstelle des Zweiradfahrers während der Kollisions- und Auslaufphase bestimmt.

Bei allen Zweiradunfällen sind vorhanden, jedoch unterschiedlich ausgeprägt:

- Kollisionsphase
- Flugphase
- Auslaufphase.

So ist beim Alleinunfall eines Zweirades ein Körperanprall nur während der Flug- und/oder Auslaufphase möglich. Der die möglicherweise tödliche Verletzung verursachende Kontakt kann in jeder Phase erfolgen.

Zweiradunfälle können nach kinematischen Gesetzmäßigkeiten in charakteristische Kollisionstypen eingeteilt werden:

- Kollisionstyp I: Das Zweirad kollidiert nahezu rechtwinklig mit der Pkw-Front (Abb. 22.29). Dabei erfolgt ein Aufschöpfvorgang des Zweiradfahrers. Die Höhe der Pkw-Geschwindigkeit bewirkt in bestimmten Grenzen das Ausmaß des Aufschöpfvorganges (Fronthaube, Frontscheibe oder Dachkante). Die Höhe der Zweiradgeschwindigkeit bewirkt das Ausmaß der seitlichen Auslenkung.

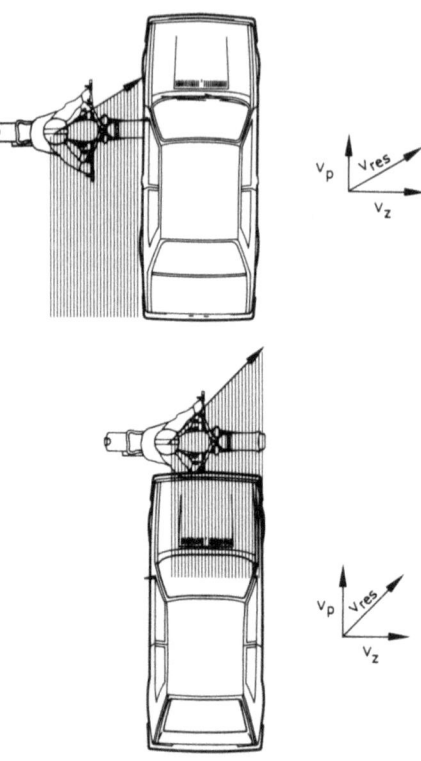

Abb. 22.28. Vektorielle Darstellung des Zusammenstoßes eines Zweirades mit einem Pkw. (Nach Appel et al. 1982)

- Kollisionstyp II: Im Gegensatz zum Kollisionstyp I kollidiert das Zweirad hier unter einem spitzen Winkel mit der Fahrzeugfront. Die Fahrzeuggeschwindigkeiten sind auch hier entscheidend für die relative Flugbewegung des Zweiradfahrers.
- Kollisionstyp III/IV: Die Kollision des Zweirades mit der Seite des Pkw ist zusätzlich durch den Ort des Anpralls beeinflußt, wobei der Anprall in Höhe der Fahrgastzelle dem Zweiradfahrer keinen großen Freiraum der Bewegungsmöglichkeiten bietet (Abb. 22.30 und 22.31).
- Kollisionstyp V: Beim Auffahren eines Pkw auf ein Zweirad unterliegt der Zweiradfahrer infolge der Trägheit seiner Körpermasse einem nahezu rei-

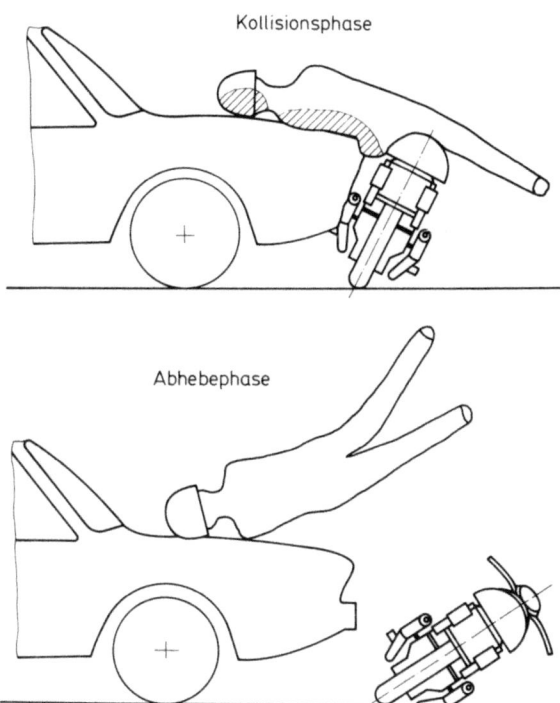

Abb. 22.29. Bewegungsablauf bei Kollisionstyp I

nen Aufschöpfvorgang. Die Höhe der Auffahrgeschwindigkeit bestimmt das Ausmaß der Aufschöpfung.

Die häufigsten Verletzungen von Zweiradfahrern bestehen in Schürfungen, vielfältigen Prellungen und Platzwunden der Haut. Entscheidend für die zu erwartende Verletzungsschwere ist die direkte Exposition von Körperteilen gegenüber festen oder beweglichen Kollisionshindernissen (z. B. offene Frakturen, Trümmerbrüche oder Amputationen von Extremitäten bei Streifkollisionen).

Im Gegensatz zu Fußgängern erleiden viel weniger Zweiradfahrer einen Kopfanprall am Kollisionspartner. Eine Bewegung in Richtung Fahrgastzelle führt in der Regel zu einer erhöhten Gefahr eines Kopfanpralls. Bei Benutzung von Helmen können schwere Kopfverletzungen (Brüche und Impressionen der Schädelkalotte) vermieden werden. Bei hohen Energieeinwirkungen wurden jedoch trotz Helm Frakturen und Impressionen der Schädelbasis und gravierende Hirnverletzungen beobachtet. Der bisweilen relativ kritische Verlauf gedeckter Schädelhirntraumata mit und ohne Helm ist bekannt; die Benutzung eines Helms hat zu einer Vermehrung dieses Verletzungstyps geführt, da wegen der gleichmäßigen Krafteinleitung über einen Helm das Nachgeben der Schädelkalotte im Sinne einer „Sollbruchstelle" entfällt.

Beim Anprall des Körpers gegen den Kollisionspartner sind je nach Steighöhe des Zweiradfahrers dynamische Anprallverletzungen der oberen Gliedmaßen und vor allem im Thoraxbereich zu erwarten. Die Verletzungen im Thoraxbereich bestehen dann in Form gravierender Kontusionen der inneren Organe, seltener des Herzens, wobei vorausgegangene Rippenbrüche zu Einspießungen insbesondere in die Lungen führen können. Verletzungen der Oberschenkel an hochgezogenen Lenkern führen je nach Aufprallenergie zu Luxationen der Hüftgelenke bzw. zu Oberschenkelhals- oder Schaftbrüchen.

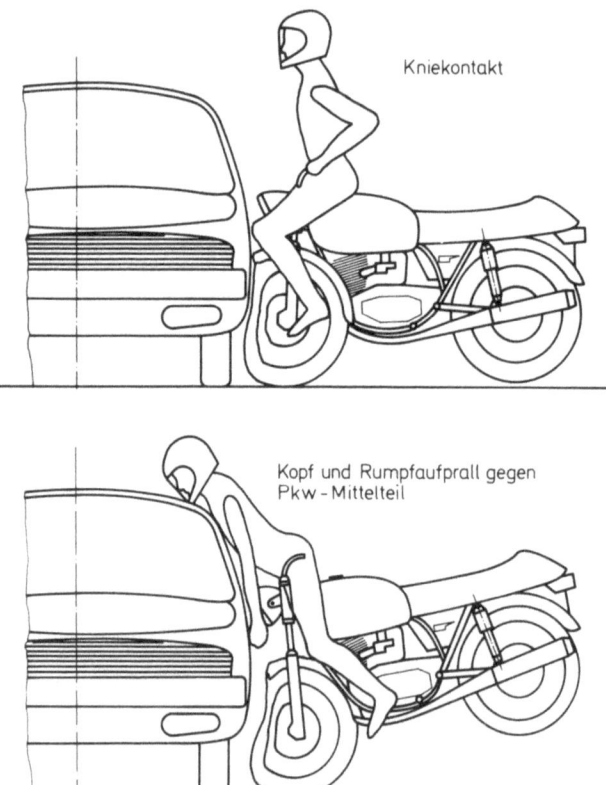

Abb. 22.30. Bewegungsablauf bei Kollisionstyp III

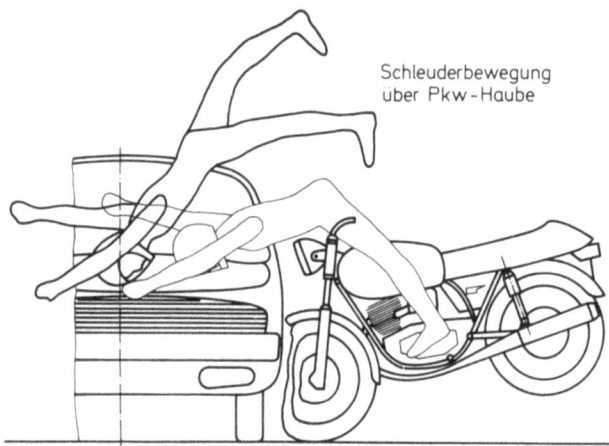

Abb. 22.31. Bewegungsablauf bei Kollisionstyp IV

Weniger relevant als bisher vermutet ist das Ausmaß von Wirbelsäulenverletzungen bei Unfällen von Zweiradfahrern. Zwar kann aufgrund der bisher vorliegenden Untersuchungsergebnisse eine systematische Verlagerung der Verletzungen bei Kopfanprall mit Helm in den Bereich der Halswirbelsäule nicht bestätigt werden, es wurde jedoch beobachtet, daß es bei vornehmlicher Krafteinleitung über den behelmten Kopf zu Verletzungen der Wirbelsäule im Thoraxbereich kam.

22.5 Belastungsgrenzen und Schutzkriterien

Eine umfassende Zusammenstellung von biomechanischen Belastungsgrenzen des Menschen findet sich bei Faerber et al. (1976). Ein Auszug daraus ist in Tabelle 22.1 (s. unten) wiedergegeben. Die teilweise zugefügten Zeitangaben besagen, daß gewisse Belastungen nur bei entsprechend kurzer Einwirkungsdauer ertragen werden können.
Ihren Ursprung hat diese prinzipiell wichtige Erkenntnis in der sog. WSU-Kurve (WSU = Wayne State University) von Patrick (1970), die die Toleranzgrenze für Hirnverletzungen unter stoßartiger Belastung angibt (Abb. 22.32). Während beispielsweise bei einer kurzen Einwirkungsdauer von 5 ms eine Beschleunigung von 100 g ertragen werden kann, sind es bei langen Einwirkungszeiten nur noch 60 g. Die WSU-Kurve ist unter der Voraussetzung eines einfachen Beschleunigungs-Zeit-Pulses entstanden. Um die Kurve für die komplizierten Beschleunigungs-Zeit-Verläufe der Unfallrealität nutzen zu können, wurde im Standard FMVSS 208 das sog. Head Injury Criterion (HIC) wie folgt definiert:

$$HIC = \left[\left(\frac{1}{t_2 - t_1} \int_{t_1}^{t_2} a_{res} \, dt \right)^{2,5} \cdot (t_2 - t_1) \right]_{Max}$$

a_{res} resultierende Kopfverzögerung [g]
t Zeit [s]

Tabelle 22.1. Biomechanische Belastungsgrenzen. (Nach Faerber et al. 1976)

Körperteil	Mechanische Größen	Belastungsgrenzen
Ganzer Körper	$a_{x\,max}$ $\bar{a}_x$	40 ... 80 g 40 ... 45 g, 160 ... 220 ms
Gehirn	$a_{x\,max}$, $a_{y\,max}$	100 ... 300 g WSU-Kurve mit 60 g, t > 45 ms 1800 ... 7500 rad/s²
Knöcherner Schädel	$a_{x\,max}$, $a_{y\,max}$	80 ... 300 g je nach Größe der Stoßfläche
Stirn	$a_{x\,max}$ F_x	120 ... 200 g 4000 ... 6000 N
Halswirbelsäule	$a_{x\,max\,Thorax}$ $a_{-x\,max\,Thorax}$ F_x $\alpha_{max\,vorwärts}$ $\alpha_{max\,rückwärts}$	30 ... 40 g 15 ... 18 g 1200 ... 2600 N Scherbelastung 80 ... 100° 80 ... 90°
Brustkorb	$a_{x\,max}$ F_x s_x	40 ... 60 g, t > 3 ms > 60 g, t < 3 ms 4000 ... 8000 N 5 ... 6 cm
Becken-Oberschenkel	F_x $a_{y\,max}$	6400 ... 12 500 N Krafteinleitung im Knie 50 ... 80 g (Becken)
Schienbein	F_x E_x M_x	2500 ... 5000 N 150 ... 210 Nm 120 ... 170 Nm

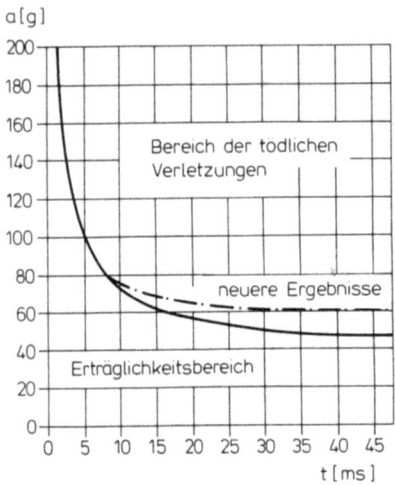

Abb. 22.32. Erträglichkeit mechanischer Stöße für den Kopf. *a [g]* Beschleunigung in Einheiten der Erdbeschleunigung; *t* Einwirkungszeit in s. (Nach Patrick 1970)

AIS 3 entspricht HIC 930
AIS 6 entspricht HIC 1635
(Appel et al. 1979; Langwieder et al. 1979).

Als Schutzkriterium schreibt der FMVSS 208 heute einen Wert HIC 1000 vor. Man erkennt aus dem Vergleich, daß hierzu ein Verletzungskriterium von etwa AIS 3 gehört, so daß also der im FMVSS 208 vorgeschriebene Wert einen deutlichen Sicherheitsabstand zur Belastungsgrenze AIS 6 enthält.

In anschaulicher Weise sind in den Abb. 22.33 und 22.34 für den Frontal- und für den Seitenstoß die biomechanischen Belastungsgrenzen und die heute angewendeten bzw. diskutierten Schutzkriterien gegenübergestellt (Sievert 1979).

Für Frontalkollisionen ist in Abb. 22.11 der Zusammenhang zwischen der Verletzungsschwere des Kopfes und dem HIC dargestellt. Betrachtet man — wie immer bei biomechanischen Untersuchungen — die Mittelwerte aller Ergebnisse, so ergeben sich folgende Entsprechungen

Literatur

1 Appel H, Kramer F, Hofmann J (1979) Protection criteria for occupants and pedestrian. 7th ESV Conference, Paris 1979
2 Appel H, Rau H, Kühnel A, Otte D, Wanderer U (1981) Rekonstruktion des Fußgängerunfalls. Seminar für Unfallrekonstruktion an der TU Berlin, Berlin

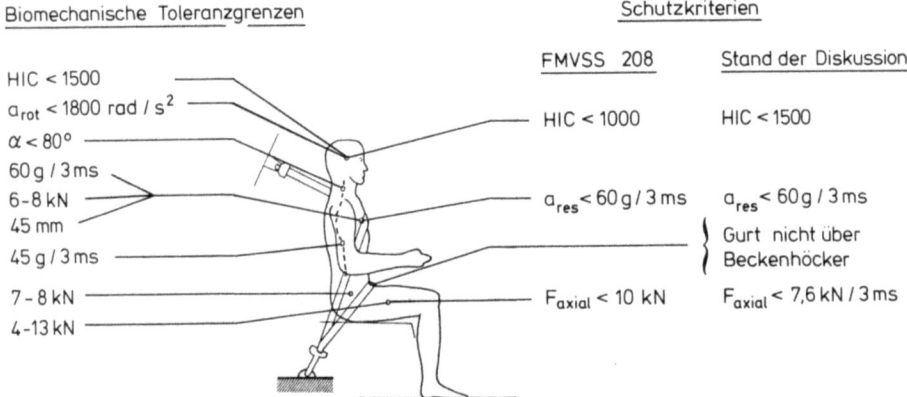

Abb. 22.33. Gegenüberstellung derzeitiger Toleranzgrenzen und Schutzkriterien für den Frontalstoß. (Nach Sievert 1979)

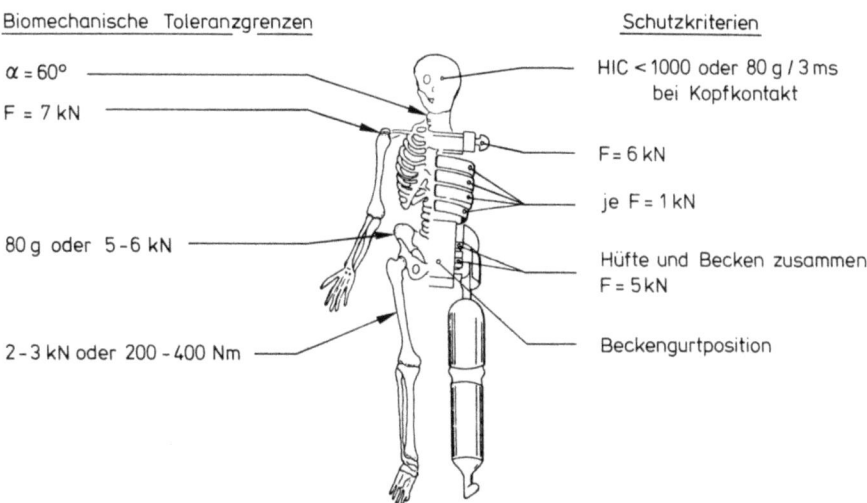

Abb. 22.34. Gegenüberstellung derzeitiger Toleranzgrenzen und Schutzkriterien für den Seitenstoß. (Nach Sievert 1979)

3 Appel H, Kühnel A, Meißner S, Otte D, Rau H, Wanderer U (1982) Rekonstruktion des Zweiradunfalls. Seminar für Unfallrekonstruktion an der TU Berlin, Berlin
4 Baccetti AC, Maltha J (1978) MADYMO — a general purpose mathematical dynamical model for crash victim simulation. TNO/SWOV, Jan. 1978
5 Baker SP, O'Neill B (1976) The injury severity score: An update. J Trauma 16
6 Bundesanstalt für Straßenwesen (1978) Schutzwirkung von Sicherheitsgurten. Forschungsberichte, Köln
7 Bundesministerium für Forschung und Technologie (1976) Technologien für die Sicherheit im Straßenverkehr. Umschau, Frankfurt/Main
8 Campell BJ (1974) Energy basis for collision severity. 3th Int. Conf. on Occupant Protection, 1974
9 Committee on Injury Scaling (1980) The abbreviated injury scale, 1980 Revision. American Association of Automotive Medicine, Morton Grove, IL 60053, USA
10 Danner M (1979) Verminderung des Verletzungsrisikos durch Anlegen des Sicherheitsgurtes. In: Innere Sicherheit im Kraftfahrzeug. TÜV-Rheinland, Köln
11 Faerber E, Gülich H-A, Heger A, Rüter G (1976) Biomechanische Belastungsgrenzen, Heft 3. Bundesanstalt für Straßenwesen, Köln
12 Fung YC (1981) Biomechanics. Mechanical properties of living tissues. Springer, Berlin Heidelberg New York
13 Glöckner H (1982) Fußgängerschutz am Pkw — Ergebnisse mathematischer Simulation. Dissertation, TU Berlin
14 Goldsmith W (1966) The physical process producing head injury. Head Injury Conference. Lippincott, Philadelphia
15 Goldsmith W (1972) Biomechanics of head injury. In: Fung YC, Perrone N, Anliker M (eds) Biomechanics. Its foundation and objectives. Prentice-Hall, Englewood Cliffs, N J, pp 585
16 Heger A, Appel H (1982) Korrelationsmöglichkeiten von Unfallgeschehen und Versuch am Beispiel des Fußgängerunfalls. In: Jahrestagung der Deutschen Gesellschaft für Verkehrsmedizin 1982. Bundesanstalt für Straßenwesen, Köln
17 King AI, Chou CC (1976) Mathematical modelling simulation and experimental testing of biomechanical system crash response. J Biomech 301
18 King AI, Vulcan AP, Cheng R (1968) Effects of bending on the vertebral column of the seatet human during caudocephalic acceleration. 21th Annal Conf. Engineering in Medicine and Biology
19 König HG, Staak M (1981) Spurentechnische Rekonstruktion von realen Verkehrsunfällen am Beispiel der Pkw-Fußgänger-Kollision. Verkehrsunfall 3
20 Kramer F (1979) Rechnerische Simulation

der Insassenbelastung bei Frontalkollisionen unter Berücksichtigung kompatibler Maßnahmen. TUB-Dokumentation 11/2 im Rahmen des BMFT-Forschungsprojektes „Entwicklung kompatibler Fahrzeuge". HUK, TUB, VW
21. Kramer F (1980) Einfluß der mittleren Fahrzeugverzögerung auf die Insassenbelastungswerte bei Frontalkollisionen. Automobil-Industrie 1
22. Kramer F, Appel H (1982) Die Berechnung von Unfällen — Simulation der Insassen-Crashmechanik. VDI-Berichte 444
23. Kramer F, Wanderer U (1982) Die Abgrenzung von Unfallschwere und Unfallfolgenschwere bei Verkehrsunfällen. Automobil-Industrie 1
24. Kühnel A (1980) Der Fahrzeug-Fußgänger-Unfall und seine Rekonstruktion. Dissertation, TU Berlin
25. Langwieder K, Danner M, Schmelzing W, Appel H, Kramer F, Hofmann J (1979) Comparison of passengers injuries in frontal car collisions with dummy loadings in equivalent simulations. 23th Stapp Car Crash Conference, San Diego, California
26. Mackay GM (1968) Injury and collision severity. 12th Stapp Car Crash Conference.
27. Mackay GM, Ashton H (1973) Injuries in collisions involving small cars in europe. Automotive Engineering Congress
28. Mc Henry RR (1971) Development of a computer program to aid of highway accident. DOT-HS-800 621, Dec. 1971
29. Mattern R (1981) Wirbelsäulenverletzungen angegurteter Fahrzeuginsassen bei Frontalkollisionen. Auswertung von 228 Modellversuchen nach postmortalen Traumatisierungen. Habilitationsschrift, Heidelberg
30. Mattern R, Barz J, Schulz F, Kallieris D, Schmidt G (1979) Problems arising when using injury scales in the biomechanical investigation with special consideration of the age influence. 4th IRCOBI-Conf., 1979
31. Niederer P (1977) Mathematische Optimierung von Sicherheitsgurten. ATZ 2
32. Otte D et al. (1982) Erhebungen am Unfallort. Bundesanstalt für Straßenwesen, Köln
33. Patrick LM (1970) Human tolerance to impact-basic for safety design. SAE 700155
34. Patrick LM, Bohlin N, Andersson A (1974) Three-point harness accident and laboratory data comparisons. 18th Stapp Car Crash Conference, Ann Harbor, Michigan
35. Pilot Study on Road Safety for the Committee on the Callenges of Modern Society (1971) Collision analysis report form. Office of the Secretary of Transportation, Washington D.C. 20590, April 1971
36. Prost-Dame C (1973) Rating accident severities for occupants. 4th Int. Conf. on Safety Vehicles, Kyoto
37. Rau H (1975) Rekonstruktion von Fahrzeugkollisionen mit Hilfe von Bewegungsgleichungen. Dissertation, TU Berlin
38. Rau H, Heger A, Wanderer U, Weißner R (1977) Methoden zur Ermittlung biomechanischer Grenzwerte — Neuere Ergebnisse. In: Entwicklungslinien in der Kraftfahrzeugsicherheit. TÜV Rheinland, Köln
39. Robbins DH, Bowman BM, Bennet RO (1974) The MVMA two-dimensional crash victim simulations. 18th Stapp Car Crash Conference, Ann Harbor, Michigan
40. Schmidt G (1978) Verletzungsschwere und Aufprallgeschwindigkeit. In: Hefte zur Unfallheilkunde, Bd 132. Springer, Berlin Heidelberg New York
41. Schmidt G, Kallieris D, Barz J, Mattern R, Schulz F, Schüler F (1981) Belastbarkeitsgrenzen angegurteter Fahrzeuginsassen bei der Frontalkollision. Forschungsvereinigung Automobiltechnik e. V. (FAT), Frankfurt/Main, Heft 15
42. Siegel AW (1969) The vehicle deformation index: A report from the ad hoc committee for collision deformation and trauma indices. Collision Investigation Methodology Symposium, Warrenton
43. Sievert W (1979) Kenntnisstand der Biomechanischen Grenzwerte. In: Innere Sicherheit im Kraftfahrzeug. TÜV-Rheinland, Köln
44. Sommers RL (1982) New ways to use the 1980 abbreviated injury scale accident analysis group. Laboratory for Public Health and Health Economics, Odense Univ. Hospital, Odense, Denmark
45. States JD (1969) The abbreviated and comprehensive research injury scales. 13th Stapp Car Crash Conference
46. Wagner K, Wagner H-J (1968) Handbuch der Verkehrsmedizin. Springer, Berlin Heidelberg New York
47. Wanderer U, Blödorn J, Appel H (1977) Unfallforschung. Westeuropäische Forschungsprogramme und ihre Ergebnisse — eine Übersicht. Forschungsvereinigung Automobiltechnik e. V. (FAT), Frankfurt/M., Heft 4
48. Young RD, Ross HE, Lammert WF (1974) Simulation of pedestrian during vehicle impact. 3th Int. Congress on Automotive Safety
49. Zeidler F (1982) Die Analyse von Straßenverkehrsunfällen mit verletzten Pkw-Insassen unter besonderer Berücksichtigung von versetzten Frontalkollisionen mit Abgleiten der Fahrzeuge. Dissertation, TU Berlin

23. Sachverzeichnis

Abbreviated Injury Scale (AIS) 448
Abgase
- von Dieselmotoren 209
- von Ottomotoren 209
Actio libera in causa
-, Alkoholbeeinflussung 21
-, Schuldunfähigkeit 21
Adaptation des Sehorgans 373
Adaptation
-, dunkel 83
-, hell 83
Ärztliche Begutachtung
- der Kraftfahreignung 62, 87 ff.
- Tabelle 96
AIS - Manual 449
Akkommodation
-, Akkommodationsgeschwindigkeit 81
-, Akkommodationskraft des Auges 81
Allergien 305
- Urtikaria 305
Alkohol und Medikamente 22
-, Medikamente zur Herbeiführung von Fahrunsicherheit 23
-, Rechtssprechung 26
Alkohol und Verkehrstüchtigkeit 284
Alkoholbeeinflussung 284
Alkoholeinfluß bei Unfällen 194
Alkoholersttäter 205
Alkoholabhängigkeit 120
-, Alkoholdelir 121
-, Delirium tremens 121
Alkoholnachweis 285
-, Alkoholausscheidung durch die Atemluft 14, 285
-, - im Urin 287
-, Alkoholbestimmungsmethoden 285
-, Alkoholintoxikation 286

Alkoholverträglichkeit 286
Alkoholnachweis im Blut 287
-, ADH-Verfahren 287
-, Gaschromatographisches Verfahren 287
-, in Körperflüssigkeiten 287
-, Widmark-Verfahren 287
Alkoholstoffwechsel 288
-, Alkoholresorption 288
-, Alkoholverteilung im Körper 288
-, Blutalkoholkurve 288
-, Elimination des Alkohols 288
-, Resorptionsdefizit 288
Alkoholwiederholungstäter 206
Alkoholwirkungen 289
-, alkoholbedingte Ausfälle 290
-, objektives Leistungsvermögen 290
-, subjektives Leistungsgefühl 290
Alkotest-Probe 285
Analgetika 300
-, Acetylsalicylsäure 308
-, Aminphenolderivate 308
-, Antiphlogistika 308
-, Antirheumatika 308
-, Glycopyrronium 308
-, Indometacin 308
-, Paracetamol 308
-, Phenacetin 308
-, Phenazon 308
-, Phenylbutazon 308
-, Propyphenazon 308
-, Pyrazolonderivate 308
-, Salicylate 308
-, Spasmolytika 308
Anfängerrisiko 185
Anfallskranke 102
-, Begutachtungsgrundsätze 104
-, EEG-Befunde 103
-, Hirnverletzte 105
-, Hirnverletzungsfolgen 105

-, Kraftfahreignung 103, 298
Anfallsleiden 298
Anpassung des Sehorgans 373
Antidepressiva
-, Amitriptylin 302
-, Desimipramin 302
-, Lithium 302
-, Viloxazin 302
Antidiabetika 310
-, Wirkung auf Verkehrstüchtigkeit 310
Antiepileptika
-, Clonazepam 298
-, Ethosuximid 298
-, Phenobarbital 298
-, Primidon 298
-, Phenytoin 298
-, Valproinsäure 298
Antihistaminika 305
-, Antiallergika 305
-, Antiemetika 305
-, Diphenhydramin 305
-, Migränemittel 305
-, Promethazin 305
Antihistaminika
-, Äthanolamin 306
-, Carbinoxamin 306
-, Cimetidin 306
-, Clemastin 306
-, Diathiaden 306
-, Dramamin 306
-, Fenistil retard 306
-, Tefenadin 306
Antihypertensiva
-, alpha-Methyldopa 306
-, beta-Blocker 307
-, Betadrenol 307
-, Bupranolol 307
-, Clonidin 306
-, Guantidin 306
-, Prazosin 306
-, Reserpin 306
-, Verkehrstüchtigkeit 306
Anzeige- und Bedienelemente im Automobilbau 341
-, Elektronik 342

Arbeitshygiene in der Schiffahrt 241
Arbeitsmedizin und Verkehrsmedizin 208
-, Berufskraftfahrer 208
-, Grenzkontrollbeamte 208
-, Müllfahrer 208
-, Personal von Tankstellen und Reparaturwerkstätten 208
-, Straßenbauarbeiter 208
-, Straßenwärter 208
-, Teilnehmer des innerbetrieblichen Verkehrs 208
-, Verkehrspolizei 208
-, Wegeunfälle 208
Arterielle Durchblutungsstörungen 133
Arzneimittel
-, Beeinflussung der Sehleistung durch 310
-, Interaktionen 311
- mit psychotropen Nebenwirkungen 305
- und Verkehrssicherheit 292
Arzneimitteleinfluß
-, epidemiologische Gesichtspunkte 293
Arzneimittelmißbrauch
-, Aceton 318
-, Äther 318
-, Äthylacetat 318
-, Alkoholismus 317
-, Benzin 318
-, Benzol 318
-, BTM-Abhängigkeit 317
-, Chloroform 318
-, Halluzinogene 318
-, Haschisch 318
-, Inhalationsnarkotika 318
-, Lösungsmitteldämpfe 318
-, LSD 318
-, Polytoxikomanie 317
-, Toluol 318
-, Tetrachlorkohlenstoff 318
-, Trichloräthylen 318
-, Xylol 318
Arzneimittelstoffwechsel
-, Aktivierung durch Äthanol 314
Arzneimittel und Alkohol
-, Antidepressiva 315
-, Arzneimittel mit disulfiramartigen Nebenwirkungen 317
-, Psychopharmaka 315
-, Wechselwirkungen zwischen 22, 314
Arzneimittel-Wechselwirkungen 311

-, Blutdruckkrisen 312
-, cholinerge und anticholinerge Effekte 313
-, Elektrolytverschiebungen 313
-, extrapyramidale Störungen 313
-, Hyperglykämie 313
-, Hypoglykämie 312
-, Parkinsonismus 313
-, Verwirrtheitszustände 313
-, zentraldämpfende Wirkung 312
Arzthaftung 47
-, Eignungsmangel des Fahrers 47
Atemalkoholmeßverfahren 285
Atemspende 393, 395
Atmosphäre
-, Exosphäre 257
-, Ionosphäre 257
-, Mesosphäre 257
-, Stratosphäre 257
-, Troposphäre 257
Aufklärungspflicht
-, ärztliche 24
-, Beipackzettel bei Medikamenten 25
- des Arzneimittelherstellers 25
-, Gebrauchsinformation für Medikamente 26
Aufmerksamkeitsbelastung und Ermüdung 214
Auge – Sinnesorgan 81
Augenärztliche Untersuchung 170
Augenmotilität 162
Automatik-Fahrzeuge 349
Autositze 278

Bahnärzte 220, 224
-, Verkehrswissenschaftliche Aktivitäten 225
Bahnbedienstete 223
-, Einstellungs- und Wiederholungsuntersuchungen 223
-, Längsschnittuntersuchungen mittels EDV 228
-, Risikofaktoren 228
-, Tauglichkeitsgruppenliste 223
Barbiturate 295
-, Barbital 296
-, Hexobarbital 295
-, Pentobarbital 295
-, Phenobarbital 295

Bauchverletzungen 404
Beeinflussung der Sehleistung durch Arzneimittel
-, akkommodationshemmende Arzneimittel 310
-, Alkohol 311
-, Amphetamine 311
-, Anticholinergika 310, 311
-, Antidiabetika 310
-, Anti-Parkinson-Mittel 311
-, Belladonna-Extrakte 310
-, Chinin 311
-, Chloroquin 311
-, Chlorpromazin 311
-, Diuretika 310
-, Etambutol 311
-, Glukokortikoide 311
-, Glykoside 311
-, Hydantoin 311
-, Kanamycin 311
-, Kokain 311
-, Insulin 310
-, Neomycin 311
-, Parasympathikomimetika 310
-, Phenothiazine 310
-, Resochin 311
-, Salicylate 310
-, Streptomycin 311
-, Sulfonamide 310
-, Tofranil 311
-, Trihexyphenidyl 311
Begutachtungsgrundsätze bei
- Anfallskranken 104
- arteriellen Durchblutungsstörungen 133
- Bluterkrankungen 145
- Diabetikern 137
- Gehörlosigkeit oder hochgradige Schwerhörigkeit 149
- Gleichgewichtsstörungen 149
- Herzinfarkt 131
- Herzleistungsschwäche 132
- Herzrhythmusstörungen 131
- Hirnverletzten 106
- Hypertonie 130
- Niereninsuffizienz 143
Belastungsgrenzen, biomechanische 450
Belastungsgrenzen und Schutzkriterien 465
Beleuchtungsverhältnisse bei Nacht 377
-, Blendungsbegrenzung 378
-, lichttechnische Gütemerkmale 377
-, Verkehrsbeleuchtung 377

Sachverzeichnis

Beleuchtungsverhältnisse bei
   Nebel 382
-, Lichtstreuungen 382
-, Nebelscheinwerfer 383
-, Sehbedingungen bei Dämmerung und Nebel 383
-, Sichtweitenkurve 383
Beleuchtungsverhältnisse bei
   Tage 374
-, Beschilderungen 376, 380
-, Horizontalbeleuchtungsstärke 375
-, Leitpfosten 376, 380
-, Leuchtdichteunterschied 375
-, Sehwinkel 375
-, Straßenmarkierungen 376, 379
Beleuchtungsverhältnisse im
   Straßenverkehr 369 ff.
Benzodiazepine
-, Bromazepam 303
-, Chlordiazepoxid 303
-, Clobazam 303
-, Diazepam 303
-, Dikaliumchlorazepat 303
-, Lorazepam 303
-, Lormetazepam 303
-, Medazepam 303
-, Oxazepam 303
-, Prazepam 303
-, Tempazepam 303
Bergung von Verletzten 389
Berufsgenossenschaften, gewerbliche 180
-, Mindestanforderungen bei
   Fahr-, Steuer- und Überwachungstätigkeiten 180
Beschädigungsschwere 450
-, mechanische Belastungsgrößen 450
Beschleunigungswirkung –
   Flugmedizin 267
-, Angularbeschleunigung 268
-, Fliehkräfte 268
-, Fliehkraftbelastung 270
-, Fliehkraftüberlastungskollaps 272
-, lineare Beschleunigung 267
-, Radialbeschleunigung 267
Betäubungsmittel
-, Opioide 299
-, Morphin 299
-, Pentazozin 299
-, Pethidin 299
Betäubungsmittelgesetz 299
Betriebs- und Werksärzte,
   Aufgaben der 222
Beurteilungshinweise für den
   ärztl. Gutachter für Kraftfahreignung 99

Bewegungsapparat 79
-, Leistungsminderung durch
   Monotonie und Ermüdung
   80
-, Muskelermüdung infolge
   statischer Haltearbeit 80
Bewertung der Unfallursachen 38
Binnenschiffahrt 244
-, Arbeit im Hafen 250
-, Arbeit an Bord 248
-, Auswahl und Tauglichkeit
   244
-, Beladen, Löschen, Stauerei
   250
-, Hafenärztlicher Dienst 249
-, Havarie grosse und Rettungswesen 248
-, medizinische Betreuung an
   Bord und an Land 244
-, Rettungsmittel 248
-, Schiffshygiene 244
-, Taucherei 251
-, Werftbetriebe 251
Binnenschiffahrts-Berufsgenossenschaft 175
-, Befähigungszeugnisse in der
   Binnenschiffahrt 175
-, – in der Donauschiffahrt
   176
-, Elbschifferzeugnisse 176
-, Flößerpatente 176
-, Rheinschifferpatent 175
Biomechanik des Unfalls 439
Biomechanik 438
biomechanische Belastungsgrenzen 438, 465
Biorhythmik und Schlaf 78
-, zirkadiane Ursachen der
   Müdigkeit 79
-, – vegetative Rhythmik 78
Bleibelastung 209
-, Blutbleikonzentrationen 210
-, delta-Aminolävulinsäure im
   Urin 210
- in Großstadtstraßen 210
-, Treibstoffzusätze 209
- von Verkehrspolizisten 210
Blendung 83, 160, 373
-, Adaptationsblendung 83
-, Blendquellen 84
-, Nebelblendung 84
-, physiologische 83
-, psychologische 83
Blutalkohol 289
-, Gutachten 17
-, Konzentration, Mittelwert
   19
-, Rückrechnung auf die Tatzeit 18, 289

-, Untersuchung 18, 285
Blutalkoholgehalt zur Vorfallszeit 18, 289
Blutalkoholkonzentration 13,
   14
-, Beweisgrenzwert
-, Gefahrengrenzwert
Blutbleikonzentrationen 210
Blutentnahme 286
- bei Alkoholverdacht 14 ff.,
   286
-, Atemalkoholuntersuchung
   14, 285
- bei gerichtlichen Leichenöffnungen 17
- bei Leichen 17
Bluterkrankungen 143
-, Begutachtungsgrundsätze 145
-, Eisenmangelanämien 144
-, Hämophilie 144, 145
-, Leukämie 145
-, Lymphogranulomatose 145
-, Plasmozytom 145
-, Polyzythämie 144, 145
-, Thrombozytopenie 145
- von Willebrand-Jürgens-Erkrankung 144
Bluthochdruck 130
Bremsspuren 427, 433
Bremsweginformation, Bremsweganzeige 348
Bromismus 296
Bromureide 296

Caisson-Krankheit 262
Chloralhydrat 296
cholinerge und anticholinerge
   Effekte 313
Clomethiazol 297
CRASH-Programm 432

Dämmerungssehschärfe 160
-, Blendempfindlichkeit 160
-, Blendschutzbrillen 160
Deutsche Bundesbahn 177,
   218, 221
-, Eisenbahnbau- und Betriebsordnung 177
-, Medizinische Dienste 220
-, Tauglichkeitsgruppenliste
   bei der 178
Diabetes mellitus 133
-, Hyperglykämie 136
-, Hypoglykämie 136
-, hypoglykämische Schockzustände 134
-, Insulinschock 134
Diabetiker, Begutachtungsgrundsätze 134, 137

Driver Improvement und Rehabilitation 203
-, Fahranfänger 204
-, Kurse für durch Alkohol am Steuer auffällig gewordene Kraftfahrer 204
-, - für mehrfach auffällig gewordene Kraftfahrer 204
-, Nachschulungsprogramm 204
-, Nachschulung und Rehabilitation 204
Druckfallkrankheit 261
Dummybelastung und Verletzungsschwere 447
durch Medikamente verursachte Störung des Äthanolstoffwechsels 314

Eignung, individuelle Prognose der 197
Eignung zum Kraftverkehr aus rechtlicher und ärztlicher Sicht 61
Eignungsdiagnostik, Kriterien der 201
Eignungsgrenzen für das Führen von Kfz der Klassen 1, 3, 4 und 5 95, 168
Einschlafen am Steuer 214
Einstellungs- und Anpassungsmängel 117
Eisen-, Straßen- und Schwebebahnen, Verordnungen im Bereich der 176
Emotionen und Vigilanz 78
-, Absinken der Vigilanz 78
Entnahme einer Urinprobe 16
Epilepsie 102
Ergonomie bei Kraftfahrzeugbau 79, 321
-, anthropometrische Gestaltung des Fahrzeuginnenraumes 322
-, ergonomische Grundsätze bei der Gestaltung von Kfz 79, 321
-, Fahrer-Fahrzeug-Dynamik 322
-, Raumklima 331
-, Umwelteinflüsse 322
Erkrankung des Gehirns, des Rückenmarkes und der neuromuskulären Peripherie 101, 109
-, Muskelschwund 110
-, myasthenisches Syndrom 110
-, Myotonie 110
Ermüdung 214
Ernährung an Bord 238

-, Schiffsköche
-, Speiserolle
-, Tiefkühlkost
Erste ärztliche Hilfe, Ausstattung für 407
Extraaurale Belastung durch Verkehrslärm 213
-, Beeinträchtigung der geistigen Leistung bzw. der Aufmerksamkeit 213
-, Behinderung der Kommunikation 213
-, physiologische Reaktionen der unterschiedlichsten Art 213

Fahranfänger 69
Fahrbahn und Umfeld 379
-, Blendgefahr 379
-, Blendschutzanlagen 379
-, Blendschutzzäune 379
-, Fußgängerbekleidung 379
-, Rückstrahleinrichtung 379
Fahrer-Fahrzeug-Dynamik,
-, Gestaltung der 346
-, Informationsfluß, optimale Gestaltung des 346
-, Fahraufgabe, Hierarchie der 346
-, Navigation 346
-, Regelkreise, Hierarchie der 347
Fahrerlaubnis 57, 59, 64, 65, 66, 67, 68
- auf drei Jahre 68
-, Auflagen 100
-, Beschränkungen 100
-, Eignungsbegriff 60
-, Eignungsgrenzen 95
-, Eignungsmängel 97
-, Erteilung und Entziehung 57, 64, 65, 67
-, Führerschein auf Lebenszeit 68
-, - auf Zeit 68
- im Verkehrsrecht 57
-, Reformbedürftigkeit der geltenden verkehrsrechtlichen Regelung 68
-, Wiedererteilung 59, 66, 68
Fahrerlaubnisrecht, Reform des 5
-, Fahranfänger 5
-, Führerschein auf Zeit 5
Fahrerlaubnisverfahren 60, 62
-, Aufgabe und rechtliche Stellung des ärztlichen und psychologischen Gutachters 62

-, Eignungsrichtlinien für die Straßenverkehrsbehörden 63
-, medizinisch-psychologische Untersuchungsstellen, Anerkennungsrichtlinien 63
-, psychologische Gutachten, Beweiswert und Beweiswürdigung 64
-, verwaltungsrechtliches 64
Fahrleistung 71
-, Faktoren 71
-, Leistungsbereitschaft 71
-, Leistungsdisposition 71
-, Leistungsfähigkeit des Fahrers 71
-, - Trainingsgesetze 73
-, Leistungsreserve 71
-, Leistungsvorbedingungen 71
-, zentralnervöse Faktoren 72
Fahrunsicherheit 23
-, alkoholbedingte 12, 284
- durch Medikamente 23
-, Merkblatt über die Einschränkung der Verkehrstüchtigkeit durch Arzneimittel 23
Fahruntüchtigkeit, alkoholbedingte 284
Fahrverbot 57, 67
-, Doppelzuständigkeit von Exekutive und Rechtsprechung 67
-, Verwaltungsbehörde 68
Fahrzeug - menschengerechte Gestaltung 321
Fahrzeug - und Insassenverzögerung 452
Fahrzeuginnenraum, anthropometrische Gestaltung 333
Fahrzeuginsassenverletzungen 451
-, Gurtsysteme 451
-, Rückhaltesystem 451
-, Schwere und Verteilung 455 ff.
Fahrzeugschäden, Bewertung von 450
Fahrzeugsitze 278
Farbsinn 162
- Deuterogestörte 162
- Grünsinngestörte 162
- Protanope 162
- Protogestörte 162
- Störungen 85, 162
Fehlverhalten im Straßenverkehr 194
Fliegertauglichkeit des Luftfahrtpersonals 273

Fliegertauglichkeitsuntersuchung 274
-, Berufsflugzeugführer 274
-, Privatflugzeugführer 274
-, Tauglichkeitsgrade 274
Flimmern 373
-, Flimmerfrequenzen 374
-, Verschmelzungsfrequenz 374
Flugmedizin 256
-, Beschleunigung und Fliehkraftwirkung 267
-, Flugunfallstatistik 256
-, Höhenflug und Höhenwirkung 256
-, Luftfahrtmedizin 268
-, Probleme der Flugmedizin 256
-, Schallgeschwindigkeit 267
Flugreise 275
-, Flugreisefähigkeit 275
-, Flugreiseuntauglichkeit 276
-, Kontraindikationen 275
Flugtauglichkeit der Flugpassagiere 275
-, Fliegerarzt 275
-, Flugreise 275
-, Flugreisefähigkeit 275
-, Flugtourismus 275
Flugunfallkunde 276
-, Flugunfälle 276
-, Flugzeugkatastrophen 276
Forderungsübergänge, Unfallgeschädigte 39
Fortbildung der Verkehrsteilnehmer 4
Frauenleiden 149
-, Begutachtung der Kraftfahreignung 149
-, Eklampsie 149
-, gynäkologische Erkrankungen 149
-, Schwangerschaft 149
Fußgängerbekleidung 379
Fußgängerüberwege, Beleuchtung von 384
Fußgängerunfall 454, 457, 460
-, Aufprallgeschwindigkeiten 457
-, Bewegungsablauf 454
-, Folgen des Straßenanstoßes 457
-, Primärkontaktzonen am PKW 460
-, Streifstoß 460
-, Teilstoß 460
-, Überfahren 459
-, Überrollen 459
-, Verletzungsbild 454

-, Vollstoß 460
Fußgängerverletzungen, Schwere und Verteilung 461
Führerschein auf Zeit 68

Gefahrengrenzwert, Blutalkoholkonzentration 13, 14
Gefährdung durch Schienenverkehr 218
Gefährdungsqualitäten, verkehrsmedizinische 209
-, Aufmerksamkeitsbelastungen und Ermüdung 209
-, Belastung mit Kfz-Abgasen 209
-, Lärmbelastung 212
-, Vibrationseinwirkungen 209
gehörschädigender Lärm 212
Gehörsinn 85
-, Außengeräusche 85
-, Fahrzeuginnengeräusche 85
-, Geräuschpegel 85
Geschichte des Verkehrs 1
Gesichtsfeld 84, 160
-, Brillenträger 85
-, Ermüdung 85
-, Ermüdungsskotome 85
-, Gesichtsfeldeinengung 161
Gewalteinwirkung bei Verkehrsunfällen 416
-, scharfe Gewalt 416, 418
-, Schleudertrauma 416
-, stumpfe Gewalt 416
Gleichgewichtsstörungen 145
-, Begutachtungsgrundsätze 149
Glukokortikoide mit psychotropen Nebenwirkungen
-, Cortison 309
-, Dexamethason 309
-, Hydrocortison 309
-, Prednisolon 309
-, Prednison 309
-, Triamzinolon 309
Glutethimid 295
Gurtsysteme, falsch angelegt 453
Gutachten, Krankheit und Kraftverkehr 94

Hafenarzt 234
hafenärztlicher Dienst 249
-, Schädlingsbekämpfung im Hafen 250
-, Seuchenabwehr im Hafen 249
-, Wasserversorgung im Hafen 249
Haftpflichtgesetz 35

Haftpflichtrecht 30, 31
-, Amtspflichtverletzung, fahrlässige 33
-, Beförderungsverträge, Kfz 35
-, Gefährdungshaftung nach StVG 34
-, Gesamtschuldner 36, 37
-, Geschädigte 36
-, grobe Fahrlässigkeit 34
-, Haftungstatbestände außerhalb BGB 34
-, - nach BGB 31
-, Halterhaftung 33
-, Kfz-Haftpflichtversicherer-Haftungstatbestände 36
-, Kfz-Halter - Pflichtversicherung 36
-, Staatshaftungsgesetz 32
-, Tierhalterhaftung 32
-, Unfälle 36
-, Unfallhaftung, vertragliche 35
-, Verkehrserfordernis und Fahrlässigkeit 34
-, Versicherungsvertragsgesetz 36
Haftungsansprüche, Verkehrsunfälle 44
-, Personenschäden 44
-, Sachschäden 44
Haftungsprivilegien 41
-, RVO 42
Hautsinne 85
-, Thermorezeptoren 86
Helmschutz bei Zweiradfahrern 463
Hemmung des Arzneistoffwechsels durch Äthanol 314
Heroin 300
Herzinfarkt 127, 131
Herz-Kreislauf-Erkrankungen 124
-, Arteriosklerose 129
-, Carotis-Sinus-Syndrom 129
-, diabetische Angiopathie 129
-, Embolie 129
-, Endangiitis obliterans 129
-, Extrasystolie 129
-, Herzinfarkt 127
-, Herzinsuffizienz 127
-, Hochdruckkranke 127
-, Hypotoniker 130
-, Lown-Ganong-Levine-Syndrom (LGL) 129
-, plötzlicher Tod am Steuer 124
-, Raynaud-Syndrom 129

-, Rhythmusstörungen 127
-, Schrittmacherbehandlung 128
-, Subclavian-steal-Syndrom 130
-, Tachykardie 129
-, Vorhofflattern 129
-, Vorhofflimmern 129
-, WPW-Syndrom 129
Herz-Kreislauf-System 80, 81
-, Autobahnfahrt, Herzfrequenz 80
-, Autofahren, Herzfrequenz 80, 81
-, Herzfrequenz, Indikator der Beanspruchung des Autofahrers 81
Herzleistungsschwäche 132
-, Herzoperation 132
Herzdruckmassage 397
-, äußere 398
Herzrhythmusstörungen 131
Hilfe am Unfallort 388 ff.
-, Atmung, Beurteilung der 391
-, Ausstattung für erste ärztliche Hilfe 407
-, Bauchverletzungen, Erstbehandlung 404
-, Blutungen, Erstbehandlung 399
-, Blutvolumenmangel 393
-, Brandwundenbehandlung 407
-, Brustkorbverletzungen 400
-, Erste Hilfe 388
-, Frakturen, Erstbehandlung 400
-, Kreislauftätigkeit, Beurteilung der 392
-, Luftkammerschiene 400
-, Medikamente 408
-, Mediastinalemphysem 401
-, Mediastinotomie 402
-, Neunerregel nach Wallace 406
-, Notarzt 410
-, Notfallkoffer 407
-, Notfälle 388
-, Notrufsystem 410
-, Pneumothorax 400
-, Reanimation 393
-, Rettungsaktionen 388
-, Rettungskette 408
-, Rippen- und Brustbeinfrakturen 402
-, Rückenmarksverletzungen 404
-, Schädel-Hirn-Trauma, Akuttherapie 403
-, Schmerzbekämpfung 407

-, Schocktherapie 393, 399
-, Schreckreaktion 393
-, Seitenlagerung, stabile 391
-, Spannungspneumothorax 401, 402
-, Transportsysteme 408
-, Vakuummatratzen 404
-, Verbrennungsverletzungen, Erstbehandlung 405, 406
-, Vitalfunktionen, Beurteilung der 390
-, Wiederbelebung 393, 396
-, Wirbelverletzungen 403
Hirngeschädigte 106
-, Begutachtungsgrundsätze 106
-, Hirnblutung 107
-, Hirndurchblutungsstörung 107
Höhenflug und Höhenwirkung, Flugmedizin 256
-, Atmosphäre 256
-, Druckfallkrankheit 261
-, Gasansammlungen in Granulomen 261
-, Gasvolumen 261
-, Höhenflug mit und ohne Überdruckkabine 259
-, Höhenkrankheit 264
-, Höhenwirkungsschwellen 266
-, Luftdruck 258
-, Luftdruckveränderungen 261
-, physiologische Wirkung des Luftdruckabfalls 260
-, - - des Sauerstoffmangels 257
-, Sauerstoffatemgerät 259
-, Sauerstoffmangel 262
-, Sauerstoffdruck in der Kabine 259
-, Wurzelfüllungen der Zähne 261
HUK-Verband 30
Hyperglykämie 313
Hyperopie 81
Hypertonie, Begutachtungsgrundsätze 130
Hypnotika 295

Informationsverarbeitung 73
-, Gedächtnis 73
-, Kurzzeitspeicher 73
-, Langzeitspeicher 73
Inhalationsnarkosen 299
Intelligenzstörungen 114
-, Analphabetismus 115
-, Legasthenie 115
Intoxikationszustände 120

Jugendlichkeitsrisiko 186

Kinematik und Verletzungsbilder 450
Kinetosen 216
- durch Fahrzeuge 330
- durch Flugzeuge 269
- durch Schiffe 235
Knochenbrüche-Rekonstruktion von Unfällen 418
Kohlenmonoxid-Belastung 211
Kohlenwasserstoff-Belastung 211
Kohlenwasserstoffe in Kfz-Abgasen 211
Kokain 300
Kopfstützen 279
Körperbehinderte, Richtlinien der Beurteilung 150
Körperbehinderung und Verkehrsteilnahme 281
Körperhaltung, physiologische 334
Kraftfahreignung 62, 87
-, Alkohol, Drogen und Medikamente 90
-, Allgemeinzustand und körperliche Gebrechen 89
-, Anfallsleiden 103
-, Auflagen 100
-, Begutachtung bei Frauenleiden 149
-, Beurteilungshinweise für den ärztlichen Gutachter 99
-, Beschränkungen 100
-, Blutkrankheiten 90
-, Diabetes mellitus 90
-, EG-Führerschein 88
-, EG-Richtlinien 88
-, Eignungsmängel 97
-, Epilepsie 90
-, Erkrankungen des Gehirns, Rückenmarkes und der neuromuskulären Peripherie 101
-, - des Urogenitalsystems 91
-, Geistesstörungen 90
-, Grenzen 94
-, Herz- und Gefäßerkrankungen 90
-, Hörvermögen 89
-, bei Körperbehinderung 281
-, Leberzirrhose 142
-, medizinische Gutachter-, Verwaltungs- und Gerichtspraxis 62
-, Prognose einer Krankheit 100

Sachverzeichnis 475

-, Rechtsgrundlagen 92
-, Richtlinien (In- und Ausland) 88 ff.
-, Sehvermögen 89, 93
-, Situation in der BRD 91
-, Tabelle 93
Kraftfahrer, alkoholisierter 12, 284
Kraftfahrzeugabgase 209
-, Abgase von Dieselmotoren 209
-, - von Ottomotoren 209
-, Aldehyde 209
-, Kohlenmonoxidkonzentrationen 209
-, Kohlenwasserstoffe 211
-, Stickoxide 209
Kraftfahrzeugbeleuchtung 379
Kraftfahrzeuggestaltung 321
-, ergonomische Grundsätze 79
Kraftfahrzeuginnengeräusche 323
Kraftfahrzeug-Pflicht-Haftpflichtversicherung 53
Kraftfahrzeuge-Raumklima 332
-, Heizung 332
-, Klimaanlagen 332
Krampfanfälle 102
Krankheit und Kraftverkehr 61, 62, 87
-, EG-Richtlinien 62
-, Gutachten 61, 94
Kreislaufstillstand 396
Kurvengestaltung im Straßenbau 358
Kurznarkose 298, 299
Kurzsichtigkeit 81

Lagerung von Verletzten 390
Lärm 323
-, Geräuschempfindung 325
-, Geräuschpegel 324
Lärmbelastung 212
Lärmschwerhörigkeit 212
Lärmverarbeitung 214
Lärmwirkungen 212
-, im Bereich des Gehörorgans 212
-, extraaural 213
Leichenöffnung 416
-, agonale Reaktionen 420
-, Blutspuren 421
-, Brillenhämatom 417
-, Frakturen des Skelettsystems 418
-, Gewalteinwirkung 416

-, Hautabschürfungen 417
-, Hautblutungen 417
-, Hautverletzungen 417
-, Obduktionsbefunde 416
-, Platzwunden 417
-, postmortale Blutungen 419
-, Schädelbasisbrüche 417
-, Schleudertrauma 416
-, Spurenanalyse 420
-, Unfallrekonstruktion 416
-, vitale Reaktionen 419
Leichenschau 413
-, supravitale Reaktionen 415
-, Temperaturabfall der Leiche 415
-, Totenflecken 414
-, Totenstarre 414
-, Todeszeitbestimmung 414
Leistungen 73, 74
-, angeborene 73
-, automatische 74
-, Beeinflussung durch Beanspruchung 73
-, erworbene 73
Leistungsfähigkeit des Fahrers 71
Leistungsvermögen 74
-, Aufmerksamkeit 74
-, biorhythmische Faktoren 78
-, ergonomisch richtige Gestaltung der Führerstände 74
-, Geruchs- und Geschmacksreize 78
-, Gewöhnung und Monotonie 77
-, Kaltreize 78
-, Reize für die Retikularformation 78
-, Schlafdefizit 78
-, Standarisierung der Bedienelemente 74
-, Verkehrszeichen im Ausland 75
-, Verkehrszeichengestaltung 75, 363
-, Wahrnehmungen 74
-, Warmreize 78
Leistungsvorbedingungen, Straßenverkehr 71
Leuchtdichte 159
Licht am Kfz 379
Lichtsignale 383
-, Lichtzeichenanlagen 383
-, Phantomlicht 384
-, Warnleuchten 383
Lichttechnik 370
-, Beleuchtungsstärke 370
-, Farbempfindung 370

Lokalanästhetika-Verkehrstüchtigkeit
- Bupivacain 309
- Butanilicain 309
- Carticain 309
- Etidocain 309
- Hostacain 309
- Lidocain 309
- Octapressin 309
- Prilocain 309
- Procain 309
- Xylestesin 309
Luftdruckabfall, physiologische Wirkung des 260
Luftfahrt, Begutachtung im Rahmen der 180
Luftfahrtmedizin 268
-, Fliegertauglichkeit des Luftfahrtpersonals 273
-, Fliegertauglichkeitsuntersuchung 274
-, Flugtauglichkeit der Flugpassagiere 275
-, Flugunfallkunde 276
-, Luftkrankheit 269
-, Sinnestäuschung beim Fliegen 271
Luftkrankheit 268
-, Fliehkraftbelastung 270
-, Fliehkraftüberlastungskollaps 272
-, Luftverkehrsgesetz 35

Magen- und Darmerkrankungen 139
-, Geschwür an Magen und Zwölffingerdarm 140
-, Leberzirrhose 142
Mechanik und Biomechanik des Unfalls 438
-, biomechanische Belastungsgrenzen 438
-, International Research Committee on the Biokinetics of Impacts 439
-, Kooperationsverbund Biomechanik (KOB) 440
-, PODS-Werte 449
-, Probability of Death Score (PODS) 449
-, Stapp Car Crash Conferences 439
-, Verletzungsschwere und mechanische Dummybelastung 448
mechanische Schwingungen 325
-, Effektivbeschleunigung 326
-, Ganzkörperschwingungen 329

-, Rotationsbeschleunigung 326
-, Schwingungseinwirkungen 328
-, Vertikalbeschleunigung 326
-, Zumutbarkeitsdauer für Schwingungen 329
Medikamente und Fahrtüchtigkeit 292
Medizinische Dienste im Schienenverkehr 220, 221
Methaqualon 297
Methylprylon 295
mesopische Sehschärfe und Blendung 158
Mindestanforderungen an Sehfunktionen 167
Mindestsehschärfen 171
- Fahrerlaubnisinhaber 171
Myopie 81

Nachschulung 204
-, Fahranfänger 204
-, Kurse für durch Alkohol am Steuer auffällig gewordene Kraftfahrer 204
-, - mehrfach auffällig gewordene Kraftfahrer 204
Narkosen 298
Narkotika 298
-, Alphadione 299
-, Methohexital 299
-, Propanidid 299
-, Thiopental 299
Nebel 382
Neuroleptika 300, 301
-, Amobarbital
-, Chlordiazepoxid
-, Chlorpromazin
-, Chlorprothixen
-, Flupenthixol
-, Haloperidol
-, Perphenazin
-, Thioridazin
-, Trifluoperazin
Nierenerkrankungen 142
Niereninsuffizienz 143
Notarzt 410
-, Notarztdienst, Organisation 410
-, Notfallarzt 410
-, Rettungsgesetze der deutschen Bundesländer 410
Notrufsystem 410

Obduktionsbefunde 416
Ophthalmologie und Verkehrsmedizin 154

Orthopädie und Verkehrsmedizin 150, 278
-, Bechterew-Erkrankung 281
-, Fahrzeugsitze 278
-, Kopfstützen 279
-, Kraftfahreignung bei Körperbehinderung 281
-, - bei Schwerstkörperbehinderung 281
-, - bei Wirbelsäulenerkrankungen 280
-, - nach orthopädischen Operationen 279
-, Orthopädie und Ergonomie 278
-, orthopädische Aufgaben 278
-, Orthopädietechnik und Kraftfahrzeugbau 282
-, Osteosyntheseverfahren 279
-, Richtlinien der Beurteilung körperbehinderter Kraftfahrer 150
-, Schleuderbewegungen des Kopfes 280
-, Schwerbehindertenfahrzeuge 281
-, Unfallverletzungen 280

Packungsinformationen des Bundesverbandes der Pharmazeutischen Industrie 25
Paraldehyd 295
Parkinsonismus 313
Parkinson-Krankheit 107 ff.
physikalische Einwirkungen, Gestaltung der 322
physiologische Grundlagen der Anforderung im Straßenverkehr 71 ff.
Piperidinderivate 296
Privatversicherung, Arten 49
-, Kraftfahrt-Unfallversicherung 52
-, Risikoausschlüsse 50
-, Schadensversicherung 49
-, Summenversicherung 49
-, Versicherer 52
-, Versicherungsnehmer 52
-, Versicherungsvertrag 52
Privatversicherungsrecht nach Verkehrsunfall 48
psychische Erkrankungen 110
psychische Hintergrundbedingungen bei Unfällen 193
psychische Unfallursachen 192
Psychologie und Verkehrsteilnehmer 186

psychologische Gutachten, Beweiswert und -würdigung 64
psychologische Unfallursachenstudien 192
Psychopharmaka-Verkehrstüchtigkeit 300
Psychosen 110
-, Begutachtungsgrundsätze 113
-, depressive Syndrome 112
-, hebephrene Syndrome 112
-, katatone Syndrome 112
-, manische Syndrome 112
-, paranoid-halluzinatorische Syndrome 112
-, psychotische Defektsyndrome 112
-, Schizophrenie 112
psychotrop wirkende Arzneimittel 295

Raumklima in Fahrzeugen 331
-, Heizung 332
-, Klimaanlagen 332
Reanimation 393
-, Atemspende 393, 395
-, Beatmung mit Hilfsmitteln 396
-, - ohne Hilfsmittel 393
-, Beatmungsbeutel nach Ruben 396
-, Beatmungsgerät Oxylog 397
-, Doppelmundtubus nach Safar 396
-, Herzdruckmassage 397, 398
-, Herzstillstand 398
-, Intubation 396
-, Kreislaufschockbehandlung 399
-, Kreislaufstillstand 396
-, kardiopulmonale Reanimation 397
-, Mund-zu-Mund-Beatmung 394
-, Mund-zu-Nase-Beatmung 394
-, Schocklunge 399
-, Volumenersatzmittel 399
rechnerische Simulation von Unfällen 443
rechtsmedizinische Rekonstruktion von Verkehrsunfällen 413, 416
-, medizinisch-technische Zusammenarbeit 413
Refraktionsanomalien 81
-, Astigmatismus 82
-, Krümmungsanomalien der Hornhaut 82

Sachverzeichnis

-, Kurzsichtigkeit 81
-, Myopie 81
-, Nachtmyopie 81
-, Weitsichtigkeit (Hyperopie) 81
Reifenspuren 427
-, Blockierspuren 427, 433
-, Bremsspuren 427, 433
-, Driftspuren 427
-, Druckspuren 427
-, Fahrspuren 427
-, Knickspuren 427
-, Schleuderspuren 427
-, Walkspuren 427
Reisekrankheiten 305
Rekonstruktion unterschiedlicher Unfallarten 433
-, Blockierspuren 427, 433
-, Bremsspuren 427, 433
-, Fußgängerunfall 433
-, PKW-Fußgänger-Kollision 433
-, Zweiradunfall 433
Rekonstruktion von Verkehrsunfällen (Rechtsmedizin) 412, 416
Rekonstruktionsergebnisse, Aussagekraft von 434
Rekonstruktionsverfahren
-, Antriebs-Balance-Verfahren 432
-, CRASH-Programm 432
-, EES-Unfallrekonstruktionsmethode 432
-, rechnerische 431
Rettungskette, Erste Hilfe 408
-, KTW 409
-, NAW 409
-, Notarzt 408
-, Rettungssanitäter 409
-, RHS 409
-, RTW 409
Rettungswesen im Schienenverkehr 225
Risikogrenzwerte im Straßenverkehr 195
Risikokennzahlen für personengebundene Merkmale 186
-, Anfängerrisiko 186
-, Jugendlichkeitsrisiko 186
Risikoprognose bei Kraftfahrern 198
Rückenmarkserkrankungen 109

Sauerstoffmangel 262
-, physiologische Wirkung des Sauerstoffmangels 257
-, Sauerstoffbindungskurve des Hämoglobins 262

-, in großen Höhen 264
Schadensersatz 43
-, Bemessung 43
-, Personenschäden 43
-, Sachfolgeschäden 45
-, Sachschäden 43
-, Schmerzensgeld 43
-, Vermögensschäden 43
Schädel-Hirn-Trauma 403
- mit und ohne Helm 463
Scheinwerfer 379
Schienenverkehr 218
-, Betriebsdienst 219
-, Fragen der Einsatzfähigkeit 220
-, Komfort für Reisende 224
-, Risiko bei öffentlichen Verkehrsmitteln 229
-, Tauglichkeit 219
-, Tauglichkeitsvorschrift 222
-, Unfallwahrscheinlichkeit 219
-, verkehrsmedizinische Aspekte 218
Schiffbrüchige, Überleben von 243
Schiffahrt, Sehvermögen 172
-, körperliche und geistige Eignung 174
-, Sportbootführerscheinverordnung 174
Schiffahrtsmedizin, Seeschiffahrt 232 ff.
-, Apothekenausrüstung 234
-, Hospitaltoiletten 234
-, Krankenraum 234
-, medizinische Betreuung an Bord und an Land 233
-, Operationsräume 234
-, Schiffskrankheiten 235
-, Seemannsambulatorien 234
Schiffsarzt 233
Schiffshygiene, Seeschiffahrt 236
-, Abwasser 237
-, Arbeit an Bord 241
-, Beleuchtung 239
-, Belüftungssysteme 239
-, Ernährung an Bord 238
-, Fliegenplage 241
-, Klima 239
-, Lärm, Vibration 240
-, Malariaübertragung durch Anophelen 241
-, Mückenplage 241
-, Rattenbefall von Schiff und Hafen 240
-, Rettungsmittel 243
-, Schaben (Kakerlaken) 241

-, Schädlinge und Ungeziefer 240
-, Schiffbruch und Rettungswesen 242
-, Überleben von Schiffbrüchigen 243
-, Wasserversorgung 237
-, Wohn- und Schlafräume 236
Schiffshygiene, Binnenschiffahrt 244
-, Abwasser 245
-, Beleuchtung 246
-, Ernährung 246
-, Klima 246
-, Lärm, Vibration 247
-, Schädlinge und Ungeziefer 248
-, Wasserversorgung 245
-, Wohn- und Schlafräume 245
Schiffskrankheiten 235
-, Malaria 235
-, Seekrankheit 235
Schlaf- und Beruhigungsmittel 295
Schleuderbewegung des Kopfes 280
Schmerzbekämpfung 407
Schutzkriterien bei Unfällen 439
Schutzwirkung der Gurtsysteme 451
Schweigepflicht, ärztliche 25
Schwerbehindertenfahrzeuge 281
-, Rollstuhl 281
-, Zusatzgeräte 282
Schwerhörigkeit und Gehörlosigkeit 145
-, Gehörlose 146
-, Labyrinthfisteln 148
-, Labyrinthlues 148
-, Menière-Krankheit 148
-, Otitiden 148
-, Schwerhörigkeit-Fahrerlaubnis 146
-, Vestibulo-optokinetisches System 148
Schwingungen 326
Sedativa 295
Seediensttauglichkeit an Bord 172
-, Sehvermögen und Farbtüchtigkeit 172
Seeleute, Erkrankungen 235
Seemannsambulatorien 234
Seeschiffahrt 232
-, Tauglichkeitskriterien 233
Sehleistung 82, 370

-, Adaptationsleuchtdichte 372
-, Blendung 373
-, Flimmerverschmelzungsfrequenz 82
-, Kontrast 83
-, Leuchtdichtekontrast 372
-, Leuchtdichteniveau 371
-, Leuchtdichteunterschied 372, 375
-, räumliche Unterschiedsschwelle 83
-, Sehschärfe 372
-, zeitliches Auflösungsvermögen 82
Sehschärfe 82, 372
-, Dämmerungssehen 82
-, Kraftfahrtauglichkeit 155
-, Leuchtdichte 159
-, mesopische 158
-, Tagessehen 82
Sehtest, Mindestanforderung an das Sehvermögen 165
Sehteststelle 165
Sehvermögen 154
-, Gesetze, Verordnungen und Richtlinien zur Mindestanforderung im Straßenverkehr und in der Schiffahrt 164
-, Medikamentengruppen und ihre Bedeutung für die optischen Funktionen 163
-, medikamentöse Beeinflussung des 162
Sehvermögen der Kraftfahrer, Anforderungen an das 166
Seitenlagerung, stabile 391
senile oder präsenile Hirnkrankung 117
-, Alterungsprozesse 115
Sichtbedingungen 336
-, Anzeigeinstrumente, Gestaltung der 339
-, Bedienelemente, Gestaltung der 340
-, beim Entwurf von Kraftfahrzeugen 336
- und Greifraum 337
-, Instrumentenübersicht, Gestaltung der 338
Signallichter 383
Sinnestäuschung beim Fliegen 271
Sitzgestaltung bei Fahrzeugen 329
Sitzhaltung, physiologische 334
Skotopische Sehschärfe 160
Spurenuntersuchungen 420
Stimulantien 304

-, Amphetamine 304
-, Coffein 304
-, Ephedrin 304
-, Ketamin 305
-, Methylphenidat 304
-, Norpseudoephedrin 304
-, Phenylcyclidin 305
-, Sympathikomimetika 304
-, Weckamine 304
Stoffwechselerkrankungen 133
-, Addison-Krisen 137
-, Cushing-Syndrom 139
-, Hyperthyreose 138
-, hypophysäre Krisen 137
-, Hypophyseninsuffizienz 138
-, Hypophysentumoren 138
-, Hypothyreose 139
-, Morbus Addison 138
-, Morbus Cushing 139
-, Myxödem 139
-, Nebennierenrindenunterfunktion 138
-, Phäochromozytom 139
-, Pickwick-Syndrom 138
-, Schilddrüsenüberfunktion 138
-, Schilddrüsenunterfunktion 139
-, Thyreotoxische Krisen 137
Störungen, extrapyramidale 313
Strafrecht und Verkehrsmedizin 11
Straße und Ausstattung 379
-, Beschilderungen, künstliche Beleuchtung 380
-, Erkennbarkeitsentfernung 381
-, Fahrbahn und Umfeld 379
-, Leitpfosten 380
-, Straßenmarkierungen 379
Straße und Umwelt 365
Straßenbau 352 ff.
-, Abbiegestreifen 360
-, Aquaplaning 358
-, Ausfädelungsstreifen 360
-, Autobahnnetz 352
-, Autonotfunk 363
-, Beleuchtung 362, 377
-, Blendschutzeinrichtungen 362, 379
-, Einfädelungsstreifen 360
-, Glatteis- und Nebelwarnung 365
-, Haltesichtweiten 358
-, Knotenpunkte 359
-, Kurvenverlauf 358
-, Leiteinrichtungen 352
-, Leitpfosten 362, 380

-, Lichtsignalanlagen 363, 383
-, Linienführung 352
-, Notrufsäulen 363
-, Rad- und Gehwege 356
-, Schutzplanken 363
-, Spikesreifen 365
-, Straßenausstattung 362, 379
-, Straßenbetrieb 362
-, Straßennetz der BRD 352
-, Straßenquerschnitt 356
-, Überholsichtweiten 358
-, Umweltschutz 367
-, Verkehrsflächen 356
-, Verkehrsinseln 360
-, Wegweisung 363
-, Wildschutzzäune 362
-, Winterdienst 365
Straßenbeleuchtung, ortsfeste 377
-, Richtwerte 378
Straßenentwurf 353
-, Abgasimmissionen 355
-, Autobahnknoten 361
-, Entwurfsgeschwindigkeit 355
-, Fahrraumgestaltung 361
-, Linienbestimmung 355
-, Trassenwahl 355
Straßennetz 353
Straßenschilder 376
Straßentypen 353
-, Stadtautobahnen 354
Straßenverkehrsunfall 424
-, Unfalltyp 424
Sucht, Abhängigkeit vom 120
-, Amphetamintyp 123
-, Barbiturat-Alkoholtyp 123
-, Cannabistyp 123
-, Halluzinogentyp (u. a. LSD, Mescalin) 123
-, Kokaintyp 123
-, Morphintyp 123

Tageslicht und Sehleistung 374
Taucher 252
-, Caisson 252
-, Druckfallerkrankung 252
-, Taucherei 252
Taucherkrankheit 262
Technik und Verkehrsophthalmologie 163
Todeszeitfeststellung 413
-, supravitale Reaktionen 415
-, Temperaturabfall der Leiche 415
-, Todeszeitbestimmung 414
-, Totenflecken 414
-, Totenstarre 414
Tranquilizer 302

Sachverzeichnis

-, Benzodiazepine 303
-, Meprobamat 303
Transporteinsatz-Hilfeleistung 388
Transportsysteme, Erste Hilfe 408
Tunnelbeleuchtung 384

Ultrakurznarkose 299
Umwelt und Straße 365
-, anthropogene Umwelt 367
-, Bundesnaturschutzgesetz 366
-, Lärmimmissionen 367
-, Lärmschutz 367
-, Stadterhaltung 367
-, Umweltbeeinträchtigung 367
Unfälle 452
-, Bewegungsablauf der Insassen 452
-, Frontalaufprall 453
- nach Ursachen aus den Bereichen Mensch, Umwelt und Fahrzeug 190
-, „Unfäller", Begriff des 198
-, Unfällertheorie 199
Unfall 38
-, Ablauf 424
-, Arten 424
-, Aufklärung, Forderungen für eine verbesserte 434
-, Bewertung der Unfallursache 38
-, Folgen 444
-, Häufigkeitsverteilung 201
- im Ausland 48
-, Mitverantwortung 38
-, Mitverursachung 38
-, Schäden 2
-, Schwere 444
-, Statistiken 190
-, Unfallentwicklung 1
-, Ursachen 189 ff.
-, Versuche 440
Unfallaufklärung aus technischer Sicht 423
-, Unfallaufnahme der Polizei 423
-, Unfallkomponenten 423
-, Unfallphasen 423
Unfallaufnehmende Institutionen 425
-, Automotive Crash Injury Research 426
Unfalldaten 425, 426
-, Reifenspuren 427
-, Stereofotografie 429
-, Unfallrekonstruktion 426, 429

-, Unfallschreiber 429
Unfallfolgenschwere, Bestimmung der 447
Unfallforschung 6, 440
-, Gliederung der 441
-, Leichen- und Dummyversuche 442
-, Rekonstruktion von Unfällen 440
-, Unfallversuche 440
Unfallgefährdung im Straßenverkehr 186
Unfallgeschädigter, Verantwortungsabwägung 37
Unfallmechanik 439
Unfallrekonstruktion 426
- am Unfallort 429
-, interdisziplinäre 429
-, technische 430
-, Verfahren 432
Unfallsimulation, experimentelle 430
-, Reaktionszeit des Menschen 430
-, Stoßtheorie 431
Unfallsimulation, rechnerische 443
-, biomechanische Modelle 443
-, Fahrzeugmodelle 443
-, Fußgängermodelle 443
-, Insassenmodelle 443
Unfallsystem Fahrzeug-Kontaktsystem-Insasse 445
Unfallverletzte, Bergung und Lagerung 389
-, Bauchtrauma 390
-, Rautek-Griff 389
-, Schock 390, 393
-, Thoraxverletzungen 390
-, Wirbelsäulenverletzungen 389
Unfallverletzungen 465
-, Belastungsgrenzen und Schutzkriterien 465
-, biomechanische Belastungsgrenzen 465
-, biomechanische Toleranzgrenzen bei Frontalstoß 466
-, biomechanische Toleranzgrenzen bei Lateralkollision 467
-, Head Injury Criterion (HIC) 466
-, Kopfstöße-Erträglichkeitsbereiche 466
Unfallwahrscheinlichkeit durch Schienenverkehr 219
Ungeeignetheit zum Führen von Kraftfahrzeugen 57

-, Eignungsbegriff 60
Urinprobe 16
-, Entnahme 16
-, Medikamente 16

Verband der öffentlichen Verkehrsmittel (VÖV) 179
-, Tauglichkeitsgruppenliste 179
Verbrennungsverletzungen 405
-, Erstbehandlung 406
Verhalten des Menschen im Straßenverkehrssystem 186
Verkehrsbeleuchtung, ortsfeste 377
-, Berechnung und Messung 378
Verkehrserziehung 3, 75
-, praktische 75
-, theoretische 75
Verkehrsgefährdung und Krankheit 87
Verkehrslärm 212
Verkehrsmedizin und Arbeitsmedizin 208
Verkehrsmedizin und Strafrecht 11
Verkehrsmedizin 1
-, Alkoholgenuß, Nachweis vorsätzlichen Handelns 20
-, Definition 1
-, Drugs and Traffic Safety 10
-, Economic Commission 8
-, Eignungsbegutachtung, medizinisch-psychologische 7
-, Eisenbahnzeitalter 1
-, Europäische Gemeinschaft 8
-, Europarat 8
-, Fahrunsicherheit, Ursächlichkeit des Verkehrsstoßes 20
-, International Association for Accident and Traffic Medicine IAATM 9
-, International Association for Prevention of Road Accidents PRI 10
-, International Committee on Alcohol 9
-, International Driver Behaviour Association IDBRA 10
-, International Organization for Standardization ISO 10
-, International Research Committee on Biokinetics of Impact IRCOBI 10

-, Medikamentenwirkung, Voraussehbarkeit der 24
-, Organization for Economic Cooperation and Development OECD 9
-, Rechtsmedizin, Aufgaben der 7
-, Restalkohol 20
-, Schiffahrtsmedizin 1, 232
-, Sicherheitsfahrzeuge (Experimental Safety Vehicles) 9
-, Stapp Car Crash Conference 10
-, Technische Überwachungsvereine TÜV 7
-, Vereinte Nationen 8
-, Verkehrsmedizinische Arbeit, praktische 7
-, Verkehrsministerkonferenz 8
-, Weltgesundheitsorganisation WHO 8
Verkehrsmediziner im Schienenverkehr 224
verkehrsmedizinische Probleme bei Narkosen 298
Verkehrssicherheit und Beleuchtungsverhältnisse 369
-, Leuchtdichte im Gesichtsfeld 369
-, Straßenleuchtdichte 369
-, Unfallgeschehen und mittlere Straßenleuchtdichte 370
Verkehrssteuerung 364
-, ALI-System 365
Verkehrsstrafrecht 11
Verkehrstüchtigkeit, Beeinträchtigung durch Arzneimittel 292
-, Verkehrsteilnahme nach Kurznarkose 299
Verkehrsumfang 1
Verkehrsunfälle 40 ff.
-, Aufgaben des Zivilrechts nach 30
-, Bemessung des Schadensersatzes 43, 45
-, Eignungsmangel des Fahrers 47

-, Haftung des Arztes 47
-, Haftungsansprüche 44
-, Haftungsprivilegien 41
- mit Ausländern 47
- im Ausland 47, 48
-, Privatversicherungsrecht 48
-, Quotenhaftung des Schädigers 41
-, Quotenvorrecht 40
-, Quotenvorrecht des Sozialversicherungsträgers 41
-, Regulierungshilfe-Abkommen 48
-, Rekonstruktion von 412
-, Risikogruppen 203
-, Schadensquote 40
-, Sonderfälle der Entschädigung 46
Verkehrszeichen 75, 363
Verletzungen-Klassifizierungssystem 427
-, AIS 428
-, Analyse von Unfällen 427
-, Aufprallgeschwindigkeit 428
-, Fahrzeugbeschädigung 428
-, Korrelation von Verletzungs- und Unfallschwere 427
-, Schadensfeststellung 428
-, Stereofotografie 429
-, Unfallfolgen 427
-, Unfallschwere 428
-, VDI 428
-, VIDI 428
Verletzungsschwere 446
-, biomechanische Untersuchungen 446
Versicherungsverhältnisse, Grundlagen 48
Vestibularapparat 85
Verwirrtheitszustände 313
Vibration, Belastung durch 215
-, Auftreten von Kinetosen 216
-, Ganzkörperschwingung 216
-, Preßlufthämmer 216
Vigilanz und Fahrleistung 75
- Absinken der Vigilanz 78

-, Aufmerksamkeit 76
-, Formatio reticularis 76
-, Konzentrationsfähigkeit 76
-, Wachsamkeit 75, 76, 78
Vollrausch 21
-, Rausch im Sinne des § 323 a StGB 22
-, Rauschmittel, Genuß von 22

Wachsamkeit 75, 76, 78
-, Absinken der 78
Wechselwirkungen zwischen Arzneimitteln 311
Wechselwirkungen zwischen Arzneimitteln und Alkohol 314
-, Aktivierung des Arzneistoffwechsels durch Äthanol 314
-, Hemmung des Arzneistoffwechsels durch Äthanol 314
-, medikamentös verursachte Störungen des Äthanolstoffwechsels 314
Wegeunfälle 216
-, Alkoholwirkung 216
-, Ermüdungserscheinungen 216
-, organische Lösungsmittel 216
Weitsichtigkeit 81
Wiederbelebung des Kreislaufs 396
Wirbelverletzungen 403

Zivilrecht nach Verkehrsunfällen 30
Zweiradfahrer 462, 463
-, Helmschutz 463
-, Kopfverletzungen 463
-, Schädel-Hirn-Traumata mit und ohne Helm 463
Zweiradunfälle 461, 462
-, Auslaufphase 462
-, Flugphase 462
-, Kollision mit PKW 462
-, Kollisionskonstellation 462
-, Kollisionsphase 462
-, Kollisionstypen 462

H.-D. Lippert, W. Weissauer

Das Rettungswesen

Organisation – Medizin – Recht

Unter Mitarbeit von F. W. Ahnefeld

1984. XVII, 284 Seiten
Gebunden DM 54,–. ISBN 3-540-12636-8

Ländergesetze über das Rettungswesen haben die Einrichtung und Neuorganisation einer Vielzahl von Rettungs- und Notarztdienststellen eingeleitet, so daß heute in der Bundesrepublik von einem annähernd flächendeckenden, technisch und einsatzdidaktisch hervorragend ausgestatteten Rettungswesen gesprochen werden kann.
Allen Tendenzen einer Vereinheitlichung des Rettungswesens zum Trotz haben sich für den Rettungs- und Notarztdienst von Bundesland zu Bundesland, aber auch innerhalb einzelner Bundesländer, unterschiedliche Strukturen herausgebildet. Das vorliegende Buch vermittelt eine systematische Bestandsaufnahme mit dem Ziel, die gemeinsamen Strukturen herauszuarbeiten. Damit erhält der im Rettungs- und Notarztdienst Tätige einen umfassenden Ratgeber für seine tägliche Arbeit, die beteiligten Organisationen Grundlagen und Anregungen zur weiteren Ausgestaltung ihrer Dienste.

D. Klebelsberg

Verkehrspsychologie

1982. 60 Abbildungen. VIII, 305 Seiten
Gebunden DM 72,–. ISBN 3-540-11713-X

Dies ist die erste lehrbuchartige deutschsprachige Gesamtdarstellung zu Problemstellungen, Methoden und Forschungsergebnissen der Verkehrspsychologie, die bisher in einer Fülle von Einzelpublikationen in verschiedenen Fachorganen abgehandelt wurden.
Der Inhalt erstreckt sich u.a. auf die Bereiche der Analyse des Verkehrsverhaltens, der Fahrtüchtigkeit, der Fahreignung, der ergonomischen und der pädagogischen Verkehrspsychologie sowie auf den Bereich der verkehrspsychologischen Theorienbildung. Die Verkehrspsychologie wird hier in enger Verbindung zur Verkehrstechnik, Kraftfahrzeugtechnik, Verkehrsmedizin und zum Verkehrsrecht behandelt; Möglichkeiten zur Verwertung verkehrspsychologischer Forschungsergebnisse für konkrete Aufgaben in der Praxis werden angeboten.

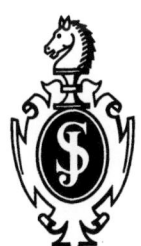

Springer-Verlag
Berlin
Heidelberg
New York
Tokyo

E. L. McNeil
Airborne Care of the Ill and Injured
1983. 38 figures. XII, 208 pages. DM 39,-. ISBN 3-540-90754-8

Handbook of Nautical Medicine
Editors: H. Goethe, E. N. Watson, D. T. Jones
1984. 38 figures, 12 tables. Approx. 500 pages
Cloth DM 198,-. ISBN 3-540-12956-1

W. Perret
Was der Arzt von der privaten Unfallversicherung wissen muß
3., überarbeitete und erweiterte Auflage. 1980. 2 Tabellen.
VII, 54 Seiten. DM 16,-. ISBN 3-540-09897-6

H. P. Hartmann
Der Kranke als Fahrzeuglenker
Mit jeweils einem Beitrag über die rechtlichen Verhältnisse in der Bundesrepublik Deutschland von H. J. Wagner und in Österreich von H. Patscheider
1980. 11 Abbildungen, 33 Tabellen. XI, 149 Seiten
DM 26,-. ISBN 3-540-09927-1

M. Weinreich
Der Verkehrsunfall des Fußgängers
Ergebnisse einer Analyse von 2000 Unfällen
1979. 38 Abbildungen, 4 Tabellen. VII, 62 Seiten, (Hefte zur Unfallheilkunde, Heft 135). DM 36,-. ISBN 3-540-09217-X

Disaster Medicine
Editors: R. Frey, P. Safar
Sub-Editors: P. Baskett, K. Stosseck, P. Sands, J. Nehnevajsa

Volume 1
Types and Events of Disasters. Organization in Various Disaster Situations
Proceedings of the International Congress on Disaster Medicine, Mainz 1977. Part I
Editors: R. Frey, P. Safar
1980. 97 figures, 33 tables. XX, 355 pages
DM 84,-. ISBN 3-540-09043-6

Volume 2
Resuscitation and Life Support in Disasters. Relief of Pain and Suffering in Disaster Situations
Proceedings of the International Congress on Disaster Medicine, Mainz 1977. Part II
Editors: R. Frey, P. Safar
1980. 81 figures, 52 tables. XIX, 280 pages
DM 84,-. ISBN 3-540-09044-4

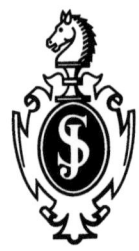

Springer-Verlag
Berlin
Heidelberg
New York
Tokyo

MIX
Papier aus verantwortungsvollen Quellen
Paper from responsible sources
FSC® C105338

If you have any concerns about our products,
you can contact us on
ProductSafety@springernature.com

In case Publisher is established outside the EU,
the EU authorized representative is:
**Springer Nature Customer Service Center GmbH
Europaplatz 3, 69115 Heidelberg, Germany**

Printed by Libri Plureos GmbH
in Hamburg, Germany